"十二五"国家重点图书出版规划项目

骨科手术学

Operative Orthopaedics

第4版　　上册

顾　　问	顾玉东　卢世璧　罗先正	
主　　编	邱贵兴　戴尅戎	
副 主 编	洪光祥　胡有谷　裴福兴	

分篇主编		
总论篇	邱贵兴	金大地
手术途径篇	裴福兴	
创伤篇	曾炳芳	
关节成形与关节疾病篇	戴尅戎	裴福兴
手、显微外科篇	洪光祥	
脊柱篇	邱贵兴	
骨肿瘤与软组织肿瘤篇	郭　卫	徐万鹏
骨科内镜术篇	敖英芳	
其他疾病与截肢篇	胡有谷	

主编助理	赵　宇

人民卫生出版社

图书在版编目（CIP）数据

骨科手术学：全2册/邱贵兴，戴尅戎主编. —4版. —北京：人民卫生出版社，2015

ISBN 978-7-117-21746-0

Ⅰ.①骨⋯　Ⅱ.①邱⋯ ②戴⋯　Ⅲ.①骨疾病-外科手术　Ⅳ.①R68

中国版本图书馆 CIP 数据核字（2015）第 265226 号

| 人卫社官网 | www.pmph.com | 出版物查询，在线购书 |
| 人卫医学网 | www.ipmph.com | 医学考试辅导，医学数据库服务，医学教育资源，大众健康资讯 |

ISBN 978-7-117-21746-0

9 787117 217460>

骨 科 手 术 学

第 4 版

上、下册

主　　编：邱贵兴　戴尅戎

出版发行：人民卫生出版社（中继线 010-59780011）

地　　址：北京市朝阳区潘家园南里 19 号

邮　　编：100021

E - mail：pmph @ pmph.com

购书热线：010-59787592　010-59787584　010-65264830

印　　刷：人卫印务（北京）有限公司

经　　销：新华书店

开　　本：889×1194　1/16　　总印张：136

总 字 数：4213 千字

版　　次：1982 年 12 月第 1 版　　2016 年 5 月第 4 版
　　　　　2024 年 10 月第 4 版第 6 次印刷（总第 26 次印刷）

标准书号：ISBN 978-7-117-21746-0/R·21747

定价（上、下册）：399.00 元

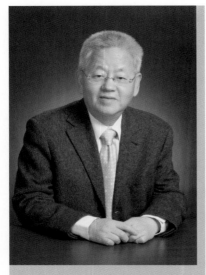

◆ 主编简介

◆ 邱贵兴

中国工程院院士。现任中国协和医科大学北京协和医院外科学系主任、骨科主任、主任医师、教授、博士生导师；兼任中华医学会骨科学分会主任委员、中华医学会第 23 届理事会常务理事、北京医学会第 17 届理事会常务理事、《中华骨科杂志》主编、《Journal of Orthopaedic Surgery（APOA）杂志》编委、中欧骨科学术交流委员会中方主席等职，国际脊柱畸形矫形研究组中国组主席。

较早地引入并积极推广 CD、TSRH、CDH 系统等脊柱固定器在临床上的运用，尤其在脊柱侧凸方面进行了长达 20 余年临床基础研究，在国际上首次提出脊柱侧凸的中国分型方法（PUMC 协和分型）。他所领导的课题《特发性脊柱侧凸的系列研究及临床应用》获国家科技进步二等奖。

曾荣获国家科学技术二等奖二项、北京市科学技术二等奖、中华医学科技二等奖、国家教委三等奖、原卫生部二等奖等奖项，并多次获得院内医疗成果奖及科技成果奖，获授权专利 5 项。

主编、主译《骨科手术学》（第 3 版）、《脊柱外科新手术》、《骨质疏松基础与临床》、《高级医师案头丛书—骨科学》、《人工髋关节学》、《高等医药院校八年制规划教材—外科学》等近 30 部专著。在国内外各种杂志发表论著 300 篇。

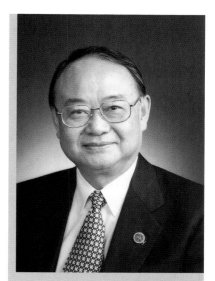

主编简介 ◆

戴尅戎 ◆

中国工程院院士，法国国家医学科学院外籍院士。1955 年毕业于上海第一医学院，先后担任上海第二医学院（现上海交通大学医学院）附属第九人民医院终身教授、骨科主任、院长，上海市关节外科临床医学中心主任、上海交通大学医学院骨与关节研究所主任、数字医学临床转化教育部工程研究中心主任兼 3D 打印技术临床转化研发中心主任、上海交通大学转化医学研究院干细胞与再生医学转化基地主任。先后担任世界华裔骨科学会会长、亚太人工关节学会会长、世界多学科生物材料学会副会长、内固定（AO）基金会理事、中华医学会骨科分会副主任委员等。先后当选美国骨科学会通讯会员（当时大陆唯一），国际髋关节学会正式会员（当时中国唯一）。并任《医用生物力学》和《临床骨科杂志》主编，《中华创伤外科杂志英文版》副主编。

在国际上首先将形状记忆合金制品用于人体内部，在内固定的应力遮挡效应、人工关节的基础研究与定制型人工关节、干细胞与基因治疗促进骨再生、3D 打印技术在骨科的应用等方面获创新性成果，获国家发明二等奖、国家科技进步二、三等奖等 30 余项。

很荣幸受人民卫生出版社委托，再次担任《骨科手术学》第4版主编。在此，深感责任重大。《骨科手术学》历经40年，已经出版3版，第3版出版距今已有十年。十年来，它为中国骨科的发展作出了巨大贡献，先后被多次印刷，发行数万套，深受广大基层医生的欢迎。随着骨科学的迅速发展，本书已不能起到学术引领的作用。因此，我们决定对本书进行修订。

《骨科手术学》(第4版)修订以《坎贝尔骨科学》为学习目标，拟打造成能与国际接轨并符合中国实际的《骨科手术学》专著，努力做到"人无我有、人有我优、人优我特"。

本版在编写队伍上，吸纳了目前国内及中国香港地区的老中青三代专家参加编写。

在编写内容上，保持了第3版的框架、特色、风格，在字数、篇章方面维持稳定的同时略有压缩。整部书围绕"怎么做手术"去写，特色鲜明。内容更新方面，删减了15%陈旧、过时、错误等内容，增加了15%新的、自主知识产权、原创成果等内容，如近年来的新手术、新技术、新方法(人工颈椎间盘置换、棘突间固定)；删除或压缩了陈旧性或不宜过多表述的内容，例如脊髓灰质炎、骨髓炎、关节融合手术等，其中微创放在各个章节中。

本书手术要点叙述清楚，图文并茂，强调了手术并发症及手术意外的预防处理。本书既能满足骨科初、中级医生的一般常规手术要求，作为高级骨科医生临床工作必备的高级参考书，还可作为医学院校学生、研究生以及相关学科如神经外科、康复医学、运动医学工作者的主要参考书，同时可用作骨科专科医生规范化培训教材。

本书的编纂历经2年余，尽管各位编者殚精竭虑，但是仍不免会有瑕疵，希望广大读者批评指正！同时欢迎大家提出宝贵建议，以便再版时改进。

本版在完稿之际欣闻本书已获"十二五"国家重点图书，实为全体编者之荣誉，可喜可贺。

最后，我们对在百忙之中参加本书编写的专家、学者以及其他为本书付出辛勤劳动的同志表示衷心的感谢！

第4版《骨科手术学》主编
邱贵兴　戴尅戎
2015年5月16日

第 1 版　　前　言

骨科或矫形外科是较早发展成专科(专业组)的一门外科。解放后,在党的正确领导下,经全国从事骨科医疗实践的广大医护工作者的努力,我国骨与关节的损伤和疾病的防治工作有了很大发展。各医学院校调整了骨科授课学时、内容及生产实习,各医院加强了外科和骨科住院医师的基础理论学习和临床实践,为提高骨科水平,开展骨科教学、医疗和研究工作培养了更多的人才。仅仅在建国第一个十年内(1949—1958),就充实了各医学院校的教学力量,同时在我国北京、上海等市成立了规模较大的创伤骨科研究所。骨科专业人员成倍增加。目前,在县以上和有些县医院都逐渐建立了骨科专科(或专业组)。在广大骨科医生和基层外科医生的迫切要求下,《骨科手术学》终于出版了。

1973 年在中国医学科学院黄家驷院长的支持下,我们组成了编委会,制定了编写内容和大纲,邀请了对某章节富有经验的专家教授编写。1976 年编委们重新审查和修订了编写大纲,除邀请显微外科专家为本书编写了显微外科技术在骨科的应用章外,并结合国内、外最近十余年骨科新技术的发展,充实了本书各章节内容。因而,本书是一部内容较全、包括多种不同典型和新型手术的参考书。

在临床实际工作中我们体会到,即便是同一部位的胫骨骨折或骨髓炎,因病人的年龄、职业、体质、病变的程度和时期不同,所采用的手术治疗方法亦可不同。因此,本书每章节先简明扼要地叙述某一骨折或疾病的主要临床表现和诊断,并提出采用手术治疗的适应证和禁忌证,以便读者在短时间内快速复习该骨折或疾病的处理要点,从整体出发,理论密切联系实际,着重恢复骨与关节的功能,拟定采用某一手术治疗方法。在这样的编写思想指导下,编写了有关的典型手术,或近年来行之有效或疗效满意的手术。每一手术操作步骤均由浅(皮肤)入深(病灶),顺序叙述,并配以插图。由于骨与关节和其有关的软组织手术范围较广,手术种类亦多样,为减少重复,故在相类似的手术步骤中,则以见某一手术步骤的文和图处理,以压缩篇幅。

本书第七章手外科和第六章显微外科,特请北京积水潭医院创伤骨科研究所副所长、手外科专家王澍寰副教授逐字逐句审阅,在此表示衷心感谢。同时对为本书绘图的同志和为完成本书付出辛苦劳动的其他所有同志一并致以诚挚感谢。

由于编写大纲几经修订,应邀参加编写和协助绘图的同志几乎分散在全国各地,且有更动,而编写者本身业务亦繁忙,故本书文体和插图风格欠一致。我们的经验和编写水平有限,书中的错误和缺点、疏忽和遗漏之处在所难免,敬希读者提出批评指正,以待再版时修正。

编者

1981 年 5 月于北京

《骨科手术学》自第 1 版问世以来，至今已将近 20 年。现代科学技术突飞猛进，骨科领域各种创伤和疾病的诊断和治疗也有了很大的进展。为了适应各方面的需要，刷新和增补本书的内容已是当务之急。

本书第 2 版在脊柱外科、关节镜检查与手术、显微外科在骨科的应用，骨肿瘤的保肢手术，骨外固定技术和髋臼骨折的切开复位内固定术等方面开拓了新的篇章或增补了新的内容。然而，对于某种创伤或疾病的治疗，尽管新创造的一些手术方法具有其独特的优点，仍不能完全替代经过长期实践考验的一些行之有效的传统手术方法。因此，本书中将两者均作了详细的介绍，一方面可使本书的内容保持其系统性和完整性，另一方面也体现本书的时代性和先进性，以供读者在医疗实践过程中，根据病情加以选择应用。

《骨科手术学》是一门需要不断钻研的学科，各种手术方法的适应证、禁忌证，手术入路的选择、术中注意事项、术前、后处理以及并发症的防治等都与局部解剖学及病理生理学等息息相关，为此，本书每一章节之前都作了简要的叙述，以供临床实践中参考。

本书为手术学，着重于手术治疗方法的描述。由于病人性别、年龄、体质、职业以及病变的程度各异，手术治疗方法也随之不同。经治医师应根据实际病情需要，从本书所介绍的多种手术方法中选择最适应的治疗方法。痛苦最小、并发症最少、康复最快、疗效最好、费用最低的治疗方法就是最好的治疗方法。所以，阅读本书必须通读全书，才能思路开阔，才能有比较，有选择。切勿局限于某一章节或某一手术方法，避免断章取义而导致不良后果。

《骨科手术学》是一部大型参考书。本书以各级医院，特别是县级以上医院的骨科专科医师或外科医师为主要对象。编写过程中，各作者竭尽全力可能结合自己的临床实践写出自己的心得和经验。尽量体现"百家争鸣"的学风。尽管如此，书中仍难免有疏漏和错误之处，也可能存在少量交叉和重复的内容，诚恳地希望广大读者批评指正。

北京积水潭医院手外科韦加宁主任，肿瘤科郝林医师，深圳南山医院张军医师，昆明医学院附属医院何飞医师以及同济医科大学附属协和医院彭晓兰同志等协助绘图，手外科万圣祥副教授协助审修，河北邯郸峰峰矿务局总医院方绍孟院长、张增芳主任协助制成索引。北京儿童医院潘少川教授协助终审。谨此致谢。

本书第 1 版的主编王桂生教授、副主编吴祖尧教授以及几位原作者在修订第 2 版之前或修订过程中先后去世，借第 2 版出书之际，再次缅怀专家为我国骨科尤其为这部《骨科手术学》所作出的贡献！

朱通伯　戴尅戎

1998 年元月

《骨科手术学》已由人民卫生出版社出版发行过两版。它是一本骨科领域内既包含经典手术,又介绍最新外科技术的内容全面、系统的参考书。曾荣获多项国家奖励,累计发行十余万册,深受广大骨科医生和研究工作者的欢迎。

1998 年第 2 版问世以来已历时 7 年,在此期间,骨科手术的原理和技术出现了巨大发展。人们对健康、功能、美学等方面的更高要求迫使传统的手术观念和方法发生了改变,医学模式也向生物一心理一社会模式进行转变,从而推动了骨科整体治疗观念的完善化,改变了过去重局部、轻全身的治疗方式,代之以人性化、个体化的治疗思想。新的治疗思想又带来了手术观念和手术技术的更新。同时,电子学、光学、材料学、计算机技术以及工程学的不断发展,也为外科手术新观念、新技术的形成与实现创造了条件。为了适应现代骨科发展的新形式,正确、全面地反映骨科手术的新水平,为广大骨科工作者提供一本可供经常参考翻阅的手术参考书,人民卫生出版社组织了众多的国内著名骨科专家和新秀,对本书进行了全面系统地修订。

修订后的第 3 版《骨科手术学》以篇章节的面貌出现,全书共分九篇。分篇的目的是便于不同亚专业的骨科医生能迅速翻阅和查找,因此,基本上按专业组的分类进行,某些较难分类的章节归类为其他篇。在此次遴选参加编写人员的过程中,基本保留了依然活跃在骨科临床与科研第一线的原二版编者,同时新增加了二十余位年富力强、并在各个专业领域内的学科带头人或有卓越成绩的中青年专家作为第 3 版编者,为第 3 版编委会输入新生力量,使第 3 版更具活力,更有先进性。

本书以第 2 版《骨科手术学》为基础,重点介绍骨科手术的基本方法与术式。增加了近年来的新方法、新观点,如创伤骨科领域中生物学固定理论体系;微创经皮接骨术的应用;骨盆、髋臼骨折的治疗;新型人工关节与关节置换翻修手术的新技术;脊柱侧凸、滑脱新器械的应用及人工椎间盘、骨科内镜手术的新应用(胸腔镜下的脊柱松解、膝关节镜下的韧带重建)等。对目前应用已渐减少的手术方法则适当缩减篇幅。第 3 版《骨科手术学》在编写风格上强调"科学性、先进性、实用性",内容上主要反映目前骨科手术学的先进技术、先进材料与实践经验。力求对手术要点叙述清楚,图文并茂,并强调手术并发症及手术意外的预防处理。

希望本书既能满足骨科初、中级医生正确施行常规手术的要求,又能成为高级骨科医生临床工作中必备的高级参考资料,还可作为医学院校学生、研究生以及相关学科如神经外科、康复医学、运动医学工作者的主要参考书。为了尽快反映骨科手术学的迅速发展,使本书的第 3 版及时出版,尽早与广大读者见面,本书的编写过程中难免有匆忙和不足之处,恳请广大读者和同仁对本书的缺点和错误批评指正,并提出宝贵的建议,以便再版时改进。

最后,我们对百忙之中参加此书编写的专家、学者以及为本书的出版付出辛勤劳动的人民卫生出版社的同志们表示衷心的感谢。

邱贵兴　戴尅戎

2005 年 9 月 10 日教师节于北京

目　录

上　册

第一篇　总　论

第二篇　手　术　径　路

第三篇　创　伤

15

第四篇　关节成形与关节疾病

<h1 style="text-align:center">下　　册</h1>

<h2 style="text-align:center">第五篇　手、显微外科</h2>

第六篇　脊　柱　外　科

第七篇　骨肿瘤与软组织肿瘤

第八篇　骨科内镜术

第九篇　其他疾病与截肢

第一篇

总论

主编　邱贵兴　金大地

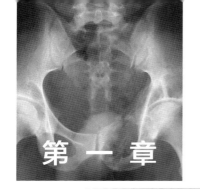

第 一 章　骨科常用手术器械及使用方法

骨科手术器械比较复杂,种类繁多,骨科医师必须对每种器械都熟悉,这样在手术时才会充分发挥其作用。在本节中限于篇幅的原因,只介绍骨科较常用的器械。过去,我国对骨科器械的称谓不统一,因此在本节中我们标注了该器械的英文,以利于骨科器械名称的标准化。

第一节　止　血　带

在四肢手术时,使用止血带(tourniquets)可以给手术带来诸多便利。但是,止血带是一种存在潜在危险的器械,因此每个骨科医生和手术室护士必须了解如何正确使用止血带。

一、止血带的种类

止血带用于肢体的手术(如矫形、截肢、烧伤的切痂等手术)和外伤。其作用是暂时阻断血流,创造"无血"的手术野,可减少手术中失血量并有利于精细的解剖,有时作为外伤患者的紧急止血。目前广泛使用的止血带有充气式气压止血带和橡皮管止血带两大类,充气式气压止血带较 Esmarch 止血带或 Martin 橡皮片绷带安全。

(一)充气式气压止血带

充气式气压止血带由一个气囊、压力表和打气泵组成(图 1-1-1)。几种充气式气压止血带用于上肢和下肢。充气式气压止血带止血法所需的器械包括:①气压止血带:气压止血带类似血压计袖带,可分为成人气压止血带及儿童气压止血带、上肢气压止血带及下肢气压止血带。气压止血带还可分成手动充气与电动充气式气压止血带。②驱血带:驱血带由乳胶制成,厚 1mm、宽 10～12cm、长 150cm。具体操作步骤如下:

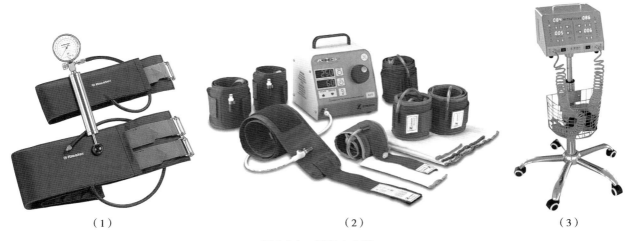

（1）　　　　　　　　　　　　　　　（2）　　　　　　　　　　　　　　　（3）

图 1-1-1　气囊止血带

3

1. 先用棉衬垫缠绕于上臂和大腿,绑扎气压止血带,为防止松动,可外加绷带绑紧一周固定。

2. 气压止血带绑扎妥当后抬高肢体。

3. 用驱血带由远端向近端拉紧、加压缠绕。

4. 缠绕驱血带后,向气压止血带充气并保持所需压力。

5. 松开驱血带。

Krackow 介绍了如何对肥胖患者上止血带,方法如下:助手用手抓住止血带水平的软组织,并持续牵向肢体远端,然后缠绕衬垫和止血带,这样可以维持止血带的位置。在上止血带前,排净气囊中的残余气体。缠绕止血带后,用纱布绷带在其表面缠绕固定,防止其在充气过程中松脱。在止血带充气前,应将肢体抬高 2 分钟,或者用无菌橡皮片绷带或弹力绷带驱血。驱血须从指尖或趾尖开始,至止血带近侧 2.5 ~ 5cm 为止。如果橡皮片绷带或弹力绷带超过止血带平面,则止血带在充气时会向下滑移。止血带充气时应迅速,防止在动脉血流阻断前静脉血灌注。

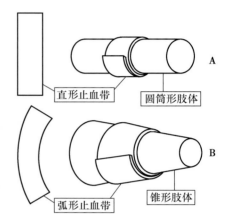

图 1-1-2 弧形止血带适于锥形肢体

目前,关于止血带充气压力的确切数字尚存在争议,但是多年来临床上采用的压力通常高于实际需要的压力。充气通常所需压力如表 1-1-1 所示。

在某种程度上,止血带压力取决于患者的年龄、血压和肢体的粗细。Reid、Camp 和 Jacob 应用 Doppler 听诊器测量能够消除周围动脉搏动的压力,然后在此基础上增加 50 ~ 75mmHg,维持上肢止血的压力为 135 ~ 255mmHg,维持下肢止血的压力为 175 ~ 305mmHg。Estersohn 和 Sourifman 推荐下肢的止血带压力为高于术前患者收缩压 90 ~ 100mmHg,平均压力为 210mmHg。有学者推荐上肢止血带压力高于收缩压 50 ~ 75mmHg,下肢止血带压力高于术前患者收缩压 100 ~ 150mmHg。

根据 Crenshaw 等的研究,宽止血带所需要的止血压力低于窄止血带。Pedowitz 等证实弧形止血带适于锥形肢体(图 1-1-2),应避免在锥形肢体上使用等宽的止血带,尤其是肌肉发达或肥胖的患者。

(二) Esmarch 止血带

Esmarch 止血带目前各地仍在应用,是最安全、最实用的弹性止血带,它仅用于大腿的中段和上 1/3,虽然在应用上受限,但是其止血平面高于气囊止血带。

Esmarch 止血带不能在麻醉前使用,否则会导致内收肌持续痉挛,麻醉后肌肉松弛使止血带变松。以手巾折成 4 层,平整地缠绕大腿上段,将止血带置于其上。方法如下:一手将链端置于大腿外侧,另一只手从患者大腿下面将靠近链端的橡皮带抓住并拉紧,当止血带环绕大腿后重叠止血带,保证止血带之间无皮肤和手巾,持续拉紧皮带,最后扣紧皮带钩。

(三) Martin 橡胶片绷带

Martin 橡胶片绷带可以在足部小手术中作止血带。抬高小腿,通过缠绕橡胶片绷带驱血,直至踝关节上方,用夹子固定,松开绷带远端,暴露手术区。

二、止血带的适应证和禁忌证

1. 止血带仅用于四肢手术。

2. 使用止血带时必须有充分的麻醉。

3. 患肢有血栓闭塞性脉管炎、静脉栓塞、严重动脉硬化及其他血管疾病者禁用。

4. 橡皮管止血带仅用于成年患者的大腿上部,儿童患者或上肢不宜使用。

三、使用止血带的注意事项

1. 上止血带的部位要准确,缠在伤口的近端。上肢在上臂上 1/3,下肢在大腿中上段,手指在指根部。与皮肤之间应加衬垫,在绑扎止血带的部位必须先用数层小单或其他衬垫缠绕肢体,然后将止血带缠绕其上。衬垫必须平整、无皱褶。

2. 止血带的松紧要合适,以远端出血停止、不能摸到动脉搏动为宜。过松动脉供血未压住,静脉回流受阻,反使出血加重;过紧容易发生组织坏死。

3. 为了尽量减少止血带的时间,充气式气压止血带必须在手术前开始充气。灭菌的橡皮管止血带也应在手术开始前绑扎。

4. 在消毒时不要将消毒液流入止血带下,以免引起皮肤化学烧伤。

5. 使用止血带前通常需要驱血,但在恶性肿瘤或炎症性疾病时禁止驱血。

6. 止血带的时间达到 1 小时后,应通知手术医生,一般连续使用止血带的时间不宜超过 1.5 小时。否则应于 1～1.5 小时放松 1 次,使血液流通 5～10 分钟。充气式气压止血带应予以妥善保存,所有的气阀及压力表应常规定期检查。非液压压力表应定期校准,如果校准时止血带压力表与测试压力表的差值大于 20mmHg,该止血带应予以检修。止血带压力不准确,通常是造成止血带损伤的重要原因。压力表上应悬挂说明卡片。

四、止血带瘫痪的原因

1. 止血带压力过高。

2. 压力不足导致止血带的部位被动充血,从而导致神经周围出血压迫。

3. 止血带应用时间过长。止血带应用时间的长短尚无准确规定,随患者年龄和肢体血液供应情况而定,原则上,对于 50 岁以下的健康成年人用止血带的最长时间不应超过 2 小时。如果下肢手术时间超过 2 小时,则应尽可能快地结束手术,这样要比术中放气 10 分钟后再充气的手术效果要好。研究表明,延长止血带使用时间后,组织需要 40 分钟才能恢复正常,以往认为止血带放气 10 分钟后组织恢复正常的看法是错误的。

4. 未考虑局部解剖。

第二节 骨科基本手术器械

一、牵开器

牵开器的作用是更好地显露手术视野,使手术易于进行,并保护组织,避免意外伤害。常用的有自动牵开器(self-retaining retractor)、Hohmann 牵开器(Hohmann retractor)、Volkman 牵开器(Volkman retractor)、Legenback 牵开器(Legenback retractor),Bristow 牵开器(Bristow retractor)、直角牵开器(right angle retractor)、皮肤拉钩(skin hook)、尖拉钩(sharp hook)等(图 1-2-1)。

二、持骨钳

持骨钳用以夹住骨折端,使之复位并保持复位后的位置,以便于进行内固定。持骨钳种类较多,有速度锁定型锯齿状复位钳(reduction forceps serrated jaw speed lock)、复位钳(reduction forceps)、速度锁定型点式复位钳(reduction forceps pointed-speed Lock)、Lowman 骨夹(Lowman bone clamp)等(图 1-2-2)。

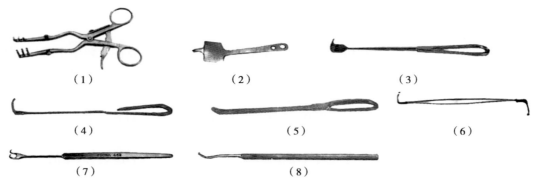

（1） （2） （3）

（4） （5） （6）

（7） （8）

图 1-2-1 各种牵开器

（1）自动牵开器；（2）Hohmann 牵开器；（3）Volkman 牵开器；（4）Legenback 牵开器；（5）Bristow 牵开器；
（6）直角牵开器；（7）皮肤拉钩；（8）尖拉钩

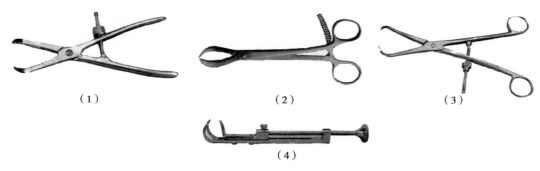

（1） （2） （3）

（4）

图 1-2-2 各种持骨钳

（1）速度锁定型锯齿状复位钳；（2）复位钳；（3）速度锁定型点式复位钳；（4）Lowman 骨夹

三、骨钻与钻头

骨钻分手动钻、电动钻和气动钻三种（图 1-2-3）。手动钻只能用于在骨上钻孔。电动钻和气动钻除
可用于钻孔外,还可以连接锯片等附件,成为电动锯或气动锯,可用于采取植骨片和截骨等。

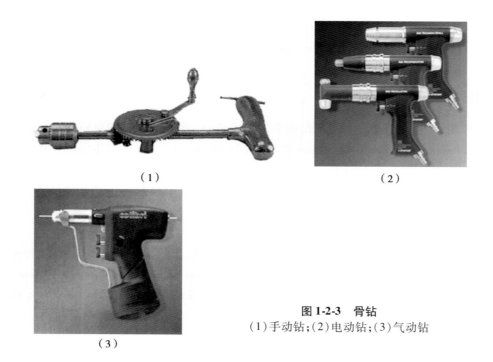

（1） （2）

（3）

图 1-2-3 骨钻

（1）手动钻；（2）电动钻；（3）气动钻

四、骨切割工具

骨切割工具包括咬骨钳（rongeur forceps）、骨剪（bone cutting forceps）、骨凿（chisel）、骨刀（osteotome）、刮匙（bone curettes）、骨锤（bone hammer）、骨锉（bone file）、骨膜剥离器（periosteal elevator）、截肢锯（amputation saw）等。

咬骨钳和骨剪用于修剪骨端,除有各种不同角度的宽度外,亦有单、双关节之分(图1-2-4)。

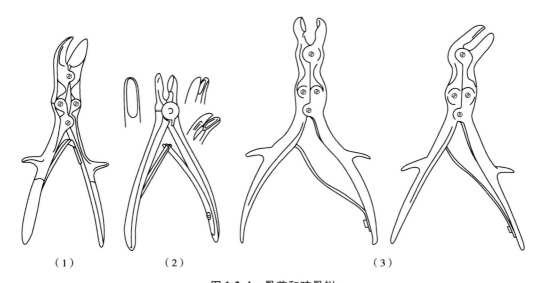

图1-2-4 骨剪和咬骨钳
(1)双关节骨剪;(2)单关节咬骨钳;(3)不同角度和宽度的双关节咬骨钳

骨凿与骨刀用于截骨与切割骨。骨凿头部仅为一个斜坡形的刃面,骨刀头部为两个坡度相等的刃面。有各种形状和宽度的骨凿与骨刀(图1-2-5)。

刮匙用于刮除骨组织、肉芽组织等。

骨膜剥离器可用于剥离骨组织表面的骨膜或软组织等(图1-2-6)。

截肢锯可用于切断骨。

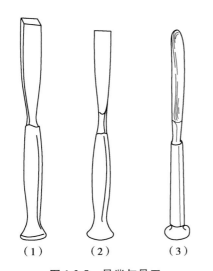

图1-2-5 骨凿与骨刀
(1)骨凿;(2)直形骨刀;(3)弧形(蛾眉)骨刀

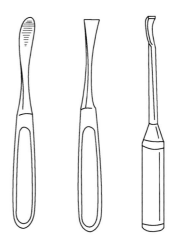

图1-2-6 各种形式的骨膜剥离器

第三节　创伤骨科手术器械

创伤骨科的常用手术器械:钻头(drill)、骨丝攻(bone tap)、螺丝改锥(screw driver)、接骨板折弯器(plate bender)、深度测量器(depth gauge)、钻孔套管(drill sleeve)、钻孔与丝攻联合套管(drill and tap sleeve combined)、空心钻(hollow mill)、钢丝引导器(wire passer)等(图1-3-1)。

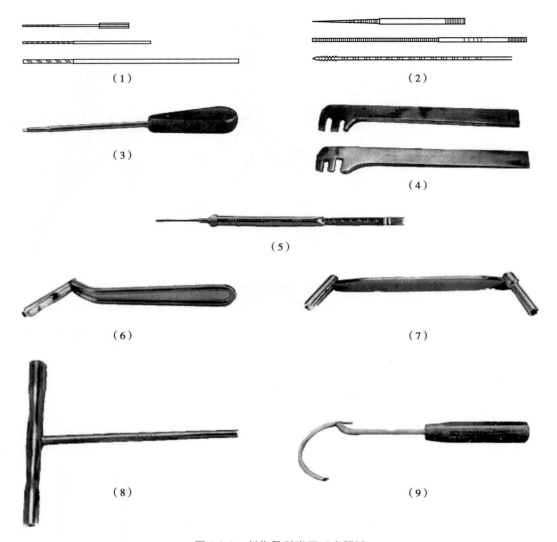

图 1-3-1　创伤骨科常用手术器械
(1)钻头;(2)骨丝攻;(3)螺丝改锥;(4)接骨板折弯器;(5)深度测量器;(6)、(7)钻孔保护套管;
(8)空心钻;(9)钢丝引导器

第四节　脊柱内固定基本手术器械

脊柱内固定手术分为前路手术及后路手术,按部位又可分为颈段、胸段、胸腰段、腰段及腰骶段等,因此脊柱内固定涉及的手术相对复杂繁多,在此我们只介绍其中比较常用的手术器械,如加压钳(compression forceps)、撑开钳(spreader forceps)、持棒钳(holding forceps for rods)、断棒器(rod cutting device)、弯棒钳(bending pliers for rods)、椎弓根开路器(pedicle probe)、椎弓根开路锥(pedicle awl)以及球形头探针(probe with ball tip)等(图1-4-1)。

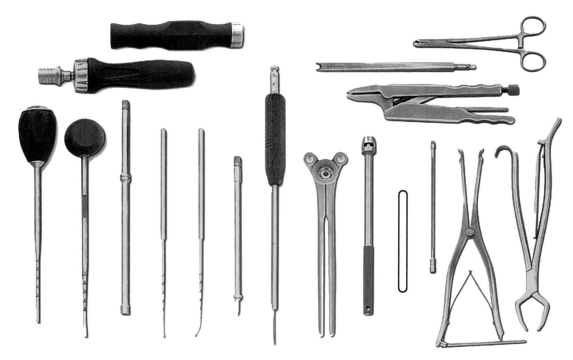

图 1-4-1 常见脊柱内固定手术器械

第五节 骨科一般用具

目前骨科牵引床（图 1-5-1）具有以下特点：床头与床尾防滑；可调节床头与床尾高度；附带牵引架、引流袋固定架、静脉输液固定架、秋千吊架等，以便于施行各种牵引，同时便于护理等。

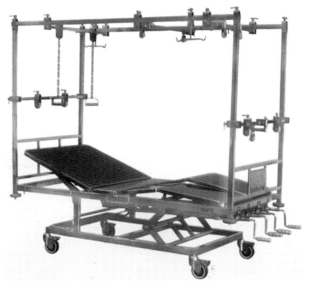

图 1-5-1 骨科牵引床

第六节 牵 引 用 具

牵引用具主要包括牵引架、牵引绳、牵引重量、牵引扩张板、床脚垫、牵引弓、牵引针和进针器具等。

一、牵引架

临床应用的牵引架有很多种类型,尽管它们的形状各一,但目的都是为了使患肢的关节置于功能位和在肌肉松弛状态下进行牵引,如布朗式架(Braun frame)、托马斯架(Thomas frame)等,可根据患者的病情选择应用。

1. 布朗式架可用铁制,可附加多个滑车,可使下肢患侧各关节处于功能位,并可防止患者向牵引侧下滑。其缺点是滑车不能多方向调节(图1-6-1)。

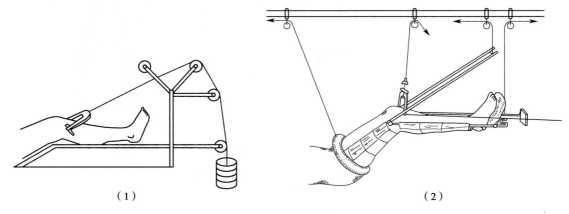

（1）

（2）

图1-6-1 牵引架
（1）布朗式架;（2）托马斯架

2. 托马斯架可使患肢下面悬空,便于下面创面换药及伤口愈合;使患肢各关节置于功能位,利用腹股沟处的对抗牵引圈可防止患者向牵引侧下滑(图1-6-1)。

二、牵引绳

牵引绳以光滑、结实的尼龙绳和塑料绳为宜。长短应合适,过短使牵引锤悬吊过高,容易脱落砸伤人;过长易造成牵引锤触及地面,影响牵引效果。

三、滑车

滑车要求转动灵活,有深沟槽,牵引绳可在槽内滑动而不脱出沟槽,便于牵引。

四、牵引重量

牵引重量可选用0.5kg、1.0kg、2.0kg和5.0kg重的牵引锤或沙袋,根据患者的病情变化进行牵引重量的增减。牵引锤必须有重量标记,以利于计算牵引总重量(图1-6-2)。

五、牵引弓

牵引弓有斯氏针牵引弓、克氏针张力牵引弓、冰钳式牵引弓和颅骨牵引弓,可根据病情的需要进行选择。一般马蹄铁式张力牵引弓用于克氏针骨牵引,普通牵引弓多用于斯氏针骨牵引(图1-6-3)。

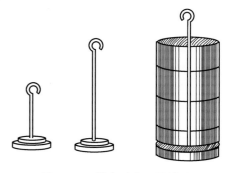

图1-6-2 做牵引力用的铁质
重锤及三种长度的吊钩

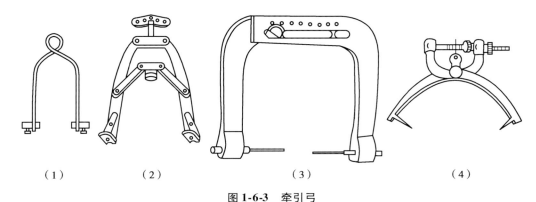

图 1-6-3　牵引弓
(1)斯氏针牵引弓;(2)张力牵引弓;(3)冰钳式牵引弓;(4)颅骨牵引弓

六、牵引针

牵引针有斯氏针(或称骨圆针)和克氏针 2 种。

1. 斯氏针为较粗的不锈钢针,直径 3 ~6mm,不易折弯,不易滑动,可承受较重的牵引重量。适用于成人和较粗大骨骼的牵引。

2. 克氏针为较细的不锈钢针,直径 3mm 以下,易折弯,长时间牵引易拉伤骨骼,产生滑动。适用于儿童和较细小骨骼的牵引。

七、进针器具

进针器具有手摇钻、电钻和骨锤等。一般锤子仅用于斯氏针在松质骨部位的进针,皮质骨部位严禁用锤击进针。克氏针较细,一般只能用手摇钻或电钻钻入。

八、床脚垫和靠背架

如无特制的骨科牵引床,可将普通病床床脚垫高,利用身体重量作为对抗牵引。床脚垫的高度有 10cm、15cm、20cm 和 30cm 等多种。其顶部有圆形窝槽,垫高时将床脚放入窝槽内,以免床脚滑脱。为了便于患者变换卧位和半卧位,可在头侧褥垫下放置靠背架。根据患者的需要调节靠背架的支撑角度,直到患者感到舒适为宜。还可使髋关节肌肉松弛,有利于骨折复位。

第七节　石　膏

医用石膏[$(CaSO_4)_2H_2O$]是由天然石膏($CaSO_4 \cdot 2H_2O$)加热锻至 100℃以上,使之脱去结晶水而成为不透明的白色粉末,即熟石膏。当其遇到水分时可重新结晶而硬化,其反应如下:($CaSO_4)_2H_2O+3H_2O \leftrightarrow 2(CaSO_4+2H_2O)$+热量。热量产生的多少与石膏用量和水温有关。石膏分子之间的交锁形成决定了石膏固定的强度和硬度,在石膏聚合过程中如果活动将影响交锁的过程,可使石膏固定力量减少 77%。石膏聚合过程发生在石膏乳脂状期,开始变得有点弹性,逐渐变干、变亮。石膏干化的过程和环境的温度、湿度及通风程度有关。厚的石膏干化过程更长些,随着干化过程的进行,石膏逐渐变得强硬起来。利用石膏的上述特性可制作各种石膏模型,从而达到骨折固定和制动肢体的目的。

石膏绷带是常用的外固定材料,含脱水硫酸钙粉末,吸水后具有很强的塑形性,能在短时间内逐渐结晶、变硬,维持住原塑形形状,起到固定作用。

第八节 石膏切割工具

拆开管型石膏需要切割石膏的工具（plaster cutting instruments），主要有以下几种：摆动电动石膏切割锯（oscillating electric plaster cutting saw）、Engel 石膏锯（plaster saw Engel）、Bergman 石膏锯（plaster saw Bergman）、Böhler 石膏剪（plaster shear-Böhler）、石膏撑开器（plaster spreader）、绷带剪（bandage cutting scissor）等（图 1-8-1）。

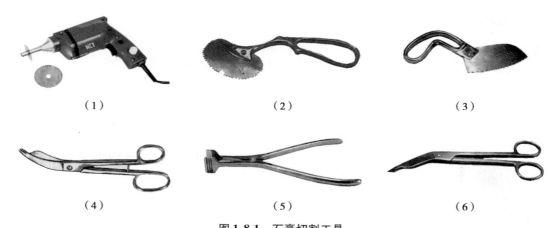

（1） （2） （3）

（4） （5） （6）

图 1-8-1 石膏切割工具
（1）摆动电动石膏切割锯；（2）Engel 石膏锯；（3）Bergman 石膏锯；（4）Böhler 石膏剪；
（5）石膏撑开器；（6）绷带剪

第九节 骨科影像设备

一、移动式 C 形臂机

移动式 C 形臂机（图 1-9-1）是供手术中透视和拍片的 X 线机，常用于骨科手术。医生可以通过控制台上的监视器看到 X 线透视部位的图像，可以将感兴趣的图像冻结在荧光屏上，也可以拍 X 线片，帮助医生在手术中定位。移动 C 形臂机外设多种接口，可以连接图像打印机、光盘机等。由于是可移动性

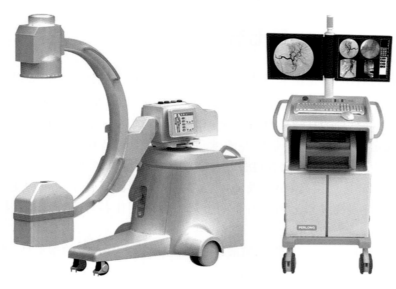

图 1-9-1 移动式 C 形臂机

的,方便手术室之间共用。

骨科适用范围包括:骨折复位与固定;椎间盘造影与治疗;脊柱手术术中定位、椎体定位、观察椎弓根的螺钉位置等。

X线扫描系统虽有广泛用途,但其本身固有的缺点却不容忽视,最显著的缺点是职业性辐射,特别是骨科医生双手的X射线暴露量。此外,术中应用X线透视系统辅助定位还存在其他限制。例如,只能同时观察到单平面视图,当需要在多平面视图上观察手术器械的位置时,手术过程中需不断重复调节C形臂机的位置进行扫描定位,造成手术中断,且费时费力。

二、移动式G形臂机

微创手术是21世纪手术的发展方向,移动式G形臂机(图1-9-2)是完成骨科微创手术必不可少的设备。双向透视可大大缩短手术时间。

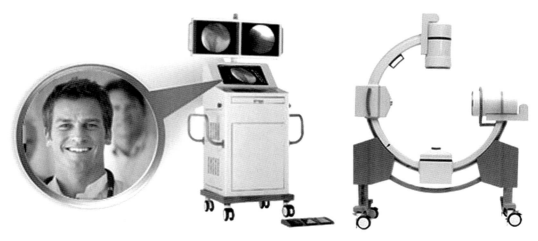

图1-9-2 移动式G形臂机

双向定位数字化荧光影像电视系统,将创伤骨科、脊柱外科的实时手术定位与监控变为现实。通过G形臂机,整个系统可在不同区域随时提供两平面的图像信息,使得骨科定位更加准确,并为螺钉提供一个绝佳的方位。在手术中使用G形臂机术中透视机,不仅降低了操作难度,省去了不时旋转C形臂机的问题,而且提高了手术精确度,可节约手术时间30%以上。其主要优点如下:最小的手术风险;缩短手术时间,减少手术麻醉风险;减少患者恢复时间;手术一次到位;使医生和患者接受最小的放射线量。

三、计算机辅助骨科手术系统

计算机技术、虚拟现实技术(virtual reality,VR)、医学成像技术、图像处理技术及机器人技术与外科手术相结合,产生了计算机辅助外科手术(computer assisted surgery,CAS)。CAS是基于计算机对大量数据信息的高速处理及控制能力,通过虚拟手术环境为外科医生从技术上提供支援,使手术更安全、更准确的一门新技术。CAS在骨科手术中的具体应用称为计算机辅助骨科手术(computer assisted orthopedic surgery,CAOS),它综合了当今医学领域的先进设备:计算机体层摄影(CT)、磁共振成像(MRI)、正电子发射体层摄影(positron emission tomography,PET)、数字血管减影(DSA)、超声成像(US)以及医用机器人(medical robot,MR)。它旨在利用CT、MRI、PET、DSA等的图像信息,并结合立体定位系统对人体肌肉骨骼解剖结构进行显示和定位,在骨科手术中利用计算机和医用机器人进行手术干预。CAOS为骨科医生提供了强有力的工具和方法,在提高手术定位精度、减少手术损伤、实施复杂骨科手术、提高手术成功率方面有卓越的表现,虽应用时间较短,但应用日益广泛。CAOS具有如下优点:简化手术操作,缩短手术和麻醉时间,极大地减轻患者肉体上的痛苦;缩短患者的住院时间,使患者早日回归社会(避免了高龄患者长期卧床,缩短了术后康复时间,降低了医疗费用等);比传统骨科手术更安全、准确、方便;使以往不能治疗或治疗困难的患者得以治愈,减少术后并发症;扩大了不需要输血手术的应用对象,减少了输血感染事故;减轻了医护人员身体、精神以及时间上的负担,极大幅度地减少了患者和医护人员的 X 射线辐射;防止肝炎、艾滋病等对医护人员的感染。

(邱贵兴)

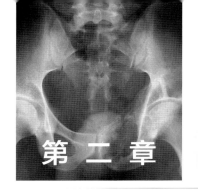

第二章 骨科无菌操作

医院汇集着各种各样的患者,被看作病原微生物的聚集中心。空气中浮游的致病菌种类多、浓度高,不但患者本身而且医护人员都有可能携带致病菌,进而成为病菌的传播者。医院内所有的人员都暴露在这样的环境中,随时随地受到交叉感染的威胁。患者在入院时并无某种疾病,如受到其他患者、医护人员、探望者携带病菌的感染,以及被仪器、设备、器械、敷料等直接感染,或经过院内空气途径间接感染等称为院内感染,它明显与住院前的状况无关。患者在外科手术中表皮或黏膜被划开,就失去了抵御病原微生物的最好屏障。无论何种途径带入的病菌都可长驱直入到机体内部,很容易引起感染。通常认为手术切口的污染来源于内、外两个方面:内部感染源是通过术前皮肤清洁不当引起患者自身感染;外部感染源则是:①直接接触未经消毒的器具、污染表面,或与患者接触的院内人员产生的医源性扩散;②空气中的液滴和灰尘,把微生物粒子传播到手术切口。可见手术环境的潜在危害最大,其控制的要求也理应最高。

第一节 手术室环境

手术环境最核心的就是手术室的环境,要求保持最大限度的无菌环境。手术环境需要各种工种、各种设施的支撑,但是,完全依赖化学灭菌是不行的,同样完全依赖建筑及其设施设计也是不行的。这需要一个综合性保障措施,即最大限度地消除或避免各种途径带入的病原微生物,降低致病菌浓度以及隔离致病菌与手术切口接触等,其中空气净化措施是消灭隐患、建立良好环境控制或质量保证的一个重要手段。

手术室是为患者提供手术及抢救的场所,是医院的重要技术部门,应设立在安静、清洁、便于和相关科室联络的位置(如与中心供应室、外科病房、集中治疗室、急诊、临床检验室、病理科、放射科等邻近)。

现代化的手术室是利用新技术和新材料设计适合未来发展需求的高标准手术室,应用先进的层流技术达到空气洁净,进行除菌、温湿度调节、新风调节等系列处理,使手术室保持洁净、温湿度适宜,同时达到一定的细菌浓度和空气洁净度级别。不同级别的层流手术室其空气洁净度标准不同(表2-1-1),例如美国联邦标准1000级为每立方尺空气中≥0.5μm的尘粒数,≤1000颗或每升空气中≤35颗。10 000级层流手术室的标准为每立方尺空气中≥0.5μm的尘粒数,≤10 000颗或每升空气中≤350颗。依此类推,同时按净化的不同级别分别为百级手术间、千级手术间、万级手术间,不同级别的手术间有着不同的用途:百级手术间用于关节置换、神经外科、心脏手术;千级手术间用于骨科、普外科、整形外科中的一类伤口手术;万级手术间用于胸外科、耳鼻咽喉科、泌尿外科手术和普外科中除一类伤口的手术;正负压切换的手术间可用于特殊感染手术的开展。这种层流技术的成功应用,净化空调在防止感染和保证手术成功方面起着不可替代的作用,是手术室中不可缺少的配套技术。高水平手术室要求高质量的净化空调,而高质量的净化空调才能保证手术室的高水平。净化技术通过正压净化送风气流控制洁净度来达到无菌的目的。目前最常用的是层流系统(laminal flow system)。层流系统利用分布均匀和流速适当的气流,将微粒、尘埃通过回风口带出手术室,不产生涡流,故没有浮动的尘埃,净化度随换气次数的增加而提高,适用于美国宇航局标准中100级的手术室。

表 2-1-1 层流手术室分级

等级	手术室名称	适用手术类型
I	特别洁净 (手术区 100 级,周边区 1000 级)	关节置换手术、器官移植手术、脑外科、心脏外科及眼科手术中的无菌手术
II	标准洁净 (手术区 1000 级,周边区 10 000 级)	胸外科、整形外科、泌尿外科、肝胆胰外科、骨外科和普外科中的一类切口无菌手术
III	一般洁净 (手术区 10 000 级,周边区 100 000 级)	普外科(除去一类切口手术)、妇产科等手术
IV	准洁净 (300 000 级)	肛肠外科及污染类等手术

目前,现代化手术室内基础设施配置包括:手术床 1 台、无影灯 2 部、麻醉机 1 台、监护仪、电刀、自体血回收机以及手术显微镜、移动影像设备、器械柜 1 台、麻醉柜 1 台、药品柜 1 台、观片灯 1 台、电源插座箱 3 台(其中 1 台带 380V 插座)、书写台、多功能控制面盘 1 台、气体终端控制箱 1 台、送风天花 1 台、自动门 1 樘、手推门 1 樘、手术照明灯 2 部。部分百级手术室需配保温柜、保冷柜各 1 台。随着科学技术的发展,新的手术工具不断涌现,如导航设备、立体定位系统、手术机器人等,手术室的发展会朝着更加安全、高效的综合型手术室发展。

21 世纪的手术室标准:①混合型手术室(hybrid type)。②手术室相对集中,但功能完全独立。③既具有普遍性,能对应各种类型的手术,提高手术室的效率,又必须充分考虑各种特殊手术。如移植手术、放疗手术、当日手术等。④信息化、智能化、数字化。⑤安全性:包括空调系统安全、电气安全、医疗气体安全、放射线安全等。⑥经济性:降低成本,提高效率永远是我们追求的目标。⑦EBD(evidence based design):进行有科学依据的设计(图 2-1-1)。根据手术室配置的医学装备,手术室可分为 7 类(表 2-1-2)。

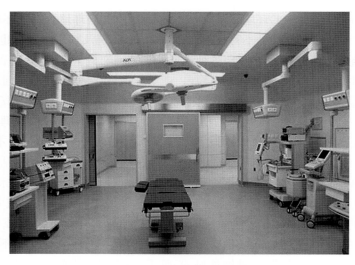

图 2-1-1 现代化手术室

手术室先进设备多样性对手术室总体合理布局的要求增加,其设计原则要求流程分明、合理,防止交叉感染,缩短操作路线,减轻工作人员的劳动强度,提高手术质量。出入路线的布局设计需符合功能流程与洁污分区要求,应设三条出入路线(图 2-1-2),一为工作人员出入路线,二为伤患者出入路线,三为器械敷料等循环供应路线,尽量做到隔离,避免交叉感染。入手术室采用双通道方案,如无菌手术通道,包括医护人员通道、患者通道、洁净物品供应通道;非洁净处置通道,手术后器械、敷料的污物流线。还有抢救患者专用的绿色通道,可以使危重患者得到最及时的救治。

表 2-1-2　手术室配置的医学装备分类

分类	性质	优点
一体化手术室	实时获得大量与患者相关的重要信息	融合计算机网络技术、图形信号处理技术、空气洁净技术、机电设备自动控制技术于一体。包括：手术示教、远程会诊、设备控制、数据采集、多媒体、信息集成；临床信息系统建设、耗材管理、麻醉系统、手术护理等
复合型手术室	介入治疗	整合 MRI、DSA、CT、DR 等大型医疗设备在一起。核心角色是手术机器人"达芬奇"
MRI 手术室	是复合手术室的重要组成部分	图像引导，是一种有发展前景的实时颅脑神经外科手术的科学方法
杂交手术室	同时进行外科手术、介入治疗和影像检查，是复合手术室的核心组成部分	适用于高危的心脏大血管疾病、复杂的冠心病、先天性心脏病以及心瓣膜病、血管外科等疾病的内外科联合治疗
机器人手术室	是复合手术室众多设备中的领军者	达芬奇手术机器人是医学、工程学相结合的典范，从功能、性能、操作范围来说，是目前最好的外科手术机器人系统。手术种类涵盖泌尿外科、妇产科、心脏外科、胸外科、肝胆外科、胃肠外科、耳鼻喉科等学科
数字化手术室	净化技术、装备、医疗管理均以数字化	实现 HIS/PACS/RIS. LIS. EMR 同手术室的集成，让信息更加畅通，工作更加便捷准确
常规手术室	概括性总称	配置的是通用型常规医疗设备

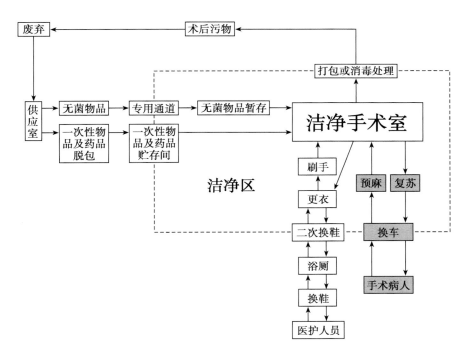

图 2-1-2　洁净手术室人、物流程示意图

在控制手术室细菌的同时，必须尽可能减少细菌进入手术室。可以步行的患者，应该和医护人员一样，先到更衣室换好衣、鞋，戴好口罩、帽子后，再走入手术室。对不能步行的患者，目前普遍采用的方法是利用可以滑动的推床，从手术室推到各病区去接（送）患者。到手术室后，推到每一个手术间的手术台旁，将患者移上手术台。推床的四个轮子进出手术室未曾更换，可以将很多细菌带进手术室内。为此

推床应备有两套下部的框架,其上安放可以搬动的担架,一套框架只在手术室内使用。做到在手术室运行的框架不出手术室,还要定期和手术台等大型用具一起消毒。

第二节　自体血回输

自体输血是指采集或收集患者自己的血液,经过适当处理、保存后回输给患者本人,以达到救治患者目的的输血方法。主要的优点是既可以节约库存血,又可以减少输血反应和疾病传播,而且不需检测血型和交叉配合实验。自体输血方式主要有预存式、稀释式、回收式三种。近年来自体输血技术在国内手术中应用也逐渐增多,如心血管手术、颅内肿瘤切除手术、骨科择期手术等越来越多地使用自体输血。

1. 预存式自体输血　也叫预存式自体库血。选择符合条件的择期手术患者,于手术前若干日内,定期反复采血贮存,然后在手术时或急需时输还患者。只要患者身体状况好,行择期手术,同意并签字,血红蛋白>110g/L 或血细胞比容>0.3,都适合预存式自身输血。手术前 1 个月开始采取自体血,一次采血量不超过 500ml,即总血量的 10%,相等于血库同种血供血者的采血量,两次间隔不少于 3 天。如患者无脱水,不需补充任何液体;如一次采血量达到 12% 时,最好能适当补充晶体液。采取的血液可预存于血库内,时间一般不宜超过 10 日。如果去除血浆,将余下的压积红细胞保存在−80℃冰箱内,则冷冻的红细胞可保存数月至数年之久。在采血期间口服硫酸亚铁 200 ~ 300mg、维生素 C 及叶酸等治疗,每天 3 次,对红细胞再生和防止贫血有一定作用。

2. 稀释式自体输血　又称急性等血液稀释。临手术前自体采血,用血浆增量剂去交换失血,使患者的血容量保持不变,而血液处于稀释状态。所采取的血,可在手术中或手术后补给。适量的血液稀释不会影响组织供氧和血凝机制,而有利于降低血液黏稠度,改善微循环等作用。只要没有禁忌证,血液稀释回输对预计术中失血达 1 ~ 2L 的大多数手术都适用,具体方法是在麻醉后,手术开始前,开放两条静脉通路。一条静脉采血,采血量取决于患者状况和术中可能的失血量,一般为患者血容量的 20% ~ 30%,以红细胞不低于 25%,白蛋白 30g/L 以上,血红蛋白 100g/L 左右为限,采血速度约为 5 分钟 200ml。在采血同时,经另一条静脉滴注血浆增量剂,如电解质平衡代浆、羟乙基淀粉氯化钠代血浆和右旋糖酐氯化钠代血浆。在这个过程中,要保持患者的血容量正常。采集的血液可保存于40℃冰箱内,如果手术时间短,也可保存于室温条件下。当手术中失血量超过 300ml 时,可开始输给自体血。先输最后采取的血,因为最先采取的血液,最富于红细胞和凝血因子,宜留在最后输入。

3. 回收式自体输血　常采用自体输血装置,抗凝和过滤后再回输给患者。可分为外伤时回收式自体输血、术中回收式自体输血和术后回收式自体输血。在下列情况可采用:①腹腔或胸腔内出血,如脾破裂、异位妊娠破裂。②估计出血量在 500ml 以上的大手术,如大血管手术、体外循环下心内直视手术、肝叶切除术等。③手术后引流血液回输,是近几年开展的新技术,回输时必须严格无菌操作,一般仅能回输术后 6 小时内的引流血液。自体失血回输的总量最好限制在 3500ml 内,大量回输时适当补充新鲜冷冻血浆或多血小板血浆。

自体输血的禁忌证包括:①血液已受胃肠道内容物、消化液、尿液、羊水、骨屑或含有消毒剂的灌洗液、凝固液等污染者;②血液可能受肿瘤细胞玷污;③肝肾功能不全者;④有脓毒症和菌血症者;⑤有血液疾病者,如镰状细胞贫血、地中海贫血;⑥长期服用罂粟碱者;⑦胸腔、腹腔开放性损伤超过 4 小时或在体腔中存留的血液超过 3 天者。

第三节　骨科无菌技术

无菌技术对任何手术都非常重要,对骨科手术尤其重要。骨科手术常需要置入各种与人体组织相容性好的异物,如人工关节、骨水泥、人造骨、各种内固定物等。这些异物在无菌条件下与人体组织是可以相安无事的。一旦发生感染,它们就成为人体组织不能相容的异物。如不取出,感染难以治愈。若去除将会导致肢体畸形,处理十分困难。肌腱、韧带等组织血供极差,抵抗力弱,术后如果发生感染,将会完全腐烂,丧失功能。经较长时间治疗后,炎症已静止,创口已闭合。如需再次手术,等待的时间也较长。因为局部骨组织内还遗留有细菌,机体要完全消灭这些细菌需要较长的时间,普通外科感染创口愈合后,再次手术要等待 3 个月,而骨科传统的常规是等待 1 年。因为创口虽已愈合,但再次手术可以使还未彻底消灭的细菌扩散,以致感染复燃,手术将再次失败。由于以上这些原因,所以骨科手术对无菌技术的要求更高。

一、手术医师和护士的准备

参加手术的医师、护士、手术室内工作人员和参观人员,都必须在更衣室内换穿手术室内专用的上衣、裤子和鞋袜,然后戴好手术室内专用的帽子和口罩(图 2-3-1)。

1. 刷手　刷手前要修剪指甲,甲沟要冲洗干净。沿用多年的肥皂刷手法已逐渐被新型灭菌剂的刷手法所代替。后者刷洗手时间短,灭菌效果好,能保持较长时间的灭菌作用。洗手用的灭菌剂有含碘与不含碘两大类。目前,骨科手术刷手主要有以下三种方法:

(1) 肥皂刷手法

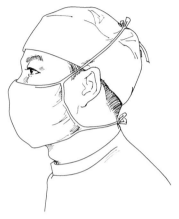

1)参加手术者先用肥皂作一般的洗手后,再用无菌毛刷蘸煮过的肥皂水刷洗手和臂,从手指尖到肘上 10cm 处,两臂交替刷洗,特别注意甲缘、甲沟、指蹼等处的刷洗。一次刷完后,手指朝上肘朝下,用清水冲洗手臂上的肥皂水。反复刷洗三遍,共约 10 分钟。用无菌毛巾从手到肘部擦干手臂,擦过肘部的毛巾不可再擦手部。

2)将手和前臂浸泡在 70% 酒精内 5 分钟,浸泡范围到肘上 6cm 处。

图 2-3-1　进入手术室前戴好帽子和口罩

3)如用苯扎溴铵代替酒精,则刷手时间可减为 5 分钟。手臂在彻底冲净肥皂和擦干后,浸入 1:1000 苯扎溴铵溶液中,用桶内的小毛巾轻轻擦洗 5 分钟后取出,待其自干。手臂上的肥皂必须冲净,因苯扎溴铵是一种阳离子除污剂,肥皂是阴离子除污剂,带入肥皂将明显影响苯扎溴铵的杀菌效力。配制的 1:1000 苯扎溴铵溶液一般在使用 40 次后,不再继续使用。

4)洗手消毒完毕,保持拱手姿势,手臂不应下垂,也不可再接触未经消毒的物品。否则,即应重新洗手。

(2) 碘尔康刷手法:肥皂水擦洗双手、前臂至肘上 10cm 3 分钟,清水冲净,用无菌纱布擦干。用浸透 0.5% 碘尔康的纱布球涂擦手和前臂一遍,稍干后穿手术衣和戴手套。

(3) 氯己定刷手法:氯己定是不含碘的高效复合型消毒液。清水洗双手、前臂至肘上 10cm 后,用无菌刷蘸氯己定 3 ~ 5ml 刷手和前臂 3 分钟,流水冲净,用无菌纱布擦干,再取吸足氯己定的纱布球涂擦手和前臂。皮肤干后穿手术衣和戴手套。

如果手术完毕手套未破,连续施行另一手术时,可不用重新刷手,仅需浸泡酒精或苯扎溴铵溶液 5 分钟,也可用碘尔康或氯己定涂擦手和前臂,再穿无菌手术衣和戴手套。但应采用下列更衣方法:先将手术衣自背部向前返折脱去,使手套的腕部随之翻转于手上,然后用右手扯下左手手套至手掌部,再以左手指脱去右手手套,最后用右手指在左手掌部推下左手手套。脱手套时,手套的外面不能接触皮肤。若前一次手术为污染手术,则连接施行手术前应重新洗手。

2. 穿手术衣和戴手套　目前多数医院都采用经高压蒸汽灭菌的干手套,仅少数使用消毒液浸泡的湿手套。如用干手套,应先穿手术衣,后戴手套;如用湿手套,则应先戴手套,后穿手术衣。

(1) 穿无菌手术衣:将手术衣轻轻抖开,提起衣领两角,注意勿将衣服外面对向自己或触碰到其他物品或地面。将两手插入衣袖内,两臂前伸,让别人协助穿上。最后双臂交叉提起腰带向后递,仍由别人在身后将带系紧(图 2-3-2)。

过去国内基层医院用的最多的是背部双开门式的手术衣,穿上这种手术衣后,由巡回护士在背后正中系住两侧的布带。按上述要求准备后,手术医师和洗手护士的背部仍属有菌部分,在做一些转动幅度

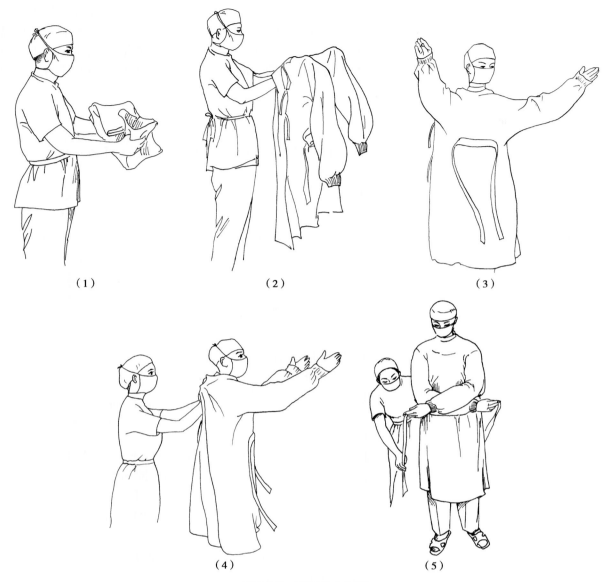

图 2-3-2 穿手术衣步骤

（1）双手接已洗手护士递给的手术衣；（2）提起衣领两端抖开全衣，勿触碰他人或物；（3）两手伸出袖口外；（4）护士从身后手术衣里面协助穿整齐手术衣；（5）护士在手术者身后结扎手术衣背后小带后，提起手术者递给的腰部长带结扎在其身后

较大的手术时,例如髋人工关节置换术,难免无意中背部触碰无菌区。为此,可加穿一无菌背心（图2-3-3）或穿特制的有一后襟的手术衣（图2-3-4）。

目前国外及我国部分医院已使用一次性手术衣,穿戴该种手术衣后,手术医师的背部也属无菌区域。

（2）戴无菌手套:没有戴无菌手套的手,只允许接触手套套口向外翻折的部分,不应碰到手套外面。

1）戴干手套法:取出手套夹内无菌滑石粉包,轻轻地敷擦双手,使之干燥光滑。用左手自手套夹内捏住手套套口的翻折部,将手套取出。先用右手插入右手手套内,注意勿触及手套外面;再用已戴好手套的右手指插入左手手套的翻折部,帮助左手插入手套内。已戴手套的右手不可触碰左手皮肤。将手套翻折部翻回盖住手术衣袖口（图2-3-5）,用无菌盐水冲净手套外面的滑石粉。目前国外及国内部分大医院已施行由台上护士为术者及助手戴手套的方法,方法如下:首先台上护士按上述程序刷手及穿衣

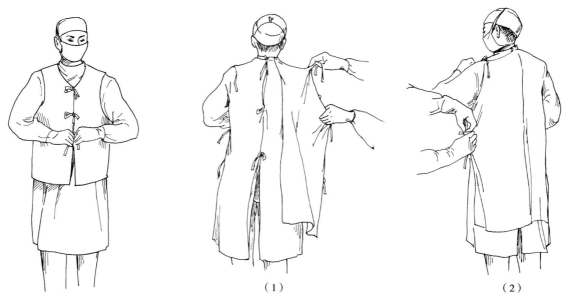

图 2-3-3　在手术衣外加穿无菌背心

图 2-3-4　为防止手术者衣背侧触碰无菌部分或器械,
特制作在衣背侧有两层的手术衣
(1)第一层由巡回护士结扎衣后小带;(2)第二层
由无菌洗手护士结扎衣侧小带

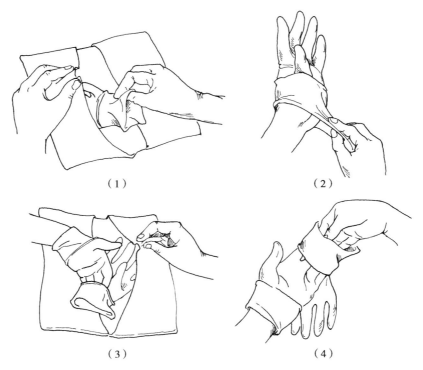

图 2-3-5　戴干手套
(1)打开手套包袋,提起左手手套;(2)戴上左手手套;(3)用戴上
手套的左手托起右手手套;(4)戴上右手手套

后,采用无接触戴手套方法(手不伸出袖口,按上述方法戴手套)。然后,由该护士协助术者及助手戴手套,该护士用双手提取左手手套向外翻折部分,以便术者的五个手指分别对准手套的指套伸进去,双手同时顶住折套处,将手套向前臂方向顶拉,戴好左手手套,注意勿触碰手套外面。随后用同样的方法,台上护士伸入右手手套向外翻折部内,提取后用同样的方法将手套戴在术者右手。注意戴手套时勿使已

戴手套的左手触碰右手和腕部皮肤。分别用左或右手翻回对侧手套的翻折部,套在袖口上。

2)戴湿手套法:目前已经很少使用。方法如下:手套内要先盛放适量的无菌水,使手套撑开,便于戴上。戴好手套后,将手腕部向上举起,使水顺前臂沿肘流下,再穿手术衣。

二、手术部位的准备

(一) 准备次序

患者手术部位的皮肤已在病室中准备,并用无菌巾和绷带包扎。在手术室中,手术部位的准备工作包括:①安放患者和手术体位。骨科手术的特点之一是常需在术中调整体位,将骨折复位或矫正畸形时,要作手法牵引与对抗牵引,或术中临时需将切口延长。所以在术前要有所估计,一次安放好,既使患者舒适,又便于进行手术,也避免污染。②绑止血带。四肢手术大都使用止血带。如此手术可不出血,手术视野清晰,可缩短手术时间。③手术部位的皮肤灭菌。骨科手术的无菌要求严格,而且在手术中常需变更体位和施行手法牵引,所以骨科手术的皮肤灭菌范围较其他外科专科手术为广。④铺无菌巾(单)。既要求与手术野以外的皮肤严格隔开,又要求变更肢体体位时不影响无菌术。以上各步骤对手术的成败极为重要,一般应由第一助手或手术者亲自进行,其次序为:对用全身或区域麻醉的手术是先麻醉,然后安放体位,绑上止血带,皮肤灭菌和铺巾(单)。如为局部麻醉,则先行皮肤灭菌,然后铺巾(单),再行麻醉。

(二) 患者的体位

骨科手术主要是四肢和脊柱的手术。根据病变部位和手术操作的需要,不仅应使患者躺卧的姿势尽可能符合休息和便于进行手术操作,而且要求允许在手术过程中被动活动手术侧肢体,而不干扰无菌术。此外,也应注意一般外科手术时的注意事项。如保持呼吸道通畅,避免胸、腹部受压迫。对耻骨联合、髂前上棘、骶骨、股骨大转子、腓骨小头等骨性突出部位应注意保护,以免发生压疮,尤以对有神经障碍者更应注意。如对腓骨小头保护不够,不仅可压坏皮肤,还可造成腓总神经损伤。当患者麻醉后,肌肉已松弛,更应注意防止牵拉和压迫神经(图2-3-6)。如手术时上肢固定的位置不正确,将肘内侧放在手术台边缘,可压迫尺神经,造成尺神经麻痹(图2-3-7)。

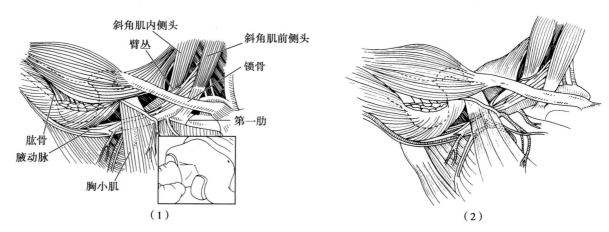

(1) (2)

图 2-3-6　防止臂丛神经受牵拉
(1)仰卧,上肢和肩外展,臂丛神经不被牵拉;(2)在头低位,为防止身体向下滑,在肩部加阻挡。
如手术时再使肩外展,即可压迫牵拉臂丛神经

(三) 绑扎止血带

上臂下1/3以下和下肢膝关节以下的手术,要尽量使用止血带(理由如前述)。①以用气囊止血带为好,不宜使用橡皮管或橡皮条;②在皮肤灭菌前绑上,但在做手术切口前充气;③绑扎部位在上臂上段或大腿上段;④止血带和皮肤之间用软纱布垫平顺的衬垫,止血带外再用绷带包扎;⑤止血带的充气橡皮管和压力表置于肩部(图2-3-8)或髋部;⑥阻断血流前须将患肢抬高,用无菌橡皮驱血带从肢体远端

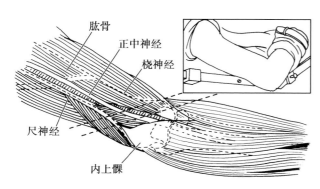

图 2-3-7 上肢屈肘旋前固定于手术
台边,可压迫尺神经

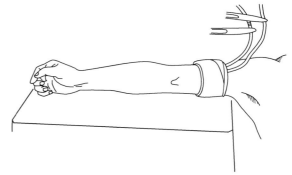

图 2-3-8 上肢外展,放在手术台上,
绑气囊止血带。橡皮管放在肩部

向近端缠扎,驱去肢体内血液;⑦阻断血流的压力,不宜过高,以免压伤软组织;⑧阻断血流的时间应在
1～1.5 小时以内,不可过久,以免发生缺血坏死或神经麻痹。

(四) 皮肤灭菌

四肢手术须由巡回护士协助支托患肢,直至铺巾(单)完毕。对上肢手术,可托在肘部或上臂,也可
提起手指,先将手、前臂和上臂皮肤灭菌。然后由助手用无菌纱布垫托起前臂,再作手指皮肤灭菌。对
下肢手术,可用手托起足跟部,或用绷带将踝部悬在输液架上,作足、小腿、大腿部皮肤灭菌;然后由助手
用无菌纱布垫托起小腿,将绷带剪断,再将踝部皮肤灭菌。灭菌范围与术前皮肤准备基本相同。

皮肤灭菌法:

1. 用纱布拭子充分浸透 2.5%～3% 碘酊,擦遍手术区皮肤,等待 0.5～1 分钟后碘酊即自然干燥。
避免碘酊流到超出需要准备的皮肤范围,以免灼伤。

2. 用纱布拭子充分浸透 70% 酒精,擦净皮肤上的碘酊,如灭菌区很大,须用 2～3 块碘酊、酒精纱布
拭子灭菌。涂擦碘酊和酒精时须由手术区向外围顺序涂擦,不可无目的地来回乱涂。面部或供皮区的
皮肤灭菌不用碘酊。会阴部手术的皮肤准备须先用肥皂水擦洗几次,而后用无菌水冲洗擦干,随后用
70% 酒精涂擦即可。进行皮肤灭菌时,须注意自己的手不可与患者的皮肤或其他物品碰触。准备好皮
肤后,术者须将自己的双手再浸泡在酒精盆内,用纱布涂擦 2～3 分钟,以确保灭菌。

(五) 铺无菌手术巾(单)

对无菌巾(单)的质料应有严格的要求,为了防止水滴湿透,无菌巾(单)都要用不透水的布料制成,
而且在器械台上铺巾(单)时,要先铺一层不透水的尼龙单。铺无菌手术巾(单)的目的是将术野以外的
部位遮盖起来,造成一个必要的无菌环境,让穿好手术
衣、戴好手套的手术者、助手和洗手护士便于无菌操作。

正确的铺无菌手术巾(单)既要保证手术野充分外
露,又要将所有未灭菌的皮肤严密遮盖,使之与无菌的
手术野隔离,而且还要保证在手术过程中被动活动手术
的肢体和关节时,无菌巾不能移动,不外露未灭菌的皮
肤。反之,不正确地铺无菌巾(单)在手术过程中容易外
露未灭菌的皮肤,破坏无菌术而污染创口,发生感染,增
加患者的痛苦,使手术失败。无骨科手术经验的助手应
先在主治医师指导下学习,取得经验。四肢手术除手、
脚手术外,皮肤的灭菌范围有些应超过手术部位上、下
两个关节,以防在手术中需要延长切口,或在必要时作
对侧切口。每一张无菌手术巾(单)均应由参加手术的
洗手护士逐一递给铺单的手术者(图 2-3-9),按无菌要

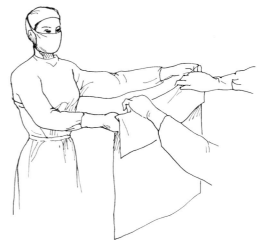

图 2-3-9 洗手护士递给手术者无菌巾

求铺单。现将上、下肢和脊柱手术的铺无菌巾(单)的步骤图解如下:

1. 上肢铺单法 手部和上肢下1/3以下的手术,应尽量使用气囊止血带。根据手术部位高低,可在上臂中部或上部先以软纱布垫平顺地包绕,随之在其外绑妥气囊止血带,然后用绷带包扎止血带。止血带的橡皮管应置于肩部。皮肤灭菌后,由第一、第二助手或手术者与参加手术的护士共同铺无菌单。做切口前先鼓足气囊内压力,绑用止血带的时间应为1~1.5小时,如手术未结束需要继续使用止血带,则在气囊放气后,用湿纱布压迫局部创口3~5分钟,再鼓足气囊内气体,继续进行手术。

(1) 手和腕部手术:患者仰卧,患侧上肢外展后,置于手术台旁的小桌上,由巡回护士自上臂抬高前臂和手。皮肤灭菌后:①用一双层中单(底单)自肩后和胸侧壁铺在手术台旁小桌上,并自小桌的一端和两侧垂下(图2-3-10(1))。②由穿好无菌手术衣和戴上手套的手术者用一只手(垫上两头对折的小无菌巾)接过(握着)患肢的腕部(巡回护士松手),由助手用两边对折的小无菌巾包绕患肢肘部2~3周,用巾钳固定,而后将患肢放在手术台旁的小桌上(图2-3-10(2))。③用一大单的上部遮盖头架、胸、腹和下肢,并在肘部用大单的一侧边包绕前臂,用巾钳固定(图2-3-10(3))。腕部或前臂手术时,将一无菌松紧棉织套套在手和前臂直达肘部,手术时按切口方向和部位在棉织套上剪开一口(手部手术时不套棉织套)。手部手术时的布置和手与手术医师的位置如图2-3-11所示。

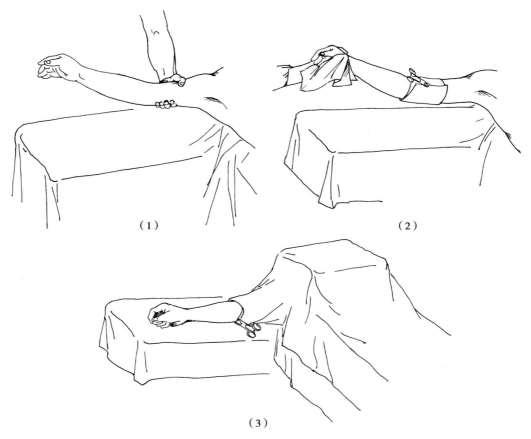

(1) (2)

(3)

图2-3-10 手和腕部手术铺无菌巾(单)
(1)抬高患肢;(2)涮手护士或助手用无菌单托起患肢;(3)铺剖腹单

(2) 前臂手术:患者仰卧:①由巡回护士握住患者的手,抬高患肢。皮肤灭菌后,用两边对折成长条状的手术巾包绕上臂时,应在肘上6~8cm处包裹上臂和止血带,并用巾钳固定。②手术者和助手同时提起对折的手术巾的四角,托着巡回护士放下的手,放在手术台旁的小桌上。用对折的手术巾包裹手和腕部,并用绷带包扎。③铺一大单,同手和腕部手术第(3)项,但在上臂中部将大单的一侧边与双层中单相重叠处的第一层用巾钳固定(图2-3-12)。手术区套一无菌棉织套。

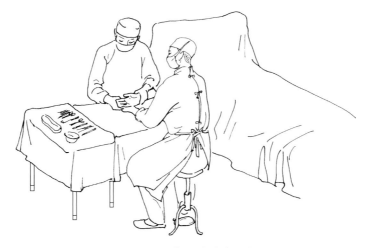

图 2-3-11 手部手术的常规布置

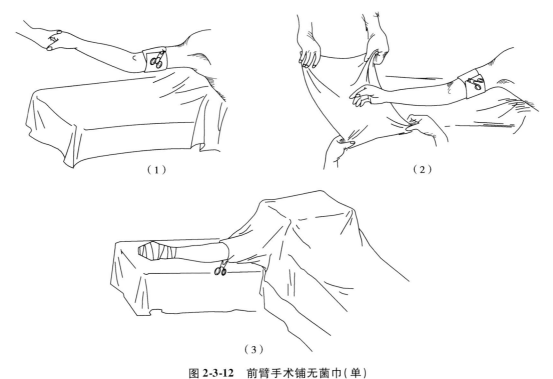

（1）　　　　　　　　　　　　　　　　　（2）

（3）

图 2-3-12 前臂手术铺无菌巾（单）
（1）抬高患肢,肘上用无菌巾包裹一周;（2）用无菌单包裹手、腕;（3）铺剖腹单

（3）肘关节前侧手术:患者仰卧,由巡回护士自手腕抬起并外展患肢。皮肤灭菌后,铺单的第（1）（2）步骤同手和腕部手术的第（1）（2）步骤,但两边对折成长方形的手术巾应包绕在上臂中 1/3 和止血带上,用巾钳固定（图 2-3-10）。第（3）步骤由手术者和助手同时提取一双层手术巾的四角,托着巡回护士放下的手和腕,放在手术台旁的小桌上,包裹起手和前臂下 2/3,并用绷带包扎（图 2-3-12）。第（4）步骤同手和腕部手术第（3）步骤,但在上臂中部用大单的一侧边包绕上臂中下 1/3 处（图 2-3-13）。

（4）肘关节后侧手术:患者半侧卧,健侧在下,患侧在上。第（1）步骤巡回护士自患肢手腕部抬高患肢。皮肤灭菌后,用双层中单自腋窝部盖在胸、腹和两下肢上,第（2）（3）（4）铺手术巾步骤与肘前侧手术铺单步骤相同,但铺单后患肢在肘关节半屈曲、肩关节内旋和前臂旋前位放在胸、腹部外侧。

（5）上臂前外侧手术:患者仰卧,由一巡回护士自手腕部抬起外展的上肢。皮肤灭菌后,用一双层

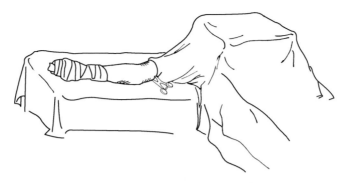

图 2-3-13 肘关节前侧手术铺无菌巾（单）

中单自腋下和胸侧壁铺在手术台旁的小桌上。①将一手术巾自腋窝内侧壁经腋窝外侧壁、上壁后横铺在胸侧壁（图 2-3-14（1））。②而后在肩上部横铺一手术巾，在此两手术巾的腋前、后侧重叠处用巾钳固定（图 2-3-14（1））。③手术者和助手同时提起一双层手术巾的四角，托着巡回护士放下的前臂和手，包裹好，再用绷带包扎（参考肘关节前侧手术铺无菌巾及图 2-3-14（2））。④用一剖腹单，使手和前臂穿出剖腹单洞口。在腋窝部按住洞口，打开剖腹单上、下部。上部盖在手术台旁的小桌上，下部盖在头架、胸、腹部及下肢，收紧洞口，用巾钳固定（参考肩前侧手术铺无菌巾及图 2-3-15（4））。

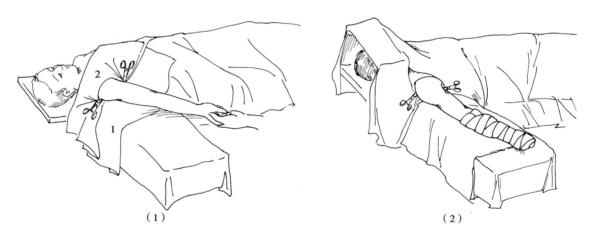

图 2-3-14 上臂前外侧手术铺无菌巾（单）
（1）用两块无菌巾将肩以上部分隔开；（2）用无菌巾（单）包裹手及前臂

（6）肩前侧手术：患者仰卧，头、颈转向健侧。在患侧肩胛下垫一个 5～6cm 厚的长方垫，使患侧肩胛高于手术台面，以便在必要时延长切口和处理肩上和肩峰处病变，而不影响无菌操作。①巡回护士站在患者健侧，以一手提起患侧上肢，同时用另一手托起患侧下胸壁后外侧，以使躯干和肩离开手术台面，稍向健侧倾斜（图 2-3-15（1））。皮肤灭菌后，在此姿势下在肩后部和背外侧纵形铺一两端对折的中单。②肩部铺无菌巾的步骤如下：在肩关节后侧至腋窝后缘铺一无菌巾，用巾钳固定（图 2-3-15（2）），而后使患者恢复仰卧；在肩外展上举位，自腋窝后经腋窝顶至胸前铺一无菌巾；自腋前侧至锁骨中 1/3 处铺一无菌巾；自锁骨上一寸横铺无菌巾至肩峰后下部。在上述四条无菌巾的四角相互遮盖处用巾钳固定，或用针线缝合固定（图 2-3-15（3））。③用一大无菌单自腋窝顶平面向手术台尾端展开，铺盖胸、腹部和两下肢。手术者和助手同时提起一条两端对折的中单的四角，托着护士放下的上肢，包裹该上肢，并用绷带包扎后放在患者胸、腹部前外侧（图 2-3-15（4））。④用一剖腹单打开其两端，使患肢穿出洞口。将剖腹单上部拉至腋窝，使洞口环绕肩部；以手按着其洞口上部，分别展开其上、下部，遮盖患者全身；收紧肩部较宽大的洞口，用巾钳或针线缝合固定。

2. 下肢铺单法 除闭塞性血管炎患者不可使用止血带外，其余均可根据手术部位用软纱布垫平顺

26

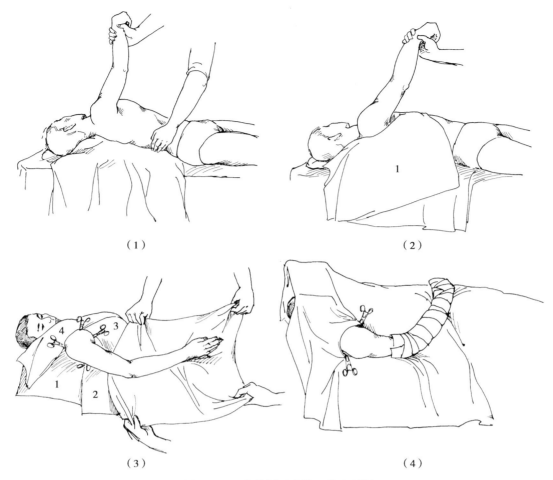

（1）　　　　　　　　　　　　　　　（2）

（3）　　　　　　　　　　　　　　　（4）

图 2-3-15　肩前侧手术铺无菌巾（单）
（1）助手将患者躯干稍向对侧翻起；（2）于肩及腋下铺无菌巾；（3）包裹手及前臂；（4）铺剖腹单

地包绕在该大腿中上部，绑妥气囊止血带，并用绷带包扎，止血带的橡皮管应置于髋部。

铺单前先由巡回护士根据不同的手术部位抬高该下肢，皮肤灭菌后铺无菌巾（单）。

（1）脚和踝部手术：患者仰卧，由一巡回护士自膝部抬高下肢。皮肤灭菌后：①在患肢后侧铺一双层大单（底单）在手术台面，并遮盖对侧下肢和手术台尾部（图 2-3-16（1））。②由穿无菌手术衣和戴手套的助手用手（垫上两头对折的手术巾）托着（接过）巡回护士放下的患肢，继续抬高。另一助手用两边对折成长条状的手术巾包绕小腿上段 2 周，用巾钳固定，放下患肢（图 2-3-16（2））。③自小腿上段手术巾包绕处的下缘向头部铺一大单，使其下缘环绕小腿上段，用巾钳固定（图 2-3-16（3））。④自脚趾向上套一无菌棉织套，并用纱布条捆绑其末端（图 2-3-16（4））。

（2）小腿前侧手术：患者仰卧，由巡回护士执握踝部抬高下肢。皮肤灭菌后：①在大腿后侧铺一双层大单（底单）在手术台面，并遮盖对侧下肢和手术台尾部（见图 2-3-16（1））。②用两边对折成长条状的无菌巾包绕膝上部，用巾钳固定（图 2-3-17（1））。③手术者和助手分别提起一手术巾的四角，托住护士放下的下肢，放在手术台上，包裹踝和脚，并用绷带包扎（图 2-3-17（2））。④自膝上缘向头部铺一大单，在大单的下缘中部环绕膝关节，用巾钳固定（图 2-3-17（3））。手术区套一无菌棉织套。

（3）小腿后侧手术：患者俯卧，巡回护士执握足部抬高患肢。皮肤灭菌后，除在患肢前侧铺一双层大单（底单）在手术台面，并遮盖对侧下肢和手术台尾部外，余皆同小腿前侧手术铺单方式。

（4）膝关节前侧手术：患者仰卧，由巡回护士执握踝部抬起患肢。皮肤灭菌后：①自臀部起铺一双层大单（底单），遮盖健肢及手术台尾部。②用两边对折成长条状的无菌巾两条，分别环绕膝关节上、下部 2～3 周，用巾钳固定（图 2-3-18（1））。③由手术者与助手提起一条双边对折的中单的四角，从膝下

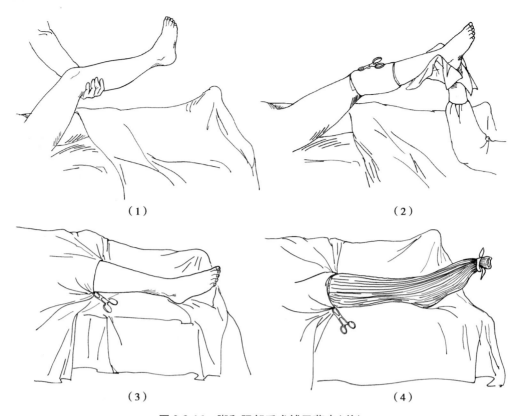

（1）　　　　　　　　　　　　　　　　（2）

（3）　　　　　　　　　　　　　　　　（4）

图 2-3-16　脚和踝部手术铺无菌巾（单）
（1）抬高患肢；（2）用无菌巾托起患侧踝部；（3）铺剖腹单；（4）套入棉织套

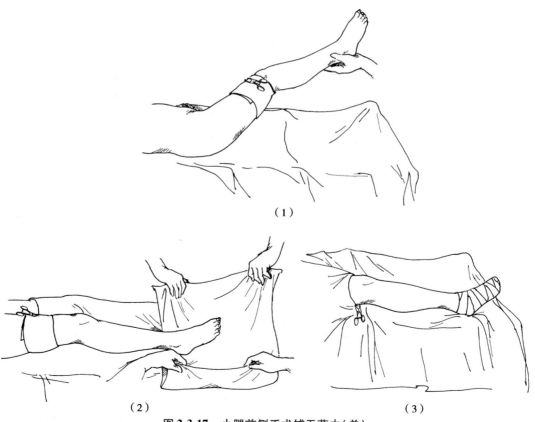

（1）

（2）　　　　　　　　　　　　　　　　（3）

图 2-3-17　小腿前侧手术铺无菌巾（单）
（1）抬高患肢；（2）无菌巾包裹足踝；（3）铺剖腹单

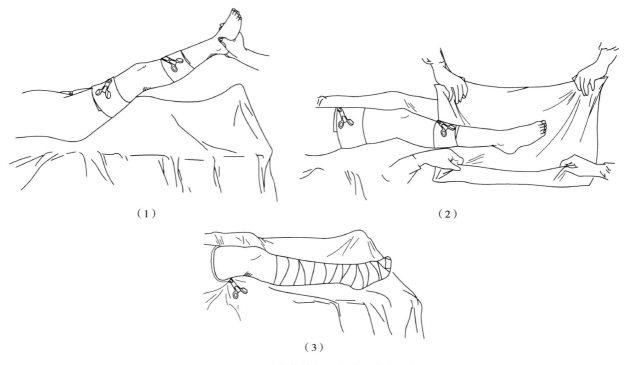

（1）　　　　　　　　　　　　　　　　（2）

（3）

图 2-3-18　膝关节前侧手术铺无菌巾（单）
（1）抬高患肢；（2）无菌巾包裹小腿及足踝；（3）铺剖腹单

部环绕患肢的无菌巾上缘起，托住巡回护士放下的下肢，放在手术台面，包裹脚和小腿，并用绷带包扎（图 2-3-18（2））。④用一剖腹单，将患肢的脚和膝穿出洞口。以手按住洞口上部，而后分别打开剖腹单上、下部。用上部遮盖头、胸、腹部，并跨过头部支架。下部遮盖对侧下肢和手术台尾部。收紧洞口，用巾钳固（图 2-3-18（3））。手术区套一无菌棉织套。

（5）大腿前侧（前外侧）和外侧手术：大腿前侧手术时，患者仰卧；外侧手术时，患者侧卧，健侧在下，患侧在上。以大腿前侧手术铺单为例。①由巡回护士自踝部抬起伸直外展的患肢。皮肤灭菌后，自患肢大腿根部内侧铺一大单（底单），遮盖对侧下肢和手术台尾部。②髋部铺无菌巾步骤：沿臀部横皱纹铺一无菌巾；自臀部横皱纹内侧（大腿根内侧）经会阴和腹股沟部，至髂前上棘内上侧铺一无菌巾；自髂前上棘以上约 3cm 处臀后侧铺一无菌巾；自臀后横皱纹后外侧至髂嵴中后 1/3 处铺一无菌巾，在上述 4 条无菌巾相遮盖处分别用巾钳固定，或贯穿缝结在皮肤（图 2-3-19（1））。如在手术某处有与手术区周围皮肤不服帖处，则加用巾钳固定或贯穿缝结在皮肤。③手术者和助手分别提起一条两头对折的中单的四角，托住巡回护士放下的下肢，放在手术台上，而后包裹膝部、小腿和脚，并用绷带包扎（图 2-3-19（2）（3））。④铺剖腹单的方式与膝部铺剖腹单的方式相同，但洞口应在大腿根部收紧固定（图 2-3-19（4））。

（6）大腿外侧手术：体位如图 2-3-20 所示。铺单方式参阅大腿前侧手术的铺单方式和要求。

（7）髋关节前外侧手术：将男性患者的阴茎和阴囊拉向健侧，用胶布条贴着固定在腹股沟部。女性患者在两髋外展的情况下，用一块宽胶布贴封其外阴（图 2-3-21）。患者仰卧，稍向健侧倾斜。用一长约 20cm×10cm×5cm 的垫子垫在患髋下面，使髋部高于手术台面（图 2-3-22），以便在必要时延长切口。由巡回护士执握患肢踝部抬高患肢，或用下肢架架高患肢（图 2-3-23（1））。皮肤灭菌后，铺无菌巾的方法和步骤如下：①以患髋为中心，用一条两头对折的中单铺在患侧躯干、髋后和大腿后侧。②髋部铺无菌巾的步骤与大腿前侧手术的步骤（1）（2）相同（见图 2-3-19（1）（2））。③自患侧臀部和大腿后侧向手术台尾部铺一大单，注意自大腿根部拉向上、中部和对侧，以遮盖会阴前面（图 2-3-23（2））。④手术者和助手分别提起一条两头对折的中单的四角，托住护士放下的下肢，放在手术台上，自脚至大腿中段进行包裹（图 2-3-23（3））。⑤用一剖腹单使患侧脚穿出洞口后，将洞口后侧拉到臀部，以手在髂嵴处按着

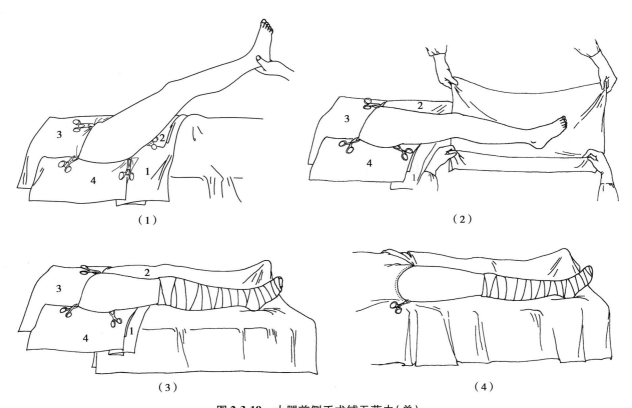

（1）

（2）

（3）

（4）

图 2-3-19　大腿前侧手术铺无菌巾（单）
（1）髋部铺无菌手术巾；（2）、（3）包裹足及小腿；（4）铺剖腹单

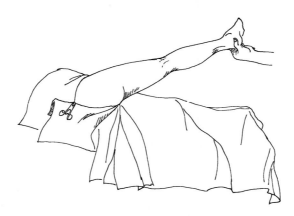

图 2-3-20　大腿前外或后外侧手术铺无菌巾（单）

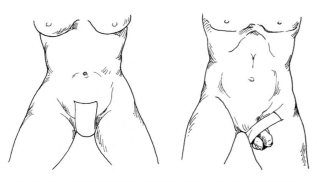

图 2-3-21　髋关节手术时遮盖会阴（女）和外生殖器（男）

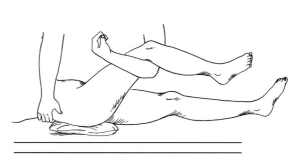

图 2-3-22　髋关节后侧垫起

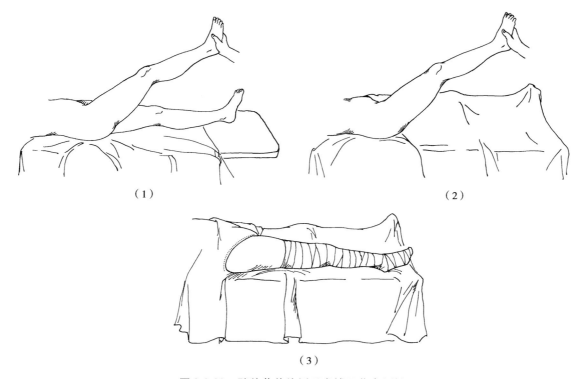

（1）　　　　　　　　　　　　　　　　　　　　　　　　（2）

（3）

图 2-3-23　髋关节前外侧手术铺无菌巾（单）
（1）抬高患肢；（2）用无菌单遮盖对侧肢体；（3）包裹患肢并铺剖腹单

剖腹单的洞口上部，打开剖腹单的上、下部，上部遮盖腹、胸和头架，下部遮盖健侧下肢和手术台尾部。收紧洞口，用巾钳固定。

3. 脊柱后侧手术铺单法　患者俯卧，在胸前两侧和两侧髂前上棘平面之下及脚踝前侧分别用适当厚度的长方枕垫起，以免压迫胸、腹部。在预计要做手术的脊椎棘突部，皮肤灭菌后按下列步骤铺无菌巾：①距棘突纵线左、右两侧各 5～6cm 处，各纵形铺一折边的无菌巾。②在预计做切口的上、下端，分别各横铺一折边的无菌巾。在上列 4 条无菌巾相互遮盖处用巾钳固定。③将剖腹单洞口放在切口部位，而后展开其上、下部。上部遮盖躯干上部和头架，下部遮盖躯干下部、两下肢和脚（图 2-3-24）。

4. 颈椎前侧手术铺单法　患者仰卧位，肩下垫肩垫，消毒范围：上至下唇，下至乳头，皮肤灭菌后按下列步骤铺无菌巾：①第一块治疗巾横铺于胸前；②自下颌始，横铺一小颈单，将小颈单上部向上翻转遮盖头架，巡回护士将小颈单的固定带由耳后系于头顶上；③两块治疗巾团成球形，填在颈部两侧；④两块治疗巾，分别铺于对侧、近侧，然后一块治疗巾竖迭，竖铺于手术部位的上方，以 4 把巾钳固定；⑤铺颈单，覆盖头架、全身及托盘；⑥铺中单覆盖托盘。

5. 脊柱前路（胸腰段）手术铺单法　患者取健侧卧位 90°，两手臂向前伸展放于双层托手架上，腋下垫一腋垫，距腋窝 10cm，约束带固定双上肢；头部下方垫高约 20cm 后再放上头圈，耳廓置于头圈空隙处，胸背部两侧各垫一大软垫，用骨盆固定架固定，防止身体倾斜晃动，两腿之间垫一软垫，健侧下肢屈曲 60°～70°；胸部手术患者，胸下垫一软垫。皮肤灭菌后，铺无菌单步骤如下：①双折中单两块，分别垫于身体两侧；②中单一块，铺于手术野上方，覆盖头架；③4 块治疗巾交叉铺于手术野，以 4 把巾钳固定；④手术野上方铺一中单覆盖头架，手术野下方铺中单覆盖托盘及下肢；⑤手术部位两侧各铺一中单，以组织钳固定；⑥托盘上铺一中单；⑦头架上放器械袋；⑧头架两侧各横拉一中单。

为使患者铺无菌巾（单）的部位与麻醉医师和麻醉用具隔开，并防止参加手术的医师和护士的肩、上臂和肘部被未穿无菌手术衣的工作人员触碰，一般在髋关节以上部位手术时，均应在手术台相当于患者头颈部两侧分别拉开一帐幕式的无菌中单，使手术台头端两侧有一无菌屏障。这一措施在超净手术室的设计中尤为突出。一般是用一面墙壁大小的大无菌单，挂在一根横杆的许多钩子上，将患者的头颈

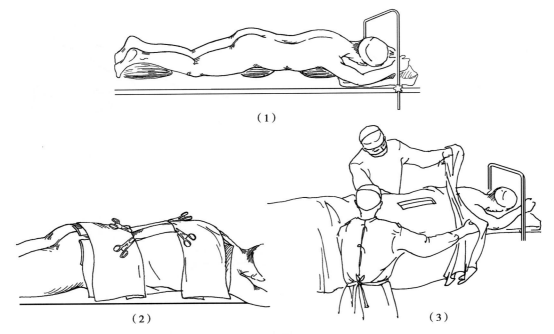

图 2-3-24　脊柱后侧手术铺无菌巾(单)
(1)患者俯卧位;(2)铺四块无菌巾;(3)铺剖腹单

部和麻醉师及麻醉器械完全隔开在超净手术室之外。在术中如果手术者穿的无菌衣的某处已触碰或怀疑触碰有菌物体时,则可加穿一个无菌袖套或换一件无菌手术衣。若手术台或器械台的一角被污染或怀疑如此时,则应在其上再铺一块无菌巾(单)。

另外,为防止手术者的无菌手套直接接触患者手术野的皮肤,可采用下列方法之一:

1. 皮肤灭菌及铺无菌单后,用一段(截)无菌的棉织套将肢体的手术野周径完全套起,然后于切口处剪开棉织套;切开皮肤和皮下组织后,用丝线将剪开的两个棉织套边缘分别与皮肤切口的两个边缘作连锁式缝合,以保护切口,防止污染(图 2-3-25)。

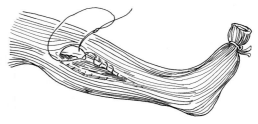

图 2-3-25　保护切口

2. 将医用无菌透明黏性塑料薄膜(又称护肤膜)贴在皮肤切口的部位,手术刀通过透明塑料薄膜切开皮肤。

三、对人类免疫缺陷病毒传播的防护

我们同意美国骨科医师协会(AAOS)专门小组有关艾滋病(获得性免疫缺陷综合征)防护的建议。这些建议的严格程度超过了疾病控制与预防中心和美国医院联合会的要求。我们认为,在医疗诊治过程中,任何环节都要尽一切努力防止 AIDS-HIV 的进一步传播,对于具体细节请参考(AAOS)专门小组对人类免疫缺陷病毒(HIV)防护的指南。我们采用 AAOS 关于手术室内 HIV 的防护的建议,包括如下几点:

1. 不要过度追求手术速度,那样做往往会对术者造成伤害,手术人员受伤危险性大的操作应由最有经验的外科医师负责完成。

2. 在手术过程中应穿戴可防止与患者血液接触的手术装束,包括过膝且防水的外科鞋套、防水手术服或洗手衣,并且要佩戴完整的头罩。

3. 术中应一直戴着双层手套。

4. 口罩潮湿或溅湿后应及时更换。

5. 应使用护眼装置(护眼镜或护脸罩),保护术者头部暴露的皮肤及黏膜。

6. 为防止对手术人员的意外损伤,外科医师应该做到如下几点:

（1）如可能,应尽量使用器械打结;缝合和使用锐利器械,应尽量采用"非接触"式操作。

（2）不要用手带着缝针打结。

（3）术中不要将锐利的器械或针用手直接传递,要将它们放置于过渡盘内传递。

（4）当传递锐利器械时要出声提醒。

（5）不要两人同时缝合一个伤口。

（6）当用手指探查骨折碎片或有钢丝及其他锐利器械的伤口时,要格外小心。

（7）不要把手贴附在骨刀刃、钻头或锯面上。

（8）如在冲洗大的伤口或使用动力器械等操作时,血液溅出不可避免,则应穿戴宇航服式手术衣。

（9）术中要常规检查手术人员的手术服、口罩及鞋套是否被污染,如有必要,应及时更换。

（邱贵兴）

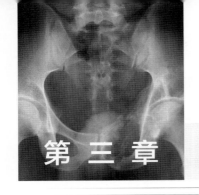

第 三 章　骨科基本手术技术

第一节　骨膜剥离技术

骨膜属结缔组织,包绕着骨干,来源于中胚层,大多数管状骨包括肋骨都有骨膜,肌肉通过骨膜附着于骨干上。骨科手术基本上都在骨面上进行,只有剥离骨面上附着的骨膜才能显露出需要实施手术的部位,因而骨膜剥离是骨科手术中常用的操作方法,但针对不同的手术目的,对术中骨膜剥离方法的要求不尽相同。

一、游离骨膜移植时骨膜的剥离和切取

骨膜生发层的间充质细胞(骨原细胞)既可分化为软骨细胞形成软骨,也可分化为骨细胞成骨,并具有终生分化的潜能。早在 1930 年,Ham 就从理论上提出胚胎时期骨膜的生发层细胞具有依据存在环境变化分化为软骨细胞和骨细胞的可能,而成年组织中这种细胞也具有未分化间叶细胞的潜能,但无实验证实。Fell 的实验表明,在鸡胚胎发育过程中,从软骨膜衍化而来的骨膜能够生成软骨,研究亦表明骨膜生发层的骨原细胞在低氧环境下可分化为软骨细胞。骨膜被移植到关节腔后,在低氧环境和滑液的营养及局部应力的作用下,原处于静止状态的细胞可迅速增殖分化为软骨母细胞,后者分泌细胞间质并被包埋而变为软骨细胞,最终成为软骨组织。骨膜生发层细胞是骨膜再生软骨的主要成分,单位面积上骨膜生发层细胞的数量及其活性是决定新生软骨厚度的基础,在同一环境下,单位面积上的骨膜生发层细胞多、活性高,则新生软骨厚;反之,则较薄。骨膜成软骨与否,除理化因素和骨膜固定技术外,首先取决于骨膜剥离技术,仔细的锐性剥离,可使骨膜生发层细胞残留在骨面上的数量减少,骨膜上的生发层细胞数增多,有利于骨膜的成软骨。

二、骨折患者的骨膜剥离

影响骨折愈合最主要的因素是局部血运和骨膜的完整性,骨膜完整可以限制骨折端血肿向周围软组织内扩散,促进血肿的机化和软骨内成骨,有利于膜内成骨的进行。骨膜剥离损伤了骨膜动脉,骨膜动脉在长骨中的供血量小,损伤后骨的其他动脉可很快扩张代偿,短期内通常即可恢复正常的血流量;同时骨膜组织很快增生,有大量血管从周围组织长入,也增加了骨的血流量。虽然骨膜对长骨的血供影响不大,随着时间的推移,长骨的血供可恢复至正常状态,但血供恢复时间越长,对骨组织修复越不利,因而在手术操作中我们应尽量减少操作带来的损伤。在骨折的治疗中,应注意根据受力方向和 X 线片尽量在骨膜破坏侧剥离及放置接骨板,保证对侧骨膜的完整性,这样将有利于骨折的愈合,促进患者的恢复。

三、常用的骨膜剥离方法

在具体的手术操作过程中,剥离骨膜时应使骨膜剥离器向骨间膜或肌纤维与其附着的骨干成锐角

方向剥离、推进,否则易于进入肌纤维或骨间膜纤维中,造成出血和对组织的损伤(图 3-1-1)。在剥离肋骨骨膜时,应根据肋间肌的附着特点,先在肋骨上剥离骨膜,由后向前剥离肋骨上缘,由前向后剥离肋骨下缘,即采用上顺下逆的方法(图 3-1-2),否则可能损伤胸膜而导致气胸。剥离脊柱的肌肉时应自下往上,顺着肌肉的附着点紧贴骨面进行剥离,如此可减少术中的出血(图 3-1-3)。骨干部位应顺骨干纵形切开骨膜,在骨端或近关节处,为防止骨膜进入关节和骨骺板,可将其作 L 形或 Z 形切开,如此既可缩短纵形切开的长度,又可保证术中有足够的显露宽度。

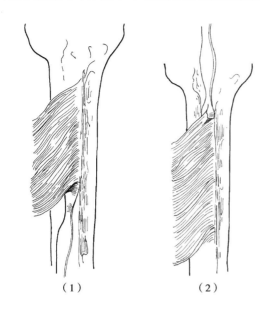

图 3-1-1　骨膜剥离技术
(1)骨膜剥离器向骨间膜或肌纤维与附着的骨干成锐角方向剥离;(2)如向钝角方向剥离,则剥离器易于离开骨干而进入肌纤维或骨间膜纤维之中

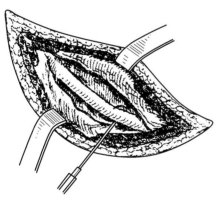

图 3-1-2　肋骨骨膜的剥离方法

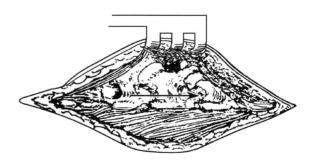

图 3-1-3　竖脊肌的剥离显露方法(箭头)

第二节　肌腱固定技术

肌腱外科中有许多手术涉及肌腱的固定,肌腱牢固固定后患者可早期活动,有利于患者的功能恢复,肌腱的确切固定是取得满意疗效的关键。下面简要介绍一下几种常用的肌腱固定于骨面的方法。

1. 为使肌腱与骨面有效地愈合,肌腱固定于骨面时,首先应将与肌腱接触的骨面凿成粗糙面,再于固定骨上钻孔,将缝线穿过骨孔并抽紧,将肌腱有效地固定于骨的表面。对于细长的肌腱或筋膜条,可将肌腱、筋膜条穿过骨隧道,肌腱和筋膜条穿出骨隧道后,拉紧使肌腱断端对接、重叠缝合。

2. 不锈钢丝拉出缝合法,适用于跟腱、跗骨、指骨的肌腱固定。在骨面上开一骨槽,将穿好钢丝的肌腱近端置入骨槽,再将钢丝经骨钻孔从足底或手指掌侧皮肤穿出,固定于纽扣或橡皮管上。对于张力较大者,应将钢丝穿出石膏外,固定于石膏外的纽扣上,以免压迫皮肤,造成皮肤坏死(图 3-2-1)。

3. 肌腱-骨瓣固定法。肌腱的早期主动活动可以防止粘连形成,但肌腱早期活动所增加的肌腱止点牵张力,易造成肌腱止点的撕脱或愈合延缓。而骨与骨之间的愈合明显快于骨与肌腱之间的愈合,且利于移植肌腱的早期活动。理论上骨-肌腱移植可早期进行主动活动,而不发生止点撕脱断裂。带有肌腱的骨瓣血管供血丰富、血运好,如带有骨片的股四头肌或髋关节外展肌群的转移等,均可通过此法达到良好的固定,但在固定时应将骨面凿成粗糙面,将带有肌腱的骨片以克氏针或螺丝钉固定于粗糙的骨面上,也可通过钢丝穿过骨孔环扎固定,对于一些力量较小的肌肉可以细丝线固定,可促进固定肌腱的愈合,有利于患者的早期康复(图3-2-2)。

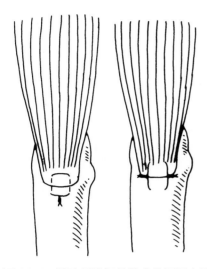

图3-2-1　肌腱断裂钢丝抽出骨面固定法

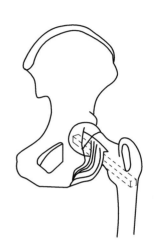

图3-2-2　股方肌骨瓣转位植骨、固定

4. 肌腱骨栓固定法,如腘绳肌腱结与骨栓嵌入固定法关节镜下重建后交叉韧带(PCL)损伤,肌腱结和骨栓嵌入瓶颈样股骨隧道内,与隧道挤压紧密,术中可将自体松质骨同时植入隧道,可有效地防止骨道渗血和关节液浸入,有利于移植物与骨壁愈合。

第三节　骨 牵 引 术

牵引术是矫形外科的常用技术,熟练掌握并正确应用是取得满意治疗效果的关键。牵引治疗的原理是应用持续的作用力与反作用力,来缓解软组织的紧张与回缩,使骨折、脱位得以整复,预防和矫正软组织的挛缩畸形或为某些疾病的手术治疗做术前准备和术后制动。此外,牵引术还有利于患肢的功能锻炼,可以促进患肢的血液循环,有效地防止关节僵硬和肌肉萎缩,促进骨折愈合,并可避免肢体的局部血栓形成;对感染关节或骨骼的牵引制动,可以防止感染扩散、减轻疼痛,避免病理骨折或脱位,在创伤救治过程中的牵引制动还便于伤员的急救与搬运。

牵引术可分为皮牵引及骨牵引两种,在此只讨论骨牵引技术。骨牵引是将钢针穿入骨骼,牵引力直接作用于骨骼上,具有阻力小、收效大的特点。通常是用骨圆针穿过骨骼进行牵引,能承受较大的牵引重量,可使移位的骨折迅速得到复位,恢复肢体的力线。骨牵引常用的器械有锤子、手摇钻、骨圆针和各种牵引弓,肢体骨折通常使用的牵引弓有普通牵引弓和张力牵引弓两种(图3-3-1、图3-3-2),使用较细的克氏针牵引时应使用张力牵引弓。

一、骨牵引的适应证

骨牵引适用于:

1. 成人长骨不稳定性骨折(如斜形、螺旋形及粉碎性骨折)及肌肉强大容易移位的骨折(如股骨、胫骨、骨盆、颈椎)。

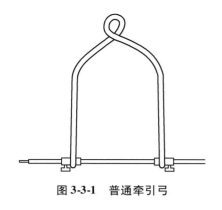

图 3-3-1 普通牵引弓

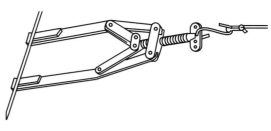

图 3-3-2 张力牵引弓

2. 骨折部位的皮肤损伤、擦伤、烧伤,部分软组织缺损或有伤口时。

3. 开放骨折感染或战伤骨折。

4. 伤员合并胸、腹或骨盆部损伤者,需密切观察而肢体不宜做其他固定者。

5. 肢体骨折合并血液循环障碍(如儿童肱骨髁上骨折)不宜行其他固定者。

6. 新鲜与陈旧性颈椎骨折脱位,以及颈椎减压或融合手术的术后固定。

二、常用的骨牵引方法

(一) 颅骨牵引

双侧外耳道经顶部的连线与两眉弓外缘向枕部画线的交点,或经鼻梁正中至枕骨粗隆画一正中线,再绕过颅顶连接两侧乳突的横线,与正中线垂直交叉。颅骨牵引弓的钩尖与横线在头皮接触处即为颅骨钻孔部位,约距正中线 5cm。局麻后,在颅骨钻孔的两点各作长 1cm 的横切口直达颅骨。用手摇钻将带有安全隔的颅骨钻头与颅骨面呈垂直方向钻透颅骨外板,然后将牵引器的钩尖分别插入颅骨钻孔内。旋紧牵引器螺丝钮,使钩尖紧紧扣住颅骨(图 3-3-3)。

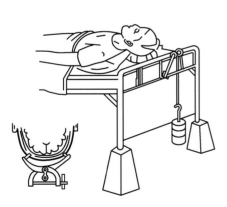

图 3-3-3 颅骨牵引

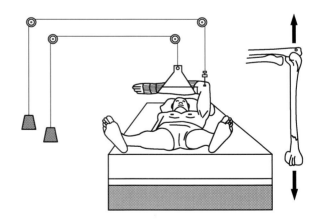

图 3-3-4 尺骨鹰嘴骨牵引

(二) 尺骨鹰嘴牵引

从尺骨鹰嘴顶端向其远侧画一与尺骨皮缘下相距 1cm 的平行线,再从距尺骨鹰嘴顶端 2cm 的尺骨皮缘处,向已画好的线作一垂线,两线的交点即为穿针部位。局部麻醉后,上肢外展 60°,肘关节屈曲 90°,术者将钢针由内向外与手术台平行并垂直于尺骨,刺入软组织直达骨质,使钢针穿通尺骨直至穿出对侧皮肤、钢针两侧皮外部分等长为止。小儿亦可用大号无菌巾钳夹住尺骨上端的相应部位,以代替钢针及牵引弓(图 3-3-4)。

(三) 胫骨结节牵引

穿针部位位于胫骨结节到腓骨头连线的中点,由外向内进针。穿针前将膝部皮肤稍向上牵拉,在预定的穿入和穿出部位注射局部麻醉剂直达骨膜。将钢针由上述穿针部位与胫骨纵轴呈垂直方向,且与手术台平行,由外侧刺入软组织直达骨皮质。旋动手摇钻使钢针穿过骨质并由对侧皮肤穿出,直至钢针两侧皮外部分等长为止(图3-3-5)。

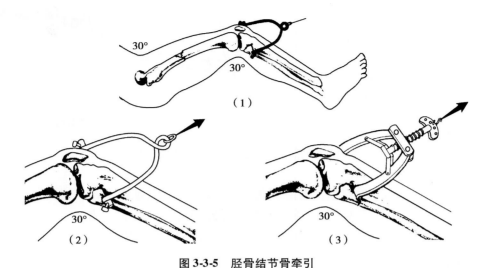

图3-3-5　胫骨结节骨牵引
(1)胫骨结节牵引体位;(2)普通牵引弓牵引;(3)张力牵引弓牵引

(四)股骨髁上骨牵引

股骨下端内收肌结节上方2cm处为穿针部位,由内侧向外侧穿针;或通过髌骨上缘向外面画一横线,另自腓骨小头前缘向上述横线引一垂线,两线交点为钢针穿出部位。助手先将大腿下端皮肤向上牵拉,以免日后因钢针牵引而划伤或压迫皮肤(图3-3-6)。

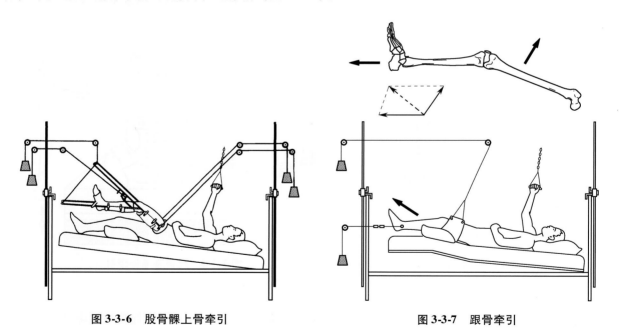

图3-3-6　股骨髁上骨牵引　　　　　　　　　　**图3-3-7　跟骨牵引**

(五)跟骨牵引

穿针部位是从内踝尖端至足跟后下缘连线的中点,由内向外穿刺。伤肢用枕垫起,局部麻醉后将钢针与手术台平行,由内向外刺入软组织直达跟骨。然后用骨锤或手摇钻使其穿通跟骨,穿出对侧皮肤,并使钢针两侧皮外部分等长(图3-3-7)。

三、注意事项

1. 术前征得患者同意,签手术知情同意书。

2. 熟悉穿针部位的神经血管走行。从有重要结构穿行的一侧穿针,这样可以较好地控制穿针,避免损伤这些重要结构,如尺骨鹰嘴骨牵引时,为防止尺神经损伤总是从内侧进针。

3. 皮肤准备严格遵循无菌操作原则,注意防止感染,通常使用碘酊、酒精消毒皮肤。

4. 麻醉骨牵引通常都是在局麻下完成,但完全将骨膜阻滞是困难的,操作时以 1% 利多卡因局部浸润皮肤、皮下,接着穿入骨膜下,注入足量局麻药,如果在穿刺过程中感到疼痛,可适量加用一些局麻药。穿入骨干约一半后,在对侧出针部位行局部麻醉。穿刺针要穿过骨干,但局麻时不能得到皮质间的骨髓麻醉,事先应告知患者穿针过程中可能会有疼痛,但随着穿刺的完成,疼痛也就会停止。

5. 皮肤切口穿针前,可以 11 号刀片在皮肤上先作一小切口。如果让针直接穿过皮肤,皮肤紧贴在穿刺针上容易感染。

6. 操作时最好使用手摇钻,不要使用动力钻。虽然动力钻的速度快,但在钻孔过程中会产热,容易造成穿针周围的骨坏死。在钻孔时手臂一定不能晃动,否则会造成患者的疼痛加剧。

7. 穿刺针最好位于干骺端,根据患者年龄和不同部位,选择粗细相宜的骨圆针,但要避免损伤儿童的骨骺,否则会造成骨骼生长停滞。如在胫骨结节处,小于 14 岁的女孩和小于 16 岁的男孩,骨骺板呈开放状态,如在此穿针,容易损伤骺板,应特别注意。斯氏针一般用于厚的皮质骨和粗的骨干。理想的穿针是只穿过皮肤、皮下和骨骼,而避开肌肉和肌腱结构。

8. 尽量不要将穿刺针穿过骨折血肿,否则破坏骨折血肿后就等于人为地将闭合性骨折转成开放性骨折。

9. 避免将牵引针穿入关节内,否则容易造成化脓性关节炎的发生;股骨远端骨牵引时,应避免将牵引针穿入髌上囊。

10. 其他根据骨折的部位和特点选择合适的牵引弓;穿刺过程中针不要弯曲;穿刺完成后夹紧牵引针以防产生划痕和旋转,造成金属腐蚀和骨切割;牵引完成后应于牵引针的两侧套上橡皮塞或小药瓶,以便于术后的管理和避免外露的牵引针刺破被子。牵引的力线应与骨折近端的轴线一致;牵引重量一般在上肢为体重的 1/12,下肢为体重的 1/9 ~ 1/7。牵引的前 1 ~ 2 周内经常测量肢体的长度或 X 线检查,一般应在牵引后 1 ~ 2 周内达到骨折脱位的复位,骨折复位后应及时改为维持重量牵引。一旦发现伤肢长于健侧肢体,应减轻牵引重量,并拍摄床头 X 线片复查。牵引针通过的皮肤针孔处要每日点 75% 酒精 2 ~ 3 次,以预防感染。牵引过程中如果针眼处有脓肿形成,应及时扩创引流。

第四节　支具与石膏固定

一、支具治疗

支具又称矫形器,是一种以减轻四肢、脊柱骨骼肌肉系统功能障碍为目的的体外支撑装置。随着康复医学的普及,低温、高温热塑性板材和树脂材料的不断问世,应用生物力学以及支具设计理论的完善,现代康复支具完全可以满足手术前后制动、功能康复及恢复肢体本体感觉等康复治疗的需要。

（一）支具的作用

1. 稳定与支撑。

2. 固定功能。

3. 保护功能。

4. 助动（行）功能。

5. 预防矫正畸形。

6. 承重功能。

7. 有利于功能锻炼。

（二）常用支具

支具根据使用的部位不同,可分为脊柱、肩、肘、腕、髋、膝、踝 8 大类,其中以膝、肩、肘、踝支具的应用最为广泛。常用的肩关节支具包括:万向轴肩外展支具和肩关节护具;肘关节支具分为动态肘关节支具、静态肘关节支具和肘关节护具;踝关节支具根据其作用分为固定、康复行走位和踝关节护具,对术后早期制动、关节功能恢复以及控制关节的有害运动,具有良好的治疗和康复作用。

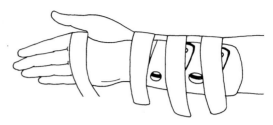

图 3-4-1 腕托

1. 上肢常用支具主要用于保持不稳定的肢体于功能位,提供牵引力以防止关节挛缩,预防或矫正肢体畸形以及补偿损伤失去的肌力,帮助无力的肢体运动等。上肢矫形器按其功能分为固定性(static,静止性)和功能性(dynamic,动力性)两大类。前者没有运动装置,用于固定、支持、制动;后者有运动装置,可允许机体活动或能控制、帮助肢体运动,促进运动功能的恢复。

（1）腕托:稳定腕关节。在腕托基础上附加弹性装置,使手指或腕关节被动伸直,可用于神经、肌腱损伤患者的功能锻炼(图 3-4-1)。

（2）上肢外展架:多用于肩部瘫痪引起上肢不能外展和肩部骨折患者手术前后的固定(图 3-4-2)。

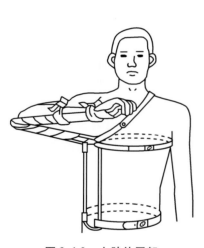

图 3-4-2 上肢外展架

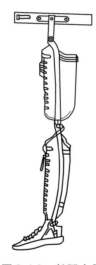

图 3-4-3 长腿支具

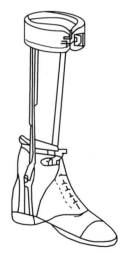

图 3-4-4 踝足支具

（3）肘关节支具:保护肘关节以及肘关节在保护控制下的活动。

2. 下肢常用支具的主要作用是支撑体重、辅助或替代肢体的功能、预防和矫正畸形。近年来由于新材料和新工艺的应用,下肢矫形器增加了许多新品种。根据其结构和适用范围,下肢矫形器可分为用于神经肌肉疾病和用于骨关节功能障碍两大类。用于神经肌肉疾病的矫形器包括踝足矫形器、膝踝足矫形器、髋膝踝足矫形器、膝关节矫形器、截瘫支具、髋关节矫形器等。

（1）长腿支具或护膝装置:稳定膝关节,防止畸形(图 3-4-3)。

（2）踝足支具:稳定踝关节,防止畸形(图 3-4-4)。

（3）矫形鞋:矫正足部畸形,稳定踝关节,补偿下肢短缩(图 3-4-5）。

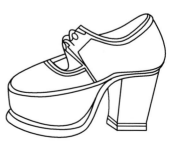

图 3-4-5 内外补高鞋

3. 脊柱常用支具分为颈椎矫形器、固定式脊柱矫形器和矫正式脊柱矫形器三大类。主要作用是限制脊柱的前屈、后伸、侧屈、旋转运动和减少脊柱的载荷。

（1）颈椎支具：常用塑料围领或头颅环装置，用于颈椎骨折脱位、颈椎不稳或颈椎术后固定（图 3-4-6）。

（2）胸腰椎支具（Boston 支具）：常用硬塑料制作，用于脊柱侧凸矫形、维持脊柱的稳定性以及脊柱矫形的维持。适用于胸、腰椎损伤及肿瘤术后的固定、轻中型脊柱侧凸的矫正等（图 3-4-7）。

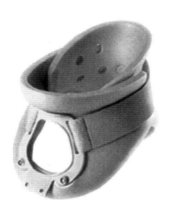

图 3-4-6　颈部围领

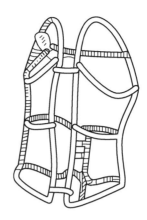

图 3-4-7　胸腰椎支具

支具对骨骼肌肉系统疾病的治疗具有积极作用，但长期配戴会使肌力减退，产生心理依赖，配戴方法不正确可能会导致皮肤压伤、破溃和神经受损，因而应注意合理适时地应用支具并加以适当的护理。

二、石膏固定

（一）石膏的功能及应用

1. 骨折整复及关节脱位复位后的固定。

2. 肢体严重软组织损伤的固定。

3. 周围神经、血管、肌腱断裂或损伤手术后的固定。

4. 预防、矫正畸形以及骨科矫形手术后的固定。

5. 骨、关节急慢性感染及肢体软组织急性炎症的局部制动。

6. 通过石膏的重力行局部牵引治疗。

7. 制造各种石膏模型。

（二）石膏固定的适应证

1. 用于骨折、脱位、韧带损伤和关节感染性疾病，用来缓解疼痛，促进愈合。

2. 用于稳定脊柱和下肢骨折，早期活动。

3. 用来稳定固定关节，改善功能，比如桡神经损伤引起的腕下垂等。

4. 矫正畸形，比如用于畸形足和关节挛缩的治疗。

5. 预防畸形，用于神经肌肉不平衡和脊柱侧凸的患者。

6. 保护患病部位，减轻或消除患肢负重，有助于炎症的治疗。

（三）石膏固定的禁忌证

1. 全身情况差，心、肺、肾功能不全或患有进行性腹水等。

2. 局部伤口疑有厌氧菌感染。

3. 妊娠妇女忌做腹部石膏固定。

4. 年龄过大体力虚弱者，忌用巨型石膏。

5. 年龄过小。

（四）石膏固定原则

尽管石膏作为广泛应用的一种治疗方法已经有 100 多年的历史,但不能把它看作是万能的。石膏固定的原则有两个:

1. 三点固定原则　术者在肢体的两端用力塑形,第三个点则位于石膏固定点的对侧,如图 3-4-8 所示。骨膜和其他软组织一般要求位于石膏夹板的凸侧,以增加石膏的稳定性。

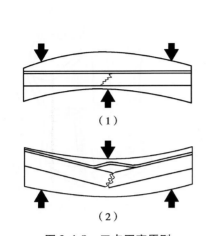

（1）

（2）

图 3-4-8　三点固定原则
（1）正确应用三点固定原则;（2）错误应用三点固定原则

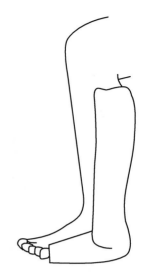

图 3-4-9　关节部位预防石膏皱褶的方法

2. 水压原则　如果一桶水放在一个坚硬的容器内,容器可克服水自身的重力而保持水的高度不变。在胫骨骨折时,如果石膏强度足够的话,那么在复位固定后,利用水压原则长度就不会丢失了。

（五）注意事项

1. 内置薄层内衬,保护骨突起部位。

2. 水温适宜,以 25～30℃ 最佳。

3. 待气泡完全停止排逸再排水,手握石膏绷带两端向中间挤,减少石膏丢失。

4. 石膏绷带贴着肢体向前推缠,边缠边抹,松紧适宜;在关节部位石膏固定时,应对石膏进行适当的修整,使之适合肢体形状而不致在肢体上形成皱褶（图 3-4-9）。

5. 石膏厚度根据石膏绷带的质量和性能而定,应掌握厚薄适宜。

6. 石膏固定应包括邻近的上、下关节,避免过长或过短。

7. 留出肢体末端观察血液循环。

8. 一般固定关节于功能位,个别骨折为了防止复位后的再移位,需要将关节固定于非功能位。根据具体的疾病或骨折类型,一般应于 2～4 周后将石膏更换为功能位固定,以免关节挛缩畸形的出现。

9. 石膏固定完毕,需在石膏上注明骨折的类型和固定日期;并向患者交代有关注意事项,抬高患肢,尽早锻炼未固定的关节及肌肉功能,以促进患肢的血液循环及患者的功能恢复。一旦出现肢体严重肿胀、剧烈疼痛、麻木或感觉异常,应及时随诊。

（六）常用的石膏固定技术

石膏固定时应根据患者的病情及固定部位和目的,决定肢体或关节是固定在功能位或特殊的体位。在石膏的包扎过程中不要随意改变姿势,以免影响石膏包扎的质量及固定的效果。

1. 石膏托常用于四肢长管状骨折及四肢软组织损伤的临时固定,或四肢的不全骨折和裂缝骨折。

操作方法:首先将患者置于需要固定的体位或功能位,骨突部位垫棉垫。取宽 7～10m 的石膏绷带,根据肢体的长度不同制成 8～10 层厚的石膏条,从两端卷起,浸泡后挤出多余的水,在操作台上展平石膏条,上面敷以棉花或棉纸衬垫,将做好的石膏托置于伤肢所需的部位,再用绷带固定,使之达到固定肢体的目的。无特殊要求时,应将关节置于功能位。

前臂石膏托一般置于前臂和腕的背侧。上肢石膏固定的功能位为肘屈曲90°、腕背屈10°~15°,拇指位于对掌位。

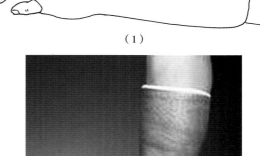

（1）

下肢石膏托一般放于大腿、小腿的背侧和足底部。下肢石膏固定的功能位为患肢屈膝15°、踝关节背屈90°、足趾向上。

2. 管型石膏常用于四肢骨折或四肢骨折内固定术后(图3-4-10)。

操作方法:首先将患者置于需要固定的体位或功能位,患肢套上棉织套,骨突部位垫棉垫,长腿管型石膏固定时,应注意在腓骨小头处多放置衬垫物。可先用石膏前后托或上下托固定,再用浸湿的石膏卷自上而下将石膏带包缠在肢体上,缠绕过程中以手蘸少量的水将石膏绷带抹平整,缠绕3~4层后塑形;也可先以石膏卷缠绕-石膏条加固-缠绕石膏卷的方法。

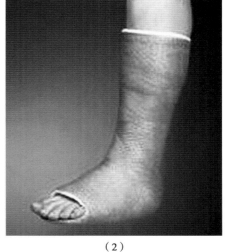

（2）

图3-4-10 前臂和小腿的石膏管型固定

注意将指(趾)末端露出,以便于末梢血运和活动的观察,注意对非矫形位的固定,应将患肢置于功能位。

3. 肩人字石膏常用于肩部、肘部及上臂部骨折或矫形手术后(图3-4-11)。

操作方法:患者多采用坐位,躯干及上肢穿好适宜的棉织套,在骨突部垫棉垫,特别在腋下、肘、腕部位多加衬垫,女性患者应防止乳房受压。肩关节外展60°~70°,前屈30°~45°,外旋15°,肘关节屈曲90°,腕背伸30°,前臂呈中立位,手掌与口部相对。缠绕石膏绷带时应在患者腹部垫上棉垫,待石膏完成后取出,增加腹部与石膏之间的空间,避免影响腹部的活动。

操作步骤:首先放置上肢上、下托,然后在肩的两侧8字交叉加固,再从腋窝向下至髂嵴,最后用宽的石膏带缠绕躯干和患肢。在肘部与髋部之间用一木棍支撑,修整石膏边缘。

4. 石膏背心常用于第6胸椎至第3腰椎之间的脊柱损伤、结核或脊柱融合术后(图3-4-12)。

操作方法:患者取站立、坐位或俯卧位(俯卧位多用于脊柱骨折复位或融合术后)。在站立时应直立,两上肢平伸并向两侧外展。给患者穿棉织套,前方上端于胸骨上凹至下端于耻骨联合;后方上端于肩胛下缘至下端于臀中线上;两侧上端于腋窝下至下端于大转子。在骨突部垫棉垫。

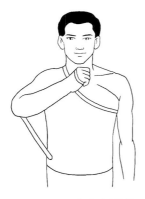

图3-4-11 肩人字石膏

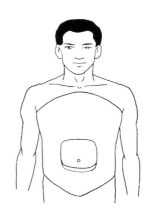

图3-4-12 石膏背心

操作步骤:首先用 1 个石膏条包绕躯干;然后用 2 个石膏条分别从胸骨柄起向两侧腋下横过第 6、7 胸椎棘突,两端在后背中线重叠;再用 2 个石膏条分别从双侧腋下至大转子部位;再用 1 个石膏条由胸骨柄中线至耻骨,1 个石膏条由第 6 胸椎中线至臀中线上;最后用石膏绷带缠绕 2 ~ 3 层并将边缘修平整。

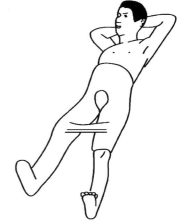

图 3-4-13 髋人字石膏

5. 髋人字石膏常用于髋部和股骨上端骨折的患者及矫形术、股骨截骨术、髋关节融合术、髋关节病灶清除术等术后固定(图 3-4-13)。

操作方法:患者仰卧在专用的石膏床上,躯干部及患肢穿好棉织套,骨突部位垫棉垫,在衬里与腹壁之间放一薄枕,待石膏硬固后将枕取出,使腹部与石膏有较大的空隙,以利患者的饮食和呼吸。将两脚固定于固定腿架上,髋关节置于功能位,外展 20°,稍外旋,膝关节屈曲 15° ~ 20°,踝关节背屈 90°,足趾向上。

操作步骤:首先取 3 条石膏条由剑突下至耻骨绕腹部 1 周,两端在后背中线重叠;然后用长腿石膏前、后托固定患肢;后用 1 条石膏条由健侧髂前上棘开始,经下腹绕过患侧大转子和大腿,到达大腿下 1/3 内侧。再用 1 条石膏条由健侧髂前上棘经腰骶部绕过患侧大转子和大腿前侧,到达大腿下 1/3 内侧,以此交叉加固髋部的石膏硬度。最后用石膏卷缠绕达一定的厚度。臀部留一洞口,以便患者排便,并将石膏边缘修平整。

第五节 植 骨 术

一、概述

临床上,植骨术是将骨组织移植到患者体内骨骼缺损处或骨关节需要加强固定部位融合的一种手术方法。根据患者的具体病情可采用皮质骨或松质骨移植。移植骨可取自患者本人或其他健康人,也可取自异种的动物骨骼。骨移植的种类有传统骨移植、带肌蒂骨(瓣)移植及带血管的骨移植。移植骨的来源有四种,为自体骨移植、异体骨移植、异种骨移植和人工骨移植。近年来,对人工骨(羟基磷灰石、磷酸三钙等)及生物材料的研究进展迅速,在临床上的应用也日益广泛。

(一) 骨组织生理

骨组织由骨细胞及骨基质构成。骨基质由有机物质胶原纤维及无机物质钙盐(磷酸钙、碳酸钙)结合而成,赋予骨骼一定的韧性及坚固性。星状的骨细胞散布于骨基质中间。松质骨像海绵一样,含有许多小空隙,储以骨髓;而皮质骨则坚实质密,其骨基质中有许多骨小管与骨外膜内层的毛细血管相通,皮质骨可借此得到部分血液供应。人体的皮质骨主要分布于长骨(股骨、肱骨、胫骨等)的骨干部分,松质骨主要分布于短骨及扁平骨(肋骨、盆骨、椎骨及手腕骨、足跗骨等),长骨两端膨大处也属于松质骨。

(二) 移植骨的转归

被移植的骨骼,并不像金属或其他固定物那样仅起一种连接、支撑作用。而是经过一定时间后,与受区的骨骼坚固地融为一体、牢不可分。传统的观点认为,游离骨移植后骨块内的骨细胞失去活性,产生许多空隙,构成骨架。周围血肿首先机化,继而成骨细胞在血肿周围形成许多骨样组织,并呈条状小梁向内生长,占据全部血肿组织,使之钙化、骨化,与骨块接触并逐渐占据骨块的全部表面。与此同时,破骨细胞沿移植骨块的骨基质挺进并将其吞噬,而成骨细胞则紧跟其后,一部分停留来建立新的骨基质,一部分则跟随前进,为了输送营养物质、排出代谢废物,许多新生毛细血管、破骨细胞、成骨细胞的突起伸展到骨块中,并经哈弗管向纵深发展,边吞噬已死亡的骨细胞,边建立新的骨组织。最终,植骨块完全被吸收,代之以新的、有生命的骨组织,并与受体骨组织融为一体,即爬行替代作用。但近来的研究证明,移植骨能诱导宿主的间充质细胞转化为具有成骨能力的细胞,即移植骨有诱导成骨的作用。

人体的骨骼可分为两类:一类为皮质骨,如股骨、胫腓骨、肱骨、桡尺骨的骨干部分;一类为松质骨,如髂骨、脊椎骨、足跗骨、腕骨及长管状骨的两端。这两类骨在显微镜下的组织结构大致相同,都是在一片均匀的骨基质中间散布着许多星状的骨细胞。所不同的是皮质骨较致密,其活力依靠哈弗管中的血管系统维持,移植以后往往需要相当长的时间才能完全再生,而且必须在有了活的骨细胞产生后移植骨才坚实。松质骨非常疏松,像海绵一样有许多小空隙,所以又有海绵骨之称。松质骨的结构有利于营养物质的弥散及受区血管肉芽组织的长入,因而爬行替代作用易于完成,所以松质骨是植骨时最常选用的材料。但支持作用较差。相反,由于皮质骨的结构比较致密,上述两种作用受到一定的影响,因而爬行替代作用进行缓慢,但一旦完成,则可起到较坚强的支持固定作用。因而皮质骨及松质骨的移植各具优、缺点,临床应根据病情加以选用或二者并用。但无论是皮质骨还是松质骨,其爬行替代作用的进行均是逐渐的、缓慢的、持续不断的,其完成时间须以月计。

（三）植骨适应证

1. 骨折断端硬化或骨质缺损引起的骨折不愈合、假关节形成。

2. 填充良性骨肿瘤或骨囊肿等肿瘤样疾病刮除后所遗留的空腔。

3. 修复骨肿瘤切除后形成的骨质缺损。

4. 脊椎的植骨融合术及促进关节的融合。

5. 重建大块骨缺损间的连续性。

6. 提供骨性阻挡以限制关节活动(关节限制术)。

7. 填充骨结核病灶清除术后遗留的空腔。

8. 促进延迟愈合、畸形愈合、新鲜骨折或截骨术的骨愈合,或填充术中的缺损。

（四）植骨禁忌证

1. 取骨部位或手术部位有炎症时,须待炎症消退后方能植骨,以防感染。

2. 有开放伤口存在时,须待伤口完全愈合半年至一年后,才能进行植骨手术。但对经久不愈、伴有窦道的慢性骨髓炎或骨结核病灶清除术遗留的空洞,在彻底清创的基础上辅以有效的抗生素治疗,可进行Ⅰ期松质骨移植术。

3. 植骨处广泛瘢痕形成、血运不佳,须先行整形手术改善血运,方考虑植骨。

（五）植骨的术前准备

1. 仔细检查患者,确定无感染病灶。

2. 自体取骨时应于取骨部位做好皮肤准备。术前3日开始,每日用肥皂水清洗取骨部位及其周围皮肤,清洗后以75%酒精涂布1次,然后用无菌巾严密包扎。术前1日清洗后剃毛,并重复上述步骤。手术当日晨起再以75%酒精消毒1次,更换无菌巾,包扎后送进手术室。这种方法与术前仅做1日皮肤消毒的备皮方法相比较,更为安全可靠。

3. 于髂骨或胫骨取骨时,因出血较多,应备好骨蜡,必要时做好输血准备。

4. 为预防感染,术前麻醉开始后予以适当的抗生素,对骨关节结核患者术前两周加用抗结核治疗。若为大块的同种骨或骨库骨移植,术前3~4日可予以抗过敏药物。

5. 很多需要植骨的患者都已经过多次手术或长期外固定,以致伤肢肌肉萎缩,骨质脱钙疏松,有不同程度的关节活动限制,血液循环不好,抗感染力低,组织生长能力也差。植骨术后必不可少的一段时间的外固定,将会造成肌萎缩与关节僵硬加重。因此,术前应进行一段时间的功能锻炼与理疗,对无移位的下肢骨折不愈合或骨缺损的患者,可在支架或外固定的保护下进行功能锻炼。

6. 术前摄X线片,了解病骨情况,根据病情设计手术(包括植骨部位、植骨片的大小和植骨方式)。如拟作吻合血管的骨移植,术前应对移植骨的全长摄正、侧位X线片,以便选择植骨的部位和长度。

7. 吻合血管的骨移植术前,应当用超声血流仪探测供区和受区肢体的主要动脉是否存在及血流情况,以便设计手术。一般受区动脉多选用肢体主要动脉的分支作吻合,如股动脉的股深动脉、旋股内、外侧动脉等。如受区有2条主要动脉,如尺、桡动脉,胫前、后动脉,亦可选用其中一条主要动脉作吻合,其先决条件必须是另一条主要动脉经超声血流仪或临床检查证实血供良好。受区的静脉一般多选用浅静脉作吻合,如头静脉,贵要静脉,大隐、小隐静脉及其分支。因此,术前应检查受区的浅静脉有无损伤或炎症,近期用作穿刺、输液的浅静脉不能用作接受静脉。

(六) 植骨术后的处理

植骨术后必须加用范围足够、固定确实的外固定,待移植骨的爬行替代作用全部完成、骨质愈合后方可拆除,因而应根据接受植骨的部位、内固定的强度以及采用的植骨方法选用石膏托、管型石膏或硬质支具外固定,以促进植骨的愈合。尽管植骨融合判定的"金标准"是手术中探查,但临床上对植骨过程完成的判定通常以 X 线片检查为依据,因而术后必须定期复查 X 线片。

二、植骨术的取骨操作步骤

进行自体骨移植时,为了缩短手术时间,可将手术人员分为两组,手术同时进行。一组暴露受骨区,为植骨做好准备;另一组切取移植骨块,为植骨准备好材料。取整块骨条或骨块时,首先应选择胫骨,其次为髂嵴及腓骨,再次为肋骨。髋关节手术时,若仅需少量植骨时,可就近于股骨大转子或股骨上端取骨,这样可省去取骨切口。

取骨看来简单,实为一精细工作。所取骨块的大小、形状应与受骨部位的需要相符,过大则浪费,并给患者造成不必要的损伤;过小则不能应用。于肢体取骨时应尽量使用止血带,以减少出血。取骨后若切骨面渗血严重,可用骨蜡涂抹止血或用吸收性明胶海绵贴敷。

自体骨是最理想的植骨材料。当新鲜自体骨的来源受限时,如儿童的自体骨量有限,可结合应用新鲜或冷冻的同种异体骨移植,或单纯使用新鲜或冷冻的同种异体骨及其他生物植骨材料。但临床实践和动物实验证实,同种异体骨的成骨特性远不及新鲜自体骨优越,在骨移植治疗长骨干骨折不愈合的病例,自体骨移植的成功率比同种异体骨移植约高 18%。因而在尽可能的情况下,应多选用自体骨移植。

临床上需要植骨时,可自下列部位取骨:①胫骨;②髂骨;③腓骨;④肋骨。此外,有时也可从受区附近的骨端挖取少量松质骨移植,以填充较小的骨腔。

(一) 胫骨骨条的切取

切取胫骨骨条时,为避免术中出血过多,宜在大腿中部使用气囊止血带。

1. 切口 在小腿前内侧面作一略带弧形并避开胫骨嵴的纵切口,以免在胫骨嵴处形成疼痛性瘢痕。

2. 取骨 不要翻开皮瓣,沿皮肤切口切开骨膜直到骨骼,将骨膜向内、外侧剥离,显露胫骨嵴与胫骨内缘之间的整个胫骨面。为了更好地显露切口两端的骨骼,可在骨膜切口两端各作一短的横切口,使骨膜切口呈 I 形。在切骨之前,先在预定取骨区的四角各钻一小孔(图 3-5-1)。用单片电锯稍斜向移植骨片中央方向锯开皮质骨,如此则可保留胫骨的前缘和内侧缘。若无电锯,则可在胫骨前内侧面的纵轴上凿刻出所需取骨的长度和宽度,再以骨钻在凿刻线上钻出一排小洞,然后用骨刀将这些小洞之间的皮质骨凿开。要求沿取骨线的全长逐渐深入,不可一次在一处凿进髓腔,以免移植骨片碎裂或胫骨骨折。儿童取骨时应注意勿损伤骨骺。

3. 缝合 取出移植骨条后,即将伤口缝合。儿童骨膜厚,可单独缝合。成人骨膜薄,则与皮下组织深层一起缝合,以覆盖取骨的缺损处。然后再缝合皮肤。

4. 术后处理 如取骨条较大,必须用石膏托固定该肢 2 ~ 3 个月。

(二) 髂骨块的切取

髂骨有丰富的松质骨,在髂嵴的前 1/3 分段纵形取骨块,可获取髂嵴的一小段坚硬的皮质骨和其下的一大段松质骨(图 3-5-2)。如欲获得较坚硬的骨片,则横向取髂嵴前部或后部的长条骨块。在患者仰卧时,可取髂嵴的前 1/3 段;患者俯卧时,则取髂嵴的后 1/3 段。如希望保留髂嵴,则可仅取髂骨的外层皮质骨(图 3-5-3)。

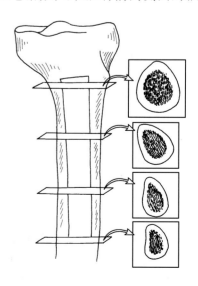

图 3-5-1 胫骨骨条的切取方法

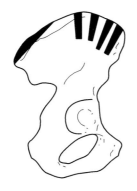

图 3-5-2 髂骨的分段切取

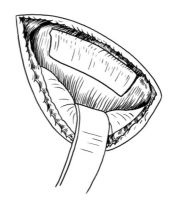

图 3-5-3 外层骨板的切取

在切取髂骨时,应注意约有 10% 的股外侧皮神经,距髂前上棘后方越过髂嵴至股外侧皮肤。故在髂嵴前取骨时,切口应距髂前上棘后上方 2cm 开始向后伸延至需要长度为止。但向后伸延不要逾越距髂后上棘前上方 8cm 的髂嵴,因臀上皮神经穿腰背筋膜,在距髂后上棘前 8cm 越髂嵴至臀部。无论前方或后方取髂骨时,均要注意避开该部位走行的皮神经,以免对其造成损伤(图 3-5-4)。

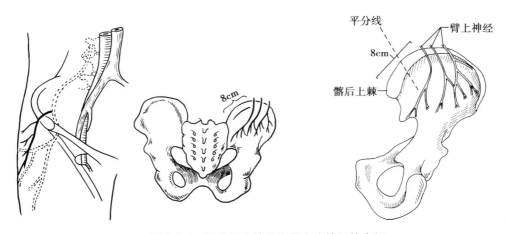

图 3-5-4 股外侧皮神经和臀上皮神经的走行

儿童应将髂骨的骨骺及其附着的肌肉一并翻开,在其下的髂骨上取骨块,取完后将骨骺复回原处。

1. 切口 髂骨的显露较为容易,但可引起相当多的出血。从髂前上棘沿髂嵴的皮下缘向后做皮肤切口,沿髂嵴中线切开软组织,此切口正好在躯干肌和臀肌附着于髂嵴骨膜处。

2. 取骨 切开皮肤及皮下组织后即可径直切达骨骼,在骨膜下剥离以显露髂骨外板。若只需要包含一侧皮质骨的松质骨作移植,则根据受骨区所需要的大小凿取髂骨外侧皮质骨;若需要包含两侧皮质的髂骨全厚骨块,需将髂肌自髂骨内面作骨膜下剥离,然后用骨刀凿取相应大小的全厚髂骨块(图 3-5-5)。骨块取下后,可用刮匙插入两层皮质骨之间,挖取多量的松质骨。

3. 缝合 完成取骨后,将翻下的臀肌缝回髂嵴原位。

(三)腓骨的切取

1. 取腓骨时,应注意不要损伤腓总神经;为保持踝关节的稳定和儿童踝关节的正常发育,应保留腓骨的远侧 1/4;避免切断腓骨长、短肌,以免影响踝部的动力性稳定。

2. 切口 通常切取腓骨干的中 1/3 或上 1/2 段作移植。采

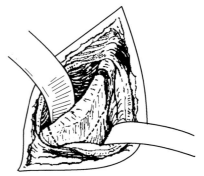

图 3-5-5 全厚髂骨的切取

用 Henry 入路,从腓骨长肌和比目鱼肌之间进入。切口从腓骨小头上 2cm 开始,沿腓骨外侧缘直行向下,至所需切取的长度。

3. 取骨　将腓骨长、短肌牵向前侧,比目鱼肌牵向后侧,显露腓骨,切开骨膜行骨膜下剥离,将腓骨长、短肌翻向前方。骨膜剥离应从远侧开始,逐渐剥向近侧,以使从腓骨斜向起始的肌纤维连同骨膜一并剥开。然后,在显露的腓骨干上判明准备截取的腓骨段,在其近端及远端各钻一排小孔,用骨刀将这些小孔间分别一一凿断,最后连成一线而将腓骨凿断。避免不先钻孔而直接一次性将腓骨凿断,因为这样会使腓骨劈裂,也可用线锯或摆动锯锯断腓骨。有时,需要将从腓骨中段后侧面进入腓骨的滋养动脉予以结扎。若需切取腓骨上段以替代桡骨远端或腓骨远端时,在切口的近端要避免损伤腓总神经。首先在股二头肌腱远端的后内侧显露腓总神经,向远侧追踪到腓总神经围绕腓骨颈之处。在此处,腓总神经被腓骨长肌的起点所覆盖。用刀背对向此神经,以刀刃将架越神经的薄层腓骨长肌条索切断,然后将腓总神经牵向前方。继续作骨膜下分离时,注意勿损伤在腓骨和胫骨之间经过的胫前血管(图 3-5-6)。

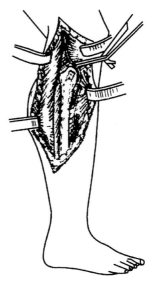

图 3-5-6　腓骨上段的
显露和切取

4. 缝合　先缝合深筋膜,再缝合皮下组织及皮肤。切取腓骨上段时,宜将股二头肌腱缝到邻近的软组织上。

(四) 肋骨的切取

1. 切口　沿拟切取的肋骨作一长切口。

2. 取骨　切开筋膜及肌肉直至肋骨。切开肋骨骨膜,用肋骨骨膜剥离器进行骨膜下剥离。用骨剪剪断肋骨,将其取出。

3. 缝合　分层缝合切口。当需一段肋骨植骨时,可切取游离的第十二肋骨。

三、骨移植的方法

(一) 松质骨移植术

松质骨移植的优点是刺激成骨作用大,爬行代替过程快,抗感染力较强,且可制成碎骨片,填充于骨端间的任何裂隙,消除植骨空腔的形成。因此其应用范围较广,缺点是松质骨质地较软,内固定作用弱。故临床上常需与皮质骨移植或金属内固定合用,一般松质骨移植多用于骨肿瘤或炎症刮除后形成的骨腔填充、关节融合、骨折不愈合、骨缺损等。此外,在血供不良的骨折行切开复位(如胫骨下 1/3 骨折)时也可用松质骨碎片移植于骨折断端间,以促进骨折愈合。

髂骨有较多优质的松质骨,需用大量松质骨时可从髂骨采取;亦可取自肋骨。需用少量松质骨时,则可在病骨邻近的骨端采取,但含脂肪较多,质量较差。

松质骨移植常与其他手术合用,用以填充骨腔缺损和促进骨的愈合,病灶显露后在其周围钻孔,只钻通一侧皮质骨,各个钻孔排成矩形,再用骨刀切开各孔间的骨质,即可取下一块皮质骨,将病变组织搔刮干净后,将松质骨填入。如病变位于负重区,应加用适量皮质骨移植,轻轻打压后,按层缝合(图 3-5-7)。

(二) 皮质骨植骨术

上盖骨移植是取皮质骨板固定于两段病骨上、促使骨愈合的手术。皮质骨板坚硬,临床上多用于治疗长管骨骨干骨折不愈合、骨干缺损以及关节融合手术时的关节外植骨。这种植骨术除有刺激成骨作用外,主要利用其内固定作用。实际应用时常并用松质骨移植,以

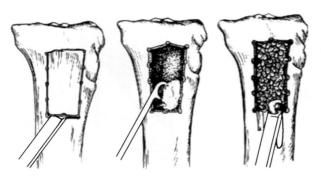

图 3-5-7　松质骨填充植骨术

填充空隙及加强刺激成骨作用。上盖骨移植术的缺点是骨移植后受骨区的直径会增粗,伤口缝合困难,同时皮质骨的抗感染能力弱,有潜在感染的患者最好不用。

依病骨的部位选用合适的显露途径,显露病骨的两端,切除骨端的硬化骨质和瘢痕组织,凿通或钻通骨髓腔,使两骨端形成新的创面。然后将移植的皮质骨板置于承受骨的表面,植骨面应选在承受骨无弯曲或弯曲较小的一面,并将该面的皮质骨凿去一薄层,其面积应稍大于移植的皮质骨板,这样可使移植骨与承受骨密切接触,有利于固定和加速愈合。在骨端复位并放好移植的皮质骨后,用螺钉固定。然后,在骨缺损区和移植骨的周围,用松质骨碎块填充所有的缝隙和缺损,根据具体的操作方法可分为单片骨上盖骨移植术、双重骨上盖骨移植术及带松质骨骨上骨移植术(图3-5-8 ~ 图3-5-10)。

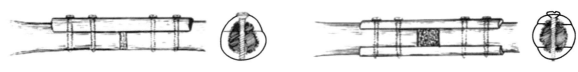

图3-5-8　单片骨上盖骨移植术　　　　　　　　　图3-5-9　双重骨上盖骨移植术

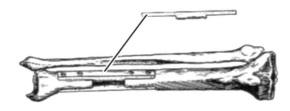

图3-5-10　带松质骨的上盖骨移植术

(三) 嵌入骨移植术

融合关节时常在关节内融合的同时并用嵌入骨移植作关节外融合,以促进骨愈合和加强固定。关节内融合后将关节置于功能位,先在组成关节的短骨上凿一骨槽或骨隧道,再在组成关节的另一长骨上取一条等宽的、长度为短骨骨槽或隧道一倍的长条骨片,跨过关节嵌入骨槽或插入隧道。如在关节组成骨上不能采取骨片,也可单纯凿槽,另取自体或异体骨片嵌入,然后用螺钉作内固定(图3-5-11)。这一方法的优点是植骨后病骨的直径不增粗;其缺点是需要有一定的设备(如双锯片电锯),内固定作用不如上盖骨移植术可靠,有骨缺损者应用此手术则更不牢靠,因此多用于无骨质缺损的骨折不愈合及各种关节融合术。

(四) 支撑植骨术

以诱导骨生成的松质骨和起支撑作用的皮质骨充填病损区,促进血管再生和支撑软骨下骨,这种植骨术适用于椎体骨折、关节面塌陷骨折以及股骨头坏死后钻孔减压的支撑植骨。

(五) 吻合血管的骨移植

吻合血管的骨移植解决了传统方法难以治愈的大段骨缺损,同时可修复合并软组织广泛损伤的疑难病症。缩短了移植骨的愈合时间,成功率高,比传统的骨移植有较大的优越性。即使带肌蒂骨块移植,也受骨块不能很大及不能远距离移植的限制。吻合血管的骨移植则不受这些条件所限,起到了过去传统骨移植方法不能起到的作用。在此基础上,目前还有应用吻合血管的骨膜移植术(图3-5-12),治疗骨不愈合或骨缺损的疗效满意,吻合血管的骨移植保存了移植骨的血供,骨细胞和骨母细胞是成活的,使骨移植的愈合过程转化为一般的骨折愈合过程,不经过传统骨移植后死而复生的爬行替代过程,而且可同时带有皮瓣,用于合并软组织缺损的Ⅰ期修复。不足之处是:术者必须熟悉显微外科技术,手术操作较复杂,手术时间长,有失败的可能,而且对供区的

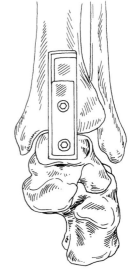

图3-5-11　踝关节融合术的嵌入

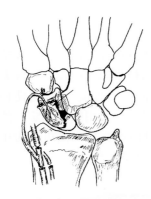

图 3-5-12 游离骨膜移植
修复舟状骨骨不连

损害较大,甚至影响患者的外观。因而,不能完全取代传统的骨移植术,可应用于传统方法治疗有困难或治疗效果不满意的病例。例如,先天性胫骨假关节经传统骨移植方法治疗失败者、创伤所致的大段骨缺损伴有软组织缺损者,特别是低度恶性肿瘤需连同部分正常骨和软组织一并切除者,较为适合吻合血管的骨或骨皮瓣移植。如受区有经久不愈的伤口,原则上应待伤口完全愈合后 3～6 个月时再施行吻合血管的骨移植。对受区因局部放射治疗、感染和严重创伤所致的血管条件差者,则应该慎重选用。

腓骨、髂骨和肋骨是常用的吻合血管的骨移植供区。根据其形状和结构的不同,在应用上又有所不同。例如腓骨是直的皮质骨,对于修复四肢长骨的缺损优于肋骨。对股骨可用双根带血运的腓骨移植。

(六) 组织工程修复

利用自身骨髓,经过体外培养及定向成骨诱导分化后,再种植到高孔隙率的可吸收支架材料上,形成生物活性"人造骨组织",然后再移植到体内修复大节段的骨缺损。经组织学切片、微循环造影等多项检测证明:置入的"人造骨组织"与正常骨组织无异,形成了正常的哈佛系统,其微血管丰富,骨髓腔完全再通。

四、植骨床的处理

仔细准备植骨床是保证植骨融合成功的关键,否则可能导致植骨融合的失败、假关节形成导致内固定的断裂及畸形的再发和加重。在术中除充分显露植骨床外,如骨干的骨折不连,需切除骨折断端及周围的瘢痕组织,咬除骨断端的硬化骨,用骨钻将髓腔钻通,植骨融合时,最好掀开植骨骨床或除去表层骨皮质,避免软组织混杂在植骨中,对于骨缺损的修复,应注意植骨条、块应排列紧密,避免空腔形成。而在脊柱植骨融合时则应注意:①不能仅行椎板外、椎板间植骨,应同时行关节突间及横突间植骨;②需有足够的植骨量;③彻底清除植骨部位的软组织;④椎体间植骨时应彻底刮除软骨板;⑤仔细准备植骨床。术中切除椎板背侧和棘突上所有的软组织,并以骨凿将椎板凿成鳞状的小骨瓣,以增加植骨床的面积,尽可能清除小关节的软骨面,使术后小关节可发生自发性融合。同时,应避免融合骨的生长过程受到异常的应力干扰,方能提高植骨的融合率(图 3-5-13、图 3-5-14)。

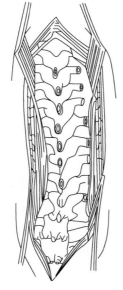

图 3-5-13 脊柱植骨床的显露

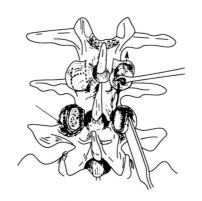

图 3-5-14 脊柱关节突关节软骨面的去除

第六节　微　创　技　术

传统手术要求充分显露手术部位,以彻底切除病灶、恢复解剖结构和生理功能。但在充分显露的同时,也给患者带来了必然的创伤,包括皮肤的美容学损失、病灶邻近组织的破坏、出血、疼痛、受累组织结构功能丢失和需要康复期,以及一系列缘于手术打击所造成的身体反应。从事传统手术的外科医生,一直期望着通过提高手术技术,减少手术损伤,降低手术并发症的发生率,骨科微创技术就是应其要求而应运而生。骨科微创技术如经皮穿刺椎间盘切除术早在20世纪70年代就已经应用于临床,但微创外科技术(minimally invasive surgery,MIS)作为一种新的手术概念,最早源自20世纪90年代初期的微创冠脉旁路移植术(minimally invasive direct coronary artery bypass,MIDCAB),它不仅仅强调手术的小切口,而且强调在保证获得常规外科手术疗效的前提下,通过精确的定位技术,减少手术对周围组织造成的创伤和对患者生理功能的干扰,降低围术期并发症,促使患者早日康复。近年来,随着内镜技术、各种影像与导航技术及骨科器械的不断发展与更新,微创技术日益成熟,骨科微创技术在临床上得到了越来越广泛的应用,其涉及的领域和手术种类也不断得到拓展,一些微创手术已经比较成熟,并成为骨科的定型手术。虽然通过微创技术治疗的患者可直接体会到快速的康复与良好的美容效果,但各种微创技术的开展必须具备相应的条件,并需经过专门的培训与考核后才可应用于临床,微创技术的适应证、长期疗效、经济性及临床应用价值还存在相当大的争议,但随着骨科器械的不断改进、新型固定材料与融合替代物的出现,还有内镜成像、计算机影像导航与立体定向以及电脑控制机械手臂等技术的不断完善,将会显著提高微创技术的准确性、成功率与临床疗效,微创技术将会是外科手术发展的一个方向,在后面的相关章节中将会有对相应微创技术的详细介绍,下面仅简要对骨科常用的微创技术作一介绍。

一、关节疾病的微创手术治疗

关节镜在骨科的应用已有80年的历史,是外科内镜手术中起步较早的一种。由于受到技术和条件等限制,在相当长的一段时间内主要作为一种诊断手段,未得到重视和发展。直到20世纪70年代彩色闭路电视监视系统开始应用后,关节镜下手术才得以发展。特别是近20年来,随着各种关节镜下切割、缝合、固定等专用器械的开发,以及微型电动刨削系统、钬激光器、低温组织气化仪等高科技配套仪器的应用,使得关节镜手术的应用范围迅速扩大,其微创手术带来的优越性进一步得到体现和重视,成为骨科中发展最快的三大领域之一。关节镜技术显著深化了人们对关节局部解剖结构、生理及病理的认识,拓展了关节疾患的诊疗范围,极大地提高了关节疾病的诊治水平。

目前关节镜手术应用最多的是膝关节、肩关节和踝关节,其他如髋关节、肘关节、腕关节、掌指关节、指间关节、颞下颌关节及椎间关节等也均可应用。常见的镜下手术有各种关节炎的滑膜切除,滑膜瘤、软骨瘤的切除,关节内骨赘和游离体的摘除,老年性、创伤性关节炎的关节清理,各种半月板损伤的修补、部分切除或成形,交叉韧带损伤、肩袖或盂唇损伤的修补及重建,关节内骨折的复位固定,髌骨半脱位和肩关节脱位的松解或修补,腕关节三角纤维软骨损伤的修整,肩峰下撞击综合征、腕管综合征的减压和松解。近年来还开展了关节镜下关节软骨面的修复,包括软骨面的刨削、骨膜移植,软骨或骨软骨移植,细胞移植以及细胞因子和人造基质植入,异体半月板移植,目前除人工关节置换外几乎各种关节手术均可在关节镜下完成。

由于关节镜手术的创伤小,对骨关节正常结构的破坏干扰少,手术操作更为精细准确,可以最大限度地保留和修复关节内组织,大大减轻患者的痛苦,明显缩短康复周期,使关节功能得到更快、更好的恢复。由于关节镜技术的不断发展,使得各种关节病的诊断、治疗和疗效都发生了根本变化,关节镜外科已逐渐发展成为一门相对独立的分支学科,微创手术目前已成为运动性关节损伤的主要治疗手段,对提高运动员的竞技水平、延长国家优秀运动员最佳竞技状态的时间等都具有极为重要的意义。近年来四肢小关节诸如腕、指、趾、足距下等关节微创手术的开展,有效地提高了运动性小关节损伤的诊断和治疗水平,解决了运动损伤后长期踝、腕、趾、足距下关节疼痛的治疗问题。

随着关节外科的发展及医疗器械的技术革新,近年来出现了微创全髋和全膝关节置换新技术,微创全髋关节置换目前有两种方法:"单切口"技术与"两切口"技术。"单切口"技术采用常规的改良外侧入路或后入路,常规手术切口通常需要作 15～20cm 的手术切口,而微创技术仅需 8～10cm 的手术切口,通过特殊设计的拉钩与器械,减少对髋关节周围正常组织的解剖;"两切口"技术通过其中一个切口植入股骨假体,另外一个切口植入髋臼假体,手术过程中需用 C 形臂机或导航技术监视。两种手术技术都需要借助一些特殊的拉钩、手术工具来完成。微创全髋关节置换手术具有以下优点:周围组织创伤小、出血少、患者康复快、住院时间短,"两切口"手术 24 小时后患者即能出院。

自 1974 年第一例全膝置换手术以来,全膝置换技术如截骨与软组织平衡技术日益成熟,远期临床疗效非常满意。微创全膝置换技术始于单髁置换技术,20 世纪 90 年代后期,Repicci 和 Eberle 等倡导通过有限的外科显露进行单髁置换(图 3-6-1)。随着技术与器械的不断改进,微创单髁置换对于单间隙病变取得了满意的疗效,也为微创全膝置换奠定了基础。Tria 等首先将微创全膝置换技术应用于临床,该技术不仅仅切口小(常规手术的 1/3)、美观(图 3-6-2),而且强调不干扰伸膝装置与髌上囊,患者手术后疼痛少、功能康复快,显著降低了常规全膝手术后的关节康复锻炼时间,明显缩短了患者的住院时间,初步临床疗效满意。微创关节置换技术还处于起步阶段,有一定的适应证、禁忌证,如髋关节存在明显畸形、过于肥胖者不适宜该项技术,膝关节置换仅用于 10° 以内的内翻、15° 以内的外翻及 10° 以内的屈曲挛缩畸形,但随着影像导航定位系统(图 3-6-3)的不断改进与推广,其将会得到广泛的应用和认同。

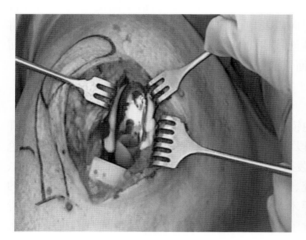

图 3-6-1　膝关节的微创单髁置换

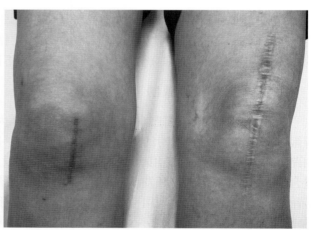

图 3-6-2　微创切口明显小于传统切口

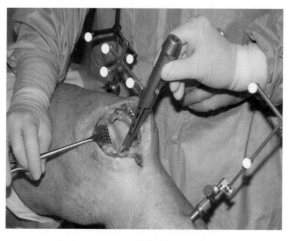

图 3-6-3　膝关节置换的术中导航

二、微创技术在脊柱外科的应用

脊柱微创技术是指应用于脊柱外科领域,并需借助医学影像、显微内镜等特殊仪器和手术器械对脊柱疾患进行诊治的方法和技术。应用于脊柱外科领域的微创技术主要分为两类:一是指经皮穿刺脊柱微创技术。1934 年 Ball 经脊柱后外侧入路行椎体穿刺活检术,开创了脊柱外科经皮穿刺脊柱微创技术的先河。随后的 30 年,经皮穿刺脊柱微创技术只限于用作脊柱疾患的诊断手段。直到 1964 年 Smith 首先报道了在 X 线透视下经皮穿刺进入病变的椎间盘,将木瓜凝乳蛋白酶注入,使髓核溶解而间接减压治疗椎间盘突出症,这是经皮穿刺微创技术用于脊柱外科疾患治疗的开端。随后 Hijikata 于 1975 年首创了经皮穿刺髓核摘除术(图 3-6-4),其后有 1985 年 Onik 设计的经皮髓核切吸术以及 Choy 于 1987 年报道的经皮穿刺激光气化的治疗方法等。上述方法均由于适应证相应较窄,自 1999 年后国外文献报道已较少见。1987 年法国 Galibert 等首先报道经皮椎体成形术治疗椎体血管瘤,继之 Deramond 等将此技术用于椎体肿瘤及骨质疏松性椎体压缩性骨折的治疗。Theodorou 等用经皮穿刺气囊椎体成形矫正疼痛性椎体压缩性骨折畸形,对缓解疼痛、矫正畸形取得了满意疗效。Varge 则利用计算机辅助经皮髂骨穿刺成功地切除了 12 例骶骨多节段肿瘤,随着技术的日益成熟,其在脊柱肿瘤和椎体骨质疏松性压缩性骨折的治疗中具有良好的应用前景。其二是指需借助内镜系统进行操作的脊柱微创技术,即通过内镜在镜下进行病变切

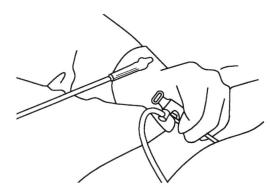

图 3-6-4　经皮髓核摘除的术中操作

除和椎管减压,从而达到直接切除病变并解除神经根压迫的目的。内镜系统辅助下的脊柱微创技术,主要是应用胸腔镜、腹腔镜、椎间盘镜及关节镜对颈、胸、腰、骶椎疾患进行治疗。颈椎微创技术已广泛应用于经颈前方、侧前方和后方椎板间隙及椎间孔入路的颈椎间盘切除、神经根管减压、颈髓内肿瘤切除、椎管内骨赘切除等。胸椎微创技术主要是在胸腔镜辅助下经胸腔及胸膜腔外行胸椎间盘切除、胸椎穿刺活检、胸椎及椎旁肿瘤切除、结核病灶清除、胸椎核心减压融合修复重建术,以及僵硬型脊柱侧凸前路松解、融合、胸廓内成形术和轻中型脊柱前路固定(图 3-6-5)。内镜辅助下开展的腰椎微创技术主要有在腹腔镜辅助下开展的经腹腔及腹膜后入路腰椎间盘切除术、全腰椎间盘置换术、腰椎骨折前路减压融合术、显微内镜辅助下的腰椎板切除减压术、经椎间盘镜腰椎间盘切除术、腰椎骨折前路减压融合术、经关节镜腰椎间盘切除术以及计算机辅助下腰椎前路融合经椎板螺钉内固定术等。与开放性手术相比,脊柱微创技术的优点主要是术中出血少、麻醉耐受性好、术后镇痛药用量少、椎管手术入口周缘瘢痕形成小、康复快、住院时间短、脊柱稳定性好等。脊柱微创技术用于椎间盘疾病的治疗是较为成熟的技术,但目前对于椎间盘的最佳切除量、选择椎间融合、人工椎间盘置换还是人工髓核植入等,还没有一致的意见。

从脊柱微创技术应用之日起,该技术引起的并发症问题就引起骨科界的高度重视,尽管文献报道此类手术与开放性手术相比并发症的发生率显著降低,但相关并发症的报告仍见于微创技术的各个领域。如经皮椎体成形术治疗椎体骨质疏松性压缩性骨折注射骨水泥时,注射区域可出现骨水泥的热损伤,一旦骨水泥渗漏入椎旁肌肉,可引起局部疼痛和异物反应而导致活动受限;渗漏入椎间孔可引起神经根受压,症状严重者需手术减压;渗漏入静脉可引起全身毒性和(或)过敏反应;渗漏入下腔静脉可导致肺、脑栓塞等致命性的并发症出现。而内镜辅助下的颈椎微创手术可能发生椎动脉、胸导管损伤、硬脊膜撕裂等并发症;经胸腔镜辅助下经前路胸椎微创手术出现的并发症包括术后肋间神经痛、肺不张、肺大疱、气胸、皮下气肿、乳糜胸、椎体螺钉错位等;经腹腔镜腰椎微创术可能导致血管损伤出血、椎间盘炎、马尾神经损伤及输尿管损伤、逆向射精等。

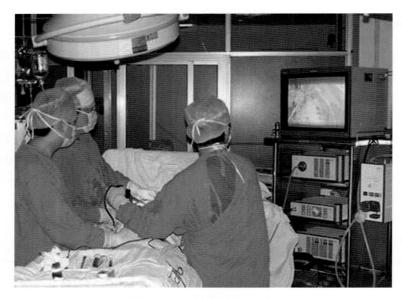

图 3-6-5　胸腔镜操作示意图

三、微创技术在骨折治疗中的应用

传统的骨折治疗强调解剖复位、坚强内固定的生物力学观点,客观上使内固定承受更大的应力。导致内固定失效的危险性加大,由于过分强调机械固定的效用,实践中应力遮挡、局部血运破坏影响骨折愈合、接骨板下骨质疏松、骨萎缩、骨愈合延迟、再骨折等问题屡屡发生。而人们在非直接复位内固定术中观察到:牵拉主要的骨折块,充分利用骨折块与软组织之间的联系可达到良好的轴线复位,由于不剥离软组织与骨膜从而减少了手术创伤,保护骨组织的生机。微创接骨板接骨术(minimally invasive plate osteosynthesis,MIPO)是近年骨折生物学内固定术的一个新进展,通过一小切口建立皮下隧道,用间接复位技术使骨折复位并作接骨板内固定。由于不作广泛的切口及广泛的软组织剥离,同时对髓腔内的血液循环产生较小的干扰,其最大限度地保持了骨折处的生物学完整性,生物学完整性即组织结构的维持与血液循环的保护,并据此提供稳定有效的力学结构——机械固定。临床应用显示其创伤小、操作简单并具有优良的效果。近年来,也有学者在关节镜下行关节骨折的治疗(图 3-6-6),通过镜下的操作减少了手术对关节的创伤,有利于患者术后的功能恢复,临床应用疗效满意。

尽管目前新型仪器设备性能的改善和手术技艺的提高已经大大促进了微创技术的发展,但整个骨科领域仍有很多疾病的治疗不能达到理想的微创要求,即使在先进的影像设备引导下,利用先进的关节

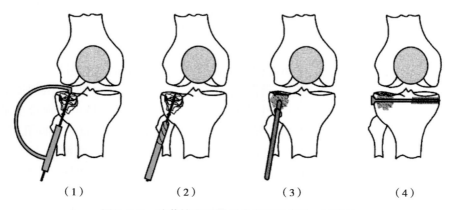

（1）　　　　　　　（2）　　　　　　　（3）　　　　　　　（4）

图 3-6-6　关节镜下胫骨平台骨折的复位、内固定
（1）放置定位器,打入导针;（2）经导针放置钻孔;（3）置入套管撬拨并
植骨;（4）拧入拉力螺钉

镜或腔镜进行手术,虽然切口变小,但在患者体内操作的范围和显示仍不完全满意,同时其智能化程度较低,其所带来的创伤不能忽视。需要不断改进、发展相应的器械和技术,来推动微创技术的发展。微创技术的主要目标是最大限度地减小手术的侵袭性,但不能不加选择地盲目使用,如果在并发症和术中改行开放手术比率均较高的情况下应用,则无疑会增加患者的痛苦,而且丧失了微创手术的优越性。因此严格掌握微创手术的适应证,在具备相应技术和经验的前提下进行各种微创手术,是保证和提高微创手术疗效的关键。

（邱贵兴）

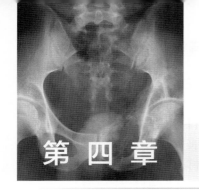

第 四 章　骨库及骨替代品

　　骨骼为人体的支架。因创伤导致的骨延迟愈合、骨不连、畸形愈合及肿瘤、感染等各种疾病导致的骨缺损,临床处理较为复杂,常需通过手术治疗来重建肢体力线并辅以坚强的内固定。为促进骨愈合及填充骨缺损,常需行局部的骨移植(图4-0-1)。文献报道美国每年有50万～60万例植骨手术。自体、同种异体松质骨或皮质骨、脱钙骨基质、磷酸钙类骨替代材料、自体骨髓,均是临床上可选择的材料。随着科学技术的进步,重组骨形态蛋白或细胞因子有望成为未来可选择的骨替代材料。各种植骨材料具有自身的缺点和限制,针对不同的疾病和缺损,选择相应的植骨材料是取得满意疗效的关键。

　　不同的疾病可造成不同种类的骨缺损,不同部位骨骼的骨缺损类型也有所不同。小的空腔型骨缺损可用碎骨片填充;而大段骨缺损,尤其是骨干的大段缺损则需要整段的骨修复。显然,自体骨无法满足大的空腔型骨缺损或大段骨缺损的修复需要(图4-0-2)。此外,年幼儿童可供植骨用的自体骨量有限,因此如何有效地修复骨缺损是临床医师所面临的现实问题,临床上需要能满足骨骼生物力学要求的、足够量的植骨材料。

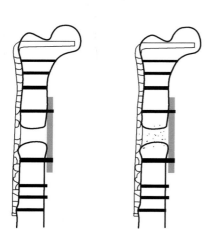

图 4-0-1　植骨、接骨板内固定

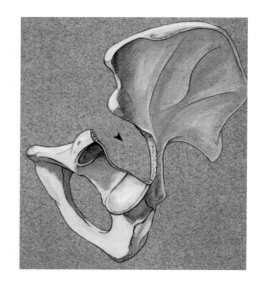

图 4-0-2　髋臼的空腔型骨缺损

一、骨库建立的意义和管理规范

　　对于大段的骨关节缺损如肿瘤切除后造成的骨缺损,临床处理很困难。采用自体骨可造成供骨部位的功能丧失,而且体内可供的自体骨来源有限。各种生物替代材料如金属假体虽然可供利用,但其存在远期松动、磨损等一系列问题,难以满足重建肢体功能的要求;同种异体骨关节置换是较为理想的方法(图4-0-3、图4-0-4)。临床上,既往常采用单纯的新鲜自体骨与新鲜异体骨植骨,并采用传统的酒精浸泡储骨等医院内"临时性骨库"的做法,但此种方法既不能满足临床的需要,也不符合国家的标准。因此,需要有相应的骨储存方法来提供充足的植骨材料,只有建立骨库才能满足这种临床需求。

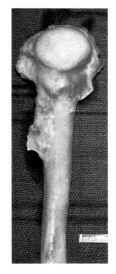

图 4-0-3　取下的同种异体肱骨

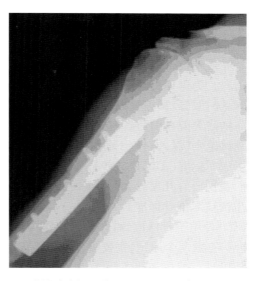

图 4-0-4　肱骨肿瘤切除的同种异体骨关节移植术后 X 线片

早在 1881 年,自 Macewen 首次报告同种骨移植成功的经验之后,就开始了骨保存方法的研究。古巴医生 Inclan 于 1942 年建立了第一个真正的骨库。20 世纪 50 年代,美国建立了著名的海军组织库。目前,仅美国每年就有 15 万件以上的异体骨移植,是其他器官移植的 10 倍。

建立组织库的首要任务是确保组织移植材料的安全性,防止出现疾病的传播和对人体的损害。尽管过去近 70 年的经验证明异体骨移植在临床上是比较有效和安全的,但同种异体骨移植仍难绝对避免因感染而导致植骨失败的并发症,同时,也有引起人类疾病交叉传播感染的危险。有报道大段异体骨移植的感染率高达 11.7%。近年来,国内外肝炎、艾滋病等的发病率迅速上升,因此必须加强对这些病毒性污染的检测和筛选。文献报道我国现有 1.2 亿多人为乙肝携带者,而美国献血员中约有 8% 为 HIV 携带者。美国疾病预防控制中心于 1988 年就报道了世界第一例因骨移植而感染艾滋病的病例,术后 4 年患者死亡。Simonds 于 1992 年又报道了 1 例 HIV 抗体阴性供体,其组织器官移植给 48 例患者,2 年内查出 7 例被感染 HIV,现 4 例已死亡。其中未去骨髓的骨关节移植 3 例,全部感染 HIV,而去骨髓的 1 例及二次消毒移植的 30 例均未感染 HIV。因此,同种异体组织移植时,应特别重视组织的处理,预防人类疾病的交叉传播感染。

为了加强组织库的质量管理,美国在 1976 年即成立了美国组织库协会(American Association of Tissue Bank,AATB),负责制定各种标准以保证组织库的行为符合技术标准和伦理规范,保证组织的获取、加工处理、贮藏和发放方法的合理性和可靠性。AATB 的标准不断地总结和更新,始终强调 AIDS 和肝炎的筛选、无菌技术、供体选择标准以及各种登录保存制度的重要性。1986 年 AATB 根据其标准建立了一个检查和鉴定组织库的程序。申请鉴定的组织库必须就地接受设备和操作的检查,建立的组织库必须依从其标准和基本程序。

骨库的组织制度是保证骨库正常工作的基础,是安全、有效地制备组织移植材料的有力保证。按照 AATB 的要求,骨库应设立管理委员会,负责制订骨库的工作范围和计划,明确有关的责任和义务,保证骨库的工作符合伦理道德和遵守法律规范。

建立骨库的单位,由从事骨库工作的专家和有经验的组织移植专家组成医学顾问委员会。此委员会对骨库的技术和医学问题提出指导性意见,并依据各种标准制订自己的骨库手册,规范每个具体的操作程序。技术人员应当接受有关的培训,具体完成组织移植材料的制备。同时,应由专人负责骨库的管理工作,具体负责实施管理委员会制定的各项政策,监督各种操作是否按照标准进行,完成各种操作记录;另指派专人(骨科医生)负责骨库的医学质量控制,负责确定供体的筛选,并负责临床使用后的随访和信息反馈。

可用于骨库骨的来源比较丰富,例如无传染病及恶性肿瘤的股骨颈骨折患者被置换下来的股骨头、椎管后路减压术切除的椎板和棘突、开胸术切下来的肋骨、开颅减压术切下来的颅骨及取下的髌骨等。能够提供较多骨量的还有外伤性截肢无污染的肢体骨、死亡4~8小时以内的新鲜尸体等。

骨库就是完成移植骨的获取、处理、保存与分发供医疗机构使用的综合技术,可以提供临床使用的各种骨组织材料。为避免交叉感染的并发症,保证移植骨的无菌、无毒,必须建立一整套的骨库管理制度,包括供体筛选、取骨、移植物处理与保存、质量监测与跟踪、临床随访等一系列质量管理体系。1988年中国辐射防护研究院在山西省建立了我国第一家医用组织库。1995年8月在太原市召开的我国首次骨移植专题讨论会,深入讨论了骨移植的基础研究与临床应用问题,并参照AATB(1992)技术手册和美国红十字组织库标准(ARCTS,1994)出台了我国同种骨生产技术推荐标准(附同种骨生产技术推荐标准)。目前,我国已有几家较大型或称之为地区性的骨库或组织库,可向周围地区提供骨库移植材料。

[附:同种骨生产技术推荐标准]

同种(异体)骨用于骨移植,对骨缺损和骨内病变进行修补、充填、支撑和固定。为使骨库生产的同种骨满足安全与有效两个原则,主要参考美国组织库协会技术手册(AATB,1992)和美国红十字组织库标准(ARCTS,1994),编写本技术标准,其具体要求如下:

(一) 骨的获取

1. 供体来源 同种骨的主要来源是死亡供体。获取死亡供体骨组织需遵守当地政府有关法令,得到本人生前和(或)其直系亲属签署的同意捐赠指定部位骨组织的书面证明材料。

2. 供体选择 标准有下列情况之一者不得用作供体:病史、体检、化验或尸检证明有全身或局部的活动性感染者、恶性肿瘤患者、性病患者、传染性肝炎或乙型、丙型肝炎血清学反应阳性者、艾滋病或HIVAb血清学反应阳性者或有艾滋病高危险经历(例如吸毒、性病、同性恋、卖淫或嫖娼、来自艾滋病高发区)者、自身免疫疾病患者、中毒患者、长期使用呼吸机者、激素治疗者、取骨部位存在病变或损伤者、死因不明者。当骨被用于结构支持时,供体年龄小于50岁(女)和55岁(男),并大于18岁,带关节软骨的骨材料应低于35岁。当骨被用于充填时,没有年龄限制。

3. 获取步骤及方法

(1) 活存供体:活存供体骨来自骨科手术中的废弃骨(如髋关节成形术截下的股骨头),由骨科医生在严格无菌条件下采集。在手术室内放入双层灭菌塑料袋中,暂存于-20℃以下冰箱,2周内由骨库工作人员利用低温容器取回。截肢后的肢体用灭菌布包裹,当日送往骨库,采用与尸体取骨相同的无菌操作取骨。

(2) 死亡供体

1) 获取时间:死亡后12小时内(室温条件下)或24小时内(2~10℃条件下)。

2) 术前准备:取骨应在与手术室洁净程度相当的房间内进行,并按外科手术要求进行术前准备。

3) 取骨方法:按骨、关节、韧带、肌腱的解剖学部位分离和切取所要获取的骨骼,取骨的顺序依次为四肢关节、躯干、颌骨。

4) 尸体复形:切取肢体的部分长骨如膝关节时,应该用木棍充塞、支撑取骨后的缺损,进行复形。

5) 骨获取后的保存和运送:获取的骨骼立即送往骨库进行制备或低温保存。假如需经6小时以上方能送到制备或保存地点,需放入装有冰袋或干冰的隔温箱内携带。

(二) 制备、封装与灭菌

1. 骨关节同种移植物 带关节软骨的骨关节移植物经常是刮除表面骨膜及保留周围韧带或关节囊的股骨下端和胫骨上端,或从该处截取的部分骨块。为保持软骨细胞存活,不经二次灭菌,因此,需在严格无菌条件下获取和锯裁。尸体血液菌检和骨多点擦拭菌检阳性者放弃不用。获取和锯裁后,按下述方法制成新鲜的或冷冻保存的骨关节移植物。

(1) 新鲜保存:将骨材料放入含有抗生素的营养液2~8℃下保存,96小时之内使用。患者需对所用抗生素没有过敏反应。

（2）冷冻保存：将纱布和棉花浸蘸内含冷冻保护剂（15%甘油）的营养培养液，包覆于软骨表面，封入3层塑料袋，标记后置入-70℃以下冰箱保存<5年，或浸入冷冻保护营养液经逐步降温后冷冻保存。冷冻保存的软骨细胞的存活能力不如新鲜保存，但骨端愈合优于新鲜保存。必要时，骨关节移植物可以像制备深度冷冻骨一样进行二次灭菌，这时软骨细胞将全部死亡。

2. 深度冷冻骨　取新获取的或低温保存后解冻的同种骨，将表面软组织、骨膜和骨端软骨剔除刮净，根据需要将皮质骨和松质骨锯裁成不同尺寸的骨段、骨条、骨块、骨板和骨钉。用灭菌盐水或蒸馏水彻底清洗，除掉骨髓组织。取出后，在空气过滤与换气达到洁净度10万级的控制间内，将产品放入3层塑料袋中。外侧两层之间贴附产品标签和灭菌标签，逐层封烫，最外层的封烫宽度>5mm。然后，进行能穿透产品包装的有效的二次灭菌。推荐使用环氧乙烷或辐照灭菌（剂量15～20kGy），-70℃保存<5年。经严格无菌获取，并于封装前擦拭菌检阴性的产品可不经二次灭菌。为减少深度冷冻骨内的水分，需在水洗后进行离心脱水，然后封装、灭菌，并保存于-70℃。产品封装也可使用安瓿或其他有效密封容器。

3. 冷冻干燥骨　将新制成的深度冷冻骨放入干燥机，使骨内含水量降低到5%以下。然后封装，二次灭菌，室温下保存<5年。冷冻干燥骨通常适于制备松质骨条、骨块、骨钉和需要室温运送与保存的大段骨。

4. AAA骨、脱矿骨和表面脱矿骨　AAA骨（去抗原自溶同种骨，antigen-extracted autolysed allogeneic bone）是经特殊方法制备的脱矿骨。它与普通盐酸脱矿骨一样，都是一种保存骨形成蛋白（BMP）和具有骨诱导能力的骨移植材料，多用于骨腔充填和成骨，因机械强度下降，不适于承重。

（1）AAA骨的制备程序（Urist 1980）：①1:1乙醚乙醇液25℃浸4小时，脱脂，除去脂蛋白；②0.6mol/L HCl 2℃浸24小时，脱矿，除去酸溶性蛋白；③0.1mol/L磷酸缓冲液pH 7.4，每升内含10mmol/L碘醋酸和10mmol/L叠氮化钠，37℃浸72小时，使移植抗原自溶，保护BMP；④冷冻干燥，然后封存，二次灭菌，室温保存<5年。

（2）单纯脱矿骨的制备程序：0.6mol/L HCl 2℃或室温浸泡12小时或24小时，彻底冲洗，然后冷冻干燥，封存和二次灭菌方法同上。

5. 骨粉　将经过冷冻干燥的AAA骨、脱矿骨或未脱矿骨研磨成骨粉。骨粉直径0.05～0.5mm，由不同孔目的筛网获得。直径小于0.05mm者成骨活性有限，弃去不用。用磁铁除去可能来自研磨机的微细铁屑。合格骨粉封装后二次灭菌，在室温下保存<5年，主要用于充填颌面的较小骨腔。

6. 骨-腱-骨材料　将髌韧带连同其所附着的胫骨和髌骨小块一同取出，制成骨-腱-骨移植物，或将跟腱连同小块跟骨一同取出，制成骨-腱移植物，按制备深度冷冻骨或冷冻干燥骨的方法进行处理和保存。骨-腱-骨用于修复韧带，例如膝关节交叉韧带。

（三）质量管理

1. 一般原则　骨库须指定不直接承担（或不主要承担）组织材料制备任务的专人负责质量管理工作，包括为保证产品安全与质量所需要的检验项目、记录登记与档案资料的管理以及内部的质量审核与总结。

2. 质量检验项目

（1）不进行二次灭菌的产品其多点擦拭菌检需为阴性。

（2）进行二次灭菌的产品的灭菌检验：将封装在塑料袋内的对照菌条（如枯草杆菌或短小芽胞杆菌）与产品同时接受二次灭菌，然后对菌条进行检菌并对每批组织产品进行抽样（不低于3%）检菌。对照菌条或抽样产品菌检阳性者不能使用。应不定期检验产品封装前的初始菌量，以便对所用灭菌保证剂量进行确认，保证产品灭菌后微生物的存活几率不超过10^{-6}。

（3）灭菌效果检验：全部二次灭菌产品均应贴附灭菌反应标签，灭菌后须以规定的颜色表示。

（4）冷冻干燥材料含水量检验：含水量需低于干燥后重量的5%。

（5）包装材料的质量检验：应保证产品包装在灭菌和保存过程中没有破漏、不形成有毒物质的材料内。

3. 骨库生产技术手册 骨库应该根据技术标准和质量保证的一般原则建立自己的生产技术手册，对生产过程的每个重要的具体操作程序加以限定，以保证产品达到规定的质量标准。

4. 记录 骨库应建立记录保存制度，包括供体、获取、制备、灭菌、菌检、库存、发放、临床应用随访和仪器设备维护等记录。每个产品都有编号，通过产品编号和生产记录可以对每个组织的来源进行追溯。

5. 产品标签和产品说明 产品包装上应贴附产品标签，提供产品名称、生产日期、保存方法、使用方法、生产单位。包装盒(或外包装)内需附有产品说明，提供该产品制备、质量责任与临床应用的必要信息。

（四）产品发放、应用与质量责任

1. 产品发放 将质量检验合格的产品登记到产品库存登记表。产品应根据库存登记表进行发放。发放者应核实产品包装上的标签，证明灭菌反应标签颜色合格，产品编号与产品库存登记表一致，产品内容与用户的要求(书面)一致，产品包装没有破损，然后发出，同时填写产品发放登记表。冷冻干燥产品可在常温下运送。长途运送未经脱水的冷冻骨时，应将其放于隔温容器中，内盛足够的干冰或液氮。如在出库后 6 小时内使用或运送离心干燥的产品，需用内盛冰袋的隔温容器。

2. 产品应用 应通知用户：在收到产品后，登记产品编号，以备日后查询；并检查产品标签、灭菌反应标签和包装中的产品。假如发现包装破漏、灭菌标签没有达到规定的颜色、包装内的产品与产品标签内容不符时(特别是骨关节材料左、右侧和尺寸不符时)不应使用，并尽快通知供货单位。在手术室内用碘酊、酒精消毒外层包装，然后逐层启开，取出产品。为使产品复温和复水，应在手术室内把产品放入 40℃灭菌盐水中，其中可加入不引起患者过敏反应的抗生素。同一包装内的产品使用后，剩余部分不得供给其他患者使用，以防止可能出现的交叉感染或细菌污染。

3. 质量责任 骨库应对发放的骨产品的质量和防止疾病传播承担责任。骨库应保证获取、制备、灭菌、保存和质量管理的操作程序符合骨库制定和执行的技术标准。假如临床使用后出现疾病传播或局部感染，并有证据说明这些后果来自启开包装前的产品上存在未被有效灭菌的微生物或来自不合格的供体，骨库应对此承担产品质量责任，并尽快将来自同一供体的和同批生产的产品追回、扣发或销毁。骨库可以根据用户的要求，向用户提供不同种类骨产品的用途与使用方法的技术资料，供用户参考。

二、骨替代材料

骨组织是一种双相组合材料，一相是以钙磷为主的无机质，一相是以胶原和其他基质构成的有机质。强而硬的无机质包容于弱而易屈的有机质中，使骨具有一定的强度和硬度，并赋予骨特有的生物力学功能，可在人体内担负支持、承重、造血、储钙、代谢等功能。自体和同种异体骨移植已在临床应用多年。其中自体移植因其移植的骨组织中含有生物活性分子、活细胞，且含有血供，是最理想的骨移植方法，是临床上骨缺损修复的"金标准"。

自体骨移植容易由新骨替代而完成骨缺损的修复，但给患者造成了新的创伤，有一定的并发症，且骨量有限，限制了其在临床的推广应用。而异体骨移植虽经各种理化处理降低了抗原性，仍有可能引起免疫排斥反应。并且异体移植所带来的潜在疾病的传播，使人们在应用时顾虑重重。继而人们寻求各种人工骨替代材料，来避免自体骨和异体骨的缺点。人工骨材料通过单独使用或几种材料复合使用来促进骨愈合，其作用原理包括 3 个方面：①骨生成作用(osteogenesis)，骨生成材料中包含了具有分化成骨潜能的活细胞，具有骨形成作用；②骨传导作用(osteoconduction)，植入材料通过促进宿主骨与移植材料表面的结合，引导骨形成；③骨诱导作用(osteoinduction)，人工骨材料提供一种生物刺激，诱导局部细胞或移植的细胞分化形成成熟的成骨细胞。理想的人工骨在体内应能诱导新骨形成，即诱导间充质干细胞趋化、分化成骨细胞。诱导成骨细胞在局部分泌矿化基质及Ⅰ型胶原蛋白，具有良好的生物学性能，与受体骨有良好的生物相容性。材料可梯度降解，并快速血管化。寻求理想的骨替代材料、修复骨组织、重建骨的力学和生物学功能,一直是广大学者研究的热点问题。

理想的人工骨替代材料应近似自体移植骨,并能弥补自体骨、异体骨等材料的缺点。其主要性能要求达到:①好,植入人体后不产生移植排斥反应和移植物抗宿主反应;②有骨传导性,能以移植骨为支架,使宿主的血管和细胞进入植骨块形成新骨,随后移植骨降解、吸收并逐渐被新骨替代;③手术中易于修整,使其轮廓与不同形状的缺损相匹配,必要时材料本身可提供机械支持。如颈椎前路手术时,使用方形的人工骨块可支撑、维持恢复的椎间高度(图 4-0-5);最重要的是植入物应能以较低剂量的诱导因子引起最佳的成骨活动,并促使血管及间充质细胞迅速侵入材料,而与吸附在其上的诱导因子接触。此外,在新骨的生长过程中,材料应逐渐被改建和吸收,并最终从植入部位消失。但迄今为止,各种人工骨替代材料并不能完全达到上述要求。

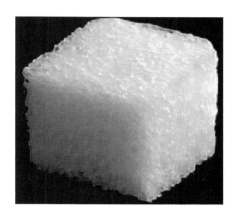

图 4-0-5 用于椎间植骨的羟基磷灰石骨块

目前,临床上应用的骨替代材料按材料属性分为以下几大类:①无机生物材料:包括金属和合金材料、碳素材料、生物活性陶瓷;②有机生物材料:是具有一定生物相容性的合成高聚物材料,主要包括有机硅化合物、聚四氟乙烯、聚丙烯、聚酯类等;③天然生物材料:包括珊瑚、胶原、弹性纤维、透明质酸、甲壳素等。不同的材料其作用原理有所不同。

(一)无机材料

1. 金属、高分子类 以钛合金为主的金属类材料具有机械强度高、理化性能稳定、生物相容性良好、耐磨损、耐疲劳等特点,作为骨替代材料已广泛应用于临床。钛合金是一种生物惰性材料,缺乏骨诱导性,不能与宿主骨组织化学性结合,仅形成一层致密的纤维包膜。而且弹性模量偏大,机械力学适应性差,易导致应力集中而松动、脱落、失败。因此,金属类材料很少单独使用,常和其他材料复合使用,如椎间融合器(cage)和 BMP 的联合使用,既保持了 cage 的支撑作用,又保持了 BMP 的生物活性,有利于椎体间的融合(图 4-0-6)。

高分子聚合物具有与人体组织中天然高分子胶原、纤维粘连素等相似的化学结构,弹性模量亦低于金属、陶瓷,与骨组织的性能更加接近,且生物相容性和机械适应性也较好等优点。但此类材料可引起无菌性炎症,机械强度不足,部分材料的降解产物和残留有机溶剂对机体有一定的毒性,植入后产生纤维囊,降解速度与成骨速度欠协调等缺点。根据植入生物体内的降解情况,分为可降解与非降解两大类,目前临床常用的聚合材料有聚四氟乙烯、聚乳酸、聚乙醇酸、聚甲基丙烯酸甲酯等。

2. 生物陶瓷类材料 陶瓷是一种晶体材料,有金属离子和非金属离子两部分,并以离子键相结合。按照其生物活性分为生物惰性陶瓷和生物活性陶瓷。氧化铝等惰性陶瓷缺乏生物活性,不能与宿主骨形成有机的化学界面结合,还常常引起材料下方宿主骨的吸收,已被弃用。在生物活性陶瓷的研究和应用中,以钙磷陶瓷羟基磷灰石和磷酸三钙最为广泛、活跃。它们的主要成分为钙、磷离子,与无机骨相似。其对骨的修复作用主要体现在骨传导性方面,可以为新骨形成提供支架。

自体骨的主要化学成分为羟基磷灰石(hydroxylapatite,HA),约占人体骨组织的 70%。异种骨、异体骨在脱蛋白后剩下的无机物质即为 HA,其 HA 与人体骨组织结构一致,是临床中常用的一种骨替代材料。羟基磷灰石是一种不吸收的生物活性陶瓷,为晶体结构。摩擦系数及导热性与正常骨相似,具有良好的生物相容性。该物质有骨引导力,能直接与宿主骨形成稳定坚硬的骨性复合体,但缺乏骨诱导性。生物活性陶瓷虽具有良好的生物相容性、化

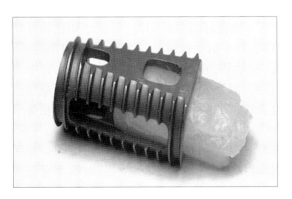

图 4-0-6 椎间融合器(cage)和 BMP 的联合使用

学稳定性及通过离子交换等形式与骨组织发生强有力的化学性结合,但此类材料的最大缺陷是脆性大、抗弯强度低,易于折裂,而且不易吸收。一般仅用于修复需较小负荷的骨缺损,如胫骨平台骨折术后预防关节面塌陷的支撑植骨(图4-0-7),或肿瘤切除后空腔的填充。

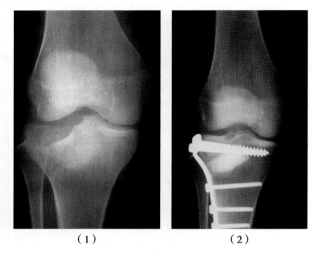

（1）　　　　　　　　（2）

图 4-0-7　胫骨平台骨折手术前后 X 线片
（1）术前下陷的胫骨平台;（2）复位内固定及
羟基磷灰石关节面下支撑

（二）有机材料

主要包括胶原、α-聚酯及骨生长因子等。胶原与α-聚酯为骨与软骨组织工程中主要的两大生物材料。人工合成的聚合物可以准确地控制其分子量、降解时间以及其他性能,但人工合成材料没有天然材料所包含的许多生物信息(如某些特定的氨基酸序列),不能与细胞发挥理想的相互作用。目前已有将天然材料的某些重要氨基酸序列接在合成聚合物表面的研究,以克服两种材料各自应用的缺陷。

多种细胞因子参与并调节骨、软骨的修复,其中骨诱导因子对骨组织的分化起决定性作用。在众多骨生长因子中 BMP 最受注目,与骨诱导的关系最为密切。BMP 通过反馈机制增加向骨系细胞分化的间充质细胞,从而增补新的骨原细胞,再由骨衍生性生长因子刺激这些细胞的有丝分裂,而形成大量新骨。同时,BMP 尚能激发肌母细胞转化为骨系细胞,并在骨组织的修复和形成过程中起着重要的调控作用,可用于关节置换术后、创伤、肿瘤或手术造成的骨缺损、骨折的修复和脊柱融合等方面。随着基因工程技术的发展,许多骨生长因子如 BMP、bFGF 等已能通过人工基因重组产生。但各种生长因子各自的生物学特性,以及多种生长因子联合应用时的成骨效应和释放顺序、骨生长因子的释放方式、应用的安全性、功效及可靠性等,尚需进一步研究。

（三）天然生物材料

自1971年人们发现海珊瑚具有与人骨相类似的孔隙结构后,开始应用原始珊瑚碳酸钙作为植骨材料。20多年以来,许多学者的大量研究证实,珊瑚人工骨是一种良好的骨代用品,目前已知它具有良好的生物相容性及骨引导作用,并有生物降解性;其多孔结构有利于宿主骨组织和血液、纤维组织的长入;与骨组织有较强的亲和性;无排斥反应。但珊瑚骨质地脆,吸收快,在骨缺损处只具有支架和骨引导作用,而无骨诱导能力,单纯珊瑚植入机体后有一定的体积丧失,对于较大的骨质缺损,仅用珊瑚难以达到完全修复。因此,近年来有学者将珊瑚与其他材料进行复合移植,使植骨材料具备骨诱导活性和骨引导活性,并制成各种形状,以满足手术中的需要(图4-0-8)。

1. 生物珊瑚与珊瑚-羟基磷灰石复合　植骨材料的降解速度与缺损区骨修复速度的协调一致是至关重要的。降解过快,缺损区即会失去支架作用,不利于骨缺损的完全修复;降解太慢,材料本身会成为新骨形成的障碍,不利于骨缺损的快速修复。在珊瑚的研究过程中,有人发现其在体内的降解速度对于骨缺损的修复速度来说相对稍显过快。珊瑚-羟基磷灰石(HA)复合材料能与骨组织产生良好的结合,

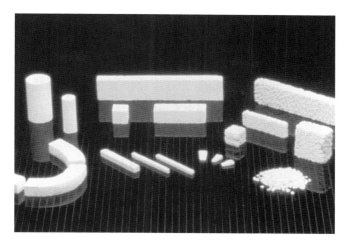

图 4-0-8 各种形状的珊瑚人工骨

而且不干扰骨形成的生理过程,并对骨缺损的修复有促进作用。珊瑚所特有的微孔结构与骨结构更类似,为宿主骨生长提供有利的生理环境,其在骨缺损的修复中显示了良好的生物学性能。

2. 生物珊瑚与自体骨髓复合 早在 1869 年,Goujon 就发现骨髓异位移植后有成骨作用。骨髓由造血干细胞及基质干细胞组成,主要由基质干细胞分化成骨。它含有两种骨母细胞:定向成骨母细胞和诱导成骨母细胞。骨髓细胞通过释放和分泌骨诱导物质,诱导周围非特异性间充质细胞分化成骨,以及骨髓细胞本身分化成骨。珊瑚骨和自体骨髓复合移植,既为新骨提供支架,又为成骨提供骨诱导物质和成骨细胞,可以加速骨缺损的修复。

3. 生物珊瑚与人骨形成蛋白复合 BMP 是一种特殊的骨生长因子,在一定条件下,可诱导未分化间叶细胞、骨髓中的骨母细胞和成骨细胞,继而诱导软骨和骨的形成。珊瑚与重组人骨形成蛋白-2(rh-BMP-2)复合,多孔的珊瑚充当 rhBMP-2 的载体和释放系统,为新骨形成提供支架和空间,是一种较理想的骨移植替代材料。

4. 生物珊瑚、胶原和 rhBMP-2 复合 胶原是一种高分子蛋白质,可制成凝胶状溶液,有一定的黏性,可作为 BMP 的载体,并能起到缓释 BMP 的作用。生物珊瑚、胶原和 rhBMP-2 复合人工骨能引导和诱导新骨形成。

(四) 非生物性的骨传导材料

可降解聚合物、生物活性玻璃及其他物质等非生物物质作为骨传导材料,其优势在于材料各方面的可控性、无免疫反应及极佳的生物相容性。如聚乳酸和聚乙醇酯可制成各种形状,并与生长因子或其他成分复合制成具有多种功能的载体。可以将其制成泡沫状,使孔径大小最适合骨的长入。尽管骨、软骨能够长入这些聚合物中,但非最佳状态。因此,这些材料的骨传导能力很差。它们的最佳作用是作为药物或生长因子的载体,使其在局部形成高浓度区域。聚合物的降解使因子在局部释放,多数生产泡沫状聚合物的方法都需要加热,这使得大多数生长因子灭活,限制了其在骨科的应用范围。

(五) 复合人工骨材料

基本原理是将具有骨传导能力的材料与具有骨诱导能力的物质如骨生长因子、骨髓组织等复合制备成复合人工骨,使它们既具有骨传导作用,又具有骨诱导作用。

1. 磷酸钙复合人工骨 主要为羟基磷灰石及磷酸三钙与胶原、骨生长因子等组成的复合人工骨。

2. 聚合物复合人工骨 通过技术加工合成各种形态结构,并具有一定生物降解特性的聚合物。但它们无骨诱导活性,需与其他骨诱导因子(如 BMP)复合应用,才能诱导新骨的形成。

3. 红骨髓复合人工骨 骨髓由造血系统和基质系统两部分组成。人和动物健康红骨髓的基质细胞中,含有定向性骨原细胞和可诱导性骨原细胞。定向性骨原细胞具有定向分化为骨组织的能力,可诱导性骨原细胞在诱导因子(如 BMP)作用下才能分化成骨。红骨髓复合人工骨可为红骨髓提供适宜的诱导分化环境,为骨髓成骨提供有利的场所和条件。其成骨率及成骨量高于单纯移植,能直接促进骨折的愈合和骨缺损的修复。

(六) 组织工程化人工骨

应用生物学和工程学的原理和方法来发展具有生物活性的人工替代物,以修复、维持或改善病损组织的功能,骨组织工程为骨缺损、骨肿瘤以及难治性骨折的修复提供了一种极有前途的新方法。骨组织工程学是一门以细胞生物学、分子生物学、生物材料学和临床医学等学科为基础的交叉学科,主要包括种子细胞、生长因子、支架材料、三维培养、人工骨修复骨缺损等方面的研究。在此方法中,所使用的细胞载体材料至关重要。一方面,它必须满足各种生物相容性、生物可降解性及力学性能要求;另一方面,它还必须易于制成各种理想的形状,以适于细胞生长、组织再生和脉管形成。由于各单一材料存在明显的缺点,因此近年来组织工程支架材料研制中产生了一个新方法,即应用复合材料的原理,将两种或两种以上具有互补特性的生物材料按一定比例与方式组合,以期构造出能够满足要求的新型复合材料。

自 20 世纪 80 年代以来,随着材料科学的飞速发展,以生物材料为支架的人工骨为解决这一问题提供了一条新的途径。国际材料学会 1996 年秋季会议及美国生物材料学会第 23 届年会指出,骨组织工程应用的战略可分为两种:①将支架材料与细胞因子在体外组装后植入体内,诱导新骨形成;②将成骨细胞在体外种植于材料后植入体内。

(七) 基因治疗

种子细胞在体外培养过程中,细胞极易老化,从而丧失增殖和分泌基质的能力,同时还存在取材广而细胞培养量少的缺点。局部应用细胞生长因子,也存在生物半衰期短、给药频繁、剂量大而副作用明显、价格昂贵等缺点。随着基因转移(gene transfer)或基因转染(gene transfection)技术的发展,利用转基因技术将组织工程与基因工程完美结合,把生长因子基因作为目的基因引入种子细胞,再将这些细胞与支架材料移植到骨缺损处。使后者成为局部单个生物反应器,获得更强和持续分泌骨生长因子的能力,加速骨形成和修复,将会为骨缺损的治疗提供一个崭新的途径(图 4-0-9)。

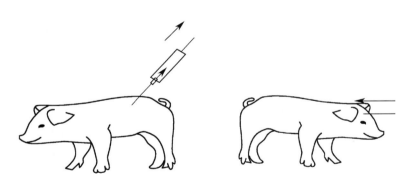

图 4-0-9 获取自体骨髓干细胞、体外转染后植入体内修复骨缺损

(八) 纳米人工骨

纳米科技是在纳米($1nm = 10^{-9}m$)尺度空间内研究电子、原子、分子运动规律及特性的高新技术。从 20 世纪 90 年代初起纳米科技得到了迅速发展,已渗透到各个学科领域,被公认为是 21 世纪的关键技术。纳米材料是在 $0.1 \sim 100nm$ 尺度空间里具有特定功能的材料,当物质的结构单元(如晶粒或孔隙)小到纳米级时,其性质就会发生重大改变,不仅改善了原来的材料性能,甚致使原材料具有新的性能或效应。纳米多孔陶瓷的孔隙允许新生骨组织的长入,具有诱导成骨作用和良好的机械力学性,比传统材料有更好的生物学性能,能够促进和加快骨缺损的修复。

尽管现在临床上有众多的人工合成植骨材料可供选择,但应根据具体的病情、缺损的类型及创面的局部情况选择合适的治疗方法及植骨材料。如对骨折、骨不连或延迟愈合的患者,首先是恢复肢体的力线和局部的稳定,并尽可能保存局部的血运,正常的力学和生物学环境是保证植骨成功的关键。此外,应根据临床治疗中需要解决的问题,如局部骨诱导和(或)骨再生是否存在缺陷、是否需要结构性支撑等来选用相应的植骨材料。如包容性骨缺损、局部稳定及血运良好者,可选择同种异体骨或磷酸钙类骨替代材料;而对于局部骨形成不良或血运欠佳者则应考虑选择应用自体骨或各种复合人工骨材料,如脱矿物骨基质和自体骨髓的复合移植;大段骨缺损或肿瘤切除后的节段性缺损,为恢复骨骼的支架作用及需要支撑植骨时,则最好选择自体皮质骨或同种异体骨移植。

（邱贵兴）

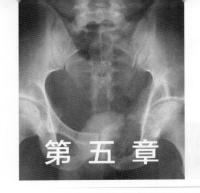

第 五 章　骨科手术原理及技术进展

过去20年,骨科手术的原理和技术出现了巨大发展。人们对健康及美学等方面的更高要求迫使传统的手术观念和方法发生改变,医学模式向生物-心理-社会模式转变,这推动了骨科整体治疗观念的形成,改变了过去重局部、轻全身的治疗方式,代之以人性化、个体化的治疗思想。新的治疗思想的形成,又带来了手术观念和手术技术的更新,同时,电子学、光学、材料学、计算机技术以及工程学新理念、新技术的发展,也为外科手术新观念、新技术的形成与实现创造了条件。骨科手术治疗在这种新的医学模式和多学科的相互交叉中,向着微创化、个体化和智能化(可视化/数字化)方向发展。

第一节　骨科手术微创化

微创治疗是指采用对全身和局部尽可能小的创伤,达到治愈病损的目的。与传统的手术方法相比,它不是单纯地追求更小的手术切口,而是注意对病损和(或)其周围环境的保护,避免全身性反应或使其最小化,降低并发症的发生,缩短康复时间。简言之,就是以最小的代价换取最佳的治疗效果。20世纪中期关节镜的问世就是一项典型的代表。

微创概念的形成和发展,在骨科手术治疗领域具有里程碑式的意义。这种新理念的形成带来了几乎是所有骨科手术技术的更新,包括手术方式的改变、手术器械的革新、术前准备及术后护理的调整,甚至医患之间的相互认知和医院机构与人员结构的改变。与微创概念相对应的微创技术有着比内镜、腔镜技术、介入技术、显微外科技术更广泛的内涵,其形式也随着影像学、信息学、计算机技术的发展而更加丰富,出现了计算机辅助手术、机器人手术、异地手术、不用手术刀的手术以及集成式(一体化)手术工作室等革命性医疗模式与理念。

一、骨折手术微创化

(一)　理论基础

骨折内固定治疗的近代观念发生了两次重大转变。从早期偏重简单外固定到20世纪中期开始广泛应用的通过手术达到解剖学复位和坚强内固定,再到今天逐渐为人们所接受的生物学固定理念。这不仅仅是手术方式的转变,更是对骨折愈合过程的再认识和对影响骨折愈合与功能恢复条件的重新权衡。第一次转变大大提高了骨折的治愈率,降低了因长期制动造成的失用性肌肉萎缩、骨量丢失、关节僵硬等并发症的发生,但并未杜绝诸如骨折不愈合、延迟愈合、感染、再骨折等情况的发生。特别对于严重的粉碎性骨折,广泛的剥离与内固定手术并不一定能带来满意的骨折愈合与功能恢复。这引起了人们的重新思考。通过实验发现,接骨板造成的板下缺血和进而导致的骨坏死,是引起哈佛系统加速重塑的主要原因。血供不足不仅影响骨折愈合与塑形,而且导致局部免疫能力下降,使感染难以治愈,且容易形成死骨。由此引发了以保护血供为主的生物学固定(biological osteosynthesis,BO)理论体系的形成。它强调采用闭合或间接复位,不要求以牺牲局部血供为代价的精确复位,不要求固定物与骨之间的紧密接触,不要求骨折断端间的绝对稳定,这为微创技术在骨折治疗领域的应用提供了理论和实践基础。同时,人们也意识到内固定对骨折部的应力遮挡作用,虽有利于防止骨折移位,但也导致了局部骨质疏松,这对内固定的材料与设计提出了力学相容性方面的要求。

(二) 技术改进

以 BO 理论为基础,带来了一系列手术原理、技术以及器械的改进。

1. 微创内固定技术　微创经皮接骨术(minimally invasive percutaneous osteosynthesis,MIPO)是体现微创化概念的一种骨折内固定模式,采用间接或闭合复位、经皮插入技术完成接骨板内固定(图 5-1-1)。其产生与"内固定支架"理论的形成有关。

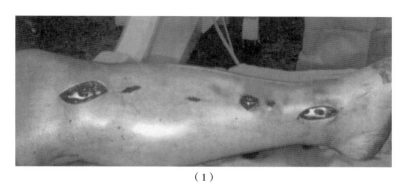

(1)

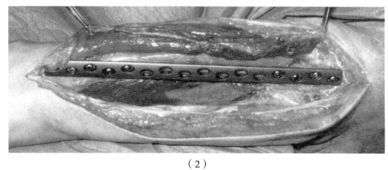

(2)

图 5-1-1　接骨板内固定
(1)微创经皮接骨术(MIPO);(2)普通接骨板接骨术(CPO)

"内固定支架"的工作原理与外固定支架相同,借固定于骨折段的螺钉或钢针,与不直接接触骨骼的连接杆构成的机械构架固定骨折。不同的是"内固定支架"全部埋藏在体内,连接杆类似于接骨板但不接触或有限接触骨折段。传统的接骨板被螺钉紧密压迫在骨面,产生巨大摩擦力而维持固定,接骨板下的血供不可避免地遭到破坏。内固定支架技术改变了这种压迫固定方式,采用以保护骨膜血供为目的的支架固定方式。接骨板上的螺孔有螺纹与螺钉尾部的锁定,实现了接骨板与骨的不接触或有限接触。轴向应力通过螺钉与接骨板形成的"一体化"支架传导,因此不需要将接骨板紧密压迫在骨面上。在皮质骨质量良好的骨干部位,还允许使用只通过一侧皮质的骨螺钉。

目前基于微创、内固定支架等理论设计并应用于临床的内固定系统,有早期的点接触式内固定系统(point

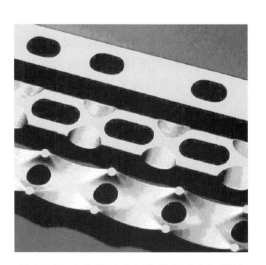

图 5-1-2　由上至下分别是普通动力加压接骨板(DCP)、有限接触型动力加压接骨板(LC-DCP)、点接触式内固定系统(PC-Fix)

contact fixator,PC-Fix,图 5-1-2)以及后来出现的微创固定系统(limited invasive stabilization system,LISS,图 5-1-3)和锁定加压接骨板系统(locking compression plate,LCP,图 5-1-4)。经许多医院应用与随访,其疗效得到了肯定。

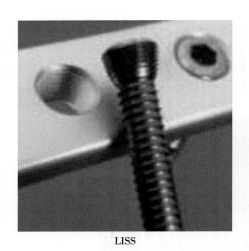

LISS

图 5-1-3 微创固定系统(LISS)
螺孔与螺钉尾部的螺纹可锁固接骨板-螺钉系统

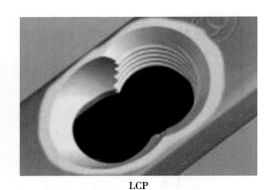

LCP

图 5-1-4 锁定加压接骨板系统(LCP)
联合应用圆锥形螺纹孔和动力加压孔

2. 联合固定及间接复位技术 联合固定是针对某一复杂骨折,一期或分期应用两种或两种以上的微创固定,在尽可能减少局部再损伤的基础上达到最佳治疗效果,是微创理念的又一体现。微创概念还包括复位技术的改进。直接切开复位是造成局部骨折块失血管化的主要原因,因此应多采用间接复位技术,不暴露骨折端,利用牵开和复位器械,借周围软组织的"合页"、"夹板"作用达到骨折复位的目的,以有效保留骨折块的血供。

此外,借助关节镜或影像导航系统进行骨折复位固定,是骨折治疗微创化的又一手段。利用辅助设备达到手术的微创和可视化,不需要完全暴露骨折部位即可准确完成骨折复位和精确固定。目前,这类方法主要用于治疗累及关节或结构复杂部位的骨折。图 5-1-5 显示了在关节镜下使用逆行交锁髓内钉治疗股骨髁上骨折。

二、脊柱手术微创化

20 世纪中期应用木瓜蛋白酶注射进行髓核溶解,可以看作脊柱微创治疗的实例,但当时并未形成系统理念。80~90 年代内镜技术在脊柱治疗领域取得了长足进步,加之经皮穿刺技术和监控设备应用范围的拓宽,才逐步形成了一套较为成熟的脊柱微创手术体系。

微创技术在脊柱领域的运用主要可归纳为两大类:经皮穿刺技术及内镜辅助技术。

(一)经皮穿刺技术

经皮穿刺技术始于 20 世纪 60 年代,最初是在 X 线透视下,将蛋白酶注入椎间盘行化学融核。以后又出现了运用特殊器械经皮切除髓核,以及应用激光技术气化髓核等方法。

射频消融髓核成形术是近年来出现的较新的治疗椎间盘突出症的微创技术。其原理是通过冷融切技术将组织细胞的分子链(肽键)击断,以移除大部分病变组织而不引起周围正常组织的不可逆损伤。与传统电烧、激光等热切割(300~600℃)方式比较,冷融切过程是一种低温(40~70℃)处理过程。髓核成形术是利用冷融切的低温(约 40℃)气化技术,移除部分髓核组织而完成椎间盘内的髓核组织重塑,并利用加温(约 70℃)技术使髓核内的胶原纤维气化、收缩和固化,缩小椎间盘的总体积,达到降低椎间盘内压的目的(图 5-1-6)。手术主要适用于椎间盘源性疼痛和轻、中度椎间盘突出症,纤维环尚未完全破裂者。2000 年 Yeung 报告对 400 例腰椎间盘突出症患者实施射频治疗,总有效率86.4%。

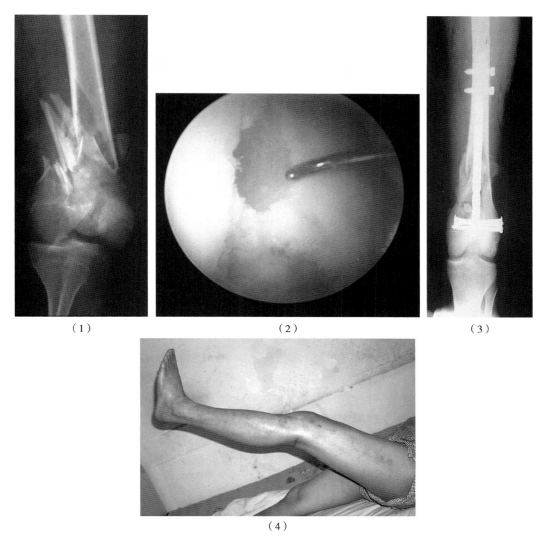

（1）　　　　　　　　　　　　（2）　　　　　　　　　　　　（3）

（4）

图 5-1-5　股骨远端粉碎性骨折
（1）术前 X 线片；（2）关节镜显示髁间窝，开口器、导针及髓内钉可在监视下插入；（3）术后 X 线片；
（4）皮肤与软组织只有很小切口，不直接显露骨折区

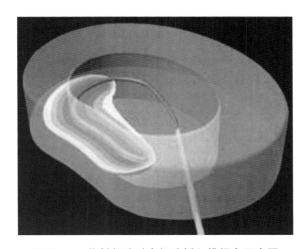

图 5-1-6　将射频消融电极头插入椎间盘示意图

经皮椎体成形术是在影像学技术支持下经皮经椎弓根将骨水泥等生物材料注入椎体,以缓解疼痛、防止椎体进一步塌陷的新技术。20 世纪 80 年代法国医生首先运用该技术将骨水泥注入椎体治疗血管瘤,此后该技术逐渐为更多的骨科医生所接受。目前已用于涉及骨质疏松、创伤及骨肿瘤引起的椎体骨折及疼痛的治疗。在维持椎体形态、改善生活质量方面取得了显著疗效,成为传统开放式手术的补充。1999 年在原有成形术的基础上,美国研制出一种可膨胀球囊,操作时先经皮经椎弓根将球囊送入椎体,膨胀球囊使椎体复位,放气退出球囊,注入骨水泥,称为脊柱后凸成形术。理论上该技术可以较好地恢复椎体高度,改善后凸畸形,并有效避免经皮椎体成形术引起的骨水泥渗漏。目前,人们正着重研究具有足够强度的生物型可注射材料,以及复合生长因子的具有骨诱导特性的生物型可注射材料,以替代传统的骨水泥。

(二) 内镜技术

内镜技术在脊柱领域的应用始于 20 世纪 80 年代,90 年代后有较快发展。除椎间盘镜的广泛应用外,胸腔镜、腹腔镜的应用进一步为脊柱的微创治疗开辟了新的发展空间。目前使用内镜技术可以完成神经根减压、椎间盘切除、椎体间融合、组织活检、脊柱畸形矫正、脓肿引流、椎间隙融合等多种手术,并可与激光等技术结合使用。

Mack 等于 1993 年首次报道用胸腔镜进行脊柱外科手术。自此,胸腔镜手术逐渐用于胸椎间盘切除、脊柱畸形的前路松解、截骨及固定、椎体肿瘤切除、椎体骨折的前方减压、重建等手术中。在胸腔镜下进行交感神经切除也被不少医师采用,并且发展了多入路、双入路、单入路等多种术式。

1991 年 Obenchain 首次使用腹腔镜进行腰椎间盘切除术。随后,Mathews、Zucherman、Kumar 等人先后报道了使用腹腔镜进行前路腰椎融合的初步临床结果。与传统的开放手术相比,使用腹腔镜具有创伤小、并发症少、手术操作较容易等优点。腹腔镜除了经腹腔入路外也可经后腹膜入路,采用后腹膜入路不需要腹腔充气,且可避免损伤腹膜大血管及下肢神经丛。经腹膜外镜下放置椎体间融合器是新近发展的一项新的微创技术,在 McAfee 所做的临床研究中效果满意。

显微内镜下行椎间盘切除、神经根减压,也是脊柱手术微创化的典型术式。应用最广泛的是在内镜监视下行腰椎间盘切除术,该方法通过术前影像学准确定位,在不到 2cm 的切口下建立工作通道,进行侧隐窝清理及髓核摘除,在不干扰脊柱正常生物力学结构的基础上完成神经根减压。目前该术式已在国内广泛展开。内镜手术也逐渐扩展至颈椎手术,在颈椎后路"钥匙孔"椎间盘切除术的基础上,发展出颈椎后路内镜下侧方椎间盘切除神经根管减压术,与传统的开放椎板神经根管减压术比较,两者的减压效果无显著差异,但出血、术后疼痛前者更少。近年有人尝试在内镜下行颈椎前路手术,因报道较少,疗效还待观察。

(三) 关节置换微创化

微创概念在创伤和脊柱领域已普遍为人们所接受,近来有人提倡微创化人工关节置换术。所谓微创化人工关节置换,简言之就是指通过较小的手术径路进行人工关节置换的方法。手术入路可以是原入路的缩小或另行设计的小切口入路。这些切口的特点不仅在于切口短小,而且均不横断任何重要的肌肉、肌腱或韧带,并借助专门设计的器械和灵巧、娴熟的技术完成手术。如由 Sculco 提出的髋关节单切口入路,切口经髋关节后外侧,平均长 8.8cm。由 Berger 提出的双切口入路为两个小切口的联合,通过 5cm 以内的前方切口切除股骨头,安装髋臼假体,通过 3cm 以内的侧方切口安装股骨假体。通过 6~14cm 的切口进行全膝置换术,在国内外也有较多报道。

与更小化手术切口相应发展的是手术技术和手术器械的改进。Bonutti 总结了微创化人工膝关节置换术中的若干手术技巧,包括:①通过膝关节的屈伸增加术野显露;②协调交错使用牵开器;③采用股四头肌微侵袭入路;④髌股关节囊上、下方松解;⑤原位股骨、胫骨截骨而不使之脱位;⑥使用小型化手术器械;⑦分块取出截骨块等。

提出人工关节置换微创化的目的是通过手术入路的改进减少软组织创伤,由此减少术中出血、缓解术后疼痛、加速术后康复、缩短住院时间,并改善手术部位的外观。但由于缺乏大宗病例的长期随访以及有效的对照研究,上述优越性仍被质疑。有研究表明,缩小切口并未减少术后输血量,在缓解疼痛及改善功能方面较传统术式也无明显差异。另外,有学者认为缩小的手术切口影响了手术视野的显露,增加了保护神经血管以及正确判断假体固定位置的难度,延长了手术时间。正如 Wright 所说:"目前的研究表明,缩小的手术切口除了外观的改善,尚未体现出较传统术式更明显的优势"。

微创切口是优是劣尚无定论,但对于微创术式的研究将有助于传统术式的改良。切口位置的选择可以帮助缩小其长度;牵开器、截骨及假体安装器械的改进有助于减少术中软组织损伤;对于微创手术后改进的康复治疗,可能同样加速传统术式的术后康复。我们不需要将微创技术与传统术式完全分开甚至对立起来,而应使二者的发展相辅相成、相互促进。

第二节　骨科手术个体化

个体化治疗是根据个体的具体情况,提出并实施具有针对性的治疗方案。近 20 年来个体化治疗已被逐渐引入骨科手术领域,其中最具代表性的是个体化人工关节或称定制型人工关节的设计应用。其制作过程大体分三步:①首先利用 CT、MRI 或 X 线等影像学信息重建骨骼的三维结构,用以分析和设计假体、模拟和评估手术过程。②对部分复杂病例应用快速原型技术制造三维模型,帮助手术医师建立复杂部位的立体印象,并成为设计、制造假体和体外模拟手术的模型,以验证和完成计算机辅助设计。③通过加工中心完成假体的制作。定制型人工关节的初衷是针对特殊患者如骨关节肿瘤、严重先天性畸形等,在切除或修复病损的同时重建关节功能。但随着个体化假体的研究和计算机技术及现代影像技术的发展,有人已尝试着将个体化假体用于普通患者,在体外测试与临床应用中已初步显示了其潜在的优越性。

（一）理论依据

人工关节的发展至今已有近百年的历史,假体材料不断更新、固定方式不断改进使手术效果明显提高,但有限的使用寿命是限制其进一步发展的"障碍"。因此,如何延长假体使用寿命是人工关节研究的主要目的。有实验表明,提高假体与骨之间的解剖匹配度可显著改善关节置换的疗效,但人的骨骼结构存在很大差异,标准假体不能适用于所有的患者,这推动了人工关节个体化的发展。人工关节植入后,局部骨骼的负荷传递与应力分布情况直接影响假体的长期稳定性。高于或低于正常的负荷传递会影响骨的塑形与改建,导致骨吸收与骨丢失。只有达到假体与骨的精密匹配与合理的个体化设计,才能使骨的负荷传递接近正常。普通的标准假体与骨髓腔内壁的间隙较大,在受力时会产生明显的微动,造成骨小梁破坏,间隙进一步加大,并加快局部磨损。同时,关节内的磨损颗粒也可进入假体-骨间隙,进而导致骨吸收,假体松动。非骨水泥股骨假体微动试验研究显示,假体与股骨之间的精确匹配可以有效地控制两者间的微动,特别是垂直微动,减少因微动带来的不良后果。

（二）临床应用

20 世纪 80 年代初,国外一些公司建成了柔性加工生产线,由医生选择、确定假体各部分的尺寸,然后生产者按要求制作假体,这是定制型人工关节的早期形式。随着计算机辅助设计(computer aided design,CAD) 和辅助制作(computer aided manufacturing,CAM) 技术的发展,产生了根据每个患者的骨骼解剖与病损特点单独设计一个最理想的人工关节的设想。1985 年 Nelson 开发出一种运用 CT 数据设计股骨骨髓腔假体的软件包,利用 CT 图像重建患者股骨上段的模型。1987 年,Robertson 等首次报告应用现代 X 线定量 CT 技术和三维图像重建技术建立个体化的股骨三维模型,经计算机辅助设计、加工生产出既与骨髓腔优良匹配,又能够手术植入的人工髋关节假体。由于个体化人工关节可以更有效地利用患者原有的骨组织,减少移植骨量,因此还被用于人工关节翻修术中。美国学者 Bargar 等人从 1986 年起采用 CT 图像优化设计,连续为 47 例全髋翻修患者实施定制型股骨假体置换术,随访 2 ~ 4 年,仅 1 例需再次翻修,显示定制型全髋翻修假体具有良好的效果,尤其是用于较为复杂的翻修术患者,有利于避免结构性植骨的晚期失效或全微孔表面假体的骨应力遮挡。目前利用 CAD/CAM 技术已可制作包括半骨盆、肱骨近端及骶髂关节等多处复杂结构的假体,在初期的临床应用报告中效果满意。近年来,定制人工关节假体在国内也得到了蓬勃发展。1986 年戴尅戎、王成焘等开始了系列化计算机辅助定制型人工关节的基础研究;1998 年在国内率先将计算机辅助设计与加工的定制型人工关节应用于临床,并提出"优先区订制"的设计思想。随后,定制型人工关节由髋关节发展到膝、肩、肘、腕、踝关节,并为肿瘤保肢患者制成了带膝关节、带髋关节的假体,并结合快速原型技术实现了半骨盆假体的个体化制作,随访1~6 年的效果良好,远期疗效尚待观察(图 5-2-1)。

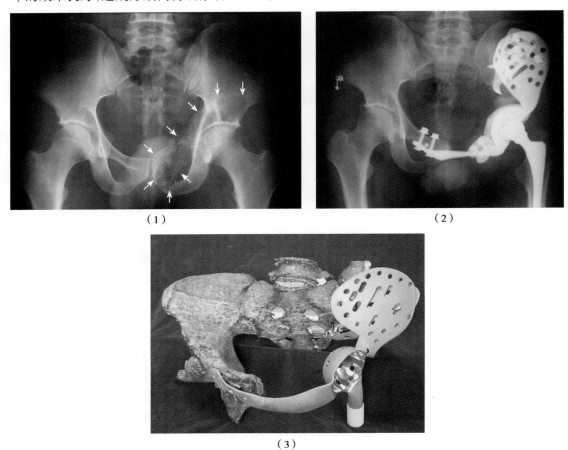

（1）　　　　　　　　　　　　　　　　　（2）

（3）

图 5-2-1　定制型半骨盆置换术
（1）左骨盆腺泡状肉瘤髋臼破坏;（2）骨盆模型上设计与制作假体;（3）半骨盆假体
置换术后,假体位置良好,髋臼假体与健侧对称

尽管个体化假体体现了上述诸多优势,但仍存在许多问题有待解决。包括如何降低生产成本和缩短设计制作周期,如何获取更准确的 CT 等影像学信息,避免诸如金属等已植入体内的内植物造成的图像伪迹,以及射线束硬化、部分容积效应等造成的扫描误差,如何将三维 CT 数据与数控机床连接、随时生产所需的假体等。随着学科间更为广泛的交流与合作,相信这些问题有望在不久的将来得到解决。

需要个体化对待的还应包括多种复杂的创伤病例,如为满足治疗需要的超长或异形接骨板、环抱器等,目前也已进入个体化设计与定制的渠道。

第三节　骨科手术智能化

计算机技术的迅速发展促进了可视化技术的进步,它与日益完善的影像学技术结合,在骨科领域形成了一种新的技术手段——计算机辅助骨科手术(computer assisted orthopaedic surgery,CAOS),从而开始和加快了骨科手术向智能化(可视化/数字化)方向的发展。

（一）　分型及工作原理
目前主要有两种 CAOS 系统正在研究和应用中:主动系统和被动系统。

被动系统在术前和(或)术中起导航作用,该系统可以实时地反映手术工具的空间运动轨迹,手术操作靠医生来完成。被动系统可分为三种类型:基于 CT 和 MRI 系统、基于荧光透视系统和通过运动学或解剖学标志获取数据的非影像学系统。手术过程包括以下三个步骤:①术前计划:主要是术前影像或定位信息采集;②术中注册:包括手术部位的空间注册、影像信息注册和手术器械注册;③示踪:显示手术器械在患者体内的相对位置、空间走向及运动轨迹等信息。其中,示踪技术即空间定位技术是其核心。实现该技术的方法主要有超声波定位法、电磁定位法和光学定位法。光学定位法是目前使用最广泛、精度最高的一种方法,计算机通过追踪器同时接受手术部位与手术器械发出的光信号,以获取两者的相对位置信息,将此信息与手术开始前获得的图像信息结合,根据立体视觉原理重建出目标的空间位置信息。

主动系统可以自动完成某些手术步骤,如前交叉韧带重建中的钻孔、髋关节置换中的股骨扩髓等。主要由两部分组成:计划工作站和机器人控制单元。首先利用影像设备获取计划工作站所需的数据信息,计划工作站可以展示手术部位的三维影像、确定必要的解剖标记和移植物的空间走向等。然后此信息被输入机器人控制单元,以控制机器人进行某些手术操作。手术过程中机器人通过特制的钳夹器械固定于手术部位,在医生的监视下完成指定任务。

另外,一种新型的 CAOS 系统正在实验研究阶段,即半主动系统。它属于第二代医用机器人手术系统,允许医生在机器人控制的安全范围内随意移动手术工具,既有机器人的精确性,又有人手的灵活性。

(二) 临床应用

一直以来,计算机辅助手术的临床应用主要集中在主动和被动两大系统内。在医用机器人研究方面,以美国的 Taylor 为首开发的 ROBODOC 系统最为典型,它在传统的工业机器人的基础上加以改进,并于 1989 年首次成功应用于全髋关节置换术。在欧洲已证实其在初次及翻修手术中的可行性。Birke 等人在尸体研究中发现,使用 ROBODOC 系统,假体与骨的匹配程度较传统方法更高,特别对于先天性或继发性骨畸形者,其优越性更为显著。近来,新型主动机器人系统(computer assisted surgical planning and robotics,CASPAR)已能完成关节置换术中扩髓和前交叉韧带重建术中建立隧道等操作。在一系列研究中证实 CASPAR 系统具有较高的准确性,但机器人固定的稳固性及术前和术中并发症的发生率仍有待改善。

在手术操作可视化研究方面,计算机辅助技术帮助医生从计算机屏幕上获得手术的模拟仿真及手术操作的实时反馈。该技术在神经外科领域首先获得了广泛应用,随后在脊柱的椎弓根植入术中得到应用,并开发了相应的导航系统。早期的研究大都是术前对手术区进行 CT 扫描,在此基础上制订手术计划,即基于 CT 的导航手术。典型的系统有 DiGioia 等开发的 HipNav 系统、Langlotz 等开发的脊柱导航系统。如今,新的研究热点是基于荧光透视的导航系统和不需要任何影像学检查的开放式手术导航系统。典型的系统有瑞士的 Medvision 系统、美国的 Medtronic 系统、德国的 OrthoPilot 系统等。我国自行开发的安科 ASA-630V 手术导航系统也已投入临床使用,其特点除具有足够的精确性和可操作性外,尚能一机多用,可用于脊柱与四肢内固定。

Amiot 等对手术导航系统与传统方法进行胸、腰、骶椎椎弓根钉植入的准确性进行比较,结果显示使用导航系统的安全性和准确性更高。

在骨折的治疗中,目前多使用基于荧光透视的导航系统,主要用于复杂结构的置钉和髓内钉固定时辅助选择进钉点、插入锁钉等。治疗范围包括:骶骨骨折,骶髂关节分离,髋臼骨折,耻骨骨折、股骨颈骨折及长管骨骨折等。使用该技术可以避免对骨折部位的显露,从而保持骨折部的血供和降低出血、感染等并发症的发生。而且术中不需要不断进行 X 线透视,大大减少了术者和患者在 X 线下的暴露时间。通过计算机获取的信息,还可精确地选择进钉、预测内固定的走向和长度,以进行实时调整,在微创的基础上提高手术的准确性和安全性。Kahler 报道了运用该技术置入 55 枚骶髂螺钉,平均偏差仅 1.9mm。

Dessenne 等于 1995 年最早将非影像导航系统用于前交叉韧带功能修复术中,取得了满意疗效,随后该技术又拓展到关节置换术。在全膝置换术中,在患肢股骨、胫骨及足部安装动态参考点(发光二极管或反光标记球),通过下肢的运动确定力线。采用探针点取已显露的股骨及胫骨特征点,根据这些电子数据选择假体型号,并确定切割方位及切割量。最后,在导航的辅助下由医生完成手术操作。目前,这类系统在欧美的许多医院得到应用,并取得了良好的临床效果。国内也有少数医院开始应用这一技术。

近来,又陆续见到在计算机辅助下进行胫骨高位截骨及骨盆肿瘤切除的报道。可以预见,随着该技术的日益成熟,其适用范围将不断扩展。

(戴尅戎)

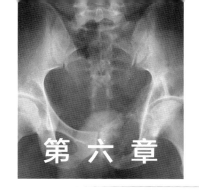

第六章　术前准备与术后处理

手术是骨科治疗的组成部分和重要手段,也是取得治疗效果的关键环节,但一次成功的手术,可以完全毁于术前准备的微小疏忽和失败于术后处理的不当。因此,骨科医生要像认真对待手术操作一样,重视骨科围术期的处理。

第一节　术　前　准　备

术前准备的目的应该是使患者以最佳的状态接受手术。术前准备与手术的类型有密切关系。骨科手术种类繁多,但就手术急缓的程度大致可分为三大类:①择期手术:大多数需要骨科治疗的患者,病情发展均较缓慢,短时期内不会发生很大变化,手术时间可选择在患者的最佳状态下进行。如小儿麻痹后遗症的矫正手术等属于择期性手术。这类手术的特点是术前准备时间的长短不受疾病本身的限制,手术的迟早也不会影响治疗的效果,手术可选择在做好充分准备和条件成熟的情况下进行。②限期手术:有些疾病如恶性骨肿瘤等,手术前准备的时间不能任意延长,否则会失去手术的时机。为了取得较好的手术效果,要在相应的时间内有计划地完成各项准备工作,及时完成手术,这类疾病的手术称为限期手术。③急症手术:开放性骨折的清创缝合、断肢再植等,属于急症手术。这类患者病情发展快,只能在一些必要环节上分秒必争地完成准备工作,及时手术,否则将会延误治疗,造成严重后果。三种手术的术前准备基本相同,但急症手术因伤势较重,加之伤口污染、损伤严重继续出血等,通常需要在较短时间内完成必要的术前准备,而后二者可以从容不迫地做完必要检查,待条件适宜再行手术。急症手术因其紧迫的特殊性,以下单独列出。

一、急症手术的术前准备

除特别紧急的情况,如呼吸道梗阻、心搏骤停、脑疝及大出血等外,大多数急诊室患者仍应争取时间完成必要的准备。首先在不延误病情发展的前提下,进行必要的检查,尽量作出正确的估计,拟订出较为切合实际的手术方案。其次要立即建立通畅的静脉通道,补充适量的液体和血液,如为不能控制的大出血,应在快速输血的同时进行手术止血。

骨科医生可按下列三个步骤处理,即首诊检查、再次检查及有效处理措施。

(一)首诊检查

骨科急救的目的是抢救生命、保护患肢、迅速转移,以便尽快妥善处理。对于严重创伤及昏迷的患者,急救最主要任务是保护生命,处理好基础生命支持(BLS)、高级心脏生命支持(ACLS)及心搏骤停后治疗的关系。其中 BLS 是自主循环恢复(ROSC)的基础,如果 BLS 不成功就不能实现心肺复苏(CPR)的成功。CRP 的关键是初始的胸外按压和早期除颤。BLS 从过去的 A-B-C 原则,过渡到 C-A-B,既从打开气道、人工呼吸、胸外按压过渡到胸外按压、打开气道、人工呼吸,这样做的目的是尽量减少由于呼吸浪费的时间。同时,医务人员检查脉搏有无时,时间应不得超过 10 秒。进行心肺复苏应尽早行胸外按压,减少胸外按压中断,只有不间断的胸外按压才能达到 ROSC。

BLS 是一个相互协调的系统动作,要求胸外按压要快,成人频率为 100 次/分,按压深度为 5cm,按压与通气比为 30:2,应用电除颤,双极电流为 120~200J,单极电流为 360J,电流大小应从低到高。儿童心肺复苏按压频率应不少于 100 次/分,但不超过 120 次/分,按压深度为儿童胸廓前后径的 1/3,每次按压后胸廓应充分回弹,按压与通气比为 15:2,新生儿为 3:1,儿童及新生儿的电除颤大小为 4J/kg。只有三者相互协调统一,才能达到最佳 BLS 目的。

需强调的是,医务人员在抢救患者时,应根据患者心搏骤停的最可能的原因而选择急救的顺序。如发现患者突然倒地,施救者证实该患者无意识、无呼吸或者是叹息样呼吸,应立即激活急救医疗服务体系(EMSS),用 AED 除颤并实施 CPR 操作。对于淹溺或其他原因导致的窒息性心搏骤停患者,在呼叫 EMSS 之前,先给予大约 5 个循环(大约 2 分钟)的传统 CPR(包括人工呼吸)。对于新生儿的心搏骤停,最可能的原因是呼吸因素导致,复苏程序应该为 A-B-C。以下是 BLS 的具体内容:

1. 循环功能支持(circulation,C) 检查患者的生命体征,首先进行循环功能的评价和支持是必需的。控制外出血,加压包扎,抬高患肢,帮助减少静脉出血,增加静脉回心血量,而传统的头低位帮助不大。

2. 保持气道通畅(airway,A) 在交通事故中,死亡最常见的原因为气道梗阻。急诊首诊医生首先要检查患者的呼吸道是否通畅,排除任何气道梗阻因素。

3. 呼吸支持(breathing,B) 对患者的气道通气功能进行评价,危及生命的急症有张力性气胸、巨大血胸、反常呼吸及误吸等。张力性气胸可通过严重的气胸体征及胸膜腔正压引起的纵隔偏移、静脉回流减少而诊断,此时应立即行胸膜腔穿刺减轻症状。这需要在 X 线检查完成之前进行。反常性呼吸(连枷胸)表现为患者虽能自主通气,但患者有持续发绀和呼吸困难,可通过观察胸壁的反常运动而诊断,需要通气支持治疗。对于呕吐物、血块、脱落牙齿,需要及时清除,处理的措施有向前托起患者颜面部、经鼻腔或口腔气管插管和气管切开等,气管切开一般用于紧急情况,不能作为一种常规方法。另外,对急性窒息的患者还可行环甲膜穿刺,但注意一般不适用于 12 岁以下儿童。

4. 功能判定 对清醒的患者,进行快速规范的神经系统检查是必要的。对不清醒的患者,按照 Glasgow 评分(GCS),根据患者的光反应、肢体活动和痛觉刺激反应来评判患者的病情和预后。

(二) 再次检查

再次检查的内容如下:

1. 病史 病史应包括外伤发生的时间、地点、损伤机制、患者伤后情况、治疗经过、转送过程及患者既往史,如患者神志不清,应询问转送人员和家属。为便于记忆,可按照"AMPLE"顺序进行:A:过敏史(allergies);M:药物(medications);P:过去患病(past illness);L:进食时间(last meal);E:外伤发生情况(events of accident)。

2. 详细的体格检查 体格检查应小心、全面,从头到脚依次进行。首先是神志情况,主要根据 Glasgow 评分(GCS);仔细检查头面部,注意检查可能隐藏在头发内的损伤;对于高位截瘫患者,要注意区分头外伤和颈髓损伤,常规 X 检查是必需的,颈部在明确损伤前一定要固定;血胸、气胸是可预防性死亡的常见原因,注意要监测血压和肺通气功能,详细检查胸部,仔细阅读胸部 X 线片;腹部损伤也是可预防性死亡的常见原因,仔细检查腹部体征和监测生命指征变化,必要时行腹腔穿刺和灌洗术。四肢外伤一般比较明显,但要注意多发伤和合并血管、神经损伤的可能性。

3. 对任何可疑骨折行 X 线检查 对所有的多发伤患者,在初次检查后,都应行胸片、颈椎侧位和骨盆像,如怀疑脊柱骨折,应行正侧位及颈椎张口位像,必要时进一步 CT 检查。对意识有问题的头部外伤患者,常规行头颅 CT 检查。

(三) 有效处理措施

在多发伤患者的诊治中,可能会包括许多专家参与的多次手术和操作。应该综合患者全身的病情,适时讨论手术时机、类型和手术操作范围。

二、常规手术准备

在手术前应按以下流程:明确诊断,确定手术指征;术前综合评估患者情况;术前讨论,确定手术治疗方案;术前与患者及家属的交流;调整患者的健康状态最佳化;细化医生准备。

(一) 明确诊断,确定手术指征

术者必须全面掌握病史、临床表现和影像化验检查资料,将资料归纳分析后得出明确的诊断,并复验入院诊断是否正确,提出有力的手术指征。

(二) 术前综合评估

在确定患者是否需要手术治疗后,需要对患者进行术前综合评估,评价手术的风险,除外手术禁忌,这一阶段的主要目的在于确定患者能否接受手术治疗的问题。评估病史和有重点系统回顾的体格检查,然后决定是否需要进一步检查。根据患者的疾病程度、主要脏器功能状态以及全身健康状态,将手术危险分层化,可将患者对手术的耐受性分成二类四级(表6-1-1)。对于第一类患者,经过一段时间的一般准备后即可进行手术。而对于第二类患者,由于其对手术的耐受性差,手术风险非常高,且有可能高于手术的益处,则需要多科室(例如麻醉科医生、内科医生等)会诊,请麻醉师及内科医生各自提出自己的见解,并最终确定是否存在手术禁忌。如果无手术禁忌,需要对主要脏器的功能进行认真检查,有针对性地做好细致的特殊准备后,才能考虑手术。如有必要可分期手术,暂时改善全身情况后再彻底地手术。

表 6-1-1　患者耐受性的分类、分级

患者情况	一类		二类	
	Ⅰ级	Ⅱ级	Ⅲ级	Ⅳ级
骨科疾病对机体的影响	局限,无或极小	较少,易纠正	较明显	严重
主要脏器功能变化	基本正常	早期,代偿期	轻度,失代偿期	严重,失代偿期
全身健康状况	良好	较好	差	极差

(三) 术前讨论

在明确患者诊断、确定其具备手术指征并除外手术禁忌后,应提请术前讨论。此阶段的主要目的在于解决手术方法的问题。

在术前讨论中,首先由主管医生介绍患者的病史、重要体征以及辅助检查等资料,作出诊断,提出强有力的手术指征,同时提出手术治疗的目的及手术方案(包括术前准备情况、手术操作步骤、需要准备的特殊器械、术后结果评价以及术后护理注意事项等)。科内医生对此提出建议及评价,首先需要再次确认诊断是否正确,是否需要进一步检查;其次,评价手术方案是否合理,例如手术途径是否合理等;最后,确定最终手术方案。

(四) 调整患者的健康状态最佳化

任何一种骨科手术,都需要将每个患者的手术前情况调整到最佳状态。这也是术前准备的目的。通常,手术前需要以下准备工作:

1. 患者心理方面的准备　手术对患者是一种极严重的心理应激,多数患者怀有恐惧感。患者住院后,由于生活环境的改变和工作、家庭联系的暂时中断,特别是对自身疾病的种种猜疑,患者的思想是很复杂的。对即将进行的手术治疗,怀着各种各样的顾虑:害怕麻醉不满意而术中疼痛;担心手术后不能坚持工作和丧失劳动力;对肿瘤根治性手术的效果悲观失望等。因此,医护人员应和家属、亲友一起共同做过细的思想工作,有针对性地解除患者的各种忧虑,术前向患者本人及家属或单位交代清楚疾病的治疗原则、手术方案以及预后等。同时,与其协商治疗方案,使患者从心理上认清接受手术的必要性,对手术要达到的目的及可能发生的并发症与意外事项等有所了解,增强患者与疾病斗争的决心和坚定康复的信心。同时,诊疗过程中医生和护士要以优质的服务和满腔热忱、无微不至的关怀,使患者对手术充满信心,让患者从医护人员的言行中,建立起对手术的安全感和必胜的信念。

2. 适应性锻炼　长期吸烟者,住院后应立即戒烟。要求特殊体位下手术的患者(如颈椎前路手术,术中取头后仰、颈部过伸姿势),术前2～3天应在医生指导下进行相应的训练。术后病情需要较长时间卧床者,术前应进行卧床大、小便的练习。

3. 饮食的管理　中小手术的饮食一般不需严格限制,但必须在术前12小时禁食,术前6小时禁饮,以防麻醉和手术过程中发生呕吐而误吸入肺。

4. 肠道的处理　局麻下的一般手术,肠道不需要准备。需要全麻和硬膜外麻醉者,手术前一日晚灌肠一次,排出积存的粪块,可减轻术后的腹胀,并防止麻醉后肛门松弛粪便污染手术台。

5. 手术前用药　体质差伴营养不良的患者,术前数日可适当输入适量的白蛋白液、复方氨基酸等,并口服各种维生素。

6. 手术部位的皮肤准备　病情允许时,患者在手术前一日应洗澡、洗头和修剪指(趾)甲,并更换清洁的衣服;按各专科的要求剃去手术部位的毛发,清除皮肤污垢,范围一般应包括手术区周围5～20cm,剃毛时应避免损伤皮肤。备皮的时间多数在手术前一日完成。手术前日晚主管医生应该仔细检查皮肤准备情况,如发现切口附近皮肤有破损、毛囊炎,应推迟手术日期。

7. 如术前应用抗凝药物,则可停用抗凝药物,并复查出凝血时间。

8. 高血压、糖尿病患者应控制血压及血糖接近正常水平。

9. 术后功能锻炼,器械的学习与使用。由于骨科手术后患者大多需要配合康复锻炼,因此术前应指导患者学习使用。

10. 如预计要输血,应查血型,作交叉配血试验,备血、预存自体血或准备吸引-收集-过滤-回输装置。

11. 特殊患者的术前准备。术前慢性贫血、营养不良的患者,应给予高蛋白质及高糖饮食,并补给各种维生素,必要时多次少量输血或血浆。幽门梗阻的患者常伴有较严重的水与电解质紊乱,术前应加以纠正,同时每晚用温盐水洗胃1次,共3～5天,有利于胃黏膜炎症与水肿的改善。肝脏疾病的手术前准备应加强保肝措施,以增加肝糖原的储备。

婴幼儿有些器官发育不完善,基础代谢率高,糖原储备量较少,而且总血容量明显低于成年人。手术前应特别注意水、电解质失调的纠正;宜常规应用维生素K,以纠正术中的出血倾向;即使是短时间禁食,术前也应静脉滴注5%～10%的葡萄糖溶液。

老年人的重要生命器官逐渐出现退行性变,代偿和应激能力较差,消化和吸收功能日益减弱。另外,老年人常伴慢性心血管疾病和肺气肿,对手术的耐受力相应较弱。术前应该特别注意改善心功能和肺功能,加强营养,纠正贫血,最大限度地增加手术的安全性。

(五) 细化医生准备

1. 术前测量与设计　术前有关的绘图、设计、测量等是术前必须做好的准备工作,例如股骨上端截骨术,截骨线的设计、矫正的角度及矫正后的固定措施等都必须在手术前通过描图、剪纸计划好,以期术中能够达到预期矫正的目的。

2. 手术径路的选择　骨科手术途径非常之多,选错途径将增加手术困难,并有损伤重要结构的可能。一般来说,以分开软组织少而能清楚显示病灶的手术途径为最佳途径。

3. 手术体位　手术体位与显露病灶的难易极有关系,为了显露满意,要慎重选择体位和铺无菌巾的方法。

4. 手术部位的定位　在术前要考虑周到,采用何种方法才能做到准确无误,特别是胸椎及胸腰段,如有变形或畸形,术中的定位标志常不明确,易发生错误,应该在术前找好标志,必要时应借助术中X线透视或照片定位。

5. 器械准备　骨科手术常需要一些特殊器械和内固定物,为了方便手术,有些器械需要术者亲自选好,交手术室护士灭菌备用。

6. 术中需要行放射线造影、特殊化验检查和冷冻切片检查时,主管医生应在手术前一日与有关科室取得联系。

三、术前谈话的内容、目的、原则、注意事项及相关法律问题

手术前谈话目的是要通过此次医患间的交流,让患者及其家属了解到:

1. 患者病情诊疗情况及治疗方案的制订,同时介绍此病目前国际治疗水平和规范。

2. 手术治疗的必要性、风险性。

3. 让患者感觉到他已享受到最科学合理的疾病诊断和治疗。

4. 赢得患者及其家属对我们医疗服务和医疗水平的信任。

5. 消除对手术风险的恐惧心理,了解我们抵御风险的措施和能力,以及抵御风险能力的有限性。

6. 综合和持续治疗的可能性。

7. 手术治疗效果的迟后表现性和不可预测性。

谈话内容一般包括:患者疾病的诊断情况,手术治疗的必要性,手术方式选择依据,术中和术后可能出现的不良反应、并发症及意外情况,拟采取的预防术中和术后并发症及意外情况的有效措施,手术治疗的预后和经费估计等方面。

医生在谈话时既要做到全面、准确、自信,又要让患者充满信心,主要就要做到以下几点:

1. 全面性 表现在诊断思路、预后及并发症判断的全面性。作为一个外科医生,为一个手术准备时,要对本手术的适应证,风险、医学技术局限性及手术可能遇到的困难和注意事项有一个全面的认识和掌握,有的放矢地把所有的问题都一一列出,并详细介绍给患者及其家属,让患者及家属充分了解病情,从而争取他们的理解、支持和配合,进而充分信任医生,保证医疗工作的顺利进行。

2. 准确性 在谈话中,医生要准确清晰地介绍患者病情、诊断、制订的治疗方案及预后等相关情况,进一步增强患者及家属对医生的信任,加强其接受手术治疗的决心和信心。

3. 客观性 我们在谈话时不能有所隐瞒,必须要实事求是地描述病情、治疗风险及可能的并发症,避免造成医患关系紧张和相互的不信任,减少并避免医疗纠纷的发生。

4. 鼓励性 对于一个患者来说,在术前存在恐惧心理是完全正常的,他们对术中术后的担心是应该的,我们对其交代时要予以适当鼓励,让其减少或消除这种害怕的心理,用言语来减少可能的并发症的发生率。

5. 回避性 对于有些病疾病如肿瘤,患者心理暂时可能不能承受,我们应该尽量避免当面告知患者病情,但需将详细病情告知其家属、亲戚朋友或监护人。

（邱贵兴）

第二节 手术后处理

手术的结束并不意味着治疗的结束,术后处理是手术治疗的重要组成部分之一,忽视术后处理往往会对手术效果产生负面影响。术后处理也有全身和局部之分,短期和长期之别。

一、全身处理

与一般外科手术的术后处理基本相同,骨科手术后当天和短期内,须密切观察和及时处理手术创伤和失血反应、麻醉反应、手术并发症,以及观察是否继续失血、原有病情是否加重等。常规观察血压、脉搏、呼吸、体温、神志、液体出入量,治疗方面包括输液、镇痛及抗菌药物的应用等。需要强调以下几个问题:

（一）麻醉后反应

骨科手术的麻醉,成人上肢常用臂丛神经阻滞,下肢常用硬脊膜外麻醉。脊柱手术或经胸手术的患者,在术后应重点护理。麻醉的改进并不意味着可以放松术后观察和处理。

（二）输液与输血

禁食期间,每日应由外周静脉补入一定数量的葡萄糖、盐水和电解质。成年人每日补液总量为2500～3500ml,其中等渗盐水不超过500ml,其余液体由5%和10%的葡萄糖液补充。三日后仍不能进食者,每日可静脉补钾3～4g,如有大量的额外丢失,应如数补入。术后有严重低蛋白血症者,可间断补入复方氨基酸、人体白蛋白和血浆,以利于手术创口的愈合。慢性失血伴贫血的患者,术后应继续给予输血,以保证手术的成功。

（三）饮食与营养

骨科手术很少干扰胃肠道,多从口服途径给液、给药和补充营养。一般情况下,局部麻醉后饮食不需严格的限制。较大的手术,进食的时间和饮食的种类取决于病变的性质和手术及麻醉的方式。由于手术创伤的影响、麻醉和镇痛药物的作用,术后短时间内患者的食欲有所减退。全身麻醉的患者有正常排气和排便后,开始正常进食。口服饮食的原则是先从容易消化吸收的流质开始,逐步过渡到半流质,最后恢复到正常的普通饮食。

（四）抗感染

预防性应用抗生素大大降低了术后感染的发生,但是随便地预防性应用抗生素,非但不能减少感染的发生,反而有促进耐药菌株生长的危险,使医务人员忽视无菌术和手术基本操作的要求,错误地用抗生素来弥补无菌术和手术操作上的缺陷。

一般对于血运丰富的部位,如手部手术、一般软组织手术、时间短、不超过1～2小时的无菌手术,均不需预防性使用抗生素。但对于人工关节置换术、大关节开放手术、脊柱手术等较大的手术或使用内固定的手术,均需考虑预防性应用抗生素。使用的方法为在麻醉后或做切口前从静脉给予抗菌药物1个剂量,若手术时间长或污染严重,可在4～6小时后再给药1次。

一旦手术部位出现感染迹象,宜及时更换广谱、高效及敏感的抗生素,并给予全身支持疗法。当发现切口内有脓液时,宜及时切开引流或闭合冲洗。

（五）止痛、镇静和催眠药物的应用

几乎所有的骨科急症患者都会有疼痛和焦虑,使患者情绪尽快稳定下来非常重要。用药应根据患者的体表面积、既往药物应用剂量和病情来决定。

理想的止痛、镇静药物用量应使患者保持规律的昼夜作息制度,即白天清醒无痛,夜间安然入眠。日间因可以分散注意力,轻度的疼痛不适可以忍受,而夜间不同,失眠可导致患者虚弱。可考虑在患者入院后应用非成瘾性止痛剂。

1. 止痛剂　应用前应了解患者疼痛的严重程度。有效的止痛方法是使用由患者控制的胃肠外途径鸦片类止痛剂。胃肠外应用止痛剂,可在避免毒性作用的同时保持血液中最低有效浓度。吗啡和哌替啶是最常用的药物。临床上常用的仍然是阿片类药物,一般在术后可用哌替啶50～100mg或吗啡5～10mg,肌内注射,疼痛持续者必要时可以4～6小时重复1次。患者自控镇痛（PCA）和椎管内给药镇痛法,如硬膜外注药镇痛是近年来发展的较新的镇痛技术,若使用得当,临床效果较好。

2. 麻醉剂　这些药物有共同的副作用,持续应用4周后会产生成瘾性。药物的作用和副作用都有个体差异,要通过试验性应用药物尽快找出适合患者的最有效的药物。注意:对于慢性疼痛病史的患者,麻醉剂不能有效地控制疼痛,一般要联合应用止痛剂。药物的副作用包括抑制呼吸和咳嗽反射、降低膀胱的敏感性和结肠活动、恶心呕吐等,要及早采取干预措施。

3. 镇静催眠药物　对于过度焦虑的患者,镇静药联合止痛剂往往有效。如患者正在接受功能锻炼,要在当天避免使用肌松剂。

（六）预防静脉血栓

血栓栓塞是困扰每个手术者的棘手问题。老年人和卧床超过1天者都应采取预防措施,包括抬高患肢、鼓励患者做肌肉收缩功能锻炼改善循环,有条件时可应用弹力绷带和弹力袜或使用足底静脉泵。高危患者包括:既往有血栓病史;既往下肢手术史或慢性静脉曲张病史;口服避孕药;肿瘤;骨盆、股骨骨折;吸烟;下肢行关节置换后等。其中,骨科手术 DVT 发生率最高,尤以膝关节手术显著,对这些患者应常规预防性治疗,腰麻或硬膜外麻醉可能会减少深静脉血栓(deep venous thrombosis,DVT)发生的几率。对于高危患者,术前应行多普勒超声检查。华法林及低分子肝素和四肢静脉泵,均可应用于预防性治疗。按 ACCP 指南建议,要给予患者 LMWH 高危剂量预防,术前或术后要口服华法林,并使国际标准化比值(INR)达到 2.5,维持超过 10 天。因骨科手术易出血,建议术后 0 ~ 6 小时以高危预防量使用华法林,使 INR 达到 2.0 即可,持续时间可延长至 14 ~ 30 天。在预防血栓治疗的同时,要注意抗凝引起的并发症(出血、感染等)。

DVT 的预防总原则是:

1. 对有出血倾向的静脉血栓高危患者,应予机械性预防,如穿弹力袜(压力 15 ~ 30mmHg)。

2. 不需用阿司匹林预防静脉血栓。

3. 低分子量肝素(LMWH)、戊聚糖(fondaparinux)和阿加曲班等抗凝药均经肾排泄,在应用时应考虑患者的肾功能状况,必要时应以普通肝素(UFH)替代。

4. 神经阻滞麻醉时,预防性抗凝治疗需谨慎。

(七) 各种管道的处理

由于治疗上的需要,骨科手术后的患者常常带有各种管道,因放置管道的目的不同,各管道的拔出时间不尽相同。因此,必须认真管理,既要发挥各管道的治疗作用,又要防止因管道所产生的并发症。

1. 留置导尿管　肛门和盆腔手术后常留有导尿管,留管时间长短不等,少数可长达 1 ~ 2 周。留管期间应记录每日尿量,定时更换外接管和引流瓶,应防止尿管过早脱出。留置时间较长的导尿管,应用呋喃西林溶液冲洗膀胱,拔管前数日可先试夹管,每 4 小时开放 1 次,以促使膀胱功能的恢复。

2. 体腔引流管　手术后胸腔引流管等在治疗上有重要意义。术后应仔细观察引流物数量和性质方面的变化,定时更换外接管及引流瓶,保持清洁,防止脱出。引流管的留置时间差异较大,确实达到治疗目的后才能考虑拔管。关于拔管的方法、步骤及适应证,可参考各有关章节。

3. 切口引流的处理　部分手术为了防止术后切口内积血或积液,术毕于切口内留置有橡皮条或细橡皮管作为引流用,一般 24 ~ 48 小时后拔出。手术创面较大、渗出物较多时,可适当延长时间,但要经常更换已被浸透的敷料,防止切口污染。

二、局部处理

患者从手术室返回病室后,对于手术肢体的局部处理,应注意以下几点:

(一) 患者的体位

手术后患者的卧床姿势取决于麻醉方法、手术部位和方式,以及患者的全身情况。全麻未清醒之前应平卧并将头转向一侧,以防呕吐物误吸。腰麻手术后应平卧 6 小时,可减少麻醉后并发症如头痛的发生。胸部、腹部和颈部的手术,如病情许可常采用半侧卧位,有利于呼吸和循环。脊柱或臀部手术后,常采用仰卧位或俯卧位。对于四肢手术,术后多需抬高患肢,其高度一般应超过心脏平面,以利于淋巴、静脉回流,减轻肢体水肿。

(二) 观察患肢血液循环

手术当天与以后几天密切观察患肢血液循环,是骨科术后处理的重要环节。其次,手术后用引流或负压吸引装置将伤口内的渗血渗液引出,对改善患肢血液循环和预防感染也极为重要。除负压吸引装置外,引流条的放置时间不可超过 24 小时,否则可增加伤口感染的机会。

(三) 预防压疮等并发症

患者手术后常需长期卧床休养,容易发生压疮、肺炎、尿路感染或结石等并发症,故定期翻身、协助四肢活动、鼓励起坐、主动活动、深呼吸、多饮水等,都是重要的预防措施。

(四) 手术切口的处理与观察

1. 无感染的缝合切口　缝合切口无感染时应按时拆除缝合线,并根据切口愈合情况,按统一的要求作出准确记录。

（1）拆线的时间：经临床观察无任何感染迹象的切口，不应随意更换敷料。结合患者的年龄、营养状态、手术部位和切口大小等情况，决定缝线拆除的时间。颈部血运丰富，切口愈合较快，术后 4~5 天即可拆线；胸腹部切口需 7~10 天；下肢、腰背部切口需 10~14 天；腹部减张缝合线的拆除时间不得少于两周。切口一旦发生感染，拆线的时间应该提前。

（2）切口的分类和愈合的记录：根据手术中的无菌程度，通常将缝合的切口分为三类，分别用罗马字 Ⅰ、Ⅱ 及 Ⅲ 来表示。而切口愈合的情况也分为三级，分别用甲、乙和丙来表示。每一个患者出院时都要对切口的愈合等级作出正确的记录，如 Ⅰ·甲、Ⅰ·乙、Ⅱ·甲或Ⅲ·丙等。有关分类和分级条件归纳于表 6-2-1 及表 6-2-2。

表 6-2-1 缝合切口的分类

切口	基本条件	表示法
无菌切口	手术基本上在无菌情况下进行	Ⅰ类
污染切口	手术野与消化道、泌尿道及呼吸道相通	Ⅱ类
感染切口	化脓、坏死的手术	Ⅲ类

表 6-2-2 切口愈合的等级

愈合等级	愈合特点	表示法
甲级愈合	切口愈合良好，无不良反应	甲
乙级愈合	切口愈合欠佳，如有硬结、积液等，但未化脓	乙
丙级愈合	切口化脓感染及切口裂口	丙

2. 感染切口的处理　切口一旦发生感染，应及时拆除缝线，敞开伤口充分引流。交换敷料时，要仔细清除异物和坏死组织，脓性分泌物应作需氧菌和厌氧菌培养及药敏试验，以便能准确地选用有效的抗生素。若感染逐渐控制，肉芽组织迅速生长，可争取二期缝合，以缩短病程。

3. 观察创口出（渗）血　骨与关节手术后常因骨面继续渗血而创口流血。如渗血面积不大，应加压包扎，流血自止；如流血不止，则需手术探查，予以止血。

4. 观察创口感染　创口疼痛，体温上升，白细胞总数和中性粒细胞百分比上升，切口部位肿胀、波动和压痛等，显示有化脓性感染，治疗原则是有脓排脓。

（五）石膏护理

石膏固定待石膏干硬后才能搬动，注意观察末梢血液循环情况，防止并发症，后期还应观察石膏有无松动或折断，防止固定失败。拆石膏的时间，则决定于所做的手术以及 X 线摄片征象。

（六）功能锻炼

功能锻炼可促进局部功能的恢复和全身健康，手术后应尽早活动，活动强度和幅度要循序渐进。早期活动可改善呼吸和循环，减少肺部并发症和下肢深静脉血栓形成的机会，也有利于胃肠道和膀胱功能的迅速恢复。

三、手术后的对症处理

（一）恶心、呕吐

手术后恶心、呕吐是麻醉恢复过程中常见的反应，也可能是吗啡一类镇痛剂的副作用。随着麻醉药和镇痛药作用的消失，恶心和呕吐即可停止，不需要特殊处理。但频繁的呕吐也可能是某些并发症的早期症状之一，呕吐有阵发性腹痛时，应想到机械性肠梗阻的存在。处理上要有针对性，如果无特殊情况，给予适当的镇静剂或解痉药即可。

（二）腹胀

腹部手术后胃肠道的蠕动功能暂时处于抑制状态,手术创伤愈大,持续时间愈长。胃肠道蠕动功能在术后48~72小时逐渐恢复,大致经过"无蠕动期-不规律蠕动期-规律蠕动期"三个阶段。胃肠道蠕动功能未能恢复之前,随着每一次呼吸所咽下的空气在消化道内大量积存,是引起腹胀的主要原因。严重的胃肠胀气可压迫膈肌影响肺的膨胀,压迫下腔静脉使下肢血液回流受阻,增加了深静脉血栓形成的机会。非胃肠道本身的手术,防治术后腹胀的主要措施是肌注新斯的明0.5mg,每4小时1次,能促进肠蠕动的恢复。

（三）排尿困难

多发生于肛门、直肠和盆腔手术后的患者,全身麻醉或脊髓内麻醉后也可引起,前者系由于切口疼痛反射性引起膀胱括约肌痉挛,后者是由于排尿反射受到抑制的结果。少数患者由于不习惯卧床排尿,下腹膨胀有排尿感,但无法排出。处理方法:病情允许时,可协助患者改变姿势(或侧卧或立位)后排尿,也可于膀胱区进行理疗、热敷和按摩,以促进排尿。一般措施无效时,应在无菌操作下予以导尿,并留置尿管2~3天后拔除。尿潴留:创伤或术后尿潴留并不少见,如果膀胱已经扩张,需要有数天时间才能恢复至正常的敏感性,因此如果患者需要导尿的话,应使用细尿管,5ml气囊,留置尿管接引流袋。尿管应放置到患者下地行走或白天不用麻醉剂治疗为止。

（四）便秘

尽量采取有效的措施,保证患者的大便习惯不受影响,饮食习惯改变和止痛剂的应用常会引起便秘。如果患者正常进食后仍有便秘,可口服通便灵或麻仁润肠丸,必要时可用开塞露塞肛或灌肠。矿物油也会有所帮助,但会造成维生素吸收障碍。

（五）肺炎

长期卧床的患者容易发生坠积性肺炎。术后鼓励患者咳嗽、雾化吸入、使用化痰药,防止术后肺不张。一旦发生肺炎,需要使用敏感的抗生素及有效地排痰。

（六）压疮

压疮容易出现在高龄、重症疾病及神经系统疾病的患者中,好发部位为腰骶部、足跟、臀部等。压疮可以成为感染源,甚至危及生命。加强护理、经常变换体位、使用特殊床垫、积极治疗全身疾病及纠正营养不良是预防压疮的基本手段,一旦发生后,对严重程度达三度者应尽早行清创及肌皮瓣覆盖。

（七）心血管系统并发症

对于老龄患者,术前许多人合并有心血管疾病,术后可以发生心律失常、心绞痛、心肌梗死,严重者可以发生心力衰竭、心搏骤停。术后宜加强监测,必要时送入ICU病房,一旦发生意外,需及时处理,并请内科会诊。

（邱贵兴）

第三节　术　后　康　复

骨科手术后康复治疗的目的是通过综合性康复治疗,巩固和扩展手术效果,改善和恢复功能,预防疾病的复发,使患者重返社会和改善生存质量。广义的术后康复治疗除了功能训练和假肢矫形器辅助治疗以外,还包括物理治疗、心理治疗、康复咨询、药物、护理等。

一、功能锻炼

在骨科临床中常用的功能锻炼在康复医学中也称为运动疗法,是利用运动锻炼,通过促进功能恢复或功能代偿来促进机体康复的方法。功能锻炼对预防并发症及保持整体健康有重要意义,为大部分骨科患者所必需,是骨科康复的基本方法,其他康复疗法则起辅助及补充作用。功能锻炼时的肢体和躯干运动,按运动方式分为主动运动、被动运动和助力运动。外力作用于人体某一部分所引起的动作称为被动运动,一般用于维持或增大已受限制的关节活动范围、防止肌肉萎缩和关节挛缩。依靠患者自身的肌力进行运动的方式称为主动运动,主要用于维持关节的活动范围、增强肌力和持久力以及增强肌肉间协调性的训练。助力运动在肌肉主动收缩的基础上施加被动助力,适用于肌力在三级以下或病体虚弱时完成运动,以保持和改善肌力及关节活动度。应用专用的器械,在一定的范围内作持续的被动运动,以改善关节及周围组织的血液和淋巴循环、改善组织营养的方法称为连续被动运动。当肌力和关节活动度恢复到一定程度后,还应通过进一步的功能锻炼,如跑步、行走、骑车、游泳、跳绳、踏车和平衡板等增进机体的运动耐力、运动敏捷性和协调性,为即将回到日常工作和运动中作最后的准备。这些锻炼同时能增进患者的耐力。

(一) 肌力锻炼

肌纤维按碱性染色的深浅分为Ⅰ型和Ⅱ型纤维。Ⅰ型统称为慢肌纤维,其收缩较慢,厌氧潜能很低,对抗疲劳的能力很大,是做低强度运动及休息时维持姿势的主要动力。Ⅱ型统称为快肌纤维,其中ⅡB型收缩快,厌氧潜能很高,产生张力高,易疲劳,是做高强度运动时的主要动力。不同的肌力锻炼方式,对运动单元募集率的程度及Ⅰ、Ⅱ型纤维的作用程度不同。一般而言,损伤后首先萎缩的是慢肌纤维,这可能主要是由于慢肌纤维容易反映正常本体感觉的消失,因此,应先做慢速功能的康复治疗,然后做快速功能的康复治疗。肌力锻炼时应正确掌握运动量与训练节奏,根据疲劳和超量恢复的规律,无明显疲劳时不会出现明显的超量恢复,故每次肌肉训练应引起一定的肌肉疲劳,但过大的运动量可引起肌肉急性劳损,过于频繁的练习易使疲劳积累,导致肌肉劳损。肌力锻炼时还应注意无痛锻炼,因为疼痛往往是引起或加重损伤的警告信号。有心血管疾病的患者,在锻炼时还需注意心血管反应和必要的监护。

1. **等长锻炼** 等长锻炼是指肌肉收缩但肌肉长度和关节位置没有发生明显改变,是肢体被固定、关节活动度明显受限制或存在关节损伤等情况下防止肌肉萎缩、增强肌力的一种康复技术。优点是容易执行和重复,不需要特殊仪器和花费不多。缺点是有显著的角度和速度特异性,有报道认为这种锻炼对增强肌肉的耐力作用较差,同时对改善运动的精确性、协调性无明显帮助。通过选择一定的角度进行锻炼(多角度等长练习)能最大限度地全面增强肌力,同时减少对组织愈合的影响。通过双侧肢体的锻炼,可最大限度地利用"交叉"效应(cross-effect),即健侧肢体锻炼同样能增强患肢的肌力(大约30%)。每次等长收缩的时间不宜过长,一般不超过5～10秒。对那些因为害怕疼痛而不愿做自主收缩者,可用经皮电神经刺激(transcutaneous electrical nerve stimulation,TENS),刺激强度应介于其感觉和运动阈之间,每次治疗时间约为10分钟。

2. **等张锻炼** 等张锻炼时肌纤维长度改变,张力基本不变,同时产生关节活动。根据肌肉在收缩中长度变化的不同,又分为向心性和离心性收缩。向心性收缩时肌肉两端相互靠近,是维持正常关节活动的主要方式;离心性收缩时肌肉被动拉长,主要用于姿势的维持。等张锻炼典型的方法是直接或通过滑轮举起重物的练习,如哑铃或沙袋等。其优点是容易执行,需要的器械很少,能够很好地提高肌肉的肌力和耐力;缺点是等张锻炼时肌力输出和所受的阻力,将随着不断改变的关节角度和力矩而变化,还受到运动加速及减速的影响,阻力负荷不能大于运动周期中最低的肌力输出,否则无法完成全幅度运动。这样,在每一个周期中大部分时间所承受的负荷偏低,影响锻炼效果。

渐进性抗阻训练(progressive resistance exercise,PRE)是Delorme于1945年首先提出并逐渐发展起来的经典的等张收缩训练。其原理是基于大负荷、重复次数少的练习有利于发展肌力。先测得某一肌群重复10次所能完成的最大负荷,以此负荷量为基准分三段训练。第一段取50%的最大负荷量重复10次;第二段取75%的最大负荷量重复10次;第三段取100%的最大负荷量重复10次。每天完成三段训练1次。当在最大负荷量下能完成15次时,需提高最大负荷标准。

3. **等速锻炼** 1967年首先由Hislop和James Perrine等提出等速运动的概念,被认为是肌力测试和训练技术的一项革命。等速收缩需依赖特殊的等速肌力仪,锻炼时关节的活动速度恒定,但阻力会随肌力而变化。肌纤维可缩短或拉长,产生明显的关节活动,类似肌肉等张收缩。运动中等速仪提供的是一种顺应性阻力,如果肌肉收缩产生过多的力则为设备所吸收,转化为阻力,阻力和肌肉收缩时产生的力相互适应,即在一定的范围内用力越大,阻力也越大,所以等速收缩兼有等张和等长收缩的某些特点或优点,可使肌肉在短时间内增强肌力。等速技术在临床上主要运用于对肌肉功能进行评定、对各种运动系统伤病后的肌肉进行针对性的康复训练、对康复治疗进行客观的疗效评定等。等速锻炼的优点是安全、客观、重复性好、锻炼效率高等。缺点是这种锻炼是非生理性的,而且设备昂贵,锻炼时花费时间较多,使用过程中最好有康复师指导。

（二）关节活动度练习

疾病和手术后的关节活动障碍主要是因为关节韧带、关节囊和关节周围肌腱挛缩或关节内外粘连所致,属于纤维性挛缩。制动后肌肉发生萎缩,首先发生萎缩的是慢肌纤维,可能是由于慢肌纤维容易反映本体感觉的消失。在制动第5周,股四头肌大约萎缩40%。如果固定在肌肉短缩的位置,其萎缩的速率还可以加快。肌肉萎缩伴随着肌力下降。缺乏运动和负重的刺激,软骨细胞和纤维软骨细胞的营养就会受到影响。产生的废物也不能被消除,因而影响其正常的新陈代谢,表现为软骨细胞的异染性、含水量下降、细胞聚集成团,软骨受到破坏。这种变化超过8周就不可逆。成纤维细胞产生的胶原纤维循着应力方向排列,缺乏应力刺激其排列就会缺乏规律。在关节囊部位,这种变化加上原有胶原纤维的吸收会造成关节僵硬。对于韧带会造成韧带附着部位的吸收,韧带中胶原纤维顺应性和张力下降。制动8周后,韧带止点处的强度减少40%,刚度减少30%。由于制动产生不利于功能恢复的变化,而且制动超过6~8周后,这种变化的结果将非常严重,有些甚至是不可逆的,因此在条件允许的前提下,应该尽早进行主动或被动运动。

关节活动度练习的基本原则是逐步牵伸挛缩和粘连的纤维组织,需要注意的是及早地活动关节能防止关节组织的粘连和萎缩。大多数锻炼能够并且应该由患者单独完成,少数则需在康复师的指导下或借助特殊的器械来完成。应强调依据患者的个体情况决定活动开始的时间和活动范围。方法主要有:

1. 主动运动　动作宜平稳缓慢,尽可能达到最大幅度,用力以引起轻度疼痛为度。多轴关节应依次进行各方向的运动。每个动作重复20~30次,每日进行2~4次。

2. 被动运动　按需要的方向进行关节被动运动,以牵伸挛缩、粘连的组织。但必须根据患者的疼痛感觉控制用力程度,以免引起新的损伤。

3. 助力运动　徒手或通过棍棒、绳索和滑轮装置等方式帮助患者运动,兼有主动和被动运动的特点。

4. 关节功能牵引法　利用持续一定时间的重力牵引,可以更好地牵伸挛缩和粘连的纤维组织,从而更有效地恢复关节活动度。

（三）耐力锻炼

耐力是指有关肌肉持续进行某项特定任务的能力。特点是肌肉维持姿势及作较低强度的反复收缩,主要针对不易疲劳和中度耐疲劳的Ⅰ型和ⅡA型纤维。其能量消耗依靠糖原及脂肪酸的氧化分解来提供,而不同于大强度快速运动时依靠无氧酵解供能,故不易造成体内的乳酸积聚。耐力性运动涉及全身性大肌群时,机体的有氧代谢大大活跃,故也称为有氧运动。有氧代谢能力同呼吸系统的摄氧、循环系统的运氧和参与能量代谢的酶的活力有关,因此有氧训练实质上是一种增强呼吸、循环、代谢功能的方法,其运动强度为最大耗氧量的40%~70%。有氧运动锻炼可维持或提高患者的有氧运动能力,减少日常活动中的劳累程度,提高日常生活的活动能力,还可以改善心、肺及代谢功能,控制血脂及体重,对防止血管硬化及心血管疾病、提高远期生存率有重要作用。

（四）持续被动锻炼

自Salter在20世纪70年代初提出关节的持续性被动活动(continue passive movement,CPM)的概念以来,CPM已成为关节外科康复中的一个重要内容。CPM被证明能增进关节软骨的营养和代谢、促进关节软骨的修复和向正常的透明软骨转化、预防关节粘连、防止关节挛缩、促进韧带和肌腱修复、改善局部血液淋巴循环、预防静脉血栓、促进肿胀、疼痛等症状的消除等。CPM需用专用的器械进行,关节活动度一般从无痛可动范围开始,以后酌情增加。运动速度一般选择每分钟1个周期。运动持续时间原为每天 20 小时,现多缩短为每日进行 12 小时、8 小时、4 小时,也有每日 2 次,每次 1~2 小时。CPM 适用于人工关节置换术或韧带重建术后,也适用于关节挛缩、粘连松解术或关节软骨损伤修复术后、自体游离骨膜或软骨膜移植修复术后、四肢骨折尤其是关节内或干骺端骨折切开复位内固定术后等康复锻炼。

二、物理疗法

物理疗法简称理疗,是康复医学的重要组成部分,主要是利用各种物理因子作用于人体,预防和治疗疾病,促进机体康复。按作用的物理因子分类,一般分为两大类。第一类为自然的物理因子,包括矿泉疗法、气候疗法、日光疗法、空气疗法、海水疗法等;第二类为人工物理因子,包括电疗法、光疗法、超声疗法、磁疗法、冷疗法及水疗法等。骨科康复多采用人工物理因子,主要治疗作用包括消炎、镇痛、改善血液循环、兴奋神经及肌肉组织、促进组织再生、促进瘢痕软化吸收、促进粘连松解和调节中枢神经系统及自主神经系统功能等。

(一) 光疗法

光疗法是利用日光或人工光线(红外线、紫外线、激光)防治疾病和促进机体康复的方法。

1. 红外线疗法 应用光谱中波长为 0.70~400μm 的辐射线照射人体治疗疾病,称为红外线疗法。红外线治疗作用的基础是温热效应。在红外线照射下,组织温度升高,毛细血管扩张,血流加快,物质代谢增强,组织细胞活力及再生能力提高。红外线治疗慢性炎症时,可改善血液循环,增加细胞的吞噬功能,消除肿胀,促进炎症消散。红外线可降低神经系统的兴奋性,有镇痛、解除横纹肌和平滑肌痉挛以及促进神经功能恢复等作用。红外线还经常用于治疗扭挫伤,促进组织水肿与血肿消散,减少术后粘连,促进瘢痕软化,减轻瘢痕挛缩等。红外线疗法在骨科多应用于亚急性或慢性损伤、扭伤、肌肉劳损、周围神经损伤、骨折、腱鞘炎、术后粘连等,但有高热、出血倾向及恶性肿瘤者都禁用红外线治疗。

2. 紫外线疗法 紫外线的光谱范围是 400~100nm,应用人工紫外线照射来防治疾病称为紫外线疗法。紫外线的治疗作用包括抗炎、镇痛、加速组织再生、调节神经、脱敏、增强免疫功能等。多适用于各种感染性疾病、术后感染、神经痛和神经炎等的防治,恶性肿瘤、红斑狼疮、光敏性皮炎、出血倾向等都禁用紫外线治疗。

3. 激光疗法 应用物体受激光辐射所产生的光能来治疗疾病,称为激光疗法。激光的生物学效应包括热效应、机械效应、光化学效应和电磁效应。激光的治疗作用为消炎、止痛和促进组织再生。在骨科可适用于伤口感染、扭挫伤、神经炎和肩周炎。

(二) 电疗法

1. 直流电疗法 直流电疗法使用低电压的平稳直流,通过人体的一定部位以治疗疾病,是最早应用的电疗方法之一。目前,单纯应用直流电疗法较少。但它是离子导入疗法和低频电疗法的基础。在直流电的作用下,局部小血管扩张,血液循环改善,加强组织的营养,提高细胞的生活能力,加速代谢产物的排除,因而直流电有促进炎症消散、提高组织功能、促进再生过程等作用。直流电可改变周围神经的兴奋性,并且有改善组织营养、促进神经纤维再生和消除炎症等作用,因此直流电常用以治疗神经炎、神经痛和神经损伤。断续直流电刺激神经干或骨骼肌时,在直流电通断的瞬间引起神经肌肉兴奋,而出现肌肉收缩反应。断续直流电可用以治疗神经传导功能失常和防治肌肉萎缩。直流电疗法在骨科适用于骨折、骨折延迟愈合、周围神经损伤、神经痛、神经炎、术后瘢痕粘连等的治疗。急性湿疹、急性化脓性炎症、出血倾向禁用。

2. 直流电药物离子导入疗法 在直流电场的作用下,使药物离子从皮肤黏膜进入体内以治疗疾病的方法,称为直流电离子导入疗法。该疗法的作用是直流电和药物的综合作用,适用于周围神经炎、神经痛、骨折、术后瘢痕粘连等。

(三) 超声波疗法

频率>20kHz 的高频声波对组织有温热和机械作用。与其他热疗作用一样,超声波也具有镇痛、缓解肌肉痉挛和加强组织代谢的作用。此外,还能促进骨痂生长。对新鲜的软组织损伤,超声波可以止痛、弥散血肿和软化瘢痕组织。在骨科可用于腕管综合征、急性腰扭伤、肩周炎、腱鞘炎、网球肘等,但若使用过量,可能会损伤组织,须格外小心。

（四）传导热疗法

利用各种热源直接传给人体,达到防治疾病和康复目的的方法称为传导热疗法。以蜡疗常用。石蜡加热融化后涂布于体表,将热能传至机体。石蜡的温热作用能促进局部血液循环增快,使细胞通透性增强,有利于血肿吸收和水肿消散,提高局部新陈代谢,从而具有消炎作用。由于石蜡在冷却过程中凝固收缩,对皮肤产生柔和的机械压迫作用,能防止组织内的淋巴液和血液渗出,促进渗出液的吸收,并使热作用深而持久。此外,石蜡内含有油质,对皮肤和结缔组织有润滑、软化和恢复弹性的作用。适用于扭挫伤、肌肉劳损、关节功能障碍、瘢痕粘连及挛缩、局部循环障碍。但恶性肿瘤和有皮肤感染者禁用此法。

（五）磁疗法

利用磁场作用于人体治疗疾病,称为磁疗法。不同强度的磁场具有镇痛、镇静、消肿和消炎作用。适用于软组织损伤、肌纤维组织炎、创伤及术后疼痛、肩周炎及网球肘等。

（六）冷疗法

利用寒冷刺激人体皮肤和黏膜治疗疾病,称为冷疗法。冷疗法的作用为消炎止痛、抗高热和抗痉挛。低温可使细胞渗出降低,周围血管收缩,血流量减少,阻止水肿的产生。低温还可使神经传导速度降低,感觉敏感度减弱。常用的冷疗法是局部冰袋或冰水湿敷,还可用雾状冷却剂。适用于扭挫伤、撕拉伤、肩周炎、肌肉痉挛等。但有感觉缺失、闭塞性脉管炎、雷诺病、高血压时禁用。

三、心理康复

骨科患者常伴有一定的心理障碍,他们悲观失望、情绪低落,甚至有轻生念头。对这些患者应做好心理康复工作。心理康复的原则是观察患者各阶段的心理反应,采取必要的对策。通过宣传解释、讨论交流、经常鼓励等方法,给予心理支持,使患者建立康复信心,提高功能锻炼的积极性,克服悲观、抑郁、消极情绪及各种思想负担。必要时使用行为疗法及抗抑郁、抗焦虑的药物治疗。

医师与患者之间应建立相互信任。对患者讲述病情和预后要简练、通俗,有说服力。避免模棱两可的意见或使用威胁性语气。目的是使患者了解病情,得到安慰和稳定情绪,增强战胜疾病的希望。在对患者解说病情和治疗方案时不应夸大其词,因为对疾患的过度忧虑往往会加重病情,甚致使患者产生逆反心理,拒绝治疗。心理康复要因人而异,对患有同一种疾患的不同患者,其心理治疗的方法是不同的。

此外,对严重功能障碍的患者应鼓励其参加力所能及的活动和工作。使他们感到自己是一个有用的人,这对心理康复也极有帮助。

四、作业疗法

作业疗法是针对身体、精神、发育上有功能障碍或残疾,以致不同程度地丧失生活自理和原有职业能力的患者,进行个体化治疗和作业训练,使其恢复、改善和增强生活、学习和劳动能力,在家庭和社会中重获有意义的生活。作业疗法其实就是将脑力和体力综合运用在日常生活、游戏、运动和手工艺等活动中进行治疗。

作业疗法的适应证十分广泛。凡需要改善四肢与躯干运动功能（特别是日常生活活动和劳动能力）、身体感知觉功能、认知功能和情绪心理状态、需要适应生活、职业、社会环境者,都适宜作业疗法训练。骨科的许多疾病都是作业疗法的适应证,例如截瘫、肢体残缺、周围神经损伤、手外伤和老年性骨科疾病患者等。

专门的作业疗法活动包括:①教授日常生活技巧;②提高感觉-运动技巧,完善感觉功能;③进行就业前训练,帮助就业;④培养消遣娱乐技能;⑤设计、制作或应用矫形器、假肢或其他辅助器具;⑥应用特殊设计的手工艺和运动,来提高功能性行为能力;⑦进行肌力和关节活动锻炼和测试;⑧帮助残疾人适应环境等。

五、假肢

对于伤残者可通过康复工程的方法和手段提供功能替代装置,促使功能恢复、重建或代偿。这类装置主要包括假肢、矫形器等。

假肢是为恢复原有四肢的形态和功能,以补偿截肢造成的肢体缺损而制作和装配的人工上、下肢。

1. 上肢假肢 目的是为了在上肢截肢或缺失后,用类似于上肢外观的假体改善外观形象,并利用残存功能或借助外力代替部分功能。

上肢假肢包括假手指、掌部假肢、前臂假肢、肘离断假肢、上臂假肢、肩离断假肢。按动力来源可分为自身动力源与外部动力源假手,按手的使用目的分为功能手、装饰手和工具手。

(1) 功能手:假肢有手的外表和基本功能,动力源来自自身关节运动,分随意开手、随意闭手二类。

(2) 装饰手:假肢无自动活动功能,只为改善仪表或平衡重力。

(3) 工具手:为了从事专业性劳动或日常生活而设计、制造的。由残肢控制与悬吊装置、工具连接器和专用工具构成,一般不强调其外观,但很实用。

(4) 外部动力假手:分电动和气动两类。电动手以可重复充电的镍镉电池为能源、微型直流电机为动力驱动假手的开闭。按其控制方法可分为开关控制和肌电控制,后者即肌电假手或称生物电假手,其控制原理是利用残存的前臂屈肌、伸肌群收缩时产生的肌电讯号,由皮肤表面电极引出,经电子线路放大,滤波后控制直流电机的运动。肌电手开闭假手指随意、灵活,功能活动范围较大,但结构复杂,费用高,使用前应经较长时间的训练。

2. 下肢假肢 目的是为了满足负重,保持双下肢等长和行走。下肢假肢除需模拟下肢一定的活动度外,要求有很好的承重及稳定性能,并坚固耐用。与上肢假肢相比,下肢假肢发展更早,使用更普遍。随着科学技术的进步,专家们提出了较完善、系统的假肢装配理论,使假肢学逐步成为涉及面颇广的一门学科,并不断地发展和完善。近几年在下肢假肢的研究中,值得注意的是不满足于使患者站立和行走这两个基本要求,而且发展了适应不同需要的、具有各种不同功能的假肢,以及直接与骨骼相连的种植型假肢。与此同时,围绕着改善患者步态、节省体力、适应不同截肢残端等要求,进行了大量的研发工作。

六、矫形器的应用

矫形器又称辅助器,用于人体四肢、躯干等部位,通过外力作用以预防、矫正畸形,治疗骨关节及神经肌肉疾患并补偿其功能。

矫形器的主要作用包括:①通过限制关节的异常活动或运动范围,稳定关节,减轻疼痛或恢复承重功能;②通过对病变肢体或关节的固定促进病变痊愈;③防止畸形的发展或矫正畸形;④可减少肢体、躯干的轴向承重,减轻关节受力,保护关节。

1. 脊柱矫形器 主要用于限制脊柱运动、稳定病变节段、减轻疼痛、减少椎体承重、促进病变愈合、保护麻痹的肌肉、预防和矫正畸形。可分为颈椎矫形器、固定式脊柱矫形器及矫正式脊柱矫形器。值得注意的是各型脊柱矫形器都具有制动作用,长久使用必然引起肌肉萎缩、脊柱僵硬等不良后果,故应掌握好适应证,尽可能避免长期使用。并注意使用期间配合主动运动锻炼。

2. 上肢矫形器 主要作用是保护麻痹的肌肉,防止拮抗肌挛缩,防止或矫正关节畸形,改善功能。按其主要功能分固定性、矫正性和功能性三大类。

(1) 固定性上肢矫形器的主要作用是局部相对制动,用于辅助治疗骨不连、关节炎或保护愈合组织等。

（2）矫正性上肢矫形器对某些关节的挛缩畸形起持续矫正作用,或限制关节的异常活动以防止畸形。

（3）功能性上肢矫形器可用于上肢肌肉瘫痪时,通过稳定松弛的关节来改善功能活动。

3. 下肢矫形器　主要用于辅助治疗神经肌肉疾患、骨与关节疾患。按其功能分为承重性、稳定性和矫形性,按其覆盖范围分为足矫形器、踝足矫形器或称短腿支具、膝踝足矫形器或称长腿支具、带骨盆带的长腿支具等。

（戴尅戎）

第二篇

手术径路

主编 裴福兴

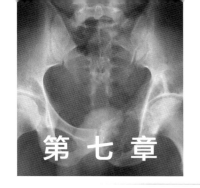

第 七 章　上肢手术径路

第一节　锁骨和肩胛骨手术径路

一、锁骨前方显露径路

【应用解剖】　锁骨全长均在皮下,易于显露。锁骨内侧端或胸骨端粗大,其关节面朝向内下方,与胸骨柄的锁骨切迹形成胸锁关节;外侧端或肩峰端粗糙而扁宽,其肩峰关节面呈卵圆形,向外下,与肩峰构成肩锁关节。锁骨上面平坦,前缘中部钝圆。下面内侧有粗糙的肋锁韧带压迹,为肋锁韧带附着处。下面的外侧有锥状结节和斜方线,分别有喙锁韧带的锥状韧带及斜方韧带附着。

【适应证】

1. 锁骨骨折需行切开复位内固定术。
2. 锁骨慢性骨髓炎或结核需行死骨摘除术。
3. 锁骨肿瘤需行切除术。

【体位】　仰卧位,肩后稍垫高。

【操作步骤】

1. 沿锁骨的S形解剖做切口,以病变位置为标志沿锁骨上缘向内外两侧延长,其部位及长短根据病变情况和手术要求而定(图7-1-1(1))。

2. 沿切口切开皮肤、皮下组织和深筋膜并适当向上下方游离皮瓣(图7-1-1(2))。

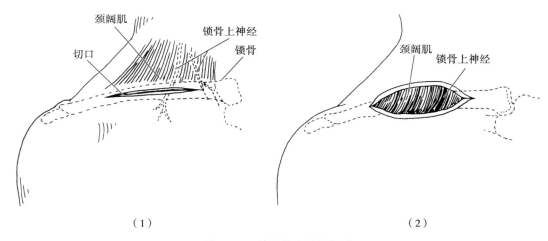

（1）　　　　　　　　　　　　　　　　　（2）

图7-1-1　锁骨前方显露径路

3. 切开颈阔肌达锁骨上表面,肌肉内血管丰富,注意电凝。沿骨面切开骨膜,作骨膜下剥离,内上为胸锁乳突肌锁骨部,内下为胸大肌锁骨部,外上为斜方肌,外下为三角肌。在剥离锁骨后下方时,应紧贴骨面进行剥离,且控制剥离器要稳,以免损伤锁骨后方的血管、神经和胸膜(图7-1-2)。如拟应用接骨板螺丝钉固定,首先用骨膜剥离器将锁骨周围软组织保护好,钻孔应朝前下方,而不可朝后下方,以免损伤胸膜及锁骨下静脉。

二、肩锁关节显露径路

【适应证】

1. 肩锁关节脱位或半脱位复位术。
2. 喙锁韧带断裂修补术。
3. 锁骨肩峰端切除术。
4. 喙突骨折需切开复位者。
5. 肩峰或锁骨肩峰端良性肿瘤切除术。
6. 锁骨肩峰感染相关手术。

【体位】 仰卧位,患侧肩部后方垫高。

【操作步骤】

1. 沿肩峰前上缘经锁骨外 1/4 作一弧形切口。

也可从喙突开始向上外沿锁骨外端下缘绕肩锁关节至肩峰与肩胛冈交界处(图 7-1-3(1))。

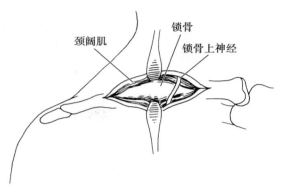

图 7-1-2 显露锁骨

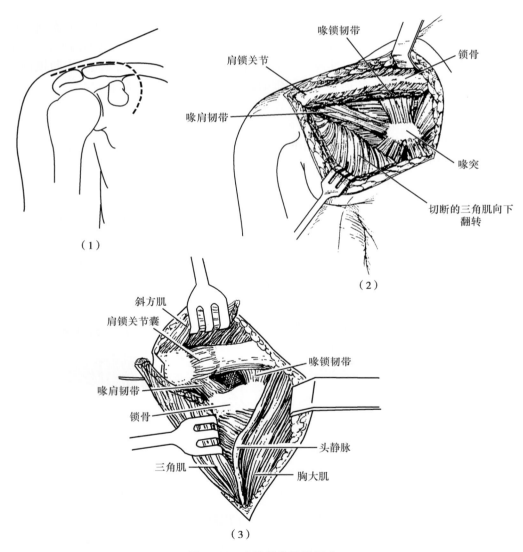

（1）

（2）

（3）

图 7-1-3 肩锁关节显露径路

（1）切口;（2）显露三角肌起点,将其从肩峰前缘和锁骨分离,并向外下方
翻转,显露喙突及其附着韧带;（3）显露肩锁关节

2. 切开浅、深筋膜。在三角肌与胸大肌之间的间隙找出头静脉,一旦损伤,其近侧端回缩不易止血,故应特别注意。显露三角肌及其从锁骨上及肩峰前缘的起始处,将三角肌前部纤维起始处自锁骨远端及肩峰游离,并稍予横形切断,牵向下外。在切断三角肌前部纤维时,应注意腋神经由后向前在三角肌深面横过,距三角肌起始处5~6cm。将斜方肌前侧纤维稍游离牵向后上外方,胸大肌锁骨部外侧纤维稍游离牵向内下方,三角肌牵向外下方,如此锁骨远端、肩峰、喙突、肩锁韧带及喙锁韧带均被暴露(图7-1-3(2))。需要修补喙锁韧带时,需充分显露锁骨肩峰端下面的斜方韧带及锥状韧带。

3. 切开肩锁前韧带及横形切开肩锁关节囊,观察关节面完整情况,是否存在关节盘(图7-1-3(3))。如切除锁骨外端,其缺损可用剥离的骨膜折叠填充缝合。术毕缝合残余肩锁关节囊及其表面的肩锁韧带。缝合三角肌及切口。

三、胸锁关节显露径路

【适应证】

1. 胸锁关节脱位或半脱位切开复位术。

2. 胸锁关节结核病灶清除术。

3. 锁骨胸骨端肿瘤切除术。

【体位】 仰卧位,肩后稍垫高。

【操作步骤】

1. 以胸锁关节为标志,于胸锁关节前方做平行于锁骨的弧形切口,并向外沿锁骨延长约4cm,向内沿胸骨柄(距胸骨中线旁开约1cm)延长约3cm(图7-1-4(1))。

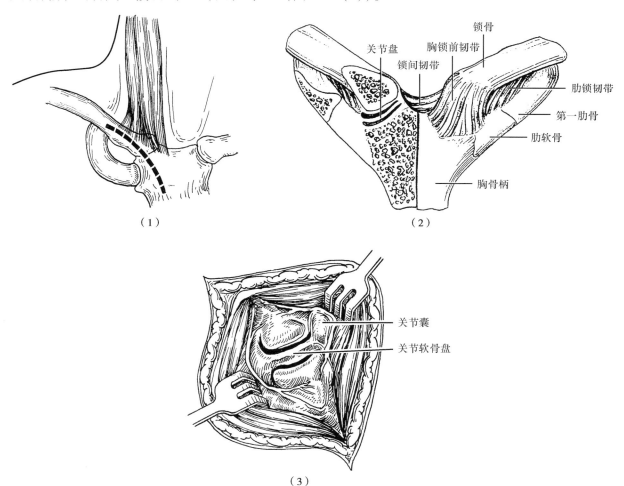

（1）　　　　　　　　　　　　　　（2）

（3）

图7-1-4　胸锁关节显露径路
（1）切口；（2）显露肋锁韧带及胸锁前韧带；（3）切开关节囊,显露关节盘

2. 切开浅筋膜及颈阔肌,颈前静脉可予切断、结扎。在锁骨胸骨端切开骨膜,作骨膜下剥离。将胸锁乳突肌的锁骨部及胸骨部牵向上外。需要显露第1肋骨时,可将胸大肌锁骨部内侧及胸骨柄上部纤维剥离牵向上外。在剥离锁骨后下面时,要紧贴锁骨在骨膜下将锁骨下肌一并剥离。至此胸锁关节囊即充分显露(图7-1-4(2))。

3. 如需切开关节囊,应探查其间关节盘损伤情况,它起关节内衬垫作用,不要轻易切除。锁骨胸骨端需要切除者,其遗留空隙可用剥离的骨膜折叠充填缝合(图7-1-4(3))。需要显露关节面深部时应避免损伤胸膜及胸腔内血管。胸锁关节脱位时,锁骨胸骨端向后方移位,可压迫其深面头臂干、头臂静脉及属支等血管,小心游离以免损伤。

四、肩胛骨背侧显露径路

【应用解剖】 肩胛骨前面为肩胛下窝,为肩胛下肌起始处。后面为向外并微向上走行的肩胛冈,分为冈上窝及冈下窝,分别为冈上肌及冈下肌附着处。肩胛冈的外端为肩峰,借一长卵圆形的关节面与锁骨的肩峰端形成肩锁关节。

肩胛冈的上缘有一小的U形切迹,其上横过一条短而坚韧的肩胛上横韧带,肩胛上神经在其下通过,而肩胛上动脉则在其上通过。肩胛冈的外侧缘(腋缘)最厚,向外移行至根部的肩胛颈,与肩关节盂的边缘形成冈盂切迹。

【适应证】

1. 肩胛骨良性肿瘤切除术。
2. 肩胛骨恶性肿瘤局部切除术。
3. 高肩胛症及其他畸形。
4. 肩胛骨骨髓炎死骨摘除术。
5. 肩胛上神经卡压综合征。

【体位】 半俯卧位,与床面倾斜成30°。患侧上肢用无菌巾包裹,以便术中随时移动。

【操作步骤】

1. 对肩胛骨冈上窝及冈下窝上部一般沿肩胛冈作横切口,对肩胛骨内侧缘或肩胛下窝内侧也可沿内侧缘作纵形切口。根据不同部位的显露需要,将横、纵两切口结合成L形、倒L形或├形。如只需要显露肩胛骨的上、下角,也可在相应部位作小切口(图7-1-5(1))。

2. 切开浅、深筋膜。沿切口方向横形或纵形切开附于肩胛冈及内侧缘的肌肉(图7-1-5(2))。如拟显露冈上窝,先将斜方肌中部纤维切开。贴肩胛冈骨面切开骨膜,两者之间有一薄脂肪层,将冈上肌连同其上覆盖的斜方肌作骨膜下剥离,即可将冈上窝全部显露。在切开斜方肌上部纤维时,注意不要损伤副神经。

3. 拟显露肩胛上神经时,可仅将斜方肌上中部纤维牵拉向上,并将冈上肌轻轻牵拉向下而不需要剥离,所见白色发亮的结构即肩胛上横韧带。辨认出肩胛上血管及神经并予保护后,即可将肩胛上横韧带切断,探查肩胛切迹内有无异常结构,至此肩胛上神经即得到松解。最后将剥离的斜方肌重新缝合,使其附于肩胛冈。

4. 如拟显露冈下窝上部,可将斜方肌中下部纤维及三角肌在肩胛冈起始处切开,并分向上、下牵开(图7-1-5(3)),冈下肌显露后,可作骨膜下剥离(图7-1-5(4))。在接近肩胛冈腋缘上端(即关节盂下方)时,应注意由小圆肌、大圆肌、肱三头肌长头、肱骨外科颈围成的四边孔内通过的腋神经及旋肱后动脉以及由前三者围成的三边孔内通过的旋肩胛动脉,勿使其损伤(图7-1-5(5))。

5. 对肩胛骨内侧缘进行显露时,在切开斜方肌纤维后,将斜方肌及冈上肌向外上方作骨膜下剥离牵开,即可显露冈上窝内侧部分及内侧缘上部;将斜方肌及冈下肌连同附于肩胛骨下角的大圆肌作骨膜下剥离,即可显露冈下窝内侧部分、肩胛骨下角及内侧缘下部。

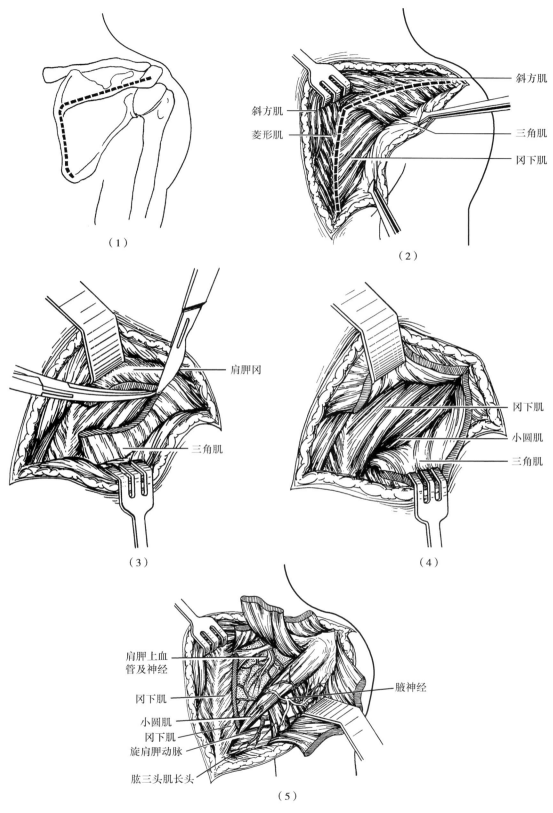

（1）

斜方肌
斜方肌
菱形肌
三角肌
冈下肌

（2）

肩胛冈
三角肌

（3）

冈下肌
小圆肌
三角肌

（4）

肩胛上血管及神经
冈下肌
小圆肌
冈下肌
旋肩胛动脉
肱三头肌长头
腋神经

（5）

图 7-1-5　肩胛骨背侧显露径路
（1）切口；（2）切开肌肉线；（3）自肩胛冈切断三角肌；（4）掀开三角肌，显露冈下肌及小圆肌；
（5）剥离冈下肌，显露肩胛骨背面的血管吻合

6. 如拟显露肩胛下窝,则需同时将附于内侧缘内层肌肉,即肩胛提肌,大、小菱形肌及前锯肌剥离,肩胛骨即可整个向外掀开。在游离内侧缘时,应注意保护颈横动脉降支及肩胛背神经。颈横动脉降支自甲状颈干发出后,从肩胛骨上角经肩胛提肌,大、小菱形肌的深面走行至肩胛骨下角,与旋肩胛动脉在肩胛骨背面形成丰富的血管网,故应紧贴骨面作骨膜下剥离。

（裴福兴　沈彬）

第二节　肩关节手术径路

肩关节手术根据疾病性质及手术操作的要求,有多种手术径路。肩关节手术入路选择的基本原则是:①显露充分,能满足手术操作的要求;②符合解剖学要求,具有较小的组织损伤;③符合关节功能的要求,有利于术后功能康复;④切口外观符合美容的要求。

一、肩关节前方径路

肩关节前方入路常用的前内侧途径,包括 Ollier 切口及 Thompson 和 Henry 切口两种。此外,经肩峰径路和前后外侧径路（Cubbins 切口）也属于前方的手术入路（图 7-2-1）。

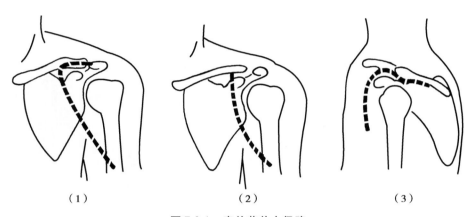

（1）　　　　　　　　　　（2）　　　　　　　　　　（3）

图 7-2-1　肩关节前方径路
（1）Thompson 与 Henry 切口；（2）Ollier 切口；（3）Cubbins 切口

前方入路的优点是显露范围广,能充分显露肩关节的前部及上部结构,肱骨近段也可得到满意的显露。如切口自喙突向锁骨及肩峰方向延长（Thompson 和 Henry 切口）,则锁骨的外侧段、肩锁关节及肩峰部分均能得到显露。其缺点是三角肌自锁骨外侧段及肩峰部切断,手术创伤较大,三角肌切离部位的缝合、重建对其术后功能的恢复十分重要。前内侧径路和经肩峰径路对软组织创伤较小,有利于术后功能恢复。在临床上前方入路具有较广泛的适应证。

二、肩关节前内侧径路

【适应证】
1. 肩关节复发性脱位的修复术。
2. 陈旧性肩关节脱位的切开复位术。
3. 盂肱关节假体置换术。
4. 肩关节结核病灶清除术及融合术。
5. 肩袖撕裂修复术及肩峰成形术。
6. 肱骨外科颈骨折切开复位术。
7. 肱二头肌长头腱固定术。
8. 肱骨近侧肿瘤病灶切除术。
【麻醉】　气管内插管或喉罩,吸入及静脉复合麻醉,也可采用颈部高位硬膜外阻滞。

【体位】 患者取仰卧半坐位。手术台上半部升高,头高 20°的半坐卧位。患肩下方用沙袋垫高,使肩部略向后下垂。也可使用特制的沙滩椅手术床,可牢固固定患者的头、躯干及下肢,充分显露手术患肢肩关节前、后方术野。皮肤灭菌后,先铺肩后侧的无菌巾,再依次铺肩前、上、腋下的无菌巾。肘以下的前臂用无菌巾包裹,使患肢游离,便于术中采取肩关节内旋、外旋、外展、上举及牵引等不同位置,进行显露和操作。

【操作步骤】

1. 切口 起自喙突尖端,沿三角肌前缘或其外侧 1cm 处作长约 12cm 的皮肤切口(Ollier 切口,图 7-2-2)。

2. 手术方法 分离三角肌前缘的皮下组织时注意勿损伤头静脉。如欲获得更广泛的显露或需同时显露肩峰下结构和肩锁关节,尽量避免损伤肩锁关节结构。可沿锁骨外侧 1/3 前缘作一横切口,与三角肌切口上端相连,相遇之处需呈弧形连接,勿成锐角,以免皮肤缺血坏死。整个 Thompson 和 Henry 切口由下行部分的三角肌切口和横形部分的锁骨外侧切口组成(图 7-2-3)。

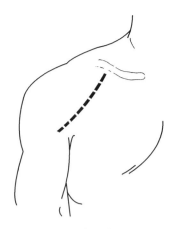

图 7-2-2 肩关节前方径路(Ollier 切口)

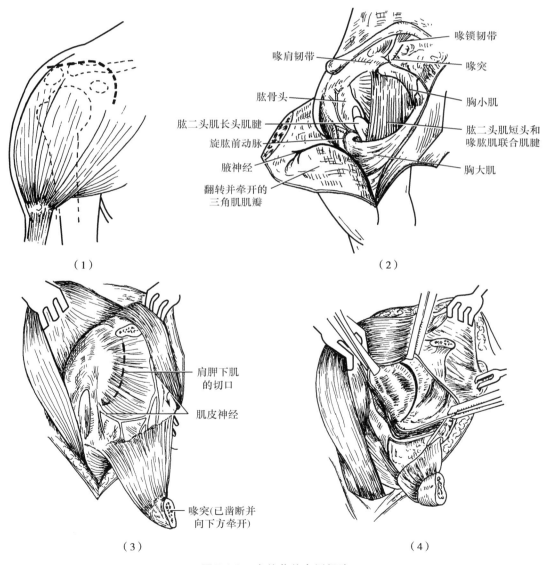

（1）

（2）

（3）

（4）

图 7-2-3 肩关节前内侧径路

（1）Thompson 与 Henry 切口;（2）向外下翻转三角肌瓣;（3）显露肩胛下肌;（4）切开关节囊

分离或切割三角肌,显露肩关节前方结构。在三角肌前缘和胸大肌间沟内有头静脉和胸肩峰动脉的三角肌支通过,为了避免损伤,在游离血管后,向内侧牵开,予以保护。或在头静脉外侧 0.5～1.0cm 处,沿三角肌纤维方向纵形切开肌膜,分离三角肌,用内侧一窄条三角肌阻挡和保护头静脉。一旦术中头静脉发生损伤,也可予以结扎切断。向外侧牵开三角肌,切开三角肌下滑囊的囊壁,即可显露肩关节前方结构:①喙突及附着其上的肱二头肌短头和喙肱肌的联合腱。肱二头肌短头具有白色光亮的肌腱位于前外,而喙肱肌位于肱二头肌的后内。切口下部有胸大肌横过肱二头肌短头前面。②肱二头肌长头腱内旋上臂,将三角肌牵向外侧,即可显露肱骨大、小结节及结节间沟,沟内有肱二头肌长头腱通过。③肩胛下肌的显露。将肱二头肌短头腱向内侧牵开,在喙突上作前 1/3 的横形截骨术,使切离的喙突连同二头肌短头和喙肱肌一并向下翻转,即可清晰显示肩胛下肌及其在小结节部的止点。向外牵开或向下牵拉喙肱肌时,拉力不可太大,以免损伤在喙肱肌腋侧缘进入该肌的肌皮神经。④盂肱关节前关节囊位于肩胛下肌的深面,纵形切断肩胛下肌,方可显露前关节囊。

如附加锁骨外侧段横切口(即 Thompson 和 Henry 切口),将三角肌在锁骨外侧 1/3 的附丽处下方 0.5cm 处横形切断使三角肌前内侧部的肌瓣向外翻转,可显露喙肩韧带和喙锁韧带、肩峰、锁骨外侧端、肩锁关节、肩关节及肩峰下结构。在向下翻转三角肌肌瓣时,应避免损伤腋神经和腋动脉的旋肱前动脉分支。腋神经损伤将导致三角肌瘫痪和萎缩。

3. 进入肩关节 向内侧牵开肱二头肌短头,或用刀作喙突截骨向下翻转肱二头肌短头和喙肱肌联合肌腱,显露横过肩关节囊前方的肩胛下肌。于肱骨小结节内侧,肩胛下肌与其肌腱交界处内侧 1～2cm 处,从深面与关节间隙平行方向插入有槽探针,沿探针槽的方向垂直切断肩胛下肌(双侧断端可用几根缝线缝合标记或牵引之用,以为手术视野显露和伤口关闭),然后纵形切开前关节囊,即可显露盂肱关节腔、关节前部和肱骨头。

三、肩关节经肩峰径路

经肩峰入路(Darrach 和 McLaughlin 切口,图 7-2-4)是肩关节前方和上方入路,主要用作肩袖修补手

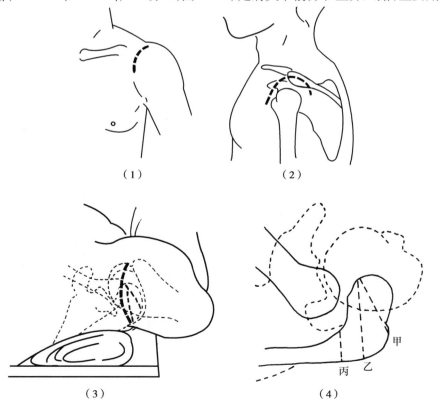

(1)　　　　　　　　　　(2)

(3)　　　　　　　　　　(4)

图 7-2-4 肩关节前上方径路(经肩峰入路)Darrach 和 Mclaughlin 入路
(1)正面;(2)侧面;(3)皮肤切口与截骨范围;(4)肩峰切除范围(甲:肩峰前方切除;乙:前外侧切除;丙:肩峰全切除)

术及肩峰成形手术。其优点是经三角肌裂口直接显露肩关节前方的结构,不涉及重要的神经和血管,安全而便捷,同时可作肩峰下间隙的探查与前外侧的部分肩峰切除术。切口起自肩峰后缘,经肩峰上、前方,止于肩峰下6cm处,根据手术显露范围的需要可仅取用肩峰前下段或肩段。肩峰下3cm以内的小切口创伤小,直接暴露小型肩袖撕裂部位,便于进行直接缝合、修补。

【适应证】

1. 肩袖撕裂修复术。

2. 肩峰下撞击症的肩峰成形术。

3. 盂肱关节前方不稳定的修复术。

4. 肱骨外科颈骨折或大结节骨折切开复位。

5. 肩关节肱骨假体置换术。

6. 肱二头肌长头腱固定术。

【麻醉】　气管内插管或喉罩,吸入及静脉复合麻醉。也可采用颈部硬膜外阻滞。

【体位】　同肩前内侧切口。

【操作步骤】

1. 切口　起自肩峰后缘,绕过肩峰上面抵肩峰前缘,往下止于肩峰下6cm处。根据手术显露的要求可取用上段肩峰段或下段肩峰段,必要时可向下延长。也可采用3cm以内小切口,分离三角肌,直接显露肩袖裂口。

2. 手术方法

（1）显露肩峰:如需切除肩峰,在切开肩峰上面的皮肤后,在皮下向内、外侧剥离,充分显露肩峰,然后切开骨膜作骨膜下剥离,切断喙肩韧带后,根据手术要求决定肩峰前外侧部分切除范围。原则上应保持肩锁关节的完整性。

（2）分离三角肌,显露肩关节前方结构:顺三角肌纤维方向切开肌膜,钝性分离三角肌。向内、外两侧牵开三角肌,显露其下的滑囊,在切开滑囊壁前,在切口内、外两侧各缝两针牵引线,以便术后闭合滑囊。切开滑囊壁,稍作剥离,即可显露肩关节前方结构。内旋上臂可以显露肱骨大、小结节及结节间沟,肱二头肌长头腱。向内侧牵开三角肌可显露喙突和肱二头肌短头,喙突下缘韧带和喙肩韧带。喙突外缘,喙肱韧带深面为肩袖间隙(rotator interval),喙突下缘有横过肩关节囊前方的肩胛下肌,止于肱骨小结节的前内缘。上臂后伸、内收及旋前可显露肩峰下滑囊,切开滑囊显露冈上肌肌腱,其在肱骨头上方止于大结节近侧处。向下牵引患臂,扩大肩峰下间隙,显露肩峰前外缘的下面。在肩峰前外侧切除后,冈上肌腱显露更加充分。

（3）进入盂肱关节腔:如已有肩袖撕裂则可由大撕裂口进入关节腔。若无肩袖裂口,可切断喙肱韧带,在肩袖间隙(冈上肌与肩胛下肌之间)进入关节腔。

四、肩关节前后外侧径路

此手术径路是广泛显露肩关节的一种手术入路。它是由肩前方入路,肩峰侧方入路和肩胛冈后方入路联合构成的手术途径。也可看作是前内侧入路(Thompson 和 Henry 切口)向上、向外后方的延长。此入路的优点是能同时广泛显露肩关节前方、外侧及后部;不需要切断三角肌,损伤腋神经的机会少;可根据手术需要采用某一区域的解剖构造。

【适应证】

1. 肩袖广泛撕裂修复术。

2. 肩峰下撞击症肩峰成形术。

3. 肱骨近端段切除,肱骨近侧段假体置换术。

4. 肩关节病灶清除术及关节融合术。

【体位】 患者取侧卧位,患侧居上(现有特制的上肢侧方牵引支具)。患臂置于身旁。胸前区、后背部、颈前、后、上侧方以及患侧上臂均需消毒。铺无菌巾包裹前臂,使患肢游离于无菌手术区内。

【操作步骤】

1. 切口 此切口又称 Cubbins 切口(图 7-2-5)。前侧部分即肩关节的前内侧切口,然后沿肩峰向外、向后延伸,绕过肩峰外侧,转向肩胛冈,沿肩胛冈向内延伸,止于肩胛冈的中部。

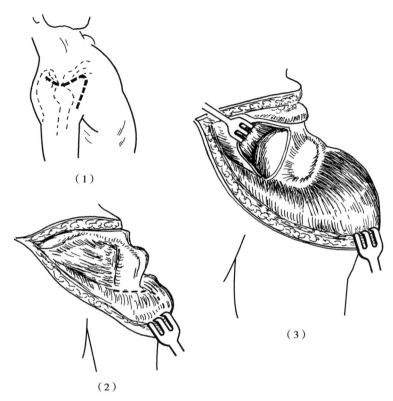

（1）
（2）
（3）

图 7-2-5 肩关节前后外侧径路(Cubbins 切口)
（1）切口;（2）三角肌起点自锁骨肩峰和肩胛冈翻转;（3）后侧关
节囊切口牵开,显露关节腔

2. 手术方法 剥离三角肌的肌肉起点,向下、向外牵开三角肌,显露肩关节囊的前、外、后侧部分。视手术需要,切开关节囊的前壁,显露肩关节腔的相应部分。若需显露肩关节内部,可由前到后连续切开关节囊,但应避免切断前外侧的肱二头肌长头腱。

五、肩关节后侧径路

【应用解剖】 肩胛骨的背面被肩胛冈分成冈上窝及冈下窝两个部分,分别被冈上肌和冈下肌所占据(图 7-2-6)。关节盂的后面,中、上部被肩峰所覆盖。冈上肌血液供应来源于锁骨下动脉的甲状颈干的分支,即肩胛上动脉,该动脉在肩胛上横韧带的上方进入冈上窝,供应冈上肌。肩胛上神经在横韧带下方,经肩胛上切迹进入冈下窝,在肌肉深面分支供应冈上肌,然后在关节盂颈后面经肩胛冈切迹进入冈下窝,支配冈下肌。腋动脉的肩胛下动脉分支旋肩胛动脉向后穿过由"肩胛下肌、大圆肌、肱三头肌外侧头"所组成的三边孔,绕过肩胛骨的腋缘,进入冈下窝,与肩胛上动脉及颈横动脉的降支吻合。

腋神经与旋肱后动脉经穿过由"肩胛下肌、大圆肌、肱三头肌长头和肱骨外科颈"组成的四边孔,进入肩的后侧,分为上(前)、下(后)两支支配三角肌。腋神经另有分支供给小圆肌和后侧肩关节囊,并形成臂外侧皮神经。桡神经在大、小圆肌前方与肱深动脉伴行,支配三头肌长头,并发出上臂后侧皮神经分支。

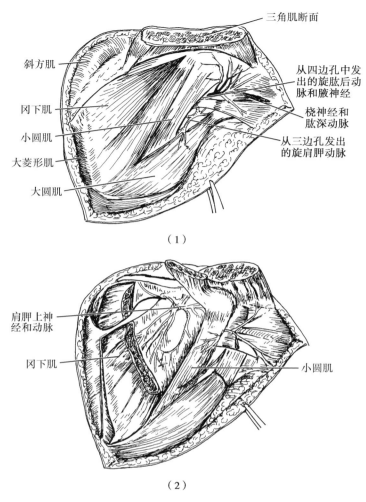

图 7-2-6 肩关节后部解剖
（1）浅部结构；（2）深部结构

后方切口有肩胛冈切口（横切口）和肩峰下切口（纵切口）、肩胛外侧缘切口三种。

（一）后方横切口（肩胛冈切口）

【适应证】

1. 肩关节后部及肩胛冈部位手术。

2. 陈旧性肩关节后方脱位切开复位。

3. 肩关节复发性后脱位修复术。

4. 肩胛上神经卡压症松解术。

5. 肩胛骨与肩胛冈骨折的固定术。

【麻醉】 气管内插管或喉罩，吸入及静脉复合麻醉。

【体位】 患者取俯卧位，患者前侧予以垫高。肩略垂向前下方。皮肤进行消毒后，先铺放肩前方无菌巾，肘以下前臂用无菌巾包裹。患臂游离于无菌区内，便于术中改变患肩及上臂位置，以利术中显露和操作。

【操作步骤】

1. 切口 从肩峰开始，沿其后缘及肩胛冈下缘作皮肤切口，长 10～12cm（图 7-2-7）。

2. 手术方法

（1）切断三角肌：沿三角肌后缘分离出三角肌于肩胛冈的附着部，在肩胛冈下缘切断三角肌，保留

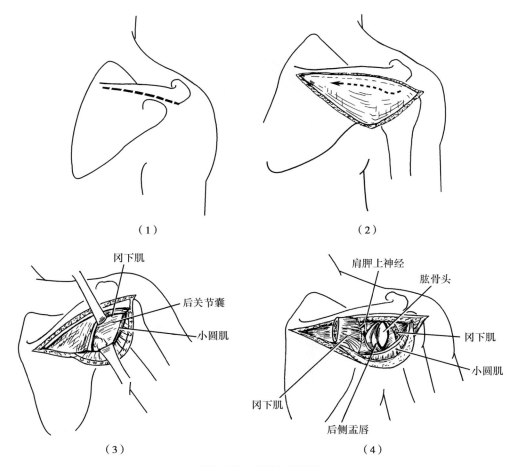

（1）

（2）

冈下肌

后关节囊

小圆肌

（3）

肩胛上神经

肱骨头

冈下肌

小圆肌

冈下肌

后侧盂唇

（4）

图 7-2-7　肩后方横切口
（1）后方皮肤切口；（2）切断三角肌附丽；（3）在冈下肌和小圆肌之间
显露后关节囊；（4）切开后关节囊，探查关节腔

1～2cm 的残端长度，便于术后缝合。使三角肌肌瓣向外下翻转并牵开，显露冈下肌和小圆肌。应避免过度牵拉三角肌或向下牵拉低于小圆肌下缘，而导致腋神经和旋肱动脉的损伤。也不可直接进入冈下肌，以免损伤其深面的肩胛上神经分支。

（2）显露肩关节后部：切开冈下肌和小圆肌之间的筋膜，从肩胛骨和肩关节后侧关节囊剥离冈下肌，并轻轻向上牵引。肩胛上神经就在关节盂颈后面，经肩胛冈切迹进入冈下窝，在冈下肌深面行走，必须避免损伤这一神经。再将小圆肌向外、下牵开，即可显露肩关节的后关节囊。

（3）进入关节腔：与关节间隙平行，纵形切开肩关节的关节囊。或附加一横切口，使呈横卧 T 形切口。牵开关节囊能显露后关节间隙，后部与后下部关节盂，后下盂唇及肱骨头的后面。

（二）后方直切口（肩峰后下切口）

肩后方直切口的优点是不需要切断肌肉，剥离范围少，手术创伤小。术后能早期进行康复训练，有利关节功能恢复。缺点是显露范围较局限，因此适应证比较狭窄。

【适应证】

1. 关节盂截骨成形术。

2. 肩关节后方不稳定修复术。

3. 肩关节后方脱位切开复位术。

4. 肩盂下方骨折及肩盂颈骨折的复位与固定。

【麻醉】　气管内插管或喉罩，吸入及静脉复合麻醉。

【体位】　同肩关节后方横切口。

【操作步骤】

1. 切口　起自肩峰下角下缘,与后侧关节间隙平行,指向腋尖,长6cm(图7-2-8)。

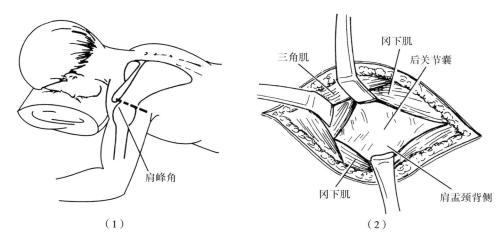

图 7-2-8　肩后方直切口
(1)皮肤切口;(2)显露后关节囊

2. 手术方法

(1) 显露三角肌后部:切开皮下筋膜,显露三角肌后部。在三角肌后下缘分离,向外、上牵开三角肌,显露其深面的肩胛下肌。牵引三角肌不宜过度用力,以免损伤腋神经。

(2) 分离冈下肌:横形切开冈下肌肌膜,沿肌纤维方向横形分离肌纤维。分别向上、下方牵开冈下肌,即可见肩关节后关节囊及关节盂的颈部。应避免过度向内侧牵拉冈下肌而造成肩胛上神经冈下肌支损伤。

(3) 后关节囊切开:沿关节间隙方向纵形切开关节囊,也可附加一个横形切口,使呈横T形切口。牵开关节囊,探查关节盂后下部及肱骨头的后部及下部。

(4) 显露肩盂颈:单纯作关节盂切骨成形术也可不切开关节囊。在后关节间隙内侧0.8~1.0cm处向下分离找到关节盂颈部,略向外侧剥离关节囊附着部,到达距关节面0.5~0.8cm范围进行切骨。应避免过分向关节盂颈部内侧剥离而造成肩胛上神经损伤,在分离关节盂颈下方时应注意避免损伤旋肱外动脉。

如作肩盂下部骨折复位固定时,应切开关节囊,以便使关节面达到解剖复位。

(三) 肩胛外侧缘切口

【适应证】

1. 肩胛骨外缘嵴部骨折或体部外侧骨折的复位固定。

2. 肩盂颈的骨折、移位及肩盂的Ⅱ型骨折,做复位内固定术。

3. 肩盂截骨成形术。

4. 前斜角肌瘫痪的肌肉转位术。

5. 肩胛骨外缘或外缘腹侧的骨肿瘤切除术。

【麻醉】　气管内插管或喉罩,吸入及静脉复合麻醉。

【体位】　同肩关节"后方径路"。

【操作步骤】　沿肩胛骨外侧缘做皮肤切口,依据手术显露范围要求,如处理肩盂后下缘骨折,切口可以偏上方,如作为前斜角肌瘫痪的肌肉转移植,切口可以偏下方。切开皮肤及皮下筋膜层,显露肩胛外侧缘肌肉。上端可见三角肌的下缘,小圆肌与冈下肌间隙以及大圆肌与冈下肌间隙。

向上牵开三角肌下缘,在肩胛嵴部切断冈下肌附着部,向内剥离冈下肌,即可显露肩胛骨外缘及外侧肩胛骨体部。向上分离并牵开三角肌,即可显露盂肱关节后下方。

如拟显露盂肱关节后方,可以在分离冈下肌肌腱与关节囊间隙之后进行。

【注意事项】

1. 显露冈下窝时,应注意避免损伤肩胛上神经及肩胛上动脉在肩胛外侧缘的返支。
2. 上段切口显露后关节囊时应注意避免损伤盂下通过的腋神经。

(黄公怡 张耀南)

第三节 肩部血管神经显露径路

一、腋动脉

腋动脉为锁骨下动脉的延续,由第1肋骨外缘起,向外下至大圆肌下缘,易名为肱动脉。在臂外展成直角与外旋时,由锁骨中点至肘窝中点画一线,上1/3即为腋动脉的表面投影。腋动脉根据其与胸小肌的位置可分为3段:第1段在胸小肌的近侧,被锁胸筋膜及胸大肌的锁骨部所覆盖,分支有胸上动脉。第2段最短,在胸小肌之后,周围有臂丛各束,分支有胸肩峰动脉及胸外侧动脉。第3段在胸小肌的远侧,与臂丛分支相邻,分支有肩胛下动脉和旋肱前、后动脉(图7-3-1)。

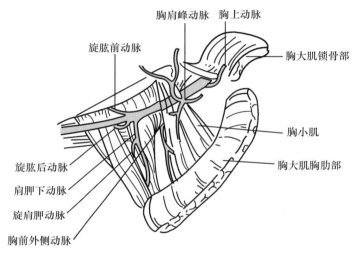

图 7-3-1 腋动脉及其分支

显露腋动脉的入路宜使患者肩部向上后,沿喙突内侧朝胸锁关节方向作弧形切口。切断胸大肌锁骨部外侧部分,将其向下牵拉,随后紧贴喙突将锁胸筋膜切断,注意勿损伤胸肩峰动脉和胸前外侧神经。当臂部外展成直角时,腋动脉恰好被腋静脉遮盖,因此必须使患者臂部紧贴胸壁,将腋静脉向内牵开后,才能显露腋动脉第1段。腋动脉的第3段位置较浅,可沿腋窝外侧缘做切口,将喙肱肌及肌皮神经向外牵开后即可显露。

二、臂丛束部

臂丛由第5~8颈神经及第1胸神经前支构成。臂丛的根、干、股部皆位于颈部,而束部和上肢神经的起端位于锁骨下窝和腋窝内。臂丛依据其与腋动脉第3段的关系分为内、外侧束及后束。臂丛与锁骨下动脉同自斜角肌间间隙穿出,其下干之前为锁骨下动脉,在前斜角肌之前则为锁骨下静脉。

臂丛束、支显露一般采用胸臂径路。使患者平卧,患侧肩部及胸部稍垫高。自胸锁乳突肌后缘中点后一指处向下纵形做切口,以后向外越过锁骨中1/3,并沿三角胸大肌间隙,直至腋皱襞。一般在颈部显露臂丛根、干部,而在锁骨下窝及腋窝显露束、支部。两者并无严格划分,视情况需相互延长。为显露臂丛在上肢的束、支部分,有时亦需将锁骨中部锯断,小心切断锁骨下肌,应注意防止损伤其下的锁骨下动脉。在三角肌与胸大肌之间的间隙内寻找头静脉并将其游离牵开,必要时在其穿入锁胸筋膜处结扎,并可切除一段。沿胸大肌下缘横形切开腋筋膜,在胸大肌深面用手指进行分离,切开锁胸筋膜,分开覆盖臂丛表面的脂肪组织,必要时可切断胸小肌腱并将其翻向内下方,至此臂丛即予显露。如需显露臂丛远段,可将胸大肌自其肱骨止点处切断。在显露臂丛整个过程中,应特别警惕锁骨下动、静脉及其延续腋动、静脉的损伤,也要防止损伤胸膜。另外,对膈神经及胸长神经也要很好保护。

三、腋神经

腋神经在喙突水平发自臂丛后束,位于肩胛下肌之前及腋动脉之后,支配三角肌和小圆肌。腋神经在腋窝位于腋动脉的后侧,尺、桡神经的外侧,贴肩胛下肌前下走行,向外环绕肩胛下肌外下缘(图7-3-2),在肌-腱交界处内侧3~5mm处与旋肱后动脉一同穿过四边孔,在其穿出前,发出关节支至盂肱关节囊。腋神经自四边孔穿出后,绕行于肱骨外科颈的后方,移行于三角肌下间隙,距肩峰后角下方6cm。腋神经由三角肌后缘横形至其前缘,沿途发出很多细支至肌纤维。

显露腋神经可自腋窝后皱襞做切口,关键在于显露四边孔——上为小圆肌,下为大圆肌,内为肱三头肌长头,外为肱三头肌外侧头。在分离四边孔蜂窝组织时,需要注意不要损伤旋肱后动脉;另外,在切开三角肌时,必须靠近肩峰横形切开,否则有切断腋神经的危险(图7-3-3)。

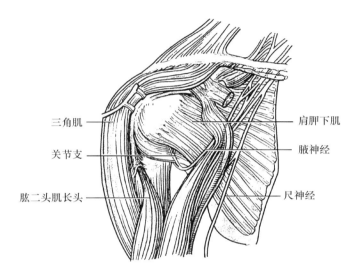

三角肌　　　　　　　　　　　　　肩胛下肌
关节支　　　　　　　　　　　　　腋神经
肱二头肌长头　　　　　　　　　　尺神经

图 7-3-2　腋神经及其关节支

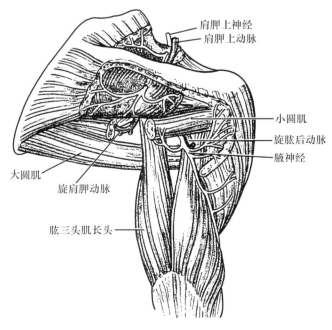

肩胛上神经
肩胛上动脉
小圆肌
旋肱后动脉
腋神经
大圆肌
旋肩胛动脉
肱三头肌长头

图 7-3-3　腋神经及肩胛上神经

四、肩胛上神经

肩胛上神经起自臂丛上干后侧,向外在斜方肌及肩胛舌骨肌深面走行,经肩胛切迹进入冈上窝,在肩胛上横韧带之下,以后行于冈上肌的深面,与肩胛上动脉伴行,绕冈盂切迹而至冈下窝。肩胛上神经根据其行程,可分为颈段、冈上窝段及冈下窝段。肩胛上神经由冈盂切迹至冈下窝上方有一转折角。肩胛上神经在冈上窝发2支至冈上肌,并发关节支至盂肱关节及肩锁关节,在冈下窝则分支至冈下肌并发一些小支至盂肱关节及肩胛骨。肩胛上神经与肩胛上动脉及肩胛上横韧带的关系可存在不同类型。最常见者为动脉及神经分别行经肩胛上横韧带的上、下方,其次为神经与动脉均行经肩胛上横韧带的下方,少见者为神经行经肩胛上韧带的上方,而动脉行经肩胛上横韧带的下方。肩胛下横韧带位于肩胛冈与关节盂之间,遇有肩胛上神经经冈盂切迹转折角受压时,可累及其冈下肌支,亦应予以松解。此处是一个潜在性卡压点,转折角越小,阻力及摩擦力越大。

（裴福兴　沈彬）

第四节　肱骨干显露径路

【应用解剖】　肱骨干前外侧面的中部有三角肌粗隆,为三角肌附着处,在前内侧面同一水平有喙肱肌附着。肱肌附于肱骨前外侧面与前内侧面下 2/3,上端呈 V 形,与三角肌的止端相接。肱二头肌长头起于肩胛骨盂上粗隆,短头起于喙突尖,二头向下各成一膨大的肌腹,在臂部下 1/3 彼此融合,覆盖肱肌的大部。肱动脉在臂部的内侧,位于肱三头肌长头及内侧头之前,外为正中神经及喙肱肌,内侧为尺神经。肱动脉中段向前外行,被肱二头肌的内侧缘所覆盖,正中神经初在其外侧,以后经过动脉的前方或后方而至其内侧。肱动脉下段仍为肱二头肌内侧缘所覆盖,正中神经在其内侧。肌皮神经穿入喙肱肌后,下行于肱二头肌与肱肌之间,近肘窝处,自肱二头肌外侧沟穿出而成为臂外侧皮神经。

桡神经由肱三头肌间隙穿出,在发出一支至肱三头肌后,即沿桡神经沟绕肱骨而行,位于肱三头肌内、外侧头之间,随后相当于自三角肌粗隆至肱骨外上髁连线上、中 1/3 交点稍上穿过臂外侧肌间隔至臂部前面,形成向内开放的钝角,距三角肌止点 2～3cm,桡神经穿出处,后为臂外侧肌间隔和肱三头肌外侧头,前内侧为肱肌。在显露桡骨干时,应熟悉桡神经的解剖,其特点为:①在臂部外侧较为表浅;②穿过外侧肌间隔时走向改变;③在桡神经沟内紧贴肱骨,中间仅隔有一薄层肱三头肌内侧头的最上部纤维。术中过度牵拉桡神经,可导致神经麻痹。

一、肱骨干前上部显露径路（Thompson 及 Henry 径路）

【适应证】
1. 肱骨干骨折切开复位及内固术。
2. 肱骨骨髓炎死骨摘除术。
3. 肱骨肿瘤切除术。
4. 肱骨干骨折不愈合或畸形愈合的手术。
5. 肘关节内翻畸形需在肱骨干下端进行截骨者。

【体位】　仰卧位,前臂用无菌巾包裹后,置于胸前,肩部后方可垫高。

【操作步骤】
1. 自喙突下方起始沿三角肌胸大肌肌间沟行向外下方作弧形切口(图 7-4-1),向下至三角肌粗隆,然后沿肱二头肌外侧缘向下到肘关节近端 7.6cm 以内。如果需要,切口远端可延至肘屈纹上方 5cm 以内,切口近端可向上延伸,与盂肱关节的前内侧切口相连。

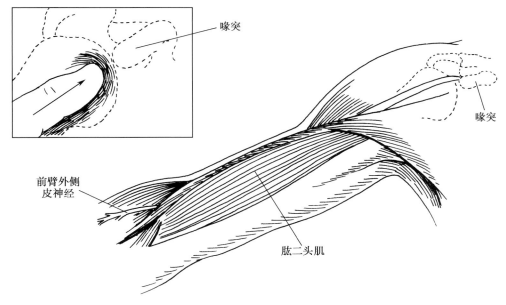

图 7-4-1　肱骨干前上部显露径路

2. 沿切口方向切开浅、深筋膜,并适当向两侧游离,显露三角肌、头静脉、胸大肌、肱二头肌外侧缘。找出三角肌胸大肌间沟,将沟内走行的头静脉连同少数三角肌前侧纤维一同游离,并牵向内侧。在结节间沟下方,即在胸大肌、大圆肌及背阔肌附着点以下将三角肌止点及下部纤维作骨膜下剥离,不要进入盂肱关节囊。必要时可切断胸大肌止腱,但术终需重新缝合。为显露肱骨前上部向外剥离三角肌时,应注意勿损伤由后向前横形的腋神经及由其发出的多数肌支。在切口上段,将三角肌牵向外侧,肱二头肌牵向内侧,以显露肱骨干上段。

3. 沿三角肌附着部与胸大肌附着部交界处作为肱骨干骨膜之切口,切开骨膜并以锐性骨膜剥离器作骨膜下剥离。剥离骨膜时应紧贴肱骨干进行,以免损伤后方的桡神经。

二、肱骨干后上部显露径路

【体位】　侧卧位,前臂与手置于胸前。

【操作步骤】

1. 在肩后自肩峰后侧向外下,沿三角肌后缘及肱三头肌之间的肌间隙并稍外作弧形切口至三角肌粗隆(图 7-4-2(1))。必要时再转向前方肱桡肌表面。

2. 沿切口方向切开浅、深筋膜。在三角肌与肱三头肌外侧头之间的肌间隙作钝性分离,将三角肌后缘向外牵开,显露肱骨骨膜,纵形切开。剥离肱骨骨膜,然后将掀起的骨膜连同肱三头肌外侧头一并向内侧牵开。

3. 找出肱三头肌长头与外侧头之间的间隙(图 7-4-2(2))。确认其间通过的桡神经及伴行的肱深动脉,其前内为肱动脉及正中神经(图 7-4-2(3))。妥善保护好沿桡神经沟走行的桡神经及其分支,直至其穿出外侧肌间隔处,然后自肱三头肌长头与外侧头之间向下切开其融合处,分向两侧剥离。如拟经此切口向上延伸,宜细心作骨膜下剥离,直至肱三头肌外侧头起始处,可显露大圆肌及背阔肌止点以下的肱骨干后上部分(图 7-4-2(4))。

4. 当桡神经断裂时,为寻找桡神经远侧断端,可在向下延长切口内,辨认肱肌与肱桡肌之间的间隙,将肱桡肌牵向后侧,在深面找出桡神经,注意与前臂外侧皮神经相区别。后者位于皮下,直径较细。

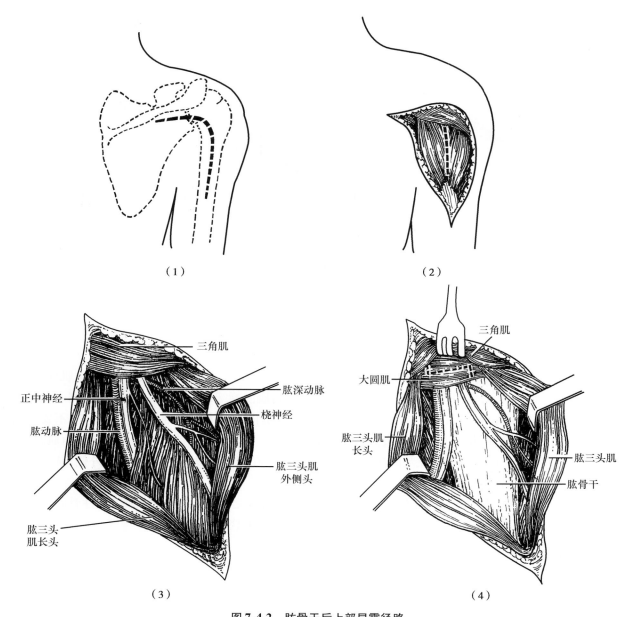

（1）

（2）

（3）

三角肌

正中神经

肱动脉

肱三头肌长头

肱深动脉

桡神经

肱三头肌外侧头

（4）

三角肌

大圆肌

肱三头肌长头

肱三头肌

肱骨干

图 7-4-2　肱骨干后上部显露径路
（1）切口；（2）在肱三头肌长头及外侧头之间分开；（3）显露桡神经及肱深动脉；（4）显露肱骨干

三、肱骨干中、下部显露径路

【操作步骤】

1. 根据病变部位，可作前内侧切口，自三角肌前下缘沿肱二头肌内侧沟向下（图 7-4-3（1））；或作前外侧切口，沿肱二头肌外侧沟向下。

2. 沿切口方向切开浅、深筋膜。如作前内侧显露，在显露肱二头肌与喙肱肌后，宜在肱二头肌内侧进行（图 7-4-3（2））。此处解剖结构较多，应注意正中神经与肱动脉之间的关系，其后内侧尚有尺神经、臂内侧皮神经及前臂内侧皮神经（图 7-4-3（3）），应一一辨认。将肱二头肌向外牵开，顺肱肌纤维方向劈开，作骨膜下剥离，即可显露肱骨前内侧部（图 7-4-3（4））。

3. 上臂前外侧显露较为安全，切开浅、深筋膜后，在肱二头肌与肱肌之间的间隙找出前臂外侧皮神经，它是肌皮神经的延续。将肱二头肌连同前臂外侧皮神经牵向内侧，肱肌紧贴肱骨干，由于肱肌同时受肌皮神经及桡神经双重支配，纵形劈开不致引起肱肌瘫痪。在肱肌与肱桡肌之间有桡神经通过，应注意保护（图 7-4-3（5））。屈肘 90°，使肱肌放松，易于牵开，如此即可显露肱骨干中部（图 7-4-3（6））。

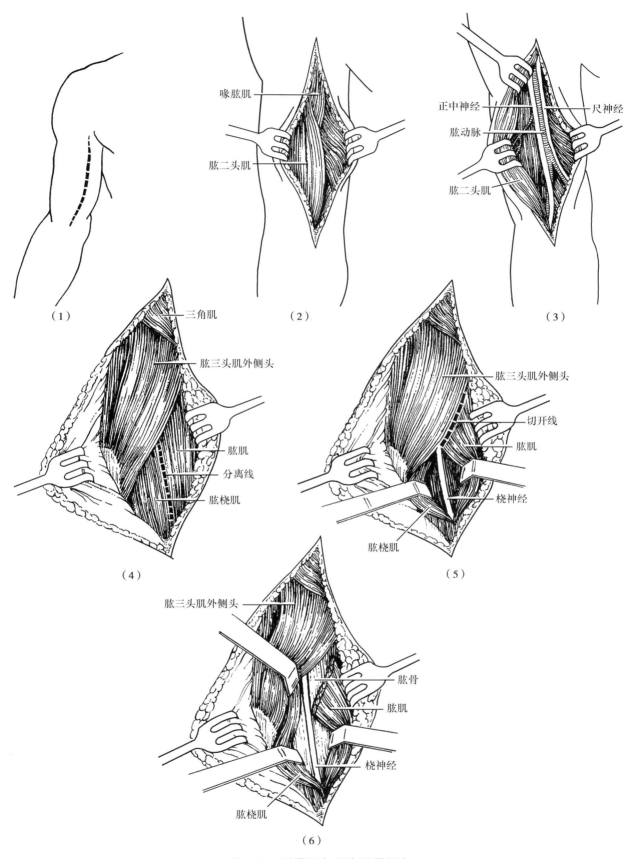

（1）

（2）

（3）

（4）

（5）

（6）

图 7-4-3 肱骨干中、下部显露径路
（1）切口；（2）显露肱二头肌及喙肱肌；（3）将肱二头肌向外牵开，显示肱动脉及正中神经；（4）在肱
桡肌与肱肌之间进行分离；（5）显露桡神经；（6）显露肱骨干中、下部

四、肱骨干下部前外侧显露径路

【操作步骤】

1. 在上臂肱二头肌外侧作纵形切口,直至肘窝(图7-4-4(1))。

2. 沿切口方向切开浅、深筋膜(图7-4-4(2))。将肱二头肌及前臂外侧皮神经向内侧牵开,在肱肌与肱桡肌之间找出桡神经(图7-4-4(3))。将肱肌牵向前方,肱桡肌牵向后方,并小心牵拉桡神经。桡神经由后穿过外侧肌间隔时呈钝角,张力较大,故应注意动作轻柔,勿使其损伤,游离后可用橡皮条牵引。在切口下部,亦可沿肱骨外髁上嵴将肱桡肌及桡侧腕长、短伸肌向前方剥离,将肱三头肌向后方剥离,即可显露肱骨干下部后侧部分(图7-4-4(4))。

3. 切开远端骨膜时,注意勿损伤于肱肌外缘走行的桡神经。

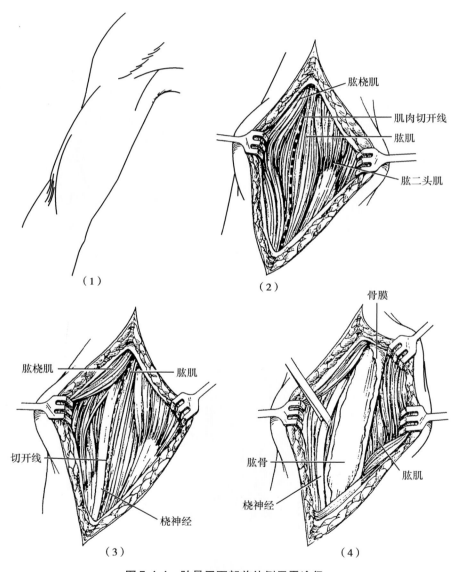

（1）

（2）

（3）

（4）

图7-4-4 肱骨干下部前外侧显露途径

（1）切口;（2）分开内为肱二头肌及肱肌,外为肱桡肌之间的间隙;（3）辨认
桡神经并将其向外牵开;（4）显露肱骨中下段

五、肱骨髓内钉固定的微创入路

【适应证】

1. 肱骨干急性骨折。

2. 肱骨干病理骨折。

3. 肱骨干骨折延迟愈合及不愈合。

【体位】 仰卧。手术台前端抬高约60°。移动患者,使其患侧肩部悬于手术台外,或者使用特殊的手术台,从而可对肩关节进行前后位和侧位投照观察。确保对颈椎的支撑。

【操作步骤】

1. 做一长为2cm切口,起自肩峰外侧面,沿上臂外侧面下行(图7-4-5)。

2. 在术中X线透视引导下,经皮肤切口插入一钢针,向下穿过三角肌和肩袖肌,至肱骨上正确的进钉位置(图7-4-6)。最常采用的进钉点位于肱骨头关节面和大结节之间。这一位置是经术前X线方案确定的。使用C形臂机进行前后位和侧位投照,以证实钢钉位于正确位置。

3. 退出钢针,并沿钢针的路径插入一尖头手术刀片,用C形臂机明确其位置(图7-4-7)。切开一小部分三角肌,并经部分冈上肌腱做一小的边缘整齐的切口。退出刀片,再次插入钢针。根据所使用的髓内钉选用锥或钻开窗进入肱骨近端(图7-4-8、图7-4-9)。

4. 腋神经位于肩峰顶点下方约7cm处,横向行过三角肌深面,肱动脉和正中神经位于肱骨近端内侧,插入近端锁定螺栓时应避免损伤上述结构。

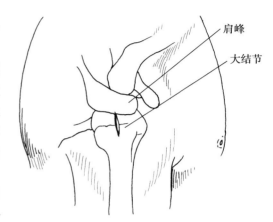

图7-4-5 触及肩峰外侧缘,自此处沿上臂外侧面向下做一长为2cm的切口

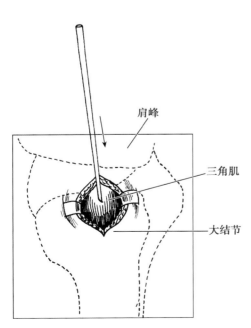

图7-4-6 在术中透视引导下,经三角肌插入一引导钢针

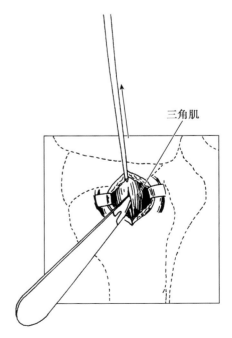

图7-4-7 利用尖头手术刀扩大钢针的路径。切开部分三角肌及部分冈上肌腱

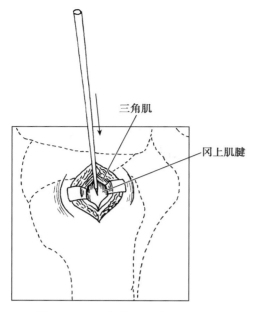

图7-4-8 在术中透视引导下,将钢
针插入肱骨近端

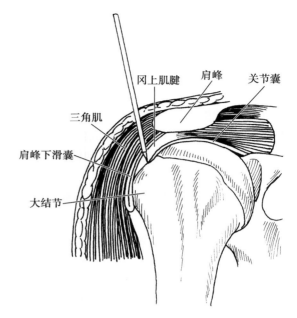

图7-4-9 肩关节侧面观,显示引导钢针的插入路径。最常
使用的进钉点位于肱骨头关节面和大结节之间

（裴福兴　沈彬）

第五节　肘关节显露径路

【应用解剖】　肘窝外侧为肱桡肌,内侧为旋前圆肌。肘窝之底,上内侧为肱肌,大部为肱二头肌所覆盖。肱二头肌腱近止点处向内下发出坚强的肱二头肌腱膜。在肱二头肌内侧及肱二头肌腱膜覆盖下有肱动脉及正中神经通过。正中神经靠内,向下走行于旋前圆肌二头之间,与尺动脉仅隔一旋前圆肌深头。桡神经在肱骨外上髁近侧约10cm处穿出外侧肌间隔至肘窝前外侧,与肱深动脉的前降支即桡侧副动脉伴行,后沿肱肌及肱桡肌之间下行,再经桡管即在肱肌与桡侧腕长伸肌之间下行,约在肱桡关节上下3cm之间的范围内分为深、浅支,在未分支之前尚发出二肌支,分别支配肱桡肌及桡侧腕长伸肌。在肘后内侧的浅沟,尺神经通过肘管,尺神经因紧贴尺骨,在作后侧或内侧显露时,宜先找出并妥善予以保护。

肘关节根据病变部位可作后、前、内、外侧切口,但因前侧肘窝内重要血管、神经较多,一般宜选后侧或后外侧显露。

一、肘关节后侧或后外侧显露径路（Campbell径路）

肘关节后侧为肱三头肌腱覆盖,显露时有如下方法:可将此腱止点自鹰嘴附着处剥离,但缝合困难;或将肱三头肌腱纵形或舌形切开,而前者显露不够充分;或将鹰嘴先行截骨,以后再作内固定复位。比较各种方法,仍以舌形切断肱三头肌腱最佳。它具有显露广泛、易于修复、关节功能恢复好等优点。另外还应注意在肱骨内上髁后侧尺神经沟内走行的尺神经,应首先找出予以保护。

【适应证】

1. 肘关节骨折需切开复位内固定者。

2. 肘关节陈旧性骨折或骨折-脱位有瘢痕粘连或畸形需松解或矫正者。

3. 肘关节切除术或成形术。

4. 肘关节人工关节置换术。

5. 肘关节内游离体摘除术。

6. 肘关节结核病灶清除术。

7. 桡骨头、颈骨折切开复位术。

8. 桡骨头切除术。

9. 人工桡骨头置换术。

【麻醉】 臂丛阻滞。

【体位】 侧卧位。前倾 45°~60°，背部及髋部垫沙袋。前臂及手消毒后用无菌巾包裹，便于术中作肘关节各种活动及改换位置。

【操作步骤】

1. 自上臂后外侧肘关节以上 10cm 处开始，沿肱三头肌后中部或后侧作纵形切口，直至鹰嘴下 4~6cm；也可作 S 形切口，自肘后内上（或外上）经鹰嘴尖弯向外下（或内下）。

2. 切开浅、深筋膜。为安全考虑，首先在肘后内侧尺神经沟中找出尺神经，游离 5~7cm 后牵引向内。可沿肱三头肌腱或一侧纵形切开（图 7-5-1（1）），在切口远端在尺骨鹰嘴向两侧作骨膜下剥离。为扩大显露途径，应先在尺神经沟游离尺神经，直至其发出第一运动支（图 7-5-1（2）），并将其移向内上髁之前（图 7-5-1（3））。沿内侧肌间隔将肱三头肌内侧自肱骨掀起，直至后侧关节囊。向远侧切开前臂浅筋膜。将尺骨鹰嘴筋膜与骨膜作一整体剥离，以保持肱三头肌肌腱的完整性（图 7-5-1（4））。从尺骨近端在骨膜下掀起肘肌，至此桡骨头及整个肘关节即被显露（图 7-5-1（5））。为显露尺骨滑车切迹可将鹰嘴尖切断。需要时还可松解尺侧副韧带。关闭伤口时，需修复尺侧副韧带，将肱三头肌腱通过尺骨近端钻孔缝合至原来位置，还需将骨膜与前臂浅筋膜缝合（图 7-5-1（6））。

3. 如肘关节因骨折长期在伸直位固定，肱三头肌已挛缩，可将肱三头肌腱膜自上向下连同肌肉作倒 V 形或舌形切开，其尖部约在肘上 10cm，基底仍附于鹰嘴，两侧达鹰嘴内、外缘（图 7-5-2（1））。切断肱三头肌腱膜宜在肌-腱交接处，使腱部仍连以肌肉，切缘从近侧到远侧宜向中线稍偏斜。V 形瓣厚度上下有所不同，尖部仅有腱膜，中部除腱膜外尚有薄层肌肉，而底部只有厚层肌肉。舌形瓣切开后即可向下翻开（图 7-5-2（2））。用骨膜起子沿舌形瓣切开处分向两侧剥离，直到肱骨内、外上髁，向下达肱三头肌腱附着于鹰嘴处（图 7-5-2（3））。尽可能有节制地分离骨膜，以免影响血供。如此肱骨干下段后面及鹰嘴均可显露（图 7-5-2（4））。如肱三头肌未挛缩，亦可在中线将肌及腱膜纵形切开，向两侧作骨膜下剥离，并分别牵向两侧。在靠上切开时，需注意走行于肱三头肌长头及外侧头之间并斜绕肱骨干的桡神经及其伴行的肱深动脉。采用这种纵形切开肱三头肌腱方法，手术显露不如用舌形切开者充分。术毕将移位的尺神经恢复原位，缝合 V 形切断的肱三头肌腱。当肘关节在完全伸直位僵直并伴有肱三头肌挛缩时，应将肘关节屈曲 90° 以关闭切口。如张力过大，也可稍作延长，将尖部下移作人字形缝合，上部可边对边缝合，下部两侧斜形缝合。

二、肘关节前侧显露径路

【适应证】

1. 肘关节骨折或骨折-脱位需要自前侧切开整复及内固定者。

2. 肘关节骨折合并前臂骨筋膜室综合征，血管、神经受压需要进行松解者。

3. 肘关节前侧肿瘤。

4. 肘关节前方游离体摘除术。

5. 肱二头肌远侧肌腱断裂。

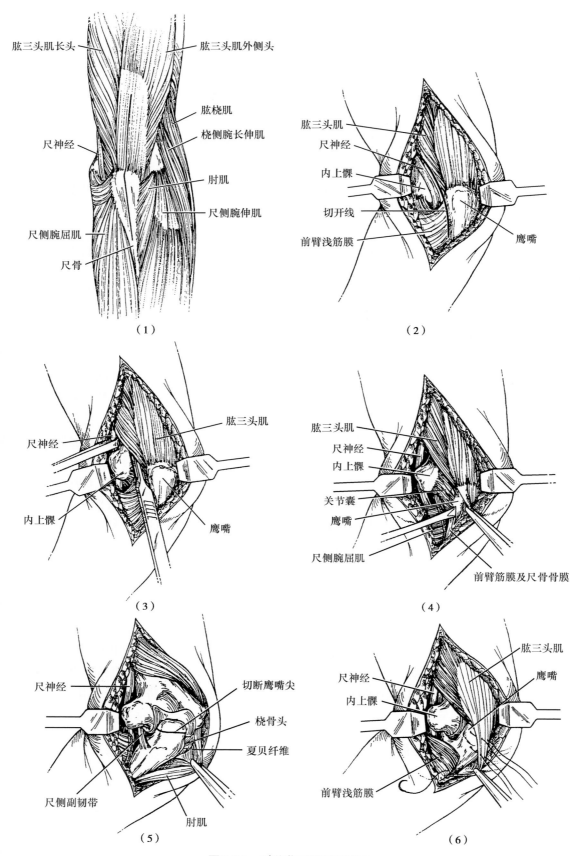

（1）

肱三头肌长头　　　肱三头肌外侧头

肱桡肌

桡侧腕长伸肌

尺神经

肘肌

尺侧腕伸肌

尺侧腕屈肌

尺骨

（2）

肱三头肌

尺神经

内上髁

切开线

前臂浅筋膜

鹰嘴

（3）

尺神经

肱三头肌

内上髁

鹰嘴

（4）

肱三头肌

尺神经

内上髁

关节囊

鹰嘴

尺侧腕屈肌

前臂筋膜及尺骨骨膜

（5）

尺神经

切断鹰嘴尖

桡骨头

夏贝纤维

尺侧副韧带

肘肌

（6）

肱三头肌

尺神经

鹰嘴

内上髁

前臂浅筋膜

图 7-5-1　肘关节后侧显露径路

（1）纵形切开肱三头肌腱；（2）游离尺神经；（3）将尺神经移位至内上髁之前；（4）保持肱三头肌肌腱的完整性；（5）显露肘关节；（6）将肱三头肌腱缝回原来位置

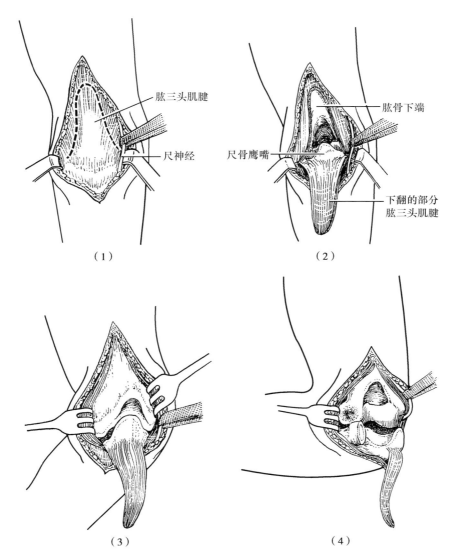

图 7-5-2　肘后侧显露径路

（1）在肱三头肌腱作舌形切开；（2）将舌形瓣翻转向下；（3）对肘后
部作骨膜下剥离；（4）显露肘后部各骨

【体位】　仰卧位，前臂旋后。

【操作步骤】

1. 自肘前方由内上向下，沿肘横襞横形再向外下，作 S 形切口；或与此相反，切口长短视需要而定（图 7-5-3（1））。

2. 切开浅筋膜，对肘部各条浅静脉如头静脉、贵要静脉或肘正中静脉游离牵开或切断结扎。还应注意在外侧走行的前臂外侧皮神经及在内侧走行的前臂内侧皮神经，勿使损伤。在肱二头肌外侧沟切开深筋膜（图 7-5-3（2））。

3. 切开肱二头肌腱膜。在肱二头肌内侧，肱动脉和正中神经紧相贴连，神经在动脉的内侧，向下走行于旋前圆肌二头之间，与尺动脉之间仅隔一旋前圆肌深头，应注意保护，可用橡皮条将正中神经和肱动脉牵向尺侧。

4. 在肱二头肌外侧沟除确认前臂外侧皮神经外，要特别注意桡动脉及桡神经。桡动脉平桡骨颈及尺骨冠突处由肱动脉发出，在前臂上部位于旋前圆肌与肱肌之间，其分支桡侧返动脉呈扇形分布。而桡神经位于桡动脉的外侧，当其自上臂穿过外侧肌间隔进入桡管后，分为浅、深两支（图 7-5-3（3））。在桡侧返动脉根部切断、结扎（图 7-5-3（4））。桡神经深支或骨间后（背侧）神经穿入 Frohse 腱弓，即由旋后肌弧形向上形成拱桥状纤维性结构（图 7-5-3（5））。要很好辨认桡神经浅、深支的走行，可连同肱桡肌牵向桡侧。

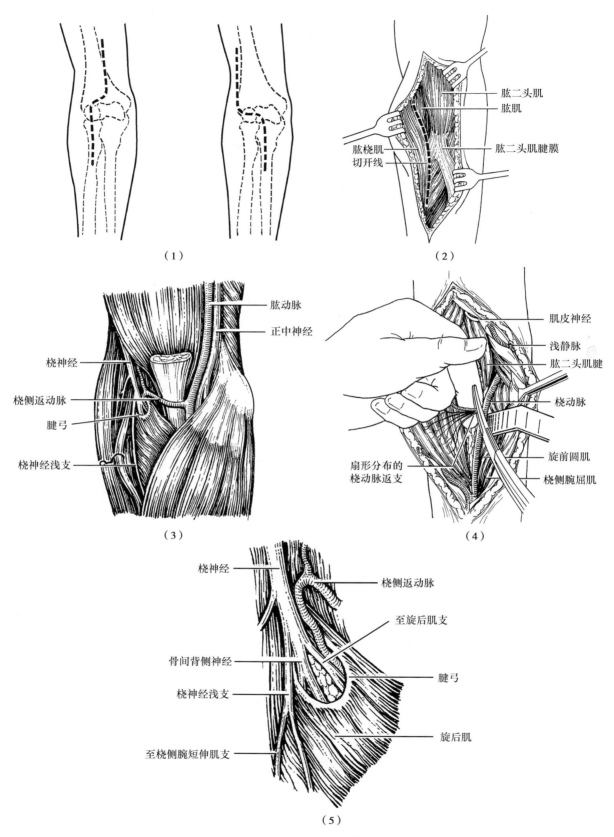

（1）

（2）肱二头肌
肱肌
肱桡肌
切开线
肱二头肌腱膜

（3）肱动脉
正中神经
桡神经
桡侧返动脉
腱弓
桡神经浅支

（4）肌皮神经
浅静脉
肱二头肌腱
桡动脉
旋前圆肌
桡侧腕屈肌
扇形分布的桡动脉返支

（5）桡神经
桡侧返动脉
至旋后肌支
骨间背侧神经
腱弓
桡神经浅支
旋后肌
至桡侧腕短伸肌支

图 7-5-3 肘前侧显露径路
（1）切口；（2）在肱二头肌外侧沟切开深筋膜；（3）桡神经及桡侧返动脉；（4）切断、结扎桡
侧返动脉；（5）骨间后神经穿入 Frohse 腱弓

5. 将肱二头肌牵向内侧或外侧,沿肱肌纤维纵形劈开,作骨膜下剥离,切开关节囊,即可显露肘关节的前侧部分,再根据手术要求做切开。

三、肘关节外侧显露径路（Kocher 切口）

【适应证】

1. 肱骨外髁骨折需切开复位者。

2. 肱桡关节陈旧性脱位。

3. 肘关节融合术或人工置换术。

4. 肘关节结核病灶清除术。

【体位】　仰卧位,前臂旋前,置于腹上。

【操作步骤】

1. 自肱骨外上髁上 2～3cm 沿髁上嵴向下越过外上髁后,沿指总伸肌后缘向下,再弯向后内至尺骨后缘,切口呈倒 J 形(图 7-5-4(1))。如只为显露外上髁,可以外上髁为中心,上下各 1.5～2cm 作直行或微弯 S 形切口。

2. 切开浅、深筋膜。在切口上方先分辨位于肱桡肌和肱肌之间的桡神经,再自外侧肌间隔将肱桡肌、桡侧腕长、短伸肌作骨膜下剥离并牵向前方,将肱三头肌向后方剥离。在切口上部,可将后方的肱三头肌自前侧的肱桡肌和桡侧腕长伸肌分开,如此可显露外侧关节囊、肱骨小头及桡骨头(图 7-5-4(2))。应注意桡神经穿过外侧肌间隔后进入桡管,不要损伤。

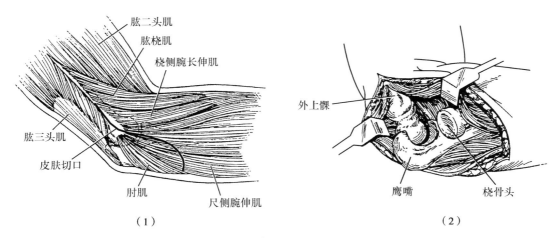

图 7-5-4　肘关节外侧显露径路
(1)切开线;(2)显露肱骨小头及桡骨头

3. 在桡骨头远侧,可将尺侧腕伸肌自肘肌分开,并将肘肌远侧的纤维沿切口方向劈开。翻开肱骨远段前、后侧骨膜。切开关节囊即可显露肱桡关节及邻近部分。

4. 肱骨外上髁为前臂伸肌总起点,一般只需骨膜下剥离或分离;术中如有需要,可将此肌起连同一小块薄的外上髁骨片凿断并向下翻开,术毕应将其复位并予内固定。

四、肘关节内侧显露径路（Campbell 切口）

【适应证】

1. 肱骨内髁或内上髁骨折需切开复位内固定术。

2. 尺神经移位术。

3. 肘关节内游离体摘除术。

4. 肱骨内髁摘除术。

5. 肘关节结核病灶清除术。

【体位】 仰卧位,患肢置于上肢手术台上,肘屈曲,前臂旋前。

【操作步骤】

1. 以内上髁为中心,向上延长 4～5cm,向下至肱骨内髁下 3～4cm 作微弯形切口。如只为显露内上髁,上下各 1.5～2cm 即可。应注意肘关节屈曲皱襞实际位于关节线的近端(图 7-5-5(1))。

2. 切开浅、深筋膜。先在肘后内侧沟找出尺神经,游离并予保护,游离 5～7cm 以橡皮条牵引至后侧(图 7-5-5(2))。

3. 沿切口方向贴骨面对前后软组织作骨膜下剥离,需要时可将内上髁凿断,连同其所附前臂屈肌总腱向下翻转,注意不可过度牵拉以保护正中神经至屈肌的分支。但对前臂屈肌总腱不要剥离(图 7-5-5(3))。从近端向远端切开关节囊,即可显示尺骨冠突、滑车切迹及肘关节内侧部分(图 7-5-5(4))。如有需要,桡骨头及尺骨滑车切迹可自肱骨滑车脱位,肘关节所有关节面均可清晰显露。

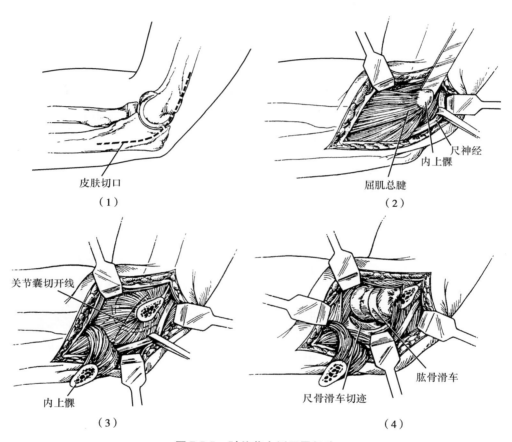

皮肤切口

（1）

屈肌总腱 尺神经 内上髁

（2）

关节囊切开线 内上髁

（3）

尺骨滑车切迹 肱骨滑车

（4）

图 7-5-5 肘关节内侧显露径路

（1）切口;（2）将尺神经牵向后侧,显露内上髁;（3）将内上髁凿断,连同其附着屈肌总腱向下翻转;（4）肘关节被显露

（裴福兴 沈彬）

第六节 肘部血管、神经显露径路

肘窝为一三角形凹陷,尖向下,基底朝上,上界为一连接肱骨两上髁的假想线,内侧为旋前圆肌,外侧为肱桡肌。肘窝浅部有许多浅静脉。外侧为头静脉,内侧为贵要静脉,行于前臂正中者为前臂正中静脉。肘正中静脉及许多交通支连接以上各静脉,肘正中静脉并借交通支与深部静脉相连。肘窝的皮神经位置较浅,静脉靠近深面。

一、肱动脉与正中神经

肱动脉在肘窝位于肱二头肌腱的内侧,有 2 条静脉及正中神经与之伴行。血管神经束位于肱肌之前。其前为肱二头肌腱膜覆盖。肱动脉多在髁间线以下,平桡骨颈及尺骨冠突处分为桡动脉及尺动脉。桡动脉的行程似肱动脉的直接延续,在肘部发出一桡侧返动脉。尺动脉较大,向下行于自内上髁起始的屈肌深面,在肘部分出尺侧返动脉前、后支及骨间总动脉。

正中神经位于肱动脉的内侧,与之紧相贴连。正中神经向下行于指浅、深屈肌之间。以后再穿过旋前圆肌二头之间,与尺动脉之间仅隔一旋前圆肌尺头,正中神经在背侧发出骨间前神经,与骨间前动脉伴行。

【操作步骤】　沿肱二头肌腱内侧缘切口。切开浅筋膜及肱二头肌腱膜。将肱二头肌向外侧牵开后,在肱肌的前面即可显露肱动脉与正中神经,动脉在外,神经在内。对旋前圆肌综合征,则需探查病变情况,切开、松解筋膜或腱性狭窄。

二、桡神经

桡神经绕肱骨桡神经沟后,在肱骨外上髁近侧约 10cm 处,穿外侧肌间隔至肘窝前下缘,与肱深动脉的前降支-桡侧副动脉伴行,为肱肌突出的外缘所覆盖,以后在肱肌与肱桡肌之间下行,再在肱肌与桡侧腕长伸肌即在桡管内下行(图 7-6-1)。桡神经本干约在肱桡关节上下 3cm 范围内分为浅、深两支。桡神经进入前臂后,为肱桡肌所覆盖。桡神经深支即骨间后神经,紧邻肱桡关节,绕过桡骨头进入旋后肌的浅、深层之间。旋后肌表面近侧部分形成的纤维弓称 Frohse 腱弓或拱道,可呈腱性、肌性、膜性或混合性。纤维弓外侧起于肱骨外上髁,然后呈半圆形向下,继向上附于外上髁的内侧面。

【操作步骤】　在肱二头肌外侧沟做切口,在上段找出肱肌与肱桡肌之间的间隙,桡神经即在其内。向下可显露桡管,应注意在桡神经尚未分出浅、深支前,尚发出至肱桡肌及桡侧腕长伸肌的肌支,不要损伤。保护肘部桡神经浅支,在肱桡肌与桡侧腕长、短伸肌之间,找到位于深部的旋后肌。显露骨间后神经,将覆盖其上的桡侧返动脉的扇形分支结扎切断,然后将 Frohse 腱弓和旋后肌浅层切开,直至骨间后神经穿出旋后肌处(图 7-6-2)。如桡侧腕短伸肌腱性起点位于骨间后神经上,亦应予以切断。

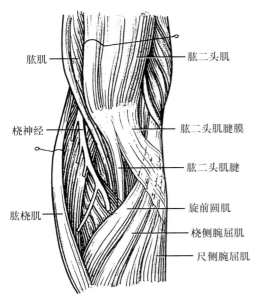

图 7-6-1　桡神经在桡管内走行

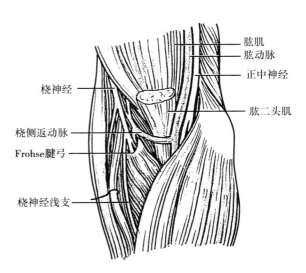

图 7-6-2　Frohse 腱弓

三、尺神经

在肘后内侧的浅沟内,尺神经通过肘管离开臂部。肘管容积缩小或管壁病变,如内上髁撕脱骨折或肿瘤占位压迫、肱骨滑车、尺骨滑车切迹内缘骨赘增生,以及尺侧副韧带或三角韧带增厚均易引起尺神经受压,或因长期反复受到摩擦而引起迟发性尺神经炎;某些职业,常年在肘屈曲强力外翻或前臂旋前位操作,尺神经可遭受压迫。有时因需要将尺神经向前移位,在肘屈曲前臂旋前位置下,在肱骨内上髁后沿肘后内侧沟做切口,找到尺神经并向两端游离,切开肱骨内上髁和尺骨鹰嘴间的骨纤维鞘管及尺神经进入尺侧腕屈肌的三角韧带,如有束带压迫即予切除(图7-6-3)。

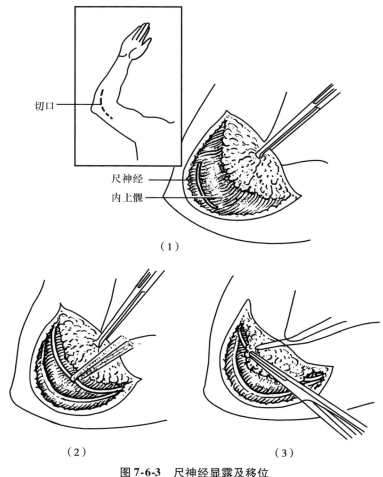

（1）

（2）　　　　　　　　　（3）

图7-6-3 尺神经显露及移位
（1）显露尺神经；（2）游离尺神经；（3）尺神经前移

（裴福兴　沈彬）

第七节　桡、尺骨显露径路

【应用解剖】 前臂前面浅筋膜内浅静脉有头静脉、贵要静脉和前臂正中静脉及其属支,皮神经有前臂外侧皮神经、前臂内侧皮神经和前臂后侧皮神经。前臂肌肉分前、后两群,前群肌多起自肱骨内上髁及髁上嵴,主要为屈腕、屈指及使前臂旋前的肌肉。后群肌大都起自肱骨外上髁,主要为伸腕、伸指及使前臂旋后的肌肉。

桡动脉在前臂上1/3先行于肱肌与旋前圆肌之间,紧位于桡神经的内侧,向下位于外为肱桡肌及内为桡侧腕屈肌的桡侧沟内,与桡神经逐渐离开。桡动脉除上段位置较深,其余部分接近表面,易于显露。在前臂上1/3,尺动脉位置较深,与尺神经相距较远,至前臂下部,则走行于指浅屈肌与尺侧腕屈肌所形成的尺侧沟内,与尺神经互相接近,神经在动脉的内侧。

正中神经在旋前圆肌两头之间进入前臂,旋前圆肌近侧部如有筋膜或腱性狭窄,可压迫正中神经引起旋前圆肌综合征。尺神经自鹰嘴后内侧的尺侧神经沟下行,先位于尺侧腕屈肌及指深屈肌之间,于前臂下半部则位于尺侧腕屈肌的桡侧。桡神经在肱桡关节平面分为浅支和深支,前者位于肱桡肌的深面,在发出至桡侧腕短伸肌的肌支后完全为感觉神经,多位于头静脉的外侧。桡神经深支或骨间后神经发出后不久,即穿入旋后肌弧形向上的拱桥状纤维性结构或 Frohse 腱弓,此拱道如发生狭窄,可发生骨间后神经卡压综合征。骨间后神经并不直接贴于桡骨,其间尚隔以旋后肌的深层纤维。桡、尺骨下端接近皮下,易于显露,而上段覆以较厚肌肉,又因前臂重要血管、神经均在前侧走行,故一般自后侧显露为宜,但在需要时亦可从前侧显露。

一、尺骨上 1/3 及桡骨上 1/4 后外侧显露径路（Byod 径路）

【适应证】

1. 孟氏骨折需要切开复位者。
2. 桡骨头切除。
3. 尺骨上段肿瘤切除术。
4. 桡骨头假体置换。
5. 环状韧带成形术。

【体位】 仰卧位或半侧卧位,肘屈 30°,前臂旋前。

【操作步骤】

1. 自肘关节近侧 2.5cm 处,在肱三头肌外侧,再经尺骨皮下缘直至尺骨上中 1/3 交界处(图 7-7-1(1))。

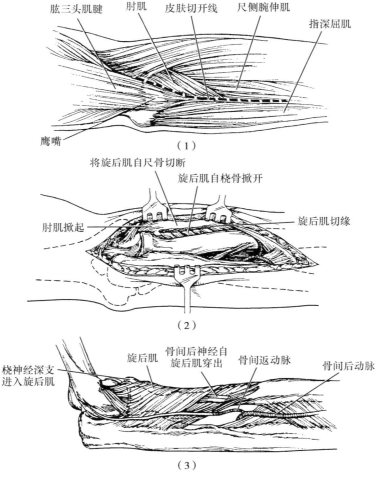

图 7-7-1 尺骨上 1/3 及桡骨上 1/4 后外侧显露径路
(1)切口位置;(2)显露桡骨干上部;(3)显露尺骨干上部

2. 切开浅、深筋膜,将皮瓣适当向两侧游离。找出外为肘肌和尺侧腕伸肌及内为尺骨之间的间隙。在切口上部,将肘肌作骨膜下剥离翻向外侧,可显露桡骨头。

3. 如尺骨上段完整,可将旋后肌自其在尺骨上的附着点切断,直至骨间膜。将旋后肌、肘肌及尺侧腕伸肌的近侧部分作为一整块一同翻向外侧,如此可保护走行于旋后肌深、浅层之间的骨间后神经免于损伤。在切口上部可切断、结扎骨间返动脉,但不要结扎或切断骨间后动脉。在肘后外侧切开关节囊,并向下剥离桡、尺骨。如此桡骨头、颈、桡骨干上 1/4 及尺骨外侧面均可显露(图 7-7-1(2)(3))。在处理孟氏骨折时,如尺骨近段粉碎,不需要分离肘肌至尺骨近段主要骨片,而保存肘肌的骨性附着。

4. 使前臂旋前,显露指伸肌外缘,从其与桡侧腕短伸肌之间隙内进入,分向两侧牵开。当见到拇长展肌时,将其向内下方牵开,如此即可显露桡骨背面。为进一步扩大术野,可将指伸肌从外上髁分离,进一步向内牵引。为显露桡骨被旋后肌的覆盖部分,宜将肌肉从骨膜下剥离,与骨间后神经一同牵向近侧或远侧。在肘肌与尺侧腕伸肌之间进入较为安全。

二、桡骨头、颈后外侧显露径路

【适应证】

1. 桡骨头切除术。

2. 环状韧带修补术。

3. 人工桡骨头植入术。

【体位】 前臂尽量旋前。

【操作步骤】

1. 在肱骨外上髁后面斜形向内下至尺骨后缘,在鹰嘴下方 3 ~ 5cm。

2. 沿切口方向切开皮肤及浅、深筋膜。自肘肌与尺侧腕伸肌之间进入。此两肌在上部相融合,在下部更易辨认。两肌分开后,即可显露关节囊。在尺侧腕伸肌的深部(前方),旋后肌纤维与切口呈直角越过。靠近指伸肌肌腱深面,可将旋后肌近侧纤维向下牵开。切开关节囊,桡骨头、颈即被显露。

三、桡骨干上、中部前外侧显露径路(Henry 径路)

【适应证】

1. 桡骨干上、中 1/3 骨折需切开复位者。

2. 桡骨干上、中 1/3 肿瘤。

3. 骨间后神经卡压综合征。

【体位】 仰卧位,肘伸直,前臂旋后。

【操作步骤】

1. 自肘部在肱二头肌腱外侧及肱桡肌之间弯形向下,朝向桡骨茎突,其长短视需要而定(图 7-7-2(1))。

2. 切开皮肤及浅筋膜。肘前浅静脉可游离牵开或切断、结扎。在肱二头肌腱外侧及肱桡肌之间切开深筋膜(图 7-7-2(2))。将肱二头肌腱及旋前圆肌牵向内侧。屈肘 90°,可使肱桡肌及桡侧腕长、短伸肌收缩,如此可显露旋后肌及进入 Frohse 腱弓的骨间后神经及腱弓外由桡神经分出的浅支(图 7-7-2(3))。桡神经约在旋后肌下 1/3 处穿出。保护好桡动脉,辨认由其发出的桡侧返动脉,其分支呈扇形分布。先在肱二头肌腱外缘用手指钩住各扇形分支,可在根部分离、结扎扰动静脉的返支,否则血管断端回缩可引起血肿,术后可引起 Volkmann 综合征,造成前臂与手部缺血。

3. 将肘关节屈曲 90°,显露旋后肌后切开(图 7-7-2(4)),并在肱二头肌腱外缘与桡骨交角处切开肱桡关节囊,如此整个桡骨干上部均可显露(图 7-7-2(5))。由此处向远端桡骨骨膜下剥离旋后肌,并向外侧翻转,可保护绕神经肌支。

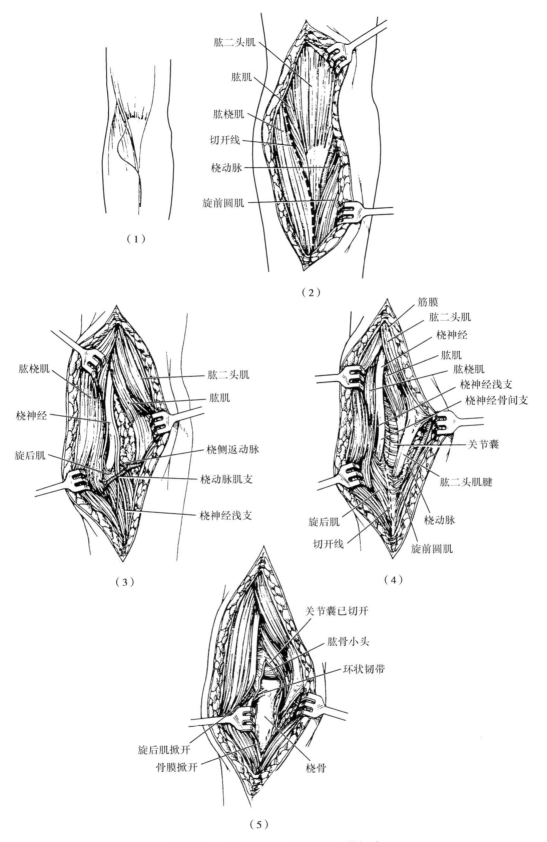

图 7-7-2　桡骨干上、中部前外侧显露径路
（1）切开线；（2）在肱二头肌腱外侧与肱桡肌之间切开深筋膜；（3）游离桡神经及其分支；
（4）切开旋后肌；（5）显露桡骨干上部

四、桡骨干下部前外侧显露径路（Henry 径路）

【适应证】

1. 桡骨干下部骨折需切开复位者。

2. 桡骨干下部 1/3 骨髓炎。

3. 桡骨缺损需要植骨者。

4. 桡骨干下 1/3 肿瘤。

【操作步骤】

1. 在前臂下部于肱桡肌与桡侧腕屈肌之间作 15～20cm 纵形切口,直至桡骨茎突。此二肌分别为桡神经及正中神经支配,并可保护走行于肱桡肌深面的桡神经浅支(图 7-7-3(1))。

2. 切开浅筋膜。游离头静脉及前臂外侧皮神经,后者由肱桡肌穿出,并将其牵向外侧。识别并保护肱桡肌下方的桡神经感觉支。切开深筋膜,找出肱桡肌与桡侧腕屈肌之间的间隙,分别向内、外侧牵开后,可清楚处看到桡动、静脉,妥善予以保护,并牵向内侧(图 7-7-3(2))。使前臂旋前,可显示拇长屈肌、指浅屈肌和旋前方肌(图 7-7-3(3))。

3. 在桡骨前外侧自骨膜下将拇长屈肌和旋前方肌向内侧剥离,切开骨膜(图 7-7-3(4)),即可显露桡骨干下部(图 7-7-3(5))。

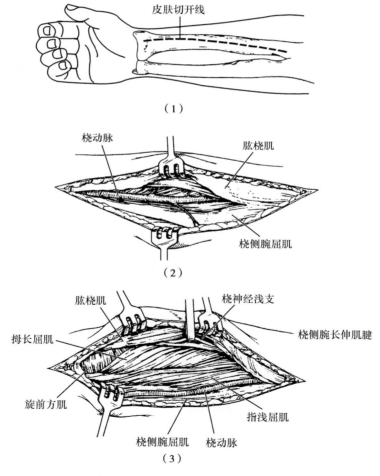

图 7-7-3　桡骨干下部前外侧显露径路

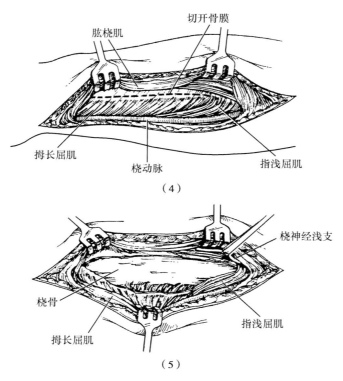

肱桡肌　　　　切开骨膜

拇长屈肌　　桡动脉　　指浅屈肌

（4）

桡神经浅支

桡骨　　　　指浅屈肌

拇长屈肌

（5）

图 7-7-3　桡骨干下部前外侧显露径路（续）
（1）切口；（2）保护桡动、静脉；（3）显露拇长屈肌、指浅屈肌和
旋前方肌；（4）切开骨膜；（5）显露桡骨干下部

五、桡骨干后侧显露径路（Thompson 径路）

【适应证】

1. 桡骨干上、中部骨折需要切开复位者。

2. 桡骨干上、中部肿瘤。

【体位】　仰卧位或半侧卧位，肘屈 30°，前臂旋前。

【操作步骤】

1. 从肱骨外上髁的后上侧沿桡骨外侧向下，朝向腕背中心。切口长短根据需要而定。前臂旋前时，此切口近乎为直线（图 7-7-4(1)）。

2. 切开浅、深筋膜，可自两个不同间隙进入，一是自移动的伸肌束后侧进入，此束系指肱桡肌和桡侧腕长、短伸肌，可用手提起并向前后移动；亦可在桡侧腕短伸肌与指伸肌之间进入（图 7-7-4(2)）。为更好显露，可将指伸肌附于外上髁的起点剥离，进一步向内牵开，显露旋后肌。当旋后肌显露后，须注意骨间后神经，后者在旋后肌浅、深层之间斜形，并在其下 1/3 处穿出。必须切开时，宜将前臂旋前，使神经远离桡骨，在桡骨粗隆肱二头肌腱外侧向下切断旋后肌，以防损伤骨间后神经及其肌支。为获得更广泛的显露时，可在确认骨间后神经位置后，自桡骨前侧对旋后肌作骨膜下剥离，并围绕桡骨外侧而达其后侧，如此即可完全显露桡骨干上、中 1/3（图 7-7-4(3)）。

3. 由于桡侧腕短伸肌、指伸肌及旋后肌均由骨间后神经支配，而桡侧腕长伸肌及肱桡肌则由桡神经本干支配，因此有的作者建议自桡侧腕长、短伸肌之间进入。比较上述两种途径，可以看出后者较优越，既不会损伤骨间后神经，又不会损伤桡神经本干，而前一种途径则有可能损伤桡神经至指伸肌和拇长伸肌的肌支，造成该二肌的瘫痪。

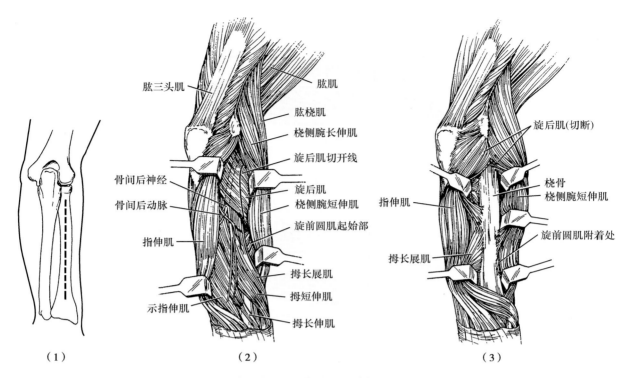

（1）　　　　　　　（2）　　　　　　　　（3）

图 7-7-4　桡骨干后侧显露径路
（1）切开线；（2）在桡侧腕短伸肌与指伸肌之间进入，显露旋后肌及骨间后
神经；（3）显露桡骨干后侧

六、尺骨干后侧显露径路

【适应证】
1. 尺骨干骨折需切开复位者。
2. 尺骨骨髓炎。
3. 尺骨肿瘤。

【体位】　仰卧位或半侧卧位，肘屈30°，前臂旋前。

【操作步骤】
1. 从鹰嘴远侧5cm处开始，沿尺骨后缘向下，其长短视需要而定。对桡、尺骨需同时显露者，宜作两切口分别显露，以免发生两骨间的交叉愈合。
2. 切开浅、深筋膜，将尺侧腕屈肌及尺侧腕伸肌分别向两侧剥离，尺骨干后缘全长皆在皮下，可以触得，易于显露。尺骨后部缺少软组织覆盖，尽可能避免扩大剥离骨膜及周围组织，以免影响血供。

（裴福兴　沈彬）

第八节　腕关节显露径路

【应用解剖】　腕掌面浅层肌腱均为屈肌腱，自桡侧向尺侧，依次为桡侧腕屈肌腱、掌长肌腱、指浅屈肌腱和尺侧腕屈肌腱。深层肌肉包括指深屈肌腱、拇长屈肌腱及旋前方肌。在腕部，桡神经浅支在桡骨茎突上一掌宽处经肱桡肌深面穿出至腕背。桡动脉位于肱桡肌腱和桡侧腕屈肌腱之间。正中神经位于掌长肌腱深面或其外侧，以后进入腕管。尺动脉位于指浅屈肌腱与尺侧腕屈肌腱之间,尺神经在其内侧,以后经尺管,即在屈肌支持带的前面入掌,位于豌豆骨外侧的肌膜性管内,最后分为浅、深两支。

腕背面有腕背侧韧带,由其深面发出许多纵隔,至桡、尺骨的嵴上,这样在腕背侧韧带与骨膜之间形成6个骨纤维性管,每个管内均衬以腱滑膜鞘。桡动脉本干在桡骨茎突下方斜越拇长屈肌腱和拇短伸肌腱的深面至手背解剖学鼻烟窝,以后穿经第1骨间背侧肌两头之间至手掌,发出拇主要动脉后,即与尺动脉的掌深支吻合成掌深弓。

一、背侧显露径路

【适应证】

1. 腕部骨折或骨折/脱位需切开复位术。

2. 腕关节结核病灶清除术。

3. 腕部肿瘤。

4. 腕关节类风湿关节炎滑膜切除术。

5. 腕关节组织活检。

6. 腕关节切除术。

7. 月骨无菌坏死摘除术。

8. 腕关节融合术。

9. 腕关节人工关节置换术。

【体位】　仰卧位,前臂旋前。

【操作步骤】

1. 纵形切口　以桡骨背侧 Lister 结节为中心,自关节线以上4cm 开始,沿前臂背侧正中纵形向下朝向第3掌骨基底,至关节线以下2～3cm,切口亦可稍靠外或稍靠内。此种切口与皮纹方向不一致,术后容易形成瘢痕,妨碍活动,但对腕关节融合术则无关紧要。

S 形切口:需要作较广泛显露时,可作略弯 S 形切口,先沿指伸肌腱尺侧,至桡腕关节线时横形向桡侧,再弯向远侧(图7-8-1(1))。S 形切口也可与上述相反,先起自桡侧近端,横形向尺侧,再弯向远侧(图7-8-1(2))。

横弯形切口:起自尺骨头内侧,向下沿背侧横纹,越过腕背,直达桡骨茎突上及后方1.5cm。横形切口有可能损伤较多浅静脉及皮神经,术后发生手背肿胀及麻木,且手术显露范围亦受到限制,较少采用。

2. 切开腕背侧浅筋膜,尽量避免损伤切口两侧浅静脉及皮神经,必要时亦可将浅静脉切断或结扎。切开深筋膜及桡腕背侧韧带及 Lister 结节上的骨膜,可预先用血管钳挑起(图7-8-1(3)),纵形切开(图7-8-1(4))。在桡、尺骨背侧,辨认分隔腱鞘的纤维隔,腕背动脉弓不太显著,由骨间后动脉或桡动脉的腕背支组成,必要时可切断、结扎。各腱经过腕背时均各有独立或与其他肌腱共居一腱鞘内,为滑液鞘所包绕,并为桡腕背侧韧带所覆盖,固着于桡、尺骨背面,注意不要损伤拇长伸肌腱。

3. 分开拇指与其他手指的肌腱,掀起桡骨远端的骨膜,但尽可能保持各伸肌腱鞘的完整性。将指伸肌腱牵向桡侧或尺侧,并将肌间隔作骨膜下剥离,即可显露桡、尺骨下端及腕骨背侧。将指伸肌腱分别向桡、尺侧牵引,即可显露桡骨下端背面(图7-8-1(5))。

4. 腕骨间的关节囊彼此紧密相连,应尽量少剥离。各腕骨均较小,周围血供差,游离过多可引起骨坏死。术中如切断肌腱,术毕应重新缝合,并固定于腕背伸位。

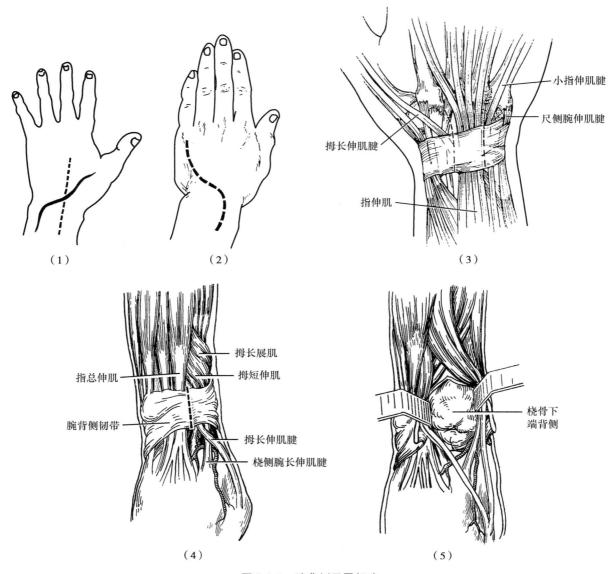

（1）　　　　　　　　　　（2）　　　　　　　　　　　（3）

小指伸肌腱

尺侧腕伸肌腱

拇长伸肌腱

指伸肌

指总伸肌

拇长展肌

拇短伸肌

腕背侧韧带

拇长伸肌腱

桡侧腕长伸肌腱

桡骨下端背侧

（4）　　　　　　　　　　　　　　　　（5）

图 7-8-1　腕背侧显露径路

（1）直切口及弯形切口；（2）S 形切口；（3）显露腕背侧韧带；（4）切开桡腕背侧韧带；（5）显露桡骨下端

二、掌侧显露径路

【适应证】

1. 腕部骨折或骨折-脱位，特别是月骨脱位需切开复位者。

2. 腕掌侧肿瘤。

3. 腕管综合征。

4. 正中神经探查及手术。

5. 月骨切除术。

【体位】　仰卧位，肘伸直，前臂旋后。

【操作步骤】

1. 沿腕屈曲横纹作横切口，或从腕上 4cm 先纵形向下，至腕横纹处稍横形，再弯向下方作 S 形（图 7-8-2（1））。后者因与腕横纹垂直，易产生瘢痕，引起屈曲挛缩，效果不理想。

130

2. 切开浅、深筋膜及桡腕掌侧韧带。显露掌长肌腱,正中神经常位于其深面的桡侧;在先天性掌长肌腱缺如的患者中,正中神经走行也可能表浅,是腕前侧(掌侧)最浅的总行结构。游离正中神经并妥予保护(图 7-8-2(2))。显露屈肌支持带并确认腕管结构(图 7-8-2(3)),在屈肌支持带尺侧端纵形切开,而在桡侧端切开有可能损伤正中神经返支。将屈肌支持带切段取出,可使腕管充分显露(图 7-8-2(4))。将拇长屈肌腱牵向桡侧,正中神经及掌长肌腱牵向尺侧。亦可将上述三者(拇长屈肌腱、正中神经、掌长肌腱)一同牵向桡侧,指浅、深屈肌腱牵向尺侧。有腕管综合征时,可见韧带下的正中神经变细,而在韧带近端的神经水肿增粗,应充分松解神经周围粘连。切开关节囊,使桡腕关节屈伸及左右侧屈,桡骨下端及各腕骨即可显露。

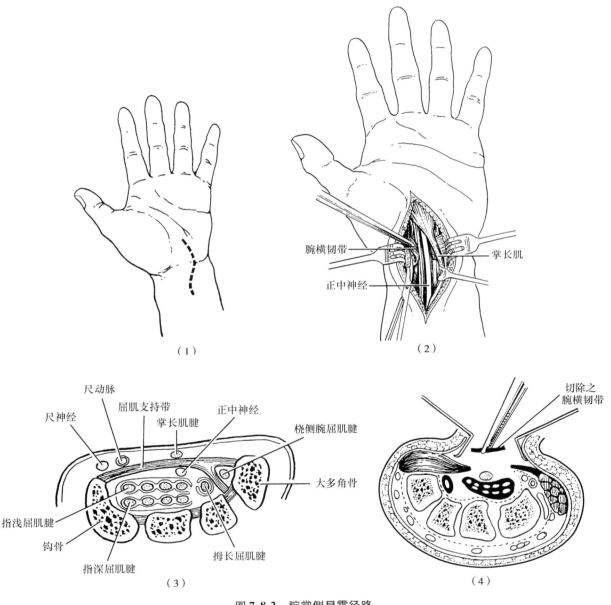

（1）
（2）

尺动脉
尺神经
屈肌支持带
掌长肌腱
正中神经
桡侧腕屈肌腱
大多角骨
指浅屈肌腱
钩骨
指深屈肌腱
拇长屈肌腱
（3）

切除之
腕横韧带
（4）

腕横韧带
掌长肌
正中神经

图 7-8-2 腕掌侧显露径路
（1）切口;（2）显露掌长肌腱及正中神经;（3）腕管横切面;（4）切除腕横韧带

三、桡侧显露径路

【适应证】

1. 桡骨下端及桡骨茎突骨折需切开复位者。

2. 舟骨部分切除术。

3. 舟骨植骨术。

4. 大多角骨骨折需切开复位者。

5. 桡骨茎突部狭窄性腱鞘炎。

6. 人工舟骨置换术。

【体位】 仰卧位,前臂旋前。

【操作步骤】

1. 在腕桡背侧,以解剖学鼻烟窝为中心向上下作纵形、横形、斜形或 S 形切口,至第一掌骨底。如拟显露舟骨结节,可在桡掌侧做切口,沿鱼际弯形向外。

2. 切开浅筋膜,保护走行于拇指桡背侧的头静脉及桡神经浅支并牵向一侧。切开深筋膜及桡腕背侧韧带,显露解剖学鼻烟窝。用二齿拉钩将拇长展肌腱及拇短伸肌腱牵向掌侧,拇长伸肌腱牵向背侧,显露腕关节囊的桡侧。桡动脉外为拇长展肌腱和拇短伸肌腱,内为腕桡侧副韧带。桡神经浅支分布于拇指背面皮肤。对桡动脉和桡神经浅支均应妥予保护。

3. 切开腕桡侧副韧带,即可显示桡腕关节囊。切开关节囊,即可显露桡骨下端、舟骨结节和大多角骨。切断腕桡侧副韧带及关节囊,可显露桡腕关节桡侧。

4. 如在桡掌侧做切口,应避免靠内,因有正中神经返支通过。切开鱼际筋膜后,沿拇短展肌腱与拇短屈肌腱之间的间隙进入,即可达舟骨结节。

四、尺侧显露径路

【适应证】

1. 尺骨头切除术。

2. 腕关节盘切除术。

3. 桡腕远侧关节融合术。

【体位】 仰卧位或半侧卧位,前臂旋前,患肢置于上肢手术台。

【手术步骤】

1. 自尺骨近端向远端纵形至尺骨茎突,先弯向背侧,再弯向掌侧,至第 5 掌骨近端基底,然后与第 5 掌骨平行向远端延长约 2cm。如需显露尺骨下端前侧,可沿尺骨前侧作纵形切口。

2. 切开浅筋膜,注意勿损伤尺神经背支,它在尺骨头远侧绕腕背分 3 个皮支,支配小指两侧及环指尺侧半皮肤。切开深筋膜及桡腕背侧韧带。在切口上部,将尺侧腕屈肌腱向掌侧牵开,尺侧腕伸肌腱向背侧牵开。尺骨头位于桡腕关节之外,不需要切开桡腕关节囊,不要损伤附于尺骨茎突的腕关节盘(三角纤维软骨)。如拟切除尺骨头时(Smith-Petersen 径路),可在尺骨茎突以上 2cm 处切断,并充分切除尺骨下端及骨膜,桡骨骨膜亦需切除,否则可引起骨质再生。

3. 显露腕关节盘时,在腕尺侧将小指伸肌腱向桡侧牵开,即达桡尺远侧关节。切开关节囊,先沿桡骨尺切迹近端切断关节盘的移行部,此时关节盘已基本松弛,顺次切断掌侧、背侧与滑膜的附着部,最后自尺骨茎突完全切除。对桡腕关节已被破坏需作桡腕关节融合时,可将尺骨远侧 2.5cm 包括尺骨头切除。

(裴福兴 沈彬)

第九节　腕部血管神经显露径路

一、桡动脉

桡动脉在腕部位于肱桡肌与桡侧腕屈肌之间,浅面为前臂深筋膜,深面为拇长屈肌腱和旋前方肌及桡骨下端。平桡骨茎突水平,桡动脉发出一掌浅支,向下穿过鱼际肌,进入手掌,与尺动脉吻合形成掌浅弓(图 7-9-1)。

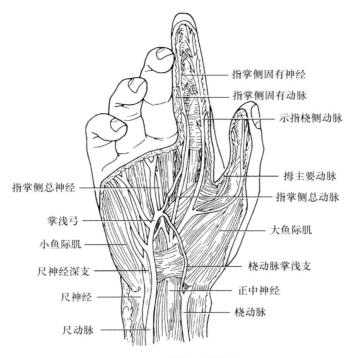

图 7-9-1　手掌部血管神经

【操作步骤】　在腕部掌外侧按脉搏跳动作纵形小切口,切开腕部深筋膜,在肱桡肌腱与桡侧腕屈肌腱之间即可显露桡动脉。偶尔在异位桡动脉或所谓反关脉情况下,可在腕背外侧在解剖学鼻烟窝作小切口,在外为拇长展肌腱和拇短伸肌腱与内为拇长伸肌腱的间隙中亦可显露桡动脉。

二、尺动脉

尺动脉在前臂下端行于指浅屈肌与尺侧腕屈肌之间,与尺神经伴行。初位于腕掌侧韧带的深面,以后包于由屈肌支持带浅层形成的腕尺管中,在尺神经的外侧达手掌。

【操作步骤】　在腕部掌内侧按脉搏跳动作纵形小切口,切开腕掌侧韧带,在指浅屈肌腱与尺侧腕屈肌腱之间即可找到尺动脉,尺神经在其内侧。

三、正中神经

正中神经在腕部接近表面,位于桡侧腕屈肌腱及掌长肌腱之间,或在掌长肌腱的深面,指浅屈肌腱的外侧,向下经腕管进入手掌。正中神经一般在屈肌支持带的远侧分为桡侧支及尺侧支(见图 7-9-1)。

【操作步骤】　沿腕部中线作纵形小切口。切开腕掌侧韧带,如只需切除一段作为屈肌腱移植物,可在桡侧腕屈肌腱与掌长肌腱之间或在掌长肌腱的深面显露;如因腕管综合征压迫正中神经,则需要切断或切除屈肌支持带。小心辨认正中神经与周围多个指浅、深屈肌腱。神经较圆,而肌腱较扁平。

四、尺神经

尺神经在腕部位置较浅,位于指浅屈肌腱与尺侧腕屈肌腱之间,尺动脉在其外侧,以后经尺管,即在屈肌支持带的浅面入掌(图 7-9-2),位于豌豆骨外侧的肌膜性管内,最后分为浅、深两支。尺神经在腕上有时发出一较长的吻合支,加入正中神经。尺神经深支初行于豌豆骨的外侧缘与钩状骨钩内侧缘之间,以后在豆钩韧带的浅面并经其前缘向内下入于小鱼际肌,行于小指对掌肌与第 5 掌骨底之间。

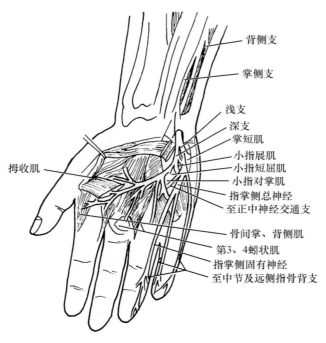

背侧支

掌侧支

浅支
深支
掌短肌
小指展肌
拇收肌
小指短屈肌
小指对掌肌
指掌侧总神经
至正中神经交通支

骨间掌、背侧肌
第3、4蚓状肌
指掌侧固有神经
至中节及远侧指骨背支

图 7-9-2　尺神经浅、深支

【操作步骤】　同尺动脉显露切口。首先扪及豌豆骨及附着其上的尺侧腕屈肌。在此肌止点的桡侧切开由部分肌纤维与掌深筋膜构成的腕掌侧韧带,如此进入尺管,即可显露尺神经与尺动脉,在指浅屈肌腱与尺侧腕屈肌腱之间,尺神经在尺动脉的内侧。切断豌豆骨与钩骨间的豆钩韧带,显露尺神经浅、深支,可向下延长切口至小鱼际内缘。在豌豆骨的外侧缘与钩状骨沟内侧缘之间的沟内寻找。

（裴福兴　沈彬）

第十节　手部显露径路

一、沿鱼际纹手术显露径路

【适应证】

1. 正中神经及其桡侧分支的探查及修复。

2. 拇长屈肌腱、示指屈指肌腱及第一蚓状肌的显露。

3. 鱼际间隙化脓性感染切开引流。

【麻醉】　臂丛神经阻滞麻醉。

【体位】　仰卧位,患肢外展,置于手术台旁的手术桌上,手掌向上。

【操作步骤】

1. 切口　自第 2 掌骨头尺侧鱼际纹起始处,沿鱼际纹向近端至腕部,呈一弧形切口（图 7-10-1（1））。

2. 手术方法　切开皮肤、皮下组织,并向两侧适当游离。切开掌腱膜,在切口中部鱼际肌尺侧即可见掌浅弓,必要时予以切断结扎。切开屈肌支持带（腕横韧带）的远侧部分,此时应注意位于腕横韧带远侧缘的正中神经返支,以免将其损伤（图 7-10-1（2））。

将切口向两侧牵开,在切口内游离,逐层显露正中神经主干,位于腕横韧带远侧缘的正中神经返支,至拇指和示指的分支,第 2、3 指总神经的近侧部分。位于神经深面的示指屈指肌腱及第 1 蚓状肌、位于切口近端深面的拇长屈肌腱。切口远端桡侧还可显露拇收肌（图 7-10-1（3））。

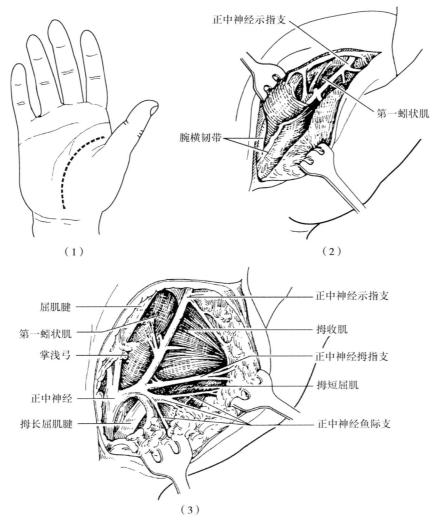

图 7-10-1　沿鱼际纹手术显露径路
（1）手术切口；（2）切开掌腱膜及腕横韧带远侧部分；
（3）充分显露切口内各种组织结构

【注意事项】　这一切口内组织结构多而精细，特别是切口近端桡侧，正中神经的鱼际支位置表浅，直接位于掌腱膜之下，与腕横韧带远侧缘紧紧相邻，在切口近端切开掌腱膜和向近端切开腕横韧带时，应特别注意加以保护。该神经支损伤将导致拇指对掌功能障碍。

二、近侧掌横纹-小鱼际手术显露径路

【适应证】

1. 手掌部神经、血管、指屈肌腱损伤的修复。

2. 手掌部的掌腱膜切除。

3. 掌中间隙化脓性感染切开引流。

4. 类风湿性、结核性指屈肌腱滑膜炎，腱滑膜切除。

【麻醉】　臂丛神经阻滞麻醉。

【体位】　患者仰卧位，患肢外展，置于手术台旁的手术桌上，手掌向上。

【操作步骤】

1. 切口　沿近侧掌横纹从桡侧向尺侧，沿小鱼际桡侧缘至腕部（图 7-10-2（1））。

2. 手术方法　切开皮肤、皮下组织,为了充分显露手掌部的组织结构,可将皮瓣向两侧游离。显露掌腱膜,沿切口线将其切开。将桡侧的皮瓣向桡侧牵开,可显露掌浅弓的桡侧部分,正中神经及其鱼际支,第1、2指掌侧总神经,示、中指屈指肌腱,第1、2蚓状肌(图7-10-2(2))。

尺侧的皮瓣向尺侧牵开,可充分显露手掌部的全部组织结构——尺、桡动脉构成的掌浅弓及其分支、正中神经及其分支、尺神经及其分支、2~5指指屈肌腱、第1~4蚓状肌(图7-10-2(3))。

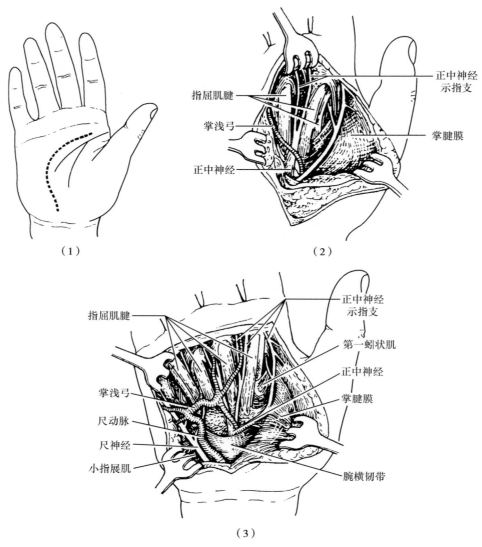

（1）　　　　　　　　　　　　（2）

（3）

图7-10-2　近侧掌横纹-小鱼际手术显露径路
（1）手术切口;（2）显露切口桡侧组织结构;（3）显露切口中的全部结构

【注意事项】　本手术入路可很好地显露手掌部的神经、血管和肌腱。一般情况下,常不需要如此大的显露范围。其切口的大小和皮瓣分离的范围,可根据手术所需显露的组织结构适当予以选择。手掌部有很多重要的组织,手术时应仔细加以保护。

三、小鱼际-腕尺侧手术显露径路

【适应证】
1. 手掌尺神经、血管损伤的修复。
2. 腕部尺神经卡压(尺管综合征、Guyon管综合征)松解术。
【麻醉】　臂丛神经阻滞麻醉。
【体位】　仰卧位,患肢外展,置于手术台旁的手术桌上,手掌向上。

【操作步骤】

1. 切口　沿小鱼际桡侧缘呈弧形向近端,于腕部尺侧越过腕横纹,纵形至前臂远端尺侧(图7-10-3(1))。

2. 手术方法　切开皮肤、皮下组织,为了充分显露手掌部尺侧的组织结构,可将皮瓣向两侧游离,并将尺侧的皮瓣向尺侧牵开。

切开掌腱膜和掌短肌,即可显露掌部的尺动脉和尺神经(图7-10-3(2))。切开前臂的深筋膜,于尺侧腕屈肌的桡侧切开尺动脉和尺神经的鞘膜,即可显露前臂远端的尺动脉和尺神经。切开豌豆骨和钩骨钩之间的腕掌侧韧带,打开腕尺管(Guyon管),可松解对尺神经的压迫。此时即可显露从前臂到手掌部的尺动脉和尺神经,可见尺动脉和尺神经伴行从前臂远端经腕尺管,于腕尺管的远侧缘即分为深、浅支,浅支分为小指尺侧指神经和第4指掌侧总神经,至小指桡侧和环指尺侧。尺动脉深支和尺神经深支一起穿经小鱼际肌进入手掌深面(图7-10-3(3))。

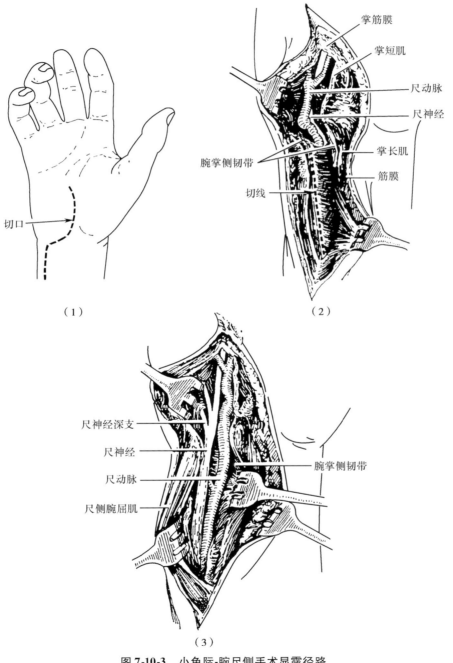

图 7-10-3　小鱼际-腕尺侧手术显露径路
(1)手术切口;(2)掌部组织结构显露;(3)全部组织结构显露

【注意事项】　本手术进路可以很好地显露腕掌部的尺动脉和尺神经,此处神经、血管位置较浅,切开深筋膜、掌腱膜和腕掌侧韧带时应注意直接位于其下的尺动脉和尺神经,以免损伤。

四、手指掌侧手术显露径路

【适应证】
1. 手指掌侧神经、血管损伤的修复。
2. 手指指屈肌腱损伤的修复和肌腱粘连松解。
3. 手指部掌腱膜挛缩,掌腱膜切除。
4. 手指掌侧皮下组织和腱鞘部肿瘤切除。
5. 指屈肌腱化脓性腱鞘炎切开引流。

【麻醉】　臂丛神经阻滞麻醉。

【体位】　患者仰卧位,患肢外展,置于手术台旁的手术桌上,手掌向上。

【操作步骤】

1. 切口　于手指掌侧作 Z 字形切口,切口线位于两个指掌侧横纹的对角之间,必要时可将切口斜形向手掌部延伸(图 7-10-4(1))。

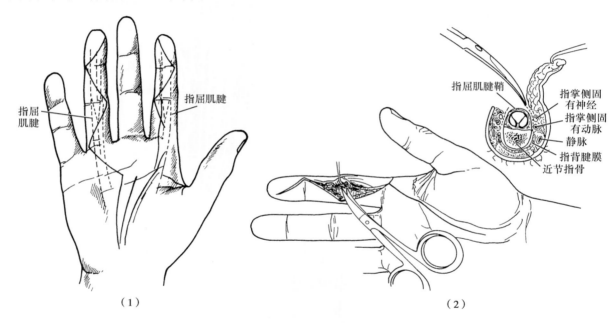

（1）

（2）

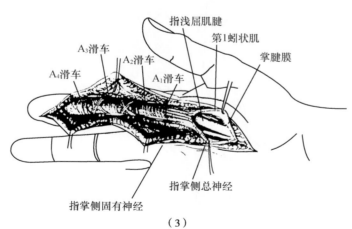

（3）

图 7-10-4　手指掌侧手术显露径路
（1）手术切口;（2）掀起皮瓣;（3）显露指屈肌腱鞘及肌腱

2. 手术方法　切开皮肤及皮下组织,于指固有神经血管束浅面、指屈肌腱鞘的浅面掀起皮瓣,至指屈肌腱鞘的对侧面时,应紧靠腱鞘分离,使其指固有神经血管束位于浅面(图7-10-4(2))。

将皮瓣向两侧牵开,即可充分显露指屈肌腱鞘。纵形切开腱鞘,可显露指屈肌腱。如需显露指固有神经血管束,则可在腱鞘两侧的皮下组织中寻找、予以分离、显露(图7-10-4(3))。

【注意事项】　本手术显露途径可充分显露指屈肌腱和指神经、血管。术中应注意保护手指的血管神经束,分离皮瓣时应使其厚薄均匀,避免影响皮瓣的血液供应。皮肤切口不宜过直,以免形成瘢痕挛缩,导致手指屈曲畸形。

五、手指侧方手术显露径路

【适应证】

1. 手指一侧神经、血管损伤的修复。
2. 手指指屈肌腱损伤的修复和肌腱粘连松解。
3. 指骨骨折切开复位内固定。
4. 指骨肿瘤切除植骨。

【麻醉】　臂丛神经阻滞麻醉。

【体位】　患者仰卧位,患肢外展,置于手术台旁的手术桌上,手掌向上。

【操作步骤】

1. 切口　将手指屈曲,以远侧、近侧指横纹和掌指横纹的顶端为标志,于手指伸直位时,此3点的连线为切口线(图7-10-5(1))。此切口称为手指侧正中切口。

2. 手术方法　切开皮肤、皮下组织,掀起掌侧皮瓣,使切口侧的指固有神经血管束位于掌侧的皮瓣内,牵开掌侧的皮瓣,即可显露指屈肌腱鞘(图7-10-5(2))。

纵形切开指屈肌腱鞘,可显露指屈肌腱,并可于掌侧的皮瓣内分离显露切口侧的指固有神经血管束(图7-10-5(3))。将切口向背侧分离即可显露指骨。

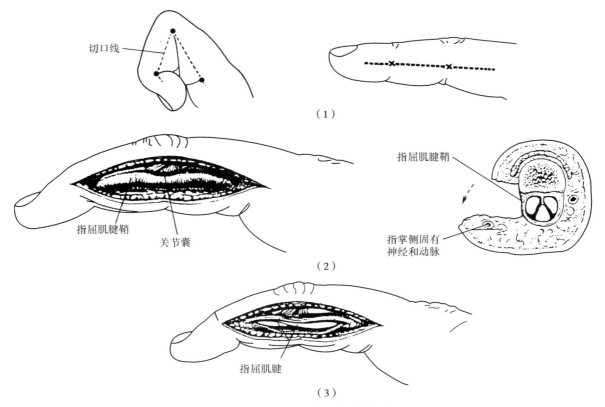

(1)

(2)

(3)

图7-10-5　手指侧方手术显露径路
(1)手术切口;(2)显露屈肌腱鞘;(3)显露指屈肌腱

【注意事项】　注意此切口不能偏于掌侧,以免于手指偏掌侧形成瘢痕挛缩,导致手指屈曲畸形。亦应注意保护手指血管神经束,以免手术时损伤。

六、手背部手术显露径路

【适应证】

1. 手背部肌腱损伤的修复和肌腱粘连松解。
2. 掌骨骨折切开复位内固定,掌骨骨折不愈合植骨。
3. 掌骨肿瘤切除。
4. 手背软组织肿瘤切除。
5. 掌骨慢性骨髓炎死骨摘除或结核病灶清除植骨。

【麻醉】　臂丛神经阻滞麻醉。

【体位】　仰卧位,患肢外展,置于手术台旁的手术桌上,手掌向上。

【操作步骤】

1. 切口　手背部纵形切口。肌腱修复者,切口位于损伤的肌腱处;掌骨病变者,第2掌骨切口位于其桡侧,第5掌骨切口位于其尺侧,第3、4掌骨切口可位于其桡侧或尺侧(图7-10-6(1))。

2. 手术方法　切开皮肤及皮下组织,尽可能保护皮下静脉和皮神经,将皮瓣向两侧牵开即可显露指伸肌腱,再将指伸肌腱牵向一侧,纵形切开并剥离骨膜,即可显露掌骨。位于第2掌骨桡侧和第5掌骨尺侧的切口,皮下无重要的神经和血管,手术操作更为方便(图7-10-6(2)(3))。

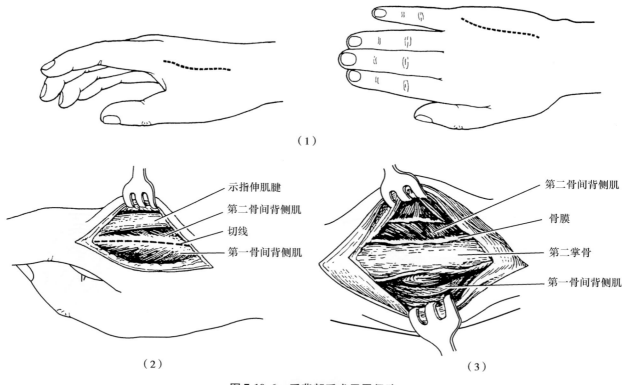

（1）

（2）　　　　　　　　　　（3）

图 7-10-6　手背部手术显露径路

（1）手术切口;（2）显露示指伸肌腱第二掌骨;（3）剥离骨膜,显露掌骨

七、手指背侧手术显露径路

【适应证】

1. 指背腱膜、中央腱束或侧腱束损伤的修复。

2. 指骨骨折、关节脱位切开复位内固定。

3. 掌指关节或近侧指间关节类风湿关节炎滑膜切除或人工关节置换。

4. 指间关节融合。

【麻醉】 臂丛神经阻滞麻醉。

【体位】 患者仰卧位,患肢外展,置于手术台旁的手术桌上,手掌向上。

【操作步骤】

1. 切口 根据患者情况,可选择掌指关节或近侧指间关节背侧弧形或 S 形切口,或远侧指间关节背侧的 Y 形切口(图 7-10-7)。

2. 手术方法 按所选择的切口,切开皮肤和皮下组织,掀起皮瓣并将其牵开即可显露其下的指伸肌腱。如需显露关节,则可于一侧切开伸肌腱扩张部或纵形劈开指伸肌腱,切开关节囊显露掌指关节。或纵形劈开中央腱束,切开关节囊显露近侧指间关节。

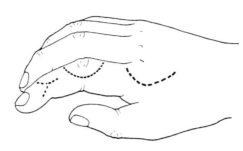

图 7-10-7 手指背侧手术显露径路手术切口

【注意事项】 手指背侧的皮肤薄,皮下组织少,所需显露的组织结构直接位于皮下,容易暴露。但指背的伸肌结构较复杂,且薄而细小,手术操作应仔细。

八、腕舟状骨手术显露径路

【适应证】

1. 舟状骨骨折切开复位内固定。

2. 舟状骨骨折,骨不连植骨。

3. 舟状骨骨不连或近侧骨块坏死,近侧骨块切除。

【麻醉】 臂丛神经阻滞麻醉。

【体位】 患者仰卧位,患肢外展,置于手术台旁的手术桌上,手掌向上。

【操作步骤】

1. 掌侧手术显露径路 (图 7-10-8)

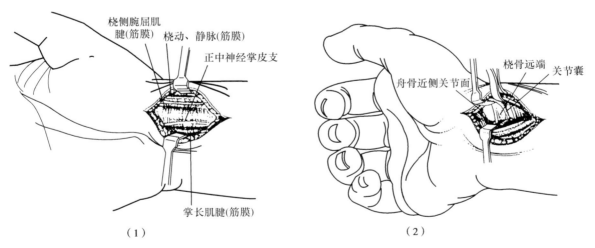

图 7-10-8 腕舟骨掌侧手术显露径路

(1)切开皮肤及皮下组织,可见桡侧腕屈肌腱和桡动脉;(2)牵开桡侧腕屈肌腱和桡动脉,切开关节囊,可见舟状骨

(1) 切口:自舟状骨结节沿桡侧腕屈肌腱的桡侧缘,向近端作 2~3cm 的纵形切口。

(2) 手术方法:切开皮肤、皮下组织及深筋膜,分离桡侧腕屈肌腱并将其牵向尺侧,将桡动脉牵向桡侧,即可见腕关节关节囊。切开关节囊,即可显露舟状骨及其骨折处。

2. 背外侧手术显露径路 (图7-10-9)

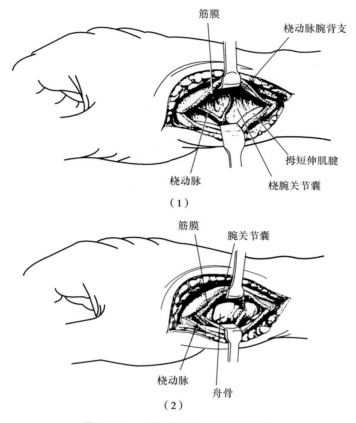

图 7-10-9 腕舟骨背侧手术显露径路
(1)切开深筋膜可见桡动脉;(2)切开关节囊,显露舟状骨

(1)切口:自第一掌骨基底部,经"解剖学鼻烟窝"向近端,至其近端 2～3cm,作一 S 形切口。

(2)手术方法:切开皮肤及皮下组织,可见桡神经浅支及头静脉,分别予以分离和保护。于拇长伸肌腱和拇短伸肌腱之间切开筋膜,分别将其向两侧牵开,即可见桡动脉深支位于切口内,注意加以保护。分离并向尺侧牵开桡侧腕长伸肌腱,显露腕关节关节囊。纵形切开关节囊,即可显露舟状骨。

【注意事项】

1. 掌侧手术显露途径可以较好地显露舟状骨的近侧 2/3,位置较浅,切口较小,但术中应注意保护桡动脉。

2. 背外侧手术显露径路位置较深,切口内有桡神经浅支和桡动脉深支,应注意加以保护。由于舟状骨的血液供应大部分从舟状骨背侧近入,手术时应保护其血管支。

（洪光祥）

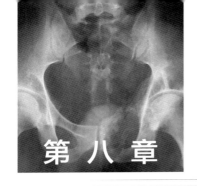

第八章　下肢手术显露径路

第一节　髋关节显露径路

髋关节手术是骨科最常见的手术之一。全髋关节置换治疗髋关节疾病已很普遍。此外,髋关节置换、髋臼骨折、髋关节周围肿瘤以及髋关节感染等疾病治疗也是骨科临床上常用的手术。

髋关节的显露途径有四种基本的入路。前方入路在全髋关节置换术中已很少应用,但显露髋关节的同时,可以很好地显露骨盆;前外侧入路是较常用的全髋关节置换入路;后外侧入路广泛用于半髋置换和全髋置换,也是最常应用的髋关节入路,入路损伤小,显露好;内侧入路应用较少,主要用于小转子和周围骨组织的病变。这四种入路均是通过关节周围的肌间隙进行显露。前方入路是经缝匠肌和阔筋膜张肌之间的间隙;前外侧入路是经阔筋膜张肌和臀中肌之间的间隙;后外侧入路则是通过臀中肌和臀大肌之间或是劈开臀大肌;内侧入路是经由长收肌和股薄肌间隙。

一、髋关节前方显露径路

此显露途径又称 Smith-Petersen 入路,简称 S-P 切口。以前应用较多,可显露髋关节和髂骨。入路损伤小,显露好;入路经由缝匠肌(股神经)和阔筋膜张肌(臀上神经)之间的间隙进入。

【适应证】

1. 先天性髋关节脱位的切开复位或外伤性髋关节脱位,股骨头位于髋臼的前上方时的切开复位。

2. 滑膜活检术。

3. 关节内融合。

4. 全髋关节置换。

5. 半髋关节置换。

6. 肿瘤切除,特别是骨盆肿瘤。

7. 骨盆截骨。

使用该入路时,如果不广泛剥离肌肉,对于髋臼的显露不如其他入路。

【体位】　患者仰卧于手术台上,如果要行骨盆截骨,需在患侧骨盆下垫一小沙袋,使患侧骨盆向对侧倾斜(图 8-1-1)。

【操作步骤】　髂前上棘位于皮下,较瘦的患者易于触及,肥胖者不明显。髂嵴位于皮下,一般可触及。

1. 切口　由髂嵴前半部向前经髂前上棘向远端延伸 8～10cm,切口指向髌骨的外侧缘(图 8-1-2)。若手术野显露更广泛时,可将切口向髂嵴延伸。

2. 手术方法 切开皮肤、皮下组织,外旋下肢使缝匠肌紧张便于辨认,沿阔筋膜张肌和缝匠肌之间的间隙钝性分离。股外侧皮神经紧邻肌间隙穿出深筋膜,应避免损伤(图 8-1-3)。紧贴阔筋膜张肌内侧缘切开深筋膜,将缝匠肌牵向内上方、阔筋膜张肌牵向外下方,即可显露深部的股直肌和臀中肌(图 8-1-4)。

股直肌直头起自髂前下棘,返折头起自髋臼上唇,返折头有部分纤维起自髋关节前方的关节囊,由于与关节囊的关系紧密,分离二者比较困难。如果辨别股直肌和臀中肌间隙有困难,可通过股动脉来识别,股动脉搏动位于该肌间隙的内侧。显露股直肌在髂前下棘的起点,切断并向远侧翻转。将臀中肌牵向外侧,即可显露髋关节关节囊(图 8-1-5),下内方是走向小转子的髂腰肌,将其牵向内侧。内收并充分外旋下肢,显露关节囊。根据手术需要纵形或 T 形切开关节囊,外旋下肢使髋关节脱位。

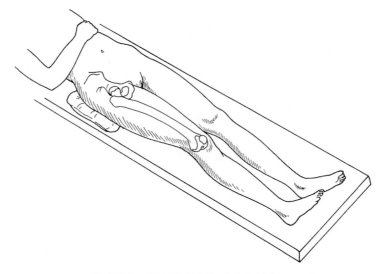

图 8-1-1 髋关节前方入路患者的体位

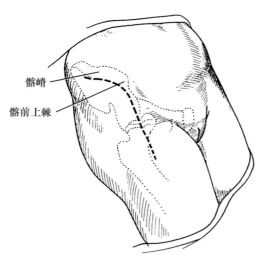

图 8-1-2 髋关节前方入路手术切口:沿髂嵴前半部做切口,经髂前上棘转向下,向远端延伸 8～10cm

髂嵴
髂前上棘

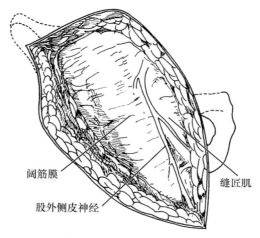

图 8-1-3 股外侧皮神经经阔筋膜张肌和缝匠肌之间穿出,进入皮下

阔筋膜
股外侧皮神经
缝匠肌

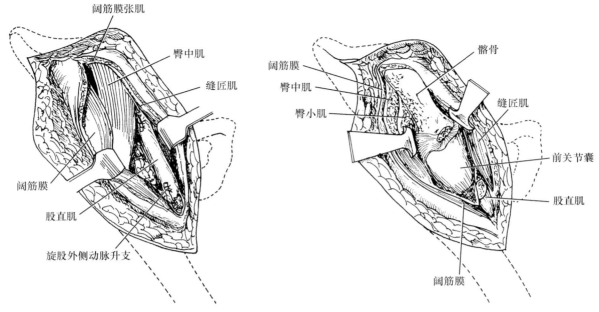

图 8-1-4 牵开臀中肌和缝匠肌,显露旋股外侧动
脉升支,并结扎、切断

图 8-1-5 切断股直肌直头,显露关节囊

【注意事项】

1. 股外侧皮神经一般在髂前上棘下方 2.5cm 处位于缝匠肌表面,偶尔位于其深部或肌间。切开阔筋膜张肌和缝匠肌间的筋膜时必须保护该神经。切断该神经可导致痛性神经瘤和股外侧皮肤感觉缺失。股外侧皮神经起自腰丛,偶尔发自股神经。发出后在髂肌的表面下降。在腹股沟韧带的下方,髂前上棘和腹股沟韧带中点之间进入股部。该神经紧贴髂前上棘下内侧穿过阔筋膜,其走行路径有很大变异,可以走行于缝匠肌旁或穿过该肌。与手术入路无关。

2. 股神经位于髋关节前方的股三角内。由于神经位于股直肌内侧,因此,分离时应离开缝匠肌和股直肌侧,以避免伤该神经。如果在深层分离时定位困难,可根据股动脉搏动定位。在股三角内,股动脉和股神经紧密相邻。

3. 旋股外侧动脉的升支经过手术野,走行于阔筋膜张肌和缝匠肌间隙的近侧。分离该间隙时要结扎该动脉或电凝动脉止血。

二、髋关节前外侧显露径路

此显露途径是全髋关节置换术常用的入路。Watson-Jones 最早推荐使用该入路,后来 Charnley、Harris 和 Müller 又加以改良。该入路可以清楚地显露髋臼,并且在股骨扩髓时较安全。该入路通过阔筋膜张肌和臀中肌之间的间隙。为了方便股骨扩髓和显露髋臼,可内收髋关节,部分分离游离外展肌群。

松解外展肌群也可通过大转子截骨或从前方部分分离游离臀中肌和臀小肌。

【适应证】

1. 全髋关节置换。

2. 半髋关节置换。

3. 股骨颈骨折切开复位内固定术。

4. 髋关节滑膜活检术。

5. 股骨颈活检。

【体位】 患者仰卧于手术台上,患侧偏向手术台的边缘,患髋悬空(图 8-1-6)。旋转手术台使患髋臀部皮肤和脂肪下垂,以便于切口抬高和铺巾。也可采用侧卧位,但无论处于何种体位,安置髋臼假体时,都必须注意骨盆的位置,因为髋臼导向器一般以地面作为参照。铺巾时要便于术中肢体的活动。

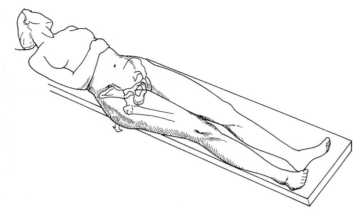

图 8-1-6 髋关节前外侧入路患者的体位

【操作步骤】 髂前上棘位于皮下,一般易触及。大转子位于股骨干和股骨颈之间,并向上向后方突起。大腿外侧可以触及股骨干。股外侧肌粗隆是大转子和股骨干之间的骨性凸起,在瘦的患者可以由近向远触及。

1. 切口 屈髋30°,并内收越过对侧膝关节,使大转子放松,阔筋膜张肌移向前方。以转子顶端为中心,作长15cm的直切口,切口通过大转子的后方1/3延伸至股骨干(图8-1-7)。

2. 手术方法 沿皮肤切口切开脂肪至深筋膜,用纱布将皮下脂肪从阔筋膜上推开至大转子后缘。在此处切开阔筋膜,进入下方的滑囊。沿阔筋膜纤维走行的方向向上、向前分开,指向髂前上棘,最后,将切口向远端并略向前方切开,显露股外侧肌,并将筋膜瓣拉向前方。分离臀中肌止于此处的少数肌纤维,确定阔筋膜张肌和臀中肌之间的间隙,以手指钝性分离。两肌肉间隙之间存在一些血管,需要结扎处理。然后,用直角拉钩将臀中肌和臀小肌牵向近端和外侧,显露覆盖股骨颈的上方关节囊(图8-1-8)。

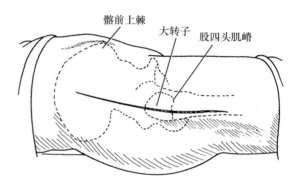

图 8-1-7 髋关节前外侧入路的手术切口

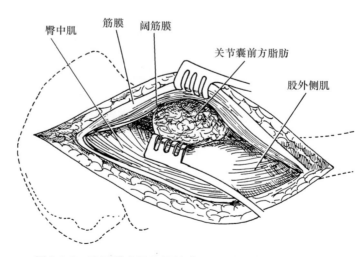

图 8-1-8 牵开臀中肌和阔筋膜,显露关节囊及其前方脂肪

屈曲内收并外旋髋关节使关节囊紧张,辨认股外侧肌在外侧嵴上的起点,用电刀切开,向下翻开约1cm,下面便是股骨颈干交界处前方的关节囊。钝性分离关节囊,牵开脂肪垫。由于脂肪垫可以减少术后瘢痕和粘连,应该保留。分离外展肌群可以使股骨后移,这样便于在髋臼前缘安放合适的拉钩,显露髋臼;此外,可使股骨内收,便于股骨扩髓和安装假体。根据假体的不同,有两种方法可供选择。

(1)转子截骨:大转子截骨可以充分松解臀中肌和臀小肌,便于股骨干扩髓时的充分显露。沿股骨外缘由远及近触及股外侧肌的骨嵴,用摆动锯或线锯行大转子截骨,连同附着的臀中肌和臀小肌一同翻向上方。截骨面基底与股外侧肌骨嵴水平,截骨面上端可位于关节囊内或囊外,截骨厚度根据选用假体的不同可有很大的差异,截骨时可以经过互相垂直的两个面进行,以加大骨与骨之间的接触面,并且固定比较牢靠。截骨后把大转子翻向上方,从后面松解包括梨状肌在内的软组织,使截骨块完全游离(图8-1-9、图8-1-10)。

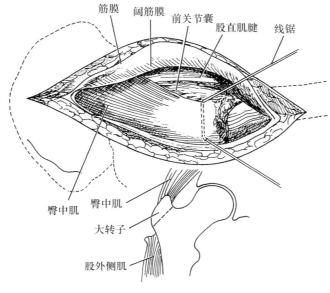

图 8-1-9　大转子截骨

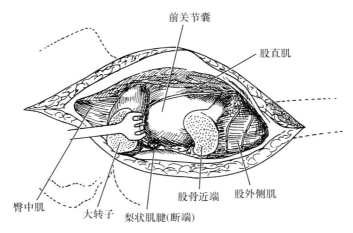

图 8-1-10　向近端翻起大转子骨块及臀中肌,显露关节囊

(2)分离外展:分离臀中肌止于大转子上方的前部,并以缝线作标记,从大转子上切断止点的前面部分,找到臀小肌在大转子前方的粗大腱性止点,并切断之。

(3)显露关节:沿股骨颈和股骨头向上钝性分离前方关节囊,从关节囊上推开股直肌的返折头,在髋臼前缘放置一个Homan拉钩,显露髋臼前缘(图8-1-11)。由于神经血管束位于髂腰肌的浅面,分离和安放拉钩时要确保位于股直肌和髂腰肌的深面,如果不能找到髂腰肌和关节囊之间的界面,可在股骨头周围切开关节囊,安放拉钩以显露髋关节。纵形切开前方关节囊,在远离髋臼缘处,横形切开,使切口变为 T 形,然后,在股骨颈基底处横形切开关节囊,切口便变成 H 形(图 8-1-12)。充分切开关节囊后外旋髋关节使之脱位(图 8-1-13)。

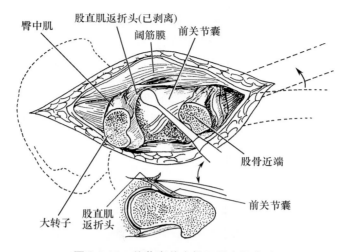

图 8-1-11 关节囊前方推开股直肌直头

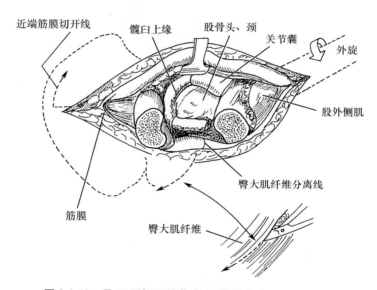

图 8-1-12 呈 H 形切开关节囊,显露股骨头、颈及髋臼缘

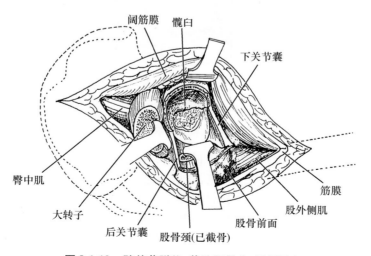

图 8-1-13 髋关节脱位,截除股骨头,显露髋臼

【注意事项】

1. 股神经位于股三角神经血管束的最外侧,因而最近术野,最容易损伤。常见损伤原因是髋关节前方结构的过分压迫,导致神经麻痹。有时神经也可被置入髂腰肌中的拉钩直接损伤。

2. 股动脉和静脉可被安放不当的髋臼拉钩损伤,拉钩尖端穿透髂腰肌,刺破肌肉表面的血管。为了避免此并发症,安放拉钩时,应紧贴骨质,中间不能夹入任何软组织。前方拉钩的正确位置,在右髋关节是1点钟处,在左髋关节是11点钟处。屈髋30°有利于寻找股直肌和前方关节囊之间的间隙。股深动脉走行于髂腰肌内股动脉的深面,有时也可被拉钩损伤。

3. 股骨干骨折。髋关节脱位时,可以引起股骨干骨折,脱位前要充分松解关节囊。在助手轻柔外旋股骨的帮助下,术者可用剥离器撬起股骨头。如果旋转股骨的力量过大,可导致股骨干螺旋形骨折。

在髋臼严重内陷的患者,有时需要清除髋臼缘的骨赘才能脱位。

如果脱位时,阻力较大,安全的办法是对股骨颈进行两次截骨,先切除1cm厚的骨质,然后用取头器取出股骨头。

进行股骨扩髓时,内收、外旋股骨干也可导致股骨干骨折。为便于操作,股骨干必须内收。如果阔筋膜切开过于靠前,将会限制股骨内收,这时助手的过分暴力会导致股骨干骨折。

三、髋关节外侧显露径路（直接外侧显露径路）

直接外侧显露途径可为全髋关节置换提供良好的显露。由于大部分臀中肌保持完好,并且避免截骨,术后患者可以早期活动。由于没有截骨,显露稍不如前外侧入路,因此经此入路行全髋关节翻修术时较困难。

【体位】　患者仰卧位,患髋大转子置于床边,使臀部肌肉和脂肪下垂(见图8-1-8),以免干扰术野。

【操作步骤】　可触及髂前上棘。外侧可触及大转子,沿大转子向下,可触到股骨干。

1. 切口　起于大转子尖端上方5cm,纵形向下经过大转子顶端中心,再沿股骨干向远端延长约8cm(图8-1-14)。

2. 手术方法　沿皮肤切口切开皮下脂肪和深筋膜,将阔筋膜张肌拉向前方、臀大肌拉向后方。锐性分离臀中肌在该层上的肌纤维,显露前方关节囊。T形切开关节囊,行股骨颈截骨(图8-1-15),取头器取出股骨头。安放髋臼拉钩,完成显露(图8-1-16)。

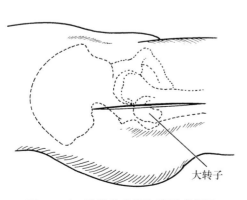

图8-1-14　髋关节外侧入路手术切口

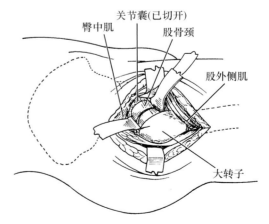

图8-1-15　用摆锯截断股骨颈

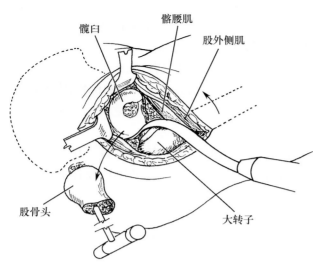

髋臼　　髂腰肌

股外侧肌

股骨头　　　　　　大转子

图 8-1-16　用取头器取出股骨头,于髋臼缘
放置合适拉钩,显露髋臼

【注意事项】

1. 在大转子上方 3~5cm 处,臀上神经走行于臀中肌和臀小肌之间,向近端过度分离,可能会损伤神经。因此,分离臀中肌时,应在上端留置缝线,防止术中过度向上分离。

2. 股神经位于大腿神经血管束的最外侧,拉钩放置不当,可以引起损伤。前方拉钩必须安放于髋臼骨质上,而不能置于髂腰肌内。

3. 股动脉和股静脉也容易被拉钩损伤。分离股外侧肌时,会切断旋股外侧动脉的横支,应电凝止血。

四、髋关节后外侧显露径路

此入路是显露髋关节的最常用途径,受到 Moore 的极力推崇,又被称为南方入路(southern approach)。

后外侧显露途径可以方便、安全、快速地达到髋关节,并且不干扰髋关节外展结构,从而避免了术后短期的外展肌力丧失。后外侧途径也可以清楚显露股骨干,因而也可用于需要置换股骨假体的翻修病例。

【适应证】

1. 半髋关节置换术。

2. 全髋关节置换术,包括翻修手术。

3. 髋臼后柱骨折的切开复位和内固定术。

4. 髋关节感染时置管引流。

5. 髋关节游离体摘除术。

6. 带血管蒂骨移植。

7. 髋关节后脱位的切开复位术。

【体位】　患者侧卧位,患肢在上(图 8-1-17)。由于多数患者的年龄较大,且皮肤易损伤,所以保护下肢和骨盆的骨性突起很重要。可在健侧下肢的外踝和膝关节放置棉垫,在两膝关节之间放置一枕头。患肢铺巾时要留有空间,以便在术中关节可以自由活动。

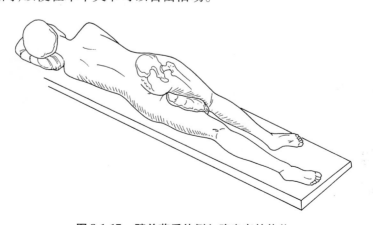

图 8-1-17　髋关节后外侧入路患者的体位

【操作步骤】　仔细触摸大腿外侧的大转子,转子的后缘较前外侧表浅,较易触及。

1. 切口　以大转子后缘为中心,作一长 10~15cm 的弧形切口。切口起自大转子后上方 6~8cm 处,沿此点分离臀大肌肌纤维至大转子后缘,经大转子后缘沿股骨干向下(图 8-1-18(1))。如果髋关节屈曲 90°,可作经大转子后缘的直切口,当下肢伸直时,就会成为一条"Moore 型"曲线切口。

2. 手术方法　切开阔筋膜张肌,显露股外侧肌。沿皮肤切口的方向延长筋膜的切口,钝性分离臀大肌的纤维(图 8-1-18(2))。

臀大肌的血供来自臀上动脉和臀下动脉,动脉进入肌肉的深部,并向外分支,酷似自行车轮的辐条。因此,分开肌肉时,最好将其轻轻提起,从而可将穿行其中的血管钳夹、切断、电凝止血,以免血管缩回肌肉内造成止血困难。

坐骨神经通过坐骨大切迹离开骨盆,经闭孔内肌、上、下孖肌和股方肌浅面,在大腿后面下行。可于外旋肌外侧找到该神经,并容易触及。但不要刻意分离神经,否则可引起其周围脂肪内的不必要出血(图 8-1-19)。

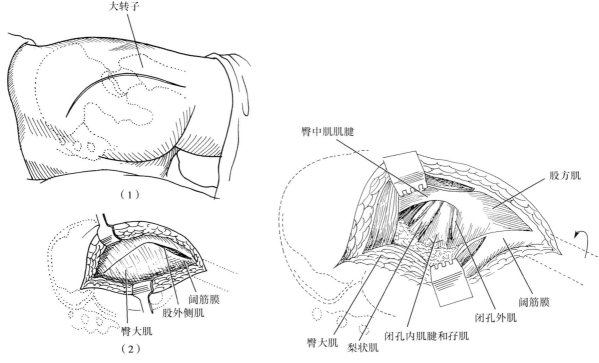

图 8-1-18　髋关节后外侧入路的皮肤
切口及阔筋膜切口

图 8-1-19　将外旋诸肌外侧的脂肪及其包裹的坐骨神经
向后推开,显露梨状肌、上、下肌(外旋肌群)

内旋髋关节拉紧外旋肌,使坐骨神经进一步远离手术野(图 8-1-20(1)(2))。

在梨状肌和闭孔内肌的大转子止点处留置缝线,紧贴股骨止点切断外旋肌,并将其连同后外侧的坐骨神经一并牵向后方(图 8-1-20(3))。股方肌上部也需完全分离,以便暴露关节囊的后面。但此肌肉内含有起自旋股外侧动脉的血管,应避免切断该肌肉。至此,髋关节囊的后面已完全暴露,可纵向或 T 形切开关节囊,关节囊切开后,内旋股骨使髋关节脱位,显露股骨头和股骨颈及髋臼。

【注意事项】

1. 此入路极少能暴露或切断坐骨神经。然而,应预防损伤该神经。在使用自动牵引器分离臀大肌时,有可能在切口后缘压迫神经,引起神经损伤。因此,应始终保持牵引器在外旋肌的断面,这样可以利用外旋肌肉保护坐骨神经。

2. 臀下动脉在梨状肌下面离开骨盆,它向头侧延伸供应臀大肌的深部。分离臀大肌时,将不可避免地切断其分支,因此应仔细分离止血。

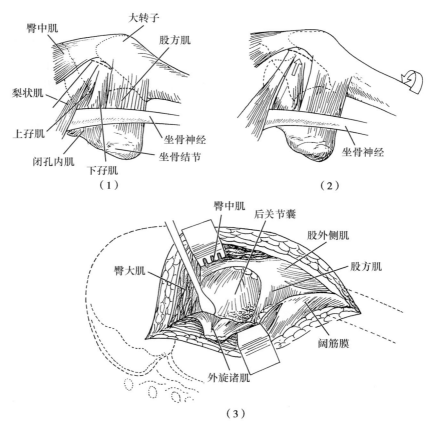

图 8-1-20 内旋髋关节拉紧外旋肌

（1）（2）内旋髋关节于外旋肌大转子止点处切断外旋肌群；

（3）牵开外旋肌显露关节囊

五、髋关节内侧显露径路

髋关节内侧显露途径最早是由 Ludloff 描述,起初是为了治疗先天髋关节脱位所致的屈曲、外展和外旋等畸形手术而设计的。

【适应证】

1. 先天性髋关节脱位的开放复位,可以清晰地显露妨碍髋关节复位的腰大肌肌腱。

2. 股骨颈下方和股骨近段内侧面的肿物活检和治疗。

3. 髂腰肌松解术。

4. 闭孔神经切断术。

【体位】 患者仰卧位,患侧髋部屈曲、外展及外旋。在屈曲畸形的患者中,很难保持此体位。此时的体位通常由术者决定。一般将患侧的足底放于对侧膝关节的内侧面（图 8-1-21）。

【手术操作】 在大腿内侧触及长收肌,向上至耻骨嵴与耻骨联合的交界处即其在耻骨上的起点。长收肌是收肌肌群内唯一容易触及的肌肉。用一手指固定在大转子上,沿股骨沟皱褶向内及斜下方移动大拇指,直到触及耻骨结节,其与大转子尖处于同一水平面。

1. 切口 在大腿内侧作一纵形切口,以耻骨结节下 3cm 为起点,切口沿大收肌下行,长度由需要暴露的股骨长度决定（图 8-1-22）。

2. 手术方法 于股薄肌和长收肌之间用手指钝性分离（图 8-1-23）。然后,沿短收肌和大收肌之间的间隙分离,至切口的底部,触及小转子,注意保护大收肌收肌部分的神经支配——闭孔神经的后支,以保留该肌的伸大腿功能。

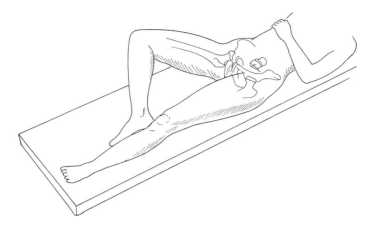

图 8-1-21　髋关节内侧入路患者的体位

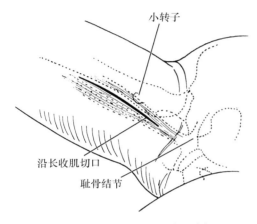

图 8-1-22　髋关节内侧入路手术切口

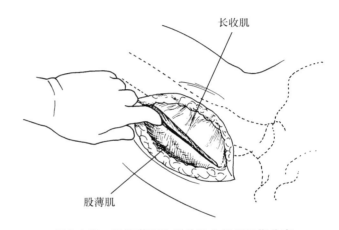

图 8-1-23　沿股薄肌和长收肌之间用手指分离

【注意事项】

1. 闭孔神经前支位于闭孔外肌的顶部，大腿内侧沿长、短收肌之间下行，并由薄层组织缚于收肌之上，它支配大腿的长、短收肌和股薄肌。

2. 闭孔神经后支位于闭孔外肌的肌肉内，在出骨盆前分支支配该肌肉。此后，神经在大收肌和短收肌之间下行，支配大收肌的收肌部分。多数情况下，此入路是为了切断上述神经，以解除肌痉挛状态而特别设计的。

3. 旋股内侧动脉从腰肌肌腱远端的内侧绕行。在没有分离肌腱和不能直视下试图切断髂腰肌是很危险的，尤其是儿童。

六、髋关节前方微创径路（OCM 径路）

1993 年，Siguier 和 Kennon 通过改良 Smich-Peterson 前侧入路，经阔筋膜张肌与缝匠肌及股直肌间隙，显露前方关节囊进行人工全髋关节置换，避免了切断肌肉和（或）肌腱。

【适应证】

1. 患者身高体重指数（BMI）≤30。

2. 髋关节解剖无明显异常，术中不需要对髋臼和（或）股骨进行结构性重建者。

3. 术中股骨头能脱位者，保证在直视下能锯断股骨颈。

4. 既往无髋部手术史，软组织条件良好。

【手术操作】

1. 手术显露

（1）患者仰卧于可透过 X 线的手术台，患侧坐骨下方放置一块较小的软垫。这样就升高了髋臼，便于髋臼准备，并允许对髋关节后方消毒和铺单。手术侧髋部和整个下肢直到胸壁都要消毒，包括坐骨下加垫软垫后便于消毒的髋关节后方。消毒完成后，整条腿放入布袋内并用绷带从脚缠至膝上，使患肢能在术中自由活动。然后在髋关节区域铺单，上至髂嵴，下至髋关节后方，内至中线。

（2）在体表定位大转子的最高点，切口的 2/3 在此点上方，1/3 在此点下方。具体的做法是平行于髂前上棘在其后方 2cm 处作一 6～8cm 的切口。切开皮肤、皮下脂肪和浅层腱膜，保护好股外侧皮神经，找到阔筋膜张肌和缝匠肌的肌间隙。用两把拉钩分别将阔筋膜张肌拉向外侧，缝匠肌拉向内侧。平衡好两把拉钩的位置从而暴露出其下方的旋股外侧动脉的升支，予以切断结扎，切开深层腱膜，暴露出深层脂肪组织及髂肌。

（3）用 Hohmann 拉钩置于股骨颈下方牵开髂肌和股直肌，注意拉钩勿插入肌肉中以免损伤股神经。一助将第二把 Hohmann 拉钩置于股骨颈的上方来完成股骨颈的暴露。用腹腔拉钩将阔筋膜张肌向外侧牵拉，这样完成了前方微创切口的暴露（图 8-1-24）。

2. 股骨颈截骨

（1）采用 T 或 Z 字形切口切开关节囊，以便术后修复。沿大腿纵轴牵引，使股骨头和髋臼间隙加大，切断圆韧带。将骨膜剥离器插入股骨头和髋臼之间，将大腿屈曲、内收、外旋即将股骨头脱出（图 8-1-25）。

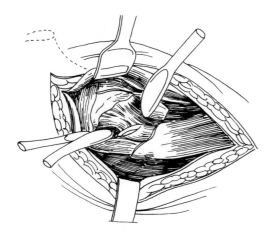

图 8-1-24　前方微创切口的暴露

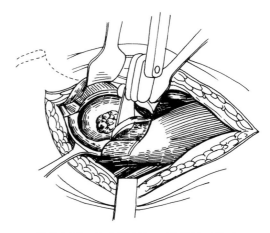

图 8-1-25　前方微创切口的股骨颈截骨

（2）保持下肢外旋 90°，用往复锯根据术前模板测量进行股骨颈的截骨。应用游标卡尺来定位截骨位置。截骨完成后再次比较实际截骨长度和预计截骨长度，确认无误。

3. 髋臼侧操作

（1）将下肢置于中立位，第一把 Hohmann 拉钩置于髋臼的前壁，拉开髂肌和股直肌，在横韧带水平髋臼前方第二把 Hohmann 拉钩拉开髂腰肌，第三把拉钩置于髋臼后壁，拉开股骨颈残端和阔筋膜张肌（图 8-1-26）。

（2）髋臼假体置于前倾 15°～20°，外展 40°～45° 的位置，术中定位两侧髂前上棘连线有助于髋臼假体的准确定位。必要时 C 形臂机透视定位。

4. 股骨侧操作　下肢外旋 90°，应用股骨拉钩从后方抬起股骨颈来增加股骨侧操作时的暴露，同时用另一 Hohmann 拉钩将阔筋膜张肌拉开。保护好臀中肌和外旋肌群，进行股骨侧的操作。股骨假体放置于 10°～15° 前倾的位置（图 8-1-27）。

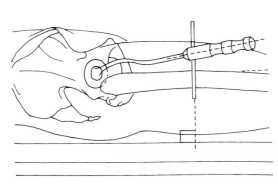

图 8-1-26　髋臼侧操作

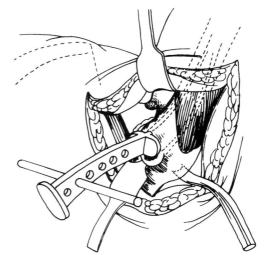

图 8-1-27　股骨侧操作

【注意事项】

1. 前方入路不损伤臀中肌和外旋肌群,双侧髋关节置换可同台进行而不需要变换体位,切口小,减少了软组织的创伤,髋臼的视野暴露非常清楚,术后的康复速度较传统手术有明显提升,手术存在的问题是股骨处理上的困难。

2. 手术入路远离坐骨神经和臀上神经,但显露过程中前方的 Hohmann 拉钩可能造成股神经的损伤,因此放置拉钩时应将其仔细地置于髂腰肌下方,禁止暴力牵拉。同时,应注意对股外侧皮神经的保护。

3. 股骨颈截骨时应以小转子上缘为参照系,必要时可采取两次截骨的方式以便于微创显露。髋臼假体置入应保证患者的骨盆固定良好,以确保髋臼假体位置的正确安放。两侧髂前上棘可以从体表定位有助于髋臼的定位。C 形臂机透视不是必需的,应根据手术医生的经验和术中情况具体判断。

4. 前路微创技术的常见并发症有假体周围骨折、髋关节前脱位、股神经和股外侧皮神经损伤等。

七、髋关节前后双切口微创径路

2001 年,Berger 首先提出前后双切口技术,借助特殊设计工具和 C 形臂机监护,可以完全从肌间隙解剖入路进行操作,在不切断任何肌肉的前提下成功完成人工髋关节置换手术。

【适应证】

1. 患者身高体重指数(BMI)≤30。

2. 髋关节解剖无明显异常,术中不需要对髋臼和(或)股骨进行结构性重建者。

3. 术中股骨头能脱位者,保证在直视下能锯断股骨颈。

4. 既往无髋部手术史,软组织条件好。

【手术操作】

1. 患者仰卧于可透过 X 线的手术台,患侧臀部和背部下方放置一软枕,使躯干稍倾斜,骨盆向前稍突出。手术侧髋部和整个下肢直到胸壁都要消毒,包括髋关节后方。消毒完成后,整条腿放入布袋内并用绷带从脚缠至膝上,使患肢能在术中被自由活动。然后在髋关节区域铺单,上至髂嵴,下至髋关节后方,内侧至中线。

2. 前方切口　消毒、铺单完成后,用X线透视确定股骨颈的位置。然后直接位于股骨颈上方做4～6cm切口切开皮肤及皮下脂肪,可以看到缝匠肌和阔筋膜张肌位于筋膜下方,股外侧皮神经位于缝匠肌浅面。切开筋膜,用拉钩将缝匠肌向内侧牵开,阔筋膜张肌向外侧牵开,显露股直肌外缘。向内侧牵拉股直肌,显露旋股外侧血管和关节囊浅面的筋膜。

将两把弯曲的Hohmann拉钩垂直于股骨颈放在关节囊外,紧靠股骨颈中线外侧切开关节囊。然后将两把Hohmann拉钩沿着股骨颈放在关节囊内,用摆锯二次截骨,取出股骨头(图8-1-28)。以小转子为参照,用X线透视检查股骨颈截骨的角度和长度。

在股骨颈截骨完成后,就开始进行髋臼准备。三把弯曲的Hohmann拉钩安放在髋臼周围,第一把拉钩直接放在切口上方髋臼边缘,第二把拉钩放在髋臼横韧带前缘,而第三把拉钩放在髋臼后方。然后切除髋臼周围的盂唇和多余的滑膜。用特别设计的髋臼锉对髋臼进行切削,用特制的带有定位杆的髋臼置入器植入髋臼假体(图8-1-29),在X线透视下将臼杯安放到位,保持外展角45°,前倾角20°～25°。用小的弯骨刀切除髋臼周缘的骨赘(图8-1-30)。选用带10°高边的内衬,保持高边位于后方安入臼杯。取出髋臼周围所有的拉钩,准备股骨侧操作。

3. 后方切口　将患肢放置于"4字位",用磨钻在股骨矩的内侧顶点做标记,这个标记用于随后对股骨假体旋转程度的监视。然后将大腿完全内收并处于中立位。将一根手指放在梨状窝处用于引导位于臀后部的皮肤切口。在臀部后外侧相当于梨状窝的位置做一小切口以显露股骨髓腔,然后在X线监视下移动Charnley锥钻紧贴于大转子内侧进入股骨髓腔。

沿股骨颈的方向做切口3～4cm,切开臀大肌表面的筋膜,钝性分离臀大肌,用自撑拉钩保持皮肤和臀大肌足够的张开,然后开始扩髓至术前计划的直径。X线透视保证扩髓钻位于中心,然后将髓腔锉按序列依次送入,直到到达髓腔钻的最终尺寸。当髓腔锉完全到位后必须从前方伤口仔细观察以确保髓腔锉的旋转方向正确并且与股骨大转子尖端相平齐。

经前方切口将颈和头假体试模安装在股骨组件上,尝试复位,证实其稳定性、活动性和下肢长度的调整均满意。试模复位结束后,经前部切口将股骨头和颈假体取下,经后部切口取出髓腔锉。冲洗伤口,两把Hohmann拉钩放入后部切口,分别位于股骨颈前方和后方。经后部切口将假体柄放入股骨髓腔,对准股骨距的标记以保证正确的旋转,敲击假体柄至完全到位(图8-1-31)。在最后安装股骨头之前,在关节囊内外两侧各缝合一针。用骨钩在股骨颈部牵拉的同时外旋股骨,将股骨颈经前部切口向前牵出,安装最终的假体头并复位髋关节。在这一过程中,之前在关节囊内外两侧的缝线保持收紧,这样关节囊就不会随后发生内陷。逐层关闭伤口。

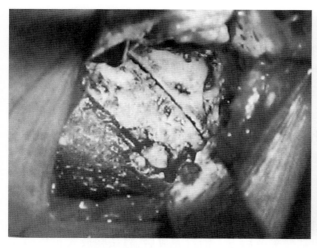

图8-1-28　股骨颈的显露及二次截骨

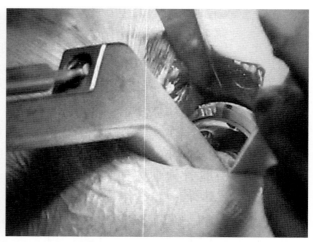

图8-1-29　髋臼侧的操作

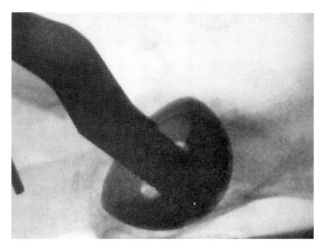

图 8-1-30 术中透视,了解髋臼位置

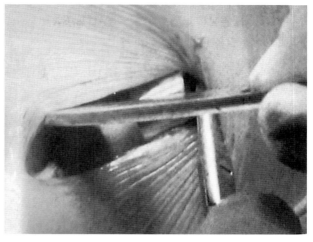

图 8-1-31 股骨侧操作

【注意事项】

1. 前后双入路手术方式不需要切断臀中肌和外旋肌群,手术从肌间隙进入,组织损伤小,双侧髋关节置换可同台进行而不需要变换体位。但手术医生需接受正规培训,早期术中需经常用 C 形臂机透视定位。

2. 对"移动窗口"技术需熟练掌握,以避免切口皮肤和髋周肌肉的挫伤。

3. 股骨髓腔的最初插入点通常位于预计插入点的稍内侧,需用髓腔钻对起始孔进行扩大并紧贴于大转子内侧,并 X 线透视以保证起始点与股骨外侧皮质处于同一直线,避免假体内翻位安置。

4. 对于骨质疏松的老年患者,在手术中频繁旋转下肢时,应轻柔操作,以避免发生股骨骨折。

(邱贵兴)

第二节 臀部血管神经显露径路

臀部浅层的臀大肌是身体中最大一块扁肌,为一薄层深筋膜所覆盖。肌肉呈菱形,起于髂骨臀后线以后的髂骨臀面,并以短腱起自髂后上棘、骶骨下部与尾骨的背面及两骨之间的韧带、胸腰筋膜和骶结节韧带,肌纤维粗大,平行向外下,大部分移行于髂胫束的深面,小部分止于股骨的臀肌粗隆(图 8-2-1)。由尾骨尖至股骨上、中 1/3 交点连线代表臀大肌的下缘;自髂后上棘画一线平行于上述之线,所形成的菱形即代表臀大肌的表面投影。

一、臀上动脉和臀上神经

臀上动脉起于髂内动脉后干,穿梨状肌上孔出骨盆,约相当于由坐骨结节向上与髂嵴连线之中点。臀上动脉与臀上神经伴行,同一位置还有 1~2 支伴行静脉。臀上动脉分为浅、深 2 支。浅支主要供应臀大肌,并发支供应臀中肌和髂后上棘附近的髂骨。深支在臀中肌的深面又分为上、下 2 支。臀上神经为骶丛分支,分上下 2 支,上支沿臀小肌上缘布于臀中肌;下支行于臀中、小二肌之间,供给臀中、小肌及阔筋膜张肌。臀下动脉亦起自髂内动脉,与坐骨神经及阴部内动脉相偕出盆。臀下动脉发支供应附近肌肉及髋关节。臀下神经为骶丛分支,由梨状肌下孔穿出,支配臀大肌(图 8-2-2)。

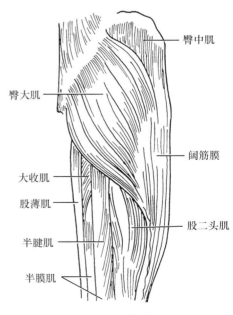

图 8-2-1 臀大肌

臀中肌 / 臀大肌 / 大收肌 / 股薄肌 / 半腱肌 / 半膜肌 / 阔筋膜 / 股二头肌

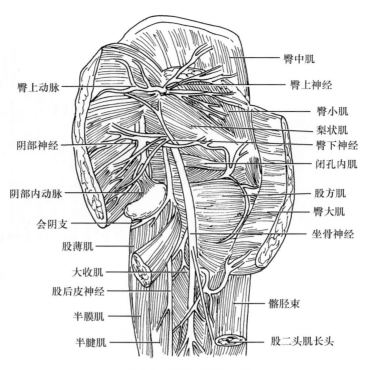

图 8-2-2　臀部血管及神经

（图中标注：臀中肌、臀上神经、臀小肌、梨状肌、臀下神经、闭孔内肌、股方肌、臀大肌、坐骨神经、髂胫束、股二头肌长头；臀上动脉、阴部神经、阴部内动脉、会阴支、股薄肌、大收肌、股后皮神经、半膜肌、半腱肌）

　　显露臀上动脉、神经时,可沿髂转子后线切口。切开皮肤及浅、深筋膜后,沿切口方向劈开臀大肌纤维,或自其下缘切断部分纤维向上翻起。辨认臀后外旋小肌群及臀中肌后,找出梨状肌与臀小肌之间的间隙,在梨状肌上缘靠内侧,用钝头钳小心分离脂肪纤维组织,即可显露臀上动脉、神经主干及其分支。注意切勿损伤臀上动脉,因动脉一旦被切断后可向盆腔回缩,引起大出血而不被发现,必要时可紧急剖腹,在腹膜后结扎髂内动脉,否则患者会因大量出血而死亡。在分开臀中、小肌纤维时,应注意臀上神经最下支的位置,否则容易损伤臀上神经的下支,可引起臀中肌前 1/2、臀小肌及阔筋膜张肌失神经支配,致髋关节外展功能障碍。显露臀下动脉、神经时,可在大转子至坐骨结节间线中、内 1/3 交点处寻找。

二、坐骨神经

　　坐骨神经为人体最粗的神经,由骶丛分出,由腓总神经和胫神经组成,被一个共同纤维鞘及丰富的蜂窝组织所包围。坐骨神经一般经梨状肌下缘出坐骨大孔离开骨盆,但可存在多种变异。如坐骨神经在骨盆内高位分支时,腓总神经有时不穿梨状肌而经其上缘出盆,胫神经亦有不经梨状肌下缘而穿过该肌者;坐骨神经亦有时作为一个总干穿梨状肌或经其上缘出盆(图 8-2-3)。坐骨神经在股骨大转子与坐骨结节之间下行,位于臀大肌的覆被下,贴附于坐骨背面。自髂后上棘至坐骨结节作连线,在其上、中 1/3 交界处至大转子尖再引一线,即代表梨状肌下缘,此线内、中 1/3 交界处为坐骨神经穿出处。

　　与坐骨神经一同经梨状肌下缘出盆者尚有臀下动脉、阴部内动脉及臀下神经。前两者均起自髂内动脉。臀下动脉发支供应梨状肌、肛提肌及髋关节。阴部内动脉出盆,随后再经坐骨小孔入阴部管,进入坐骨肛门窝。臀下神经为骶丛分支,支配臀大肌。为探查坐骨神经可采用髋关节后侧弧形切口。自髂后上棘的下外方沿臀大肌纤维方向向外下,到股骨大转子后上角后,再沿大转子后缘向下延伸到臀皱襞下转向内侧,以后沿大腿后侧中点下行到需要长度。亦可经臀后皱襞或经臀大肌下缘做切口,但需将臀大肌向上翻起;或沿坐骨神经表面标志线在臀部下方顺臀大肌纤维方向作斜形切口。切开皮肤及浅、深筋膜后,在臀大肌下缘辨认臀下皮神经和股后皮神经,前者向上翻转,后者初位于坐骨神经的内侧,继而至其后面。顺臀大肌纤维方向披开,直至髂胫束的后部。将臀大肌在髂胫束上的附着处切开,分别牵开臀大肌上、下部纤维,即可显露梨状肌坐骨神经,后者紧贴上、下肌、闭孔内肌及股方肌的后面,由臀大肌下缘纵形向下经股后达腘窝。

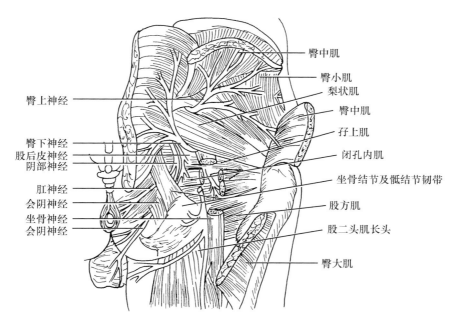

图 8-2-3　坐骨神经及其深面外旋肌及股方肌

第三节　股骨显露径路

一、股骨上端及转子部的外侧显露径路

【适应证】

1. 转子间或转子下骨折切开复位内固定术。

2. 转子下骨折不愈合或畸形愈合手术。

3. 转子间或粗隆下切骨术。

4. 转子间或转子下慢性骨髓炎死骨摘除术。

5. 良性肿瘤摘除术。

【体位】　平卧,患侧臀部稍垫高。

【操作步骤】

1. 切口　始于股骨大转子上前方约 5cm 处,先弯向下后,然后沿大腿外侧与股骨平行向下延伸 12～15cm(图 8-3-1(1))。

2. 沿切口切开皮肤与皮下组织,游离皮瓣至两侧,显露阔筋膜。在切口的下端沿切口方向将阔筋膜切开,然后向上恰在阔筋膜张肌的后缘用剪刀横形剪开阔筋膜。将阔筋膜及阔筋膜张肌向两侧牵开,即可显露股外侧肌及其在股骨大转子下缘的肌肉起点。

3. 将股外侧肌沿股骨大转子的下缘横形切开,向下到股骨后外侧面(图 8-3-1(2))。在离股骨粗线 0.5cm 处,用剪刀纵形剪开股外侧肌的后外侧部分及其筋膜。用这一方法,可将股外侧肌自其薄的部分切开。从后面深部剥离肌肉,在邻近股骨粗线处用骨膜剥离器按肌肉附着点成锐角剥离,并切断肌肉。逐步分段切开股外侧肌,每次不超过 0.5cm。将股外侧肌向前侧牵开,如有股深动脉的穿支被切断,在该动脉缩回到股骨粗线内侧以前应钳夹结扎,否则动脉回缩不易止血。

将肌肉分开至一定距离后,即可用骨膜剥离器将肌肉作骨膜下剥离,显露股骨干的外侧面及前外侧面(图 8-3-1(3))。

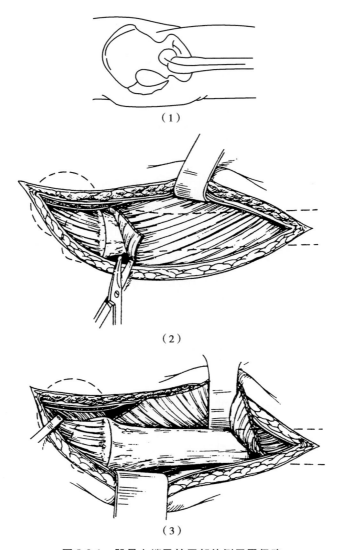

（1）

（2）

（3）

图 8-3-1　股骨上端及转子部外侧显露径路
（1）切口；（2）切开阔筋膜,在大转子远侧切断股外侧肌,并纵形向
下切开；（3）将股外侧肌作骨膜下剥离,显露股骨上端外侧面

4. 继续向上对股外侧肌及股中间肌上段进行骨膜下剥离,可显露股骨转子间线及恰在此线之下的股骨前侧面。将髋关节囊附着于转子间线处切开后即可显露股骨颈的基底部。若需一更宽广的显露时,可将臀小肌在股骨大转子上的肌肉止点加以剥离。

5. 在缝合手术切口时,使股外侧肌仍覆盖于股骨外侧面,缝合于遗留在股骨粗线处的股外侧肌纤维上。缝合阔筋膜,并按常规缝合其他各层。

二、股骨上部显露前侧径路

先参考显露髋关节的前外侧途径的细节,然后再注意下述一些情况。

在分开肌肉以显露股骨颈时,有 2、3 层 4 层重叠的筋膜阻碍手术进路。这些筋膜层占有股直肌和阔筋膜张肌之间的空隙,与这些肌肉鞘的深面相连。其中一层的深面有旋股外侧动脉的升支及其伴行静脉。先夹起这一层的边缘找到这些血管,然后再切开筋膜。这些筋膜遮盖髋关节的前方,切开这些筋膜后,用一手指尖紧紧地压在关节囊上,向其上方插进去,在关节囊和其上的帽状覆盖物之间强行挤出一条途径。这个帽状覆盖物由臀小肌和臀中肌组成。在切开关节囊前必须先掀起这些帽状覆盖物。

三、显露股骨干的前外侧径路

股骨干的前侧由呈半个袖套状的肌肉所覆盖。这半个袖套是由包在筋膜内的股四头肌所组成,它的结合处在股外侧肌和股直肌之间,可作为手术切口部位。

【体位】　仰卧位,患侧膝伸直,将足跟垫高,使股直肌松弛。

【操作步骤】

1. 在股骨中线沿髂前上棘至髌骨外缘连线做切口。可根据需要利用其中一部分来显露股骨干(图8-3-2(1))。上端切口要准确,紧靠髂前上棘之下的浅窝的中心。最好用拇指置于这一浅窝上,切口的位置恰好平分拇指。易犯的错误是切口偏外而切入肌肉内。

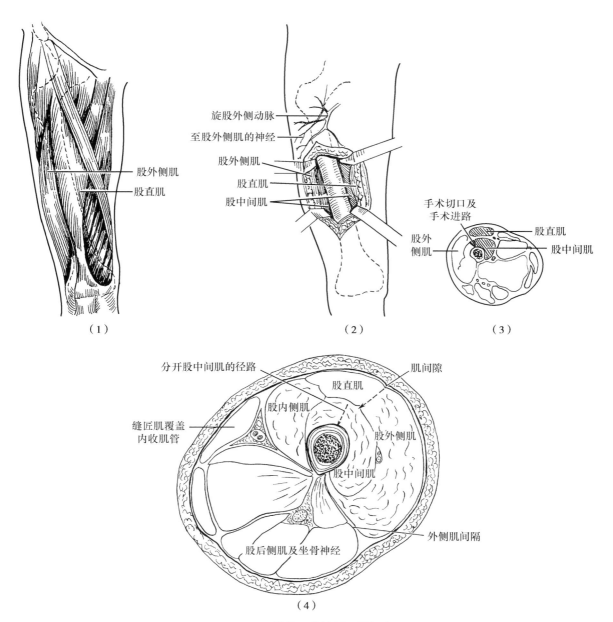

图 8-3-2　股骨干前外侧显露径路

(1)切口;(2)分开股直肌及股外侧肌,再切开股中间肌,即可显露股骨;(3)手术进路横切面;(4)股四头肌袖套的横剖面

2. 切开皮肤和浅筋膜。在阔筋膜张肌和缝匠肌之间切开阔筋膜。从肌间隙分开。在股骨大转子远侧一掌宽处,用手指找到股直肌和股外侧肌之间的间隙。在肌膜间远侧对一些小血管,可结扎、切断。再向远侧,当手指感到股外侧肌纤维与股直肌边缘邻接处,可切开之(图 8-3-2(2))。

分清股四头肌的三层肌腱。进一步向下分开股骨干外的肌肉袖套可获得最大显露范围。在股骨下段,股内、外侧肌远侧邻接部分的深层纤维交织成一薄片腱膜,是第二层肌腱。其浅面为第一层肌腱-股直肌腱,深面为第三层,即股中间肌腱(图 8-3-2(3))。如拟移动股直肌的远侧部分,再向下显露股骨干,首先必须从股内、外侧肌组成的薄层腱膜上分开股直肌的后面,再将整个股直肌的外缘向前提起。这样就可以看到并分离股中间肌肌腹。顺肌纤维方向切开此肌腹及骨膜,并作骨膜下剥离,即可显露股骨干下段(图 8-3-2(3))。

找出血管神经束。在距股骨大转子顶部一掌宽之远侧股直肌深面与股外侧肌之间找到旋股外侧动、静脉和股神经至股外侧肌的肌支。此血管束由内侧斜向下外进入股外侧肌,并常分成 2~3 支作扇状展开。有一薄层透明的筋膜和脂肪组织将其连接在股中间肌上,因有脂肪容易分离。在下缘分开薄膜,即可将血管神经束作一整体用手指钩起,如不小心可遗漏近侧的横形部分;有时分支分布较广,需将薄膜进一步切开。在血管神经束的下方,纵形切开股中间肌的全长及其下之骨膜,作骨膜下剥离,即可显露股骨干的大部分。一般不主张经此切口显露股骨上 1/3,因不仅显露困难,而且容易损伤旋股外侧动脉和由股神经发出至股外侧肌的肌支。

辨认髌上囊,可扩展到髌骨顶部上方约 3 横指处。在切开股中间肌时应稍高一些,以避免穿破髌上滑囊。如将股四头肌腱薄片分开,再用一宽骨刀紧靠股骨干自上向下剥离,就能将髌上囊从股骨上分离,将其推向膝关节,达股骨干下段。用牵开器将股中间肌向两侧牵开,即可显露股骨干(图 8-3-2(4))。

外侧肌间隔附着处不规则,有股深动脉穿支自肌肉与骨形成的拱形孔中穿过。将股中间肌外侧半及股外侧肌向外后侧牵开,可将这些穿支推向后方,离开股骨粗线,如此可紧靠股骨切开肌间隔而不损伤穿支。

如只需显露股骨干的中段,可在髂前上棘至髌骨外缘连线的中 1/3 做切口,分开股外侧肌和股直肌的间隙,先显露股中间肌,纵形切开股中间肌及骨膜,并作骨膜下剥离。此法不会损伤血管神经束及髌上滑囊。由于大腿内侧血管神经较多,如必须显露股骨干内侧,亦宜采用前外侧途径,而非前内侧途径。

术毕用弯止血钳插入股中间肌外侧部分和股骨之间,伸向后方,顶起皮肤,在其尖端做切口,可以安全地做好对口引流。由于外侧肌间隔挡住了止血钳,不致损伤坐骨神经,并可引导止血钳到手术野的后方。患者仰卧时,此肌间隔与水平面近乎垂直。在距膝关节几横指处,外侧肌间隔转呈冠状;但在此以上,则逐渐向后呈矢状。

四、股骨干外侧及后外侧显露径路

【适应证】 股骨干广泛外伤、肿瘤或其他病变需彻底切除并需用各种植入物固定者。

【体位】 斜俯卧位,患侧在上。

【操作步骤】

1. 将患者的患侧略垫高,在股骨大转子基底部至股骨外髁连线上作纵形切口,后外侧切口则稍靠后(图 8-3-3(1)(2))。

2. 沿髂胫束的前缘切开浅筋膜及阔筋膜。将股外侧肌及股中间肌顺肌纤维方向切开。

3. 于臀大肌前缘切开骨膜,将其自股骨上适当剥离。在进入股骨上 1/4 段时,可遇到旋股外侧动脉的分支;而在进入股骨下 1/4 段时,则遇到膝上外动脉,均可切断结扎。必要时,可采用此途径(外侧径路)显露全股骨干,但不如后外侧切口更方便(图 8-3-3(3))。

4. 如拟作后外侧切口,应显露股外侧肌的后部,并将其牵向前侧。沿外侧肌间隔的前面继续进行分离直达股骨。外侧肌间隔附着于股骨粗线。将深部组织向前侧牵开,沿切口方向切开骨膜。用骨膜剥离器在骨膜下剥离股中间肌,其范围视需要而定(图8-3-3(4))。此途径的缺点是:如患者肌肉发达,股外侧肌较难牵开;此外,在大腿中1/3,从股外侧肌横形穿入的股深动、静脉第2穿支易被切断,应预先结扎、切断。不要分离股二头肌长、短头,以免损伤坐骨神经。

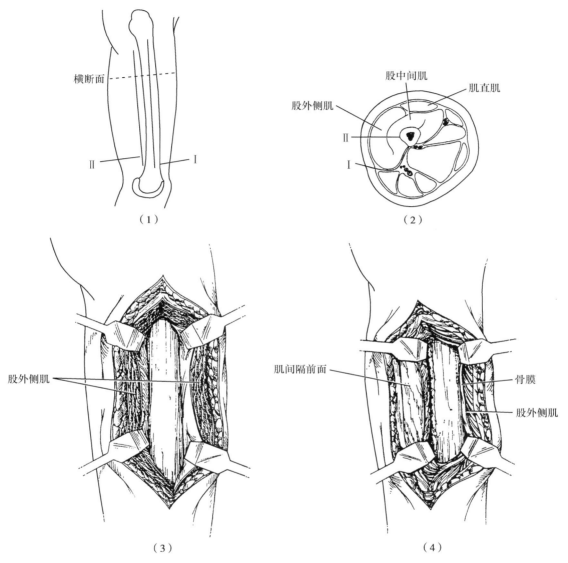

图8-3-3 股骨干外侧及后外侧显露径路
(1)外侧切口(Ⅰ)及后外侧切口(Ⅱ);(2)横切面显露径路示意图;
(3)外侧切口显露股骨;(4)后外侧切口显露股骨

五、股骨干后侧显露径路(Bosworth 径路)

【适应证】

1. 股骨干慢性骨髓炎死;骨摘除术。

2. 股骨干后侧肿瘤手术。

3. 显露坐骨神经。

【体位】 俯卧位。

【操作步骤】

1. 以大腿后侧正中线为切口方向,自臀部横纹以下作纵形切口,止于腘窝上缘(图8-3-4(1))。

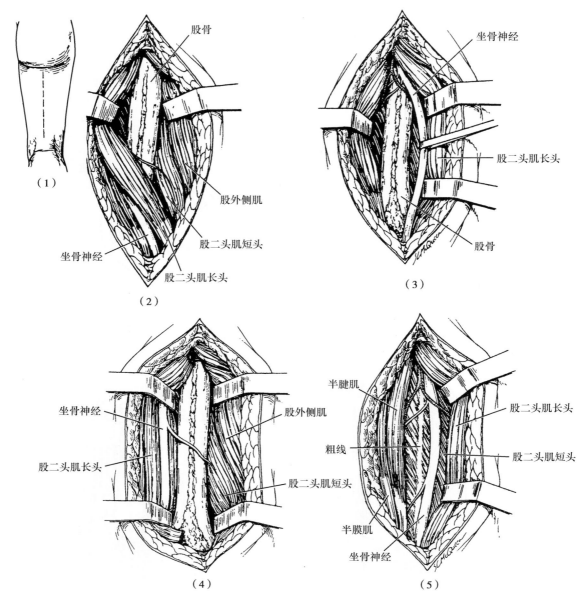

图 8-3-4 股骨干后侧显露径路

（1）切口；（2）股二头肌长头及坐骨神经向内侧牵开；（3）股二头肌长头及坐骨神经向外侧牵开，以显示股骨干中3/5远段；（4）将股二头肌长头远端切断，更好显露股骨后面；（5）扩大显露股骨后面，向外侧牵引股二头肌长头易损伤坐骨神经

2. 显露股二头肌和半腱肌。以股二头肌长头作为标志，用示指作钝性剥离，在大腿中段可触及股骨的后面。股骨粗线中部的3/5被股外侧肌及股内侧肌所包围，用手指将这些肌肉分开后即可显露。沿股二头肌长头外缘进行剥离，分出股二头肌长头及股外侧肌间的间隔，再沿股二头肌长头的内侧分离，分出股二头肌长头和半腱肌间的间隔。

3. 如拟显露股骨中3/5近段，可将股二头肌长头及坐骨神经向内侧牵开（图8-3-4（2））；如拟显露股骨干中段的下部，可将股二头肌长头及坐骨神经牵向外侧（图8-3-4（3））；如拟显露股骨干中段的全部，可在股二头肌长头外侧股骨粗线上进行钝性剥离，并将股二头肌长头的下端分开，切断其远端附着处，连同坐骨神经一并牵向内侧（图8-3-4（4））。

4. 在股骨粗线显露后，作骨膜下剥离，剥离时将骨膜剥离器从肌肉附着点与骨成锐角处剥离，以免撕裂肌肉。显露股骨干。采用这一手术途径时，决不可将股二头肌长头向外侧牵开以显露股骨干中段的全部，因有可能使坐骨神经其遭受损伤。任何持久而用力的牵拉及粗暴动作都可招致坐骨神经损伤，引起下肢永久性残疾（图8-3-4（5））。

六、股骨髓内钉径路

【适应证】

1. 股骨干新鲜性骨折。
2. 股骨干病理性骨折。
3. 股骨干骨折延迟愈合和不愈合。

【体位】　植入股骨髓内钉时,可采用两种体位。仰卧位更容易控制骨折复位以及髓内钉的远端锁定(图8-3-5)。由于侧卧位可以更多地内收患肢,比仰卧位更容易显露股骨近端,尤其是在肥胖患者尤为有用。

【操作步骤】

1. 通过股外侧肌触摸骨干。用标记笔在大腿外侧皮肤画一条曲线,标记股骨干,将此线向近端延伸越过大转子尖,向后方轻度弯曲。触摸髂前上棘,从髂嵴向下画一条垂线直至臀部。切口以两条线的交点为中心(图8-3-6)。

2. 以皮肤标记为中心做纵向切口,切口长度取决于所需要使用髓内钉的种类。近端锁定架远离髓内钉时,切口长约3cm,紧邻髓内钉时,切口则需长约7cm。

3. 顺皮肤切口切开臀大肌表面皮下脂肪和筋膜。用弯钳顺臀大肌肌纤维方向将其劈开约3cm。

4. 用长的弯钳继续向远端分离臀中肌肌纤维,直到显露股骨近端。小心地用手指作钝性分离确认大转子内侧面,往往也有帮助。完全分离后,在股骨近端植入标记导针(或棒),通过前后位及侧位 X 线透视调整导针的位置直至导针入钉点位置正确为止。在前后位及侧位平面上导针必须均位于髓腔力线上(图8-3-7、图8-3-8)。

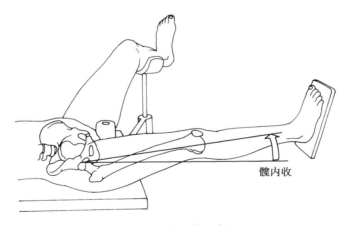

髋内收

图 8-3-5　植入股髓内钉

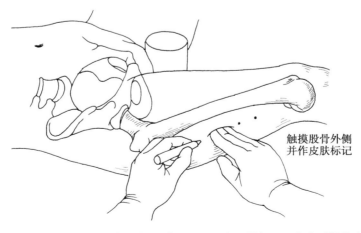

触摸股骨外侧
并作皮肤标记

图 8-3-6　患者仰卧于牵引床上,牵引和手法复位骨折。围绕牵引柱将患
肢尽量内收。外展屈曲对侧髋关节,以便使 C 形臂机透视股骨全长

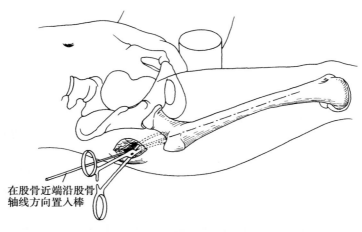

在股骨近端沿股骨轴线方向置入棒

图 8-3-7 顺皮肤切口分开臀大肌,劈开臀中肌,向深层
扩展切口直达股骨

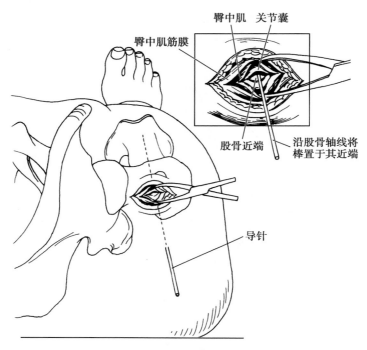

图 8-3-8 在股骨近端内置入导针(或棒),应用 C 形臂机在前
后位和侧位平面检查它的位置

第四节 大腿血管神经显露径路

在大腿前上部,髂腰肌由髂窝及腹后壁下行,其联合腱止于股骨小转子。缝匠肌为身体最长之肌,由髂前上棘斜越大腿前面之全长,下行变为一扁平薄腱,越过股薄肌及半腱肌的浅面,止于胫骨粗隆的内缘及胫骨前缘上端的内侧。缝匠肌为股部重要肌性标志,其上端作为股三角的外界,下部作为收肌管的顶盖,在其外缘的斜线上可寻找由股神经发出的 1~5 支股前侧皮神经。股四头肌由股直肌、股内侧肌、股外侧肌及股中间肌四肌组成,各肌均有其单独的起点,在下部融合为一坚强的股四头肌腱,止于髌骨,并向下延长为髌韧带。

一、股动脉

股动脉为髂外动脉的续行段,位于股三角内的股鞘外侧格,相当于腹股沟韧带的中点,即髂前上棘与耻骨结节之间。股动脉经腹股沟韧带之后入股后,下端行至股三角尖,即入于收肌管,经收肌腱裂孔与腘动脉相续(图 8-4-1)。股深动脉多由股动脉后壁或后外侧壁发出,根部位于腹股沟韧带中点以下约 4cm,小转子平面以上。

【操作步骤】

1. 在腹股沟韧带中点上方 1~1.5cm 处,沿股动脉投影线作 8~10cm 长的切口,或在股三角股动脉投影线作 8~9cm 长的切口。

2. 切开皮肤及皮下组织及浅筋膜。在腹股沟韧带下方及隐静脉裂孔切开阔筋膜浅层,将缝匠肌向外侧牵开,切开缝匠肌鞘的后壁,钝性游离股动脉,注意不要损伤外侧的股神经和内侧的股静脉。股动脉无论在股深动脉以上或以下均不能结扎,坏死率可高达 50%~80%。

3. 在进行切取带旋髂深动脉的髂骨时,可自髂嵴中点至腹股沟韧带中点作斜形切口。为便利操作,可先切断腹股沟韧带,显露髂外及股动、静脉,找出旋髂深动、静脉并沿其走行进行分离。保留沿髂嵴内唇走行的旋髂深动脉主干及附于其上部分软组织。

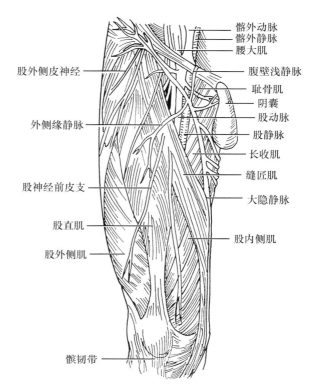

图 8-4-1　大腿前外侧血管及神经

二、股神经

股神经发自腰丛,经腹股沟韧带深面,在髂前上棘与耻骨结节连线中点外侧 1.2cm 处入股,由此点向下作一长 2.5cm 的垂直线即股神经的表面投影。股神经位于股动脉的外侧,其本干径路极短距离后,即分为许多似马尾样的分支,其中有皮支、肌支和关节支。皮支有股中间皮神经、股内侧皮神经及隐神经,肌支至耻骨肌、缝匠肌及股四头肌各肌,关节支至髋、膝关节。

【操作步骤】

1. 从髂前上棘内上方 3~4cm 处向内下方作一与腹股沟韧带相平行的切口,至腹股沟中点转向腹股沟下方。Z 形切断腹股沟韧带可加大显露范围。

2. 切开皮肤、皮下组织及浅筋膜。在切口上段,切开腹外斜肌腱膜、腹内斜肌及腹横肌,向上推开腹膜,在腰大肌的外缘及股动脉鞘的外侧切开髂筋膜,即可显露股神经。注意不要损伤股神经各分支及内侧的股动脉。

三、闭孔神经

闭孔神经一般由 L_2~L_4 前支组成,盆内段呈扁平形,盆外段呈椭圆形。闭孔神经穿闭膜管处分为前、后支,前支下行,介于闭孔外肌与短收肌之前,耻骨肌与长收肌之后;后支穿闭孔外肌,介于前为短收肌及后为大收肌之间。闭孔神经分支支配股薄肌、长收肌、短收肌、收肌及闭孔外肌,尚发支支配髋、膝关节。

【操作步骤】

1. 在耻骨结节上一横指作横切口以显露盆内段;在股部前侧股动脉内侧缘与内收肌外侧缘作斜向内下方的斜切口以显露盆外段。

2. 为显露闭孔神经盆内段,切开皮肤及浅、深筋膜后,切开腹直肌前鞘,向内侧牵开腹直肌,沿盆壁向下剥离,向上推开腹膜,在耻骨后面用手指即可摸到并显露闭孔神经。注意不要损伤与其伴行的闭孔动脉。

图内标注:
髂外动脉
髂外静脉
腰大肌
股外侧皮神经
腹壁浅静脉
耻骨肌
阴囊
外侧缘静脉
股动脉
股静脉
长收肌
股神经前皮支
缝匠肌
股直肌
大隐静脉
股外侧肌
股内侧肌
髌韧带

3. 如为显露盆外段,在切开皮肤及浅、深筋膜后,在耻骨肌与长收肌之间,沿长收肌内缘向上解剖,可显露闭孔神经本干,在长收肌与短收肌之间可找到前支,短收肌与大收肌之间找到后支。

(裴福兴　沈彬)

第五节　膝关节切口显露径路

膝关节腔位于膝前方皮下,由于膝前方皮瓣血供和神经支配的特殊性,膝前方切口显露时应注意如下几点:①如膝前方已有纵形切口,仍应按原切口入路;②如已有几个纵向切口,应选择紧靠膝外侧切口;③如手术需在原有纵向切口旁另作一个纵向切口,两切口间距必须符合整形外科皮瓣手术操作要求,避免皮瓣坏死;④尽可能避免实施一个基底靠外侧、大的弧形皮瓣切口;⑤如已有一个横形弧形切口,允许实施一个十字交叉的纵形切口;⑥膝前方皮肤纵向切口切开后,所有操作步骤必须在膝深筋膜层下进行,禁忌在深、浅筋膜两层之间分离;⑦膝前内侧切口应避免损伤隐神经髌下支;⑧如在充气止血带下实施膝部手术操作,下肢应先驱血,极度屈膝状态下充气加压,随后伸膝放松橡皮驱血带,使手术中髌骨容易外翻,膝关节充分暴露。

一、膝前内侧径路

(一) 膝前内侧髌旁径路
【操作步骤】

1. 切口　这是膝部最常用的切口,它起自股内侧肌腱外缘髌骨上极近端约 10cm 处,向远端延伸,并呈弧形绕过髌骨内侧缘,转向膝前中线止于胫骨结节或其远端。

2. 手术方法　切开皮肤和深筋膜并向两侧牵开,沿着股内侧肌与股直肌之间间隙向深部解剖,切开股四头肌腱腱性组织至髌骨内上方,自髌骨内侧边缘 2~3mm 处和髌韧带内侧边缘先后切开膝内侧支持带、关节囊、滑膜、膝内侧脂肪垫。髌韧带止点内侧缘可部分锐性分离,便于将髌骨向外翻转,与此同时屈膝,可使膝髌上囊、关节腔完全显露(图 8-5-1)。

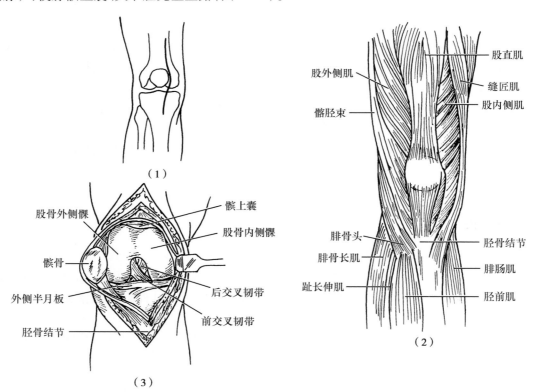

(1)

股骨外侧髁　　　　髌上囊
　　　　　　　　股骨内侧髁
髌骨
　　　　　　　　后交叉韧带
外侧半月板
　　　　　　　　前交叉韧带
胫骨结节

(3)

股外侧肌　　　　　　股直肌
　　　　　　　　　　缝匠肌
髂胫束　　　　　　　股内侧肌

腓骨头　　　　　　　胫骨结节
腓骨长肌　　　　　　腓肠肌
趾长伸肌　　　　　　胫前肌

(2)

图 8-5-1　膝关节前内侧手术径路

为尽可能减少膝前皮瓣血供障碍,近年来越来越多的学者主张采用膝正中髌骨内侧旁径路替代传统的略带内侧弧形的膝前内侧入路。切口长 20~25cm,位于膝前正中,跨越髌骨正前方,切口远端止于胫骨结节内侧旁 1cm。切开皮肤后,于深筋膜层下分离切口内侧皮瓣并游离至髌骨内侧边缘。为避免皮瓣缺血坏死,不主张采用张力压迫的皮肤拉钩及采用电刀切割浅层结构,尽可能减少电凝止血。以后膝关节显露操作步骤完全与膝前内侧髌旁入路相同。

如遇到股四头肌挛缩或膝僵直,传统切口显露膝关节困难,可采用股四头肌 V-Y 成形术(Coonse-Adams)(图 8-5-2)或胫骨结节截骨术(Whitesides)暴露膝关节(图 8-5-3)。

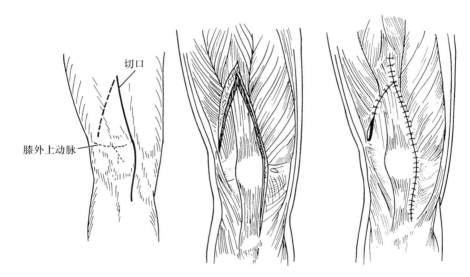

图 8-5-2　Scott 与 Silishi 改良的 V-Y 股四头肌成形术

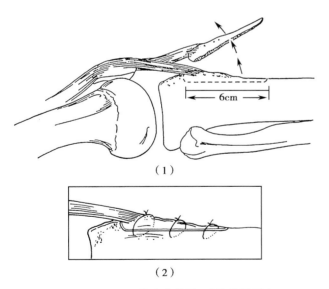

（1）

（2）

图 8-5-3　胫骨结节截骨,膝关节暴露术

（1）股四头肌 V-Y 成形术(Coonse-Adams):采用膝前内侧髌旁入路,髌骨难以向外翻转显露膝关节。此时可采用股四头肌 V-Y 成形术,自股四头肌肌腱切口顶端另作一个与肌腱切口方向成 45°夹角的向外向远侧的延伸切口,切断股四头肌腱,此时股四头肌腱连同髌骨、髌韧带,向远端翻转,完全显露膝关节前方结构。

如果股四头肌腱结构薄弱,收缩能力欠佳,可采用胫骨结节截骨术替代股四头肌 V-Y 成形术。胫骨结节截骨术除了便于显露僵直膝关节外,还适于伸膝装置对线恢复(realignment of the extensor mechanism)。

（2）胫骨结节截骨术(Whitesides):膝前内侧髌旁入路切口,向远端延伸,止于胫骨结节下 8~10cm。切开皮肤和筋膜,骨膜下显露膝内侧胫骨近端胫前嵴,用电锯自内向外截取一块包括胫骨结节和胫骨前嵴近端在内的长约 7cm,近端宽度约 2cm,远端宽度 1.2~1.5cm,厚度 1cm 左右的骨块。骨块外侧缘仍与小腿软组织、筋膜、股四头肌扩张部相连。截骨完成后将整个骨块向外翻转,显露膝关节。手术完成后骨块复位,可用 2~3 枚皮质骨螺钉固定或用钢丝结扎固定。

（二）经股内侧肌深面前内侧径路

最初由 Erkes 提出,后经 Hofmann 等人提倡推广。其最大优点是可以较好地保留膝内侧结构、髌骨血供和获得髌股关节最大的稳定性。相对禁忌证为肥胖体重超过 90kg,或原先已实施过手术例如全膝置换术。

采用膝前内侧切口,屈膝位髌骨内侧切开浅层支持带;股内侧肌表面筋膜钝性分离,直至股内侧肌附着点,确认股内侧肌下缘,并将其从骨膜和肌间隔表面钝性分离,直至内收肌结节近端约 10cm处,再确认股内侧肌附着在内侧关节囊肌腱止点,靠近髌骨中间部位横形切断,此时尽可能不进入关节腔。将股内侧肌尽可能向前方牵开,暴露膝关节囊,自近端向远端沿着切口方向切开髌上滑囊、关节腔以及髌韧带内侧脂肪垫,髌骨向外翻转,膝关节缓慢极度屈曲,同时将股内侧肌从近端止点部位钝性分离。伸膝位允许伸膝装置完全向外移位和髌骨外翻,此时膝关节已完全清晰显露(图8-5-4)。

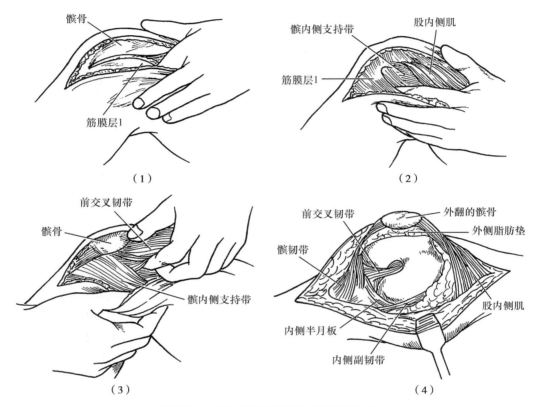

（1）　　　　　　　　　　　（2）

（3）　　　　　　　　　　　（4）

图 8-5-4　经股内侧肌深面前内侧手术入路

(1)于髌骨内侧切开浅筋膜;(2)从股内侧肌表面筋膜上钝性分离直至该肌在髌内侧支持带上的附着部;(3)钝性分离并掀起腱性附着部,沿着切口方向切开髌上滑囊、关节腔等结构;(4)髌骨外翻,膝关节屈曲

（杨庆铭）

（三）膝前内侧微创入路

膝关节微创入路技术(minimally invasive approach,MIA)旨在通过较小的切口以减少全膝关节置换手术对伸膝装置及关节囊的损伤,理念的革新和器械的改良是其得以实现的基础,目前已被广泛应用于临床实践中,在促进功能较早恢复方面具有一定优势。微创入路包括微创股内侧肌下入路、微创经股内侧肌入路、微创股四头肌保全入路(QS入路)等。各微创入路除了在关节和关节囊切开方式上的微妙差别之外,在基本技术理念和临床效果方面并无明显不同。

【适应证】

1. 患者内科情况良好,身高体重指数(BMI)≤30。

2. 于标准的膝关节前后位 X 线片测量,患侧膝关节畸形内翻不应超过 10°,外翻不应超过 15°,屈曲挛缩畸形不超过 10°。

3. 查体时,膝关节活动度应大于110°。

4. 既往无膝关节手术史,软组织条件好。

【操作步骤】

1. 微创股内侧肌下入路(mini-subvastus approach)

(1) 切口:采用正中皮肤切口,自髌骨上极至胫骨结节纵形切开皮肤,切口长度约9cm。此切口也可不通过膝前正中线,而位于膝前方稍靠内侧。

(2) 手术方法:游离皮下组织至股内侧肌附着于髌骨内侧的部分,但暂不切开筋膜层。于髌骨内侧确认股内侧肌下缘的位置。

于髌骨内缘的内侧0.5~0.8cm处切开筋膜,可将手指伸入股内侧肌肌腹与深面的关节囊表面之间,并向上轻轻牵拉股内侧肌。用电刀将股内侧肌与内侧支持带自二者汇合处小心分离。用保护股内侧肌附着于髌骨的三角形肌腱部分。此腱性部分的颜色较浅,易于识别,应避免损伤。

关节囊切口起自胫骨结节,沿髌腱和髌骨内侧向上,至髌骨上极的股内侧肌附着点时转向内侧,沿股内侧肌肌腹下缘,继续切开至肌间隔。将股内侧肌稍向近端牵拉,可使该切口更靠近端,以便于缝合(图8-5-5)。

2. 微创经股内侧肌入路(mini-midvastus approach)

(1) 切口:采用标准的膝前正中切口,自髌骨上极至胫骨结节上半部,长度为8~10cm。

(2) 手术方法:膝关节屈曲状态下适当游离内外侧皮瓣,暴露股内侧肌止于股四头肌与髌骨内侧的部分。

关节囊切口起自胫骨结节,沿髌腱和髌骨内侧向上,至髌骨内上缘的股内侧肌附着点时转向内侧,顺肌纤维方向全层切开股内侧肌4~5cm,并可用手指分开肌束(图8-5-6)。保持膝关节处于完全伸直位,将髌骨牵向外侧。

3. 微创股四头肌保全入路(mini-quadriceps-sparing approach)

(1) 切口:皮肤切口起自髌骨尖,沿髌骨内侧缘呈弧形向下,止于髌腱内侧胫骨结节内上缘处,长度平均8~10cm。

(2) 手术方法:关节囊切口与皮肤切口基本一致,但需特别注意勿损伤股内侧肌在髌骨内上缘的附着处(图8-5-7)。一些腿部肌肉较发达的男性的股内侧肌附着于髌骨处位置较低,此时行膝关节置换术较困难,并且股内侧肌附着部易被切开而受到破坏。

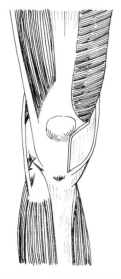

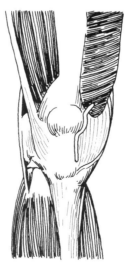

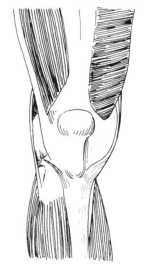

图8-5-5 微创股内侧肌下入路切口示意图　　图8-5-6 微创经股内侧肌入路切口示意图　　图8-5-7 微创股四头肌保全入路切口示意图

此入路的宗旨在于不切开股内侧肌或股四头肌腱,并且不需要进入股肌下的空间,因此相对以上两种微创入路而言更加符合"微创"的理念。

(裴福兴 沈彬)

二、膝内侧及其支持带径路

由于膝关节镜技术迅速发展与普及,原先主要为切除内侧半月板或游离体手术设计的经膝内侧及其支持带入路手术切口已越来越少使用。

【操作步骤】

1. 切口 ①膝内侧髌韧带内侧缘旁开3cm作一长约5cm,斜形跨越内侧关节间隙切口;②在内侧关节间隙水平向自髌韧带内侧缘至内侧侧副韧带前缘作一约5cm长的横形切口;③施行一个内侧关节平面自股骨内上髁至髌韧带内侧缘长弧形切口(Cave手术切口,图8-5-8)。后一切口能较好同时显露膝内侧前、后关节腔。

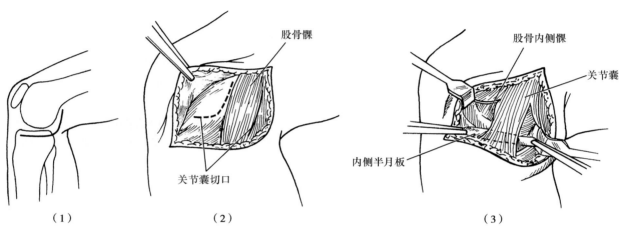

图8-5-8 经Cave手术入路,仅作一个皮肤切口,暴露膝关节前后两室
(1)单一皮肤切口;(2)两个深层结构切口;(3)摘除半月板

2. 手术方法(Cave) 屈膝90°,确认股骨内上髁,皮肤切口起于关节间隙近端约1cm水平,股骨内上髁后约1cm处,向下向前跨越关节间隙至远端1.5cm处,然后转向前方达到髌韧带内侧边缘。逐层切开皮肤、皮下筋膜和膝内侧部分支持带,于内侧侧副韧带前缘沿皮肤切口方向切开关节囊和滑膜层进入膝前内侧关节腔。于侧副韧带后缘自股骨内上髁纵形向远端跨越关节后内间隙,切开关节囊和滑膜层进入膝后内侧关节腔。

三、膝后内侧径路

可通过膝后内侧Henderson切口,经膝内侧副韧带后方显露膝关节后内侧间隙,实施该部位手术操作。而Hoppenfeld/deBoer切口,膝关节内后侧间隙显露更宽广。

【操作步骤】

手术方法(Hoppenfeld/deBoer):患者仰卧屈膝60°位,同侧髋外展外旋位。切口沿股内侧肌后缘自内收肌结节近侧3cm起,向远端向前弧形跨越内侧关节间隙,止于胫骨结节内侧。沿着皮肤切口,分离皮下筋膜,靠近切口远端1/3处仔细识别并保护隐神经发出的髌下支。沿着缝匠肌前缘切开浅层筋膜,将缝匠肌和在其下方的其余鹅足向后方牵开。显露浅层内侧侧副韧带,于韧带前纵向切开关节囊,显露膝前关节腔,将膝关节极度屈曲,鹅足进一步牵向后方,在切口近端将腓肠肌内侧头从后关节囊剥离。于内侧侧副韧带后缘切开关节囊,显露关节内后间隙(图8-5-9)。

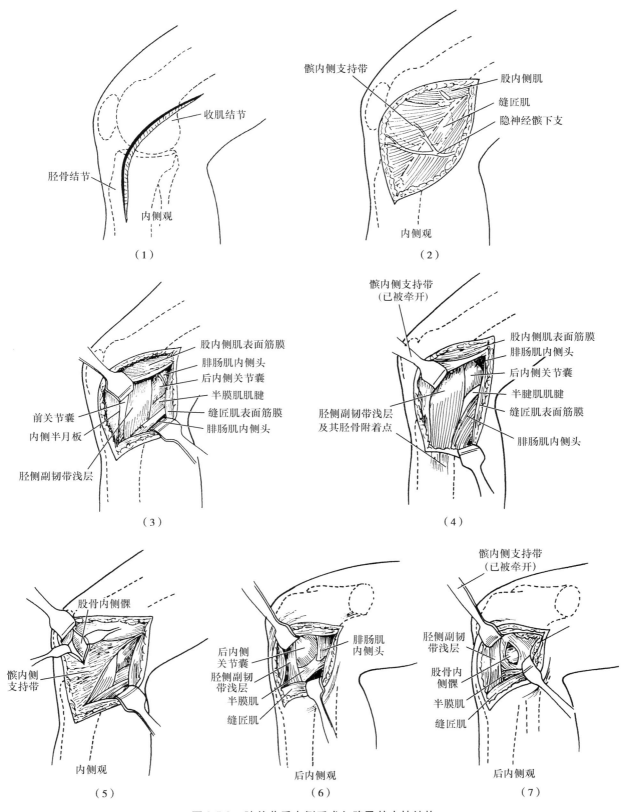

图 8-5-9　膝关节后内侧手术入路及其支持结构

（1）皮肤切口；（2）牵开皮瓣；（3）向后牵开缝匠肌显露半腱肌和股薄肌；（4）向后牵开鹅足显露胫侧副韧带的胫骨附着部；（5）经支持带和滑膜作内侧髌旁切口；（6）显露后内侧关节囊；（7）显露股骨内侧髁

四、膝前外侧径路

与膝前内侧入路相比,由于膝前外侧入路髌骨更难向内侧翻转,因此该切口较少使用。膝前外侧Kocher切口能较好显露股骨外髁、胫骨外髁,如切口向远端延伸还可较好显露胫骨近端外侧部位。然而,Keblish在严重的膝外翻病例中,经该入路可成功地进行全膝关节置换,尤其是膝外翻固定的挛缩病例需要按顺序松解下列结构,包括关节囊、髂胫束(I-TB)、股外侧肌腱(VL-T)、外侧侧副韧带(LCL)、腘肌腱、腓肠肌外侧头、腓骨头内侧面(保留,同时延长LCL)更显得方便。

【操作步骤】 手术方法(Kocher):皮肤切口起于髌骨近端7.5cm,沿着股外侧肌与股直肌联合处切入,锐性分割股四头肌腱、髌骨和髌韧带外缘并向远端延伸,止于胫骨结节远端2.5cm,向深层解剖直到关节囊,将髌骨连同其上的肌腱一起牵向内侧,即可显露关节腔(图8-5-10)。

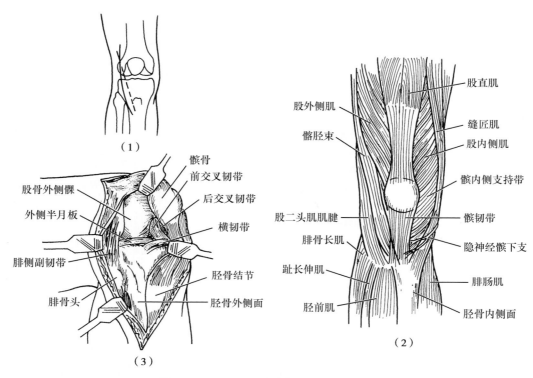

图 8-5-10 Kocher 膝关节前外侧手术径路
(1)切口;(2)膝前肌肉及肌腱;(3)显露膝关节腔

【操作步骤】 手术方法(Keblish):

1. 切口 初次膝关节手术病例,切口沿着肢体Q角方向稍偏髌骨和髌韧带外侧缘向远端延伸,止于胫骨结节外侧,切口近端绕过髌骨,向大腿下1/3前方延伸(图8-5-11)。对个子较矮小或偏肥胖者切口宜偏长。切开皮肤层,尽可能在皮肤深筋膜下较宽阔分离,暴露浅表的膝外侧支持带。对于原先有数个手术切口或膝前有皮肤瘢痕患者,应尽可能选择最靠外侧的原先切口,或请整形外科会诊协助处理切口的设计。

2. 髂胫束松解与延伸 沿着阔筋膜张肌远端延伸部分与股外侧肌相邻间隙进入,向深部及远端钝性剥离,将股外侧肌向内侧、向上牵拉,髂胫束内侧面即可显露,膝关节伸直位膝内翻应力下,髂胫束更显得紧绷。在持续的内翻应力作用下,髂胫束内侧面,膝关节平面上10cm左右区域内,自内向外施行多个不同部位、不同平面横向小切口(pie-crusting),在直视或手控下加大膝内翻应力强度,延伸髂胫束。

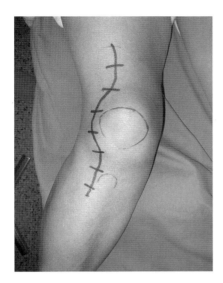

图 8-5-11 Keblish 手术

注意:腓总神经位于股二头肌深部,通常不会误伤,但严重畸形病例应注意,尤其在髂胫束后方纤维松解时以免被伤害。

3. 膝外侧支持带松解 沿着髌骨外侧 2～4cm 处切开支持带浅层(约支持带厚度的 1/2),并向远端延伸,止于 Gerdy 结节,切口近端沿着已切开支持带浅层平面继续向内向近端潜行锐性分离,直至股中肌。

支持带浅层切割面进一步向内侧髌骨外侧缘潜行锐性分离,如此在冠状面上将支持带分成浅、深两层,浅层支持带近端部分与股中肌浅层相连,而浅层支持带内侧与髌骨外侧缘相连(图 8-5-12)。

支持带深层结构近端与股外侧肌肌腹、肌腱延伸部分相连,此深层结构进一步向内侧斜形解剖,将股外侧肌肌腱止于髌骨外上角附着点离断,将深层支持带结构连同其深面的关节滑膜层、关节囊一起自髌骨外侧缘止点离断。

切口远端部,浅层支持带继续向内侧潜行分离,即与脂肪垫相遇,此时同样在冠状面上将脂肪垫切割分离浅深两层,浅层脂肪垫结构与髌韧带相连(图 8-5-13),另一半脂肪垫与部分关节囊止点、外侧半月板边缘及整个膝外侧结构相连。此时在冠状面上将整个膝外侧支持带结构自近向远分成浅深两层,浅层结构内侧与股中肌浅层、髌骨外缘、髌韧带及脂肪垫相连,浅层支持带外侧缘成为游离端,而深层结构支持带内侧缘成游离端(图 8-5-14)。将膝关节伸直,在髌骨向内侧翻转的同时屈膝,此时膝关节腔完整暴露。完成关节内手术操作后将浅层支持带和脂肪垫游离缘与深层支持带、脂肪垫游离缘端端缝合(图 8-5-15),如此将整个关节腔包括内植入表面完全由软组织结构覆盖。

通过膝关节外侧支持带软组织切割可以顺利显露膝关节腔,然而仍有一部分严重畸形病例,髌骨向内翻转极为困难,关节腔显露欠佳,影响膝部手术操作,此时在上述手术暴露基础上采用胫骨结节截骨术(Whitesides),即骨性手术达到显露膝关节腔目的。

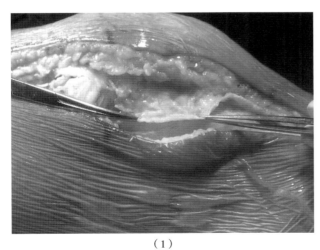

（1）

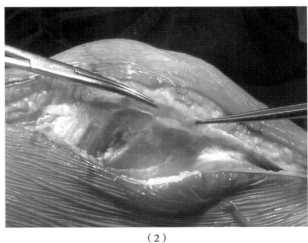

（2）

图 8-5-12 膝外侧支持带松解
（1）膝外翻支持带浅层切割分离;（2）膝外翻支持带浅层切割分离

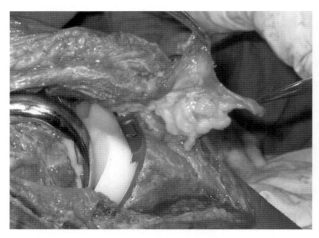

图 8-5-13 切口远端前内侧浅层脂肪
垫与髌韧带外侧缘相连

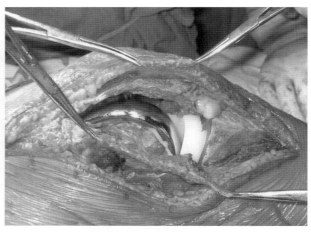

图 8-5-14 在冠状面上将膝外侧支持带结构
切割分离浅深两层

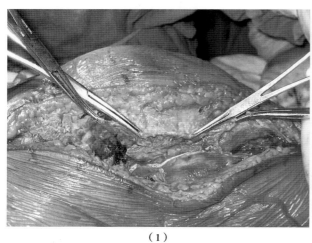

（1）

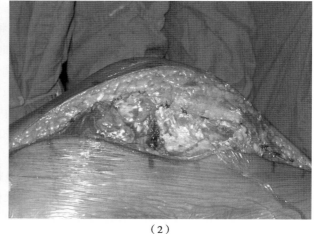

（2）

图 8-5-15 缝合游离缘
（1）深浅两层游离缘端端缝合;（2）将膝前外侧方创面包括内植物表面完全覆盖

五、膝外侧及其支持带径路

【操作步骤】

1. 切口 经膝外侧跨越关节间隙,自内下向外上短斜形切口或经膝外侧关节间隙平行横向曲棍球棒状切口,能显露膝前外侧关节腔,但要同时显露膝外侧前后关节腔则可采用 Bruser 和 Hoppenfeld切口。

2. 手术方法

（1）Bruser 法:患者仰卧极度屈膝位,皮肤切口起自髌韧带外侧缘中点,沿关节间隙向外延伸止于腓骨近端至股骨外髁假想连线交汇点,切开皮肤和皮下组织,显露髂胫束。由于此时膝关节处于极度屈曲位,髂胫束纤维方向几乎与切口平行。按纤维走向切开髂胫束。由于屈髋屈膝位,髂胫束显得较松弛,它很容易在前后向被牵开。在切口后方注意保护松弛的外侧侧副韧带以免受损。位于滑膜外,侧副韧带与半月板后外侧面之间可找到膝外下动脉并加以保护。切开关节滑膜层进入膝外关节间隙。手术结束后屈膝位缝合滑膜层,膝伸直位缝合深筋膜和皮肤(图 8-5-16)。

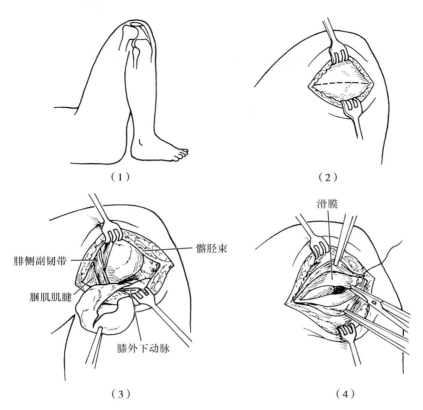

（1）　　　　　　　　　　　　　（2）

（3）　　　　　　　　　　　　　（4）

图 8-5-16　Bruser 膝关节外侧手术入路

（1）皮肤切口;（2）虚线示髂胫束上预定切口;当膝关节完全屈曲时,髂胫束纤
维与皮肤切口完全平行;（3）膝关节略伸,外侧半月板正被切除;（4）外侧半月
板已被切除,缝合滑膜

　　（2）Hoppenfeld/deBoer 法:患者取仰卧位,患侧臀部垫高并屈膝 90°,皮肤切口起自髌骨中线偏外
3cm 处,向远端经关节间隙、胫骨 Gerdy 结节继续延伸 5cm,切口近端沿股骨轴线弧形向近侧延伸。广泛
分离前后皮瓣,切开髂胫束与股二头肌之间筋膜,注意保护股二头肌腱后面的腓总神经。将髂胫束向前
牵开,股二头肌和腓总神经向后方牵开,显露膝关节后外侧区域,找到股骨外髁后面的腓肠肌外侧头起
点,显露外侧头与关节囊后外侧角之间可找到膝外上动脉的分支,纵形切开关节囊,探查膝关节后关节
腔(图 8-5-17)。

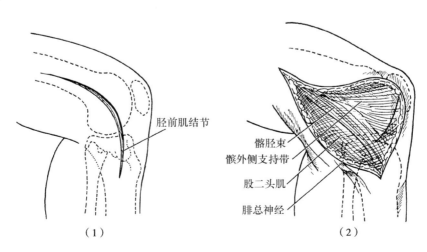

（1）　　　　　　　　　　　　　（2）

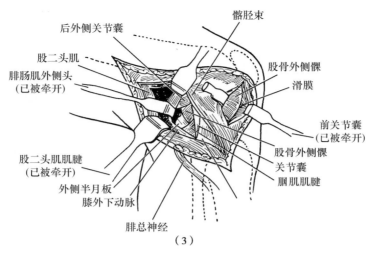

（3）

图 8-5-17 膝关节外侧手术径路及其支持结构
（1）皮肤切口;（2）股二头肌和髂胫束之间的切口;（3）深部解剖

六、膝后外侧径路

【操作步骤】 手术方法(Henderson):屈膝 90°,膝外侧,沿着股二头肌腱和腓骨近端前缘施行一弧形切口。切口近端向深部解剖分离,沿着外侧肌间隔表面直至股骨外侧髁近端 5cm 处的粗隆嵴。显露股骨外髁和外侧副韧带起点,腘肌腱位于股二头肌腱和外侧副韧带之间间隔,游离并将其拉向后方,即可暴露关节后外侧面。纵形切开关节囊和滑膜,显露关节腔后外室(图 8-5-18)。该切口应注意腓总神经位于股二头肌腱后方,并显露于深筋膜下绕过腓骨颈外侧向前、向内、向下延伸,应避免误伤。

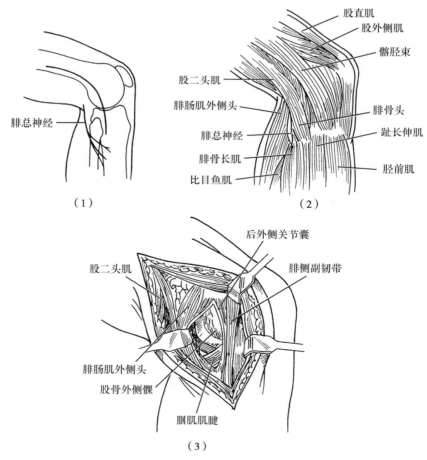

图 8-5-18 Henderson 膝关节后外侧手术径路

七、膝后侧径路

膝腘窝正中入路涉及一些重要血管、神经,一旦误伤将造成永久的、严重的肢体功能障碍。因而,有必要对腘窝解剖结构有一个全面了解。图 8-5-19 显示膝屈曲皮肤皱褶与关节间隙平面的关系。图 8-5-20 显示腘窝区域内解剖结构包括血管神经相互联系。经膝后侧入路可达到膝后关节囊、膝关节后室、半月板后部,股骨及胫骨两后髁和后交叉韧带起点。

【操作步骤】　手术方法(Brackett 和 Osgood;Putti;Abbott 和 Carpenter):经腘窝作一 10～5cm 长 S 形皮肤切口(图 8-5-21(1)),沿着半膜肌肌腱向远端延伸,达关节间隙平面转向外侧约 5cm,至腓肠肌外侧头弧形向下并沿着该肌向远端延伸,切开皮肤、皮下组织,显露腘筋膜层,识别小腿后侧皮神经(又称腓肠内侧皮神经),它位于腓肠肌内外侧头之间,深筋膜深面,并以此作为手术解剖标志,紧靠该皮神经外侧,可现小隐静脉穿入腘筋膜,并且在腘窝中央部位汇入腘静脉。沿着小腿后侧皮神经(腓肠内侧皮神经)向近端解剖,直至其从胫神经分叉处,一旦找到胫神经,即可依据它的定位,对腘窝边邻组织结构实施精确而安全的解剖。沿着胫神经向远端分离,显露其至腓肠肌内外侧头、跖肌和比目鱼肌的分支,这些分支都有动、静脉伴行,而向近端分离,行径至腘窝顶尖端处与腓总神经汇合(图 8-5-21(2))股二头肌及其肌腱内侧向远端解剖分离腓总神经,注意保护小腿后侧皮神经和腓肠神经。接着显露位于胫神

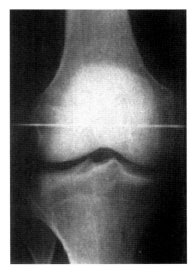

图 8-5-19　克氏针标记膝关节屈曲皮肤皱褶,注意针与关节间隙相互关系,在老年人或肥胖者,屈曲皮肤皱褶会更移向远端

经前内侧的腘动静脉,轻柔牵开动静脉,分别找到潜行于腓肠肌内、外侧头起止点近侧腘绳肌深部的膝上内侧和膝上外侧血管,并加以保护。于膝关节伸直位打开膝关节后室,当膝关节微屈位时,关节后室显露更为清晰。由于腓肠肌内侧头在股骨后髁的起点较外侧头高,而且内侧头与半膜肌之间肌沟是显露关节后内侧室较为安全,血管较少的入路(图 8-5-21(3))。近腓肠肌内侧头止点腱性部位横断,并向外翻转,既显露关节后室,又对腘血管神经起到保护(图 8-5-18(4))。如果结扎一至二条膝部血管,使手术入路更为扩大。

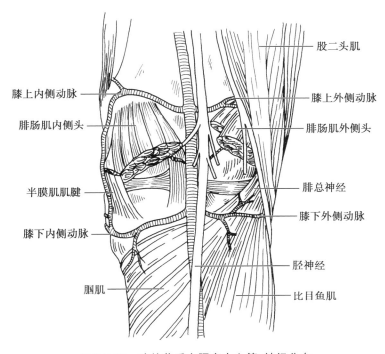

图 8-5-20　膝关节后方腘窝内血管、神经分布

如果要显露膝后外侧关节间隙,可将腓肠肌外侧头止点从股骨后外髁上剥离,于股二头肌腱与腓肠肌外侧头之间进入关节后外侧室。关闭切口时,应间断缝合关节囊、深筋膜和皮肤。缝合腘筋膜时,最好先间断缝上缝线,待筋膜收紧后再逐一打结,关闭筋膜层。

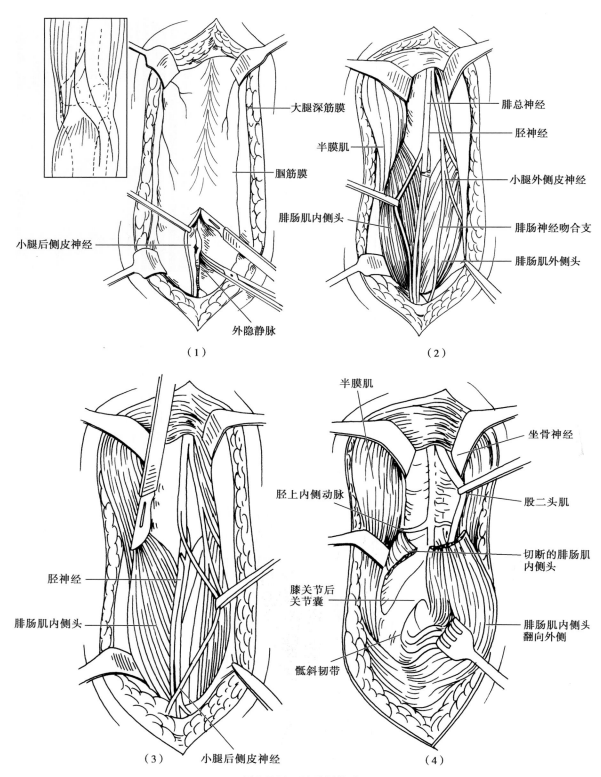

图 8-5-21　膝后侧径路

(1)膝关节后侧入路 S 形手术切口;(2)腘窝区域显示坐骨神经及其分支相互关联;(3)显露腓肠肌内侧头;
(4)切断腓肠肌内侧头腱性起点,显露关节囊。如需进一步扩大显露,则腓肠外侧头可作同样处理

Minkoff、Jalfe 和 Menendez 曾描述过一种显露胫骨近端外侧和膝关节后侧局部手术入路,此入路通过腘肌-比目鱼肌间隙显露胫骨干骺端后侧的外上部分和近侧胫腓关节,尽管如此入路为满足切除外侧胫骨平台骨样骨瘤的需要而创立的,但也适用于膝关节后方的其他病变需要。

手术方法(Minkoff Jaffe 和 Menendez):皮肤切口起于腘窝部皮肤皱褶下方1~2cm,并略偏向膝关节中线,先横形向外侧延伸,恰至腓骨头内侧转向远端,并与小腿纵轴平行延伸,向内下方牵开皮肤和皮下组织,游离小腿外侧皮神经,牵向外侧并加以保护。确认筋膜浅面的小隐静脉,将其结扎切断,按皮肤切口方向小心切开筋膜,腓肠神经位于筋膜深面,腓肠肌外侧头浅面,必须加以保护(图 8-5-22(1))腓总神经,将其牵向外侧,接着沿腓肠肌外侧头-比目鱼肌间隙向深层解剖,将腓肠肌外侧头牵向内侧,同时牵开与之伴行的腘动静脉和胫神经(图 8-5-22(2)),离断比目鱼肌的腓骨起点,将其牵向远端,再将深部的腘肌牵向内侧,以显露外侧胫骨平台和近侧胫腓关节的后侧面(图 8-5-22(3))。

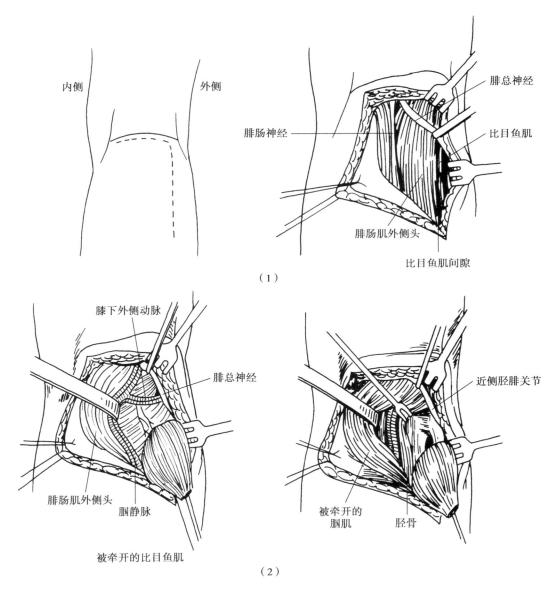

图 8-5-22 膝关节后外侧手术入路

(1)浅表解剖;(2)腓肠肌外侧头和腘血管被牵向内侧,比目鱼肌起点离断并牵向远端,
腘肌被牵向内侧以显露胫骨平台和近侧胫腓关节的后面

(杨庆铭)

第六节 腘窝显露径路

腘窝为一菱形窝,位于膝的后部,其界限上外侧为股二头肌,上内侧为半腱肌、半膜肌,另缝匠肌、股薄肌及大收肌腱亦作为一部分,下外侧为腓肠肌外侧头,下内侧为腓肠肌内侧头。腘窝内由深至浅依次为腘动脉、腘静脉及胫神经。腘动脉位于腘窝的底,上段与腘面相接,下段紧贴膝关节囊及腘肌筋膜后面。腘动脉分支众多,除肌支及关节支外,又分为膝上外侧动脉、膝上内侧动脉、膝下外侧动脉、膝下内侧动脉及膝中动脉等关节支。腘窝内围绕血管、神经充填以脂肪组织。腘窝的底为股骨腘面、腘斜韧带、腘肌及其筋膜,其顶为筋膜覆盖,有小隐静脉、淋巴管及股后皮神经穿过。

一、腘窝外侧显露径路

在腘窝上部,腘动、静脉的主干紧位于股骨干后侧;而在下部,股骨两髁之间的膝关节囊像帐幕一样将腘动、静脉架起,使其与股骨之间有一拇指宽的间隙。

股二头肌紧靠股骨外髁之后,在肌间隔后侧处于游离状态。髂胫束的后缘和外侧肌间隔的连接处可作为手术标志。有两个方法可确定髂胫束后缘。使患者膝关节部分屈曲,左膝时术者用左手指,右膝用右手指。将示指与中指并列,横形置于大腿外侧,当中指指尖触及腓骨头后缘时,示指指腹即紧靠髂胫束后缘的皮肤上(图8-6-1(1));或在屈膝位紧靠股骨外髁之上用手指捏住软而可移动的股二头肌肌腹(图8-6-1(2))。股二头肌止于腓骨头,与腓肠肌外侧头交叉。在股骨外髁的外侧有一小块肌肉覆盖于膝关节囊上。

【麻醉】 硬膜外阻滞。

【体位】 半侧卧位,健侧下肢伸直,患肢斜向健侧,患膝屈曲置于健膝之上,患侧足跟置于健侧小腿之上,使患侧腘窝倾斜至适当角度。

【操作步骤】

1. 在大腿外侧远段,沿髂胫束的后缘至腓骨头作约15cm长的切口(图8-6-1(3))。

2. 切开皮肤及浅筋膜,但勿切开深筋膜。确定髂胫束后缘再将此处的深筋膜切开。找出在股二头肌、外侧肌间隔和股骨外髁之间的间隙,在股骨外髁之上一指宽处用钝头剪刀进行分离,将股二头肌肌腹的游离部分从肌间隔分离出来。用手指扩大此间隙,沿肌间隔后方轻柔操作,自外侧肌间隔后缘附着处将股二头肌短头分离出来(图8-6-1(4))。当遇到有阻力的条索,系穿动脉经过肌间隔之股四头肌之前走向股二头肌的分支。结扎、切断这些分支。

3. 钝性分离股二头肌直达皮肤切口的上端。紧靠股骨髁将一手指插入间隙内,将指背贴于肌间隔的后面。轻轻弯曲手指,钩住血管束,然后游离之。切断少数将血管系在股骨上的小分支,将血管束向后侧牵开,即可充分显露腘窝面。

4. 如拟扩大显露股骨干,可将此切口向上延长。在此切口范围内无重要血管神经干。在股骨外髁上方,将股二头肌短头在外侧肌间隔上的附着处剥离,继续钝性剥离以达腘窝部。将腘动、静脉向后侧牵开,切断并结扎股深动、静脉的穿支。须处理穿行的动、静脉横支(图8-6-1(5))。向上延伸皮肤切口约一指宽,可从肌间隔或股骨粗线上剥离股二头肌短头,显露肌间隔的后部。胫神经位于腘动、静脉之后,腓总神经沿股二头肌内缘走行。切开并剥离骨膜即可显露股骨。

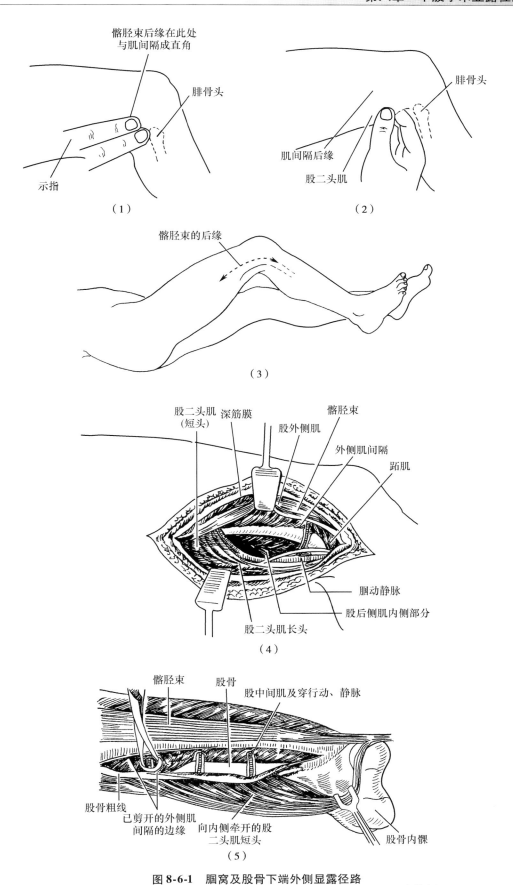

图 8-6-1 腘窝及股骨下端外侧显露径路
(1)寻找髂胫束后缘的两指法;(2)可动性测定法;(3)切口;(4)自外侧
肌间隔分离肌肉;(5)注意股后穿动、静脉

二、腘窝内侧显露径路

在膝内侧,缝匠肌斜越大腿前面的全长,至下端变为一扁平薄腱,跨过股薄肌及半腱肌的浅面,止于胫骨粗隆的内缘及胫骨前缘上端的内侧,一部分移行于小腿筋膜,其后侧为腓肠肌内侧头,前面为股内侧肌。在缝匠肌之后,大隐静脉上行,约在髌骨内缘一手掌处,有吻合支与小隐静脉及深部静脉支相交通。隐神经在股腘管内下行至膝内侧,与并行的股动脉的膝最上支由股腘管纤维腱膜顶,在缝匠肌与股薄肌之间穿出深筋膜,沿大隐静脉之前下行至小腿内侧(图8-6-2)。

【麻醉】 硬膜外阻滞。

【体位】 患者仰卧,健侧臀下垫一沙袋,使身体向患侧倾斜。膝稍屈曲,患足外缘置于健侧小腿上,尽可能靠近膝关节(图8-6-3(1))。

【操作步骤】

1. 在收肌结节近端15cm处,沿内收肌肌腱做切口顺膝关节的角度延伸,止于收肌结节远端3横指处,切口主要部分在其近侧。应注意收肌结节约在股骨内髁前方3横指处,不要误将股骨内髁认为是收肌结节,致使切口过于靠后(图8-6-3(2))。

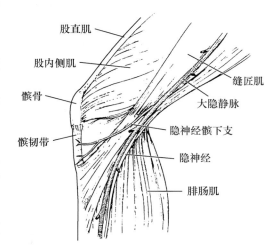

图8-6-2 膝内侧浅层结构

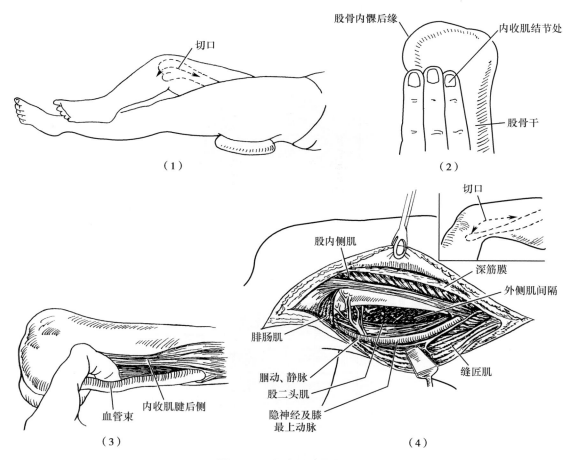

图8-6-3 腘内侧显露径路
(1)体位和切口;(2)内收肌结节的三指定位法;(3)在大收肌肌腱之后侧切开筋膜,将一手指伸进窝内,钝性游离血管束;(4)已显露股骨之腘窝面

2. 在收肌结节平面显露缝匠肌。在其前切开筋膜。大隐静脉位置较浅,如切口合适则不会损伤。用剪刀分离缝匠肌的深面,直至收肌结节的近侧,不要损伤位于缝匠肌及股骨内髁之间的滑膜。膝关节屈曲时,滑膜即位于缝匠肌之下,应注意保护。完成上述操作后,游离的缝匠肌即可移向后方,留下已显露的、可作标志的大收肌肌腱。在其前方可见隐神经刚离开收肌管。隐神经在缝匠肌的深面,必须注意保护。膝最上动脉的浅支常与之伴行,它的深支沿内收肌腱走行,被一些股内侧肌的肌纤维所包围。

3. 在内收肌腱之后将游离的薄筋膜层夹起切开,插入手指,指背对肌腱直至到达腘窝面的中央。血管束离股骨干约一指宽,将指尖弯曲即可找到血管束。扩大进入腘窝的切口,用手指游离血管束,向上达收肌孔,向下达股骨内髁(图8-6-3(3))。轻轻向后牵开,可见一些小血管分支由肌肉走向股骨,钳夹并切断,股骨的腘面即可完全显露(图8-6-3(4))。

4. 如拟延长内侧切口,向上可朝髂前上棘至耻骨联合中点延长切口上部,沿股动脉的走向找出缝匠肌的外缘。向内侧游离肌腹使之离开,切开构成收肌管管顶的薄膜,找出血管(图8-6-4(1))。使膝

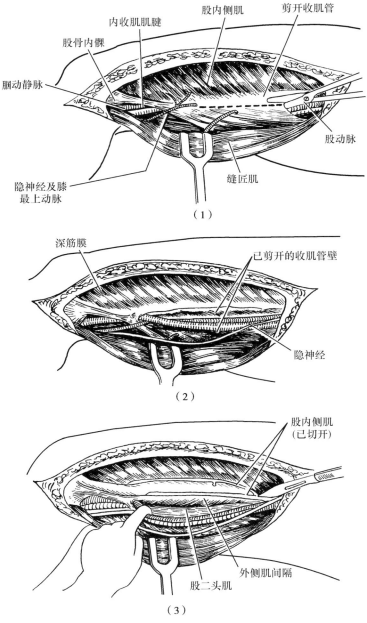

图 8-6-4 腘窝内侧延长手术径路
(1)将缝匠肌从内收肌管壁牵开,然后剪开内收肌管;(2)使膝关节屈曲,游离股动脉和腘动脉干连续部;(3)将股腘动脉干牵开,扫清到达股骨干的道路

关节屈曲,剪开内收肌管管壁,轻轻钝性分离股、腘动脉干的连续部,用橡皮条环绕并牵向一侧,约在收肌结节以上7指宽处,如遇到从动脉干发出至股内侧肌的肌支可予切断,为进入骨干扫清道路(图8-6-4(2))。切开并分离股内侧肌在股骨的附着部,即可显露腘窝以上10～15cm长的骨干(图8-6-4(3))。由于胫神经和腓总神经分别位于切口的后侧或外侧,术中不会遇到。

三、腘窝中央显露径路

【操作步骤】

1. 在腓骨头上方约一指宽处沿腘窝中线作纵形切口。起自膝关节平面以上10～15cm,止于膝关节平面以下一指宽处。

2. 切开皮肤及浅筋膜。在腓肠肌两肌起之间的沟内及腘筋膜表面或其深面找出小隐静脉。如有困难可将切口边缘向两侧牵开。将小腿后侧腓肠肌内、外侧头形成的V形沟从中线劈开。切开深筋膜,于V形沟内寻找腓肠神经。在腘筋膜之下即为较大的胫神经干,可作为分离大腿后方内、外两侧肌肉的向导(图8-6-5(1))。

3. 向两侧牵开大、小腿两侧已分开的肌肉后,即可见到与胫神经紧密贴连的腘动、静脉,动脉最深。用手指钝性分开血管神经束及其主要关节分支(图8-6-5(2)),将神经牵向外侧,血管牵向内侧后,即可到达腘窝面。

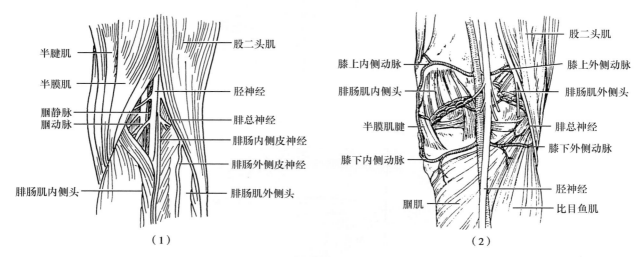

图8-6-5 腘窝中央显露径路
(1)腘窝界限及血管、神经;(2)腘动脉及其分支和胫神经

4. 膝关节屈曲时,腘窝后侧肌肉显得松弛表浅,半腱肌移向切口中部。在切口远侧,可将血管、神经移向两侧,切开腘肌并在不切开比目鱼肌腱弓的情况下,可显露胫骨后侧腘窝面。

（裴福兴 沈彬）

第七节 胫骨显露径路

一、胫骨前内侧显露径路

【体位】 仰卧位。

【操作步骤】

1. 在膝关节平面之下,自髌韧带内侧沿胫骨前缘内侧或外侧向下切开,其长度视需要而定。

2. 手切开皮肤及浅、深筋膜。掀起皮瓣,可充分显露胫骨内侧面。注意勿损伤大隐静脉及伴行的隐神经。沿胫骨内侧面的中线,切开和剥离骨膜,即可显露胫骨。胫骨本身血供很差,而骨膜循环是其血供来源之一,故骨膜剥离范围应尽可能小,过度切开或剥离骨膜可影响胫骨血供及骨质再生。如需显露胫骨近段,则需解剖缝匠肌、股薄肌和半腱肌腱及位于其深面的鹅足囊,才能到达骨质。将胫骨外侧的胫骨前肌牵开,可显露胫骨。胫骨前内侧显露容易,很少肌肉覆盖,几全在皮下,仅在下端有胫骨前肌和长伸肌越过。

二、胫骨后外侧显露径路（改良 Harmon 径路）

【适应证】

1. 胫骨前面及前内侧面严重瘢痕,皮肤条件很差者。
2. 显露腓骨及其取部分腓骨的骨移植手术。
3. 胫骨骨折开放复位术。

【体位】 俯卧或侧卧位,患侧在上,健肢稍屈曲。

【操作步骤】

1. 在小腿后外侧沿腓肠肌外缘作纵形切口,长度视需要而定(图 8-7-1(1))。

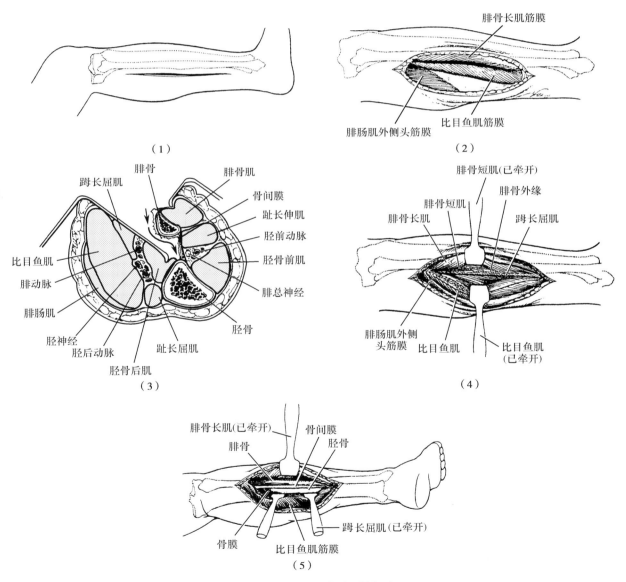

图 8-7-1 胫骨后外侧显露径路

(1)切口;(2)将后侧腓肠肌、比目鱼肌及长屈肌与前侧腓骨肌分开;(3)小腿横切面示显露途径;(4)将比目鱼肌远侧自腓骨向后内牵开;(5)显露胫骨

2. 切开皮肤及浅、深筋膜，并将皮瓣适当向两侧游离。在腓肠肌、比目鱼肌和腓骨肌之间分开，将腓肠肌和比目鱼肌向后牵开，腓骨肌向前牵开，显露腓骨后面的长屈肌并进行剥离（图8-7-1（2））。从腓骨上分离比目鱼肌远侧起点，将其向内后牵开。在切口的近段可见腓动脉的肌支，应予保护勿使损伤。胫后动、静脉和胫神经位于长屈肌和胫骨后肌之间，术中不需要显露，可连同胫骨后肌群向内侧牵开（图8-7-1（3））。腓骨的背侧在切口外缘，可进一步显露其骨干（图8-7-1（4））。

3. 后侧肌群牵开后，在骨间膜的后方暴露胫后肌。切开胫骨后肌的附着点，然后沿骨间膜附着于胫骨处，在胫骨后面外缘处骨膜下剥离起于胫骨后面的肌肉（图8-7-1（5））。除胫骨近侧1/4因与腘肌和近侧胫后血管、胫神经关系密切不需要显露外，其余胫骨平坦的后面可完全显露。

4. 术毕解除止血带，彻底止血，将后侧肌群恢复原位，松松间断缝合小腿外侧的深筋膜和切口。

三、胫骨上内段后侧显露径路（Banks-Laufman 径路）

【适应证】

1. 胫骨上端后方骨折开放复位内固定术。

2. 胫骨上端后方慢性骨髓炎死骨摘除术。

3. 胫骨上端后方骨肿瘤切除术。

【体位】　俯卧位。

【操作步骤】

1. 自腘窝后侧屈曲皱襞外侧横形向内经腘窝，再沿小腿内侧纵形向下，8~10cm，切口呈曲棍状或倒L形（图8-7-2（1））。

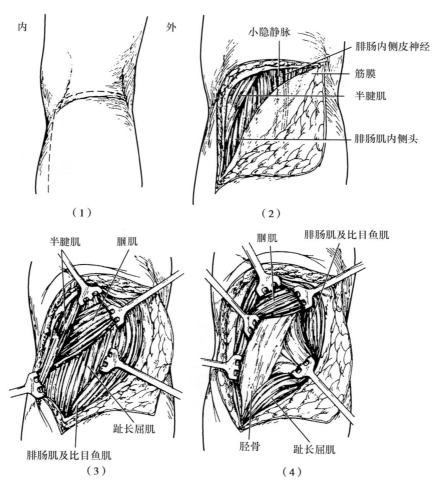

图 8-7-2　胫骨上内段后侧显露径路
（1）切口；（2）将切开皮肤及深筋膜翻向下外；（3）在肌与趾长屈肌之间切开；
（4）将肌与趾长屈肌自骨膜下剥离以显露胫骨

2. 切开皮肤和浅、深筋膜,并将皮瓣适当向上下方及两侧游离(图 8-7-2(2))。辨认小隐静脉和腓肠内侧皮神经并妥予保护。

3. 显露半腱肌与腓肠肌内侧头。将此两肌分别向上内侧和下外侧牵开(图 8-7-2(3))。在其深面,即为腘肌和趾长屈肌。再分别向上内和下外作骨膜下剥离。胫后血管和胫神经位于比目鱼肌的深面,经此切口不会遇到。至此即可显露胫骨上 1/4(图 8-7-2(4))。需要时可沿小腿内侧延长切口,继续在相同肌间隙解剖。

四、胫骨下端后外侧显露径路

【体位】　俯卧位,一沙袋置于足背,使膝关节屈曲,足跖屈。

【操作步骤】

1. 从外踝下一拇指宽处,向上弯行沿跟腱外缘,8~10cm。目的在于避开腓肠神经(图 8-7-3(1))。

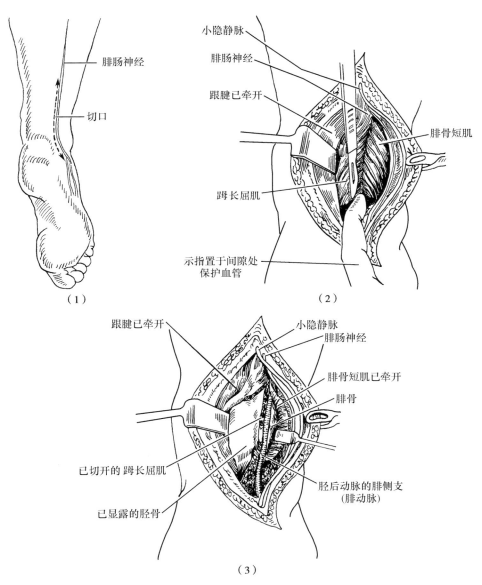

（1）

（2）

（3）

图 8-7-3　胫骨下端后外侧显露径路

（1）切口;（2）将示指置于长屈肌及腓骨之间的间隙内,触及胫骨后侧;（3）用示指保护
腓动脉,切开长屈肌肌起,将其肌腹向内侧牵开

2. 切开筋膜后,进入脂肪层。在跟骨上两指宽处将见到的交叉腓动脉及伴行的较大腓静脉切断、结扎。可在腓骨后缘的内侧剥离骨干。在腓骨与长屈肌相连的下部有一间隙,由此向上可沿腓骨安全地切开长屈肌,将其向内牵开,即可显露胫骨后侧。

3. 确认长屈肌,不要将腓骨短肌误认为长屈肌。鉴别时可用拇指及其他手指握住不确定的肌肉,如手指向前捏住腓骨,可断定是腓骨长、短肌,长屈肌常位于更内侧的深处(图8-7-3(2))。

分离并剥离长屈肌,将手指压向腓骨,当手指保护好已游离的血管时,即可向上并向内牵开长屈肌,即可显露胫骨后外侧(图8-7-3(3))。

(裴福兴　沈彬)

第八节　腓骨干显露径路

显露腓骨干主要采用后外侧径路(Henry 途径)。

【适应证】

1. 腓骨慢性骨髓炎腓骨切除术。

2. 腓骨肿瘤切除术。

3. 取腓骨作骨移植术。

【体位】　侧卧于健侧,健侧下肢伸直,患膝置于健膝之前,使患侧足跟置于健侧胫骨之上。

【操作步骤】

1. 从腓骨头向下直至外踝近端13cm,最上部还可沿股二头肌腱后面向上延伸10cm(图8-8-1(1))。

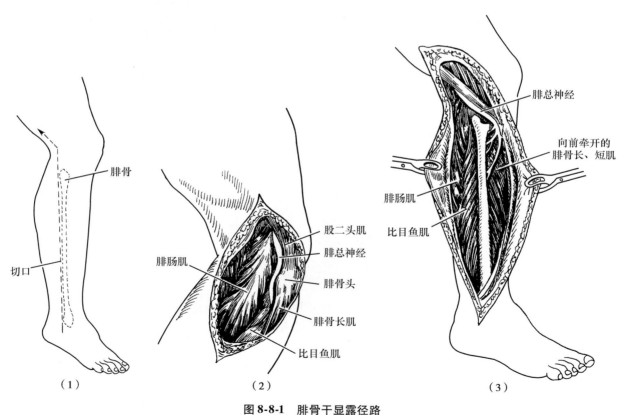

图8-8-1　腓骨干显露径路

(1)显露腓骨干的切口;(2)显露腓总神经;(3)游离腓总神经

2. 切开皮肤及浅筋膜,并将皮瓣适当向两侧游离。在切口上部沿股二头肌腱内缘切开深筋膜,用钝头剪自上向下分离直至腓骨头。在股二头肌腱附着处的内侧找出腓总神经(图8-8-1(2))。向近端游离神经,直到足够松弛,可用橡皮条进行牵引。当腓总神经牵开后,可见一条浅沟将小腿肌肉与腓骨头分开。将剪刀的一翼插入神经已离开的小沟,切开深筋膜,即可进入比目鱼肌和腓骨长、短肌之间的间隙。将腓总神经向前上牵开,剥离覆盖于神经分支之上的腓骨长肌附着处(图8-8-1(3))。

3. 显露腓骨上半时,需要将腓总神经及其分支充分游离,在股二头肌腱及腓骨头的后方确认腓总神经后,方可安全地进行操作。显露腓骨并剥离腓骨干上1/3后,注意肌肉或骨间膜的剥离角度不同,在膝下一掌宽处,腓动、静脉与骨膜紧密粘连。腓骨上的肌纤维朝向足部,骨膜剥离器应指向膝关节,斜形呈锐角;在显露腓骨下半时,可在腓骨短肌和趾长伸肌及长伸肌之间三角形皮下区的顶部找到一个间隙。而在外踝处则应将骨膜剥离器插入腓骨长、短肌的深面。腓动、静脉恰在外踝后缘的内侧,将骨膜纵形切开后,即可用骨膜剥离器将血管连同长屈肌从骨干上分离。对附着于腓骨干上的肌肉宜朝向膝部分离。骨间膜的纤维方向与此相反,从上内斜向下外,因此可自上向下剥离。

(裴福兴　沈彬)

第九节　小腿血管、神经的显露径路

由髌韧带向下摸到的骨性隆起即胫骨粗隆,是明显的骨性标志。由此向下是胫骨前缘或胫骨前嵴,微弯行,直至踝部。小腿前侧肌肉由内向外依次为胫骨前肌、趾长伸肌、长伸肌和第三腓骨肌。胫前动脉行于外为趾长伸肌及长伸肌,内为胫骨前肌之间。胫前动脉位于腓深神经的内侧,有2条伴行静脉,经过小腿伸肌上支持带,在距小腿关节之前及二踝之间易名为足背动脉。外侧肌群介于小腿前、后肌间隔之间,有腓骨长、短肌,腓浅神经由肌质内穿过。

一、胫前血管束上1/3段显露径路

【体位】　俯卧位,患侧足背垫一沙袋,使膝关节屈曲,小腿松弛,患足内缘与另足的踝部交叉。

【操作步骤】

1. 从小腿上外侧作纵形切口。

2. 先用拇指在皮肤表面自上而下按触,直至紧贴胫腓骨之间弧形相结合处,拇指的平分线即代表胫骨前肌与趾长伸肌的邻接面(图8-9-1(1))。切开皮肤及浅、深筋膜。分开胫骨前肌和趾长伸肌之间的间隙。此两肌弯形相接,分开时不要撕裂。胫前血管束即在间隙内,位于趾长伸肌的深面,在骨间膜之前。血管弧的前方被其分支胫前返动、静脉系住,须将其自骨间膜上小孔穿越处挑起切断(图8-9-1(2))。胫前动脉至小腿前部时,位于腓深神经的内侧,有两条伴行静脉。在小腿中1/3,神经在动脉之前。

3. 如骨间膜上方的孔径较大,易于将血管弧向后方拉出;如孔径较小或被胫骨前肌压挤,则需扩大径路,将骨间膜沿血管束内侧向下切开(图8-9-1(3)),用手指穿过或扩大这一径路,即可将血管弧安全地从前方移向后方(图8-9-1(4))。

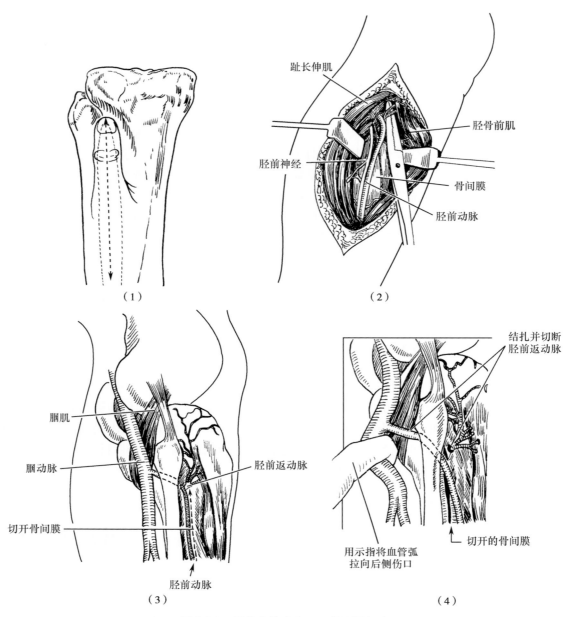

（1）　　　　　　　　　　　　（2）

（3）　　　　　　　　　　　　（4）

图 8-9-1　胫前血管束上 1/3 段显露径路
（1）切开前侧骨筋膜室的上部时，先找到肌肉间隙；（2）切断胫前返动脉，以便游离血管弧；（3）在前侧
游离血管弧；（4）在血管内侧扩大骨间膜上的小孔，将血管弧拉向后侧切口

二、胫前血管束下 2/3 段显露径路

【体位】　仰卧位，患侧小腿和足部稍内翻。

【操作步骤】

1. 在小腿下半部用小指压于胫骨前肌外侧，然后沿小指外缘作纵形切口，长约 15cm（图 8-9-2（1））。

2. 切开皮肤，但不要切开深筋膜。紧靠胫骨的扁平肌腱是胫骨前肌腱，可从其外缘的间隙中分离小腿前外侧深部。

3. 长伸肌自腓骨斜形遮盖血管神经束。注意不要进入长伸肌外侧，以免迷失方向（图 8-9-2（2））。寻找血管神经束可紧靠胫骨进行。此束上段在骨间膜之前，下段在胫骨之前。从腓骨颈处弯形向下走行的腓深神经位于伴行血管之前并略位于腓侧。

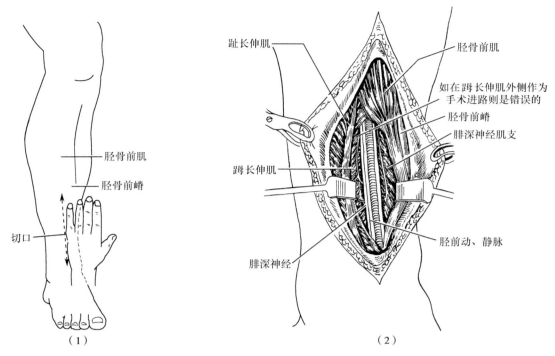

图 8-9-2　胫前血管神经束下 2/3 显露径路
(1)切口;(2)胫前动、静脉及腓深神经已被显露

三、胫后动脉和腓动脉

胫后动脉为腘动脉的两个分支最大者,在小腿后面深部下行,位于比目鱼肌和小腿深部肌肉-胫骨后肌之间,当至内踝与跟结节内侧突之间,分为足底内、外侧二动脉以终。全程均有两条静脉伴行。腓动脉为胫后动脉的最大分支,其起点相当于腓骨上 1/3 的中下部,下行逐渐接近腓骨内侧,继而在其后面下行,终于跟外侧支。腓动脉可直接自腘动脉或胫前动脉发出,亦可与胫前、后动脉共干。腓动脉可缺如,异常的胫后动脉行程与正常腓动脉相同;胫后动脉也有时缺如,而由腓动脉替代。术前应检查足背动脉和内踝后胫后动脉,如胫后动脉缺如,切取腓动脉将危及小腿血供。腓动脉有许多穿支与胫前动脉吻合。

切口沿小腿后侧中线切开,可以小隐静脉和腓肠神经作为向导,在腓肠肌两头会合处分开,显露拱形比目鱼肌腱弓并纵形切开之(图 8-9-3(1)),即可显露胫神经及胫后动、静脉(图 8-9-3(2))。将血管神经束牵开,即可显露胫骨后面。可看到斜形的扇形腘斜肌。自上而下纵形切开垂直的,由半膜肌止点向下延长的垂直纤维带后,再沿腘肌的上下缘切开,即可游离腘肌,保护其上缘处的膝下内侧动脉。将腘肌向外侧牵开,即可显露胫骨上端后面(图 8-9-3(3)),在进行吻合血管的腓骨移植术时,切口可从腓骨头后侧向前至腓骨颈,再沿腓骨外侧向下延伸。如需包括腓骨头,则切口可上延至腘窝部。切开皮肤和小腿筋膜后,首先在股二头肌后内缘找到腓总神经并予以保护。分开腓骨长肌和比目鱼肌,在腓骨头及腓骨后面切断比目鱼肌,必要时切断腓肠肌外侧头,将二者牵向内侧,找到胫后动脉及其伴行静脉,保留进入腓肠肌和比目鱼肌的肌支,辨认腓骨滋养动脉。显露腓骨周围组织,切断附着于腓骨的肌肉及骨间膜以使其充分游离,但要保留腓骨周围有一层厚 0.5~1cm 的肌袖,如移植骨段需要包括腓骨头时,尚需同时切断附着其上的股二头肌腱。以后在腓骨下端拟定截骨平面结扎、切断腓血管。检查腓动脉血流及腓骨血供情况,最后再切断上端腓血管。腓骨上 3/4 段只为肌肉的起点,切取后对下肢负重与稳定关系不大,但下 1/4 必须保存,以保持距小腿关节的稳定性。

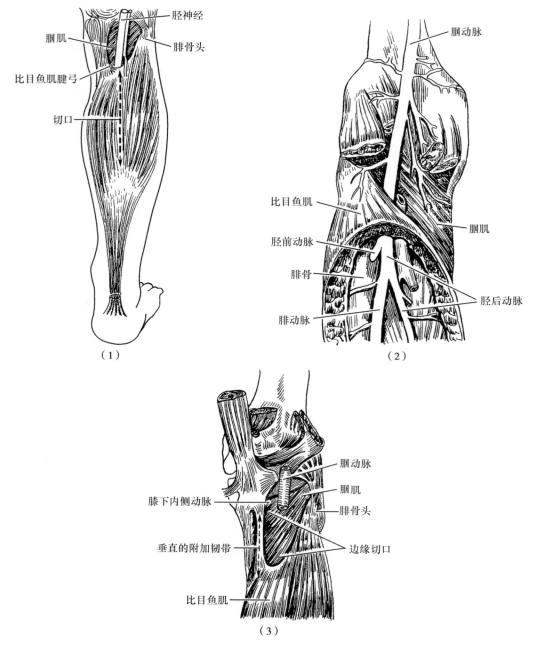

图 8-9-3 胫后动脉和腓动脉显露径路
（1）自比目鱼肌腱弓中线切口；（2）胫后动脉与腓动脉；（3）切开肌

四、腓总神经的显露径路

【应用解剖】 腓总神经自股二头肌长头腱内缘绕腓骨颈行向下至小腿前外侧，被腓骨长肌薄薄的肌腱覆盖。肌肉包围腓骨干的1/4。在腓骨颈处，腓总神经分为3个分支。第1支为胫返神经，常为双支；第2支为腓深神经或称胫前神经，发支支配小腿前外侧肌肉；第3支为腓浅神经，属感觉神经，几乎沿着骨干垂直下行，与腓骨干上1/3紧密相接，将腓骨长肌与骨干的附着处分为前后两半。需要将腓总神经近侧附着于腓骨头外侧面的腓骨长肌牵起，才能将腓总神经轻轻牵开。在腓骨干上1/3以下，腓骨短肌将神经与骨干分开。

【体位】 斜卧位，患侧在上。

【操作步骤】

1. 在显露腓总神经时,沿股二头肌长头腱绕腓骨颈斜向前外方。显露腓深神经及腓浅神经,可分别按上述显露胫前血管束上 1/3 及下 2/3 途径进行。

2. 为显露腓骨上段,必须首先在腓骨头及股二头肌后方确认腓总神经主干(图 8-9-4(1)),当将其提起后,可见其深面遗留一浅沟,将小腿肌肉与腓骨头分开,经此间隙即可安全地显露腓骨(图 8-9-4(2))。

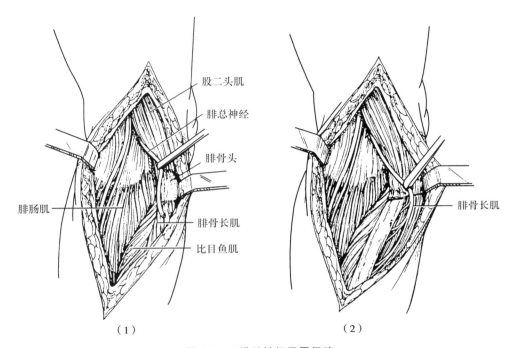

（1）　　　　　　　　　　　　　　　（2）

图 8-9-4　腓总神经显露径路

（1）腓总神经与邻近结构解剖关系;（2）将腓骨长肌掀起以显露腓总神经

（裴福兴　沈彬）

第十节　踝关节手术径路

一、踝关节前侧显露径路

（一）踝关节前正中显露径路

【适应证】

1. 踝关节融合术,人工踝关节置换术。

2. 胫骨下关节面前缘骨折,或合并距骨前移位切开复位固定术。

3. 踝关节前方游离体摘除术。

4. 踝关节结核病灶清除术。

【麻醉】　腰椎麻醉或持续硬膜外麻醉。

【体位】　患者仰卧于手术台上。

【手术步骤】

1. 切口　于踝关节前方,在内、外踝连线中点处作 10～15cm 长的纵形切口。使切口在踝关节上方 6～8cm,沿胫前肌腱外缘向下,越过踝关节向足背延伸 3～5cm 止(图 8-10-1(1))。

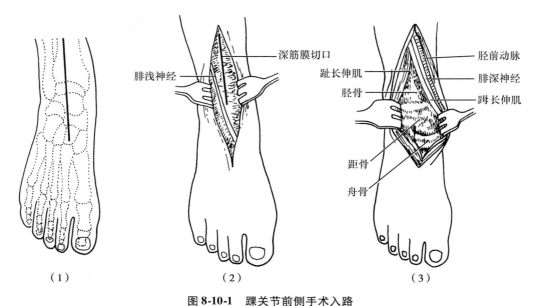

图 8-10-1 踝关节前侧手术入路

（1）皮肤切口；（2）深筋膜切口；（3）内部显露

2. 显露浅层 按切口方向切开皮肤和皮下组织，将皮瓣适当游离后向两侧牵开。再按切口方向切开深筋膜，小腿横韧带、小腿十字韧带（图 8-10-1（2））。

3. 显露深层 分离出胫前肌、胫前动脉、腓深神经、拇长伸肌腱、趾长伸肌腱等。于胫前肌与趾长伸肌之间作适当分离，将拇长伸肌腱、胫前动脉、腓深神经、胫前肌连同内侧的筋膜、韧带、皮瓣牵向内侧；将趾长伸肌腱连同外侧的筋膜、韧带、皮瓣牵向外侧，显露出胫骨下端与踝关节囊。沿皮肤切口方向切开骨膜和关节囊，行骨膜下剥离，即可显露出胫骨下端、踝关节腔和距骨（图 8-10-1（3））。

【注意事项】 切开皮肤向深层进入时，注意勿损伤位于皮下的足背中间皮神经和腓浅神经。切开深筋膜、小腿横韧带、十字韧带后，要切断结扎好前外踝动脉和跗外动脉，然后再显露胫前动脉和腓深神经以免误伤或出血。注意保护胫前动脉与腓深神经。腓深神经和胫前动脉在踝关节上方位于胫前肌和拇长伸肌之间，大约行至踝关节水平，拇长伸肌腱行走于神经血管束的内侧。在踝关节平面以下血管神经束则位于拇长伸肌腱与趾长伸肌腱之间行走。术者应了解这一解剖特点，在切开关节腔前应妥善加以保护以防损伤之。术终前要缝合小腿横韧带和十字韧带，以免术后伸腱失去支持。

【术评】 该切口因需经过踝前方的主要血管和神经方能达到踝关节而较少使用，但该进路能比较充分地显露踝关节前方，并能在直视下保护胫前动脉、静脉和腓深神经。倘若术者能熟悉解剖，又能仔细操作，不致造成原发神经血管损伤。

（二）踝关节前外侧显露径路

【适应证】

1. 踝关节融合术。

2. 胫骨远端前关节部分骨折，或合并距骨前移位切开复位固定术。

3. 踝关节前方游离体摘除术。

4. 距骨切除胫跟关节融合术。

5. 踝关节结核病灶清除术。

【麻醉】 腰椎麻醉或持续硬膜外麻醉。

【体位】 患者仰卧于手术台上。

【操作步骤】

1. 切口 于踝关节上方6～8cm的腓骨前缘内侧开始,沿腓骨第三肌外侧缘向下越过踝关节后,再经距骨体和跟骰关节的前方至第四跖骨基底部(图8-10-2(1))。

2. 显露浅层 沿切口的方向切开皮肤、皮下组织和深筋膜,将皮瓣向两侧适当稍行游离,于腓骨第三肌腱外缘切开小腿横韧带和十字韧带。继之切断并结扎外踝前动脉(图8-10-2(2))。

3. 显露深层 将内侧皮瓣、小腿横韧带、十字韧带、趾长伸肌腱、姆长伸肌、足背动脉、腓深神经向内侧牵开。将腓骨第三肌、外侧皮瓣及韧带向外侧牵开。按切口方向纵形切开胫骨下端骨膜和踝关节囊,行骨膜下剥离显露出踝关节(图8-10-2(3))。

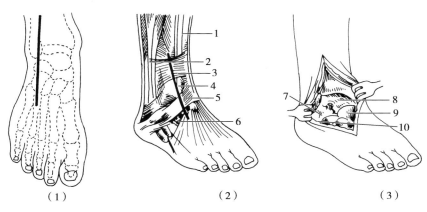

（1） （2） （3）

图8-10-2 踝关节前外侧手术入路
(1)皮肤切口;(2)深筋膜切口(1 趾长伸肌,2 腓骨长短肌,3 小腿横韧带,4 深筋膜切口,5 小腿交叉韧带,6 趾短伸肌);(3)内部显露(7 跟骨,8 距骨,9 舟骨,10 骰骨)

【注意事项】 在分离皮下组织时,应注意保护腓浅神经的中间背侧皮支。如作踝关节融合术,可将切口向两侧适当扩大即可。在切开深筋膜、小腿横韧带、十字韧带时,要防止损伤其下方的趾长伸肌腱、姆长伸肌、足背动脉、腓深神经;将其牵向内侧,避免术中损伤。术终前要缝合好小腿横韧带和十字韧带,以免术后伸肌腱失去支持。

【术评】 该入路不需要经过踝前方的主要血管和神经而达到踝关节,且显露较为充分,因而较为常用。若在其下方切开、剥离并向两侧牵开趾短伸肌,即可在直视下显露胫距关节、距舟关节和跟骰关节,而行三关节的手术,扩大了该入路的使用范围。

二、踝关节内侧显露径路

【适应证】

1. 内踝骨折切开复位、固定术。

2. 踝关节内侧剥脱性骨软骨游离体摘除术。

3. 距骨内侧部良性破坏病损切除术;内踝部良性破坏病损切除术;严重的距骨骨折脱位切开复位、固定术。

【麻醉】 腰椎麻醉或持续硬膜外麻醉。

【体位】 患者仰卧于手术台上。患侧臀部垫一软枕膝关节稍屈曲,内侧向上。

【操作步骤】

1. 皮肤切口 以内踝末端为中心在踝关节内侧向上、下各作3～4cm的纵弧形切口(图8-10-3(1))。

2. 显露浅层 在皮下组织中可见大隐静脉向内、向上斜形经过手术野,必要时可以结扎,或游离后牵向伤口一侧牵开,将皮瓣适当游离后向两侧牵开,显露出内踝和踝关节的前方关节囊。按切口方向切开内踝筋膜、骨膜,并在前方关节囊作纵形切口(图8-10-3(2));作骨膜下和筋膜下剥离,显露出内踝和下方的三角韧带。再于内踝前方的关节囊切口(图 8-10-3(2))内显露出踝关节腔的前方内侧和距骨。如需进一步显露踝关节内侧,则在内踝平踝关节面处横形截断内踝(图 8-10-3(3))。

3. 显露关节 沿内踝横形截骨线,用切骨刀切断内踝。然后将切断的内踝向下翻转,则踝关节内侧面即可显露(图 8-10-3(4))。

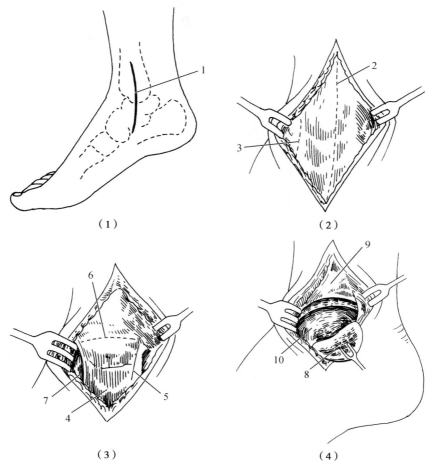

（1） （2）

（3） （4）

图 8-10-3 踝关节内侧(截断内踝)手术入路
(1)皮肤切口;(2)深筋膜切口(2 深筋膜与骨膜切口,3 内踝前方关节囊切口);
(3)内踝截骨(4 三角韧带,5 胫后肌腱,6 内踝截骨线,7 距骨);(4)显露踝关节
(8 截骨后远端截骨面,9 胫骨远端,10 距骨)

【注意事项】 术中需注意防止损伤大隐静脉及伴随神经;在凿断内踝时不要用力过重,以免损伤距骨关节面。术终前应对内踝予以准确复位与牢固的固定。

【术评】 该切口系改良 Koenig 和 Schaefer 切口,其皮肤切口将原内踝内侧的横弧形切口改为纵弧形,这样便于作深筋膜与骨膜的纵形切开和骨膜下剥离。其他操作未改变。该切口能够在不通过踝部的主要血管、神经和肌腱到达踝关节内部。但需截断内踝,术后需作内固定,增加愈合时间。然而内踝深面的病变,采用该切口是适应的。切口可按需做更改,如稍偏前内侧,可允许胫骨前内侧关节面和距骨颈部的检查、治疗。偏后侧进入时,切开内踝后面的屈肌支持带,保护好胫后血管神经束。并牵向两侧,即可显露内踝后部;距骨后内侧损伤和胫骨远端后内侧边缘损伤、病变可按此入路处理。

如果将该切口的近端向上延长(图 8-10-4(1)),可完全显露胫骨关节面的前方,以及内踝和踝关节(图 8-10-4(2)(3))。但在此切口近端,向外侧翻开皮瓣时,应注意保护腓神经的浅支(感觉支)。胫前动脉和腓神经的深支位于胫前肌和姆长伸肌之间,贴于骨膜表面。

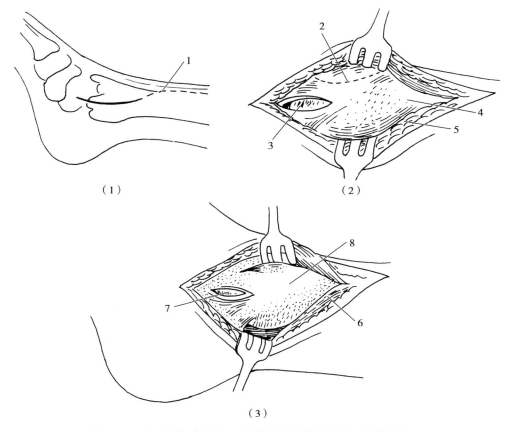

（1）　　　　　　　　　　　　　　　　　　　　（2）

（3）

图 8-10-4　经胫前、内踝切口显露胫骨远端的前面、踝关节和内踝

（1）皮肤切口（1 延长的踝关节内侧切口）；（2）关节囊于内踝尖部切口（2 关节囊切口，3 内踝尖部已切开，4 胫骨，5 已剥离的胫骨与内踝的骨膜）；（3）胫骨远端与踝关节显露（6 已剥离的胫骨与内踝的骨膜，7 已切开的关节囊，8 显露的胫骨与踝关节的前面）

三、踝关节外侧显露径路

（一）踝关节外侧直切口显露径路

【适应证】

1. 腓骨远端病变或骨折脱位切开复位固定术。

2. 胫骨远端后外侧病变。

3. 踝关节融合术。

4. 陈旧性踝关节骨折（三踝骨折）脱位的手术治疗。

【麻醉】　腰椎麻醉或持续硬膜外麻醉。

如联合应用腓骨截骨，可行胫距关节固定术或四关节固定术。

【体位】　患者侧卧于手术台上。健侧在下，膝关节屈曲，患侧上伸直膝关节使外踝朝向上方。

【手术步骤】

1. 切口　从外踝尖下方 3cm 处开始，沿腓骨干中线向近侧端切开，长约 10cm。游离皮缘后向两侧牵开。沿皮肤切口切开深筋膜（图 8-10-5（1））。

2. 显露腓骨　按切口方向切开腓骨，行骨膜下剥离显露腓骨下 1/3 段。至此，可行腓骨远端病变或骨折脱位切开复位固定术（图 8-10-5（2））。

3. 截断腓骨　如需显露踝关节，则需截断腓骨。于腓骨远端 1/4 处，向内、向下方截断腓骨，使腓

199

骨近端形成斜面。切断前外踝韧带及前距腓韧带,外旋腓骨远段(图8-10-5(3)),即可显露后外踝韧带及后距腓韧带并切断之。切断周围软组织包括位于远端之跟腓韧带即可完全切除腓骨远段。不然,则将腓骨翻向下方,突出于伤口外,在手术结束时,将其复位,作为植骨片,架于踝关节上作融合用。

4. 显露踝关节　在胫骨外侧面,紧贴骨间膜附着点的后方切开骨膜。剥离骨膜显露腓骨远端。同时将踝关节囊近侧附着点由腓骨上分离,随同内侧软组织翻开。然后切开距骨上关节囊附着点,骨膜下剥离法显露距骨体和颈部。这样胫骨的前面,踝关节距骨体和颈部的前面即完全显露。同样方法掀起胫骨后方的骨膜及关节囊,即可显露胫骨和距骨的后方(图8-10-5(4))。

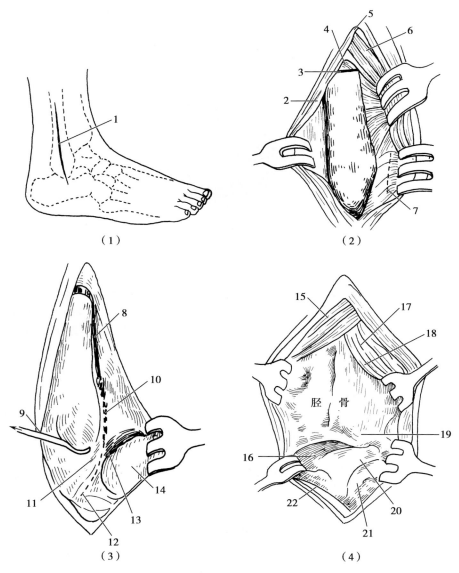

图 8-10-5　踝关节外侧直切口入路

(1)皮肤切口(1 切口);(2)腓骨截骨线(2 腓骨短肌,3 腓骨截骨线,4 骨膜,5 深筋膜,
6 第三腓骨肌,7 外踝前韧带切口);(3)翻转腓骨(8 腓骨骨膜切口,9 将腓骨向外旋转,
10 外踝前韧带断缘,11 距腓前韧带断缘,12 距腓关节切口,13 距腓关节,14 距骨);
(4)显露踝关节(15 腓骨短肌,16 胫距关节,17 第三腓骨肌,18 骨膜,19 外踝前韧带断
缘,20 距骨,21 外踝前韧带断缘,22 腓骨肌腱)

【注意事项】　术中应行骨膜下和踝关节囊囊内剥离,以防损伤胫前动脉和腓神经深支。腓骨肌肌腱应向后侧牵开。如不行踝关节融合,手术结束前应复位固定截断的腓骨。

【术评】 此切口有很好的踝关节显露,许多需要充分显露的手术,如结核病灶清除、关节滑膜切除等,通过此入路,可以达到手术彻底的目的。但需要截断腓骨是其最大的缺点。

（二）踝关节外侧 L 形切口显露径路

【适应证】

1. 四关节固定术。

2. 陈旧性距骨脱位或周围脱位。

【麻醉、体位】 同上。

【操作步骤】

1. 切口 从外踝末端近侧6~8cm沿腓骨后缘向下切开皮肤,继之在上述切口的末端绕外踝尖弯向前方,全长 10~12cm(图 8-10-6(1))。如行四关节固定术,可延长到第二楔状骨附近。

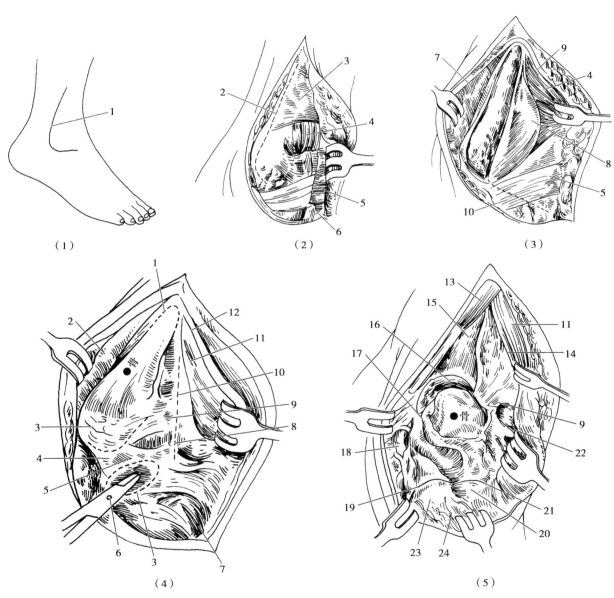

（1）　　　　（2）　　　　（3）

（4）　　　　（5）

图 8-10-6　踝关节外侧 L 切口手术入路

(1)皮肤切口;(2)深筋膜切口(2 腓骨骨膜切口,3 小腿横韧带,4 深筋膜下第三腓骨肌,5 十字韧带,6 趾长伸肌);(3)显露腓骨(7 鞘内的腓骨肌腱,8 胫骨骨膜,9 深筋膜,10 切断十字韧带);(4)显露距骨窦(1 腓骨截骨线,2 腓骨肌腱,3 切口,4 跟腓韧带,5 距腓前韧带,6 止血钳探入距骨窦,7 趾短伸肌,8 胫距关节囊切口,9 外踝前韧带,10 胫骨骨膜切口,11 第三腓骨肌,12 深筋膜);(5)显露踝关节(13 腓骨肌,14 骨膜,15 胫骨,16 胫距关节,17 距跟关节,18 腓骨肌腱,19 跟骰关节,20 舟骨,21 距舟关节,22 关节囊,23 骰骨,24 趾伸短肌)

2. 显露浅层　切开皮肤、皮下组织,向两侧适当游离皮瓣。切开小腿横韧带的外侧端。纵形切开腓骨骨膜,行骨膜下剥离即可显露出腓骨的外踝部(图8-10-6(2))。如需进入踝关节,则纵形切开腓骨远端1/4的骨膜,行骨膜下剥离。于腓骨近端3/4与远端1/4交界处作斜形截骨,将远端1/4前端的软组织、韧带切断使之外旋(图8-10-6(3))。

3. 显露距骨窦,去除其中的脂肪组织。于胫骨外侧面恰于骨间膜附着处的后方作一切口,剥离骨膜,显露胫骨前面、侧面和关节上部,把踝关节囊由胫骨和距骨体上剥离,向内侧牵开软组织,以便充分显露踝关节(图8-10-6(4))。

4. 紧靠骰骨近端,于跟骨上作一横切口,剥离趾短伸肌起点和跟骰关节囊,将其向下方翻开,即可显露跟骰关节。

5. 显露踝关节　切开距骨颈外侧面骨膜,并延长切开经过距舟关节囊,止于舟状骨中段,剥离骨膜后将软组织掀开,即可显露距舟关节(图8-10-6(5))。跟距关节已显露于跟骨窦的底部。至此,四关节全部暴露。

【注意事项】　在解剖皮下组织时,注意保护腓肠神经的足背外侧皮支和小隐静脉。切开腓骨骨膜后采用骨膜下剥离法,不会损伤胫前动脉和腓神经深支。缝合伤口时,切除的腓骨远端可作为骨桥植于踝关节外侧。

【术评】　此切口可充分显露距骨周围的关节,多用于四关节融合与陈旧性距骨脱位或周围脱位的手术治疗。如不行踝关节融合,手术结束前应复位固定截断的腓骨。

(三) 踝关节外侧短弧形显露径路

【适应证】

1. 三关节固定术。

2. 跗中关节脱位与骨折切开复位术。

【麻醉、体位】　同上。

【操作步骤】

1. 切口　在踝关节前外侧自距舟关节背外侧面起,斜向外下方延伸,止于外踝下约2cm处作长8～10cm的弧形皮肤切口(图8-10-7(1))。

2. 显露浅层　锐利的切开皮肤、皮下组织,直达深筋膜,按切口方向切断下腓骨肌支持带。若腓骨短肌影响操作,可紧靠腓骨后缘按腓骨肌腱走行方向切开腓骨肌腱鞘分离出腓骨短肌切断之(图8-10-7(2))。

3. 显露关节　在切口上半段显露出趾长伸肌腱,在其下方紧靠距舟关节背侧骨膜、关节囊,由外向内插入骨膜剥离器将其连同踇长伸肌腱、足背动脉一起牵向内侧,距舟关节即可显露。然后切开骨膜、距舟关节关节囊,行骨膜下剥离后,即可进入关节腔。在切口下半段,牵开两侧皮瓣,显露趾短伸肌,切断剥离趾短伸肌起点并向远端牵开,即可显露跗骨窦。去掉窦内的脂肪组织,可显露距下关节。再向前下方分离,即可显露出跟骰关节,至此三关节均已显露(图8-10-7(3))。

【注意事项】　手术中切开皮肤后,要首先显露出足背中间皮神经,以免损伤之。在切口的上半段操作时,应注意保护好足背动脉。其方法是在趾长伸肌腱下方紧靠距舟关节背侧骨膜、关节囊,由外向内插入骨膜剥离器将其连同踇长伸肌腱、足背动脉一起牵向内侧;使足背动脉被包裹在软组织内。切开皮肤后,皮下不宜作游离,应切至深筋膜使皮肤形成尽量厚的皮肤瓣,以免术后发生皮肤边缘坏死。此外,在切开腓骨肌腱鞘,上、下腓骨支持韧带时要避免损伤腓骨肌腱。为了使三关节显露清晰,要清除跗骨窦内的所有的脂肪块以及距舟关节和跟骰关节的关节囊和骨膜。最后,术终要将腓骨肌腱恢复原位,并认真缝合腱鞘与上下支持带以保证踝关节的稳定性。

202

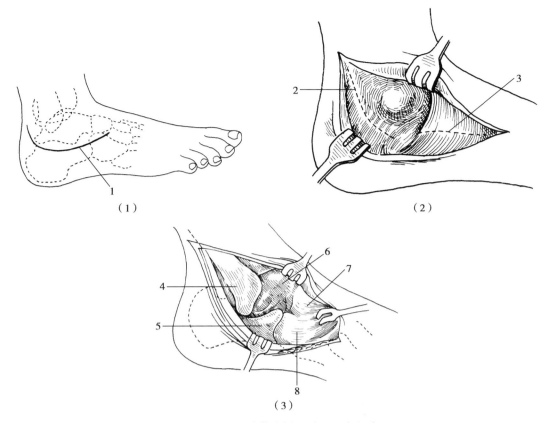

（1）　　　　　　　　　　　　　　　（2）

（3）

图 8-10-7　踝关节外侧短弧形手术入路
（1）皮肤切口;（2）显露深筋膜(2 腓骨肌腱鞘切口,3 下腓骨肌支持带切口);（3）显露关节
（4 腓骨远端,5 跟骨,6 距骨,7 舟骨,8 骰骨）

【术评】　此手术入路又称为 Ollier 手术进路。此入路无重要神经血管,通过较小的切口能将三关节暴露充分、清晰,便于手术操作;是国内骨科界进行三关节融合术最常用的手术入路。

四、踝关节后侧显露径路

(一) 踝关节后内侧显露径路

【适应证】

1. 跟腱延长术。

2. 胫骨下关节面后缘病变或骨折合并脱位切开复位固定术。

3. 距骨颈骨折合并距下关节脱位切开复位固定术。

4. 踝关节外阻滞术。

【麻醉】　腰椎麻醉或持续硬膜外麻醉。

【体位】　患者仰卧于手术台上,健侧臀部垫一扁枕;膝关节稍屈曲,内侧向上或取俯卧位。

【操作步骤】

1. 切口　于跟腱后方内侧缘,以踝关节平面为中心,作 10 ~ 12cm 的纵弧形切口（图 8-10-8（1））。

2. 显露跟腱　切开皮肤、皮下组织后,适当游离皮瓣并向两侧牵开,此时即可显露出跟腱（图 8-10-8（2））。

3. 如需从后方显露踝关节行关节内手术时,则将跟腱牵向后侧,将踇长屈肌腱、趾长屈肌腱等牵向前侧。然后切开后关节囊,则胫骨远端后缘、距骨和跟骨即可显露。如踝关节显露不充分,则可切开跟腱外膜,并作跟腱矢状或冠状Z形切断,并把断端向上、下翻转牵开,便可充分显露出胫骨远端后缘、距骨和跟骨的后部(图8-10-8(3))。

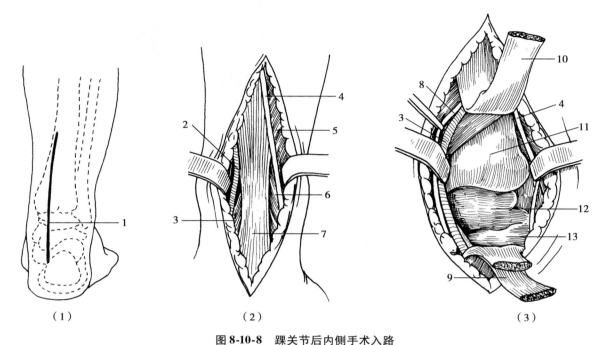

图8-10-8 踝关节后内侧手术入路

(1)皮肤切口;(2)显露皮下(2 胫后动脉,3 长屈肌,4 跖肌肌腱,5 趾长屈肌,6 腓骨短肌,7 跟腱);

(3)显露关节(8 胫后神经,9 跟腱翻转,10 跟腱近端,11 胫骨,12 距骨,13 跟骨)

【注意事项】 术中应注意在切开皮肤和深筋膜后,先在跟腱内侧的深面解剖出胫后动脉、胫神经和跛长屈肌,并向前侧牵开。这样既便于作Z字形跟腱延长,又避免了损伤胫后动脉和胫神经。切断跟腱者,在缝合皮肤前应修复缝合跟腱,并修复好腱旁膜以防术后跟腱粘连。

【术评】 该切口可通过Z字形延长跟腱,然后从跛长屈肌和腓骨肌腱之间向深层解剖显露踝关节后方、距骨后端、跟距关节后方。因显露较充分,处理上述病变较为满意,特别是伴有跟腱挛缩者,术中可同时行跟腱延长术。临床上较常应用,如 Failed 全踝关节置换术,选择此路进入。

(二) 踝关节后外侧显露径路

单纯的踝关节后外侧手术入路很少应用,踝关节的后内侧入路一般可满足临床的需要。个别情况下,如手术治疗陈旧性三踝骨折脱位。由于原有腓骨远端骨折,为了充分显露踝关节及便于复位,有些学者喜欢采用踝关节外侧入路,将腓骨的骨折远端翻向远侧显露踝关节。但在复位固定胫骨后踝骨折时,常感显露不理想而需要增加踝关节后外侧的入路进行胫骨远端后侧的暴露。

正常情况下,踝关节后外侧入路的皮肤切口是在腓骨后缘与跟腱前缘中点,以踝关节为中心作纵形切口(图8-10-9(1))。切开皮肤后保护小隐静脉,在腓骨长短肌与跟腱之间纵形切开深筋膜与踝关节外侧的韧带(图8-10-9(2)),将腓骨长短肌腱牵向前外方,将跟腱牵向后内方即可显露出后侧的踝关节囊与胫骨远端。纵形切开骨膜与关节囊,行骨膜与关节囊下剥离并予以牵开后便可进入踝关节。但在已经从踝关节外侧切口进入的情况下,不必再作皮肤切口。可延长皮肤切口,把后侧皮肤向后内侧牵开显露出跟腱与腓骨长短肌之间隙,然后从此间隙进入即可。

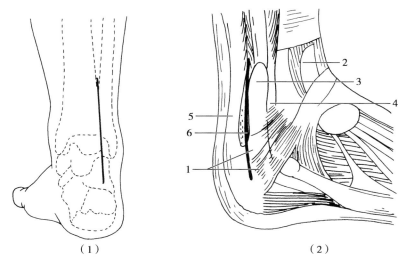

（1）　　　　　　　　　　　　　　（2）

图 8-10-9　踝关节后外侧入路

（1）皮肤切口;（2）深筋膜切口(1 踝外侧韧带,2 趾伸长肌,3 腓
骨长肌腱,4 腓骨短肌腱,5 跟腱,6 深筋膜切口)

第十一节　后足与跟部显露径路

一、跟距关节的显露径路

跟距关节外侧显露径路

跟距关节外侧手术有横形切口与斜形切口两种入路供选择。

1. 跟距关节外侧横形切口手术入路

【适应证】　跟距关节融合术。

【麻醉】　腰椎麻醉或持续硬膜外麻醉。

【体位】　患者仰卧于手术台上。

【操作步骤】

（1）切口:于外踝下方前外侧作横形切口,自外踝尖端后下方 1cm 开始向前内侧至距舟关节外侧作长约 8cm 的皮肤切口（图 8-11-1（1））。

（2）显露浅层:沿切口切开皮肤、皮下组织和深筋膜及小腿十字韧带,并将皮瓣向两侧牵开。然后在跗骨窦内脂肪块上缘做切口（图 8-11-1（2））。

（3）显露关节:沿跗骨窦内脂肪块的上缘切口,切开脂肪块被膜,将脂肪块由跗骨窦内游离并翻向下方使距跟关节得到充分显露（图 8-11-1（3））。

【注意事项】　手术中应注意定位准确,切开皮肤后在皮下组织中先解剖出腓浅神经的足背中间皮支予以保护。若跗骨窦内的脂肪组织太多影响术野的显露时,切开除部分甚至全部脂肪组织,这样才能较满意地将跟距关节显露。在手术结束前将切断的小腿十字韧带进行缝合,以保证术后踝关节的稳定。

【术评】　该入路的切口较小,能够在直视下显露跟距关节。不但对患者创伤小,而且不涉及足背的血管和肌腱是一个融合跟距关节较满意的手术进路。其缺点是对跟距关节的后关节面的显露不够充分。

2. 跟距关节的外侧斜形切口手术入路

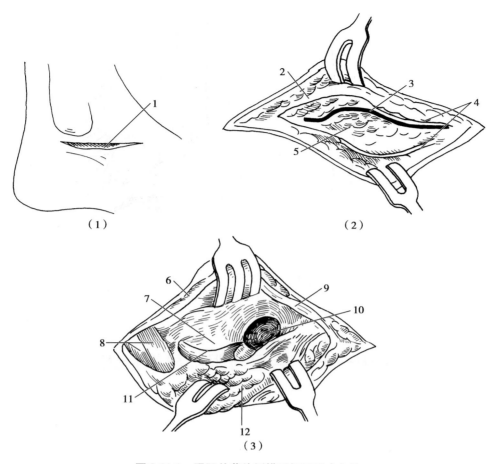

图 8-11-1 跟距关节外侧横形切口手术入路
(1)切口;(2)跗骨窦脂肪上缘切口(2 筋膜,3 跗骨窦脂肪切口,4 十字韧带切缘,5 距骨窦脂肪);(3)跟距
关节(6 脂肪,7 距骨,8 腓骨肌腱,9 十字韧带,10 距骨窦,11 跟距关节,12 距骨窦脂肪)

【适应证】 适用于累及跟距关节的跟骨凹陷性骨折切开复位术;跟距关节融合术。

【麻醉】 同上。

【体位】 患者仰卧于手术台上。患侧臀下垫一软枕,膝关节稍屈曲使踝关节外侧向上。

【操作步骤】

(1)切口:于外踝后下方作斜形切口,自外踝末端后上方6cm 开始,沿腓骨肌腱向下、前方到跟骰关节处作长约 10cm 皮肤切口(图 8-11-2(1))。

(2)显露腓骨肌腱:沿切口方向切开皮肤、皮下组织和筋膜,适当游离皮瓣后向两侧牵开。再沿切口的方向切开腓骨肌上、下支持带与腓骨肌腱鞘(图 8-11-2(2))。此时腓骨肌腱即可脱离肌腱鞘(图 8-11-2(3))。

(3)显露关节:将腓骨长、短肌腱牵向外踝的前方。显露出位于外踝至跟骨的跟腓韧带。按图 3-2-2(4)显示的切口线切开跟腓韧带与其下的骨膜和跟距关节囊。将骨膜与关节囊行骨膜下剥离后向两侧牵开,即可显露跟距关节(图 8-11-2(5))。

【注意事项】 手术中在切断腓骨肌腱鞘和上、下腓骨支持韧带时,要注意勿损伤腓骨肌腱。术终先缝合跟腓韧带,将腓骨肌腱恢复原位,并缝合切断的上、下腓骨支持韧带,以保证术后的踝关节稳定性。

【术评】 该切口与前一进路不同的是能充分显露跟距关节的后关节面,不但能作跟距关节融合术,还可作跟骨后关节面凹陷骨折的切开复位术。缺点是较前者切口范围广,还要切断外踝的上、下腓骨支持韧带和跟腓韧带,术终虽作缝合,但仍会不同程度地影响踝关节的稳定性。

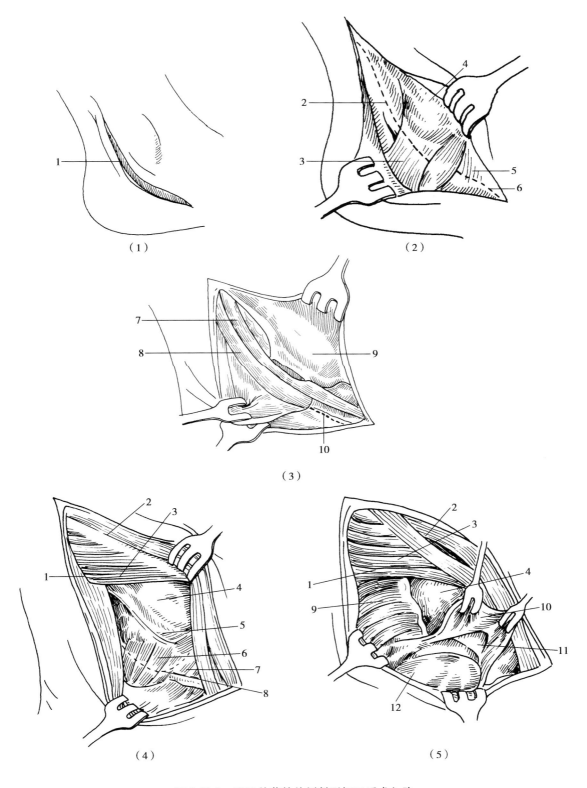

（1）

（2）

（3）

（4）

（5）

图 8-11-2 跟距关节的外侧斜形切口手术入路

（1）切口；（2）切开腓骨肌腱鞘与腓骨支持带（2 腓骨肌腱鞘切口，3 腓骨上支持带，4 腓骨，5 腓骨下支持带，6 腓骨短肌腱鞘切口）；（3）显露腓骨肌腱（7 腓骨短肌，8 腓骨长肌，9 腓骨，10 腓骨长肌腱鞘切口）；（4）显露切断跟腓韧带（1 肌腱鞘切缘，2 腓骨长肌，3 腓骨短肌，4 腓骨，5 腓骨上支持带切缘，6 跟腓韧带，7 腓骨下支持带切缘，8 跟腓韧带切口）；（5）显露跟距关节（9 脂肪组织，10 翻开的跟腓韧带与关节囊，11 距骨，12 跟骨）

二、足跟部外侧显露径路

（一）足跟外侧短弧形切口显露径路

【适应证】

1. 跟骨良性肿瘤切除术。

2. 跟骨骨髓炎病灶清除术。

3. 跟骨骨折切开复位内固定术。

4. 跟骨内、外翻截骨术。

【麻醉】　局部阻滞麻醉、硬膜外麻醉或腰椎麻醉。

【体位】　患者仰卧于手术台上。

【操作步骤】

1. 切口　于跟骨外侧、腓骨肌腱后下方,以跟骨结节部外侧为中心,作自上向下的弧形约7cm长皮肤切口。也可以病变为中心作弧形切口(图8-11-3(1))。

2. 切开皮肤、皮下组织后,游离皮瓣即可显露跟骨骨膜(图8-11-3(2))。

3. 切开骨膜,行骨膜下剥离显露出跟骨(图8-11-3(3))。

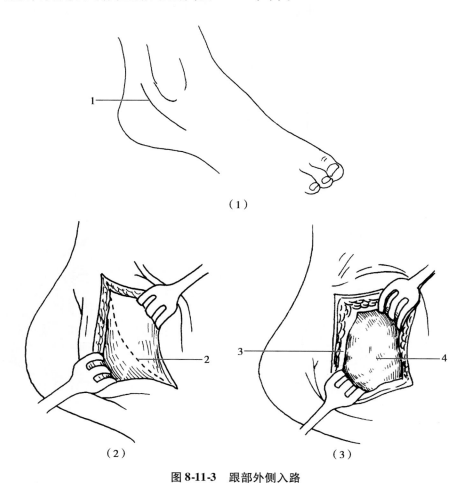

图8-11-3　跟部外侧入路

(1)皮肤切口(1 切口);(2)深筋膜切口(2 深筋膜切口);(3)跟骨
显露(3 剥离的骨膜,4 跟骨)

【注意事项】　切开皮下组织时注意保护小隐静脉,或将其结扎切断。

【术评】　该入路不经过重要的神经血管,较为安全;是跟骨体部常用的手术入路。

（二）跟骨 L 形切口显露径路

【适应证】　适用于跟骨骨折 Sanders Ⅱ、Ⅲ、Ⅳ型患者手术切开复位内固定。

【麻醉】　硬膜外麻醉或腰椎麻醉。

【体位】　对单侧跟骨骨折的患者可采用侧卧位或者仰卧位,采取侧卧位时,患侧在下伸直,健侧在上方屈曲膝关节。对双侧跟骨骨折的患者可以采用平卧位或俯卧位。股部应用止血带。

【操作步骤】

1. 切口　切口的纵向部分起始于外踝上 5cm,跟腱的前缘或腓骨后缘与跟腱后缘连线的中点。切口向下至足背皮肤与足底皮肤相交处水平向前至第 5 趾骨基底近侧 1cm。在切口的纵向部分,腓肠皮神经在腓骨长肌腱的后缘,距外踝后侧 1～1.5cm 处行走,腓骨肌腱分隔外踝与腓肠皮神经而居于中间(图 8-11-4)。在外踝尖与第 5 趾骨基底的连线上,切口远侧与之相交处往往为腓肠皮神经的走行点。为此,在该切口的近侧和远侧显露时,要钝性分离、显露和避免损伤腓肠皮神经,如果不慎切断,可能导致疼痛性神经瘤。

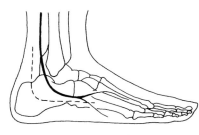

图 8-11-4　跟骨外侧 L 形
入路的皮肤切口

2. 显露　在跟骨的外侧壁继续锐性向上切剥并切断切口上方的腓骨肌下支持带、距跟外侧韧带和跟腓韧带,显露距下后关节面,后关节面的整个后侧和外侧面都可以清楚地显露。为了便于显露,可用 3 根 2～2.5mm 克氏针牵开切口皮瓣以维持切口的显露。第 1 根克氏针将腓骨肌腱随切口上缘皮瓣等软组织一起向上掀起后横穿腓骨尖端或纵形穿入腓骨尖端,并将克氏针向上折弯以便维持牵开以上软组织;第 2 根克氏针置于距骨外侧颈部;第 3 根克氏针穿入骰骨。这样可以较好地维持距下关节的显露。

【注意事项】　由于跟腓韧带、腓骨肌腱均与骨膜一起从跟骨上掀起,故手术结束时应将它们复位并与跟骨外侧壁缝合固定。

【术评】　该手术入路便于显露跟骨,有利于骨折的解剖复位,而且可以避免应用内侧入路。该入路,腓肠神经位于皮瓣之内,不宜引起神经损伤。

三、足跟部内侧显露径路

【适应证】

1. 跖筋膜切断术。

2. 跟骨部分骨切除术。

3. 跖侧结节部骨刺切除术。

4. 良性骨肿瘤切除术。

【麻醉】　局部阻滞麻醉、硬膜外麻醉或腰椎麻醉。

【体位】　侧卧位,患侧在下伸直,健侧在上方屈曲膝关节。

【操作步骤】

1. 切口　于内踝下方足跟后部处,沿足背与足跖皮肤交界线向前作一长约 5cm 皮肤切口(图 8-11-5(1))。

2. 显露跖腱膜　切开皮下组织后游离皮瓣显露深筋膜,切开深筋膜,潜行分离直至可见到踇展肌的下缘。牵开切口即可分离显露出跟骨跖侧结节及跖筋膜附着点,然后从附着点处切断跖筋膜(图 8-11-5(2))。

3. 显露结节部　紧靠跟骨跖侧结节部将跖腱膜附着处切断,用骨膜剥离器将跖筋膜及其附着的肌肉从跟骨上剥下并推向足趾方向,即可充分显露跟骨跖侧结节部(图 8-11-5(3))。

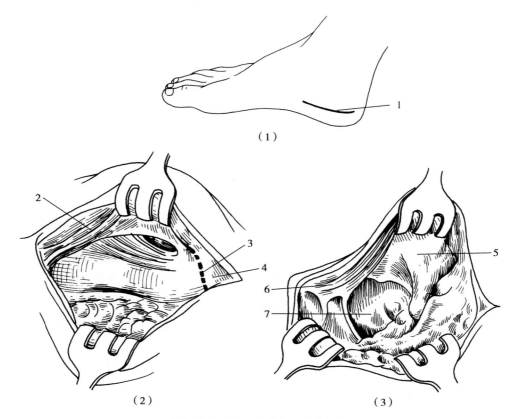

（1）

（2）　　　　　　　　　　　　　　（3）

图 8-11-5　跟部足底内侧手术入路
（1）皮肤切口；（2）显露跖筋膜（2 外展肌，3 跖筋膜切口，4 跟骨结节）；
（3）跖筋膜向前推移（5 跟骨，6 外展肌，7 跟跗侧韧带）

【注意事项】　注意在用骨膜剥离器将跖筋膜及其附着的肌肉从跟骨上剥下推向足趾方向时，最多推到跟骰关节处，否则易损伤足底的血管。

【术评】　皮肤切口长度应视手术目的而定，如仅行跖筋膜切断术，则不需过长切口与显露姆展肌；可使切口靠近足跖底部并在同一平面向深处分离直达跟骨结节部。

四、足跟后侧显露径路

【适应证】

1. 良性肿瘤切除术。

2. 跟骨撕脱骨折切开复位固定术。

3. 跟骨骨髓炎、病灶清除术。

【麻醉】　局部阻滞麻醉、硬膜外麻醉或腰椎麻醉。

【体位】　患者俯卧于手术台上。

【操作步骤】

1. 切口　沿皮肤皱纹，在足跟后方作一弧形皮肤切口（图 8-11-6（1））。

2. 皮下显露　潜行切开皮瓣，使伤口充分显露；显露出跟骨骨膜（图 8-11-6（2））。

3. 切开跖腱膜与肌肉　于跟腱附着点的远端切开骨膜，从跟骨后面将它翻下（图 8-11-6（3））。

4. 显露跟骨　由跟骨下切开跖筋膜及肌肉，或用骨刀将这些组织由骨面上剥下，继续向远端解剖。骨膜下剥离即可显露跟骨体的下面（图 8-11-6（4））。

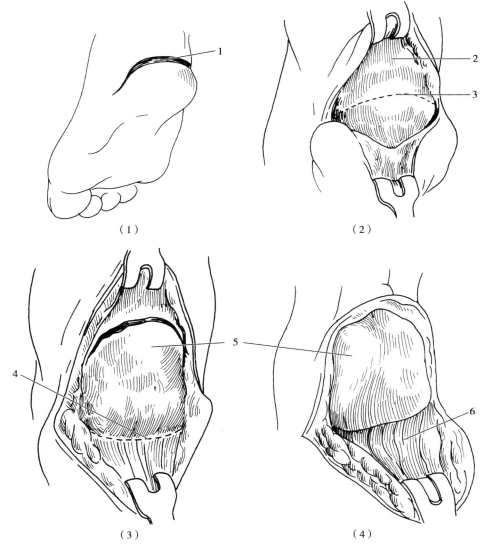

（1） （2）

（3） （4）

图 8-11-6 环绕足跟后部切口手术入路
（1）皮肤切口；（2）跟骨骨膜切口（2 跟腱，3 跟骨骨膜切口）；（3）跖腱膜与肌肉切口（4 跖腱
膜与肌肉切口，5 跟骨）；（4）显露跟骨（5 跟骨，6 牵开的跖腱膜与肌肉）

【注意事项】 在显露跟骨时，要始终注意在跟骨骨膜下剥离，以防损伤跖侧血管神经。

【术评】 该入路显露充分，如果能注意在跟骨骨膜下剥离与显露跟骨，手术安全。此为跟骨结节
部常用的手术路径。

第十二节 中、前足部显露径路

一、中足部显露径路

（一）距舟关节背侧显露径路

【适应证】

1. 足舟骨骨折合并脱位切开复位固定术。

2. 距舟关节融合术。

3. 距骨头、颈部，舟骨的破坏性病变。

【麻醉】 踝部阻滞麻醉、腰椎麻醉或持续硬膜外麻醉。

【体位】 患者仰卧于手术台上。

【手术步骤】

1. 切口 在足背内侧,自踝关节平面起沿蹀长伸肌腱内侧缘到舟楔关节止作一纵形皮肤切口,长约5cm(图8-12-1(1))。

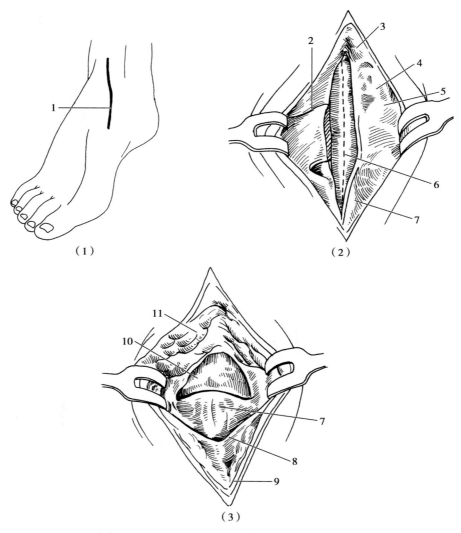

（1）　　　　　　　　　　　　　（2）

（3）

图8-12-1 距舟关节背侧手术入路
(1)皮肤切口;(2)显露深筋膜(2 长伸肌,3 小腿横韧带,4 胫前肌群,5 十字韧带,
6 深层切口);(3)显露关节(7 舟骨,8 骨膜,9 深筋膜,10 距骨,11 皮下脂肪)

2. 显露 沿切口切开皮肤、皮下组织后,适当游离皮瓣并向两侧牵开。按切口方向,于蹀长伸肌腱内侧切开小腿十字韧带(图8-12-1(2)),显露出关节前的脂肪组织。再按切口方向切开脂肪组织分离后,深层的距舟关节即可显露。切开骨膜和关节囊。行骨膜下剥离,使舟骨、距骨和关节得以显露(图8-12-1(3))。

【注意事项】 术终前需缝合好小腿十字韧带,以保证其对足背肌腱的约束作用。

【术评】 该切口是通过足背前内侧切开小腿十字韧带显露足舟骨和距舟关节。如向下延伸切口,可显露舟楔关节。因该关节直接位于皮下,不需要通过肌腱和足背主要血管和神经,因此副损伤很少。

（二）跟骰关节的外侧显露径路

【适应证】 跟骰关节融合术。

【麻醉】　局部麻醉、踝部阻滞麻醉、腰椎麻醉或持续硬膜外麻醉。

【体位】　仰卧位,患侧臀部下方垫软枕,膝关节稍屈曲。

【操作步骤】

1. 切口　跟骰关节位于足的外侧,它在距骨窦和跟骨前突的后下方。跟骨前突很易触知,可作为切口的标志,以此关节为中心作一3cm长的皮肤切口(图8-12-2(1))。

2. 显露　游离深筋膜,显露筋膜下的腓骨短肌和趾短伸肌。确定跟骰关节(图8-12-2(2))于趾短伸肌下缘切开筋膜和骨膜。如图8-12-2(3)所示向上牵开肌肉和关节囊,即可显露跟骨前突的前端和骰骨。除需要显露跟骰关节下方外,一般不需要牵开腓骨短肌肌腱。

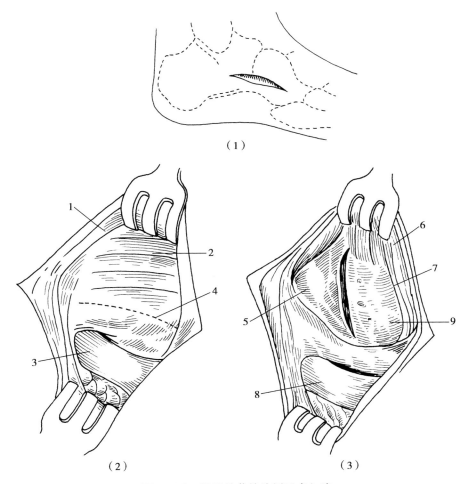

（1）

（2）　　　　　　　　　　　（3）

图 8-12-2　跟骰关节的外侧手术入路
（1）皮肤切口;(2)跟骰关节切口(1 筋膜,2 趾短伸肌,3 腓骨短肌肌腱,4 跟骰关节切口);
（3）显露跟骰关节(5 跟骨,6 趾短伸肌,7 骨膜,8 腓骨短肌肌腱,9 骰骨)

【术评】　该关节直接位于皮下,不需要通过肌腱和足背主要血管和神经,副损伤很少。是进入跟骰关节安全而能获得充分显露的入路。

二、前足部显露径路

（一）第一跖趾关节背内侧显露径路

【适应证】

1. 第一跖趾关节融合术、成形术。

2. 第一跖趾关节脱位合并骨折切开复位术。

3. 踇外翻矫正术。

4. 第一跖趾关节人工关节置换术。

【麻醉】 局部阻滞麻醉、腰椎麻醉或硬膜外麻醉。

【体位】 患者仰卧于手术台上。

【操作步骤】

1. 切口 于第一跖趾关节背内侧,在踇长伸肌腱和足趾背内缘之间作纵形切口,切口自第一趾近节趾骨中部开始走向近侧,止于第一跖骨中部(图8-12-3(1))。

2. 显露浅层 沿切口方向切开皮肤、皮下组织和筋膜,适当游离皮瓣并向两侧牵开,显露关节囊的内侧,再沿关节囊作一纵形切口(图8-12-3(2))。

3. 显露关节 按切口方向切开骨膜,行骨膜下剥离,将关节囊向两侧牵开,即可显露第一跖趾关节(图8-12-3(3))。

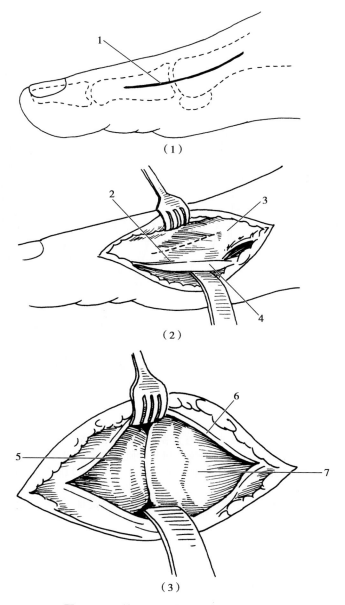

（1）

（2）

（3）

图8-12-3 第一跖趾关节背内侧手术入路
（1）皮肤切口;（2）关节囊切口(2 关节囊切口,3 跖骨,4 外展肌);
（3）显露关节(5 趾骨,6 关节囊,7 跖骨头)

【注意事项】　为防止踇长伸肌腱术后粘连,术中应尽量保留其腱周膜与周围的脂肪组织。

【术评】　该切口是通过第一跖趾关节背内侧切开皮肤直达关节的手术入路,因无神经、血管经过,故是一个安全的进路,不易引起并发症,在踇外翻矫形中较常使用。

（二）第一跖趾关节背侧正中显露径路

【适应证、体位、麻醉】　同上。

【操作步骤】

1. 切口　于第一跖趾关节背侧,沿踇长伸肌腱外侧缘,从第一趾近节趾骨中部开始向近侧作纵形切口,直至第一跖骨中部(图 8-12-4)。

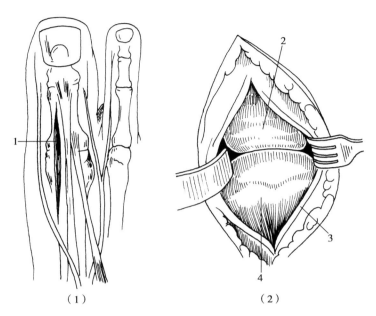

（1）　　　　　　　　　　（2）

图 8-12-4　第一跖趾关节背侧手术入路
（1）皮肤切口;（2）显露第一跖趾关节(2 第一趾近节
趾骨基底,3 关节囊,4 第一跖骨头)

2. 切开皮肤、皮下组织后,注意保护踇长伸肌腱之腱周膜,并将其牵向外侧。按切口方向切开骨膜、关节囊,行骨膜下剥离。逐渐向两侧牵开关节囊,即可显露第一跖趾关节(参考背内侧手术进路)。

【注意事项】　为防止踇长伸肌腱术后粘连,术中应尽量保留其腱周膜与周围的脂肪组织。

【术评】　该切口较为安全,因在矫正踇内翻时较背内侧切口更易显露踇趾的腓侧籽骨而便于手术,故其应用较背内侧进路更为广泛。

（三）跖蹼背侧手术入路

【适应证】

1. 第二至第四跖趾关节成形术、人工关节置换术。

2. 第二至第四跖趾关节骨折脱位切开复位固定术。

3. 第二至第四跖骨头切除术,跖骨颈截骨术。

【麻醉】　局部阻滞麻醉,若行多处手术亦可采用腰椎麻醉或持续硬膜外麻醉。

【体位】　患者仰卧于手术台上。

【操作步骤】

1. 切口　根据需要在两个趾蹼间隙中作 Y 字形皮肤切口,一般跨度为 3~5cm 长(图 8-12-5)。

2. 切开皮肤后止血,适当游离皮瓣。纵形切开深部组织并向下深入,注意保护趾长伸肌腱周膜,连同趾长伸肌腱向两侧牵开,即可显露跖趾关节背侧。纵形切开骨膜,关节囊行骨膜下剥离向两侧牵开软组织,关节腔即可显露。

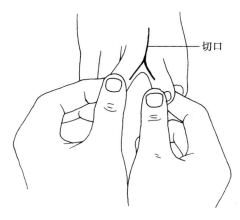

图 8-12-5 趾蹼背侧手术入路

【注意事项】 因在两趾之间进行手术,术中应注意保护趾的血管神经束;同时应注意趾跖关节的定位,防止定位错误,而误行手术。

【术评】 该切口内无重要神经血管,较为安全;而且在一个切口内可行相邻两个趾跖关节的手术,故应用较广泛。

(四)趾间关节手术入路

【适应证】

1. 趾间关节融合术或成形术。

2. 趾间关节人工关节置换术。

3. 趾间关节骨折脱位切开复位固定术。

【麻醉】 局部阻滞麻醉。

【体位】 患者仰卧于手术台上。

【操作步骤】

1. 切口 踇趾趾间关节手术时,可在踇趾背外侧面以关节为中心作长 2.5cm 的纵形皮肤切口。第五趾趾间关节手术时,其皮肤切口应于趾背内侧作 1.5~2.5cm 长纵形切口。其他趾间关节内、外侧不限(图 8-12-6(1))。

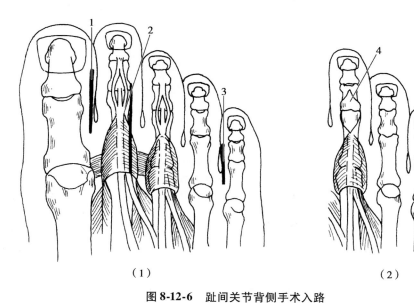

（1）   （2）

图 8-12-6 趾间关节背侧手术入路
(1)皮肤切口(1 踇趾趾间关节切口,2 第 2~4 趾趾间关节切口,3 第 5 趾趾间关节切口);(2)显露趾间关节(4 显露第 3 趾近侧趾间关节)

2. 显露 切开皮肤、皮下组织及深筋膜后,向一侧牵开伸趾肌腱,关节囊外之筋膜即可显露。在向两侧牵开皮瓣时,为防止损伤趾背侧与趾侧方的血管神经束,可将其轻轻牵开,并加以保护。纵形切开骨膜、关节囊,行骨膜下剥离后即可显露出关节面而进入关节腔(图 8-12-6(2))。

【注意事项】 术中应小心勿损伤趾间的神经血管束。

【术评】 此入路安全,术后切口的瘢痕不与鞋子发生摩擦而可避免产生症状。为临床上较为常用的手术入路。

三、足底跖侧显露径路

【适应证】

1. 足底筋膜间室症切开减压。

2. 足底部软组织脓肿或结核病灶清除。

3. 足底软组织良性肿瘤清除。

4. 跟骨跖侧病变的手术。

【麻醉】 硬膜外阻滞麻醉或腰麻。

【体位】 患者仰卧位或侧卧位,使足的外侧缘置于手术台上。

【操作步骤】 由于足底部组织结构较为复杂,而各自的手术目的又不同,故此处仅介绍足底部软组织的手术解剖入路,术者可根据不同的手术部位选择不同的路径。如切口的后部可行跟骨跖侧手术入路。

1. 切口 应尽量避免在足的跖面做切口,本入路是在足的内侧缘切开皮肤与浅筋膜,从踇趾基部至足跟作一经过足舟骨结节的弧形切口(图8-12-7)。认清静脉并切断之。

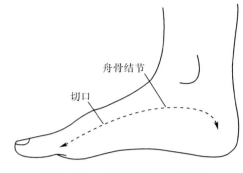

图 8-12-7 显露跖侧结构的切口
如果需要跟踪神经血管从小腿到足底,可将切口转向小腿延伸,而不向下至足跟。这样将剥起一个广阔范围的皮瓣,甚至足够剥至跟骨的表面

2. 显露 在第一跖骨的内侧找到踇展肌的肌腱,将肌腱游离,注意保留相邻的踇短屈肌纤维的完整性。利用肌腱作为向导,分离不太易于辨认的踇展肌肌腹的边缘,然后再从环状韧带前部分离,并继续向下分离,直至跟骨的内侧结节。如有必要,可将此肌向足底翻转90°(图8-12-8)。注意保留一对从足底内侧神经来的分支,这两个分支都紧靠反转处,在舟骨结节之后2~3指宽处。如有损伤,可见到踇展肌断裂纤维和较粗糙的筋膜的一部分,筋膜的前、后两侧不完整,在其后方可找到跖神经和血管。这些血管神经形成内、外侧两个束。在跖骨结节后侧三指宽处可找出它们开始分支之处。以后这两个血管神经束即被筋膜所覆盖。在舟骨结节外侧一拇指宽处,先将第二层两个长肌腱附着于足弓顶部的纤维切开,然后再切开踇短屈肌的肌体。此时即可将肌肉向跖侧牵开,在第一层肌背侧寻找神经和血管。内侧神经血管束沿着踇长屈肌肌腱的内侧行走,而后向前穿过被薄层筋膜覆盖的沟。此沟是在第一层的背侧面,即在踇展肌及趾短屈肌之间。外侧神经血管束沿趾方肌的内侧面向第五跖骨基部斜形进入由趾短屈肌和小趾展肌构成的小沟内;到达第五跖骨基部后,此神经血管束的一部分则再一次转向内侧。因此,外侧神经血管束的一部分即两次跨过足底:第一次是在第一、二层之间向外;第二次是在第三、四层之间向内。主要的情况是两个神经血管束均系第一层的重要附属结构,因此当从踇骨弓顶分开这一层时,神经血管束也同时被移开。

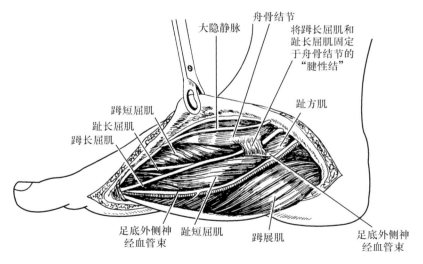

大隐静脉
舟骨结节
将踇长屈肌和趾长屈肌固定于舟骨结节的"腱性结"
踇短屈肌
趾长屈肌
踇长屈肌
趾方肌
足底外侧神经血管束
趾短屈肌
踇展肌
足底外侧神经血管束

图 8-12-8 显露足跖面
踇展肌已经翻向下方,筋膜和它一起翻下,可见两个长肌腱(踇长屈肌和趾长屈肌)在舟骨结节远侧一拇指宽距离处交叉而过。注意勿损伤靠近铰链处的足底内侧神经束。两个神经血管束在舟骨结节后侧三指宽的距离处分开

　　显露韧带：最先看到的是跖短韧带。它的纤维在外侧的跖长韧带和内侧的"弹簧"韧带之间向踇趾斜形（图 8-12-9）。最后可显露跟舟下韧带，它在内侧缘与三角韧带远侧缘融合，形成一个悬挂在内侧下的有弹性的隔板。胫骨后肌的肌腱在这个隔板下绕过，协助支持距骨头。

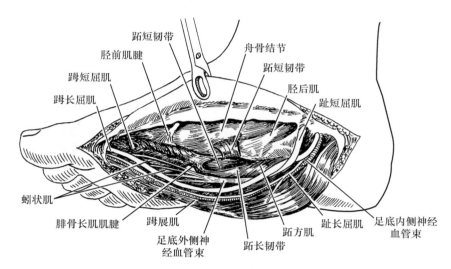

图 8-12-9　进一步显露跖底深层结构
将由筋膜或者由踇短屈肌腱转化成的系着踇长屈肌和趾长屈肌腱于舟骨的"腱性结"由舟骨上切开剥离，即可牵开足底的第一、二、三层肌，充分地显露足底韧带。其中最清楚的是足跖短韧带。仅仅屈踇短肌的后端被破坏

　　【书评】　该入路是国外学者推荐的显露足弓部最常用的径路。由于足底结构复杂，操作难度较大，术者应详细了解足底部的解剖、术中仔细操作，预防造成不必要的损伤。

（王正义）

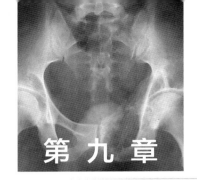

第九章　脊柱手术径路

第一节　枕颈部显露径路

一、经口径路

颅骨牵引或用头架,置头颈于后伸位。气管切开,或气管内插管全身麻醉。采用开口拉钩,最大限度地将口张开,并从舌根部将舌向下拉开。此时显露硬腭、软腭、腭垂与咽后壁。

显露 C_1 与 C_2,用两根细软胶管,分别自左、右鼻孔穿入,经咽分别绕过腭垂两侧拉出口腔,将软腭向上牵拉,也可用深拉钩将腭垂与软腭向上拉开,则显露咽后壁,在中线切开黏膜、咽缩肌,并向两边钝性剥离,则显露 C_1、C_2 的前面(图9-1-1、图9-1-2)。

显露 C_1、C_2 与斜坡下部,将软腭纵向切开,牵向两侧。如果需要,还可以将硬腭表面黏膜与骨膜切开,向两侧钝性剥离,显露足够范围的硬腭。用咬骨钳或高速磨钻切除适当范围的硬腭骨,则可露出鼻咽腔上部。向上延长咽后壁纵切口,可见齿突尖以上与斜坡下部。经口途径适用于齿突切除,该部位的肿瘤切除,与结核病灶清除(图9-1-3)。

二、枕颈区后路显露径路

气管插管全麻下,在颅骨牵引与医生保护下,将患者置俯卧位,头颅置头架上,头颈呈屈位。自枕外粗隆至 C_4 或 C_5 棘突作正中线纵切口。切开皮肤、皮下及项韧带之后,首先用电刀与Cobb剥离器剥离肌肉,显露 C_3、C_4 棘突与两侧椎板,达关节突关节的外缘,将 C_2 棘突的两侧分叉分别切断。其次向两侧分别牵拉骨块连同附着的肌肉,并显露椎板与侧块的背侧面,并用双极电凝或压迫止血。第三,用电刀自枕外粗隆下切开皮下至骨膜,分别向左、右两侧做骨膜下剥离,并用电刀将枕下肌群的附着处切断,向两侧推开,达 C_2 两侧显露的宽度。此时枕骨后下面大部已显露。第四,分别用自动拉钩将枕于颈部的切口向两侧牵开。触摸 C_1 后结节与后弓的部位。用小刀将 C_1 后结节附着的肌肉止点切断,沿 C_1 后弓背侧切开。用小号骨膜剥离器,沿 C_1 后弓的后面分别向两侧做骨膜下剥离。在 C_1 后弓于其侧块交界处的上部有椎动脉由 C_1 侧块的上部后方绕行向内,并经 C_1 椎动脉沟进入颅内,C_1 神经根也在该动脉的前下方行走。在显露 C_1 后弓与侧块时应注意避免损伤。枕颈区后路显露适用于枕寰区后方减压,枕颈融合与 $C_1 \sim C_2$ 后方螺钉固定术(图9-1-4)。

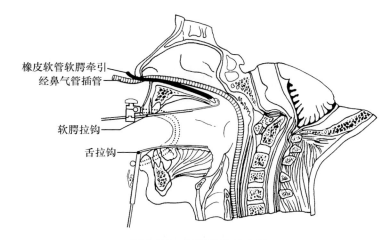

图 9-1-1　经口径路示意图

橡皮软管软腭牵引

经鼻气管插管

软腭拉钩

舌拉钩

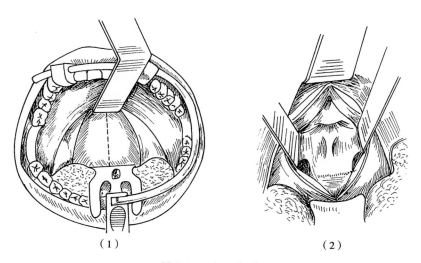

（1）　　　　　　　　　　　　　　（2）

图 9-1-2　经口径路
（1）咽后壁显露；（2）C₁前弓与齿突显露

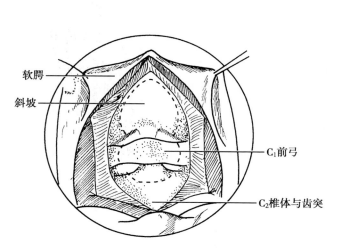

软腭

斜坡

C₁前弓

C₂椎体与齿突

图 9-1-3　向上切开软腭显露斜坡

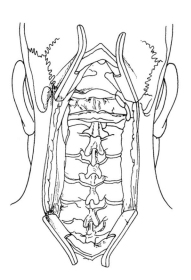

图 9-1-4　枕大孔后缘与 C₁、C₂
后弓的显露径路

三、上颈椎前内侧显露径路

该途径于 1969 年由 De Andrade 和 Maenab 介绍。仰卧头颈后伸位由一侧显露 C_1、C_2、C_3 与斜坡下部。

自右或左一侧乳突向下绕过下颌角,与下颌缘平行,相距一横指向内延伸至中线切开皮肤、皮下。垂直于该切口向下至胸锁乳突肌长轴中线,沿该肌斜向下与上述切口近似 T 形切开至皮下。在颈阔肌深面剥离切口上下之皮瓣。

上部可见颌下腺。在显露需要时可切除。沿胸锁乳突肌内缘切开颈深筋膜,并在颈动脉鞘内侧向椎前与咽后间隙方向钝性解剖,达显露的目标。在此过程中,在切口上部切断茎突舌骨肌、二腹肌后腹;下部切断舌骨甲状肌之后可见横形的血管与神经结构。颈前静脉,甲状腺上动、静脉,面动脉,舌下动脉,以及颞浅动、静脉均可结扎、切断。而喉上神经、咽神经、舌下神经均应予以保护。在完成上述操作之后,将咽部向对侧牵拉,下颌向上牵拉,可见显露部位。本途径适用于 C_1、C_2 前部病灶清除,肿瘤切除与侧关节融合(图 9-1-5)。

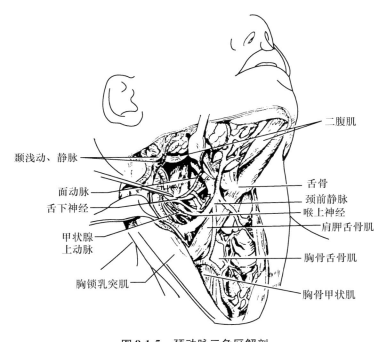

图 9-1-5 颈动脉三角区解剖

第二节 下颈椎（$C_3 \sim C_6$）显露径路

一、前内侧径路

从前方显露 $C_3 \sim C_7$ 甚至下达 T_1、T_2 均可采用前内侧途径。仰卧位,头颈略后伸。气管插管全麻,或颈浅、深丛阻滞,或局部浸润麻醉均可。

皮肤切口能够左或右侧斜形或横形切口以显露 $C_5 \sim C_6$,并采用右侧横切口为例介绍显露过程。平第一气管环状软骨横向切开皮肤、皮下组织与颈阔肌。在该肌深面向上,下游离皮瓣。上下拉开皮瓣。在胸锁乳突肌内侧缘切开深筋膜,稍加钝性分离,可见肩胛舌骨肌由内上向外下斜形于切口中。解剖并且切断该肌,用中号丝线结扎断端,分别牵开。左手示指触摸颈总动脉搏动,并将示指置于颈动脉鞘内侧加以保护。用小号钝性骨膜剥离器沿甲状腺、气管、食管外侧缘钝性分离,并向内侧推离上述结构。

此时可见甲状腺中静脉,结扎切断。有时可能见到甲状腺下动脉、静脉与喉返神经。为显露充分,该动、静脉可结扎切断,但需小心保护喉返神经。此后,用颈椎拉钩将上述颈前部结构拉向对侧,可见椎前间隙,在双侧颈长肌之间纵形切开椎前筋膜,则显露椎体前面与前纵韧带。本途径适用于颈椎病、椎体骨折、椎体肿瘤、切除等前方减压和椎体融合术(图9-2-1、图9-2-2)。

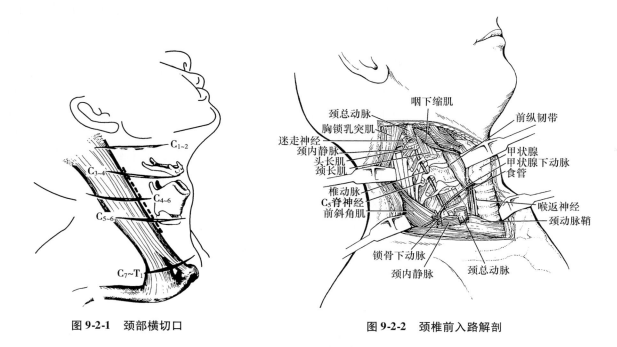

图 9-2-1 颈部横切口

图 9-2-2 颈椎前入路解剖

二、C₃~C₇后侧显露径路

气管内插管全麻,或局部浸润麻醉。俯卧位,颅骨牵引下头颈屈曲,头颅置于头架上。枕外粗隆下方 1~2cm 处起,沿后正中线至 T₁ 或 T₂ 棘突分层切开皮肤、皮下与项韧带。电凝止血。由 C₃~C₇ 电刀切断棘突一侧的肌肉附着点,用 Cobb 骨膜剥离器沿椎板后表面做骨膜下剥离,并向侧方推离,达关节突背侧面的外缘。用纱条填压止血。同样方法显露对侧。取出止血纱条,完善止血后,在切口上、下段分别置颅后窝自动拉钩,则可直视 C₃~C₇棘突,椎板与两侧关节突的背侧面。本途径适用于椎管切开减压、椎板成形椎管扩大术、脊椎附件的病变切除术、后路融合术、与关节突螺钉接骨板内固定术等(图9-2-3)。

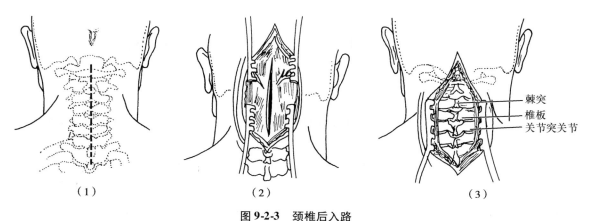

（1）　　　　　　　　（2）　　　　　　　　（3）

图 9-2-3 颈椎后入路
(1)颈后正中纵切口;(2)切开皮肤、皮下和项韧带;(3)颈后部结构完全显露

第三节 颈胸段显露径路

颈胸段一般指 $C_7 \sim T_{3,4}$。经后方可显露椎弓与脊髓。经胸腔侧前方途径与经胸骨前途径显露椎体与脊髓腹侧。

一、经胸骨切开前方显露径路

颈胸联合切口,切开胸骨,经上部纵隔达 $C_7 \sim T_{3,4}$ 的前方,是比较困难的显露途径。切开胸骨有三种不同的方法。一是纵向劈开胸骨;二是倒 T 形切开胸骨上段;三是切除一侧胸锁关节及胸骨柄的半侧。三种方法都曾被应用。笔者认为后一种方法显露更为满意,予以介绍。

一侧胸锁关节与同侧胸骨柄半侧切除显露途径:

仰卧位,头偏向对侧。气管内插管全身麻醉。根据显露病灶的需要,可选择左或右侧。以左侧为例进行介绍。下颈横切口连接胸骨中线纵切口,切开皮肤、皮下与颈阔肌。在颈阔肌深面游离皮瓣,显露胸骨柄,左侧胸锁关节与锁骨内 1/3 段。骨膜下剥离将上述深面结构深面与上、下侧面游离。需要在骨面附着点上切断胸锁乳突肌的胸骨头与锁骨头,并向上推开。切除胸锁关节、胸骨柄半侧,于第一肋的胸骨端,第二肋软骨,进入上纵隔。在儿童的胸骨后有胸腺,成人已萎缩,其深面为气管,食管,主动脉弓,锁骨下动、静脉,喉返神经和胸导管等。在气管、食管侧面,与血管之间向深处钝性分离,轻柔解剖达椎体前面,并用平滑拉钩向两侧拉开,加以保护。将椎体前面筋膜切开,可见颈长肌在椎体前面的两侧部,$T_1 \sim T_{3,4}$ 椎体前面。本途径适用于 $T_1 \sim T_3$ 前方椎体切除减压,植骨融合术(图 9-3-1)。

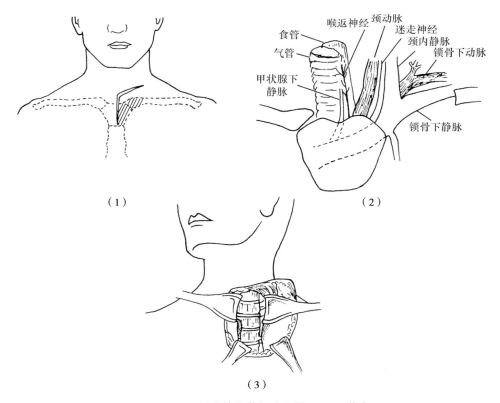

图 9-3-1 一侧胸锁关节切除显露 $T_1 \sim T_3$ 前方

(1)皮肤切口,与胸锁骨切除范围;(2)左胸锁关节切除后,深层的解剖结构,将含有颈动脉、迷走神经及颈内静脉的颈动脉鞘牵引外侧,而食管、气管与喉返神经牵向内侧;(3)显露 $T_1 \sim T_3$ 椎体前方

二、经胸腔侧前方显露径路

切除第三肋骨,经胸腔可从侧前方显露 $T_2 \sim T_4$ 椎体。气管内插管,全身麻醉。将患者置于左侧位,右侧在上。左腋部置胸垫。右上肢完全消毒,便于术中向上前牵拉肩胛骨。

皮肤切口,背侧在椎旁,自 T_2 棘突水平向下,绕过肩胛下角向前达第三肋软骨端。切开皮下组织之后,沿肩胛骨后与下缘分别切断背阔肌、斜方肌、菱形肌、后锯肌。将肩胛骨向头侧与前方拉开。由第一肋确定第三肋骨。切除第三肋骨,经肋骨床开胸。用开胸器将切口扩大,可见胸椎体侧面与纵隔中的主动脉弓与静脉。在椎体侧面切开胸膜壁层,分别向前、后、上、下分离。分别结扎切断与手术目的相关的节段动、静脉,可显露 $T_1 \sim T_4$ 椎体侧与前面(图 9-3-2)。本途径适用于 $T_2 \sim T_4$ 椎体切除减压,植骨融合术。

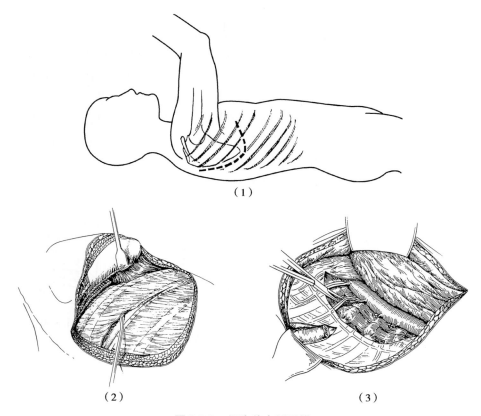

（1）

（2）　　　　　　　　　　　　（3）

图 9-3-2　经胸前内侧显露
（1）沿肩胛骨后、下缘做皮肤切口;（2）切断肩胛骨后、下肌肉,将肩胛骨向前上拉开,
切除第三肋骨;（3）显露 T_2、T_3、T_4 椎体侧、前方,处理节段血管

（党耕町）

第四节　胸椎显露径路

胸椎显露途径通常分为三种入路:后侧正中径路、后外侧椎旁径路和经胸径路。

一、后侧正中径路

【适应证】

1. 椎板减压术。

2. 椎管探查术。

3. 脊椎后路内固定术和后路融合术等。

【麻醉】　依据手术范围和年龄大小。手术范围大和儿童可取全身麻醉,手术范围较小和成人可取局部麻醉。

【体位】　取俯卧位或90°侧卧位。

【操作步骤】　切口以病变为中心,上、下各两个棘突为标志,作背部正中切口(图9-4-1)。

切开皮肤、皮下组织及深筋膜。用有齿镊压住棘突两缘,切开棘上韧带(图9-4-2)。再用有齿镊夹住切开之棘上韧带后用刀切开棘上韧带附着于棘突部。然后用电刀于骨膜下切断附丽于棘突及椎板的竖脊肌,直至关节突平面,填塞干纱布条压迫止血。

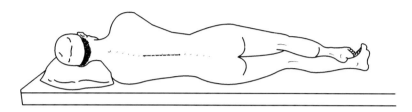

图 9-4-1　背部正中切口

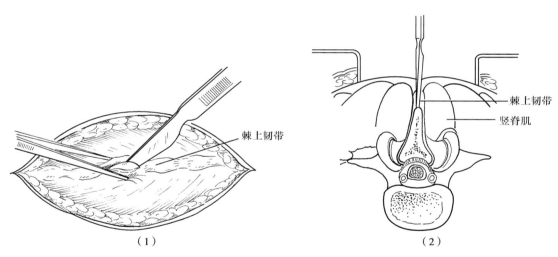

（1）切开棘上韧带

（2）

图 9-4-2
（1）切开棘上韧带;（2）切开棘上韧带剖面图

依此方法显露所需的节段。抽出两相邻节段的纱布条,用两个骨膜剥离器分别插入两节段的关节突并向外侧撬起,于其间切开尚连的棘上韧带和棘间韧带。然后用自动拉钩将分离的肌肉牵向两侧,显露棘突、椎板及关节突(图9-4-3)。

二、后外侧椎旁径路

【适应证】

1. 胸椎病灶清除术。

2. 胸椎侧前方减压术。

3. 椎管探查术等。

【麻醉】　全身麻醉或局部麻醉。

【体位】　患者侧卧位,患侧在上。躯体与手术台呈100°～120°位,躯体向前倾(图9-4-4)。

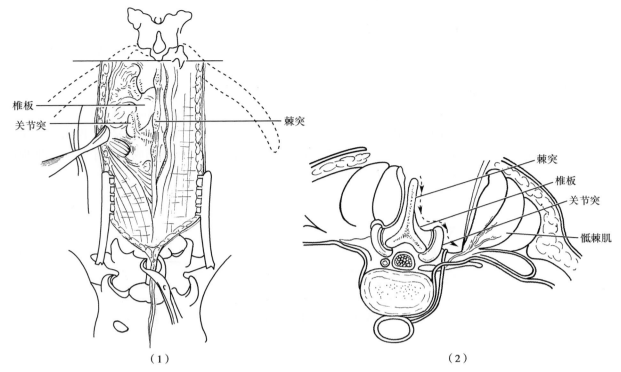

图 9-4-3 显露棘突、椎板及关节突

（1）分离附于棘突及椎板的竖脊肌直至关节突平面；（2）剖面图

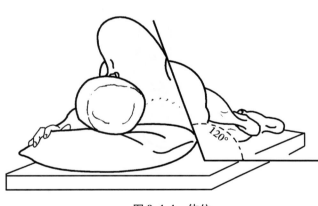

图 9-4-4 体位

【操作步骤】 切口以病变为中心，远近两端各延长 1~2 个节段，距棘突中线旁 5cm 作直切口，切口长 10~12cm（图 9-4-5）。切开皮肤、皮下组织及深筋膜。然后切断肌肉层，显露上胸椎。先切断斜方肌、大菱形肌和小菱形肌，显露 T_5~T_8，接着切断斜方肌和背阔肌，显露 T_9~T_{10}，然后切断背阔肌和后下锯肌（图 9-4-6）。切断上述肌层后即为竖脊肌。用电刀将竖脊肌于外、中 1/3 交界处分离切断。切断此竖脊肌时出血较多。将内侧部分竖脊肌牵向内侧显露病椎横突尖部（图 9-4-7）。确定横突尖部可依据许多竖脊肌腱性纤维止于该处。将横突尖部腱性组织切断，用骨膜剥离器分离横突背侧软组织。切开横突腹侧的肋横韧带，然后于横突基底部用骨凿凿断，取出横突（图 9-4-8）。操作时易损伤肋间动脉后侧。若该动脉破裂出血，可用电凝或干纱布压迫止血。然后将与患椎相连的肋骨切除 5~6cm。首先工字形切开肋骨骨膜，用骨膜剥离器分离肋间外肌和肋间内肌，前者从肋骨上缘由后向前，后者从肋骨下缘由前向后，于骨膜下剥离肋骨（图 9-4-9）。用肋骨剪在距肋骨头 5~6cm 处剪断肋骨。用持骨器夹住肋骨近侧断端，在肋椎关节处剪断韧带取出近侧肋骨，包括肋骨头（图 9-4-10）。为了清晰显露胸椎病变，通常需如上法切除 2~3 根肋骨近端。切除肋骨后，于肋间肌束中找出肋间神经和肋间动、静脉，分别予以结扎、切断（图 9-4-11）。将切断的肋间神经远端抽出，而近端予以保留，作为进入椎管内寻找脊髓的引导。在处理两根肋间神经和肋间动、静脉后（图 9-4-12），切断肋间肌束，将胸膜推向前方，注意勿损伤胸膜，沿肋间神经达椎间孔并向前推开胸膜，则显露出胸椎椎体侧方和椎弓根。依据病变性质，可处理胸椎椎体、胸椎间盘以及切除椎弓根进入椎管侧方探查脊髓（图 9-4-13）。

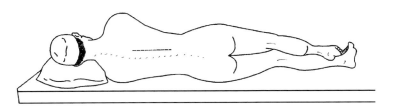

图 9-4-5　椎旁切口

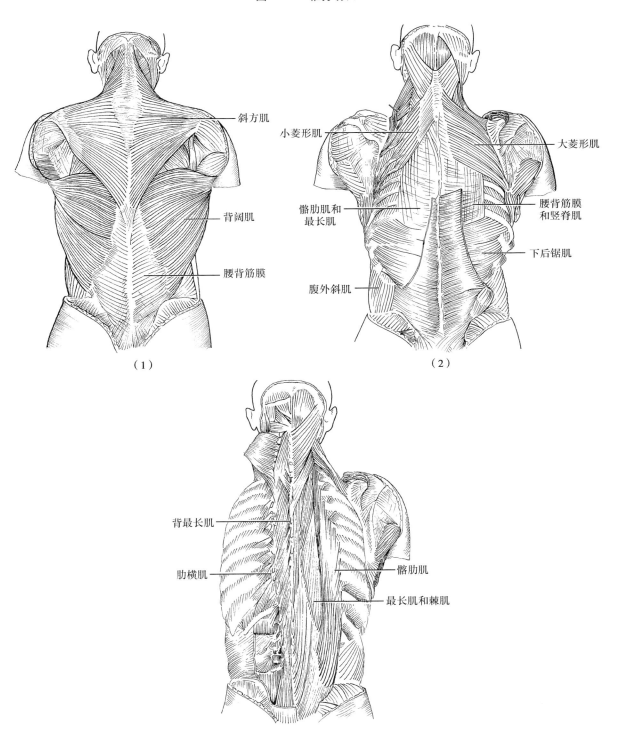

（1）

（2）

（3）

图 9-4-6　背部各层肌肉
（1）背部切口肌肉层次；（2）背部肌肉；（3）背部肌肉

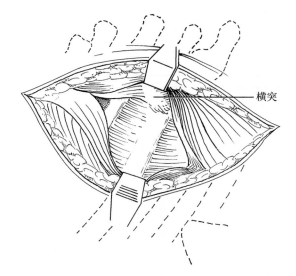

图 9-4-7 切断各层肌肉露出横突

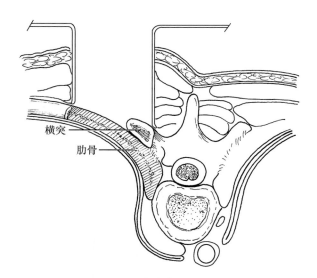

图 9-4-8 肋骨横突切除范围

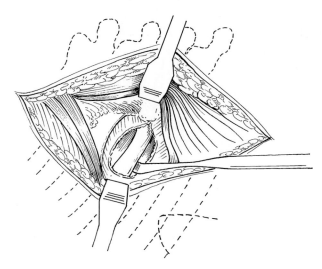

图 9-4-9 剥离肋骨骨膜

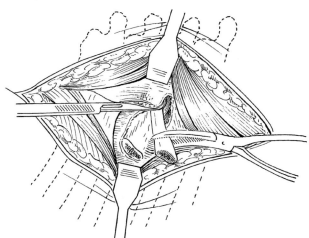

图 9-4-10 分离肋骨头后取出近侧肋骨段

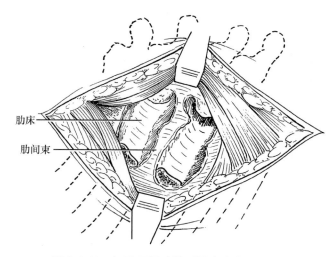

图 9-4-11 切除两根肋骨后露出肋床及肋间束

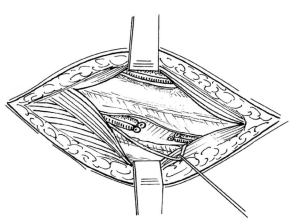

图 9-4-12 游离肋间神经,结扎肋间血管

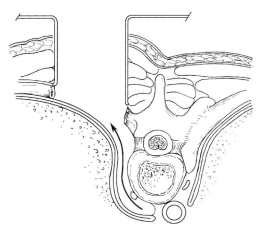

图 9-4-13　后外侧入路显露胸椎

三、经胸腔径路

【适应证】

1. 胸椎结核病灶清除术。

2. 胸椎体肿瘤切除及重建。

3. 胸椎体间融合。

4. 脊柱侧凸前路矫正术。

5. 胸椎间盘突出症经胸腔椎间盘摘除术等。

【麻醉】　气管内插管全身麻醉。

【体位】　取 90°侧卧位,术侧在上。将该侧上肢上抬,超过头部置于托板上。使肩胛骨于胸壁部外旋,即可显露第 5～6 肋间。对侧于上胸壁腋部垫以薄枕,使腋动脉、腋静脉和臂丛神经避免受压(图 9-4-14)。体位固定后,检查上肢有无色泽变紫、静脉充血现象,桡动脉搏动是否正常。

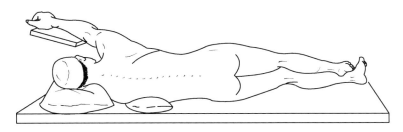

图 9-4-14　体位与切口

经胸腔手术入路,依据病变情况可从左或右侧开胸。若无特殊需要,通常取右侧手术入路,可避免左侧手术途径时遇到主动脉和胸导管。

【操作步骤】　经胸腔手术途径,主要适用于 T_4～T_{10} 脊椎前侧病变。切口一般以第 7 肋和第 8 肋为准。切口沿肋骨方向后侧开始于竖脊肌外缘,前侧至腋前线。在所定肋骨上缘做切口。要切除第 5～6 肋时,切口可绕肩胛骨下角行走,即切口起点和肩胛骨内界中段相对应的棘突在同一水平,并处于该棘突和肩胛骨内界之间,向下绕过肩胛骨下角后向前、向上至乳腺下界。

切开皮肤、皮下组织和深筋膜,然后依次切开肌肉。第一层切开背阔肌,高位沿肩胛骨内缘者,同时切开斜方肌和大、小菱形肌。第二层切开前锯肌、腹外斜肌起点及竖脊肌外缘。低位则切断部分后下锯肌(图 9-4-15、图 9-4-16)。

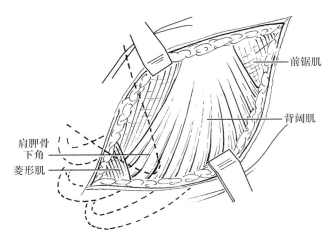

图 9-4-15　切开皮肤及深筋膜后显露浅层肌肉

肩胛骨
下角

菱形肌

前锯肌

背阔肌

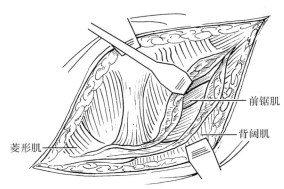

图 9-4-16　切断浅层肌肉后显露深层肌肉

菱形肌

前锯肌

背阔肌

229

显露所需切除的肋骨。用肩胛骨拉钩,向上提肩胛骨,在肩胛骨下用手扪到的最上的肋骨即为第二肋,以此为准即可确定需切除的肋骨。切开肋骨骨膜,用骨膜剥离器分离切开的肋骨骨膜。从肋骨下缘由前向后剥离肋间内肌及肋床。从肋骨上缘由后向前剥离肋间外肌。剥离肋骨前端时,不要露出肋软骨。然后用肋骨剪,在肋骨前、后两端剪断取出。若从肋间入路,即直接由选择的肋间,由外向内切开肋间外肌和肋间内肌。避免损伤位于肋骨下缘的肋间神经和肋间动、静脉。显露胸膜壁层。将肋骨床和胸膜壁层或仅胸膜壁层切开一小口,空气随即进入。肺组织即逐渐完全萎陷。若肺组织与胸壁有粘连,用剪刀剪断带状或膜状的粘连,使肺完全萎陷。用盐水纱布垫保护胸壁,置开胸器逐渐将胸廓撑开,显露胸腔内手术野。

用盐水纱布垫覆盖肺组织并将其牵向中线。即显露胸椎椎体的侧前方及后纵隔。若需要显露椎弓根部,则需将与病椎相邻的肋骨近段5cm,从肋椎关节和肋横关节处分离切断取出。

纵形切开纵隔胸膜,即可见位于左侧的胸主动脉和半奇静脉,位于右侧的奇静脉以及肋间动、静脉。将肋间动、静脉或左、右侧的半奇静脉、奇静脉予以结扎切断(图9-4-17)。切断肋间动脉不要超过3根,以免损害脊髓血液供应。然后于胸膜外用骨膜剥离器,将纵隔中的食管或主动脉从椎体前方推开,即显露椎体正前方、椎间盘和前纵韧带(图9-4-18)。依据手术要求,在此部位进行手术。若手术需要同时探查椎管,则应保留肋间神经近端,以此为引导,切除一侧椎弓根,扩大一侧椎管探查脊髓。

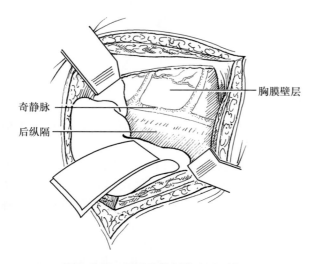

图9-4-17 显露胸椎侧前方及后纵隔

奇静脉
后纵隔
胸膜壁层

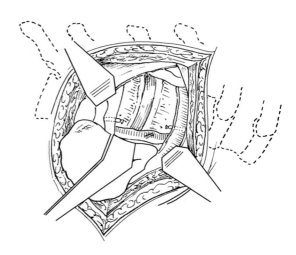

图9-4-18 显露胸椎体及椎间盘

手术完毕检查胸腔内有无出血,温盐水冲洗,在腋后线第9~10肋间隙置胸腔引流管1根,以便术后作闭式引流。然后用关胸器将切口上、下的肋骨对合,一层缝合肋间内、外肌,肋骨骨膜及胸膜壁层。留最后1~2针胸壁小口,请麻醉医生将肺充气,扩张肺组织,然后将上述的胸壁小口完全关闭。逐层缝合胸壁切断之肌肉和皮肤。胸腔引流依据情况在术后24~72小时拔除。

(胡有谷 陈伯华)

四、其他胸椎手术径路

(一) 经胸椎关节突关节径路

【适应证】

1. 胸椎病灶清除术。

2. 椎管探查术。

3. 脊椎后路内固定术和后路融合术等。

【麻醉】 依据手术范围和年龄大小。手术范围大和儿童可取全身麻醉,手术范围较小和成人可取局部麻醉。

【体位】 取俯卧位或90°侧卧位。透视下定位。

【操作步骤】 取病变为中心的后正中切口,依次切开皮肤皮下组织,剥离双侧椎旁肌,显露相应棘突椎板及关节突关节。切除手术节段的棘突,磨钻磨薄并用椎板咬骨钳咬除对应椎板。用磨钻磨除或咬骨钳咬除处一侧或双侧关节突关节及横突,必要时可切除上下部分肋骨以增加显露。暴露并向内侧保护好硬脊膜和神经根后,显露硬膜囊与脊神经以及病变椎间盘或骨化后纵韧带。关节突切除后最好加用后路钉棒系统内固定及横突间、钉棒周围植骨。合并黄韧带骨化或明显肥厚时,为避免术中损伤脊髓,可先行椎板截骨椎管减压术(图9-4-19~24)。

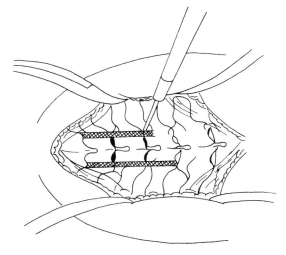

图 9-4-19 切断各层肌肉露出横突

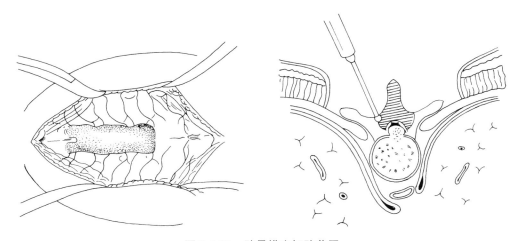

图 9-4-20 肋骨横突切除范围

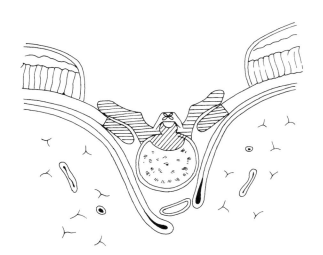

图 9-4-21 剥离肋骨骨膜

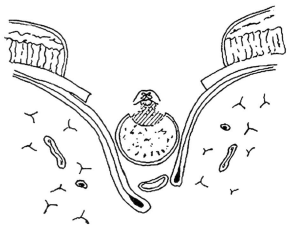

图 9-4-22 分离肋骨头后取出近侧肋骨段,椎板减压,去除两侧关节突

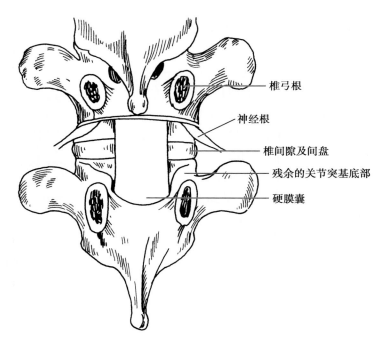

图 9-4-23　椎板减压,去除两侧关节突

（二）经胸椎椎弓根径路

【适应证】

1. 胸椎病灶清除术。

2. 椎管探查术。

3. 脊椎后路内固定术和后路融合术以及截骨矫形术等。

【麻醉】　依据手术范围和年龄大小。手术范围大和儿童可取全身麻醉,手术范围较小和成人可取局部麻醉。

【体位】　取俯卧位或90°侧卧位。术前透视下定位。

【操作步骤】　手术节段作后正中切口。依次切开皮肤皮下组织,剥离双侧椎旁肌,显露手术节段棘突、椎板、关节突关节及横突,切除手术节段

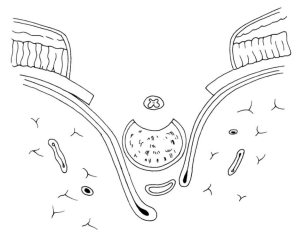

图 9-4-24　显露硬膜囊、脊神经根、椎间盘以及椎体后缘

的棘突,磨钻磨薄并用椎板咬骨钳咬除对应椎板。于椎弓根入点用开口器入口,磨钻或粗头电钻扩大椎弓根通路进入椎体。其间,反复利用探针探查椎弓根内壁的完整性,保持内壁完整。用刮匙、髓核钳或磨钻去除椎体松质骨,继而行半椎体切除、"蛋壳技术"等操作。

（三）胸腹联合径路

【适应证】

1. 胸腰椎病灶清除术。

2. 椎管探查术。

3. 脊椎后路内固定术和后路融合术以及截骨矫形术等。

【麻醉】　依据手术范围和年龄大小。手术范围大和儿童可取全身麻醉,手术范围较小和成人可取局部麻醉。

【体位】　侧卧位,患侧在上。双上肢向前平伸,置于双层上肢托架上。健侧腋下垫软垫,以免健侧肩部及腋下的神经血管束受压、致伤。腰下垫枕或摇起手术床的腰桥,使术侧的肋缘与髂嵴之间的距离增大,以方便手术操作。术前透视下定位。

【操作步骤】　如果病变部位较高,如胸$_{11}$~腰$_1$,切口应取第10肋水平,并旁开棘突3.0cm处开始,作平行棘突的连线向下行至第12肋处,再向下前达肋骨远端,然后再斜向腹壁抵达腋前线,即通常称之为大肾切口。如为上腰椎($L_{1,2}$),切口起点选择自第11肋水平,旁开棘突3.0cm,沿第12肋,转向腹壁前部,再向下,则与平常所用的倒八字切口相连接。切开皮肤、皮下组织和深筋膜,显露背阔肌、下后锯肌、骶棘肌外侧部,电刀依次予以切断。并将骶棘肌由第11肋剥离,牵向后方。沿第11肋骨中轴线切开其骨膜,仔细作肋骨的骨膜下剥离,保持肋骨骨膜的完整。注意肋骨上缘由后向前、肋骨下缘由前向后剥离的原则。待第11肋骨大部游离后,即可切断肋骨。肋骨自肋骨头远端2.0cm处切断,再将远端于肋软骨处截断。骨断端用无菌骨蜡封闭止血。取出肋骨并切断肋骨韧带及肋骨头。以尖刀仔细在肋骨床上作一小切口,切开肋骨骨膜并提起,止血钳夹住"花生米"样小纱布球推开其下的胸膜。顺肋骨床中轴线逐步剪开肋骨骨膜并逐步推开骨膜。

1. 前外侧经胸膜外-腹膜外入路　在进一步作胸膜外和膈肌下的腹膜外分离时,常需先处理膈肌在肋骨和腰椎的附着点。在盐水纱布垫的保护下,将胸膜囊向前、上方推开,剪断影响手术操作的膈肌附着点,剪开内侧弓状韧带即可到达椎体。用胸腔自动撑开器向前上和后下方撑开切口,可见腰大肌筋膜,将肾周脂肪连同肾脏一起向中线推开,即可到达腰$_1$椎体侧方。使用C形臂机进行准确定位后,将腰大肌推开,经骨膜下剥离椎体,在腰$_1$椎体的骨膜下向前剥离膈肌脚,向上下扩大显露范围,显露需要的椎体和椎间盘。

2. 前外侧经胸腔-腹膜外入路　手术入路宜选在椎体破坏最严重的一侧或下肢瘫痪较重的一侧。一般取第9肋作切口。起自棘突旁开5cm,沿第9肋骨走行,通过肋缘下,顺腹直肌外缘向下延长5~6cm。显露第9肋。沿第9肋骨中轴线切开其骨膜,仔细作肋骨的骨膜下剥离,保持肋骨骨膜的完整。小心切一小口,再沿皮肤切口走向逐步扩大,进入胸膜腔。用尖刀沿第9肋软骨中轴线将其切开,在第9肋骨前下方分离并切断腹外斜肌、腹内斜肌、腹横肌,其下即为腹膜外间隙。细心地自腹膜后壁分离腹膜、肾脏和输尿管,并向中央部推移,使腹膜外脂肪组织及肾脏等与膈肌分开。沿胸壁上的膈肌肋部附着点旁1cm处逐步剪断膈肌。用腹腔拉钩将腹膜内脏及肾脏等向中线牵开。在腰$_1$椎体旁,切开膈肌的内侧弓状韧带,在椎体侧方纵形切开壁胸膜,将椎旁疏松结缔组织稍向前后方分离,分离时紧贴椎体进行,食管、胸导管和迷走神经等均连同椎前组织一起推向前方。然后在椎体侧方切断腰大肌起点,并从腰大肌前缘将肌肉向后外方牵开,即可见到椎体及椎间盘。

3. 前外侧经胸膜腔-腹膜腔入路　进入胸膜腔。在第11肋骨前方分开腹侧壁的腹外斜肌、腹内斜肌、腹横肌和腹横筋膜,推开其深面的腹膜。夹起腹膜,切一小口并逐渐切开。从膈肌下面将腹腔内容物向前轻轻推开,显露腰大肌和腰方肌。用盐水纱布垫保护胸腹腔脏器并轻轻牵开。将椎旁疏松结缔组织稍向前后方分离。分离时紧贴椎体进行,食管、胸导管和迷走神经等均连同椎前组织一起推向前方。然后在椎体侧方切断腰大肌起点,并从腰大肌前缘将肌肉向后外方牵开,即可见到椎体及椎间盘。

（胡有谷　陈伯华）

第五节　胸腰椎显露径路

一、后侧径路

【适应证】　为显露胸腰段脊椎的椎弓或椎管,施行病变切除、脊髓和神经根减压、脊柱融合与内固定、畸形矫正等手术,均可采用后侧途径。

1. 胸腰段不稳定性骨折伴截瘫,特别是骨折脱位,需行复位、后路减压、内固定与融合术者。

2. 胸腰段椎弓病变需手术切除者。

3. 胸腰段椎体病变,已行前路手术或不需前路手术,为稳定脊柱需行后路融合或固定融合术者。

4. 儿童的胸腰椎病变,如椎体结核已破坏椎体上下骺板,需行后路融合术,以防止生长过程中发生渐进性后凸畸形。

5. 胸腰段后凸或侧凸畸形,需行后路矫形者。

6. 椎管内病变,需采用椎板切除途径行病变切除者。

【麻醉】 根据患者全身状况和耐受情况,可选用全身麻醉或局部麻醉。

【体位】 一般采取俯卧位。使患者俯卧于脊柱手术架上,腹部悬空,髋关节微屈。

【操作步骤】

1. 切口 沿背正中或棘突顶点连线作纵形切口。切口长度以上下两端均能显露拟手术区的上下各 1 或 2 个正常脊椎的棘突为宜。

2. 手术方法 参见本章第四节"胸椎显露后侧正中途径"中的手术步骤。

在脊柱胸腰段手术容易发生脊椎定位的差错,不可采用体表标志作为脊椎手术定位依据,触摸第 12 肋骨也不是精确的定位方法。定位依据:①术前已确认某一脊椎的椎板、棘突或关节突有骨折或破坏性病变或隐性裂或棘突变异等,可依此作为该脊椎定位依据;②一般情况下,必须做手术中的定位照片或 C 形臂机透视检查,插针(或用其他金属物)在预定脊椎的棘突根部的头端作标志,根据照片所示来判断该脊椎的确切位置,若原判断有误则根据照片重作定位以决定手术范围。

【注意事项】

1. 止血要点 ①剥离附着于棘突和椎板的竖脊肌时,不可撕裂肌肉。尽量做到经骨膜下的剥离,肌肉整块的、从尾端向头端的剥离。先用刀从中线切开棘上韧带及棘间韧带,并在棘突上向双侧削开棘上韧带。然后用锐骨膜剥离器作棘突侧壁的剥离和椎板后的剥离。在棘突上缘用刀切削棘间韧带附着,然后将韧带和肌肉作为一整片推向侧方,用纱布填塞止血,并逐步向头端行进。②若竖脊肌剥起的深面有一处出血难止,应有目的地寻找和电凝节段动脉的后支(背侧支)。该后支由横突下缘的内侧,即横突根部的下缘与椎板外缘的交界转角处,向后穿出。宜先剥离其上下横突的背侧面,向外侧牵开竖脊肌,以双极电凝烧灼此血管止血。

2. 儿童手术的特点 儿童的棘突尖端有软骨帽(生长骨骺),儿童的骨膜较成年人厚。作棘上韧带中线的纵形切开时,用锐刀切透软骨帽直达骨质。用骨膜剥离器向两侧推开软骨帽,即可较顺利地经骨膜下剥离棘突侧壁达椎板背面。

二、后外侧径路

【适应证】 经后外侧的肋骨横突切除入路,可用于 $T_{10} \sim T_{12}$ 椎体病变切除,或硬脊膜囊的前外侧减压术以及椎体结核病灶清除术。以此途径行病灶清除后宜再行后路脊柱融合或固定融合术。若拟在病变切除的同时行椎体间植骨和内固定或脊椎重建手术,则宜采用本节的下列两种途径之一。

【操作步骤】 参见本章第四节"胸椎显露后外侧入路"。

三、胸膜外、腹膜后径路

【适应证】 本入路可显露 $T_{11,12}$、$L_{1,2}$ 椎体。因而,特别适用于临床常见的 T_{12} 或 L_1 椎体爆裂骨折的前路减压和脊椎重建手术。通常采用左侧入路。

【麻醉】 宜采用气管插管全身麻醉。

【体位】 患者侧卧于万能手术床上,左侧在上。双上肢向前平伸,置于双层上肢托架上。右侧腋下垫软枕,以免右侧肩部及腋下的神经血管束受压。腰下垫枕或摇起手术床的腰桥,使患侧季肋与髂嵴分开。骨盆前后方置卡板,并使用约束带使患者保持端正侧卧体位。手术中可根据显露需要使床位向一侧倾斜,而改变患者卧姿(对地平面而言)为斜俯卧位或斜仰卧位。

【操作步骤】

1. 切口　先从 T_{10} 棘突旁开 5cm 处向下作短段直线切开,然后沿第 11 肋向前下方斜形,切口下端止于第 11 肋软骨前段。

2. 手术方法

(1) 切开皮肤和浅筋膜,沿第 11 肋行走方向切断背阔肌,切断下后锯肌及竖脊肌的外侧部(髂肋肌)。将竖脊肌由第 11 肋骨剥离并向后牵拉,切除第 11 胸椎的横突。

切除第 11 肋骨沿第 11 肋骨中轴线切开其骨膜,仔细作肋骨的骨膜下剥离(图 9-5-1)。注意肋骨上缘由后向前剥离、肋骨下缘由前向后剥离的原则,保持肋骨骨膜的完整性。在第 11 肋骨大部游离后,即可切断肋骨头上附着的韧带而切除第 11 肋骨。

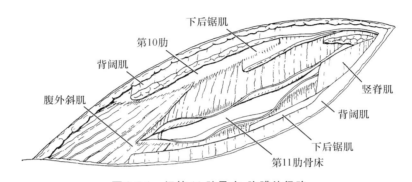

图 9-5-1　经第 11 肋骨床、胸膜外径路
图示切口、切断的肌肉,第 11 肋骨骨膜已切开、剥离

(2) 胸膜的剥离:以利刀仔细在肋骨床上作小切口,只切透肋骨骨膜,提起肋骨骨膜切缘,用弯止血钳夹住"花生米"样小纱布球推开其下的胸膜。顺肋骨床中轴线逐步剪开肋骨骨膜并逐步推开胸膜,操作必须轻柔,勿使胸膜破裂。

到达腹膜后,为了显露 L_1 椎体常需扩大手术野,切口前端在第 11 肋骨尖端向前下方顺延 3cm,以中号止血钳在第 11 肋软骨前方分开腹侧壁的三层肌肉和腹横筋膜,推开其深面的腹膜,术者的示指探入达肋软骨深面,然后沿其中轴线切开第 11 肋软骨(图 9-5-2)。在此处胸膜外间隙与腹膜后间隙已相通。

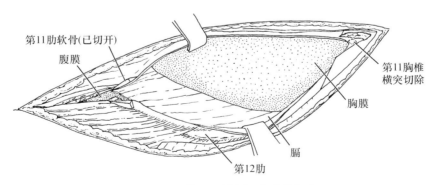

图 9-5-2　经第 11 肋骨床、胸膜外径路
仔细切开肋骨床,将胸膜囊游离并推向前上方

切开膈肌的内侧弓状韧带进一步作胸膜外和膈肌下的腹膜后分离时,膈肌的肋部起点常随之与第 11、12 肋骨深面分离(图 9-5-3)。将胸膜囊推向上、向前,剪断膈肌起点(膈肌在此处通过内、外侧弓状韧带起于 $L_{1,2}$ 横突),剪开内侧弓状韧带即到达椎体旁。在使用胸腔自持拉钩撑开切口之前,还需在胸膜外向上多分离 5~6cm 使胸膜囊充分游离,以免撑开时撕破胸膜。

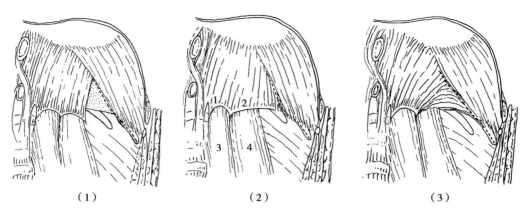

（1）　　　　　　　　　　（2）　　　　　　　　　　（3）

图 9-5-3　经腹膜后与胸膜外途径,膈肌切开情况(虚线示切开第 11 肋骨床及膈肌)

（1）膈不附于第 12 肋时,该处无膈肌可切;(2)膈肌起自第 12 肋时,需切开一段膈肌(1 内侧弓状韧带,2 外侧弓状韧带,3 腰大肌,4 腰方肌);(3)膈肌为横形弓状走向,菲薄,不附于第 12 肋,手术时推开即可

　　（3）椎旁的解剖:切开膈肌的内侧弓状韧带后,即可分离腰大肌前方的筋膜,把肾周脂肪连同肾脏向中线推开,到达 L_1 椎体侧方;即可用胸腔自持拉钩向前上与后下方向撑开切口。摸清 $T_{11、12}$ 椎体,在椎体侧方结扎肋间动、静脉,然后可经骨膜下剥离椎体;为显露 T_{12} 椎体后部还需切除第 12 肋骨头颈部分。切断并向后分离腰大肌的起点,直到显露椎体后部、椎弓根及横突的前面(图 9-5-4)。追踪第 12 肋间神经(肋下神经),到达相应的神经孔,作为进一步手术操作的指标。

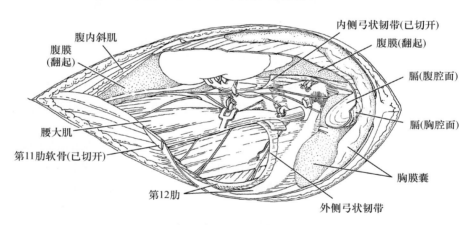

图 9-5-4　切开内侧弓状韧带后,椎旁的解剖

　　（4）缝合:将弓状韧带与相应膈肌作几针间断缝合。在胸膜外间隙放置引流管,由切口下方另做小戳口引出体外,术后负压吸引 2 天,缝合第 11 肋骨床,分层缝合肌肉、皮下、皮肤。

　　【注意事项】

　　1. 术中若发现胸膜破裂已成气胸,则宜常规安放胸腔闭式引流管。尽可能缝合胸膜破口,然后逐层缝合切口。

　　2. 其他注意事项请参见下一段。

四、经胸、腹膜后径路

　　【适应证】　本途径可显露 T_{10} ~ L_4 椎体。适用于胸腰椎多节段病变切除和椎体重建及胸腰段脊柱侧凸或后凸畸形的前路矫正术。

　　【麻醉】　常规采用全身麻醉,必要时可采用降温降压麻醉。

　　【体位】　采取胸侧卧位,腋下垫软枕。以卡板及沙袋把患者固定在端正的侧卧位上,不使躯干前俯或后仰。摇起手术台的腰桥,使腰椎平直(图 9-5-5)。

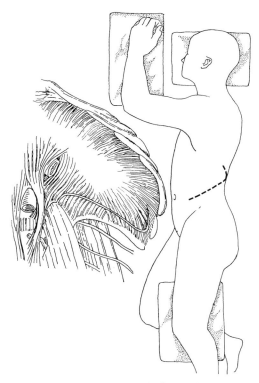

图 9-5-5　经胸、腹膜后径路
图示体位、切口及膈肌切开线

【操作步骤】

1. 切口　手术入路宜选在椎体破坏严重的一侧，或下肢瘫痪较重的一侧，或脊柱侧凸的凸侧，或椎体一侧病变压缩而继发的侧凸畸形的凹侧。

2. 手术方法

（1）经第 10 肋的切口可以显露 $T_9 \sim T_{12}$ 及 $L_1 \sim L_2$ 椎体；若将切口前端顺腹直肌外缘向下延长 5～6cm，则可以同时显露 $L_3 \sim L_5$ 椎体。

顺第 10 肋作切口，后方达棘突旁开 5cm，前方达肋缘下。切开皮肤和浅筋膜，并沿第 10 肋浅面切断背阔肌及腹外斜肌。沿第 10 肋中轴线切开骨膜，作骨膜下剥离，切除第 10 肋骨后，切开肋骨床开胸（图 9-5-6）。

（2）切开膈肌：在第 10 肋软骨的前下方分开腹壁三层肌肉，作腹膜外分离，到达第 10 肋软骨深面，用锐刀顺其中轴线将第 10 肋软骨切开，使分为上、下两半，分离其深面的腹横肌纤维，即到达腹膜后。在腹膜后，向后上方钝性分离，使腹膜后脂肪组织及肾脏等与膈肌分开。此时经胸腔及腹膜后可以从上、下两方看清膈肌的肋部起点，沿胸壁上的膈肌肋部附着点旁 1cm 逐步剪断膈肌，同时缝扎其出血点。

（3）椎旁的解剖：在 L_1 椎体旁，切开膈肌的内侧弓状韧带；在 $T_{10} \sim T_{12}$ 椎体侧方纵形切开壁层胸膜（图 9-5-7）。将椎旁疏松组织稍向前后分离，向前暂勿达到椎体前面，

向后要显露出相应的肋骨头。紧贴椎体分离，食管、胸导管和迷走神经等均连同椎前组织一并推向前方，并自然向对侧移位，不必逐一寻找这些结构。

寻找结扎节段血管在胸椎椎体侧方可清楚看见肋间血管，而在腰椎则较难寻找腰动静脉。腰血管紧贴 $L_{1,2}$ 椎体中部横向行走，经膈肌脚深面向外后行达腰大肌之下。在 $L_{1,2}$ 椎体侧方切断腰大肌起点，

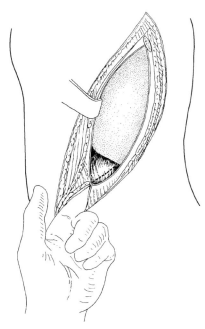

图 9-5-6　经胸、腹膜后径路
经第 10 肋开胸，分开腹肌，用示指在腹膜外分离，虚线示膈肌切开线

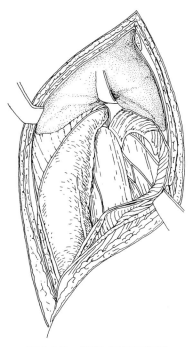

图 9-5-7　经胸、腹膜后径路
图示膈肌与内侧弓状韧带均已切开

并从腰大肌前缘将肌肉向后外拉开，即可见到椎间盘的膨隆，其色白，扪之有柔韧感，而椎体相对凹陷。在椎体侧方分离血管，然后钳夹、切断，逐一结扎（图9-5-8）。清楚地显露术区的椎体侧壁和椎间盘后，按该手术要求作进一步操作。

（4）缝合：经第8肋间隙腋中线安放胸腔引流管。先间断缝合椎旁的胸膜壁层，若因植骨与内固定器占位而不能缝闭，可牵开切口上方皮肤与皮下组织，切取一薄片背阔肌筋膜缝补胸膜裂口处（图9-5-9）。缝合内侧弓状韧带，然后由深到浅地缝合膈肌。按常规关胸。

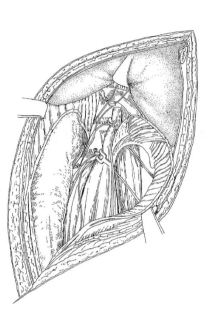

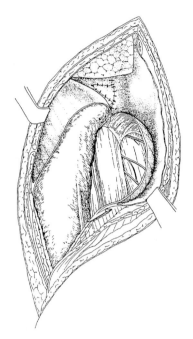

图9-5-8 椎旁的解剖
图示切断腰大肌起点，将腰大肌
牵向外后方，结扎腰血管

图9-5-9 缝合壁胸膜与内侧弓状韧带
若胸膜壁层不能缝闭，可切取一片深筋膜或一
薄片背阔肌缝补在裂开处

【注意事项】 需努力减少术中失血。术中易发生大量出血的部位有三处（图9-5-10）。

1. 节段血管 应在椎体侧壁的中份结扎肋间动静脉和腰动、静脉，然后作椎体的骨膜下剥离，或经血管深面、椎体骨膜浅面分离。防止结扎线脱落，更应绝对避免将节段血管从下腔静脉或主动脉壁上撕脱。$L_{1,2}$节段血管的显露若有困难，可在腰大肌前、中1/3交界处纵形劈裂肌纤维而达到椎体和椎间盘侧壁，以看清节段血管。

2. 椎体出血 椎体结核病灶清除、椎体爆裂骨折伤后第二周手术时椎体出血较少。椎体肿瘤或椎体陈旧骨折，手术时出血较多。进行胸腰段前路手术前宜备血1200ml，术中测量出血量，量出为入。先做好椎体周围的解剖分离并切除病椎上下位椎间盘，然后作椎体或椎体病变切除，可缩短椎体手术时间，从而减少失血。椎体截骨时若出血太多，可暂以骨蜡止血。

3. 静脉窦出血 椎体中央静脉汇入左右前纵窦之间的横形交通支。切除椎体后壁之后，必然有前纵窦交通支破口的出血，可采用吸收性明胶海绵压迫止血。手术保存后纵韧带可避免前纵窦损伤出血。若发生前纵窦撕裂出血，仍可采用吸收性明胶海绵压迫止血；不必试图结扎止

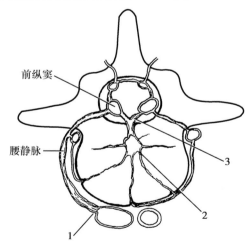

图9-5-10 椎体切除时易引起大出血的三个部位
1. 应在椎体侧方结扎节段血管，从结扎的血管深面分离到椎体前方。若将节段血管（特别是腰静脉）从大血管上撕脱必致大出血。
2. 椎体骨质出血，可用骨蜡止血。3. 椎体中央静脉出血，可用吸收性明胶海绵止血，应避免损伤前纵窦

图中标注：前纵窦、腰静脉、1、2、3

血,亦可采用纤维蛋白原制剂填塞并外盖吸收性明胶海绵止血。

（宋跃明）

第六节　腰椎及腰骶椎显露径路

腰椎及骶椎后侧棘突形成纵嵴,居背正中,其两旁脊柱沟内为竖脊肌,而无重要血管、神经。脊柱两侧有腰大肌和腰方肌,在腰大肌的深层有腰丛经过;腰椎体的前外侧,腰大肌的内侧缘又有腰交感神经干。腰椎体前方左侧为腹主动脉,右侧为下腔静脉。腹主动脉降至第4腰椎下缘处分为左、右髂总动脉,分叉部背面分出一支骶正中动脉,沿腰5椎体及骶骨盆面的正中线下降;腹主动脉后壁分出4对腰动脉,向外横形于$L_1 \sim L_4$椎体的前面和侧面,位于两相邻椎间盘之间的椎体中部。输尿管又沿腰大肌前面下降,一般左侧经左髂总动脉末端的前方;右侧则经髂外动脉起始部的前方进入盆腔。

因此,后侧途径是最常采用和最安全的入路。而腰骶椎前方入路务须解剖显露清楚,以免误伤。分经腹膜外和腹膜内入路,后者如有腹腔手术史,会妨碍手术暴露,且术后易并发肠麻痹或肠粘连,现已少用。

一、后侧显露径路

（一）后侧全椎板显露径路

【适应证】　凡需显露后柱,行椎板切除扩大椎管或椎管探查、矫正畸形、后路内固定、后路腰椎椎体间融合(PLIF)手术和植骨术者均可采用后侧途径。

1. 腰椎不稳定性骨折、脱位或合并脊髓、马尾神经损伤,需行后路或后外侧椎管次全环状减压术和内固定术者。

2. 腰椎椎弓凹陷骨折压迫脊髓、马尾神经或骶椎不稳定性骨折伴有神经损伤者。

3. 腰椎管狭窄症、腰椎间盘突出症、退行性腰椎疾病、腰椎峡部裂或滑脱、脊髓、马尾神经压迫症和椎管或附件肿瘤等。

【麻醉】　全身麻醉、连续硬脊膜外阻滞或局部浸润麻醉。由于脊柱手术易并发脊髓、马尾神经损伤,有时术中需在神经电生理监护下进行。局部麻醉患者可随时向术者提示双下肢的感觉、运动情况,能有效地防止神经系统损伤,但仅适用于单纯椎板切除手术。

【体位】　全椎板切除椎管探查、矫正畸形或行内固定手术,应俯卧于Hall-Relton四点支持架上(图9-6-1),必须悬空防止腹部受压,减少术中硬膜外静脉丛回流出血,生殖器防止受压扭曲。手术过程中采用成像设备监控。或胸膝卧位(躯干与大腿摆成90°),膝下垫枕,腹部悬空不受压(图9-6-2)。

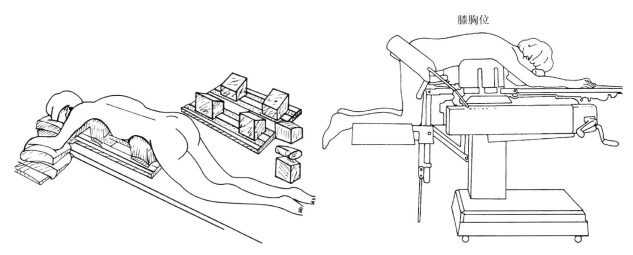

图 9-6-1　腰椎及腰骶椎手术后侧径路俯卧体位(Hall-Relton架)　　图 9-6-2　胸膝卧位架,大部分体重着力双膝,膝下必须放小垫子,腹部悬空不受压

【操作步骤】

1. 切口 沿中线经棘突作纵形切口,为了帮助术中腰椎节段定位,必须显露出第1骶椎,切口长度一般沿 $L_3 \sim S_1$(图9-6-3),必要时可向远近两端各延伸 1~2 个棘突。为了便于取自体髂骨,经原切口一侧浅筋膜下锐性分离,显露后髂嵴,切口可由 S_1 向远端适当延伸。

2. 手术过程 切开皮肤及皮下组织,显露棘突及腰背筋膜。如行全椎板切除可将棘上韧带正中切开,向两侧锐性剥离,有利于术终缝合,保存了棘上韧带;否则由远端向近端用刀先在一侧紧贴棘突旁锐性切开筋膜及棘突骨膜,用宽骨膜剥离器或 Cobb 骨膜剥离器紧贴棘突及椎板行骨膜下剥离,依次将两侧竖脊肌推向外侧,直至小关节外缘,用干纱布紧紧填塞压迫止血。然后,用椎板牵开器将竖脊肌向两侧牵开,显露椎板。如有出血,可用电凝止血。再用骨膜剥离器进一步清除棘突、椎板及关节囊上面的残存软组织。

【注意事项】

1. 竖脊肌纤维由三列组成,内侧列附于棘突,其深层有多数斜形短肌束,其肌纤维自椎骨的横突斜向上内,止于上位椎骨的棘突。因此,剥离竖脊肌时,务须由远向近侧(图9-6-4);反之,易误入肌束间,分离时增加出血。

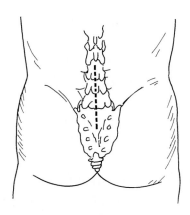

图 9-6-3 沿中线经棘突纵切口,长度一般沿 $L_3 \sim S_1$

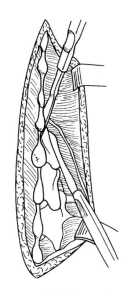

图 9-6-4 剥离竖脊肌时,务须由远向近侧骨膜下剥离

2. 用宽骨膜剥离器作骨膜下剥离,不易误入椎管内。如有隐性脊椎裂则应小心操作。

若既往有椎板切除史,宜先显露缺损椎板节段的远、近端的正常椎板后,再进一步显露缺损处,以防误入椎管。

3. 如为了保留椎间关节的关节囊,不宜用骨刀行棘突及椎板骨膜下剥离,以免损伤。

(二) 后侧半椎板显露径路

【适应证】 腰椎间盘突出症、腰骶神经根的神经卡压综合征及腰椎管狭窄症等行针对性减压,需行黄韧带、半椎板切除或开窗术者。

【禁忌证】 双侧型腰椎间盘突出症或中央型腰椎间盘突出症,有双侧坐骨神经痛、中央型腰椎椎管狭窄症,或需经硬膜摘除突出的椎间盘和椎管探查术等需行全椎板切除者。

【麻醉】 可选用局部麻醉、硬脊膜外阻滞或全身麻醉。

【体位】 侧卧位,患侧在上,腰部垫枕有利于增宽椎板间隙(图9-6-5),显露黄韧带,也可取俯卧位。

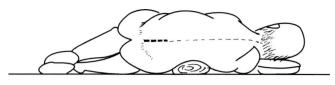

图 9-6-5　侧卧位体位

【操作步骤】

1. 切口　沿中线经棘突作纵形切口，一般长度 $L_3 \sim S_1$ 棘突。如用开窗法行腰椎间盘摘除术，定位正确后，可作 5cm 长小切口显露半椎板。

2. 手术过程　切开皮肤及皮下组织，显露棘突及腰背筋膜，由远端向近端用刀或电刀由患侧紧贴棘突中线棘上韧带旁锐性切开筋膜及棘突骨膜，用宽骨膜剥离器紧贴棘突及半侧椎板行骨膜下剥离，直抵椎间关节囊外侧，将竖脊肌推向外侧，用干纱布紧填塞压迫止血。然后取出填塞的纱布。术者左手示指沿棘突、椎板伸入竖脊肌深面，右手握半侧椎板拉钩沿左手示指导向将拉钩的尖齿插在椎间关节外侧，牵开竖脊肌；用消毒绷带系于拉钩一端固定住手术台边牵引，如此便可清楚显露手术野。再进一步清除椎板、棘突和椎间关节囊上的残存软组织。

【注意事项】　要防止椎间隙定位错误，必须显露 S_1、$S_{1,2}$ 间无黄韧带，而 L_5、S_1 椎板间黄韧带间隙较宽，用 Kocher 钳夹住 L_5 棘突向前后提推，可见 L_5 下关节突活动。L_5 较 L_4 椎板更向后翘起，用骨膜剥离器叩击 S_1 与 L_5 椎板的反响声不同。以上几点可有利于正确的定位，必要时可延长切口充分显露，或借助 C 形臂机定位。

二、前路经腹膜外显露椎体手术径路

（一）经侧腹横切口

【适应证】　显露一侧 $L_{4,5}$ 及 L_5、S_1 椎体。可施行结核病灶清除术、侧前路减压术、椎体间融合术和腰椎脊柱侧凸矫正术等。

【禁忌证】

1. L_2 病椎显露不佳，不宜采用。

2. 腰椎结核伴两侧腰大肌脓肿者，需分期行对侧手术。

【麻醉】　连续硬脊膜外阻滞或全身麻醉。

【体位】　取仰卧位，患侧垫高，使背部与手术台成 60°。也可取侧卧位，背部与手术台成 90°，有利于显露椎体侧方，使腹腔内容及本身重力移向对侧，术野清楚。对侧腰部用托腰板或软枕垫起，使髂肋间距增大，以利显露病椎。

【操作步骤】

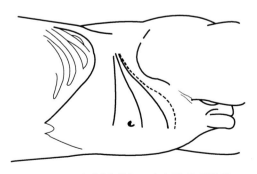

图 9-6-6　经侧腹横切口（实线或虚线表明显露不同腰椎平面的切口）

1. 切口　切口起自腋中线上，肋缘下与髂峰的中点。如显露 $L_{2,3}$ 或 $L_{3,4}$ 病椎，横向或斜向前分别止于脐上 3cm 或脐下 2cm 处，止于腹直肌外缘（图 9-6-6），必要时可延伸至中线。为了显露椎间孔或椎体后部，可将切口前端缩短向背部延长。L_3 以上显露，也可行肾切口。亦可采用小切口，术前必须 X 线定位切口标志（图 9-6-7（1））。

2. 手术过程　切开皮肤及皮下组织，切开腹外斜肌、腹内斜肌、腹横肌和腹横筋膜，一般抵腹直肌外缘即可。用盐水纱布包裹拇指或示指，自侧腹壁轻轻将腹膜连同输尿管一起推向中线，直达椎体。必要时可切开腹直肌鞘前、后层，将腹直肌向内牵开或切断。将腹膜返折部向内侧钝性游离直达椎体。用胸廓自动牵开器将髂峰与肋弓缘撑开，从而扩大手术野以利操作。

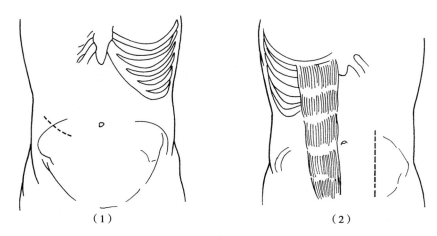

图 9-6-7 定位切口标志
（1）术前 X 线定位切口标志,可采用横小切口暴露;（2）以左侧入
路为例,平脐上腹正中左旁 4～6cm

【注意事项】 在切开腹壁各肌层抵达腹横肌时,要防止切开腹膜。要防止损伤输尿管,显露腹主动脉、下腔静脉和髂总动、静脉以及髂外动、静脉时均要防止误伤。显露 L_5、S_1 椎间隙时,应先找到腰升静脉和髂静脉后,分别予以结扎切断,以防出血。

（二）下腹旁正中切口

【适应证】 显露 $L_{4,5}$ 及 L_5、S_1,行腹膜外前方腰椎间盘髓核摘除术、椎体间融合术（ALIF）、前路接骨板固定或人工椎间盘置换术等。

【禁忌证】

1. 腰椎间盘突出症死骨型和合并腰椎管狭窄症者。

2. 既往腹部有过手术史而愈合欠佳者。

【麻醉】 连续硬脊膜外阻滞或全身麻醉。

【体位】 仰卧,两侧腘窝部垫枕,使髋、膝关节屈曲30°。

【操作步骤】

1. 切口 以左侧入路为例,平脐或脐上腹正中左旁 4～6cm,直至耻骨联合方向,长 7～8cm（图 9-6-7（2））。

2. 手术过程 切开皮肤和皮下组织,在腹直肌鞘外缘纵形切开腹直肌前鞘,将腹直肌向中线牵开,显露后鞘纵向切开,注意半环线以下无后鞘。示、中指包裹盐水纱布钝性分离腹壁和侧腹膜,将腹膜推向对侧,显露病椎。

【注意事项】

1. 左侧入路较安全,因左侧腹主动脉和髂动脉较右侧的静脉相对不易误伤。

2. 游离腹壁腹膜较侧腹膜容易撕裂,特别是经产妇腹膜较薄,易破。

3. 椎间盘定位必须正确无误。

4. 术前保留导尿管使膀胱空虚。

（三）经腹正中切口

【适应证】 L_3～L_5 结核伴两侧腰大肌脓肿或腰骶椎结核伴骶前脓肿者、腰椎间融合术或腰椎肿瘤等。

【禁忌证】

1. L_3 以上结核。

2. 仅有一侧腰大肌脓肿者。

3. 既往有腹腔大手术史。

【麻醉】 连续硬脊膜外阻滞或全身麻醉。

【体位】 仰卧,两侧腘窝部垫枕,使髋、膝关节屈曲30°。

【操作步骤】

1. 切口 自脐上正中5cm起,绕左侧脐旁至脐下正中抵耻骨联合上(图9-6-8)。亦可作腹部横切口(图9-6-9),经正中白线正中腹膜好暴露。

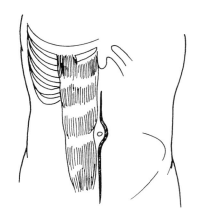

图9-6-8 经腹正中切口5cm起,自脐上正中绕左侧脐旁至脐下正中抵耻骨联合上

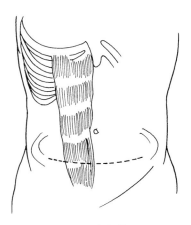

图9-6-9 腹部横切口

2. 手术过程 切开皮肤和皮下组织,先于脐下切开半环线以下的正中腹白线,显露腹膜。将腹直肌向两侧牵开,轻轻钝性分离腹膜,再向上切开半环线以上腹白线,绕脐左侧切开腹直肌前鞘,将左侧腹直肌向外牵开。切开后鞘,将腹膜轻轻分离,继续向上剪开腹白线。腹膜若有撕裂,可剪下部分后鞘与腹膜一并修补缝合。为显露两侧腰大肌及下腰椎体,钝性分离两侧前腹膜,经侧腹膜返折部抵后腹膜,直至左侧腹膜外显露即可。如行腹部横切口,可仍采用腹正中旁或经腹正中进入腹膜外。需充分显露下腰椎时,可将腹直肌横断后进入腹膜外。

【注意事项】

1. 脐旁腹膜最易撕裂,尤其经产妇及肥胖患者,要小心分离。

2. 术前保留导尿管,保持膀胱空虚。

（四）经腹腔径路显露$L_{4,5}$及S_1椎体

【适应证】

1. $L_{4,5}$及L_5、S_1结核病灶清除术。

2. 复发性和持续性腰痛,包括椎间盘退行性变椎间不稳、腰椎滑脱、全椎板切除后腰痛和后融合失败等需行前路椎间融合术者。

【禁忌证】 既往有腹腔手术或肠粘连史者。

【麻醉】 连续硬脊膜外阻滞或全身麻醉。

【体位】 仰卧,头低足高位。

【操作步骤】

1. 切口 取左下腹正中旁切口,自脐平面至耻骨上。

2. 手术过程 切开皮肤和皮下组织,切开腹直肌前鞘,将腹直肌向外侧牵开,切开后鞘和腹膜。用盐水纱布垫分别将大网膜、小肠和结肠保护推向上和左右两侧,并用腹腔自动牵开器显露后腹膜。纵形切开后腹膜,将后腹膜外翻,周边与前腹膜缝合固定数针,以防脓液污染腹腔。将膀胱和子宫牵向下方,显露髂总动、静脉和骶骨岬。结扎切断骶正中动、静脉,显露L_5、S_1椎间盘。

【注意事项】

1. 术前清晨清洁灌肠,保留导尿管。

2. 髂总动、静脉分叉处要防止血管撕裂。

3. 腰骶前入路手术都有可能损伤交感神经而导致阳痿或精液反流或射程减退,因此应避免损伤交感神经和副交感神经。

4. 经腹腔途径,术后易并发肠粘连,应慎用。

(唐天驷 杨惠林)

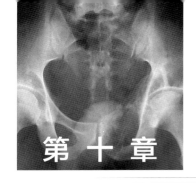

第十章 骨盆手术径路

第一节 骶骨显露径路

一、后方径路

【适应证】

1. 骶骨肿瘤切除术。

2. 骶骨病变和骶骨外伤合并神经损伤。

【麻醉】 连续硬膜外阻滞或全身麻醉。

【体位】 侧卧位,病变严重侧在上。

【操作步骤】

1. 切口

(1) 从 L_5 或 S_1 棘突纵形向下到 S_5 棘突。

(2) 从 L_5 或 S_1 棘突向两侧髂嵴延伸。

(3) 从 S_5 水平向两侧顺臀大肌走行方向引下方切口。

上述切口可根据病变位置,大小选择使用,可长可短,不求对称。如骶管内囊性肿物可采用切口(1);如肿物位于 $S_{4,5}$ 可用切口(1)和(3);如肿物位于 $S_{1,2}$ 可用切口(1)和(2),其横形切口之长短依据病变的大小,偏心程度来决定(图10-1-1)。

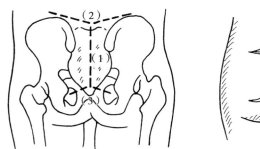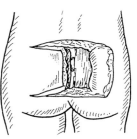

图 10-1-1 骶骨后方径路

虚线示切口

2. 手术方法

(1) 骶骨背侧:切开皮肤、皮下组织,止血。从 L_5 或 $S_1 \sim S_5$ 棘突切开腰背筋膜和下部臀大肌,向两侧翻起臀肌皮瓣,经髂后上、下棘,骨膜下剥离臀大肌在后部髂骨的附着点,达需要暴露的部位。

（2）从 $S_{3,4}$ 背侧、骶骨棘突和两侧髂骨后部髂嵴,切断和剥离竖脊肌,向上翻起到 L_5 棘突水平,至此骶骨、尾骨背侧面,髂后上下棘和后部髂骨已经完全显露(图 10-1-2)。

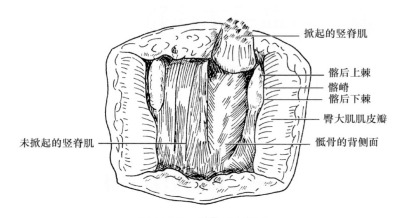

图 10-1-2 骶骨后方径路
显露骶骨背侧面

（3）骶骨前方:用布巾钳向后牵拉尾骨,小心切开尾骨和 S_5 边缘的骶前筋膜,找到 S_5 或肿物下极与直肠之间的间隙,用手缓慢的钝性分离,并不断填塞纱布止血。

（4）在下位骶骨侧缘切断骶结节、骶棘韧带,继续向上切断梨状肌达骶髂关节下缘。至此骶骨(肿瘤)下部已完全游离。

（5）为显露 $S_{1,2}$(肿瘤)的侧方和前方,可切除部分髂骨显露耳状面,继续向前向上游离骶骨(肿瘤)上部(图 10-1-3)。

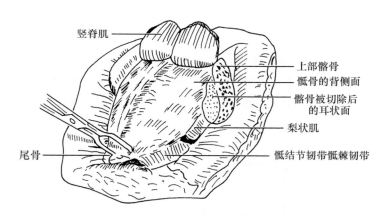

图 10-1-3 骶骨后方径路
显露骶骨侧方和骶髂关节

（6）打开骶管显露骶神经:①用骨刀和椎板咬骨钳切除骶骨棘突和椎板,显露骶管,$S_{4,5}$ 神经直视可见或被肿瘤推向后方。②S_5 神经根、尾神经和终丝在游离下部肿瘤时通常被切断,将影响会阴部的感觉。③S_4 神经根在梨状肌的下方向外向下走行,在切断骶结节、骶棘韧带后可以游离找到,如果下部肿瘤较大时易被切断。根据肿瘤大小和是否偏心可以保留双侧或单侧的 S_4 神经。④S_3 神经根,在梨状肌的上缘向外下方走出,切断梨状肌后,在骶骨外前方可能触及条索状的 S_3 神经根,应注意保护,切除骶管内外 S_3 神经根周围的骨质(或肿瘤)即可游离 S_3 神经根。⑤$S_{1,2}$ 神经根均在骶管两侧向外向前钻出骶神经孔,在分块切除上部肿瘤时,注意保护肿瘤中的条索,在大部分肿瘤被切除后,再仔细游离切除神经周围的肿瘤组织(图 10-1-4)。

3. 关闭伤口

（1）充分止血后，放置有效引流，逐层缝合，严密包扎伤口，使用腹带。

（2）血压平稳后，侧卧位，防止切口皮肤被压坏死。

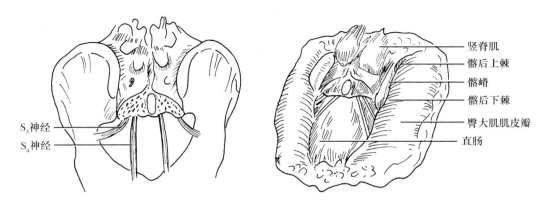

竖脊肌
髂后上棘
髂嵴
髂后下棘
臀大肌肌皮瓣
直肠

S₃神经
S₄神经

图 10-1-4 骶骨后方径路
显露骶神经与骶骨切除后的直肠

二、前方径路

【适应证】

1. 切除骶骨前方的软组织肿瘤，如神经纤维瘤。

2. 探查突向盆腔的骶骨肿瘤，如与大血管相连紧密应做游离保护，以防在后方切除肿瘤时损伤，造成大出血。

3. 不能进行介入栓塞或栓塞不满意时，为减少术中出血，可结扎或暂时阻断盆腔大血管（图 10-1-5）。

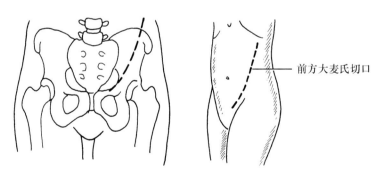

前方大麦氏切口

图 10-1-5 骶骨前方径路
虚线示切口

【操作步骤】

1. 切口 切口起自耻骨结节经麦氏点向上向外到肋缘。

2. 手术方法 切开皮肤、皮下组织，切开腹壁三层肌肉，推开腹膜，显露腹主动脉、下腔静脉、髂总、髂内、髂外动、静脉及腰大肌外侧脂肪组织内的股神经。在推开的腹膜侧，探查不断蠕动的输尿管和膀胱予以保护。探明肿瘤与上述器官的关系。必要时予以分离、保护（图 10-1-6）。

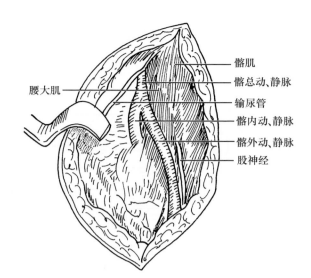

髂肌
腰大肌
髂总动、静脉
输尿管
髂内动、静脉
髂外动、静脉
股神经

图 10-1-6　骶骨前方入路
示盆腔后壁重要器官

（徐万鹏）

第二节　骶髂关节显露径路

一、后侧径路

　　根据患者情况,可采取全身麻醉、局部麻醉或连续硬脊膜外阻滞。患者取斜俯卧位,腰下垫枕,躯干与手术台面呈 60°,患侧在上,健侧髋关节和膝关节屈曲 40°～50°,患侧髋、膝关节微屈,两膝间垫一软枕(图 10-2-1)。作弧形切口,切口起自髂嵴中后 1/3 交界处,然后弯转走向股骨大转子处,止于坐骨切迹稍下方,长约 15cm(图 10-2-2),切开皮肤、皮下组织及筋膜后,显露出臀大肌,辨认臀大肌与竖脊肌的分界线(图 10-2-3(1)虚线处);沿此线切开,并切开附着于髂嵴上的臀肌纤维、骨膜结构及竖脊肌筋膜,将臀大肌自竖脊肌筋膜下剥离。再将臀大肌内上部分和臀中肌后部自髂骨后部由骨膜下向下剥离至坐骨切迹上方 1cm 处。再往下剥离,易损伤臀上血管和神经,剥离推开臀肌时,应紧贴髂骨板进行,以免损伤坐骨大切迹附近软组织中的臀上动、静脉。一旦血管被撕断,则血管断端可缩至盆腔内,造成不易控制的出血,甚至需前路手术,进入盆腔内止血。显露时需注意保护髂腰韧带和骶髂后长、短韧带的完整。将剥离的臀大肌和臀中肌向下外牵开,即显露出髂骨翼的后部,在坐骨切迹稍上方是髂骨耳状面与骶骨相连接形成骶髂关节处(图 10-2-3(2))。即骶髂关节的后方被髂骨后部掩盖,需在髂骨后部凿开一骨窗,才能进入关节。切骨开窗处在髂后上棘稍下方和髂后下棘稍上方之间约 2cm 宽的两处,分别自髂后上棘或髂后下棘横形向外凿开 4～5cm(约三横指),小儿酌减。然后,再将截骨面的两外端连接起来凿开,而骨瓣的内侧,仍然有软组织和韧带联系(图 10-2-4)。成人覆盖骶髂关节的髂骨很厚,达 2cm 左右。用骨刀做好截骨标记后,用气动锯开窗比较省力,且可减少出血,避免敲击骨刀,引起强烈振动和过度凿入。截骨完成后,用骨刀和持骨器将长形骨瓣掀起,并向内翻转,即可显露骶髂关节(图 10-2-5),处理骶髂关节病变和刮除其关节软骨(图 10-2-6),或植骨后放回骨瓣,或将骨瓣敲击嵌入,以利骶髂关节融合。

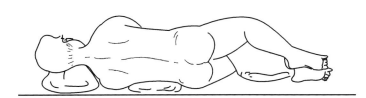

图 10-2-1　骶髂关节后侧经路体位

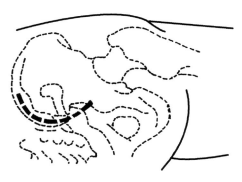

图 10-2-2　骶髂关节后侧经路切口

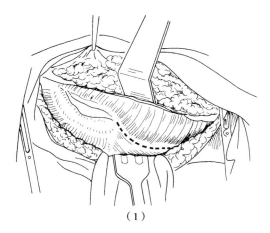

（1）

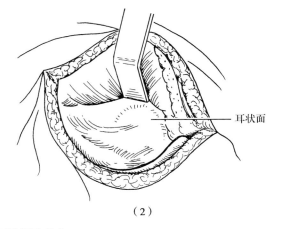

耳状面

（2）

图 10-2-3　显露骶髂关节
（1）臀大肌与竖脊肌分界线；（2）显露耳状面区

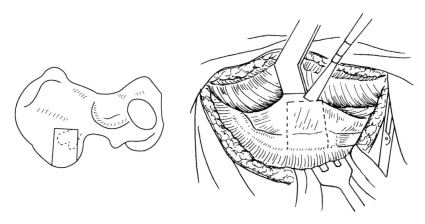

图 10-2-4　骶髂关节开窗法

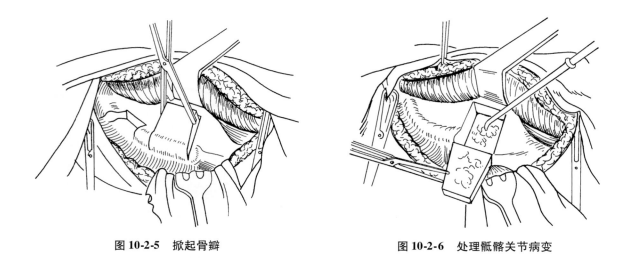

图 10-2-5　掀起骨瓣　　　　　　　　　图 10-2-6　处理骶髂关节病变

二、前侧径路

　　患者取仰卧位,患侧臀部垫薄枕,切口由髂前上棘开始,沿髂嵴向后切开,至竖脊肌附着点为止,长约 15cm。切开皮肤及皮下组织后,在髂嵴沿着腹肌附着处切开。至腹膜后,将腹膜向中央推开,显示髂骨。在髂骨上切开髂肌的附着点,然后沿髂骨内板,将髂骨进行骨膜下剥离,直至骶髂关节处(图 10-2-7),对髂骨上滋养血管出血,可用骨蜡止血,再将髂肌在骶髂关节附着处切开,向内推开,即可显示骶髂关节上半部,经过大小骨盆的分界线——弓状线向下剥离,达坐骨切迹和骶髂关节的下半部及弓状线后端后即可显露与骶骨相连形成关节的髂骨耳状面。注意避免损伤臀上动脉及神经。

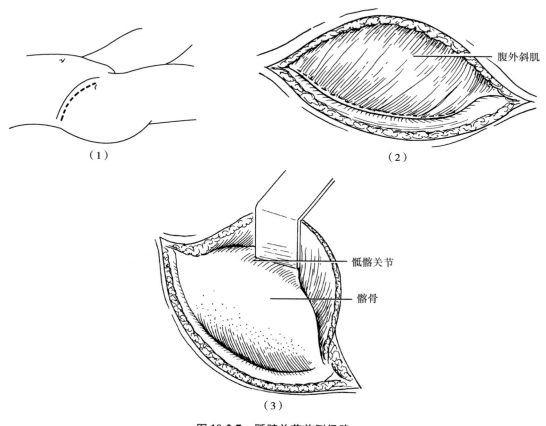

图 10-2-7　骶髂关节前侧径路
(1) 切口;(2)显露肌层与切开;(3)显露骶髂关节面

如需协同显露骶髂关节的前侧和后侧,可联合应用上述前后入路。

(叶启彬)

第三节　骨盆显露径路

一、髋臼显露径路

(一) 髂腹股沟径路

【适应证】　髋臼前壁、前柱骨盆骨折,也可用于以前柱移位为主的横形、T形及双柱骨折等。

【麻醉】　采用全身麻醉或连续硬膜外麻醉。

【体位】　取仰卧位。

【操作步骤】

1. 切口　始于前2/3髂嵴,沿髂前上棘、腹股沟韧带和耻骨联合上方2横指处切开,如需要可沿髂嵴向后延长(图10-3-1(1)(2))。

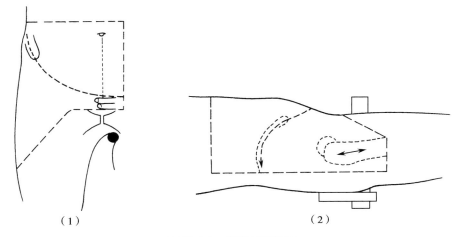

(1)　　　　　　　　　　　　　　　(2)

图10-3-1　髋臼显露切口

(1)髂腹股沟切口,正位像始于前2/3髂嵴,沿髂前上棘、腹股沟韧带和耻骨联合上
方2横指处;(2)髂腹股沟切口侧位像,必要时可治髂嵴向后延长

2. 手术过程　切开皮肤、皮下组织,自髂嵴向内侧切开剥离腹肌和髂肌的附着点,显露髂窝、骶髂关节前方和真骨盆上缘(图10-3-2(1))。在下方切口段,切开浅筋膜、腹外斜肌腱膜和腹直肌鞘前方筋膜,达腹股沟外环上方1cm。解剖腹股沟管,显露游离精索或圆韧带及髂腹股沟神经。分离腹内斜肌、腹横肌及腹横筋膜在腹股沟韧带的附着点,保护股外侧皮神经、股神经和髂外血管(图10-3-2(2)),在股静脉内侧的耻骨梳水平切开腹内斜肌和腹横肌的联合腱,进入Retzius耻骨后区,有时需切断腹直肌止点约1cm。腹股沟韧带下方含内、外两个间隔室,由髂腰肌鞘或髂耻筋膜分隔。髂腰肌、股神经和股外侧皮神经占据外室,髂外血管和淋巴管占据内室。沿髂耻嵴剥离,用第1根皮片穿髂腰肌、股神经和股外侧皮神经,第2根皮片穿髂外血管和淋巴管牵引。分离牵引时需注意结扎切断可能存在的闭孔动脉变异支或闭孔血管与髂外血管间的吻合支。对解剖游离后的精索或圆韧带则用第3根皮片牵引(图10-3-2(3))。对上述皮片牵引组织作各向牵引可形成外侧、中间和内侧3个入口,由此显露、复位和内固定不同部位的骨折。外侧入口:将第1根皮片牵向内侧,显露髂窝和髂耻嵴上方;中间入路:将第1和第2根皮片分别向外和内牵引,显露方形区、坐骨棘、坐骨大、小切迹和闭孔;内侧入路:将第2和第3根皮片分别向外和

内牵引,显露耻骨上支和 Retzius 耻骨后间隙。如需暴露耻骨角和耻骨联合,可将第3根皮片向外牵引即可。术毕置2根负压引流,一根置于耻骨后间隙,另一根置于方形区和髂窝,严密缝合各层。

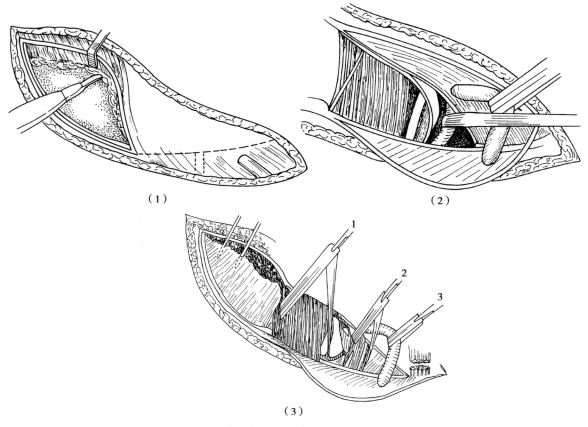

（1）

（2）

（3）

图 10-3-2　解剖腹股沟管

（1）切开皮肤、皮下组织,自髂嵴向内侧切开剥离腹肌和髂肌的附着点,显露髂窝、骶髂关节前方和真骨盆上缘;（2）下方切口段,显露精索或圆韧带、腹股沟神经、股外侧皮神经、股神经和髂外血管;（3）第一根皮片穿髂腰肌、股神经和股外侧皮神经;第2根皮片穿髂外血管和淋巴管;第3根牵引游离后的精索或圆韧带

【注意事项】　该径路很少发生异位骨化,是目前颇受国内外学者推崇的入路之一。但其缺点是不能直视关节面,可能损伤位于耻骨后方的股神经、血管束。髂外动脉和闭孔动脉间常有变异的吻合支,如损伤会造成难以控制的出血。

（二）后侧径路

结合 Kocher 入路及 Langenbeck 入路,又名 Kocher-Langenbeck 径路(简称 K-L 径路)。

【适应证】　髋臼后壁骨折、后柱骨折横形或 T 形骨折。

【麻醉】　连续硬膜外麻醉或全身麻醉。

【体位】　取决于骨折类型。对于后壁骨折,侧卧或俯卧位均可;对于后柱骨折、横形或 T 形骨折,如采用侧卧位,则下肢重量可加重远侧骨折段内移,增加骨折复位难度,而俯卧位可避免这一问题。需采用骨科手术台,股骨下端骨牵引,屈膝45°,可松弛坐骨神经,防止损伤。

【操作步骤】

1. 切口　在股骨大转子近端向近侧延伸至距髂后上棘约占2/3处(图10-3-3),切口向大腿外侧远端延长10cm。

2. 手术过程　切开皮肤、皮下组织,切开髂胫束和臀大肌筋膜,沿臀大肌肌纤维方向钝性劈开臀大肌,显露并切断短外旋肌和梨状肌止点,保护坐骨神经。必须注意避免解剖股方肌,以免损伤旋股内侧动脉导致股骨头无菌性坏死。用骨膜剥离器在关节囊浅层向后柱和臼上方剥离。显露骨折和关节囊(图 10-3-4),于坐骨结节内侧插入 Blunt Hohmann 拉钩将臀大肌、短外旋肌和坐骨神经牵向内侧,在臼上方髂骨上插入两枚短斯氏钉,将臀中小肌牵向上方,以获得持续良好的暴露。如骨折累及负重区并向前上方延伸,可切断臀中肌止点的后 1/3,有助于扩大暴露。如需扩大暴露髋臼上缘和髂骨翼下部,作股骨大转子截骨可满足这一暴露。

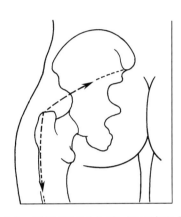

图 10-3-3　后侧(K-L)入路,切口在股骨大转子近端向近侧延伸至距髂后上棘约占 1/3 处,切口向大腿外侧远端延长 10cm

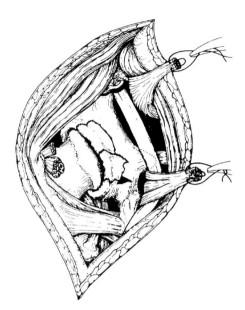

图 10-3-4　劈开臀大肌,切断短外旋肌、梨状肌止点,保护坐骨神经,用骨膜剥离器在关节表浅层向后柱和臼上方剥离,显露骨折和关节囊

【注意事项】　钝性劈开臀大肌纤维后,辨别并保护股方肌上的坐骨神经。手术时后伸髋关节、屈曲膝关节可避免损伤坐骨神经;当用髋臼拉钩插入座骨小切迹时,短外旋肌有助于保护坐骨神经;牵开坐骨神经应轻柔。注意保留股方肌的完整,以保护旋股内侧动脉的升支。

(三) 延长髂股入路

【适应证】　髋臼前、后柱均骨折,如双柱、T 形、前柱合并后半横形骨折。

【麻醉】　连续硬膜外麻醉或全身麻醉。

【体位】　侧卧位,健侧在下,牢固固定于普通手术台上,便于手术台左、右倾斜。

【操作步骤】

1. 切口　呈 J 形,自髂后上棘,沿髂嵴至髂前上棘作弧形切口,向远侧延长至股骨大转子前大腿中部(图 10-3-5)。

2. 手术过程　切开皮肤、皮下组织,沿髂嵴切开阔筋膜张肌和臀肌,骨膜下剥离,显露髂骨至关节囊,必要时切断靠近大转子外侧部分臀小、中肌,形成臀大、中、小肌肌皮瓣,保留血管、神经蒂。在股骨大转子附近切断外旋肌、闭孔内肌和梨状肌(图 10-3-6)。如需扩大暴露骨盆内侧和前柱,可屈曲内收髋关节,也可切断缝匠肌和腹股沟韧带止点,或髂前下棘股直肌直头,剥离髂肌,以帮助显露。注意切断止点应留 1～2cm 以利再缝合。

【注意事项】　虽暴露充分,但手术剥离面广、渗血多。术后异位骨化率高,造成关节功能障碍。

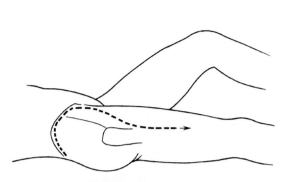

图 10-3-5 延长髂股入路,切口呈 J 形,自髂后上棘,沿髂嵴至髂前上棘作弧形切口,向远侧延长至股骨大转子前大腿中部

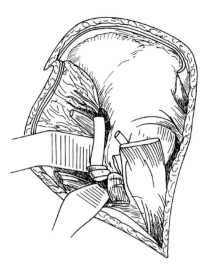

图 10-3-6 沿髂嵴切开阔筋膜张肌和臀肌,骨膜下剥离,显露髂骨至关节囊,必要时切断大转子外侧部分臀小、中肌,形成臀大、中、小肌肌皮瓣,保留血管、神经蒂

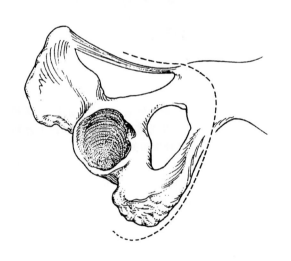

图 10-3-7 耻骨、坐骨显露切口起自腹股沟韧带中部下 0.6cm 处,平行向内在阴茎根部或阴阜外侧,向下弯向阴囊或大阴唇外侧,沿耻骨下支到坐骨结节

(唐天驷 杨惠林)

(四) Stoppa 径路

【适应证】

1. 髋臼骨折,包括前柱骨折、前柱加后半横形骨折、低位横形骨折、双柱骨折等,特别是骨折累及四方体。

2. 骨盆环损伤。

3. 髋臼杯、骨水泥等植入物突入盆腔。

4. 髋臼内侧壁骨溶解。

【体位】 仰卧位,患侧下肢稍屈髋屈膝,术者立于对侧。

【操作步骤】

1. 切口 于耻骨联合上方 1~2cm 作一横形切口(图 10-3-8)。

2. 手术方法 切开皮下组织至腹直肌筋膜显露腹白线,沿肌纤维方向纵形劈开。于耻骨联合上方切开腹横筋膜。不可向外侧扩大切开,以免损伤外环处的精索或子宫圆韧带。钝性分离位于耻骨联合后方和膀胱前方的膀胱前间隙(Retzius space)并用剖腹手术专用海绵包裹此区域以保护膀胱及尿道。

　　沿耻骨、耻骨上支、耻骨支后表面和骨盆上口作骨膜下剥离。游离髂耻筋膜显露真骨盆缘。采用牵开器牵开腹直肌,并保护闭孔神经血管束及髂外血管(图10-3-8)。髂外血管与闭孔血管间的交通支(corona mortis,"死亡之冠")位于耻骨支的上方,小心识别并结扎阻断(见图10-3-7中箭头所示)。此时四方体、真骨盆缘、耻骨上支、闭孔及闭孔血管、闭孔神经充分显露。

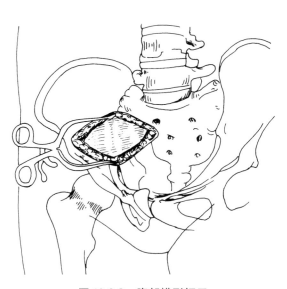

图10-3-8　腹部横形切口

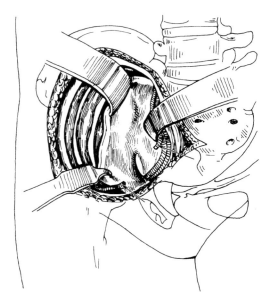

图10-3-9　暴露骨盆上口

二、耻骨、坐骨显露径路

【适应证】　耻骨、坐骨处肿瘤、结核及骨髓炎。

【麻醉】　全身麻醉或连续硬膜外麻醉。

【体位】　截石位,骶臀部垫高。

【操作步骤】

1. 切口　改良 Milch 切口。起自腹股沟韧带中部下0.6cm处,平行向内在阴茎根部或阴阜外侧,向下弯向阴囊或大阴唇外侧,沿耻骨下支到坐骨结节(图10-3-7)。

2. 手术过程　切开皮肤和皮下组织,从坐骨和耻骨骨膜下剥离内收肌和闭孔外肌,显露部分耻骨体、耻骨下支外侧缘、坐骨下支和坐骨结节(图10-3-10)。如需更充分地显露坐骨和耻骨,牵开或沿切口切开臀大肌下缘,再从坐骨结节外侧切断腘绳肌和股方肌;骶结节韧带从坐骨结节内侧面剥离。保护阴茎血管和神经,该神经血管束是从坐骨大孔发出并跨过坐骨嵴和骶结节韧带进入坐骨小孔,再向前至闭孔内肌筋膜内的 Alcock 管。注意骨膜下剥离坐骨海绵体肌和闭孔内肌以免损伤 Alcock 管及内部的神经、血管。沿坐骨下部内侧缘和耻骨支骨膜下剥离会阴浅、深横肌、阴茎脚和尿道括约肌。然后,从耻骨联合下缘切断尿生殖膈,应避免损伤尿道、阴茎背侧深动、静脉及神经。从耻骨处切断腹直肌和锥状肌,并于耻骨处切断腹股沟韧带,将耻骨肌沿耻骨上支的耻骨线从起点游离(图10-3-11)。牵开耻骨肌,骨膜下切断闭孔内、外肌,尽可能保护闭孔动静脉和闭孔神经。

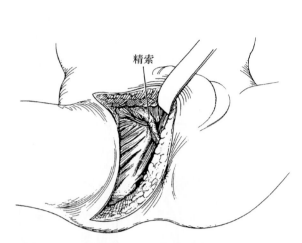

图 10-3-10　从坐骨和耻骨骨膜下剥离内收肌和闭孔外肌,显露部分耻骨体、耻骨下支外侧缘、坐骨下支和坐骨结节

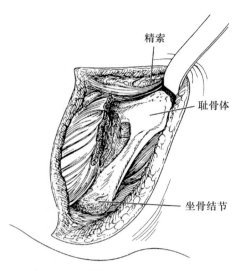

图 10-3-11　如需充分显露坐骨和耻骨,切开臀大肌下缘,再从坐骨结节外侧切断腘绳肌和股方肌。骨膜下剥离坐骨海绵体肌、闭孔内肌,沿坐骨下部内侧缘和耻骨支骨膜下剥离会阴浅、深横肌、阴茎脚和尿道括约肌,耻骨处切断腹股沟韧带,耻骨肌沿耻骨上支的耻骨线从起点游离

（裴福兴　沈彬）

第三篇 创 伤

主编 曾炳芳

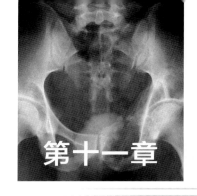

第十一章　骨折的手术治疗

第一节　骨折的基本治疗原则和现代理念

骨折治疗的基本内容是复位、固定和功能锻炼。骨折手术治疗的基本原则是保护骨折部位的血液供应,恢复骨折的解剖关系,给予稳定的固定,尽早进行功能锻炼。

一、复位技术

骨折的复位就是将骨折块放回正确的位置,恢复骨骼的正常解剖关系。复位是骨折后肢体功能恢复的结构基础,而骨折部位良好的血液供应是骨折愈合的必不可少的条件,两者之间相辅相成,又互相牵制:为了准确复位和固定骨折,常常需要剥离骨折的软组织附着,不可避免地会造成或加重对骨折片血液供应的破坏,影响骨折的愈合。因此,临床上在选择合适的技术、应用恰当的内置物对骨折进行复位和固定时,越来越多地强调要尽量保护骨折部位和软组织的血液供应,使骨折在得到有效固定之后顺利进入骨折的愈合过程。

根据复位的程度将复位分为解剖复位和功能复位。解剖复位就是恢复骨骼原来的解剖位置,包括抬高因外伤而压缩塌陷的关节面,无残留移位,特别适合于关节内骨折以及一些简单骨干骨折的复位。功能复位就是恢复骨骼的长度、力线和旋转对位,不强求骨折碎片的准确对位,适合于长骨骨干复杂骨折的复位。

(一) 直接复位

直接复位顾名思义是通过手术切开暴露骨折的部位(或是开放性骨折已经暴露),直视下使用器械操控骨折块,施加力和力矩达到复位的目的。

直接复位使用的器械有持骨钳、点状复位钳、齿状复位钳、同线复位器以及骨盆球形点状复位钳等;利用器械直接夹持骨块或利用杠杆作用进行复位(图 11-1-1)。手术中根据骨折块的形状和复位的需要,以及手术医生的偏好与经验灵活应用(图 11-1-2)。

值得强调的是,即使是切开直接复位,也要尽量减少对骨片上附着的软组织,包括骨膜进行剥离,以免加重对骨折部位血液供应的破坏,影响骨折的愈合。

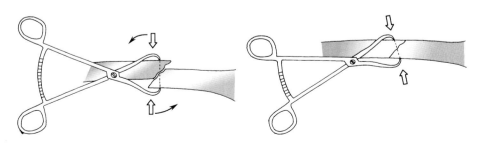

图 11-1-1　利用点状复位钳直接复位示意图

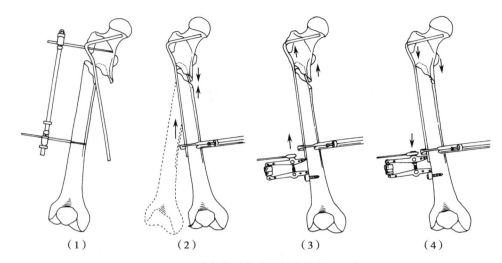

图 11-1-2 联合应用各种器械直接复位示意图
（1）骨折撑开器纠正短缩；（2）利用接骨板复位；（3）撑开加压；（4）牵拉加压

在某些病例，也可以不暴露骨折部位，通过皮肤小切口置入器械，操控骨折块，在影像增强器监控下进行经皮直接复位。例如胫骨骨折、尺骨骨折和锁骨骨折等骨折处软组织覆盖较少时，通过触摸或透视监控应用点式复位钳经皮直接钳夹骨折片实施复位（图 11-1-3）；在肌肉丰富骨折难以复位时，通过局部小切口，放置点式复位钳等复位工具，透视下直接操控骨折片进行复位；经皮直接打入克氏针或螺丝钉把持骨折端，通过撬拨而复位。

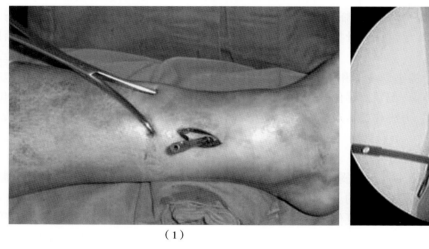
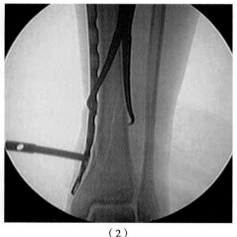

图 11-1-3 经皮点式复位钳透视下直接复位
（1）术中；（2）透视照片

（二）间接复位

间接复位是指远离骨折区使用各种手段和器械使骨折复位。间接复位可以是闭合复位也可以切开复位。不过，手术切开、显露骨折部位只是为了放置用于内固定的内置物，并不直接操控骨折片实施复位。

间接复位采用的措施有牵引，包括手法牵引、骨折牵引床牵引，或者使用骨折撑开器。复位的原理是通过牵引利用附着在骨折片上比较完整的韧带和软组织的制约作用，达到恢复骨骼的长度、排列和旋转对位，实现功能复位的目的；在关节端或干骺端骨折，通过施加与损伤机制相反的外力，利用附着在骨折端的韧带、关节囊的牵拉作用使骨折复位。也可以利用解剖型内置物在远离骨折区域通过小切口微创技术获得复位（图 11-1-4）。由于间接复位时骨折部位并不直接暴露，复位的准确性有赖于影像增强器的术中监控。

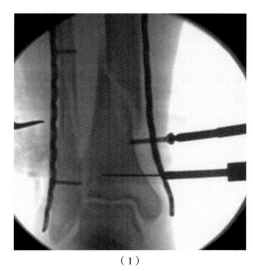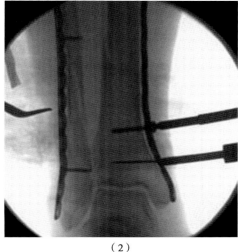

（1）　　　　　　　　　　　　　　（2）

图 11-1-4　利用接骨板进行间接复位

术中透视片,(1)利用螺钉将远端骨片拉向接骨板;(2)完成复位

二、内固定技术

骨折固定的方式与骨折愈合的形式息息相关,根据骨折固定的机械稳定性,有绝对稳定和相对稳定之分。绝对稳定固定者,在生理负荷下骨折片之间不会有任何移动,结果骨折愈合过程中没有骨痂形成,是为骨折的直接愈合;相对稳定骨折者,骨折片在生理负荷下会发生不影响骨折愈合的移动,骨折通过骨痂生成与骨化而连接,是为骨折的间接愈合。

（一）绝对稳定固定的技术

绝对稳定固定包括骨折的解剖复位、骨片间加压和坚强的固定。临床上能够达到绝对稳定固定的技术有拉力螺钉固定、加压接骨板固定和张力带固定技术。

1. 拉力螺钉固定　拉力螺钉靠头端没有螺纹,其螺纹位于远端。固定到位时,其螺纹部分把持住对侧的皮质,螺钉旋进时通过螺纹与螺钉头相互作用,两侧皮质之间的骨折片得到加压(图 11-1-5)。不过,只有当有螺纹的部分通过骨折线后才能产生压缩作用;否则螺纹正好架越骨折线处,则不能取得骨折片间的加压。

如果使用全螺纹螺钉作拉力螺钉,近侧皮质预钻孔的直径必须大于螺钉的外直径,使得旋进时螺钉在近侧皮质内可以滑动,从而像拉力螺钉一样,能够在远近两侧皮质之间产生加压,达到绝对稳定固定的作用(图 11-1-6)。为了防止螺钉头在加压时沉入骨内,常常需要用螺钉头和近侧皮质之间加个

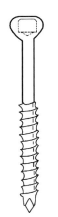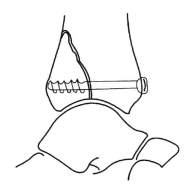

图 11-1-5　拉力螺钉及其应用示意图

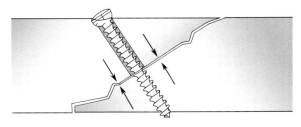

图 11-1-6　利用全螺纹螺钉作拉力螺钉

垫圈。

拉力螺钉的位置和方向与其发挥的加压和固定效能有很大关系。螺丝钉的方向垂直于骨折平面时,骨折片间加压的作用最大,但在轴向承重下,骨折片之间可能出现滑动,不能保证稳定,结果丧失良好的复位位置;如果拉力螺钉的方向与长骨的纵轴垂直,轴向承重时,则不易错位(图11-1-7)。顾及这两个方面,拉力螺钉的方向应为骨折面垂线与长骨纵轴垂线的夹角的角平分线(图11-1-8)。

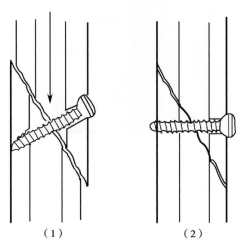

（1） （2）

图11-1-7 拉力螺钉的方向与固定的纵向稳定性
（1）螺丝钉与骨折平面垂直,垂直负荷时有再
移位的倾向;（2）螺丝钉与长骨的纵轴垂直,轴
向承重时不易变位

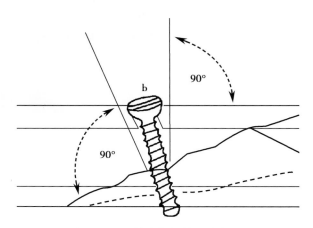

图11-1-8 拉力螺钉的正确方向

为提高长螺旋形骨折的固定稳定性,可能要用几枚拉力螺钉,每一枚螺钉都应该位于该骨段的中心,方向则必须依据螺旋线骨折线的位置确定(图11-1-9)。

拉力螺钉能有效地产生和维持骨片间的加压,但不能有效对抗骨折块的旋转和剪式应力。因此,除非骨折靠近关节,拉力螺钉固定都需要中和接骨板的保护(图11-1-10)。中和接骨板的作用是分担拉力螺钉承受的应力,避免其发生疲劳失效;在干骺端和骨骺部位的劈裂骨折,拉力螺钉固定常常需要联合应用支撑接骨板,以保护这些拉力螺钉避免承受剪切作用力(图11-1-11)。

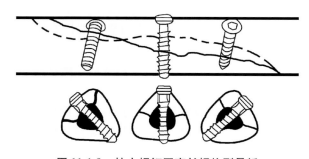

图11-1-9 拉力螺钉固定长螺旋型骨折
螺钉的位置与方向

2. 加压接骨板固定 加压接骨板固定是为长干骨骨折提供绝对稳定固定的一种技术,先使骨折解剖复位,再选用适当的接骨板,通过螺钉将其牢固地固定在骨干上,通过接骨板和骨皮质之间产生的摩擦力发挥固定作用。骨片间的加压可以通过拉力螺钉固定技术来实现,只要可能,就通过接骨板的螺孔安置螺钉,多用于斜形或螺旋形骨折;而骨折端之间的加压是加压接骨板固定骨折的关键所在。使用普通接骨板时,骨折端之间的加压是通过使用加压器来实现的;使用动力加压接骨板时,则是通过正确操作经加压孔拧入螺钉达到骨端加压的。

加压接骨板固定时,接骨板也是放在骨折的一侧,属偏心性固定。无论使用什么接骨板,一般总是将其置于骨折的张力侧,起张力带作用:当骨骼承受负荷时,接骨板可将张力转化为对侧皮质的压力,从而达到绝对稳定的固定。固定之前,接骨板应当进行预弯。没有预弯的接骨板是笔直的,放在同样笔直的骨骼上,螺钉拧紧时在接骨板近侧皮质上产生压力,在对侧皮质产生轻微的张力,影响稳定性。如果将经过预弯的接骨板放到骨折部位,它与骨骼之间就存在间隙,用螺钉固定时可以在两侧皮质都产生加

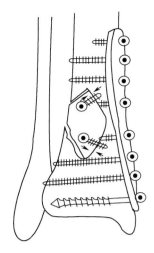

图 11-1-10　胫骨骨干骨折拉力
螺钉中和接骨板固定示意图

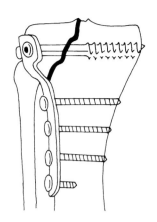

图 11-1-11　胫骨平台劈裂骨折拉力
螺钉支撑接骨板固定示意图

压,从而达到绝对稳定。

（1）使用加压器的加压接骨板固定:接骨板的两端都有一个切迹,与加压器的钩相匹配。在使用之前应该将加压器的两个臂完全打开。先将接骨板固定到骨折线的一侧,然后复位骨折并用复位钳维持;将加压器连接到骨折线另一侧接骨板上,用一枚短皮质螺钉把加压器固定到骨上,然后通过牵拉,可以在骨折端施加 100~120kP 压力(图 11-1-12)。加压器也可以是推挤加压,安装的方向和上述通过牵拉加压的器具相反,即将加压器装在先行接骨板固定的一侧。直视下骨端加压到位,在按常规置入螺钉,拧紧,完成固定。

（2）使用动力加压接骨板的加压接骨板固定:骨折端的加压可以通过使用动力加压接骨板(dynamic compression plate,DCP)来实现。DCP 上的螺孔是精心设计的。螺孔为椭圆形,允许螺钉成角度拧入,沿长轴方向最多倾斜 25°,横切面最多倾斜 7°(图 11-1-13),可以根据骨折片的形态和位置灵活选用。

螺孔底的形状被设计成一个斜向、有角度的圆筒的一部分,螺钉旋紧的过程中螺钉头就像一个球沿着这个斜的圆筒滑动。实际使用时,随着螺钉的拧入,接骨板连同事先固定于其上的骨折段一起移动,可以有 1mm 的位移,从而产生对骨折端的加压(图 11-1-14)。

操作时,先在骨折线的一侧将接骨板固定到骨干上,在骨折线另一侧通过加压孔拧进一枚螺丝钉,使骨折端加压。遇斜形骨折,接骨板先固定在呈钝角的一侧,而在骨端呈锐角的一侧通过加压孔加压,骨折端相向移动时,骨折块的尖端进入接骨板和接骨板固定着的那一侧的骨折块所形成的三角间隙,加压过程中不会发生移位(图 11-1-15),如果需要

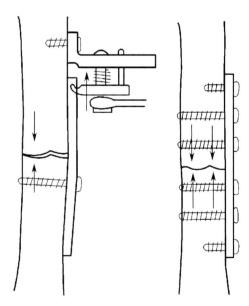

图 11-1-12　利用加压器的加压接
骨板固定示意图

继续加压,就别拧紧螺钉,而是经另一个加压孔拧入螺钉,达到进一步加压的目的,然后逐个拧紧螺钉。

3. 张力带固定

（1）生物学原理:应力在骨中传导的基本概念最早是由 Frederic Pauwels 提出。他发现,任何弯曲的管状材料受到轴向加载时将产生张力侧和压力侧。从中发展出了张力带固定的原理:将张力带固定器偏心放置于弯曲骨骼的凸起侧,骨骼载荷时固定器产生的张力就会转化为对侧皮质的压力(图 11-1-16)。

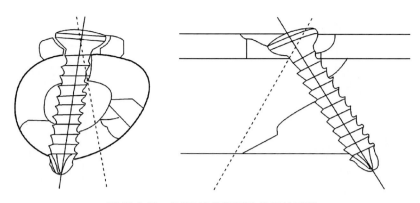

图 11-1-13 DCP 接骨板螺孔的设计形状

螺孔允许螺钉的入角在横切面最大倾斜 7°,沿长轴方向最大倾斜 25°

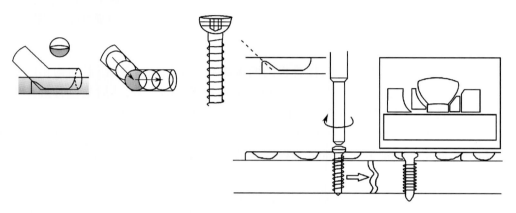

图 11-1-14 动力加压原理

接骨板螺孔的一侧设计成横向倾斜圆筒,螺丝钉旋进时螺钉头像一个球沿着斜的圆筒滑动。螺钉旋转过程中沿着与骨表面垂直的方向运动,螺钉头对接骨板孔有斜坡的一侧挤压,结果骨折段连同接骨板呈水平方向移动,从而对骨折端产生加压作用

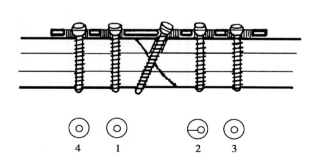

图 11-1-15 动力加压接骨板固定示意图

下为导钻和螺丝钉的操作次序

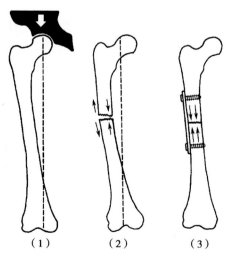

图 11-1-16 股骨骨折固定的张力带原理

(1)股骨的力线偏内,外侧为张力侧,内侧为压力侧;(2)股骨骨折部内侧合拢,外侧分离;(3)置于股骨外侧的接骨板起张力带作用,负重时可消除对侧分离

有些骨折,例如髌骨骨折和尺骨鹰嘴骨折,由于附着的肌肉会牵拉骨折端使之分离,应用张力带可以中和这些作用力,当关节屈曲时甚至可以将这些作用力转化为压力。在肌腱或韧带的止点部位,例如肱骨大结节、股骨大转子、内踝会发生撕脱骨折,应用张力带固定撕脱的骨折块,同样可以将张力转化为压力,允许关节早期活动(图11-1-17)。

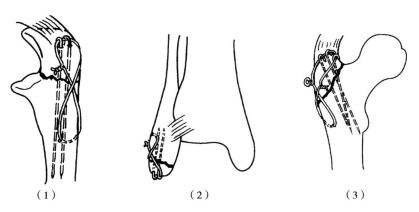

图 11-1-17　克氏针张力带钢丝固定骨折
(1)尺骨鹰嘴;(2)外踝;(3)股骨大转子

(2) 应用原则:张力带固定的原则就是要将固定装置安放在张力侧。在有弧度的长骨,骨干凸起的一侧为张力侧,在骨折延迟愈合或不愈合,存在成角畸形者在凸形成一个张力侧。应用张力带固定首先要满足以下先决条件:①骨骼和骨折能够承受压力;②张力带对侧有完整的骨皮质支撑;③固定物能承受张力。钢丝、钢缆、可吸收线、不可吸收线都可以用作张力带。如果放置合适、髓内钉、接骨板、外固定架也可以发挥张力带功能。在固定当时即产生加压的张力带称为静力张力带,例如内踝骨折张力带固定。如果关节活动时骨折端的压力增加,则称为动力张力带,例如髌骨骨折张力带固定。当膝关节屈曲时,增加的张力会转化为骨折端的压力(图11-1-18)。

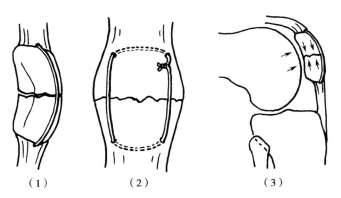

图 11-1-18　不锈钢丝张力带固定髌骨骨折
(1)侧面观;(2)正面观;(3)屈膝时骨折端之间加压

接骨板也可以采用张力带固定的原理用于临床,例如尺骨鹰嘴骨折张力带接骨板固定(图11-1-19)。张力带接骨板用于治疗骨干骨折时,必须注意以下各点:①只能用于偏心受力的骨骼壁,例如股骨;②必须将接骨板放置在张力侧;③接骨板必须能够承受牵张作用力;④对侧皮质必须能够承受加压作用力。特别要注意,如果对侧皮质粉碎骨折或者有缺损,复位后内侧缺乏支撑力,放在外侧的接骨板就会承受反复的弯曲应力,要是骨折不能顺利愈合,发生接骨板断裂是迟早的事。遇这种情况,早期植骨是个明智的选择,使接骨板对侧皮质能够承受压力。如果将接骨板固定在内侧,则不能中和张力,内固定会在承受负荷时失效。

(3) 手术技巧:手术技巧最根本的就是所有操作都要严格遵循张力带固定的原理。以髌骨骨折为

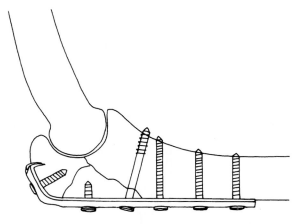

图 11-1-19　张力带接骨板固定尺骨鹰嘴骨折示意图

例,在维持骨折解剖复位的前提下,通过尽可能贴近骨骼将钢丝8字或简单环扎在髌骨前表面,并在髌骨上、下极肌腱止点部位达到良好把持,就可以完美发挥张力带的功能,在动态负荷的情况下产生骨折端加压。使用克氏针固定时,钢针要靠近髌骨关节面置入,彼此平行,以利滑动,使骨折端加压。张力带钢丝可以直接穿过肌腱的止点,也可以绕过纵形固定的克氏针。而在肱骨近端或胫骨内侧,可以用螺钉帽作为固定锚。依据张力带原则使用接骨板或外固定架时,必须放置在骨的张力侧或畸形的凸起侧。用金属丝编织的缆绳因其强度大,借助器械更容易拧紧,临床上更受欢迎,有取代钢丝的趋势。

(二) 相对稳定固定的技术

相对稳定固定是指骨折固定之后,在生理负荷通过骨折部位时,骨折块之间发生不影响骨折愈合的移动。正是这些微动刺激骨痂的形成,促成骨折间接愈合。骨片移位的程度与负荷的应力大小成正比,而与内置物的刚度成反比。临床上能够提供相对稳定固定的技术有髓内钉、桥接接骨板和外固定支架固定术。

1. 髓内钉固定　髓内钉固定是治疗骨干骨折最常用的方法。临床上,只要没有禁忌证,长骨骨折都可以用髓内钉固定。用髓内钉准确实施内固定后,肢体就不需要任何形式的外固定物,包括石膏绷带或持续骨牵引等,术后患者可以早期开始功能锻炼,患肢甚至可以部分负重,从而避免外固定所引发的种种后遗症,例如肌肉及骨骼萎缩以及关节僵硬等,有利于伤肢的功能恢复。

髓内钉置入时有需要和不需要扩髓的差别,固定方式有锁定和不锁定,尽可因人因地随机选择应用。但是,它们都有一个共同的特点,就是在骨折复位(闭合复位或有限切开复位)之后,从远离骨折部位插入髓腔,对骨折部位生物学环境的干扰和破坏减少,有利于骨折愈合和预防感染。

扩髓可以增加髓内钉和髓腔壁骨骼之间的接触面积;扩髓后可以使用直径更大的髓内钉,从而增加了骨髓内钉界面的固定强度;扩髓产生的骨质碎屑可以起内植骨的作用;这些都有利于骨折愈合。但是,扩髓会造成皮质髓内血供破坏,扩髓过程中产热可能导致骨坏死,陡然增加感染的危险;而扩髓后观察到的全身变化包括肺栓塞,以及与体温相关的凝血系统、体液系统、神经系统、免疫系统以及炎症反应的变化,必须引起足够的重视。

髓内钉的临床应用需要掌握好适应证,妥善选择髓内钉必须了解准备固定的各长管状骨的髓腔解剖,才能灵活地运用髓内钉固定技术。

股骨上下端的髓腔宽大,构成上主要为松质骨,髓腔在前后方向上轻度弯曲的,横断面上显示股骨髓腔的直径表明其峡部位是髓腔的中间部。在用硫酸钡造影剂注入股骨髓腔后拍摄的正、侧位 X 线片的描绘图上,也可以见到上述情况。股骨髓腔峡部的平均宽度为 7~12mm。髓内钉以从股骨大转子顶端处进入髓腔最为合适(图 11-1-20)。

胫骨上下干骺端也是比较粗大的,髓腔大致是直的,横断面上髓腔的直径有部位的差异,其峡部位于中、下1/3交界处。在胫骨髓腔注入硫酸钡造影剂后拍摄的正、侧位 X 线片的描绘图上,也可以见到上述情况。胫骨髓腔峡部的平均宽度为 7~9mm。髓内钉以从胫骨结节前方进入髓腔最为合适。因髓内钉系自髓腔的前侧方进入,故在进入髓腔后,必须借髓内钉的弹性作适当的弯曲后,方能进入髓腔的直轴中(图 11-1-21)。

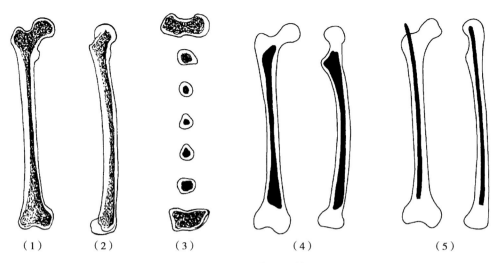

（1）　　　　（2）　　　　（3）　　　　（4）　　　　（5）

图 11-1-20　股骨髓腔情况

（1）额面纵剖面；（2）矢面纵剖面；（3）股骨每一段的横断面；（4）将硫酸钡造影剂注入股骨髓腔后拍摄的正、侧位 X 线片描绘图；（5）髓内钉自股骨大转子顶端处进入股骨髓腔后所摄之正、侧位 X 线片描绘图

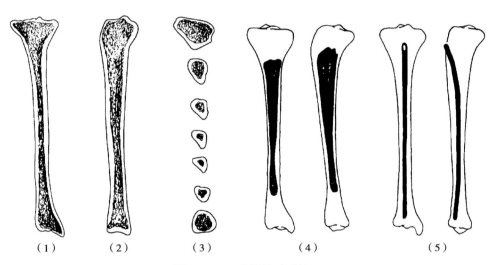

（1）　　　　（2）　　　　（3）　　　　（4）　　　　（5）

图 11-1-21　胫骨的髓腔情况

（1）额面纵剖面；（2）矢面纵剖面；（3）胫骨每一段的横剖面；（4）将硫酸钡造影剂注入髓腔后所摄之正、侧位 X 线片；（5）髓内钉自胫骨结节前方处进入胫骨髓腔后所摄之正、侧位 X 线片

　　肱骨的髓腔大致也是直的，每一段横断面上的髓腔直径还是有所不同的，其髓腔峡部位于中、下1/3段的交界处。峡部平均宽度为 6~8mm。髓内钉可自两处进入髓腔：一为肱骨大结节的上端；一为鹰嘴窝上（图 11-1-22）。当髓内钉在肱骨鹰嘴窝上进入髓腔时，由于进钉处位于肱骨后侧，故在进入髓腔后，必须借髓内钉的弹性作适当的弯曲，使能进入髓腔的直轴中。

　　尺骨近端鹰嘴部髓腔比较宽大，髓腔大体上是直的，额状面和矢状面上皆然，横断面髓腔的直径在近段较粗大而远段较细小，其峡部位于中间部分。在用硫酸钡造影剂注入尺骨髓腔后摄的正、侧位 X 线片的描绘图上，亦可见到上述两种情况。尺骨髓腔峡部的平均宽度为 2~4mm。髓内钉可由尺骨鹰嘴部进入髓腔（图 11-1-23）。

　　桡骨和尺骨不同，其远侧干骺端显得粗大，而髓腔大体上也是直的，中部略呈弧形，各段横断面上的髓腔直径有差异，其峡部位于上、中1/3 段的交界处。在用硫酸钡造影剂注入桡骨髓腔后所摄的正、侧

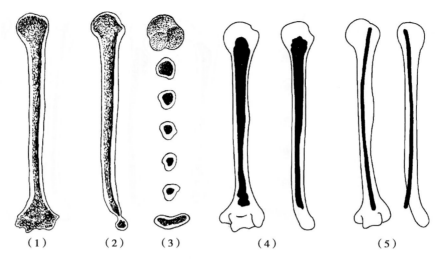

（1）　　　　（2）　　　　（3）　　　　　（4）　　　　　　（5）

图 11-1-22　肱骨的髓腔情况

（1）额面纵剖面；（2）矢面纵剖面；（3）肱骨每一段的横断面；（4）将硫酸钡造影剂
注入肱骨髓腔后所摄之正、侧位 X 线片描绘图；（5）髓内钉自肱骨鹰嘴窝上进入
髓腔后所摄之正、侧位 X 线片描绘图

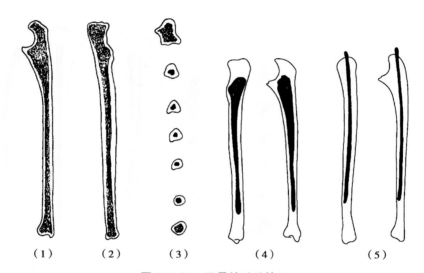

（1）　　　　（2）　　　　（3）　　　　　（4）　　　　　　（5）

图 11-1-23　尺骨的髓腔情况

（1）矢面纵剖面；（2）额面纵剖面；（3）尺骨每一段的横断面；（4）将硫酸钡
造影剂注入尺骨髓腔后所摄之正、侧位 X 线片描绘图；（5）髓内钉自尺骨鹰
嘴部进入髓腔后所摄之正、侧位 X 线片描绘图

位 X 线片的描绘图上，这些情况显示得很清楚。桡骨髓腔峡部的平均宽度为 2~4mm。髓内钉可自桡骨茎突处进入桡骨髓腔（图 11-1-24）。

髓内钉固定治疗长管状骨骨折的最佳适应证为发生于髓腔峡部的横形、短斜形和短螺旋形骨折，也可放宽至骨折线最远延伸处与髓内钉交锁钉距离不小于 5cm 者。不过，随着髓内钉设计的改进和应用技术的提高，股骨近端、肱骨近端的骨折以及胫骨两侧干骺端的骨折也可以应用带锁髓内钉进行治疗，取得良好效果。为了提高置钉的准确性、增加固定的稳定性，阻挡钉技术的应用起到相当重要的作用（图 11-1-25）。

术前要根据具体病例选择髓内钉的长度和直径，通过精确测定患肢长管状骨髓腔的长度及峡部的宽度可以做到这一点。长度可以通过体表测量来推算，髓腔宽度则需要拍片，在 X 线片上测量。方法是：以股骨为例，将初步选定的髓内钉平放在处于中立位的健侧大腿的外侧，相当于髓腔水平面的高度，

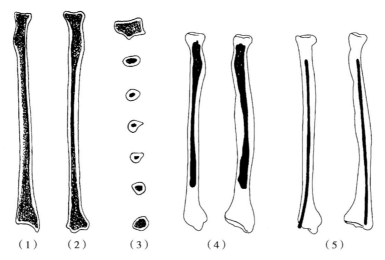

（1）　　（2）　　（3）　　（4）　　（5）

图 11-1-24　桡骨的髓腔情况
（1）桡骨额面纵剖面；（2）桡骨矢面纵剖面；（3）桡骨每一段的横断面；
（4）将硫酸钡造影剂注入髓腔后所摄之正、侧位 X 线片描绘图；（5）髓
内钉自桡骨茎突部进入桡骨髓腔后所摄之正、侧位 X 线片描绘图

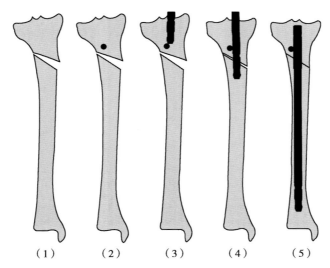

（1）　　（2）　　（3）　　（4）　　（5）

**图 11-1-25　阻挡钉技术辅助胫骨近端骨折髓内钉固定的
复位和置钉示意图**
（1）～（5）为实施步骤

用胶布条固定。自髋至膝移动球管拍股骨的全长 X 线正位片（图 11-1-26）。从获得的 X 线片上比较股骨和髓内钉的长度，髓腔峡部和髓内钉的宽度，即可比较准确地选择所用髓内钉的规格。

髓内钉固定的具体适应证和应用技术将在后续的各论中叙述。虽然临床上已经广泛应用髓内钉固定治疗长骨骨折，但是，基于生物学和力学方面的考虑，髓内钉固定还是有一定的手术禁忌证的，主要包括：进钉点或髓腔等部位有感染；合并肺部损伤的多发伤骨折患者；干骺端骨折线过于靠近关节端，无法安置交锁螺钉，固定不足以控制骨折轴线者。

2. 桥接接骨板固定　桥接接骨板固定是长管状骨髓腔外固定的一种方式。接骨板越过骨折部位，固定在远近两侧正常的骨干上，重建骨骼的长度、轴线排列和旋转对位，为存在多个骨折块的长管状骨粉碎性骨折提供相对稳定的固定，使骨折通过骨痂形成达到间接愈合。

（1）基本理念：桥接接骨板固定是一种生物学固定，其中心思想是接骨板只固定两端的主要骨折

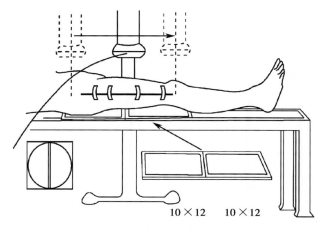

图 11-1-26　X 线摄片以测量股骨髓内钉合适的长度和直径

块,而不扰乱骨折端,减少对骨片及软组织血液供应的破坏,最大限度地保护骨折部位的生物学环境,有利于骨折的间接愈合(图 11-1-27)。

简单的骨干骨折可以解剖复位加压接骨板固定,以提供绝对稳定固定,达到骨折直接愈合;如果采用桥接接骨板固定,只能提供相对稳定固定,骨折不愈合或接骨板失效的风险高。这是由于简单骨折复位后骨折间隙很小,相对稳定固定后骨折端之间的移动所产生的应变很大,超过了折端间的骨痂组织所能耐受的范围,致使正常的骨折愈合过程受阻。因此,桥接接骨板固定只适合于复杂的骨干骨折,因为复杂的骨干骨折有较多骨折碎块,骨折块之间的间隙大,桥接接骨板固定后允许各个骨折块之间存在微动,产生的应变比较小,在肉芽组织所能承受的应变范围内,不影响正常的骨痂形成,骨折得以间接愈合。

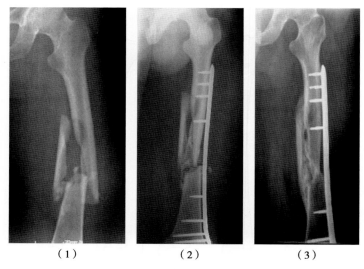

图 11-1-27　桥接接骨板固定股骨干粉碎性骨折
(1)术前;(2)术后 1 周及(3)6 个月 X 线片

(2) 复位技术:桥接接骨板固定要求不剥离骨折端,以降低对骨折部位血运的进一步破坏,有利于骨折愈合,因此应当采用闭合复位或间接复位的技术。其力学原理就是通过轴向牵引,纠正骨折所造成的短缩,恢复骨骼的长度和力线,利用还附着在骨折片上的软组织,例如关节囊、韧带、肌腱和肌肉作为铰链,通过手法或利用器械使骨折块复位。相对稳定固定不要求骨折的解剖复位,只要求功能复位,即恢复骨骼的长度、力线和旋转对位,而这正是闭合或间接复位所能够达到的。

(3) 固定技术:桥接接骨板固定的特点是固定两个主要的骨折段,不接触骨折区域,以髓外的方式进行固定。大多数接骨板都可以用于桥接接骨板固定,当然如果能依据骨折的解剖部位和形态选择合适的内置物则更好,将有利于接骨板的置入和固定的操作。由于接骨板不与骨折部位直接接触,因此在间接复位之后,可以直视下从一端插入接骨板,经肌层下越过骨折部位,到达骨折的另一端,分别用 3～4 枚螺钉将桥形接骨板两端牢固地固定在主要的骨折块上,骨折部位的骨片上少用或不用螺钉。如果采用闭合复位,则可以采用经皮插入接骨板的技术,即现在文献所述的微创经皮接骨板固定技术(minimally invasive percutaneous plate osteosynthesis,MIPPO)(图 11-1-28)。

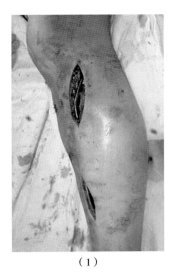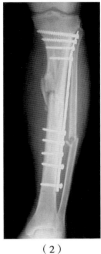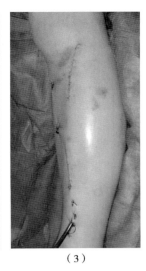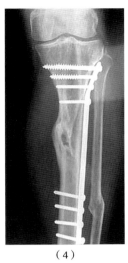

（1）　　　　　　　（2）　　　　　　　（3）　　　　　　　（4）

图 11-1-28　微创经皮桥接接骨板固定治疗胫骨骨折

（1）不暴露骨折端,经皮插入接骨板;（2）术后 X 线片显示桥接接骨板固定;（3）术毕照片显示皮肤切口
关闭;（4）术后 12 个月 X 线片显示骨折间接愈合

　　波形接骨板是临床上用于特定病例的一种特殊类型的桥接接骨板,固定的方法依然是桥接接骨板
固定的技术。接骨板只固定骨折部位远近两端的正常骨骼上,其中间呈波形弯曲的部分正好越过骨折
部位,减小了对骨折端血运的干扰,为在骨折部位植骨提供了足够的空间（图 11-1-29）。

　　锁定接骨板的问世为临床应用桥接接骨板固定术提供了极好的固定器材。其与普通的接骨板的主
要不同是,螺钉的头和接骨板螺孔之间有相应的螺纹,螺钉旋紧之后就与接骨板融为一体,具有极强的
角稳定性;用于固定骨干的复杂骨折时,接骨板可以不与骨骼接触,通过角稳定性提供良好的固定（图
11-1-30）。这样,接骨板就起一个内支架的固定作用,因而最适合于通过微创的方式进行桥式接骨板固
定,既避免了对骨折部位的血液供应的进一步破坏,又能提供相对稳定的固定,保护骨折部位的生物学
环境,促进骨折愈合。

　　倘能闭合复位,经皮插入接骨板,最大限度减少对骨折部位的扰乱,自然是值得期望的。但是如果
做不到,也可以切开显露骨折,但仍然力求间接复位,绝不轻易从骨片上剥离附着的软组织,直视下使用

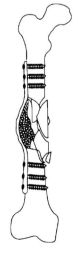

图 11-1-29　波形接骨板
固定模式图

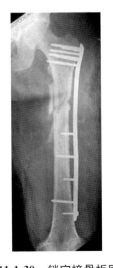

图 11-1-30　锁定接骨板固定
股骨干粉碎骨折

术后 X 线片显示固定的锁定接
骨板不贴在股骨干上

骨折牵开器、拉钩、复位钳,甚至向骨折片打入螺钉或钢针做撬棒等各种工具,恢复骨骼的长度、排列和旋转对位,实现骨折的功能复位,维持复位再完成桥接接骨板固定。

3. 外固定支架固定 用于骨折固定的外支架有多种方式,单边外固定架、Ilizarov 环形外固定支架或两者兼而有之的组合式支架,尽管对骨骼的把持力各不一样,但对骨折来讲,提供的都是相对稳定的固定,因为在生理负荷下,外固定支架固定的骨端有微动,能刺激骨痂的形成,有利于骨折的间接愈合。由于固定螺钉与外界相通,难免有引发感染之虞,现今一般只用于局部软组织条件不适于实施内固定的病例作为临时固定以待软组织愈合的权宜之计,一旦条件成熟就改成内固定,以便于术后功能锻炼,方便患者生活,提高患者接受治疗的依从性。

外固定支架固定的具体技术参见“外固定技术”。

三、外固定技术

(一) 概述

外固定技术是手术治疗骨折的一种方法。其特点是,在骨折近侧与远侧的骨段上,经皮安置钢针或螺钉,通过连接杆和固定夹将其裸露在皮肤外面的部分彼此连接起来,构成一个新的空间力学稳定体系,用以固定骨折。这种固定装置称为骨外固定器或外固定支架。

外固定器在第二次世界大战期间曾广泛用于处理火器伤导致的骨折。不过,因其机械结构缺陷致固定的稳定性不足,以及针道感染等问题,一度受到非议。20 世纪 50 年代以来,由于高能量损伤造成严重的开放性骨折病例日益增多,用传统方法不容易处理,外固定技术乃重新受到重视;另一方面,得益于生物力学和骨折愈合基础理论等相关学科的发展,骨外固定器的设计制造和应用技术也随之日臻完善,现已成为治疗骨折的重要方法之一,并扩大应用于截骨矫形及一些骨病的治疗,是现代临床骨科医生应当掌握和应用的一项手术技术。

外固定技术的固有优势是,固定钉系安置在远离骨折的正常骨骼上的,固定的同时不会进一步扰乱骨折部位的生物学环境,有利于骨折愈合;建立骨折的稳定结构,为开放性骨折创面的处理提供方便;固定的操作简便省时,在合并胸、腹内脏或颅脑等致命损伤时,能迅速实施对骨折制动,有利于挽救生命和稳定全身情况的各种处置;外固定器的稳定装置都在体外,术后随时可以进行调整,根据骨折愈合的需要对骨折端施加挤压力、牵伸力或中和力,还可以矫正残余畸形提高复位的准确性。外固定技术的局限性是外固定器的缺陷所决定的。固定的钢钉裸露在外,护理不当有引发感染的危险;钉-骨界面的过多活动容易造成固定钢钉的松动,危及固定的稳定性;安置固定钉时可能损伤神经血管等重要结构,需要谨慎从事。有鉴于此,外固定技术的手术适应证包括,作为多发伤患者治疗时创伤控制的重要手段,迅速固定骨折,便于复苏和处理威胁生命的脏器伤;为伴有严重软组织损伤或缺损的开放性骨折临时固定骨骼,给软组织的修复提供便利,为二期骨折的最终内固定创造条件。随着骨痂牵张成骨理论的问世和临床实践,利用外固定器可以实施骨搬运(bone transport)治疗创伤性骨缺损或肿瘤、慢性骨髓炎病灶骨段切除后遗留的骨缺损,还可以用于肢体延长术。在某些特定情况,例如手术治疗桡骨远端粉碎性骨折时,外固定技术可以用作有限切开复位内固定的辅助外固定手段,维持复位直至骨折愈合。

(二) 外固定器的类型

外固定器几经改进与发展,现有许多不同的构型。从生物力学出发,将外固定器概括为单平面和双平面两大类型,共六种基本构型。

通常情况下,外固定器的力学性能取决于骨外固定器的几何学构型、穿针平面、钢针种类和直径。一般来说,单平面的稳定性低于多平面,而半针单平面的稳定性又低于全针单平面。前者在轴向加载时,由于非对称性承载,骨外固定器发生明显变形,而全针多平面的应力呈对称性分布,故变形小。不论半针或全针,单平面骨外固定器对抗成角与抗扭转的能力都很差,钢针直径细或数量少时尤其如此。研究证实,在钢针直径相同的条件下,半针单平面骨外固定器的刚度为完整人体胫骨强度的 28%,而全针多平面则为 113%。对外固定器构型的基本要求是结构稳定、钢针布局合理,遵循构型多元而结构简化的原则。外固定器与骨骼构成空间复合系统,其固定稳定性受多方面因素,如骨折类型、骨折部位、骨的弹性模量,以及不同治疗目的的影响。临床上应当具体问题具体分析,准备好多种形式的外固定器构型,以满足需要。

无论外固定器的架构如何,钢钉都是其与骨骼接触的唯一部件。如果固定后的骨折断端之间存在间隙,钉-骨界面可随肢体的运动或负重而产生周期性动态应力,钢钉周围骨质吸收可导致钢钉松动和骨外固定总体刚度下降。不同几何形状外固定器在相同载荷下,针-骨界面应力互不相同。单边式外固定器的针-骨界面应力明显大于双边式外固定。双平面外固定器由于钢针较多,每根针分担的应力较小,针-骨界面应力也明显下降,这有利于保持针-骨界面稳定,降低钢针松动与针道感染发生率。

1. 单平面穿针固定型(图11-1-31)

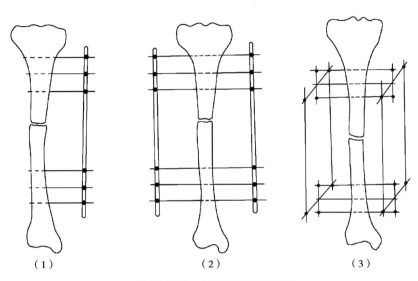

（1）　　　　　　　　　（2）　　　　　　　　　（3）

图 11-1-31　单平面穿针固定型
(1)单边式;(2)双边式;(3)四边式

（1）单平面单边式(亦称半针或钳夹式):用于固定的螺纹钉从肢体一侧进入骨内,以刚穿出对侧骨皮质为度;连接杆可调节轴向伸缩,安上关节者还能调整轴线的偏差。固定的螺纹钉不穿过对侧的肌肉、软组织和皮肤,不致损伤那里的血管、神经等重要结构是其优点;其弱势在于单平面单边固定是偏心的,轴向载荷为非对称性承载,抗前后弯曲和扭转的能力差,需要用粗大的连接杆和直径5～6mm 螺纹钉。

（2）单平面双边式(亦称全针或框架式):固定的钢钉穿过肢体,于其两侧用连接杆连接,形成封闭的框架结构。轴向加载为对称性承载,固定的稳定性好是其优点;其不足在于钢钉需要贯穿肌肉,有影响相邻关节活动,甚或刺伤血管或神经的可能,应用时需加小心防范。

（3）单平面四边式(或称方形架):外固定器有 4 根连接杆,肢体两边各 2 根,分别用横杆连接,形成的架构十分稳定,但其结构复杂,体积庞大而沉重,调节的灵活性很差。

2. 双平面穿针固定型(图11-1-32)

（1）半环式:双平面安置固定钢钉,半环式连接杆固定全钉的两侧,形成稳定性较单平面双边式骨外固定器明显加强的弓,还可以通过单侧安置的半钉加强,更臻稳固。

（2）全环式:双平面安置固定钢钉,环-杆结合形成套筒式固定结构,稳定性大增,况且可以多向穿钉,根据需要安置半钉,应用的机动性更强,若用可透 X 线的高强度尼龙代替金属环,术后进行放射学检查和评估将更加便利。

（3）三角式:此种构型系 AO 学派所首创,能提高抗扭转能力,行长时期跨架式固定。固定钢钉的安置可以全针与半针相结合。

（三）基本操作技术

外固定技术的具体操作顺序是一个复位、穿针与固定相交替的操作过程,即先将通过手法或使用器

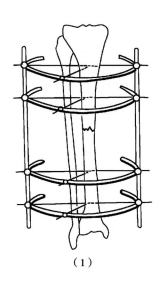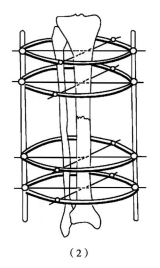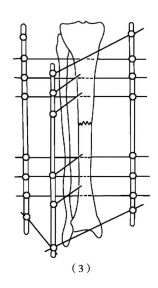

图 11-1-32　双平面穿针固定型

（1）半环式；（2）全环式；（3）三角式

械纠正旋转、重叠畸形，使骨折初步复位，在骨折线远处的骨骼上安置钢针并初步固定，然后一边维持骨折复位，一边在骨折线远侧骨骼上安置钢针，最后安置连接杆，使骨折完全复位，X 线透视证实复位满意后再旋紧固定的部件，完成整体固定。

1. 骨折复位　骨折复位可根据情况进行闭合复位，或有限切开直视下复位。

（1）闭合复位：在 X 线监控下手法纠正伤肢旋转，消除骨断端重叠与侧向移位，并由助手维持，令远侧与近侧骨折段在同一水平线上，然后由术者穿针。

（2）直视下复位：闭合性骨折手法复位失败者，在骨折部位皮肤上做个小切口，暴露骨折线进行直视下复位；开放性骨折者，在彻底清创后于直视下进行骨折复位；可以使用复位钳使骨折复位并临时固定。遇粉碎性骨折时，可以用螺钉或钢针行有限内固定，简化手术提高骨外固定的稳定性。

2. 穿针　穿针要严格遵循以下基本原则：执行无菌操作，在骨折区域外，应适度靠近骨折端穿针，以增强固定的稳定性；用尖的刀片切开钢针进、出口处的皮肤与深筋膜，长度为针或钉的直径的两倍，确保针孔处皮肤没有张力，切忌不作切口的直接穿针；钢针与骨干纵轴相垂直，X 线影像器监控使钉道确实位于骨骼横断面的中部（图 11-1-33），使用模具确保同一骨段的钢针彼此平行，位于同一个立面上，便于安装夹具实施力学上的组合，数量上不少于 2 根；避免用高速动力钻，以免热损伤。

骨外固定器构型不同，所用的钢针就不一样，有平针和螺纹针之分。平针（或称骨圆针）则用于双平面或单平面双边式构型的外固定器，例如 Ilizarov 环式骨外固定器，用直径 1～1.5mm 的钢针，垂直交叉贯穿骨骼，以 70～130kg 力量拉紧后用固定夹固定于金属环上（图 11-1-34）。使用细针的骨外固定器，可直接在骨上穿针，通过双平面全针实现对骨端的牢固固定；如使用粗针者，须预先用比固定针直径小 1～1.5mm 的钻头钻孔，再拧入固定针。

螺纹针（或称螺纹钉）的骨骼把持力较大，多用于单平面单边式和单平面双边式外固定器，或作为全针与半针相结合的双平面固定。用于长骨干的螺纹针，直径大多为 5mm 或 6mm，置钉前须预先钻孔，钻孔、拧螺纹钉都必须用套管保护皮肤和深部的软组织，实施步骤如图 11-1-35 所示：①在选定的穿针部位做 1cm 长切口，用血管钳钝性分离肌层直达骨皮质。②插入有管芯的外套管，并顶压在骨上；取出管芯，用锤子轻轻敲打外套管使其尖端固定在骨上，套入导向内管，用直径小于螺纹针 1～1.5mm 钻头，与骨纵轴垂直钻孔，并钻通对侧骨皮质。③用钢针套锥拧入螺纹针，如为单边式半针固定，则钉端以穿出对侧骨皮质 0.5～1mm 为宜，如为全针固定，则在出口处切开皮肤，让钉子出来。

3. 组装与固定　不论单边式或双边式骨外固定，穿针顺序是：先在近侧与远侧骨折段上安置计划离骨折线最远的钢针，用连接杆将两根钢针连接固定后，再穿靠近骨折线的钢针。复位并根据骨折类型

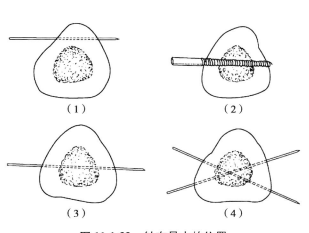

图 11-1-33 针在骨内的位置
(1)错误位置;(2)～(4)正确位置

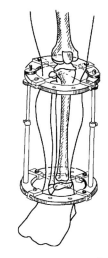

图 11-1-34 Ilizarov 全环筒式外固定器

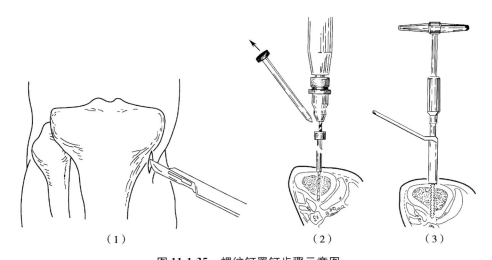

图 11-1-35 螺纹钉置钉步骤示意图
(1)进钉处皮肤切开;(2)定位后取出管芯和用小于螺纹钉的钻头钻孔;
(3)用钢针套锥拧入螺纹钉

施以加压、牵伸或中和位固定。如发现固定的稳定性不足以保持骨折端的对位对线,则应在相应部位加穿 1～2 根钢针。组装骨外固定器时要注意连接杆与皮肤的间距应大于 3cm,一则便于更换敷料,二则避免术后肿胀、连接杆压迫肢体。皮肤针孔部盖以酒精纱布,外面再用干纱布保护,绷带包扎。剪除过长的针端,夹具外保留 1cm 即可,针尾用塑料帽或胶布包缠。

4. 术后处理

(1) 术后一般处理:酌情应用抗生素;适当抬高伤肢以减少肿胀,必要时可借助骨外固定器将伤肢悬吊;用支架或托板防止足或腕下垂。

(2) 针孔护理:护理的中心是防止针孔感染;定期更换敷料,保持针孔部皮肤清洁与干燥;如发现针孔部皮肤有张力,应及时行减张切开,消除钢针对皮肤的压迫;活动过多引起组织的创伤反应表现为针孔部有稀薄的淡黄色浆液性渗出物,应减少活动量,及时清除渗出液以免引发感染。

轻度针道感染的征象是分泌物增多,针孔周围皮肤发红,局部出现疼痛及肿胀反应。处理方法是抬高患肢休息,及时清除分泌物,保护针孔部皮肤清洁干燥,炎症可在数日内消退。如出现多个针道感染或感染呈加重趋势,则应同时进行全身抗生素治疗。严重的针道感染常为化脓性感染,针孔有脓性分泌物溢出,出现体温升高等全身症状。处理上需要切开引流,全身与局部应用抗生素,拔除已松动的钢针,在离原针道至少3cm处另选合适部位穿针固定;如有多处针道严重感染,则应卸除骨外固定器,改用其他方法治疗。严重针道感染处理不及时或不当,累及髓腔可演变为慢性骨髓炎,处理难度陡然增加,因此应强调预防为主。

（3）功能锻炼:术后尽早开始关节活动,以不应引起疼痛为度。关节活动的幅度要大,但速度应缓慢。外固定足够稳定者,全身情况一旦允许,就应鼓励患者扶拐下地,练习部分负重行走。全针固定者,由于钢钉贯穿肌肉,关节活动速度过快时容易拉伤肌肉,产生的创伤反应性渗出液就会沿针道溢出,宜予处理,以免招致感染。

（4）外固定器的管理:注意保持骨外固定器清洁,每周检查机械结构,注意旋紧螺母防止钢针发生松动,同时叮嘱患者不要随意拔动外固定器的调整结构。

（5）外固定器卸除的时机与方法:何时可以卸除骨外固定器,取决于骨折的愈合情况。骨折达到临床愈合标准时,可以先降低外固定器的刚度,以增强骨断端的应力刺激,加速新骨改建。方法是:放松钢针固定夹降低固定刚度,或者适当减少钢针或连接杆的数目,3~4周后再完全卸除外固定器。如外固定器,则须用石膏或小夹板保护3~4周。治疗过程中由于某种原因不能继续使用骨外固定器或只是用于临时固定骨折,如在开放性骨折,则应在软组织创面愈合,条件合适时卸除外固定器改行内固定,宜在2周之内实施,否则应先卸除外固定支架,妥善处理钉道并固定骨折,待钉道完全愈合且没有感染迹象时,再实施骨折内固定。

（四）临床应用

随着经济情况的改善,加上内固定器材、设施和技术的提高,骨折患者治疗的期望值水涨船高,对外固定器治疗骨折的依从性不高,只要有手术治疗的指征,医生和患者都会倾向于选择内固定治疗。目前外固定技术临床上多用于骨折的临时固定,或者在多发伤患者作为损伤控制的重要治疗手段,或者在开放性骨折以及有软组织并发症的骨折患者,作为骨折临时固定的权宜之计,等待时机更换为内固定。不过,外固定器在骨科临床上还是有很重要的地位和实用价值的。某些干骺端粉碎性骨折,切开复位可行而内固定无法充分固定时,外固定支架的应用有独到的效果;利用外固定支架进行骨搬运能有效治疗骨缺损,而不需要从身体其他部位移植骨骼,成为临床上通用的治疗手段;将其延伸用于治疗长骨慢性骨髓炎也能取得意想不到的效果,值得推崇和应用。本节拣其要者予以论述和介绍。

1. 有限切开复位外固定支架固定治疗桡骨远端粉碎性骨折　桡骨远端骨折临床上多见,尤其是骨质疏松的老年人,轻微的暴力就会造成桡骨远端粉碎性骨折,由于骨骼质量差,给内固定带来困难。正常时,桡骨远端关节面掌倾10°~15°、尺倾20°~25°,桡骨茎突比尺骨茎突长1~1.5cm。正常情况下,桡骨远端承受轴向载荷的80%,而三角纤维软骨和尺骨茎突仅承受20%;当桡骨远端向背侧成角达到45°时,轴向载荷的65%将直接作用于尺骨,其余载荷则集中在桡骨背侧关节面。临床上,这种载荷的转移会导致桡腕关节的疼痛和握力的降低。临床研究已经证明,如桡骨远端骨折治愈后,仍残留大于20°的向背侧反向成角,向尺侧倾斜小于10°或骨折断端的关节面存有2mm以上的错位,将不可避免地发生握力减退、前臂旋转受限和创伤性关节炎等并发症。因此,桡骨远端骨折治疗时应力求恢复良好的解剖关系,以维持手、腕关节和前臂的正常功能。

桡骨远端骨折,特别是关节外骨折,复位并不困难,但要维持这些解剖学参数却不容易。关节内骨折在治疗上多需要解剖复位坚强固定;如果骨折粉碎或骨质疏松缺乏对内置物的把持力,难以做到坚强固定,就容易发生内固定失效和复位丢失,结果骨折不连接或畸形愈合。在这种情况下,有限切开复位内固定、外固定支架外固定可能提供有效的解决办法。

【适应证】
（1）桡骨远端粉碎性骨折。
（2）桡骨远端关节内骨折,涉及下尺桡关节、桡腕关节或合并尺骨远端骨折。
（3）不稳定的Smith骨折或Colles骨折。
选用骨外固定器桡骨远端构型。
【术前准备】　常规术前准备,组合式外固定器（图11-1-36）与专用工具准备,条件允许准备C形

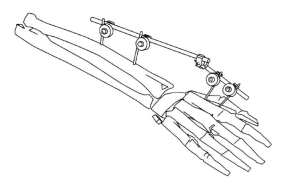

图 11-1-36　组合式外固定器桡骨远端构型

臂机。

【麻醉】　采用臂丛阻滞麻醉或静脉复合麻醉,手法复位也可采用局部麻醉。

【操作步骤】

（1）复位方法:手法闭合复位,未能达到满意复位者,宜切开直视下复位,尽量不剥离骨折片上附着的软组织,尽可能恢复关节面的平整,采用钢针、螺钉等简单方法实施有限内固定。

（2）穿针与固定:维持腕关节于骨折稳定的位置。固定钢针安置在桡骨和第二掌骨上,各置两枚,同一骨段上的 2 枚钢针布局呈梯形,针间距离不少于 4cm,以增加外固定器与骨复合系统的刚度。先在桡骨的桡背侧置入 2 枚直径 3~4mm 半针,远侧钢针距骨折线 2cm 以上,近侧位于骨干的中段。再在第二掌骨远端的背侧置入 1 枚 2~2.5mm 半针,用连接杆和钢针固定夹连接固定桡骨上的两枚半针,在骨折端最稳定的腕关节背伸或掌屈的位置(稳定时采用功能位),用连杆、万向接头和钢针固定夹连接固定掌骨半针和桡骨连杆,进一步整复后固定。最后贴近连杆在第二掌骨近端置入 1 枚半针,连接固定于掌骨连杆上(图 11-1-37)。

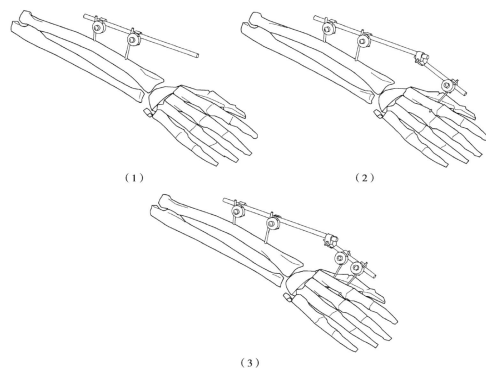

（1）

（2）

（3）

图 11-1-37　桡骨远端骨折外固定手术示意图
（1）~（3）为手术步骤

【注意事项】

（1）桡骨穿针防止损伤桡神经浅支和深支。

（2）所有穿针防止损伤和从肌腱中部穿过。

（3）手术入路根据骨折类型确定。

（4）在固定中期及时将腕关节由掌屈、尺偏位改为伸腕位或功能位,可防止因腕关节久处强迫位而导致的腕管综合征。

【术后处理】

（1）术后三角巾悬吊，早期主动活动手指。

（2）10～14 天后将腕关节改为功能位固定；创伤反应消失后行手、肩、肘关节功能锻炼。

（3）4 周后视骨折愈合情况决定是否去除外固定支架。

2. 外固定技术治疗骨缺损及合并肢体短缩的骨不连接　长骨节段性骨缺损的治疗通常需要植骨，甚至需要进行吻合血管的游离骨移植，技术要求高且不说，骨移植的材料就是个必需的前提，而利用外固定器进行骨搬运不需要额外的植骨来源，提供一个经济可行的解决办法。合并肢体，特别是下肢短缩的骨不连接，在寻求骨折愈合的同时还得纠正肢体不等长，利用外固定技术进行肢体延长就大有用武之地。

【适应证】

（1）伤肢短缩在 3cm 以上，但骨缺损不宜超过 10cm。

（2）骨搬运部位皮肤覆盖良好，无严重和广泛的软组织瘢痕，健在的骨干长度范围不少于 10cm。

（3）感染完全停止，原发疾病为血源性骨髓炎者，应在感染停止 6 个月以后。

【术前准备】

（1）摄 X 线片了解骨不连和骨缺损的情况，进行术前计划。

（2）根据伤肢周径粗细、骨骼的直径选择型号适合和固定稳定性优良的骨外固定器，一般选用供双平面穿针者。

【麻醉与体位】　蛛网膜下腔或硬脊膜外阻滞。

为便于描述，姑且以胫骨骨干为例。

【治疗胫骨干骨不连伴小腿短缩的操作步骤】　包括利用外固定支架实施骨端加压促进骨愈合和肢体延长两个部分。

（1）清理胫骨不连接部位的骨端，包括打通髓腔，使两端能够对合，以便加压。

（2）腓骨完整或骨折已愈合者，在小腿中 1/3 外侧作切口，骨膜下显露腓骨并斜形截断，以便在胫骨端端加压时任其重叠，肢体延长时又能分离。术中注意别损伤腓深神经。

（3）在胫骨骨折线远近各 5～7cm 处置入第 1 组和第 2 组骨圆针，每组 2 根钢针，交叉呈 25°～45°夹角。在胫骨远侧横形穿放 1 根钢针以增强固定的稳定性。各组钢针要尽可能保持相互平行，骨圆针直径以 2mm 为宜。

（4）套放槽式稳定弓，固定钢针于其上，安放螺杆连接并固定弓环，先前方后两侧。

（5）骨折端相向加压，拧旋螺母固定弓环与螺杆（图 11-1-38）。

（6）选择皮肤条件好没有很多瘢痕组织、离骨折线比较远的一端，安置一组圆针和弓环，行干骺端截骨，实施肢体延长（图 11-1-39）。

【治疗胫骨干骨缺损的操作步骤】　胫骨干节段性缺损的治疗形式是骨搬运，通过外固定支架来实现（图 11-1-40）。

（1）选择较长的一侧胫骨干骺端作截骨部位，与其两侧分别置入一组圆钉，每组两枚钉彼此交叉，角度以避开、不损伤血管神经为度。

（2）骨膜下截断胫骨，先用细钻头钻一圈孔，再用薄骨刀截骨。

（3）按常规安装环弓并固定在位，先在截骨面适当施压在固定环弓与连接竿。

（4）用相同方法在胫骨另一侧安置一组 2 枚圆钉，安上环弓通过连接竿与先前的环弓相连。

（5）如果骨缺损位于胫骨中段，可以在远近两侧截断胫骨，远近段胫骨各安两组钉和环弓（图 11-1-41）。

【术后处理】

（1）术后 1 周，按计划开始移动前开截骨部位，每天移动 1mm，分 4 次进行，直到骨缺损两端彼此接触。

（2）常规针道护理，定期摄 X 线片观察骨愈合进展情况。

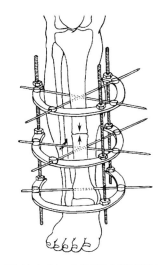

图 11-1-38　外固定支架断端加
压治疗胫骨不连
示意图

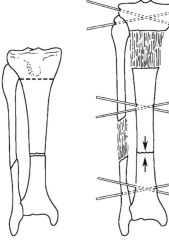

图 11-1-39　骨固定支架治疗胫骨
骨不连合并小腿短缩
手术示意图

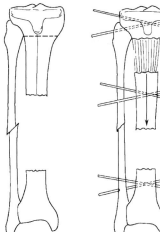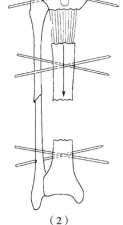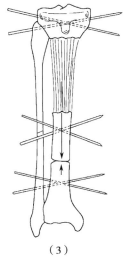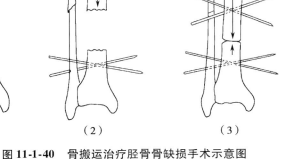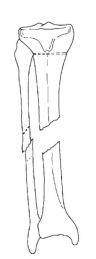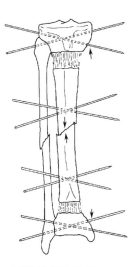

（1）　　　　　（2）　　　　　（3）

图 11-1-40　骨搬运治疗胫骨骨缺损手术示意图
（1）治疗前；（2）骨搬运中；（3）骨断端间加压固定

图 11-1-41　两端骨搬运治疗
胫骨中段骨缺损
手术示意图

（3）术后 1 周内鼓励患者下地练习部分性负重行走与练习关节活动功能。

（4）拆除骨外固定器前 3~4 周逐渐放松钢针固定夹,或减少钢针与螺杆数目,以增强应力刺激加速新骨改建。

四、骨质疏松性骨折治疗的特殊性

随着生活质量的不断改善和医疗水平的提高,人口老龄化的现象越来越明显。我国为世界人口最多的发展中国家,1996 年全国人口统计显示 60 岁以上的人口为 1.1 亿,占总人口的 9.5%。随着年龄的增加,骨质疏松症患病率也随之增加,骨质疏松的严重后果是导致骨折。有资料显示,60 岁以后妇女每增加 5 岁,骨折发生率将增加 1 倍。骨质疏松性骨折自身有许多特点。

（一）骨质疏松性骨折的危险因素和骨愈合特点

骨折是骨质疏松症的主要并发症,引起骨质疏松的危险因素包括女性雌激素的缺乏、维生素 D 的缺乏、钙摄入量的不足、高蛋白饮食、皮质类固醇、吸烟、酗酒和长时间坐位工作的人。文献报道,老年性髋部骨折中 16% 与吸烟有关,11% 与缺乏足够的体力活动有关,3% 与酗酒有关,25% 与雌激素缺乏有关。除了部分脊椎变形和压缩骨折外,绝大多数骨质疏松性骨折与跌倒有关。骨折部位和类型与着地部位、受力方向、冲量的大小及跌倒频率有关。与跌倒有关的内在危险因素包括年龄、性别、种族、以前有跌倒或骨折史、骨骼质量较差、合并其他疾病、肌肉骨骼疾病、认知缺失、步态和平衡紊乱、感觉缺失、直立性低血压、一些药物的应用等。与跌倒有关的外在危险因素主要是环境因素,如障碍物、光线昏暗和湿滑的地面。另外,社会心理因素在骨质疏松性骨折发生中也起相当重要的作用,有些老年人因为害怕过重的医疗负担或担心跌倒而减少活动量,造成肌肉萎缩和应急能力的下降,反而增加跌倒的机会和骨折的危险性。

骨质疏松症患者骨量减少、微细结构退变、骨脆性增加,这些决定了骨质疏松性骨折的愈合特点。尽管目前有关骨质疏松性骨折愈合的人体试验较少,但是动物实验研究结果显示,骨质疏松性骨折的愈合过程与正常骨骼一样,但愈合时间延长。究其原因,不是因为骨诱导缺乏,而是由于骨生成基质减少;正是细胞基质相互作用的异常导致了骨折的延迟愈合。实验研究表明,正常骨和骨质疏松性骨在骨折6 周时的骨痂形成和膜内化骨没有显著性差异,而 12 周时正常骨骨折处皮质骨的骨内膜与板层骨并行相连,而骨质疏松性骨折处的皮质骨表面可见成簇的破骨细胞并带有吸收陷窝,皮质骨内膜上新形成的板层骨较少。因此,骨质疏松并不影响骨折的早期愈合过程,而在骨愈合的晚期,骨的吸收仍较旺盛,骨矿化较少,胶原纤维形成不足,骨痂成熟及骨形成迟缓,因此,骨质疏松性骨折的愈合时间延长,需要更长时间维持有效的固定,值得在治疗骨质疏松性骨折中认真加以考虑。

(二) 骨质疏松性骨折治疗的难点和预防

骨质疏松性骨折的治疗比较困难,原因是多方面的。首先是患者多为老年人,可能同时存在多种疾病,如心脑血管疾病、糖尿病、神经系统疾病、呼吸功能及肾功能障碍等,增加了治疗难度和并发症的发生。尤其是脑血管病,应该引起骨科医生的重视,半年之内发生过脑血管病者应列为手术禁忌证,贸然手术将加重脑血管病,甚至导致患者死亡;半年至一年内发生过脑血管病者应为手术相对禁忌证;一年以前发病者手术危险性将大大降低。糖尿病将增加术后感染的机会,术前、术后必须严格控制血糖和尿糖;有呼吸系统疾病者,应采取相应措施,防止肺部感染;其他系统疾病也应采取相应治疗措施。高龄患者如合并多系统疾病,其病死率将显著增加。另外,老年人创伤后机体代偿功能和免疫功能低下,体能恢复缓慢,应该加强营养,注意酸碱平衡和防止电解质紊乱;同时应加强护理,防止肺炎、压疮、泌尿系感染和深静脉血栓形成等卧床并发症。

骨质疏松性骨折治疗的难点还在于骨骼质量差,严重影响内置物的固定强度。相对于正常骨,骨质疏松骨对内置入物的力学把持力较弱,术中内固定时由于骨骼脆性高容易发生爆裂骨折,骨折固定后肢体负重时易发生微骨折,或再骨折,或固定物松脱(图 11-1-42)。

骨质疏松症骨骼的骨小梁数量较少,海绵状骨的早期固定常不满意,而基质的钙化不全进一步妨碍早期固定。骨质疏松使固定的强度及骨痂愈合的质量较差,固定时间延长,负重时间延迟。因此,严重的骨质疏松症患者,为增强骨对内固定的把持力,不得不在髓腔内和螺钉孔内注入骨水泥(图 11-1-43)。

骨质疏松性骨折的处理比较困难和复杂,因此,骨质疏松性骨折的预防比治疗显得更为重要。骨质疏松性骨折的致病因素中除了骨质疏松症这个内在原因之外,跌倒和损伤是重要的外在因素,只要我们采取多方面措施积极预防和治疗骨质疏松症,防止老年人跌倒,相当一部分骨质疏松性骨折是完全可以避免的。

研究表明,肌力与骨量呈正相关,运动不仅可以延缓老年人肌力的减退和防止骨量的严重丢失,还可以改善平衡能力和降低跌倒的

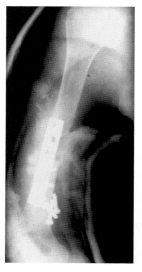

图 11-1-42 骨质疏松性骨折内固定失效

X 线片显示 80 岁男性肱骨干骨折患者,六孔接骨板内固定加石膏夹板外固定术后 3 周螺钉全部脱落

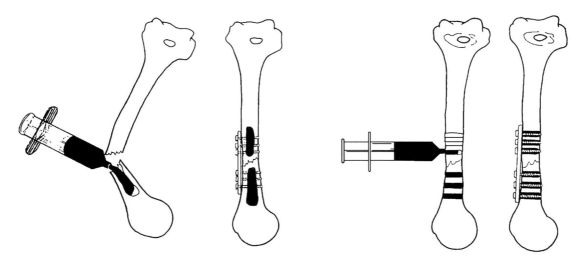

图 11-1-43 骨质疏松性骨折内固定的加固措施
髓腔内和螺钉孔内注入骨水泥增强骨对内固定的把持力

危险性。因此应该开展医疗保健宣教工作,提倡人们从年轻时候即开始运动,更要帮助老年人克服害怕因活动而跌倒的心理障碍,鼓励老年人有规律地进行各项运动,如慢跑和游泳等。

营养是维持骨量的非常重要的环境因素;钙、磷、蛋白质、镁、锌、铜、铁、氯、钠和维生素 D、维生素 A、维生素 C、维生素 K 是维持骨和钙代谢的必备成分。鼓励老年人从多种食物中摄取必需的、基本的营养素,摒弃偏食的习惯,多食用牛奶及乳制品、大豆及豆制品和鱼类等食物中含有丰富的钙和适量的蛋白质的食物,而咖啡因可以降低钙的摄入。

酒精会影响神经肌肉系统,增加跌倒的危险性;吸烟影响睾酮的产生,促进雌激素的降解,导致骨脆性增加;许多药物可能会影响骨的代谢。因此应劝告人们养成健康的生活习惯,避免酗酒、吸烟和滥用药物。

加紧治疗骨质疏松症将从源头上预防骨质疏松性骨折的发生,而药物治疗是最重要的手段之一。治疗骨质疏松的药物包括基础疗法(钙加维生素 D)、激素疗法(雌激素)、促进骨形成药物(氟化物、PTH 及生长激素等)和抑制骨吸收药物(降钙素、二膦酸盐等)等。良好的治疗依从性是保证治疗效果必不可少的,因此务必要求患者根据医嘱按时、按量、坚持用药。

改善老年人的生活、活动和居住环境,可以降低跌倒的危险性,如在卫生间增加扶手、增加室内的光线亮度、减少室内障碍物和对地板采取必要的防滑措施等。让老年人穿带有髋部保护垫的裤子,万一跌倒可以缓冲对髋部的外力,防止发生髋部骨折。

(三)骨质疏松性骨折的常见部位和治疗

骨质疏松性骨折好发的部位依次为脊柱、髋部、桡骨远端、肱骨近端、胫骨近端、踝部等。骨质疏松性骨折中,脊椎骨折的发生率最高,过去却常常被忽视和漏诊。这是因为脊椎骨折与骨量丢失和微结构破坏密切相关,轻微的暴力,甚至在体重的重力作用下即可导致脊椎变形、压缩骨折;其另一个特点是常常发生多个椎体的变形和压缩性骨折。老年女性发生多个椎体骨折的几率较正常人高 1.3～2.6 倍。随着社会老龄化,髋部骨折的发生率有增高趋势;髋部骨折对患者生活质量的影响严重、并发症众多、医疗费用巨大。桡骨远端骨折占 65 岁以上患者肢体骨折的 15%,而肱骨近端骨折占 4%～5%。另外,胫骨平台、踝关节和髌骨等也是骨质疏松性骨折的好发部位。下面简述一些骨质疏松性骨折的治疗要点。

1. 脊椎骨折 骨质疏松性脊椎骨折一般采用非手术治疗,包括卧床休息、支具保护及肌肉训练等。对于极少数爆裂性骨折合并神经损伤者,可考虑行椎管减压、骨折复位,并用椎弓根内固定加植骨融合等方法。但对于严重骨质疏松症者,椎弓根内固定极易导致失败,为手术禁忌证。椎体成形术是近 10 年来发展并逐渐成熟的一项新技术,能够缓解疼痛,稳定骨折,恢复椎体的高度和减少脊柱畸形。球囊扩张椎体成形术是其中的一种,方法是在透视引导下,利用微创工具,将球囊放入到骨折的椎体中,将球囊扩张升高终板,恢复椎体高度,球囊去膨胀后撤除,在椎体内形成一个空腔,然后将骨水泥等物质注入到空腔中,形成特定的"内部铸件"。

2. 股骨颈骨折 老年人股骨颈骨折多主张手术治疗,因为保守治疗需要长期卧床,可能带来非常严重的并发症,只有在患者的全身状况不允许手术或患者拒绝手术的情况下才考虑保守治疗。保守治疗的方法主要包括持续皮牵引和穿中立位鞋。股骨颈骨折手术治疗可采用闭合复位空心钉或滑动加压鹅头钉固定。不过,由于解剖结构的特殊性,股骨颈骨折后股骨头的血供差,骨折愈合比较困难,发生骨不连和股骨头缺血坏死的几率比较高,因此老年人股骨颈骨折型内固定治疗的不多,倾向于行关节置换,为的是尽快恢复老年人下床活动的能力,特别是 65 岁以上、Garden Ⅲ 型和Ⅳ型的头下型股骨颈骨折。究竟是行人工股骨头置换还是全髋关节置换,依患者的年龄、全身状况和髋臼退变程度酌定。一般来说,预期寿命不足 5 年的,倾向于人工股骨头置换,因为手术简单、损伤小,患者容易耐受;全身情况好、受伤前活动度大的患者,多主张行全髋置换,因为全髋的假体使用寿命长,关节活动功能比较好。股骨假体用骨水泥固定,髋臼假体用非骨水泥固定。如果患者为严重骨质疏松患者,髋臼假体也可采用骨水泥固定。根据老年人股骨近端髓腔内径增宽的特点,一些学者已开始探索设计新型的专门适用于骨质疏松患者的股骨假体。

3. 股骨转子部骨折 股骨转子部骨折部位的血液供应都比较好,尽管患者的平均年龄一般都比股骨颈骨折患者的年龄大,但髋部骨折与股骨颈骨折不同,其骨折愈合的几率高。部分转子间骨折可采用牵引治疗。牵引时间一般为 3~4 周,之后鼓励患者开始主动活动髋、膝关节,在条件允许的情况下,用支具保护,鼓励患者利用双拐或步行器逐渐部分负重。由于老年人卧床并发症较多,因此只要没有禁忌证,大多数学者仍主张采用手术治疗,着力于骨折复位内固定,方法是间接复位,Ender 棒、Gamma 钉和股骨近端固定钉(PFN)等髓内固定,或者用滑动加压鹅头钉、股骨近端锁定接骨板等髓外固定。

4. 桡骨远端骨折 绝大多数老年性桡骨远端骨折可以通过手法复位、石膏或小夹板固定而获得满意的结果,尤其是关节外骨折者。不过,由于骨折后桡骨远端的背侧常有压缩,复位后出现骨缺损,缺少骨质支撑力,使骨折的对位和力线难以维持,容易导致复位丢失、发生骨折再移位,因此固定期间需要多随访复查,一旦发现明显移位,要采取补救措施,包括改为外固定架或内固定治疗。由于老年患者对功能的要求不高,对畸形愈合的耐受程度高,非手术治疗依然是老年人桡骨远端骨折的主流治疗方法。随着内置入物设计和制造工艺的改进,医生的手术技术和患者的医疗要求相应提高,老年人桡骨远端骨折的手术治疗有升高的趋势。其适应证包括桡骨背侧严重粉碎、骨折明显移位—桡侧短缩大于 2mm 或背侧倾斜大于 20°;关节内骨折;合并有尺骨骨折或下尺桡关节不稳。手术方法包括闭合复位外固定支架固定、有限切开复位内固定外固定支架固定、切开复位接骨板内固定。

5. 肱骨近端骨折 老年肱骨近端骨折的最佳治疗方案还存在争议。一般认为,没有移位或移位很小的肱骨外科颈骨折多采用保守治疗。有人报告 104 例 Neer Ⅰ型肱骨外科颈骨折,随访 41 个月治疗优良率 77%,功能恢复平均 94%。临床上提倡在疼痛消失后即应开始肩关节的软组织活动,3 周后应开始关节的主动活动。如果骨折移位大于 1cm 或肱骨头骨折片的倾斜大于 45°,而患者的身体状况又能够耐受手术,即应考虑手术治疗。肱骨近端两部分和三部分骨折的手术治疗主要是切开复位内固定,方法包括克氏针、螺钉、张力带钢丝、接骨板固定和髓内钉固定。各种固定方法的优劣状况难以比较,方法的选择主要根据医生的习惯、经验和骨折的具体情况。锁定接骨板有良好的角稳定性,术后允许早期功能活动锻炼,对老年人肱骨近端骨折后肩关节功能的恢复有很大帮助,值得推崇和应用。对于部分肱骨近端三部分和四部分骨折,特别是合并盂肱关节脱位者,可考虑行人工肱骨头置换,以缩短病程,尽快改善功能,术中注意肩袖功能的重建,术后应制订严格的肩关节功能康复计划。

（罗从风 曾炳芳）

五、儿童骨折治疗的特殊性

（一）治疗的总体考虑

儿童不是成人的缩写,儿童骨折有其特殊性。儿童骨骼未成熟,处于生长发育状态,其骨膜较厚,并有维持骨骼纵向生长的骨骺。儿童骨骼纤维成分多,无机钙沉积少,因此柔软有韧性,但对螺钉等内置物缺少足够的把持能力。儿童有许多特有的骨折类型,如青枝骨折、骨膜下骨折、竹节样骨折、弯曲型骨折和骨骺骨折。多数儿童骨折不需要手术,而首选保守治疗;不过,对于关节内骨折、伴有血管损伤的骨折、伴严重软组织损毁或脏器损伤的病例,手术治疗则是获得良好效果的保证。

（二）骨骺的保护

骨骺是儿童骨骼有别于成熟骨骼的结构,多位于长骨的两端;骺板或生长板位于骨骺与干骺端交界处,承担着骨骼纵向生长的功能。骨骺的出现与儿童的年龄相关,在诊断和治疗中都有意义(图 11-1-44)。儿童骨折手术治疗时务必保证骨骺,尤其是生长板不受手术的破坏。生长板一旦破坏,会形成骨桥,引发骨骼纵向生长的停滞。如果形成的骨桥不在骨骺的中心,骨骼的纵向生长就会出现两侧不对称,形成长骨力线的偏移。术中保护骨骺的要点在于:①复位时仔细对合生长板平面,令生长板解剖对合;②尽量减少剥离,以免损伤 Ranvier 区内生长板的静止细胞;③尽量使用不破坏生长板的内固定器械,倘若骨骺骨折必须内固定,应尽量避免内置物穿透生长板;如果只有穿透生长板才能固定骨块,则必须采用直径 2mm 或更细的光滑克氏针,而且操作要仔细,避免反复穿透生长板。

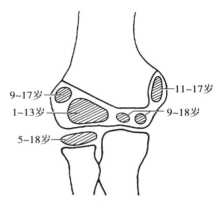

图 11-1-44　肘部骨骺的出现年龄

（三）入路的选择

儿童的骨膜较厚,要充分保护以利骨折愈合,切忌因手术造成新的骨膜损伤;如果可能,手术切口尽量选择在骨膜破裂的一侧。例如,遇肱骨髁上骨折的远端骨片桡偏,表明尺侧骨膜已经破裂,手术选择内侧入路,直接显露骨膜破裂处的骨折部位,复位后利用外侧完整的骨膜做铰链,采用张力带原则加强固定。骨膜是儿童骨骼横向生长和塑形的重要结构,也是骨骼血运的主要来源。手术操作和内固定的时时刻刻都应注意保护骨膜和血运,别用钢丝直接捆扎骨折,以免阻断骨膜的血供,实为最常见失误性操作。与成人骨折一样,儿童长骨粉碎性、多段性骨折也可以采用 MIPO 技术间接复位桥式接骨板固定。

（四）内置物的选择

内固定器械的选择在儿童骨折的手术治疗中尤为重要,因为尽管近年来骨折内固定器械有了长足的发展,但专门为儿童设计的骨折固定器械尚不多,临床上可能需要用一些通用的内固定器械来固定儿童骨折。弹性髓内钉是专门设计用于治疗儿童长骨骨折的内固定器械,避开生长板直接在干骺端进针,既能保护骨骺生长板不致破坏,又能达到长骨双髓内固定的目的,是目前儿童四肢长骨骨折的主流固定器械。克氏针在儿童骨折中的应用可谓广泛,尤其是需要贯穿生长板固定的骨骺骨折。近年来,许多儿童骨折都采用闭合复位经皮克氏针固定进行治疗;无论是切开放置还是经皮打入,克氏针尾端通常都留置体外,因为儿童骨折愈合的速度快。当然术后需要对针尾加强护理,防止感染和滑脱。螺钉固定通常在干骺端骨折中使用,但切忌贯穿生长板。接骨板可以用于儿童骨折手术中,但其广泛的软组织剥离和二次手术取出,有悖于减少创伤的原则。同时,由于儿童骨骼有机成分多,缺无机盐类,对螺钉的把持能力有限,应该引起治疗医生的足够重视。可吸收材料一般不建议在儿童骨折手术中使用,特别是贯穿骨骺的应用尚未得到足够的实验室和临床数据支持。

（五）外固定的重要性

石膏固定是最常用的制动方式,由于儿童骨骼对内固定物尤其是螺钉的把持力差,石膏外固定在治疗中的作用尤显重要。儿童好动,自我控制力差;一旦疼痛消失,就会自由活动伤肢,很难看护。这一点在临床上值得注意,实际上有些骨折治疗失败的病例,就是由于不使用石膏外固定或使用不当所致。一般而言,儿童骨折,尤其是 10 岁以下儿童骨折的治疗,无论使用的内固定是否坚强,都需要辅以石膏外固定作为保护。石膏固定要求超关节,即石膏固定范围应包括骨折端上下关节。12 岁以下儿童,正确使用石膏固定后引发关节功能障碍的担忧是多余的。儿童骨折的石膏固定,建议使用管型石膏,并要求有良好的塑形。石膏固定时间通常为上肢 3～4 周,下肢 6～8 周。

(六) 儿童常见骨折的治疗

1. 肱骨外髁骨骺分离　在儿童肘部损伤中,肱骨外髁骨折较为常见,仅次于肱骨髁上骨折,占儿童肘部骨折的第二位,约 16.9%,最常见发病年龄在 7 岁前后。肱骨外髁骨折亦称骨骺分离,是典型的骨骺骨折,属于 Salter-Haris 骨骺骨折分型的 Ⅱ 型或 Ⅳ 型,为累及关节的骨折。

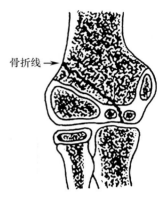

肱骨外髁的骨折块包括肱骨小头骨骺、邻近的一部分滑车骨骺和直接位于肱骨外侧的部分干骺端骨质(图 11-1-45)。远端骨折块上有前臂伸肌群、肱桡肌和外侧副韧带附着。受伸肌牵拉,骨块可有不同程度的旋转移位,其程度取决于肱骨远端关节面软骨是否断裂和断裂的部位。肱骨的骨折线通常从外上斜向内下,如果不累及关节面,骨折块在关节软骨铰链的作用下仅轻微向外、向后移位;如果关节软骨也断裂了,骨折块受伸肌总腱牵拉,可以出现严重,甚至是 180° 的翻转和移位;如果骨折线直达肱骨的滑车面,由于骨折的滑车锁不住尺骨鹰嘴,可能发生肘关节向桡侧脱位。Milch 将骨折线不延伸到滑车的肱骨外髁骨折称为 Ⅰ型,将骨折线直至滑车的称为 Ⅱ 型。

骨折线 →

**图 11-1-45　肱骨外髁骨骺
分离示意图**

肱骨外髁骨折移位轻微,或是软骨关节面铰链尚在者,可以保守治疗,予屈肘位管型石膏固定就行。问题是,临床上很难判断软骨面是否连续,即使 MRI 检查也不能完全确诊。因此,石膏固定之后,这类病例仍要加强早期随访。因为随着软组织肿胀的消退,石膏外固定松弛,肱骨外髁骨折可能发生再移位,如果不能及时发现,将给治疗带来困难。有鉴于此,部分学者主张对于轻微移位的肱骨外髁骨骺骨折采用手法复位经皮克氏针固定进行治疗。根据移位程度将肱骨外髁骨折分为 3 度:Ⅰ度,移位小于 2mm;Ⅱ度,移位大于 2mm;Ⅲ度,严重移位骨块翻转。Ⅰ 度骨折建议采用保守复位后,经皮克氏针固定,Ⅱ 度和 Ⅲ 度骨折需要采用手术治疗(图 11-1-46)。

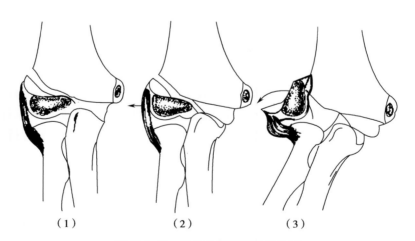

图 11-1-46　肱骨外髁骨骺骨折分型
(1) Ⅰ度;(2) Ⅱ度;(3) Ⅲ度

有移位的儿童肱骨外髁骨折,事关肱骨远端关节面的平整,具有较强的手术指征。临床上,因为软骨面复位是否平整很难鉴别,对于复位不良的 Ⅰ 度病例,也有采取手术治疗。儿童肱骨外髁骨折未经治疗或复位不良,发生骨折不愈合的比例比较高,畸形愈合者常出现肘关节伸屈功能障碍。在畸形愈合与不愈合的病例,晚期可能发生骨骺坏死、肘外翻畸形和迟发性尺神经炎。

【体位】　患者仰卧,患肢置于手术床旁小桌上,屈肘、前臂旋前。

【麻醉】　采用气道插管及静脉输注+臂丛神经阻滞麻醉。

【操作步骤】

（1）切口：起自肱骨外上髁以上3cm处，沿肘关节外侧向前作一弧形切口，至肘以下2cm处止。

（2）显露骨折：分离皮下脂肪厚，多数可以看到软组织的破损，沿破损处仔细解剖至肱骨外髁，显露外髁骨折块。分离暴露过程中，既要力争清晰地显露肱骨的关节面，又要尽量保护附着在外髁骨块上的软组织，以保证该分离骨块的血供。

（3）复位与内固定：清理关节内所有的积血和碎骨屑，直视下复位骨折块。没有翻转的骨折端呈朝外、朝后和外侧面旋后，复位时除了将骨块朝前朝内复位，也需要将整块骨片向桡侧旋转。如果骨块翻转，先要加大畸形，使骨块松动，然后复位对合。手术中，可以在骨折块上打上一枚短的1.5mm克氏针，利用短针旋转和调整骨块，帮助复位，容易成功。需要指出的是，判断复位效果不能仅看骨块外侧缘的对合情况，而应该以前缘和下缘关节面完全对合为依据，这就需要暴露关节面进行观察。影像学检查确认复位满意后用巾钳或复位钳临时固定，对准内上髁和干骺端分别钻入两枚克氏针，进行交叉固定（图11-1-47）。

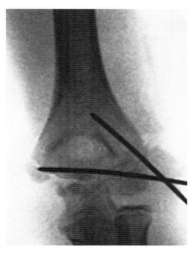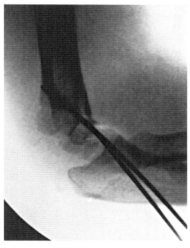

图11-1-47　肱骨外髁骨骺分离闭合复位交叉克氏针固定
术后正侧位X线片

克氏针固定后再次直视或C形臂机检查关节面是否平整，肘关节伸屈是否存在障碍。确认复位情况满意后逐层关闭切口，克氏针尾端作弯曲处理，任其留置皮外。

【术后处理】　术后采用屈肘、前臂中和位管型石膏固定，固定范围从肱骨中段到掌指关节。鼓励患儿石膏中作肌肉锻炼，拍摄X线片随访观察复位情况。石膏固定3~4周，期满拆除石膏再摄片复查。如果骨痂丰富，即可拔除固定钢针，开始肘关节的屈伸锻炼。通常经过5~7天即可恢复到术前90%以上的活动度。如果骨痂欠丰富，固定时间可适当延长1~2周，以屈肘位石膏后托为主。

2. 肱骨内上髁骨骺分离　肱骨内上髁骨骺在11岁出现，17岁闭合。肱骨内上髁骨骺分离在儿童肘部骨折中占11%，主要发生在9~12岁儿童，男孩多见。肱骨内上髁骨骺是肱骨远端整体骨骺的一部分，因此低龄儿童肱骨内上髁骨骺骨折时骨折线可以进入关节，大龄儿童肱骨内上髁骨骺分离是关节外损伤（图11-1-48）。此骨骺也是前臂屈肌和旋前圆肌的肌附着点。

肱骨内上髁是前臂屈肌和旋前肌的总肌起点。当肘

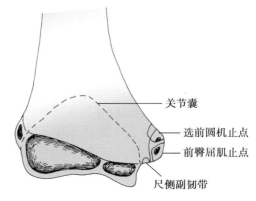

关节囊
选前圆机止点
前臂屈肌止点
尺侧副韧带

图11-1-48　肱骨内上髁骨骺与
肘关节囊的解剖关系

关节遭遇外翻暴力时,前臂屈肌的强烈收缩可使内上髁骨骺撕脱,与肱骨干分离,甚至合并肘关节脱位。内上髁骨骺撕脱移位的程度取决于外翻暴力的大小,也与撕脱骨块是否带有干骺端骨片,以及屈肌附着点撕脱时是否连带关节囊撕裂有关。撕脱的骨块可能仅有轻微的分离(Ⅰ级);可被向下拉至关节水平(Ⅱ级);也可被夹入肘关节间隙的内侧,卡在滑车和鹰嘴之间(Ⅲ级);甚至肘关节可完全向外侧脱位,而将撕脱的内上髁带至肘的外侧(Ⅳ级)(图 11-1-49)。

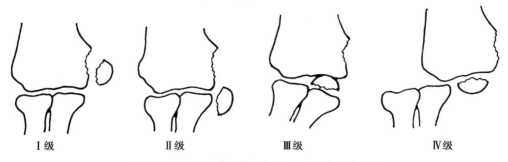

Ⅰ级　　　　　Ⅱ级　　　　　Ⅲ级　　　　　Ⅳ级

图 11-1-49　肱骨内上髁骨骺骨折和骨骺分离分级

肱骨内上髁骨骺撕脱骨折后,骨骺因前臂屈肌的牵拉而与肱骨干分离,不处理很难,或无法自行彼此靠拢直至愈合。肱骨内上髁骨骺撕脱之后,前臂屈肌失去了止点,不仅影响前臂屈肌正常肌力的发挥,影响肘关节的正常活动,还可能在肘关节内侧结成坚实的软组织瘢痕,使尺神经沟不平整,引发尺神经炎;合并肘关节脱位者,关节活动受到的影响将更为明显。因此,除Ⅰ级轻微移位,均应考虑切开复位内固定。

【体位】　患者仰卧,患肢置于手术床旁小桌上,屈肘、前臂旋后。

【麻醉】　采用气道插管及静脉输注+臂丛神经阻滞麻醉。

【操作步骤】　以肱骨内上髁的正常位置为中心,在肘关节内侧作一长 3 ~ 4cm 的直切口。切开深筋膜。在Ⅲ级骨折,此时只能看到覆盖屈肌上的肌筋膜,以及内上髁部位的骨折面(图 11-1-50),而看不见内上髁骨折块和鹰嘴切迹,因为它已连同关节囊和屈肌的起点一并被卷入肘关节内。

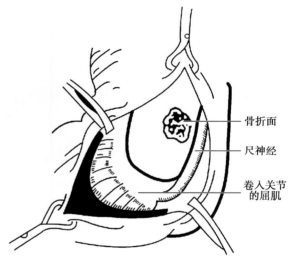

图 11-1-50　肱骨内上髁骨折Ⅲ级切开复位术中所见示意图

用巾钳或其他适用的器械夹住卷入关节内的肌肉,令患肢肘关节外翻,以增加关节内侧间隙的宽度,将骨折块从肘关节内轻轻拉出。注意勿将骨折块钳碎或撕裂;同时注意尺神经即在此屈肌后侧,勿使受伤。将肱骨内上髁骨块准确复位,因克氏针没有加压作用,内固定建议采用螺丝钉,其方向应从内上髁向上,将螺钉置入肱骨远端的内侧柱中。必要时,可将尺神经从骨折后方的尺神经沟内游离,将其移至肘的前方,固定于屈肌和旋前肌的筋膜上,埋于脂肪组织内(图 11-1-51)。

【术后处理】　伸直位管型石膏固定 4 周,范围从肱骨中段至掌指关节,前臂中和位。固定期满拆除石膏,检查内髁处无压痛存在,可以开始逐渐锻炼肘的主动伸屈活动。螺钉通常在 6 个月后取出。

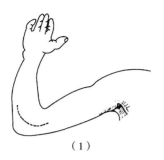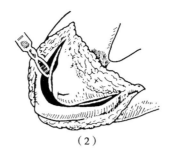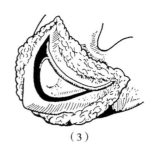

图 11-1-51　尺神经前移术手术示意图
（1）切口；（2）游离尺神经；（3）前移尺神经

（陈博昌）

六、演变与展望

创伤骨科的研究和实践推动着骨折治疗技术的改进和发展。20世纪50年代内固定研究学会（AO/ASIF）成立的时候，提出的治疗骨折的原则是解剖复位，重建稳定性，同时保存血液供应，使患肢能够早期活动。那时候，对任何骨折都强调绝对的坚强内固定，为的是肢体能尽早开始功能锻炼，追寻到的是骨折的直接愈合。临床应用确实取得了相当好的治疗效果。但在众多的临床实践中还是出现了一些问题：骨折的解剖复位和坚强固定常常需要广泛剥离骨膜和软组织，使骨折部位在损伤时已经受到破坏的血液供应雪上加霜，遭到进一步的破坏，甚至完全丧失。骨折愈合的生物学环境在损伤和治疗的过程中遭到了破坏，不仅给骨折愈合带来障碍，还陡然增加感染的机会。另外，接骨板的应力遮挡使接骨板下的皮质发生骨质疏松，骨折愈合取出接骨板后发生再骨折的屡见不鲜，暴露出坚强内固定的技术缺陷。随着生物力学研究的逐步深入，人们意识到应该在骨折治疗的机械稳定性与生物学环境这对矛盾之间保持平衡。过去的治疗理念和手术技术在骨折治疗的天平上不恰当地偏向机械固定这一边，亟需矫正。现在认为，解剖复位和坚强固定的原则只应当用于关节内骨折和比较简单的骨干骨折的治疗，而对复杂的骨干骨折，治疗的原则应该是间接复位，减少对骨折部位生物学环境的扰乱，从机械固定模式转变为生物固定模式（biological osteosynthesis）。生物学固定的中心是保护骨折端局部的血供，为骨折的愈合维持良好的生物学环境。手术时不再强调骨片间加压和骨折坚强固定，转而力求恢复长骨的长度、轴线排列和旋转对位，提供相对稳定的固定方式，强调符合微创理念的间接复位和桥接固定技术，应用适合生物学固定的内置入物。

微创是当代外科技术发展的趋势，其在创伤骨科领域的研究、应用和普及是近代骨折固定技术发展的集中表现。微创要求在实施外科手术时尽可能减少对肢体组织的损伤，以减轻肢体疼痛，术后及早开始康复锻炼，促进功能的恢复，改善手术治疗的效果。具体实施时，要根据骨折的实际情况选择适当的固定器具，依照内植入物的不同应用相应的技术和手段。

髓内钉固定骨折，手术时只需要在远离骨折部位的皮肤上做一个小切口，通过开孔器在正确部位开孔，将髓内钉插入髓腔中，对骨折进行闭合复位，既不切开骨折处的皮肤，更不剥离骨折片的骨膜，也不扰乱骨折部位的生物学环境，有利于骨折愈合，还能降低感染的发生率，符合微创的原则。髓内钉固定在临床上已经成为有适应证的长骨干骨折的首选治疗手段和方法。交锁螺钉的应用使髓内钉固定的手术指征得以扩大，不仅可以用于治疗横形或短斜形骨折，也可以用于其他类型骨折的治疗。至于髓内钉固定时做不做扩髓，两种方法各有优缺点和一定的适应证。扩髓能解决髓腔与髓内钉弧度的匹配问题，还允许使用粗一点的髓内钉，增加支撑的强度，扩髓所产生的碎屑还能起到内植骨的作用，促进骨折的愈合，实为其优点；扩髓将造成髓内皮质血供的破坏，对骨折的愈合可能产生负面影响，用于治疗开放性骨折还有引发感染之虞，则是其缺陷。不扩髓的髓内钉多为实心，强度大，但质地比较硬，弧度不容易与髓腔匹配，无法用比较粗的钉子是其弱点。当然，不扩髓能减少对内骨膜血供的破坏，提高愈合率，降低感染率,可以用于Ⅰ～Ⅱ度开放性骨折的治疗,能取得比用外固定架治疗还要快的愈合速度。

接骨板固定技术是治疗骨干,特别是干骺端骨折的有效和常用手段,现在临床上应用微创接骨板固定技术(minimally invasive plate osteosynthesis,MIPO)治疗骨折。手术操作的原则是尽可能不剥离骨折片的软组织附着,用间接复位的方法对骨折进行整复,经皮或肌层下置入用于固定骨折的内置入物。手术中,只暴露处于骨折部位远侧和近侧的正常骨骼,不直接暴露骨折部位,使骨折周围的成骨性组织和软组织的血运得以保留;在C形臂机监视下对骨折进行间接复位;在肌层下、骨膜外插入接骨板,越过骨折部位到达远侧骨干;在骨折部位的远、近两侧分别用常规方法完成接骨板的固定。结果有效地减少了手术过程中从骨折片上剥离骨膜和软组织的范围和程度,减轻或避免了对骨折片血液供应的进一步损伤和破坏,取得很好的治疗效果。MIPO最初用于治疗股骨转子下骨折和股骨远端骨折,随着临床经验的积累,逐步扩大应用于股骨干骨折、股骨转子部骨折、胫骨远、近端骨折的治疗,在技术上也进一步发展成经皮接骨板固定技术(minimally invasive percutaneous plate osteosynthesis,MIPPO)。应用MIPPO技术,只在骨折远近两端作皮肤切口,根本不暴露骨折部位,闭合复位后从皮下或肌层下插入接骨板,在两个切口内完成接骨板固定。研究证实,应用MIPO技术,对骨折部位的穿支动脉和滋养血管的损伤比传统接骨板固定技术的轻,手术后前者局部骨膜和髓腔内的血供比后者的丰富;另外,MIPO技术使用比较长的接骨板以跨越骨折部位,而用于固定的螺钉的数目相对就比较少,螺钉的密集程度明显降低,结果接骨板单位面积承受的应力也相应减少,避免了接骨板的应力遮挡。MIPO技术所达到的是一种弹性固定,骨折块间存在一定程度的微动,刺激了骨痂的生成和骨折的愈合。

用外固定支架固定骨折,固定螺钉在远离骨折的部位经皮钻入骨干,同样不需要扰乱骨折处,符合微创的原则。手术操作简便,以及术后可调节性,是其主要优点。特别是在处理开放性骨折时,固定螺钉可以放置于远离创口的部位,为创面的修复和日后处理提供极大的方便,外固定支架因此成为治疗开放性骨折的首选固定方法。只是由于固定杆远离骨干,存在一定的力矩,加上固定螺钉的弹性,固定的稳固性存在问题,尤其是用于固定股骨干骨折时常常发生固定失效和骨折再移位,甚至导致骨连接迟缓或不连接。因此,临床上多用于开放性骨折的早期处理,临时固定骨折,待条件适宜再改作内固定;当然也可以用作非负重性长骨,如肱骨及桡骨远端骨折的最终治疗。不过也有人用钢缆接骨技术(cable osteosynthesis)来弥补外固定支架稳定性不足的缺陷,用于治疗长骨骨折不连接,取得了良好的效果。尽管对于关节内骨折和许多干骺端骨折,不可避免地需要切开复位,但越来越多的医生依然遵循微创的原则,采用有限切开复位内固定结合外固定支架的方法,实现骨折的复位和固定,既最大限度地减少手术创伤对骨折片血液供应的破坏,又达到尽可能解剖复位满足肢体功能恢复的需要。不过,外固定支架的稳定性需要改善,固定螺钉裸露在体外,护理不当容易发生松动和钉道感染,这有赖于器械的改进和应用技术的完善,例如使用带有羟基磷灰石涂层的固定螺钉,有助于防止松动。现在临床使用的外固定支架有多种,除了经典的Ilizarov支架、Orthofix单臂外固定支架外,还有具备两者的Hybrid支架等。它们各有千秋,但原则是一致的,既追求稳固又不失简便。临床上还有应用带关节的支架治疗关节内骨折和关节僵硬的报道,实现动与静的结合,在提供固定的同时允许适度的活动,在很多情况下取得独特的治疗效果。随着牵张性成骨技术的问世和临床应用,外固定支架又成为肢体畸形矫正和骨缺损修复的重要治疗手段,扩大了外固定技术在骨科领域的应用范围,提高了骨折和相关临床问题的治疗效果,在推广应用方面还有很大的空间。

近年来,随着计算机技术和精密机械自动控制技术的日益成熟、医学影像设备成像质量的不断提高,把计算机医学图像三维可视化处理技术、医用机器人、空间三维定位导航系统和临床手术结合起来研制开发的计算机辅助手术导航系统(computer assisted surgery,CAS)使骨折的固定技术进入到了一个新的发展阶段。应用计算机导航技术辅助髓内钉固定技术和骨盆骨折的复位和固定,更是如虎添翼,既提高了手术的准确度,又减少了患者和手术医生的放射线暴露,两全其美。目前,计算机辅助骨科手术(computer assisted orthopaedics surgery,CAOS)已可完成对内置物的置入进行定位和成像,使用CAOS可使远端锁钉更准确、快捷,减少了患者及术者的X线接触。

内镜的临床应用开创了微创外科的先河,关节镜下手术则是它在骨科的主要代表,在创伤骨科领域的应用前景愈加广阔。就以膝关节镜而言,不仅能处理半月板损伤及滑膜疾病,还可以做半月板移植,前后交叉韧带的重建及软骨缺损的移植和修复;现在发展到关节镜监护下完成胫骨平台、股骨髁间骨折和其他关节内骨折复位与固定,一改传统关节内骨折切开复位内固定的手术方法,建立了微形切口、创伤小、出血少、围术期疼痛轻、住院时间短、术后康复快的关节镜辅助手术,体现了"微创手术"的精髓。不过,关节镜下骨折内固定手术还存在比较烦琐,需要额外花费和适应证比较局限等问题,需要研究解决,以便使关节镜手术成为创伤骨科的常规技术,提高创伤微创治疗的效果和水平。

为了适应用于治疗骨折的微创技术,用于固定骨折的内置入物也不断得到改良、改进和更新。从生物学固定的理念出发,为了减少接骨板对与之接触的皮质骨的压迫,缩小可能发生的骨质疏松和坏死的范围,就有了点状接触接骨板(point contact fixator,PC-Fix);为了跨越骨折部位并便于植骨,临床上使用波形接骨板等。锁定加压接骨板(locking compression plate,LCP)的研发及其在临床的成功应用,大大提高了骨折内固定的稳定性,有力地促进了骨折的愈合,同时为骨质疏松性骨折的固定提供了一个可靠的固定方法。它一改普通接骨板通过加压在接骨板和骨骼之间形成摩擦而获得固定的原理,在螺钉的头部和接骨板的螺孔之间设计了互相匹配的螺纹,螺钉旋紧后,螺钉和接骨板浑为一体,为骨折提供很好的角稳定性,其作用犹如安置在体内的固定支架。锁定接骨板只要求贴近骨面,可以不与骨骼接触,因此不需要严格塑形,安置时不必剥离骨膜,安置到位后又不会对骨膜施压,从而避免对骨膜血管的破坏,达到保护骨骼血运的目的。除了用于固定骨干骨折的锁定接骨板以外,还有用于固定干骺端骨折的特殊类型,例如用于治疗肱骨近端骨折的 LPHP(locking proximal humeral plate)。LCP 设计时巧妙地将普通螺孔和带螺纹的螺孔结合在一起,根据不同病例的具体情况,可以全部使用带螺纹的孔,使接骨板成为内支架;也可以有选择地通过普通的螺孔插入拉力螺钉,实施骨片间加压,在保证稳定性的同时提高复位的效果。为了适合各种不同形态的骨折的固定,锁定接骨板螺钉的方向可以按照固定的力学需求而专门设计,或者设计成可在一定范围内自由选择。微创稳定系统(less invasive stabilization system,LISS)的问世,为膝关节周围,包括股骨远端、股骨髁间、胫骨平台和胫骨近端骨折的治疗提供一种崭新的微创手段和方法,特别适合于治疗合并干骺端粉碎性骨折的关节骨折。利用 LISS 能将已经复位的关节端稳固地与骨干连接在一起,而不需要扰乱干骺端的骨折部位。LISS 本质上也是一种锁定接骨板,其关节端的形状与骨的解剖轮廓一致,安置在这一端的自钻锁钉的位置与角度都做过精确的计算,和接骨板组合锁定后有很强的角稳定性,特别适合于骨质疏松性骨折及假体周围骨折的固定。LISS 配有精确的安装模具,不仅接骨板可以经关节端创口在肌层下插入,越过干骺端骨折处,而且固定骨干的每个锁定螺钉都是通过模具的定位孔经皮拧入,把对软组织的创伤减小到最低限度,减少了伤口的并发症与感染率。当然,LISS 也有一定的适应证,它适用于胫骨的多段骨折,而对于胫骨中、下段的单一横形骨折,并不需要使用 LISS,因为它价格比较贵,没有必要无端增加患者的负担。当然,使用 LISS 需要经验及技巧,因为手术时不暴露干骺部骨折端,对于一些相对复杂的骨折而言,要达到满意的复位可能较为困难,完全依赖于手术医生的实践和技能。不过,以 LISS 为代表的新一代微创内固定技术预示着创伤骨科发展的未来,也许不容置疑。为了灵活适应不同病例的需求,设计和应用了螺钉方向可以适当调节的锁定接骨板,对扩大手术适应证、提高固定效果有积极作用。

骨折后有 5%～10% 病例发生延迟愈合和骨不连,或者采取非手术治疗,或者进行手术治疗,临床上都极富挑战性。非手术治疗具有损伤小,感染的危险性低的优点,在很多情况下成为治疗骨不连的首选方法,而且多能奏效。体外震波就是其中的方法之一,它利用冲击波在声阻抗相近的组织内传播时能量很少衰减,不会损伤组织,而在声阻抗相差很大的组织界面上会释放能量,产生拉力和压力的原理,在骨折部位造成显微骨折,增进局部的血流速度和血液供应,从而促进骨折的愈合。文献报道,一次震波治疗的治愈率为 64%,二次震波后为 72%,总有效率达到 80%。同样,临床上还可以采用电刺激来治疗骨不连,总有效率也能够达到 72%。利用骨髓有很强的诱导成骨的性能,在骨折的部位注射自体骨髓也可以治疗骨不连,有人报告用这种方法治疗了 72 例骨不连患者,结果 72.2% 的患者最终获得满意的愈合。当然,如果保守治疗无效,手术治疗可能是必要的选择。骨不连的成因是多元性的,手术的方法有很强的针对性,比较多的情况是需要在手术中同时解决骨折固定的稳固性和植骨增强诱导成骨的问题。临床上用扩髓的交锁髓内钉来治疗长骨的非感染性骨不连，就能起到这两方面的作用。扩髓后可使用比原来粗的髓内钉，增加髓内钉的强度，提供更牢靠的固定；扩髓会产生碎屑，结果骨髓内的生长因子等活性物质在骨折部位释放，促进纤维软骨的骨化；另外使用带有加压装置的髓内钉还能够在术中对骨折端进行加压，使骨端密切接触，促进骨折愈合。文献报道，用扩髓髓内钉治疗了50例非感染性胫骨骨不连，34例闭合穿钉，16例切开复位，结果所有病例均在6个月内牢固愈合。最近又有人研制出预涂有生长因子的内固定器械，实验研究表明，用预涂BMP的内固定螺钉和髓内钉能够明显加快骨折的愈合速度。随着预涂内固定器械的广泛应用，骨折治疗的成功率将明显提高。对于长骨的感染性骨不连，由于髓内钉固定可能加重髓腔内的感染，目前多采用外固定架治疗。通过局部的彻底清创，切除感染性肉芽、纤维组织和死骨，用环形外固定架固定骨折，再辅助应用抗生素和高压氧，治疗感染性骨不连可以达到满意的疗效。对合并骨缺损的感染性骨不连，也可以在清创之后，用外支架固定骨折，骨缺损处填以带妥布霉素的硫酸钙颗粒。这种人工骨材料在降解时会释放出抗生素，能有效控制感染，其诱导成骨的作用能最终修复骨缺损，二者可以兼得。植骨是手术治疗骨不连的重要补充手段，自体骨由于兼有骨传导和骨诱导作用，又没有免疫排斥和传播疾病的缺陷，现在依然是植骨的"金标准"。只是存在自体骨的数量来源有限以及取骨时会带来额外的创伤，才使其临床应用受到一定的限制，转而使用异体骨来替代。近年来随着各种人造骨的研制和应用，这种观点有所改变，因为许多研究表明，人造骨在诱导成骨和促进骨的愈合上已经取得很好的效果。

在当今信息爆炸的年代，医学也像其他科学一样，每天都有新的技术出现。作为一名临床骨科医生，必须不断学习新技术，积极参与学术交流，善于学习别人的先进经验。对于国外的和他人的经验，不是单纯地引进模仿，而是有机地消化吸收，在不断实践的过程中融会贯通，加以拓展和改进。

（罗从风　曾炳芳）

第二节　开放性损伤的处理

一、概述

开放性骨折、关节损伤是指暴力作用于人体发生骨折、关节损伤的同时合并周围软组织和皮肤或黏膜的严重损伤，骨折端或关节腔与外界环境相通。对开放性骨折、关节损伤治疗，已经历了挽救生命、保存肢体、预防感染、恢复功能四个历史阶段。近十多年来对开放性骨折的认识，已强调软组织损伤的重要性，将其看作是"软组织损伤合并了骨折"。由于开放性骨折、关节损伤属急诊，多需就地或就近治疗，仍是各级骨科医生，尤其是基层医院骨科医生共同面临的严峻挑战。

（一）开放性骨折和关节损伤的特点

1. 伤口污染与感染　开放性骨折、关节损伤的最大特点在于创面或伤口的存在，并受到不同程度的污染，使骨折端或关节腔及其周围软组织有进一步感染的可能，这与受伤机制、污染严重程度、骨关节与软组织损伤程度密切相关。轻者如间接暴力受致的由内向外的开放性骨折，污染与组织损伤程度较轻；而重者如直接暴力受致的由外向内的开放性骨折，骨与软组织损伤广泛，污染多较为严重，加上休克、血管损伤、血管痉挛等造成的组织缺血、坏死，为细菌繁殖提供了良好的介质，感染的几率大大增加。如Gustilo Ⅰ型的感染率为2%，Ⅱ型为7%，ⅢA型为7%，ⅢB型为10%～50%，ⅢC型为20%～50%（Gustilo，1990）。当然，早期的伤口感染系污染造成，但入院后多数患者转变为获得性院内感染。一旦发生感染，无论创面浅部感染，还是肌肉感染、骨髓炎、化脓性关节炎等深部感染，均将使开放性骨折、关节损伤的治疗复杂化。尤其是严重、广泛的感染，不仅会导致肢体主要血管的栓塞、肌群坏死，危及肢体的成活；而且由此引发全身的毒血症、败血症，出现肾、肝、消化道等系统功能不全或衰竭，甚至危及生命。即使最终控制了感染，但治疗时间大为延长，使得骨折复位、固定受限制，影响骨折的愈合，可出现骨折畸形愈合、骨不连、骨缺损、关节僵硬、关节强直等并发症。

2. 高能量损伤与组织损伤　开放性骨折、关节损伤多为高能量创伤结果，无论皮肤、肌肉、神经、血管等软组织,还是骨、关节硬组织的损伤程度,都趋于愈来愈严重,尤其是最常见的胫骨干开放性骨折。骨关节与软组织损伤严重、复杂,其渗出、变性、坏死的病理生理反应决定了在伤后数天内组织变化的多样性与动态连续性,肢体皮肤肿胀、水疱、皮色暗紫、变硬甚至皮革化,血管栓塞、肌肉缺血、肿胀甚至变性、坏死,伤后4~7天皮下脂肪的液化,直接导致真皮下血管网与邻近肌肉等组织中微小血管栓塞,加剧了皮肤、肌肉、神经等软组织损伤的变性、坏死反应。由于软组织损伤的严重程度不同,创面与组织损伤的情况也变化很大;可以是很小的损伤,治疗及预后与闭合性骨折无差异;也可能损伤非常广泛、严重,需要行截肢术。实际上,对开放性骨折、关节损伤的处理,尤其是保肢治疗的难点就落在软组织损伤的修复与功能重建上。

(二) 开放性损伤的治疗原则

开放性骨折与关节损伤的治疗原则,可以概括为抢救生命、保存肢体(积极保肢,否则果断截肢)、预防感染(及其并发症)、组织重建(急诊重建或二期重建)、恢复功能。在治疗策略上,对严重开放性损伤进行分期处理,包括创伤急救、一期手术、二期手术、功能康复。遵循损伤控制骨科学原则(damage control orthopaedics,DCO),兼顾生命DCO与肢体DCO的平衡,即生命安全重于一切、缺血性肢体的保肢治疗(一期必须修复主要血管损伤)。一期手术注重患者全身情况的稳定性、缩短手术时间,重点在于微侵袭手术控制出血、保证伤肢的血供、妥善处理软组织损伤、获得暂时的骨折稳定,避免给患者增加过多的损伤、造成二次打击导致创伤患者的生理状况恶化。

1. 抢救生命与开放性损伤的急救　合并软组织撕裂损伤的肢体开放性骨折、关节损伤,是一种危及肢体存活的损伤,有时也是一种致命伤。它们多属高能量损伤,由此骨损伤和软组织损伤的形式复杂,可合并躯干、头颈部伤。这类高能量开放性损伤的处理,对医生的要求颇高。开放性损伤的急救应遵循ATLSS(Advanced Trauma Life Support System)原则。重点在于抢救重要器官的严重损伤、隐匿损伤、威胁生命的损伤(先救命,后保肢),抗休克。对开放性骨折、关节损伤的评价,除了控制活动性出血外,可边抢救边明确。

2. 初期伤情评估与清创术前准备　开放性骨折、关节损伤的初期评价重点包括:皮肤软组织损伤(外观照片)、血管神经损伤、筋膜室综合征、骨折粉碎或关节损伤程度(放射影像学检查)等,一定要记录在案,并与伤者家属及时沟通交代伤情与预后。另外,还要注意潜在性开放骨折、关节损伤问题。如果伤肢附近存在开放伤口,除非已经明确排除了开放骨折损伤,否则应该按开放性骨折原则处理。

清创术前准备的具体内容包括:①接诊医生一定要审视、评价伤口;②伤口照相与包扎,注意皮肤脱套伤;③急诊室暂可不做细菌培养(可在清创术后期行细菌培养);④评价神经、血管损伤状况:注意股骨、胫骨等横断移位骨折时有大血管损伤(尤其是浮膝损伤)可能,必要时血管造影(排除下肢节段性或二平面动脉损伤),高度警惕筋膜室综合征;⑤骨折、关节脱位部临时固定;⑥肢体X线摄片;⑦静滴广谱抗生素;⑧注射破伤风抗毒素;⑨必要的专科会诊;⑩术前谈话,与伤者、家属的沟通。

3. 创伤肢体的保肢与截肢问题　肢体严重创伤的治疗需要有一个保肢与截肢的决断。文献上发表了一些有关肢体损伤严重性的评估标准,包括PSI(predictive salvage index,1987)、LSI(limb salvage index,1991)、NISSSA(nerve injury,ischemia,soft tissue injury,skeletal injury,Shock & Age,1994)等;都给截肢划出了界限。在临床上用得比较多的是"肢体创伤严重性评分"(mangled-extremity severity score,MESS)(Johansen K,1990),评估的项目主要包括骨与软组织损伤、休克状态、肢体缺血、伤者年龄,最高得分14分;如果缺血时间超过6小时,评分加倍。提出MESS<6分,预后良好,可行保留肢体治疗;MESS>7分,有截肢指征(除踝部以下创伤),多需一期截肢。但随着显微外科血管修复与复合骨、软组织皮瓣移植技术的积极应用,MESS 7分甚至7分以上的下肢开放性骨折,仍有保肢的可能,尤其是在足底感觉存在时。不过,对肢体严重创伤的保肢与截肢选择仍有争议,一个勉强保留且有踝足关节僵硬、足底无感觉的肢体,功能上不如截肢后使用义肢。也有人提出小腿截肢的绝对指征为胫神经彻底毁损、缺血时间>6小时;截肢相对指征为严重多发伤,同侧肢体严重的损伤,预期须多次软组织与骨重建。美国在20世纪90年代由全国8个Ⅰ级创伤中心联合进行了下肢评估项目(lower extremity assessment project,LEAP)研究,认为面对严重损伤的下肢,医生不能用现有的肢体损伤严重性评分标准作出截肢的决断,评分低提示保肢重建的可能性大,评分高未必一定得截肢。我国学者提出,截肢的指征上、下肢有别:对于上肢,只要有可能重建,就没有指征截肢,因为上肢的任何一项功能,哪怕再差,也总比假肢好;即使做再大的努力,有的时候也是值得的;对于下肢,膝关节以下装配得体的假肢可以替代下肢的功能,但是如果重建的可能还存在,而患者又拒绝截肢,就应当设法挽救,即便是截肢的病例,只要有可能,也应当充分利用废弃的肢体,进行复合组织游离移植,尽力保留和重建膝关节的功能。

笔者体会,肢体严重创伤截肢指征主要考虑以下四方面:①肢体严重毁损性损伤;②大血管损伤,肢体缺血超过一定时限(如 24 小时),肌肉坏死明显,并发肾等功能不全;③肢体严重损伤、缺血,存在合并威胁生命的损伤,或全身状态差,年龄大等;④肢体严重创伤并发严重感染等并发症,如大量肌肉(肌群)坏死、缺损,神经不可逆性缺血或损伤、长段缺损(如下肢胫神经),大血管栓塞、血供差,皮肤大面积缺损,骨组织大段缺损或广泛骨髓炎,关节僵硬等。

二、开放性骨折的治疗

在创伤急救、稳定生命体征的前提下,完成开放性骨折的初期评价(骨折分类与软组织损伤分类),尽早实施急诊清创术。一期处理的重点确保伤肢的血供、预防感染,创面可以用敷料临时覆盖,骨折、关节脱位也可用外固定架临时固定;而对于皮肤软组织缺损的重建、骨折的最终治疗,或骨缺损重建,可以留在二期处理。

(一) 开放性骨折分类

开放性骨折的分类不仅是为了使科学研究的结果能够相互比较,更重要的是能够指导医生对开放性骨折进行诊断和治疗。开放性骨折的分类有多种,目前世界范围内普遍接受的是 Gustilo 开放性骨折分类方法,还有 Hannover 骨折评分系统、AO/ASIF 分类等,最近还有 OTA 分类。

1. Gustilo 开放性骨折分类　Gustilo 和 Anderson(1976)根据开放性骨折软组织损伤情况、开放伤口大小、创面污染严重程度和骨折情况将开放性骨折分为 3 型。Gustilo(1984)又根据骨外露范围、软组织覆盖状况、有无血管修复要求,将其中第Ⅲ型细分为 3 个亚型。

Ⅰ型:通常是由低能量损伤造成,伤口小于 1cm,一般是由于骨折自内向外穿透皮肤所致。细菌污染是非常少的,一般没有或仅有少许肌肉损伤。

Ⅱ型:伤口一般大于 1cm,伴有中等程度的软组织损伤,由于外力较大,伤口通常是由外向内的暴力所致。常常发生肌肉组织坏死,但程度和范围较局限,一般仅波及一个筋膜室;没有或仅有少许骨膜的剥脱。

Ⅲ型:属高能量损伤,伤口自外向内造成,大于 10cm,伴有广泛的肌肉坏死,骨折粉碎、折端移位大,伤口严重污染。枪伤、车祸伤等多为Ⅲ型开放性骨折。根据损伤程度又分为 3 个亚型:Ⅲa 型,软组织有严重挤压伤,但骨膜剥离不广泛,骨折端有适当的软组织覆盖;Ⅲb 型,有广泛的骨膜剥离,伴有大量的软组织坏死和丢失,骨骼外露,常常需要局部转移皮瓣或游离皮瓣才能覆盖折端;Ⅲc 型,伴有大血管的损伤,只有修复损伤的血管,才能够保存肢体。

Gustilo 开放性骨折的分类简单易懂,能较好区分开放性骨折的严重性,已被广泛应用。但应注意该分类方法提出时仅针对胫骨开放性骨折,对损伤特征的定义并不严谨,仅仅在急诊室对创面大小的观察和 X 线片显示便作出骨折的分类常出现错误。应该结合清创术中的发现,对该例开放性骨折有一个完整彻底的认识后,才有可能作出正确的分类。另一个显著缺陷就在于未将治疗的概念纳入考虑,如如何关闭软组织创口。Brumback 用 125 个胫骨开放性骨折图片对医生进行调查,对创伤医生的调查显示仅66% 正确。观察者之间一致性中至差(包括有经验的骨科医生)。

2. 汉诺威(Hannover)骨折评分系统　这个评分系统不仅包括了骨折类型(突出有无骨缺损)、软组织损伤(皮肤伤口、皮肤缺损,深部肌肉肌腱韧带软组织损伤),而且涉及截肢、缺血/筋膜间室综合征、神经损伤、污染、细菌涂片、开始治疗时间等,其中创伤性截肢、缺血/筋膜间室综合征、神经损伤、污染等指标在开放性骨折评分所占权重较大。

3. AO/ASIF 骨折分类与 AO/ASIF 软组织分类

（1）闭合性皮肤损伤（integumentary closed injury，IC）：闭合性皮肤损伤分成 5 型。IC1 型，皮肤无损伤；IC2 型，皮肤挫伤但无撕裂；IC3 型，皮肤局限性脱套伤；IC4 型，广泛的闭合性脱套伤；IC5 型，挫伤引起的皮肤坏死。

（2）开放性皮肤损伤（integumentary open injury，IO）：开放性皮肤损伤分成 5 型。IO1 型，皮肤自里向外破损；IO2 型，皮肤破损小于 5cm，边缘有挫伤；IO3 型，皮肤破损大于 5cm，挫伤增加，边缘失活；IO4 型，皮肤挫伤变薄，擦伤，广泛脱套伤，皮肤缺损；IO5 型，其他特殊类型损伤。

（3）肌肉、肌腱损伤（muscle/tendon injury，MT）：肌肉肌腱损伤分成 5 型。MT1 型：无肌肉损伤；MT2 型：肌肉局限性损伤，只有一处在一个筋膜室中；MT3 型，肌肉局限性损伤，有两处在两个筋膜室中；MT4 型，肌肉缺损，肌腱撕裂，肌肉广泛性挫伤；MT5 型，筋膜室综合征、挤压综合征，损伤区广泛。

（4）神经血管损伤（neurovascular injury，NV）：神经血管损伤分成 5 个类型。NV1 型：神经血管无损伤；NV2 型：单纯性神经损伤；NV3 型，单纯性血管损伤；NV4 型，血管多层面损伤（广泛、节段性血管损伤）；NV5 型，复合性血管神经损伤，包括肢体的次全或全部离断。

4. 开放性骨折的 OTA 分型　2010 年，美国骨创伤协会分型委员会公布了开放性骨折的 OTA 分型研究。结果发现：皮肤缺损、肌肉损伤、动脉损伤、骨量丢失和污染是排序最高的 5 项相关因素（等级排序），其中：①皮肤覆盖的质和量，其比伤口长度更能反映皮肤损伤的严重性，其中皮肤撕脱伤伴随较为广泛的皮肤-皮下组织分离（脱套伤）存在较高的皮肤坏死和腔内感染风险；②通过对肌肉损伤的质和量描述（肌肉的功能丧失、坏死和损伤程度）来确定损伤的范围和预期坏死情况；③对损伤相关性缺血情况的评估（是否存在主要血管断裂，是否存在远端肢体缺血，评估毛细血管充盈情况、脉搏血氧测定、动脉指数或血管造影等），能客观评价开放性骨折动脉损伤的严重程度；④污染的深度和本质（如有机物或无机物）是评估污染严重程度的基础；⑤骨量丢失（可以间接反映骨膜剥离情况及损伤能量大小）是评估开放性骨折严重程度的重要独立相关因素，但对骨量丢失的评估主要是用于指导治疗而非针对骨折分型。研究还发现：开放性骨折的 OTA 分型系统观察者间的一致性高于现有的其他分型系统；在初次清创结束后评估被认为是使用开放性骨折的 OTA 分型的最佳时机。OTA 分型中，筋膜室综合征、神经损伤等因素有待进一步研究。

（二）清创

开放性骨折处理的关键是尽快行严格彻底的清创术，清除污染失活组织与异物，修复各类损伤组织，创造一个促进骨折愈合的有利伤口环境。

1. 麻醉　一般选用臂丛阻滞、硬脊膜外阻滞或局部麻醉等。对严重开放性骨折、手术时间较长者，可选用全身麻醉，实施持续的生命体征检测，保证患者的生命安全。

2. 局部处理

（1）确定损伤范围：此举包括必要的伤口延长（纵向延长）与筋膜切开，探查一切受损组织平面。

（2）冲洗伤口：生理盐水冲洗液 5～10L。使用脉冲式灌洗（pulsed lavage）比常规冲洗可减少葡萄球菌细菌计数 100 倍。要注意：对于创面污染较轻的伤口，可直接高压冲洗；而对于创面污染重的伤口，慎用高压冲洗，以避免异物、坏死组织等被压入深层组织。

（3）切除污染失活组织与异物：注意皮肤边缘的切除要有限度，尤其是胫前皮肤。彻底切除疑被污染、失活的皮下脂肪和筋膜组织。

（4）筋膜切开减压：一般以为开放性骨折已使筋膜破裂减压的观点是错误的。所有高能量损伤导致开放性骨折均有筋膜切开减压的指征，多数学者提倡所有筋膜室的筋膜彻底切开减压，而不是有限的切开减压（Chapman 和 Olson，1996）。

（5）肌肉评价与切除坏死肌肉：坏死肌肉是细菌繁殖的最佳培养基。彻底切除严重损伤、缺血、失活的肌肉组织。其难点在于判别肌肉的活力，尤其是血容量不足、呼吸功能不全或暂时性缺血时。Scully（1956）曾用四 C（consistency、contractility、color、capacity to bleed）判别肌肉的活力，但作用有限。临床上常见的问题是低估了肌肉损伤程度，因此若有怀疑肌肉活力之处，以切除该处肌肉为妥。

（6）处理碎骨片：坏死、失活、有污染的骨干部细小碎骨片应当去除，构成关节的碎骨片应予以保留。骨干部大块骨片的去留尚有争议,去除的后果是骨缺损,保留则有增加感染导致骨髓炎的危险。不过,现在趋于一致的观点是:对于污染的大块游离骨片,有指征予以去除,尤其合并软组织严重损伤者。随着吻合血管的骨与复合组织游离移植的显微外科技术和基于骨痂牵张成骨理论的骨搬运(bone transport)技术的开展和普及,节段性骨缺损的修复效果大为提高,现在开放性骨折早期骨清创的重点是力求减轻污染、坏死的危险,降低感染率,而不是顾及骨缺损而一味保留遭到污染、血运可疑的骨块。

(三) 合并血管损伤的诊断与重建

对于 Gustilo Ⅲ C 型大血管损伤,要及时诊断、妥善处理,因为只有修复损伤的血管,才能够保存肢体。要高度重视动脉分叉处,例如肱动脉-尺、桡动脉分叉和腘动脉、胫前-胫后动脉分叉下损伤的诊断和处理;对于完全缺血的肢体,尽力争取在伤后 6~8 小时内重建血液循环;若热缺血时间超过 6 小时,立即行血管的修复术,可通过临时的旁路分流术建立暂时性血管灌流(temporary intravascular shunts,TIVS),以缩短肢体缺血时间,待骨关节内固定手术后,再进行血管的最终修复;对缺血时间长、肌肉丰富的肢体,主要是小腿、前臂、股部、足部要进行预防性深筋膜切开,防止缺血再灌注损伤引发骨筋膜室综合征。

合并大血管损伤的骨折,有时开放性伤口并不大,但骨折移位可致血管痉挛、血管内膜剥脱或血肿形成等,早期可以有血流通过,但随着管腔变窄、血栓形成、血流减少,最终血管栓塞、血流中断。这种情况下必须强调连续监测肢体血供,包括进行必要的血管损伤辅助检查,如多普勒、DSA 血管造影、MRA、CTA 等。因此,骨折发生在容易合并血管损伤的部位常,即使早期没有急性缺血的典型体征,甚至在损伤部远侧可触及动脉搏动,也不能完全断然排除血管损伤造成循环障碍的可能性,应当连续监测,一旦发现恶化的表现,即行果断的处理。血管修复技术包括动脉或静脉缝合术、血管修补术、损伤血管节段切除与端-端吻合术,或自体静脉移植、人造血管移植、旁路架桥血管移植或对侧肢体血管临时桥接供血。

(四) 骨折的固定

若能在初次清创的同时重建骨骼的稳定性,自然值得期望,因为骨折固定的重要性不言而喻。骨折固定能消除骨折断端的异常活动,保证软组织的稳定性,防止软组织的进一步损伤,恢复肢体力线,允许肢体早期活动,减轻创伤后疼痛、水肿、僵硬,增加肢体的血供与静脉回流,有利于伤口愈合。研究证实,骨折的稳定固定能有效降低感染率。

临床上开放性骨折的固定方式主要为外固定支架。外固定支架固定既可以是临时性治疗手段,也可以作为骨折最终的固定措施,对严重 Gustilo Ⅲ 型开放性骨折,治疗上首选外固定支架固定。外固定支架固定种类可分为轴向固定架(单平面、双平面)与环状固定架。近年来,带张力固定针的 Ilizalov 环状固定架与半针杂交式外固定支架应用渐趋广泛,尤其是关节部开放性骨折。

开放性骨折一期处理时是否可行内固定治疗仍有争议。就技术而言,闭合性骨折的固定方法,例如髓内钉和接骨板也可用于开放性骨折的处理。不同的是必须考虑软组织损伤因素,可以根据骨折部位、软组织覆盖情况适当选择,原则是在固定可靠的同时要有利于软组织的愈合,把感染的几率控制在最低范畴。

(五) 创面的覆盖

开放性损伤,尤其是 Gustilo Ⅲ 型骨折常常合并软组织损伤和缺损,治疗面临众多问题。创面不及时覆盖可能引发浅部感染和骨髓炎等深部感染,以及血管栓塞、肌群坏死,使后期的处理变得十分棘手;创面覆盖的处理不当,可能影响骨折的复位和固定,产生骨折畸形愈合、骨不连、骨缺损、关节僵硬、关节强直等并发症。研究显示,Gustilo Ⅲ 型开放性骨折,伤后数日内行肌皮瓣转移闭合伤口,并发症发生率为 20.8%,感染率为 4%,畸形愈合率为 4%;伤后 8~30 日内闭合伤口,并发症发生率高达 83.3%,感染率达 50%,畸形愈合率为 17%。因此急诊清创,必要时多次反复清创防止损伤的皮肤软组织发生坏死和感染,及早进行软组织重建以解决软组织缺损创面的覆盖问题可谓 Gustilo Ⅲ 型骨折治疗中的核心问题。

1. 软组织缺损延期或即时修复 污染严重、挫伤的肌肉软组织肿胀明显,皮肤张力大,尤其是疑有产气夹膜杆菌感染可能者,缝合伤口应慎重。为预防气性坏疽、张力下缝合导致皮肤坏死,宜延迟创面覆盖,反复清创(一般间隔 2 天)。创面清创后污染不严重,患者的全身情况、医院的设备设施、医生的技术能力等各方面条件具备者,可以进行显微外科重建,包括局部皮瓣转位、岛状皮瓣带蒂转移和组织瓣游离移植术。值得向广大创伤骨科医生推荐的是局部筋膜蒂皮瓣、腓肠神经营养血管皮瓣等的带蒂转移,因为不需要吻合血管、不受设备条件的限制,又能解决临床绝大多数软组织缺损创面的覆盖问题。

2. 软组织缺损临时覆盖与负压引流　开放性骨折的发生往往事发突然,就近医疗可能不具备早期覆盖创面的条件;或者创面复杂,清创时无法对损伤组织的活力作出准确的判断,在这种情况下需要对创面进行临时覆盖,以等待或创造合适条件进行延期修复与重建。临床上采用的技术有负压辅助伤口封闭技术(vacuum-assisted closure,VAC)和封闭式负压引流技术(vacuum sealing drainage,VSD)。两者的原理是一样的,只是应用的材料略有不同,在我国应用 ASD 技术相当广泛。方法是在清创和处理骨折之后,用多孔辅料覆盖创面,造成密闭环境,实施负压引流。用这个办法持续将创面,包括相邻空腔的体液引流出去,有效消灭无效腔、预防感染,同时促进创面肉芽形成,便于二期修复。根据引流物的性质和量的多少,可以放置 3 ~ 7 天,根据创面的洁净程度和肉芽生长情况,或者进行修复,或者重复应用 VSD。其优势在于可以免除患者经常换药之苦,减轻医生护士的劳动强度,更重要的是有利于创面的愈合,为其后的处理,例如中厚皮片植皮、组织瓣局部转移或游离移植提供良好的创面基础。

Gustilo Ⅲ 型,尤其是 Ⅲ b 型开放性骨折能否一期闭合伤口？根据笔者的体会,若开放性骨折要一期进行骨折复位接骨板或不扩髓之髓内钉内固定,宜同期修复软组织缺损。此时建议进行股前外侧皮瓣、背阔肌肌皮瓣等远处组织瓣的游离移植,而不做邻近局部皮瓣转移,以免加重患肢软组织的损害。伴有骨外露的广泛软组织缺损,同时主要动脉损伤造成肢体血供障碍需要血管移植进行修复者,宜一期同时修复软组织和血管缺损。这种情况下需要选择能符合这个条件的游离组织瓣,例如以胫后动脉为血管蒂的胫后皮瓣和以桡动脉为蒂的前臂皮瓣进行游离移植,利用血管蒂的两端分别与肢体损伤的血管的远近两端吻合,就能在修复软组织缺损的同时有效重建肢体的血液循环,文献上称之为 Flow-through 技术。下面举一个笔者经治的病例,来阐述这个复杂的问题,供读者参考。

3. 例证　患儿,女,3 岁 11 个月,车祸致全身多发伤,伤后 9 小时入院。体检发现全身多处挫裂伤,上臂、肘部和前臂大面积皮肤软组织缺损,肱动脉中段缺损,桡神经缺损,正中神经、尺神经挫伤,肘部屈肌和伸腕伸指肌缺损,前臂远端循环和活动障碍(图 11-2-1)。

急诊复苏后进行影像学检查,诊断左第 3 ~ 7 肋骨后外段骨折,肺挫伤;左肱骨开放性骨折,中段骨

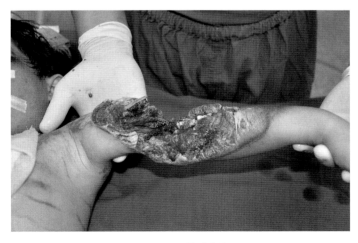

图 11-2-1　临床例证
患儿,女,3 岁 11 个月,车祸伤;术前大体照片显示左上肢毁损伤,
骨与软组织缺损

缺损(图 11-2-2)。

全身情况处理稳定后,进行急诊清创术,清除失活组织,探查证实肱动静脉血管大段缺损,肢体远端血供不足;桡神经缺损,尺神经和正中神经严重挫伤,毋容修复。分别在肱骨近端和桡骨远端的外侧各置两枚螺钉,拟用外固定支架维持上肢骨骼的排列和长度;以旋股外侧动脉为蒂切取同侧股前外侧皮瓣,移置受区准备修复软组织缺损覆盖创面(图 11-2-3)。

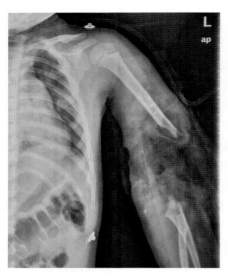

图 11-2-2 临床例证
术前 X 线片显示左侧肋骨骨折,肱骨远段缺失

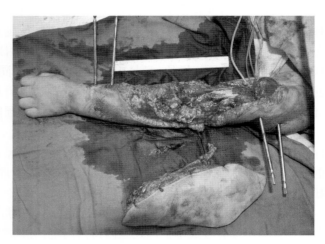

图 11-2-3 临床例证
术中照片显示清创之后准备修复

上肢伸直位,用超肘关节外固定支架固定,用股前外侧皮瓣覆盖软组织创面,将肱动脉近端与皮瓣的旋股外侧动脉吻合,其旋股外侧动脉降支则与肱动脉远端吻合,既重建了移植皮瓣的血液循环又恢复了前臂的血运,创面的覆盖和保肢同时完成(图 11-2-4)。

术后经过顺利,未发生感染,移植皮瓣完全成活,前臂血运正常(图 11-2-5(1))。鉴于清创时在骨缺损部位保留了许多骨膜,残存的肱骨远端有新骨形成,得以在伤后 3 个月改外固定为内固定,在肱骨外侧放置接骨板固定肱骨近端与残存的远端(图 11-2-5(2))。

由于创伤导致肌肉和神经缺损,于伤后 8个月行二期功能重建,通过吻合血管、神经(副神经)的股薄肌肌皮瓣移植重建屈肘和伸指功能,术后 6 个月随访证实屈肘和伸指功能得以恢复(图 11-2-6)。

总之,开放性骨折治疗的最终目标是尽早全面地恢复肢体的功能。一期处理时,原则上必须先救命、后保肢再重建功能。治疗过程一定要与伤者及其家属反复沟通、交代伤情与预

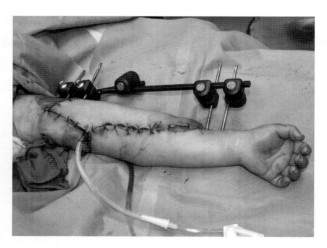

图 11-2-4 临床例证
手术结束时的照片,显示创面完全覆盖,
上肢骨支架的重建方式

后。处理上,强调早期彻底清创术,重建血液循环,用外固定支架稳定骨折与关节,酌情一期关闭皮肤创面,或者应用 VSD 技术临时覆盖创面待延期重建;早期应用抗生素,预防感染等并发症,争取创面愈合;后期行软组织重建,完成骨折、关节损伤的最终内固定,修复骨缺损和重建活动功能;整个治疗过程都注意尽早开始关节运动和肌肉康复,以全面恢复伤肢功能。

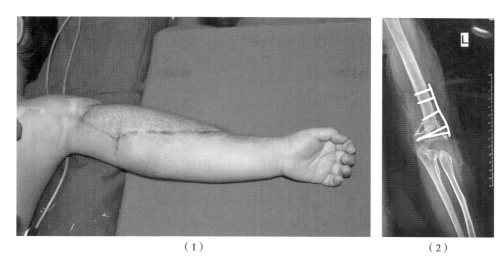

（1） （2）

图 11-2-5 临床例证
（1）大体照片显示术后创口一期愈合；（2）X 线片显示肱骨内固定，肘关节得以保留

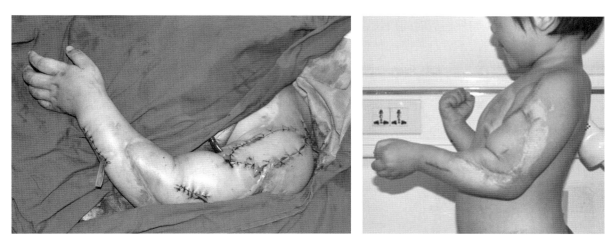

图 11-2-6 临床例证
左为功能性肌肉移植术毕照片，右为重建术后 6 个月随访照片显示屈肘轴与伸腕功能

（六）预防并发症

并发症的预防、治疗，包括全身与局部并发症的防治，贯穿治疗全程，如急诊抗休克、预防感染、预防骨筋膜室综合征、抗生素应用，晚期治疗骨折畸形愈合、骨不连、骨缺损等并发症。

预防感染在于急诊严格彻底的清创术（必要时反复多次）、短期合理应用广谱抗生素、及早闭合伤口，也可用敷料早期覆盖伤口以有效预防感染；入院后强调控制院内感染、防止皮肤软组织损伤坏死后感染，及早进行软组织重建以解决软组织缺损创面的覆盖。

在开放性骨折中，抗生素的治疗作用是明确的，但对药物的选择、给药途径、持续给药的时间仍有争议。清创前后均进行细菌培养，根据药敏试验结果及时调整敏感的抗生素。重视局部用药，如抗生素骨水泥链珠的使用，注意局部高抗生素浓度，注意封闭创面。

三、开放性关节损伤的治疗

开放性关节损伤的治疗目的是防止发生化脓性关节炎和恢复关节功能。处理原则大致与开放性骨折相似，但同时有其特点，就是尽量保证关节面达到解剖复位，恢复正常经关节肢体力学轴线。

（一）开放性关节损伤的分度

开放性关节损伤按损伤程度与预后的不同可分为三度：

第一度:多由锐性外力直接穿破皮肤与关节囊引起。创口较小,关节软骨及骨骼尚完整,污染较轻。经治疗后可保存关节功能。

第二度:钝性暴力伤,软组织损伤较广泛,关节软骨及骨骼有中等度损伤。创口内有异物,污染明显。经治疗后可恢复部分关节功能。

第三度:软组织毁损、韧带断裂,关节软骨及骨骼损伤严重,创口内有异物,污染严重,可合并关节脱位与神经、血管损伤。经治疗后关节功能较难恢复。

(二) 开放性关节损伤的处理要点

治疗第一度的穿戳伤或贯穿伤,毋需探查关节。创口进行清创缝合后,用骨牵引或石膏固定,3周后开始康复治疗。术后如有关节肿胀,可行关节穿刺抽液,并注入抗生素,按早期化脓性关节炎处理。

第二度的创口可先常规行关节腔外清创。手指及手术器械别伸入关节腔内,创口清理完毕之后更换手套及器械,需要时可扩大创口或采用关节标准切口,充分显露关节,用大量生理盐水(6~12L)反复冲洗关节腔。修剪关节囊的边缘要尽量节制,仔细探查关节腔,清除关节内血块、游离小碎骨片、关节软骨片及异物。勿企图摘除不在关节腔内而嵌插于关节外邻近骨骼中的金属异物,以免增加手术创伤。较大骨块复位后,如在6~8小时之内,可用克氏针或螺丝钉固定,如已超过时限,可用骨外固定器固定。由于韧带、滑膜和关节软骨较肌肉抵抗力强,可尽量缝合关节囊,多能一期愈合。如关节囊缺损较多,可行筋膜修补术。如果伤后时间较长,周围软组织疑有炎症,仍可缝合关节囊,但不闭合创口。在关节腔内放置两条硅胶管,术后行关节腔林格液加抗生素灌洗引流,每24小时液量可为6~12L,48小时后拔除硅胶管。做好关节囊外的开放引流以防感染侵入关节腔内。4~5天后炎症局限,可延期闭合创口。

第三度的严重损伤,清创后创口可全部敞开,用凡士林纱布覆盖创面,但勿放入关节腔内。4~5天后,若创口洁净,可行延期缝合。若关节面破坏严重,创口新鲜时,可考虑行一期关节融合术。

四、火器伤的处理

多数伤者同时合并有软组织损伤、粉碎性骨折和神经、血管、肌腱损伤。枪伤损害的严重程度与子弹撞击时散发的能量大小有关,治疗上取决于致伤武器是低速(<500m/s)或是高速(>600m/s)损伤而有所不同。

高速步枪和近距离猎枪子弹击中肢体时,产生高能量碰撞,使骨骼裂成碎片,继而形成弹道空腔,造成广泛的软组织及血管神经损伤。其处理原则基本上与开放性骨折的处理相同。

而低速火器伤,子弹的继发作用小,不会形成空腔,而且骨折片也较少与附着的软组织剥离及丧失血运,除直接损伤血管神经者外,其余多不严重。

收治患者时,除检查伤口外,还应检查有无其他部位的损伤。重点检查弹道出入口,彻底检查并记录肢体血运和神经症状。如果患者的脉搏弱或无,出现进展性血肿或搏动性肿块,都是行急诊血管造影或血管探查的绝对适应证。对一些邻近主要血管近段的弹片伤,即使就诊时检查外周血运正常,仍应严密观察。如果疑及可能存在的钝性血管损伤,可行双重多普勒超声检查、血管造影和手术探查。

常规影像学检查应包括伤口所在部位及紧邻上下关节正侧位摄片。从伤口弹道区取样行细菌培养后,用无菌敷料包扎伤口。如果有骨折,应用夹板暂时固定,并静脉应用抗生素72小时。

枪伤所致的骨折是一种特殊类型的开放性骨折,是污染性的骨折。低速火器伤通常引起典型的Ⅰ度或Ⅱ度开放性骨折,软组织损伤轻微或中度。机枪和高速弹片伤多导致Ⅲ度开放性骨折,软组织损伤严重,容易并发感染、骨折延迟愈合或不愈合、神经和血管损伤。

对大多数高速火器伤所致的骨折首选外固定。对有移位的开放性关节内骨折,应用有限切开复位内固定结合外固定治疗是最佳选择。

如果有弹片或弹头等异物遗留体内,可根据不同情况具体处理。以下情况建议取出:①异物体积较大,压迫邻近重要组织;②异物位于肌肉收缩舒张的径路上;③异物位于关节内;④异物位于重要器官内;⑤异物经过处理有特殊危害等。

处理伤口时,除了常规的外科器械外,尽可能配备以下物品:能近距离取景的照相机;测量尺;物证袋(小袋装子弹、弹片、火药残迹等,大袋装衣服);给金属异物做标记的碳化钨记号笔;给衣服等非金属物做标记的、不易洗脱的记号笔;消过毒的磁铁;塑料镊子等。

(顾立强)

第三节　切开复位内固定

骨折切开复位内固定是指通过外科手术方法,将骨折段放回其正确的位置,然后采用各种内固定材料维持骨折对合后的位置。切开复位不可避免地会给受伤的肢体带来额外的损伤,必须严格手术指征,采取包括必要的术前准备、预防性应用抗生素、术中保护软组织的血供、缩短手术时间等适当的措施预防感染;要从有利骨折愈合出发选择适当的复位和固定技术,凡是能通过间接复位达到治疗目的的不轻易采用直接复位的技术;要根据复位方法和固定类型的需要选择合适的内置入物;要正确理解各种技术和内置入物的设计原理,遵循正确的治疗原则精心操作,防范并发症的发生,确保骨折顺利愈合。

一、手术指征

绝大多数骨折可以闭合复位外固定保守治疗,但有一部分病例需切开复位内固定手术治疗。手术治疗的适应证是相对的,手术者必须根据患者和骨折的具体情况,结合技术和设备条件进行慎重选择。下面介绍一些手术复位内固定的常见适应证。

1. 手法复位失败,或者虽能手法复位但难以维持的骨折,例如某些桡骨远端骨折需要切开复位接骨板内固定,或有限切开复位内固定外支架固定;或者闭合复位后骨折的愈合需要牢固固定的骨折,例如股骨颈囊内骨折需要闭合复位空心螺纹钉固定。

2. 骨折断端之间有软组织嵌入,手法不能解除,闭合复位未能奏效者。嵌入的组织可以是骨膜,例如胫骨内踝撕脱骨折,踝关节外翻损伤时产生的关节负压将撕裂的骨膜吸入骨折间隙,阻碍复位(图11-3-1)。

3. 关节内骨折,特别是有移位者。例如各种类型有移位的胫骨平台骨折需要切开复位接骨板内固定,以恢复关节面,术后可以早期开始活动锻炼,促进膝关节的功能恢复。

4. 严重移位的撕脱骨折,难以手法复位和外固定维持复位者。例如髌骨横形骨折、尺骨鹰嘴骨折等,切开复位内固定后可早期进行功能锻炼。

5. 有严重移位的骨骺分离或骨折,不予正确复位、紧密对合、牢固固定就不能愈合者,如肱骨外髁骨折、骨骺分离等。这些骨折,即使内固定,也有不愈合的可能。

6. 合并需要手术探查和修复的主要血管或神经损伤的骨折,手术时复位固定骨折能给血管吻合和神经缝合提供保障,例如断肢(指)再植。

7. 合并颅脑或胸、腹部外伤的四肢骨折,同侧股骨、胫骨或髌骨同时骨折,合并截瘫的股骨或胫骨骨折,切开复位内固定有利于患者的护理及在床上活动,预防严重并发症。

8. 开放性骨折的手术复位顺理成章,但只有污染程度轻,软组织覆盖良好,感染风险低的病例才有内固定的指征,否则均主张暂时外固定,日后酌情更换外固定为内固定。

二、手术时机

切开复位的时间须视患者全身健康状况和局部软组织条件而定。对开放性骨折或脱位,或并发血管损伤的骨折,需紧急手术。但

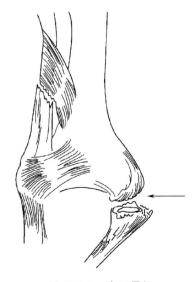

图11-3-1　内踝骨折
骨膜嵌入骨折间隙示意图

若合并胸腹部或颅脑损伤,或严重休克,则应首先紧急处理危及生命的其他损伤。

对闭合性骨折合并关节脱位者,至少得使用手法使脱位得以整复,根据软组织情况决定是否进行最终的骨折复位内固定;手法复位不成者应手术复位,否则凸在皮下的骨骼将造成上面的皮肤坏死,给骨折的处理招来灾难;至于是否实施骨折的最终复位和固定,应视局部软组织的情况而定,必须把防止出现软组织并发症放在重要的位置上考虑。邻近关节的闭合性骨折,一般以延迟5天左右手术较为合适。在此期间可以采取各种措施使软组织情况稳定,以减少内固定的手术并发症,同时抓紧时机制订手术计划,准备器械,做好与病人家属的沟通,提高患者接受治疗的依从性。高能量损伤造成的关节周围骨折,主张在骨折2周之后局部软组织肿胀基本消退,出现皮肤皱纹征后再手术,以减少手术切口并发症。但不宜延至4~6周后手术,因为那时骨折已初步愈合,必须切去骨痂或凿断连接处才能复位;而组织纤维化和肌肉挛缩将使复位更为困难。另外,晚期手术对骨折愈合的干扰较大,常需植骨才能促进愈合,以上因素也应充分加以考虑。

三、术前准备

术前准备与手术的类型密切相关。内固定手术可以是急诊手术,必须立即进行;也可以是择期手术,在做好充分准备和条件成熟的情况下进行。除了时间上有所不同之外,术前准备的原则是一样的,包括患者全身的准备,局部皮肤的准备,暂时的骨骼牵引和局部固定,术前讨论和制订手术计划,准备内固定手术使用的内置物和手术器械。

这里需要特别强调急诊内固定手术的术前全身准备,要遵循ABC原则,即保持气道通畅(airway,A)、加强呼吸支持(breathing,B)和支持循环功能(circulation,C);注意对患者的全身情况进行动态综合评估,评价手术的风险,及时与病家沟通,寻求理解和支持,保证手术能如期顺利进行。皮肤的准备应在手术室完成,不要剃毛,而用剪刀剪去过长的毛发。预防性应用抗生素,闭合损伤者在手术切开皮肤之前1小时给予一剂,开放损伤者,到院急诊时即给一剂,一般术后48小时内停用抗生素;污染严重及出现感染征象者,可给予治疗剂量抗生素,但应以细菌学检查做背景。如术前应用抗凝药者,拟行择期手术的应停用抗凝药物1周以上,需要急诊手术的应检查出凝血时间,避免手术加剧出血,危及生命。术前计划因病而异,需要个体化处理,将在各论中交代。

四、麻醉选择

肘关节以上骨折可用全身麻醉,肘关节以下者选用臂丛阻滞。髋关节及其以下者可用硬脊膜外阻滞,个别患者还可选用蛛网膜下腔阻滞。骨盆、髋臼骨折及多发骨折多选用全身麻醉,脊柱可用局部浸润麻醉或全身麻醉。临床上四肢骨折内固定手术除儿童外很少使用全身麻醉。

老年患者由于自身机体组织与脏器官功能严重退化,贮备与代偿功能大幅度减退,对麻醉的耐受能力大大降低,且在术后容易发生并发症,麻醉的选择尤应慎重。有时可以选择硬脊膜外阻滞和蛛网膜下腔阻滞相结合的麻醉方式,将两者的优点相结合,不但麻醉效果快速,而且可以通过硬膜外置管对麻醉的时间进行延长,有利于术后使用硬膜外自控镇痛泵,优化手术麻醉的效果;椎管内麻醉可对血流动力产生影响,降低术后肺部感染、低氧血症等并发症的发生率;克服全身麻醉拔管应激反应较强、血流动力变化较大、对心血管系统产生不良影响的弊端。另外,采用联合麻醉能够有效通气和供氧。

喉罩作为气道管理的一种方法已在临床上得到广泛使用,它不需要借助喉镜暴露声门,对气管及喉头无直接机械刺激,血流动力学变化轻微,逐渐成为全身麻醉的常用方法。与气管插管相比,具有操作简便、术后咽痛及声嘶的发生率降低等优点,患者在苏醒期耐受性较好,呛咳、躁动明显减少,术后声嘶的发生率降低。骨折内固定手术的麻醉可以采用喉罩全麻联合神经阻滞,既能维持患者术中血流动力学稳定,延长术后镇痛时间,克服神经阻滞不全的缺陷,满足手术的需要,使患者无痛苦记忆,还可以减少药物的用量,减少药物的不良反应,是一种安全性好、可行性高的麻醉方法。

五、内固定物和特殊器械

骨折内固定使用的内置物品种繁多,各自需要相应的器械,择其要者进行叙述。

骨折固定用的内置物和相应器械:常用的骨折内置入物有接骨板、螺丝钉、骨圆针(斯氏钉、克氏针、螺纹钉等)、骑缝钉、骨栓、不锈钢丝、髓内钉和髓内钉,各种特殊形式的金属内固定物(例如空心螺纹钉、动力髋/髁螺钉等),以及自身或异体植骨条块和高分子可降解螺钉等。

1. 螺丝钉 螺丝钉可单独用于接骨,也可与接骨板联合使用;目前应用的有两种类型。

(1) 自身攻丝螺丝钉(简称自攻螺钉):自攻螺钉全长均有螺纹,每厘米约有 8 条螺纹,靠近尖端处有 3 条纵形攻丝槽,拧入时能够在骨孔内"自攻"出螺纹(图 11-3-2)。螺钉长度从 12mm 起有很多不同规格,直径不等,一般为 3.3mm,可单独应用,但常与普通接骨板一起使用。

(2) 预攻丝螺丝钉(简称预攻螺钉):预攻螺钉螺纹的上面与中轴成 90°,无攻丝槽,不能自攻螺纹;需在钻孔后先用丝锥(图 11-3-3)攻出螺纹再拧入螺钉;其把持力比自身攻丝螺钉大 25% ~30% 。预攻螺钉有皮质骨、松质骨螺钉之分,螺钉的直径不同所使用的钻头和丝锥的直径也不一样(表 11-3-1)。

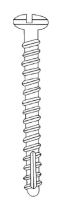

图 11-3-2 自身攻丝螺丝钉
尾端有直形旋槽,尖端
三面有纵形攻丝槽

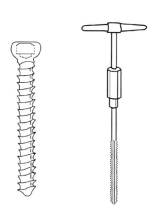

图 11-3-3 预攻丝皮质骨螺
丝钉(左)及其丝锥(右)

表 11-3-1 AO 预攻螺钉、钻头和丝锥的尺寸

螺丝钉(mm)	钻头(mm)	丝锥(mm)	螺丝钉(mm)	钻头(mm)	丝锥(mm)
皮质骨螺丝钉			松质骨螺丝钉		
4.5	3.2	4.5	6.5	3.2	6.5(攻皮质骨)
3.5	2.5	3.5	4.0	2.0	4.0(攻皮质骨)
2.7	2.0	2.7	踝部螺丝钉		
2.0	1.4	2.0	4.5	3.2	不需攻纹
			3.5	2.5	不需攻纹

1) 皮质骨螺丝钉:其螺纹占螺丝钉干的全长,属全螺纹螺钉,直径有 4.5mm、3.5mm、2.7mm 和 2.0mm;可用于固定接骨板,亦可用作拉力螺钉。

2) 松质骨螺丝钉:其螺纹较深,能抓住较多的松质骨(图 11-5-7);直径有 6.5mm 和 4mm 两种;长度有 16mm 和 32mm 两种;无螺纹的干部较细,长度为 5 ~85mm 不等。

3) 踝部螺丝钉:其钉尖锋利,似三角刀的尖端,钉头和 6.5mm 松质骨螺丝钉相似,螺纹直径 4.5mm、轴干直径 3mm,与皮质骨螺丝钉相同(图 11-3-5),骨钻孔后即可拧入,在松质骨内能自行攻入。做拉力螺钉使用时,其螺纹部分必须超过骨折线(图 11-1-5),不能跨在骨折线上。

松质骨螺丝钉及踝部螺丝钉用作拉力螺丝钉时,需在钉头使用垫圈以增大薄层皮质骨的受压面,防止螺丝钉钉头陷入骨内。

(3) 骨栓:骨栓实为带有六角螺丝帽的螺丝钉,并配有在近端和远端使用的垫圈。其钉头形状与

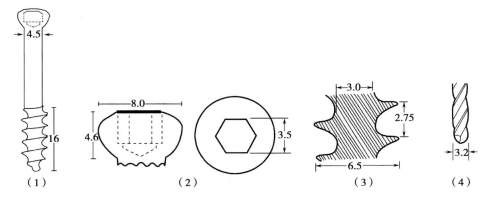

（1）　　　　　　　（2）　　　　　　　　　　　　　（3）　　　　　　（4）

图 11-3-4　松质骨螺丝钉
（1）螺纹长度为 16mm，中心干直径 4.5mm；（2）钉头呈半球形，中心为 3.5mm 宽的六角形
凹槽；（3）螺纹直径 6.5mm，轴粗 3mm，纹距 2.75mm；（4）相应的钻头直径为 3.2mm

自攻螺丝钉相同，远侧半有螺纹，结构与自攻螺丝钉一样，但钉的末端为平头，无纵形凹槽；直径一般为 3mm，长度自 60mm（用于肱骨下端）至 110mm（用于股骨髁间骨折）不等。骨栓多用于肱骨髁间骨折、胫骨髁骨折、股骨髁间骨折和胫腓远侧关节分离复位后的固定（图 11-3-6）。

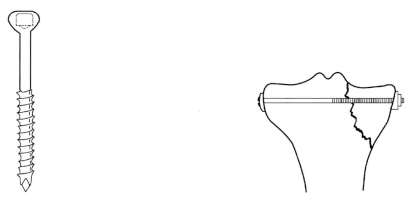

图 11-3-5　踝部螺丝钉　　　　　　　**图 11-3-6　骨栓固定胫骨髁骨折示意图**

（4）锁定螺钉：锁定螺钉的头上有螺纹，与接骨板螺孔的螺纹相对应（图 11-3-7），固定到位后，螺钉与接骨板融为一体，具有极强的角稳定性，用于骨质疏松性骨折的固定，也可以用于髓腔里存在内置物的骨折的单皮质固定（图 11-3-8）。

2. 金属接骨板（简称接骨板）

（1）普通接骨板：普通接骨板的材质可以是铬镍钼不锈钢，也可以是钛合金，其横断面稍有弧度，强度较高，加工也比较容易；长度不等，螺孔的数目也不一样；螺钉孔的形状设计成倾斜的圆锥形，与螺钉头的形状匹配，当螺钉旋入骨头时，通过螺钉头将接骨板紧紧挤压在骨头上，产生相当大的摩擦力，防止骨折端在骨接骨板界面发生移动，从而发挥固定骨折的作用。

（2）动力加压接骨板（dynamic compression plate，DCP）：动力加压接骨板的独特之处在于，其螺孔被设计成一个斜向的有角度的圆筒的一部分；螺钉旋入时，螺钉头像一个球沿斜的圆筒肩角部滑下，使接骨板带动被固定于其上骨折端做相向移动，产生骨端之间的加压作用。DCP 有 2 种型号：宽型 4.5 DCP，用于股骨骨折的固定，特殊情况下可用于肱骨的固定；窄型 4.5 DCP，用于尺骨和肱骨的固定，3.5 DCP 用于前臂、腓骨、骨盆及锁骨骨折的固定。孔的设计允许骨折段有 1mm 的位移。一个加压螺钉拧入后，在旋紧之前，在另一孔内加一个偏心加压螺钉，可以继续加压（图 11-3-9）。

椭圆形的孔型允许螺钉可以沿长轴方向最大倾斜 25°，在横切面最大倾斜 7°。4.5mm DCP 接骨板可用 4.5mm 皮质骨螺钉、4.5mm 光杆螺钉和 6.5mm 松质骨螺钉；3.5mm DCP 接骨板可用 3.5mm 皮质

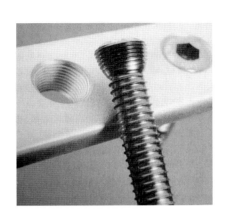

图 11-3-7　锁定螺钉
头部有螺纹,与锁定接骨板孔
中的螺纹对应

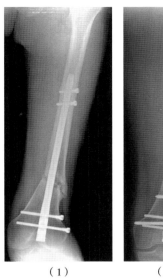
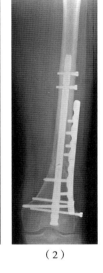

（1）　　　　　　（2）

图 11-3-8　锁定接骨板的特性
股骨骨折髓内钉固定后骨不连接,加用
锁定接骨板固定控制旋转,术前(1)和
术后(2)X 线片显示接骨板近端单皮质
固定

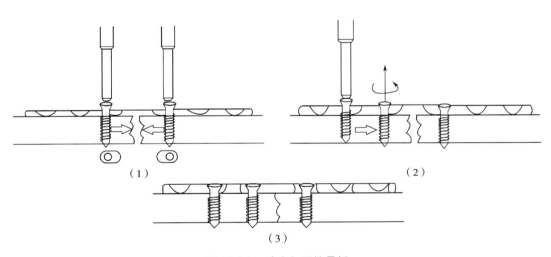

（1）　　　　　　　　　　　　（2）

（3）

图 11-3-9　动力加压接骨板
（1）拧入一个加压螺钉后,可以再加一个加压螺钉对骨折面加压;（2）若第一个螺钉正锁定,拧紧第二个
螺钉时,应先松开第一个螺钉使接骨板可以沿骨面滑动;（3）然后再拧紧第一个螺钉

骨螺钉、3.5mm 光杆螺钉和4.0mm 松质螺钉。DCP 导向器有偏心孔导向器及中和导向器（图11-3-10）,大小各有两种尺寸(4.5mm 或 3.5mm),适用于不同的接骨板与螺钉。应根据预期的不同接骨板功能来选择导器,如果想让接骨板起支持作用,可以使用通用型导向器（或套管）,将螺钉直接拧在螺孔不能起加压作用的一端,螺钉旋入时接骨板与骨骼之间就不会发生移动。

（3）有限接触动力加压接骨板（limited contact-dynamic compression plate,LC-DCP）:LC-DCP 是在 DCP 的基础上设计出来的,其与骨骼的接触面积大大减小,用于固定骨折时可以避免接骨板下的骨质疏松。LC-DCP 的几何形状使其刚度均匀分布,容易弯曲成形,而且在折弯时不会在接骨板孔处产生褶扣（图11-3-11）,做桥接接骨板固定时能均匀地弹性变形,接骨板上任何一个螺钉孔都不会出现应力集中。而在 DCP,常常会在某个螺钉孔出现这种应力集中。

接骨板孔设计成椭圆形,螺钉的位置可以有一定角度的偏移,便于对骨折面加压;其几何形状对称,

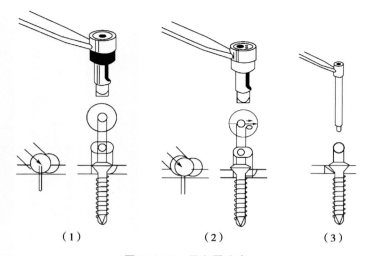

图 11-3-10 导向器分类

（1）中和功能（绿色导向器）；（2）负荷功能（金黄色导向器）；（3）支持功能（通用导向器）

可以实现两个方向的加压；能在不同的节段分别加压，可以用于多节段骨折的固定。LC-DCP 的其他功效与 DCP 无异。

（4）管状接骨板：现在临床上常用的为 3.5 型 1/3 圆周管状接骨板，由钛金属或不锈钢制成，厚度仅 1.0mm，稳定性有限，适用于一些有软组织膜包覆的部位，例如外踝、鹰嘴以及尺骨远端骨折的固定；螺钉孔为椭圆形，螺钉可以有一定角度的偏移，便于骨折的加压；每个孔上都有一个小的颈圈，以防止螺丝帽陷进接骨板，进一步压迫周围的皮质骨（图 11-3-12）。

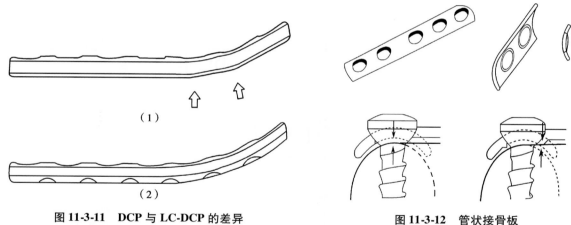

图 11-3-11 DCP 与 LC-DCP 的差异

（1）DCP 弯曲时容易在孔的附近折弯，因为该处的材质刚度比其他部位低；（2）LC-DCP 材质的刚度分布均匀，弯曲时不会在孔的部位出现褶扣

图 11-3-12 管状接骨板

（5）重建接骨板（3.5 型和 4.5 型）（图 11-3-13）：重建接骨板的特殊之处在于其螺钉孔之间有很深的沟槽，可以根据需要用特殊设计的塑形工具在平面上对接骨板进行塑形和预弯；适用于三维几何形状复杂的骨骼，例如骨盆、髋臼、肱骨上端，以及锁骨等骨折的固定。这种接骨板在强度上比前面所述的加压接骨板要弱，塑形之后其强度更加减弱，因此不宜弯成锐角。螺钉孔也是椭圆形的，允许动力加压。

（6）特殊接骨板（图 11-3-14）：特殊接骨板是根据所要固定区域的骨骼的解剖形态而设计出来的，例如 95°角接骨板，用于股骨近端或远端骨折的固定；130°角接骨板，用于股骨近端骨折的固定；髁支持接骨板，用于股骨远端骨折的固定；动力髁螺钉，用于股骨近端及股骨远端骨折的固定。其中有一些接骨板可以实施动力加压。

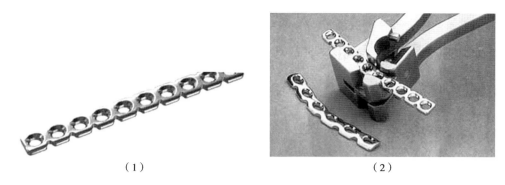

图 11-3-13　重建接骨板
(1)重建接骨板;(2)用于弯曲和扭转接骨板的扭转扳手

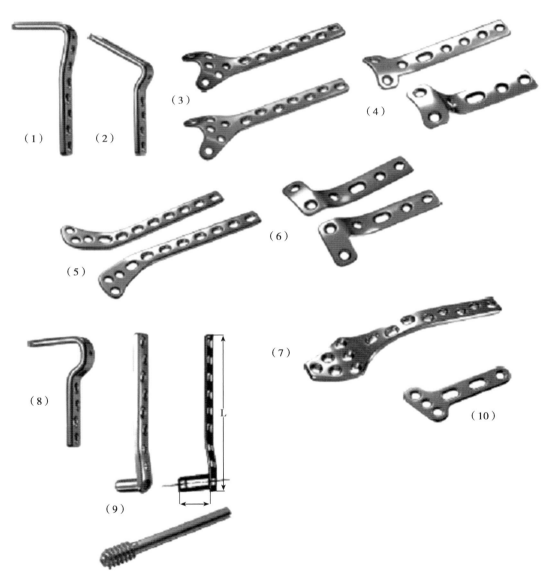

图 11-3-14　解剖形状接骨板(4.5 型)
(1)95°角接骨板;(2)130°角接骨板;(3)髁支持接骨板(左和右两种型号);(4)T 形 4.5 接骨板;(5)侧方胫骨髁支持接骨板;(6)胫骨近端支持接骨板,分左、右两型;(7)眼镜蛇形接骨板;(8)股骨内髁骶骨之角接骨板;(9)动力髁螺钉;(10)斜 T 形桡骨远端接骨板

3. 骨圆针　骨圆针原来是用作骨牵引的,现亦用于骨折内固定。骨圆针可单独用来固定骨折,例如指骨、掌(跖)骨、尺桡骨、肱骨上端及下端、股骨颈等骨折,以及肘部骨骺分离等;亦可制成骑缝钉(staple),用以固定干骺部骨折,或用于三关节固定术中(图11-3-15)。骨圆针的粗细长短有很多规格,直径≤2mm的称为克氏针(Kirschner wire),粗于此者称为斯氏钉(Steinmann nail);斯氏钉还可加工出螺纹,制成螺纹钉,用于锁骨骨折及股骨颈骨折的内固定。用骨圆针固定骨折时,留在骨外的针尾要剪短,弯成伞柄状,防止其移向骨内,难以取出,或者在体内游走,引起意想不到的并发症。

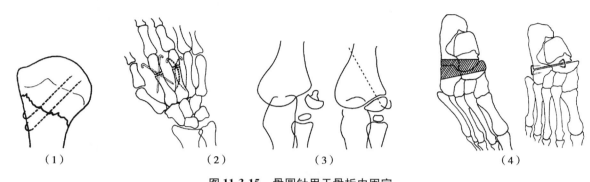

图11-3-15　骨圆针用于骨折内固定
(1)肱骨外科颈骨折;(2)掌骨骨折;(3)肱骨外踝骨骺分离;(4)跗中关节融合术

4. 不锈钢丝　不锈钢丝可用于髌骨、尺骨鹰嘴、股骨大转子等处骨折的固定,与克氏针联合应用,行张力带固定效果更佳。用不锈钢丝环扎髌骨,将其置于髌骨前方,在髌骨上下方穿过股四头肌腱和髌韧带构成张力带,膝关节屈曲时张应力变成压应力,骨折端彼此加压,有助于骨折愈合。钢丝张力带固定术后可以不需外固定而早期开始膝关节的功能锻炼。

不锈钢丝与克氏针联合应用,行张力带固定效果更佳:克氏针增加了旋转稳定性,又能给不锈钢丝提供刚性附着,使不锈钢丝不必穿过肌腱而只需绕过克氏针,骨折端之间得到均匀加压(图11-3-16)。克氏针必须互相平行地穿入髌骨,不可交叉,否则骨折片间将分离,并失去加压作用。

克氏针钢丝张力带还可以用于尺骨鹰嘴骨折、踝部撕脱骨折,以及股骨大转子的固定。不锈钢丝,或由它加工成的钢缆(cable)也可以用于长骨骨干粉碎性骨折的捆扎(图11-3-17),作为骨折固定的辅助手段,使骨片彼此接触以利愈合。不过尽可能避免广泛剥离骨折实施钢丝捆扎,因为那样会加重骨折

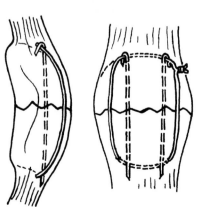

图11-3-16　克氏针钢丝张力带固定髌骨骨折

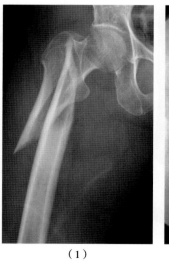
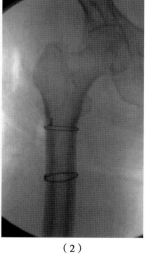

(1)　　　　　(2)

图11-3-17　钢丝捆扎
股骨转子下骨折钢丝捆扎辅助复位和固定,术前X线片
(1)和术中透视影像(2)

片血液供应的破坏,有悖于骨折的愈合,得不偿失。有条件者可以应用特殊器械采用微创的方式引入钢丝,完成骨片的复位和捆扎。

5. 骑缝钉　骑缝钉对三关节融合术和肱骨颈等松质骨部位骨折的固定有很好的效果。临床上有商品骑缝钉可供选用,亦可在术前根据需要用窄而薄的不锈接骨板或者较粗的克氏针自制,钉的跨距和长度以具体的骨折而定。钉尖磨成斜坡,斜面向外;钉两头略向内靠。插钉时,先将骨折复位,用钳钳住钉的横干,跨越骨折线。横干须与骨面平行,与骨折线垂直(图 11-3-18)。用锤轻击横干,使钉进入骨质。由于钉端各有斜面,并向内靠,故击入时,骨折面将逐渐靠拢合紧,对骨折愈合有利。

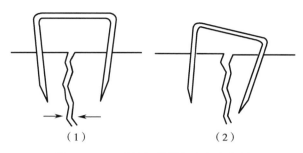

图 11-3-18　骑缝钉的置入方向和位置
(1)正确;(2)不正确

6. 髓内钉

(1) 普通髓内钉:髓内钉有不同的式样和规格供临床上依据具体的需要选用,不同管状骨使用的髓内钉的长度、宽度各不相同(表 11-3-2)。

表 11-3-2　长管状骨常用髓内钉的长、宽、厚度平均数字表

长管状骨名称	长度(cm)	宽度(mm)	厚度(mm)
股骨	28～40	7～12	1.2
胫骨	20～30	7～9	1.2
肱骨	20～25	6～8	1.2
尺骨	18～23	2～4	0.8
桡骨	15～20	2～4	0.8

常用髓内钉的长、宽、厚度如上表所列,宽度指适合各长管状骨髓腔最狭窄部的数字而言。若髓内钉较粗则不能通过,造成术中困难;若较细则固定作用不够。若钢料太薄,则髓内钉易弯曲或折断;太厚则缺乏弹性。术前要精确测定患肢长管状骨髓腔的长度及峡部的宽度,据此选择髓内钉的粗细:髓内钉过细固定不够牢;过粗则可能卡在髓腔内,暴力强行插入会造成骨干爆裂,酿成医源性伤害;有时难以拔出而使术者陷入尴尬境地。

(2) 带锁髓内钉:与普通髓内钉最大的不同在于它的近端和远端各有两个或更多处于同一平面或不同平面的孔,插入髓腔固定到位之后,容纳穿过骨干两层皮质的锁定螺钉(图 11-3-19),从而能够有效地防止骨骼短缩,较好地控制旋转应力,为骨折提供相对稳定的固定,保证和促进骨折二期愈合。

临床上应用的髓内钉材质不同、形状各异、式样也很多,还在不断设计和开拓。髓内钉有空心和实心之分。实心髓内钉直径较小,可以不扩髓直接插入髓腔,抗扭转强度增强,加上没有空心的无效腔,感染率比空心髓内钉的低;缺点是适应髓腔的能力低下,当髓腔的形状和半径与髓内钉不一致时,就很难达到合适的固定。空心髓内钉可以使用导针,置入较为方便,加上外径较粗,可以扩髓后置入,使髓内钉与髓腔匹配得更好,提高固定的稳定性。

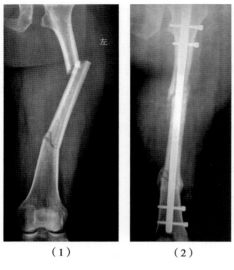

（1）	（2）

图 11-3-19 带锁髓内钉固定治疗股骨干多段骨折
术前（1）和术后（2）X 线片

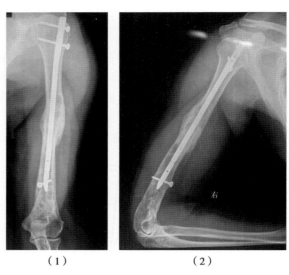

（1）	（2）

图 11-3-20 带锁髓内钉固定治疗肱骨干骨折
术后 6 个月正位（1）和侧位（2）X 线片显示骨折愈合

带锁髓内钉广泛应用于治疗骨干骨折，只要没有禁忌证，常常是首选治疗方法（图 11-3-20）。和接骨板螺丝钉的偏心型内固定不同，带锁髓内钉起对称性中央内夹板的作用，提供的是应力分享式固定。髓内钉固定骨折能提供有较好对线和对位的相对稳定固定，术后允许患肢早期主动运动。骨折断端间有微小活动，刺激外骨痂的形成，使骨折Ⅱ期愈合。带锁髓内钉适用于胫骨平台以下 6cm 到踝关节面以上 5cm 的胫骨干骨折，以及股骨干和肱骨干骨折。具体适应证为：①骨干粉碎性骨折；②骨干节段性骨折；③蝶形骨折；④螺旋形骨折；⑤骨干假关节形成；⑥矫正截骨术（短缩延长、旋转矫正）；⑦病理性骨折；⑧骨延迟愈合或骨不连等。儿童长骨还有骨骺，骨干骨折后不适宜用带锁髓内钉内固定，以免损伤骨骺影响生长。开放性骨折是带锁髓内钉内固定的相对禁忌证，只有伤后 6 ~ 8 小时以内、清创彻底的 Ⅰ 度和 Ⅱ 度开放性骨折可以用，Ⅲ 度开放性骨折最好选用外固定支架或者延迟的二期手术治疗。应用的原则和方法参见本章第一节的描述。

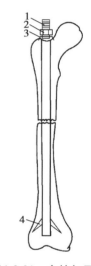

图 11-3-21 自控加压髓内钉治疗股骨骨折示意图
（1）钉翼控制螺丝；（2）加压螺母；（3）抗旋转垫圈；（4）钉翼（已张开）

（3）加压髓内钉：虽然普通髓内钉和带锁髓内钉对骨折都能发挥动力加压作用，但仍然有加压髓内钉的设计，并且在市场上供应。国内市场上有股骨用的 X 形加压髓内钉、自控加压髓内钉等数种产品。前者实际上是普通髓内钉的改型，后者为圆柱形钉，近侧有一带四个尖齿的抗旋转垫圈及加压螺母与钉翼控制螺丝各一。在髓内钉插入髓腔后，将抗旋转垫圈的齿用击入器钉入股骨大转子骨质内，随后再将髓内钉锤进髓腔少许，用扳手将钉翼控制螺丝向反时针方向旋转，此时钉远侧有两翼片逐渐张开，然后将加压螺母逐渐拧紧，至最紧时可产生高达 650kg（6370N）的压力，足以使骨折端加压合拢（图 11-3-21）。骨折愈合后，由髓内钉近端做切口，反向旋转钉翼控制螺丝，两翼片能收入钉体内，再将加压螺母旋松，即可取出髓内钉。

六、术后处理

除了麻醉苏醒和苏醒后的全身情况的观察和处理之外，切开复位内固定手术之后要关注肢体局部的循环状况，监视肢体肿胀的情况，检查肢体远端感觉和活动能力，警惕筋膜间室综合征的发生；一旦发现要立即应对，包括手术切开深筋膜完全解除筋膜间室的压力。术后应予规范化的镇痛治疗，以鼓励患者尽早开始骨折固定稳定性允许范围的功能锻炼,有利于防止静脉血栓栓塞症的发生。

　　按常规预防应用抗生素,一般用至术后 3 天;伤口渗出疑及感染者,要做细菌学检查,进行相应的抗感染治疗。手术部位一旦出现感染迹象,要及时处置,包括切开引流或闭合冲洗,以挽救用于固定的内置入物。

（罗从风　曾炳芳）

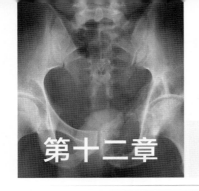

第十二章 骨折的手术治疗各论

第一节 上 肢 骨 折

一、锁骨骨折

锁骨骨折(fracture of clavicle)是发生率最高的骨折之一,约占全身骨折的4%,多数发生在锁骨中1/3(76%~82%)。上肢外展位倒地时,肩部着地是导致锁骨骨折的常见受伤机制。锁骨骨折按解剖部位分为3类:内1/3骨折、中1/3骨折、外1/3骨折。按照传统观点,锁骨中段骨折通常采取外固定保守治疗,但会出现较多的并发症,如骨折不愈合、畸形愈合及锁骨缩短等,目前更倾向于手术治疗。因此,有移位的锁骨中、外1/3骨折多采用手术治疗。由于锁骨内1/3骨折较稳定,除非有明显移位或神经血管损伤,很少需要手术治疗。手术治疗时根据骨折的部位、骨折线的形态可以选择直接或间接复位,髓内或髓外固定。

(一) 锁骨中1/3骨折

常见的手术方法为切开复位、髓外(接骨板)或髓内(弹性钉、髓内针)内固定,下面分别阐述:

1. 切开复位接骨板内固定

【麻醉】 颈丛麻醉或全身麻醉。

【体位】 仰卧位,肩胛骨间区垫枕。

【操作步骤】

(1) 切口:以骨折断段为中心,平行于锁骨长轴作皮肤切口。切开皮肤、皮下组织,辨认横过锁骨前上方的锁骨上神经,加以保护。沿着锁骨前上缘切开锁胸筋膜,小心提起。沿锁骨仔细剥离,避免损伤锁骨下重要解剖结构。对于急性期骨折,仅需剥离很少的软组织。

(2) 复位:采用巾钳复位骨折,复位时尽可能避免剥离骨折块上附着的软组织。

(3) 固定及闭合切口:采用3.5mm有限接触接骨板,将接骨板置于锁骨上方,每侧主要骨折块至少放置3枚螺钉固定。如可能,采用骨折块间拉力螺钉,提高内固定的稳定性(图12-1-1),此拉力螺钉可

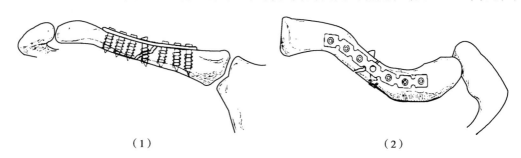

(1)   (2)

图12-1-1 锁骨中1/3骨折拉力螺钉接骨板内固定
拉力螺钉可通过(1)或不通过接骨板(2)

310

以经过接骨板置入,或直接经锁骨置入;亦可选用记忆合金环抱器固定(图12-1-2)。皮下放置负压引流,行皮内缝合,闭合切口。

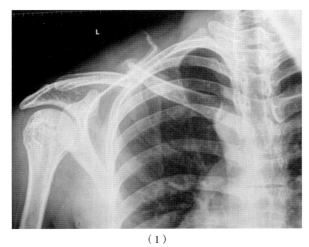 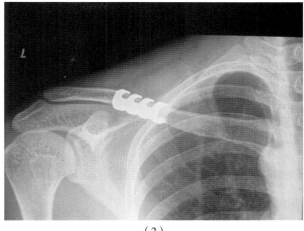

（1）　　　　　　　　　　　　　　　　　　（2）

图12-1-2　锁骨中1/3骨折切开复位记忆合金环抱器固定
术前(1)和术后(2)X线片

2. 闭合复位经皮接骨板内固定

【麻醉】　颈丛麻醉或全身麻醉。

【体位】　仰卧于锁骨骨折自动复位器(图12-1-3)上,无菌消毒铺单后,双侧肩部压臂挤压固定。

【操作步骤】

（1）复位:摇动摇杆,顶压背部肩胛间区,C形臂机透视显示,骨折端重叠部分逐渐复位,恢复锁骨长度(图12-1-4)。

（2）内固定:在锁骨表面,骨折近、远端分别作2～3cm皮肤切口,用器械沿锁骨走行区域,在两切口间形成皮下隧道,不暴露骨折端,经皮下隧道置入解剖接骨板,确定解剖接骨板与锁骨贴服后,分别于两切口内各置入三枚螺钉。透视示复位满意,缝合切口。

3. 切开复位髓内钉固定

【麻醉】　颈丛麻醉或全身麻醉。

【体位】　仰卧位于可透X线手术台上。

图12-1-3　锁骨骨折闭合复位器

【操作步骤】

（1）切口:在肩锁关节内侧2～3cm处锁骨后外侧角作长2～3cm切口。此区域皮下脂肪很薄,注意避免损伤下方的颈阔肌。用剪刀分离颈阔肌,顺着肌肉走行分离肌纤维。注意避免损伤锁骨上神经的内侧支(通常位于颈阔肌下方锁骨内侧),游离此神经。

（2）复位及固定:显露骨折断端后,用巾钳提起锁骨骨折近端,应用合适直径钻头扩髓,用合适直径丝锥攻丝至前侧皮质。推荐使用手动攻丝,尤其对于年龄较小及锁骨直径较小患者。在切口处提起外侧骨折块,外旋上肢及肩关节有助于暴露骨折端。应用同样直径大小的钻头扩髓。在C形臂机透视导引下,将钻头通过锁骨的后外侧皮质。钻头的位置应该在肩锁关节后内侧,以保证钻头的出口不高于锁骨后外侧的中心。去除钻头,使用合适直径大小的丝锥攻丝。如果攻丝时阻力较大,可以用更大直径的钻头扩髓,然后攻丝。此时推荐使用手动攻丝。巾钳提起远端骨折块,去除髓内针螺帽,从骨折端往

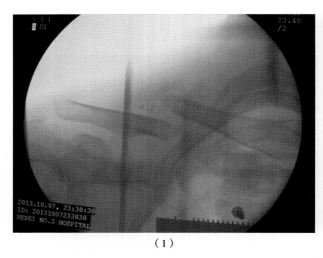
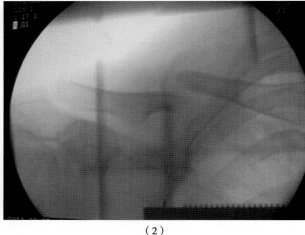

（1）　　　　　　　　　　　　　　　　　　　　　　　　　（2）

图 12-1-4　锁骨骨折器械辅助下闭合复位

（1）复位前锁骨重叠；（2）复位后锁骨长度恢复

髓腔置入髓内针，此针应由在锁骨后外侧钻出的孔内穿出。一旦此针穿出，可于皮下触及，作小切口，使用止血钳游离皮下组织。然后使用电钻抽出髓内针直至内侧螺纹与远端骨折皮质咬合。使用 T 形把手将髓内针插入到内侧骨折块，直至所有的内侧螺纹经过了骨折线（抬起肩关节有利于髓内针插入近端骨折块），拧入外侧螺帽。尽可能贴近外侧螺帽切断髓内针（图 12-1-5）。

（二）锁骨外 1/3 骨折

锁骨外 1/3 呈扁平状，是斜方肌的止点，也是三角肌的起点，喙锁韧带的锥状韧带附着在锁骨外 1/3 和内 2/3 的分界处。锁骨外 1/3 骨折远不如中 1/3 的常见，但多需切开复位内固定治疗，固定的方法随骨折的部位和形态有多种选择。

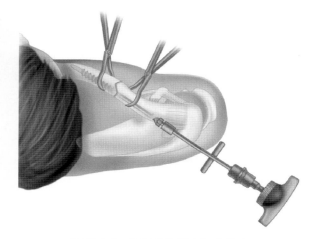

图 12-1-5　切开复位髓内钉内固定

【麻醉】　颈丛麻醉或全身麻醉。

【体位】　仰卧位，对侧髂骨常规准备取髂骨植骨。

【操作步骤】

1. 切口　以骨折为中心，平行锁骨长轴作皮肤切口，切开皮肤、皮下组织，辨认横过锁骨前上方的锁骨上神经，加以保护。暴露锁骨远端及肩峰。

2. 复位　复位骨折并通过穿过肩峰的克氏针临时固定。

3. 固定　方法随选用的内固定方式而异。用张力带钢丝内固定者，将两枚粗克氏针自外侧通过肩峰和肩锁关节固定内侧骨折块背侧，在骨折近端垂直于锁骨钻一直径 2～3mm 的孔，18 号钢丝穿过骨孔，呈 8 字越过骨折线，绕在克氏针末端，行张力带固定。用接骨板螺钉固定者手术方法与中 1/3 骨折的一样。用钩状接骨板固定者，将钩接骨板经肩峰下间隙插入，钩住肩峰外侧缘与下面，复位锁骨骨折，螺钉固定接骨板（图 12-1-6）。累及喙锁韧带止点的骨折，可以在复位后用带垫圈的喙锁螺钉固定，分别用尼龙线加固喙锁间隙、用张力带钢丝加强骨折的固定（图 12-1-7）。喙锁韧带修复的必要性尚有争议，多数不作处理，但亦有予以缝合或重建的。皮下放置负压吸引后关闭切口。

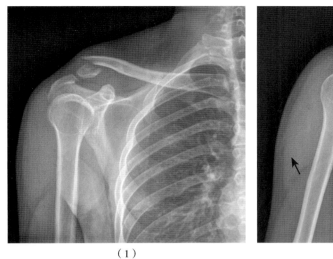
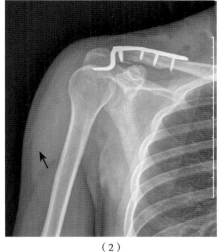

（1）　　　　　　　　　　　　　　（2）

图 12-1-6　锁骨外 1/3 骨折切开复位钩接骨板固定
术前（1）及术后（2）X 线片

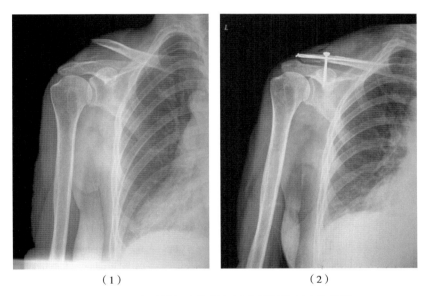

（1）　　　　　　　　　　　　　　（2）

图 12-1-7　克氏针加喙锁螺钉固定锁骨外侧 1/3 骨折
术前（1）及术后（2）X 线片

二、肩胛骨骨折

肩胛骨骨折相对少见,需要外科手术治疗的主要是肩关节盂和肩胛颈骨折。

（一）肩关节盂骨折

肩关节盂骨折(glenoid fracture)的手术处理与骨折类型密切相关。依 Ideberg 分型(图 12-1-8),肩关节盂骨折分成 6 型。Ⅰ型:关节盂边缘骨折。骨折块移位≥1cm、≥1/4 关节盂前关节面的骨折或≥1/3关节盂后关节面的骨折需手术治疗。Ⅱ型:关节面斜形骨折,骨折块移位≥5mm 或肱骨头半脱位,需切开复位内固定。Ⅲ型:斜形骨折线延伸至肩胛冈内上角,常合并肩峰骨折、锁骨骨折或肩锁关节脱位,骨块间形成关节面台阶≥5mm 即行手术治疗。Ⅳ型:横形骨折线延伸至肩胛骨脊柱缘,骨块间形成关节面台阶≥5mm 即行手术治疗。Ⅴ型:Ⅳ型加Ⅱ型骨折,常由直接暴力引起,行手术治疗。Ⅵ型:为粉碎骨折,很少能开放复位内固定。治疗上可早期被动活动。

313

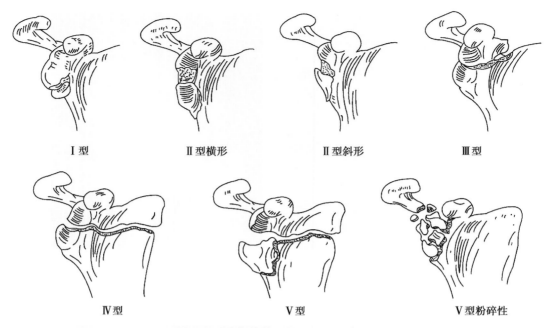

Ⅰ型　　　　　　Ⅱ型横形　　　　　Ⅱ型斜形　　　　　Ⅲ型

Ⅳ型　　　　　　　　　　Ⅴ型　　　　　　　　　Ⅴ型粉碎性

图 12-1-8　肩关节盂骨折 Ideberg 分型

1. 肩关节前侧入路治疗关节盂骨折　适用于关节盂前缘骨折,包含关节盂前缘的喙突近端骨折,Ⅲ型关节盂骨折。

【麻醉】　颈丛麻醉或全身麻醉。

【体位】　患者仰卧于手术台上,脊柱和患侧肩胛骨内侧缘后方用一楔形沙袋垫高,使患肩后垂,关节间隙张开。手术台头侧摇高 30°～45°,以减低静脉压,减少出血并有利于手术野中血液的引流。

【操作步骤】

(1) 切口:起自喙突(于锁骨中外 1/3 下方约 2.5cm,锁骨下凹最深处,用手指向后、外方向触诊即可扪及),沿三角肌胸大肌间沟作一长 10～15cm 的弧形切口。

(2) 浅层暴露:辨明三角肌胸大肌间沟和行于其间的头静脉,沿此肌间沟分离。向内侧牵开胸大肌,向外侧牵开三角肌,头静脉向内、外侧牵开均可。

(3) 深层暴露:进入肩关节前方。需将肱二头肌短头和喙肱肌两肌腱表面的筋膜切开,分离出肌腱,牵向内侧即可。牵开喙肱肌、肱二头肌短头联合腱即可显露肩胛下肌,这是肩关节前方最深层的肌肉,其肌纤维呈横向走行跨越关节。外旋上肢可使肩胛下肌紧张并显露出肌腹部,有利于识别此肌的上、下缘。旋肱前血管横行于肩胛下肌的下缘,术中应注意保护,避免损伤。外旋上肢还可以使从四边孔穿出的腋神经远离肩胛下肌的切口线。在肩胛下肌和关节囊之间从下向上插入一弯血管钳,而后距肩胛下肌止点 1cm 处,垂直切断该肌。向内侧翻开切断的肩胛下肌,则肩关节囊前壁充分显露。纵形切开关节囊,即可显露肱骨头及肩关节内部(图 12-1-9)。

(4) 内固定:肩胛骨骨折内固定物一般置于肩胛盂、喙突、肩胛骨腋缘、肩胛冈、肩峰等较易固定处(图 12-1-10)。

2. 肩关节后侧入路治疗关节盂骨折　适用于关节盂后缘骨折、关节盂颈部和关节盂其余部分的骨折。

【麻醉】　颈丛麻醉或全身麻醉。

【体位】　患者取侧卧位,患肩在上。

【操作步骤】

(1) 切口:沿肩胛冈的全长作一直切口,向外侧延伸至肩峰后角处。神经界面位于小圆肌与冈下

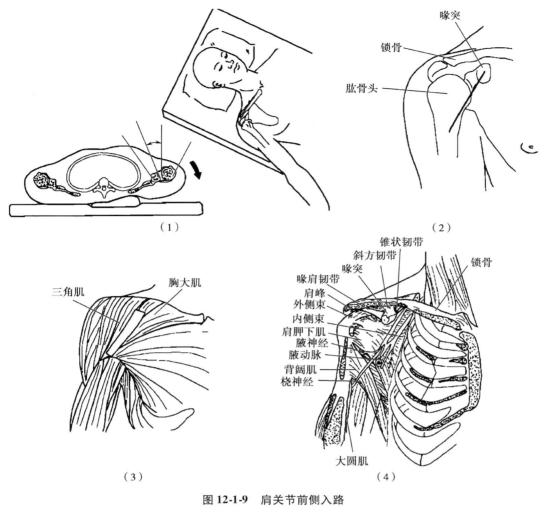

（1）

（2）

锥状韧带
斜方韧带
喙突
喙肩韧带
肩峰
外侧束
内侧束
肩胛下肌
腋神经
腋动脉
背阔肌
桡神经

锁骨

三角肌 胸大肌

大圆肌

（3）

（4）

图 12-1-9 肩关节前侧入路

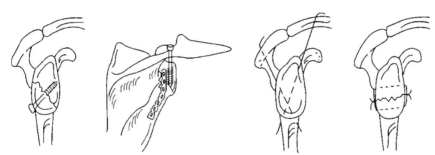

图 12-1-10 肩胛盂骨折内固定

肌之间,前者由腋神经支配,后者由肩胛上神经支配。

（2）浅层暴露:辨明三角肌在肩胛冈的起点,由外向内从起点处切断三角肌。将三角肌向下、外翻转,显露冈下肌和小圆肌。

（3）深层解剖:辨明冈下肌和小圆肌间的肌间隙,切开两者之间的筋膜,用手指作钝性分离。将冈下肌向上牵开,小圆肌向下牵开,即可显露肩关节囊的后下部。在接近关节盂的边缘处,纵形切开关节囊,牵开关节囊显露关节腔、盂唇及肱骨头(图 12-1-11)。肩胛上神经在盂上结节水平距关节盂缘 2cm,在肩胛冈水平距关节盂缘 1cm,腋神经在小圆肌下方。术中注意保护。

（4）固定:内固定方法同前述。

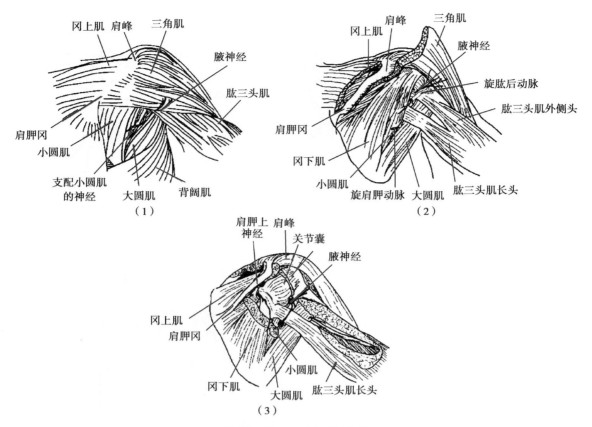

图 12-1-11 肩关节后侧入路

（1）肩关节后侧解剖；（2）浅层解剖：沿起点切断并翻起三角肌后部，显露深层肌肉、四边孔、三边孔及通行于其中的血管神经；（3）深层解剖：显示深面的关节囊后部，旋肩胛动脉及肩胛上神经、四边孔、三边孔、腋神经的小圆肌支

（二）肩关节盂颈骨折

肩关节盂颈骨折是关节外骨折，分为 2 型。Ⅰ 型，关节盂颈骨折不合并锁骨骨折或肩锁分离。Ⅱ 型，关节盂颈骨折合并锁骨骨折和肩锁分离，是不稳定性骨折，需要手术治疗（图 12-1-12）。如果合并喙肩峰韧带断裂，即成为"浮肩"（floating shoulder）。合并锁骨骨折的肩胛颈骨折，治疗上主张两者皆手术固定。单纯肩胛颈骨折未必需要复位，恢复肩胛关节盂的解剖位置。肩胛颈骨折线位于喙突的内侧为稳定骨折，仅需保守治疗，位于喙突外侧时多为不稳定骨折，有移位的需要手术复位固定。

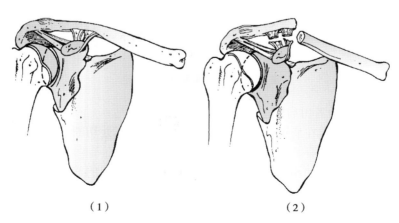

图 12-1-12 肩胛骨关节盂颈骨折

不合并（1）和合并（2）锁骨骨折肩锁分离

手术治疗时一般取后侧入路,麻醉、体位和操作步骤同上,固定的方法因人而异,取决于骨折的形态和部位(图 12-1-13)。

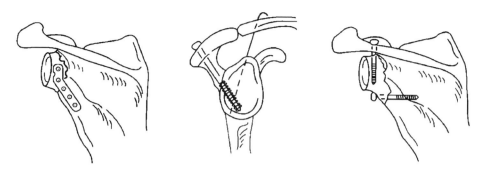

图 **12-1-13**　肩胛颈骨折内固定方式示意图

（三）　肩峰骨折

肩峰骨折分为 3 型。Ⅰ 型,轻微移位,可以保守治疗。Ⅱ 型,骨折移位,但肩峰下间隙正常。只要能维持肩峰下间隙,也可以保守治疗。Ⅲ 型,骨折移位,肩峰下间隙变窄,原因可以是骨折的肩峰向下移位,或者是关节盂颈骨折向上移位,需要手术治疗,可以用张力带钢丝或空心螺丝钉固定,靠近肩胛冈的肩峰基底骨折需要切开复位接骨板内固定(图 12-1-14)。

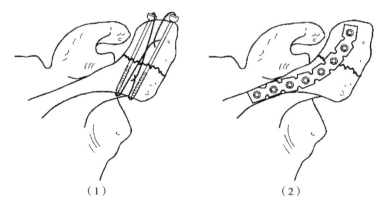

（1）　　　　　　　　　　　（2）

图 **12-1-14**　肩峰骨折内固定
（1）螺纹钉张力带内固定;（2）塑形接骨板内固定

（张英泽）

三、肱骨

（一）　肱骨近端骨折

肱骨近端骨折(proximal humerus fracture)系肱骨外科颈以上部位的骨折,占全身骨折 4% ~ 5%,75% 发生于老年骨质疏松者,25% 发生于年轻人,多为暴力损伤的结果。

1. 应用解剖　肱骨近端不同部位有不同的肌肉附着,这个解剖结构成为骨折移位的重要原因。大结节通常被冈上肌、冈下肌和小圆肌拉向上后方;肩胛下肌牵拉小结节向前内方;二头肌腱长头位于大小结节之间,骨折后易陷入骨折间隙而阻碍骨折复位,不过手术复位时它可以作为辨明大小结节的标志;三角肌在肱骨干近端骨折时将骨折远段拉向近侧;胸大肌止于大结节嵴下部,外科颈骨折时,将近侧骨折段牵向近内方(图 12-1-15)。

肱骨头血供主要来源于旋肱前动脉,其分支从小结节处进入骨组织称为弓状动脉。弓状动脉供应肱骨头的大部分血液。肱骨头另一部分血液供应来源于旋肱后动脉和血管丰富的肩袖。肩袖的血管自肱骨大结节进入肱骨头,解剖颈水平的骨折切断了流向肱骨头的血流从而导致头部的缺血性坏死(图11-6-16)。

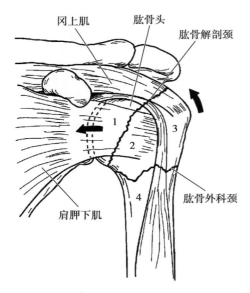

图 12-1-15 肱骨近端的肌肉附着
1. 骨头;2. 肱骨小结节;3. 肱骨大结节;
4. 肱骨干近端

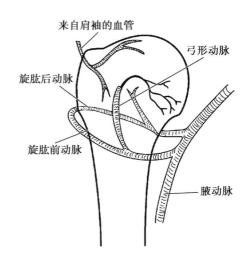

图 12-1-16 肱骨头血供来源
示意图

2. 损伤机制和病理 如果摔倒时上肢伸展手扶地,在老年人易引起肱骨近端骨折,在儿童常致肱骨上端骺分离,在青壮年易发生创伤性肩关节脱位。青壮年肱骨近端骨折则见于高能量创伤如车祸,常为骨折脱位并伴有显著的软组织损伤和复合伤。

大多数肱骨近端骨折表现为肩部急性疼痛、肿胀和压痛。骨折块活动产生骨擦感。24～48 小时内可见到瘀斑,瘀斑向胸壁、体侧及肢体远处扩散。拍摄肩胛骨正位、肩胛骨侧位及腋位照片可确立诊断。CT 扫描可诊断关节面骨折和大、小结节移位。神经损害占肱骨近端骨折和脱位的 45%,应详细检查神经血管情况。

3. 分类

(1) Neer 分类:Neer 将肱骨近端分成肱骨头、大结节、小结节和肱骨干个部分,将移位超过 1cm 或成角 >45°者定义为移位(图 12-1-17)。

Neer 以此根据肱骨近端移位骨折块的数目对其进行分类,分成一部分、两部分、三部分及四部分骨折,同时伴有肱骨头从肱盂关节脱位者则称为骨折脱位,有前脱位或后脱位之分(图 12-1-18)。

(2) AO 分类:AO 分类系根据损伤程度和缺血坏死的危险性,将骨折分为 A、B、C 三个主要类型。

A 型骨折是关节外的一处骨折,肱骨头血液循环正常,不会发生头缺血性坏死。进一步分为 3 个亚型:A1型,肱骨结节骨折;A2 型,干骺端嵌插骨折(外科颈骨折);A3 型,干骺端移位骨折,骨折端无嵌插。

B 型骨折是关节外的 2 处骨折,骨折线可延伸到关节内,肱骨头的血液循环部分受到影响,有一定的头缺血性坏死发生率,也分成 3 个亚型:B1 型,干骺端有嵌

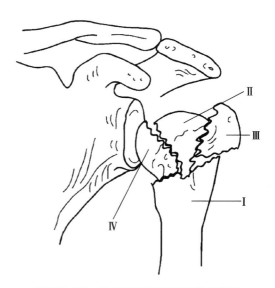

图 12-1-17 肱骨近端骨折四部分的划分
Ⅰ. 肱骨干部;Ⅱ. 关节部;Ⅲ. 大结节部;
Ⅳ. 小结节部

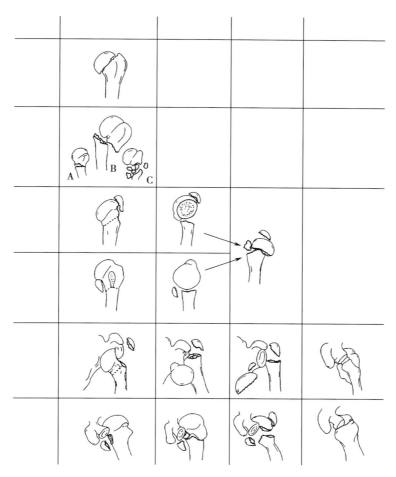

图 12-1-18　Neer 肱骨近端四部分骨折分类

插;B2 型,骨折是干骺端骨折无嵌插,骨折不稳定,常需手术复位内固定;B3 型,伴有盂肱关节脱位。

C 型骨折是关节内骨折,波及肱骨解剖颈。肱骨头的血液循环常受损伤,易造成头缺血坏死,同样分为 3 个亚型:C1 型,轻度移位,骨端间有嵌插;C2 型,肱骨头骨折块明显移位,伴有头与干骺端嵌插;C3 型,关节内骨折伴有盂肱关节脱位。

4. 治疗方法选择　临床上可以按骨折的 Neer 分类选择不同的治疗方法。

（1）一部分骨折:不管骨折线的数目或损伤的部位,移位小于 1cm 成角小于 45°统称为一部分骨折。可采用吊带悬吊 7～10 天,疼痛减轻后功能锻炼。合并肩关节脱位的一部分骨折应先固定骨折,再整复脱位。

（2）二部分骨折:首先手法复位,如复位满意且稳定,处理同一部分骨折;如果手法复位成功,但复位后骨折不稳定者,行经皮穿针固定或髓内钉固定;手法复位失败者宜切开复位内固定,对骨质疏松患者避免接骨板螺钉固定,以 Ender 钉和 8 字张力带钢丝固定为宜。二部分骨折可以分别为解剖颈、外科颈、大结节、小结节骨折,处理预案略有差别。解剖颈骨折者少见,但肱骨头缺血坏死率很高,因此年轻患者应切开复位松质骨拉力螺钉内固定,老年患者可行肱骨头置换。外科颈骨折闭合复位不满意时,切开复位内固定。大结节骨折移位超过 1cm 将造成明显的功能障碍,移位<0.5cm 极少引起功能障碍,移位在 0.5～1cm 之间,有 20% 患者因持续肩痛而需手术治疗;因此大结节移位<0.5cm 者行非手术治疗,≥0.5cm 者宜切开复位拉力螺钉固定,或联用 8 字张力带辅助固定,并发肩袖撕裂者应同时修复。小结节骨折常为肩关节后脱位的并发损伤,肩关节脱位复位后小结节也自行复位,行肩关节制动即可;若小结节移位≥1cm,则需行内固定治疗。

（3）三部分骨折:很难保守治疗,因为止于大、小结节旋转袖的牵拉常使骨折块发生旋转,年轻人骨质好应行内固定,老年人可考虑关节置换。

（4）四部分骨折：四部分骨折常常发生肱骨头坏死，由此老年人应早期半关节置换，年轻人骨质好，可先施行内固定术，尤其是外展嵌插型经撬拨复位内固定后，多数效果良好。

（5）肱骨头压缩型及劈裂骨折：通常由脱位引起。若头部关节面受累<20%，常可成功闭合复位。关节面受累20%～45%者可发生复发性脱位，需将小结节或大结节移位弥补缺损以维持关节稳定性。关节面受累>45%或慢性脱位者可导致头软化或退行性变，需行肱骨头置换。肱骨劈裂骨折粉碎型行人工肱骨头置换，非粉碎型行切开复位内固定。

5. 手术治疗的技术

（1）二部分骨折大结节骨折切开复位内固定术

【麻醉】　全麻。

【体位】　健侧卧位。

【操作步骤】

1）切口：肩关节外侧入路仅能有限地暴露肱骨上端。由于腋神经横向走行于三角肌的深面，限制了切口向远侧延伸。切口向近侧扩展，可显露冈上肌的全长。自肩峰顶端向下，在肩关节外侧作5cm长的纵切口。需分离三角肌不存在神经界面。

2）浅层暴露：沿三角肌纤维方向、自肩峰向下分离5cm。慎向远侧延伸以免引起腋神经损伤。

3）深层解剖：将分开的三角肌向两侧牵开，显露深面的三角肌下囊。纵形切开三角肌下囊，其深层即为肱骨大结节和冈上肌止点。如果冈上肌破裂范围较小，可采用外侧入路。但通常冈上肌破裂范围较大，需显露整个冈上肌，使其充分游离，便于肌肉向外侧移动，修复肌腱。游离冈上肌时，注意切勿损伤由深面入肌的肩胛上神经（图12-1-19）。

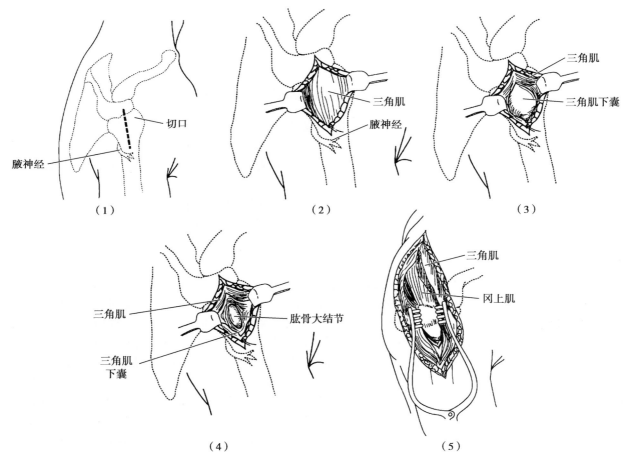

图12-1-19　肩关节外侧入路

（1）皮肤切口；（2）沿三角肌纤维方向分离，在切口下端作一缝线为标志以防止损伤腋神经；（3）牵开三角肌，显露三角肌下囊；（4）切开三角肌下囊，显露肱骨大结节及其冈上肌止点；（5）深层显露

4）清理骨折面上软组织及血肿，复位骨折，如骨折块较大，用 2 枚松质骨螺丝钉固定，如骨折块较小用接骨板或粗丝线缝合固定（图12-1-20）。

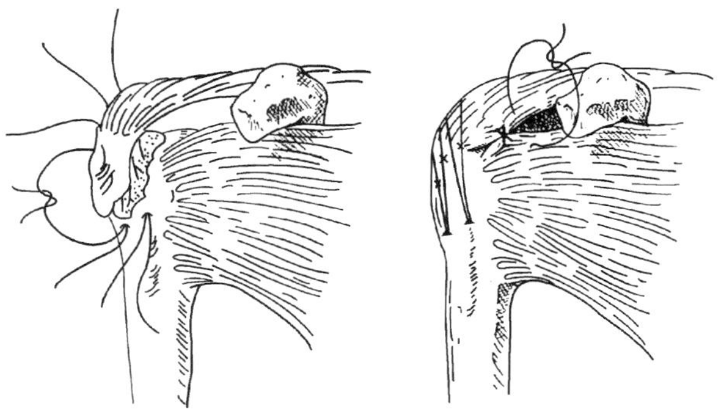

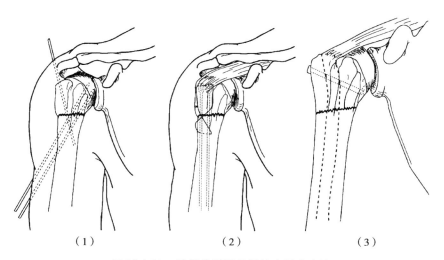

【术后处理】 肱骨近端骨折术后均需早期理疗以避免瘢痕形成和关节僵硬。早期全范围被动活动锻炼。约 3 周时开始主动辅助训练。骨折愈合后开始主动抗阻力训练。

（2）二部分骨折外科颈骨折切开复位内固定

【麻醉】 全麻。

【体位】 仰卧位。

图 12-1-20 大结节骨折缝合固定及修复肩袖撕裂

【操作步骤】

切口：肩关节前侧入路，将肩关节外展 70°～90°，自锁骨外 1/3 起经喙突沿三角肌前缘作弧形切口，向下至三角肌粗隆，将三角肌前缘拉向外上方，显露肱骨头结节部。如显露不充分可将三角肌在锁骨上的起点剥离 7～10cm，也可松解三角肌前部在肱骨上的止点和肱二头肌长头肌腱外侧的胸大肌近侧止点。将三角肌拉向外侧，胸大肌拉向内侧，即可充分显露肱骨近端，外科颈骨折常因软组织嵌夹不能闭合复位，以肱二头肌更多见，解脱软组织嵌夹复位骨折，克氏针加张力带固定或交锁髓内钉固定，一般不用接骨板螺钉固定（图 12-1-21）。因肱骨近端常骨质疏松，螺钉把持不坚固而易脱出，可弯曲 6 孔接骨板制成 90°角接骨板，一端打入肱骨头内，用一枚松质骨螺钉固定肱骨头，杆状加压螺钉加压骨折间隙，2 枚皮质骨螺钉固定肱骨干。

（1）　　　　　　　（2）　　　　　　　（3）

图 12-1-21 肱骨外科颈骨折的内固定方法
（1）克氏针固定；（2）克氏针张力带固定；（3）髓内钉固定

（3）三部分骨折切开复位内固定术：体位、麻醉及手术显露同二部分骨折外科颈骨折切开复位内固定术。大结节骨折后常向后上方移位，肱骨头因肩胛下肌的牵拉而内旋，用巾钳使大结节复位，用双重钢丝固定。小结节移位的三部分骨折，小结节被附着的肩胛下肌牵拉向内侧移位，肱骨头受外旋肌肉的牵拉而发生外旋，小结节复位后用双重钢丝固定。间断缝合修复肌袖间隙，如固定不坚固，可于肱骨外侧面放置 T 形接骨板，将肱骨头、结节部和肱骨干固定在一起；骨质疏松患者可用 90°角接骨板或髓内钉加张力带钢丝固定（图 12-1-22）。

（4）闭合复位外固定支架固定：体位、麻醉同上。在 X 线影像增强设备监护下闭合复位，有困难者可在肱骨头插入 1 枚克氏针，撬拨使之复位，复位后自肱二头肌腱沟外侧钻入 2 枚半螺纹针，达肱骨头

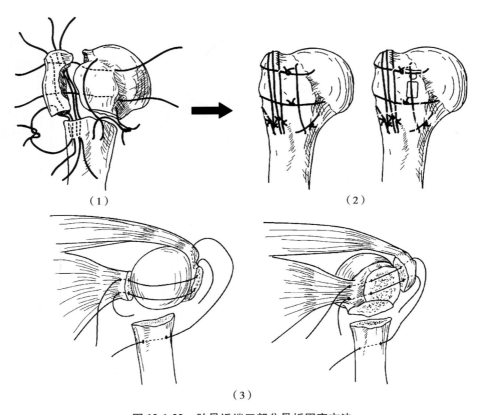

（1）　　　　　　　　　　　　　　　　　　　（2）

（3）

图 12-1-22　肱骨近端三部分骨折固定方法
（1）20 号钢丝缝合加髓内钉固定；（2）20 号钢丝固定修复有小结节骨块的三部分骨折；
（3）有大结节骨折块的三部分骨折的切开复位，应用 20 号钢丝内固定

关节软骨下 0.5cm，不要穿透关节软骨，以免影响肩关节活动；自骨折线以远 2cm 至三角肌结节之间钻入 2～3 枚半螺纹针达对侧皮质骨。注意避免损伤肱动脉及腋神经，然后用中位杆连接固定。

（5）人工肱骨头置换：半肩置换术采用前入路由三角肌胸大肌间沟进入。假体头柄用骨水泥固定于适当高度以保持三角肌的正常张力。结节骨折块用粗丝线固定于肱骨近端和假体。维持二头肌长头腱在二头肌间沟内，取废弃肱骨头部的松质骨植于结节骨块之下。

6. 并发症的预防　首先应当避免误诊，尤其是骨折伴肩关节后方脱位，预防的方法是拍腋位 X 线片，多能诊断。肱骨近端骨折有 5% 臂丛神经和 6.2% 血管损伤的发生率，应仔细检查臂丛神经，包括腋神经损伤的症状和体征，肢体血供的检查除触摸桡动脉外，还应观察血肿增大、麻木和苍白。

大结节向上移位≥5mm 畸形愈合将引起肩痛和肩外展无力，治疗时需行截骨，重新将大转子放在正常位置；也可以做肩峰成形术。

手术和外固定后出现肱骨头向下半脱位的情况是暂时性的，通常在 1～3 周后，当三角肌和旋转袖恢复其正常张力后内半脱位可自动复位。

肩关节固定时间过长、骨折畸形愈合及不愈合、异位骨化者常有关节僵硬，正确处理骨折以便早期功能锻炼可防止其发生。

7. 目前的一些观点

（1）关于保守治疗：许多医生都同意对无移位的肱骨近端骨折进行保守治疗，而且的确治疗的结果令人满意。有研究表明，保守治疗也可以应用于三部分和四部分骨折，尤其是老年患者有复杂性移位的肱骨近端骨折。尽管锁定接骨板有很强的角稳定性，但由于老年患者骨质疏松，对螺钉的把持力差，加上骨质疏松性肱骨近端骨折多粉碎，内侧柱往往缺少支撑，使锁定接骨板的固定和优势大打折扣，其治疗结果非但不优于保守治疗，有时甚至更糟。有人通过临床比较研究还发现，1 年后随访手术治疗的

费用还是远高于保守治疗。还有前瞻性研究发现,年龄超过 60 岁肱骨近端四部分骨折患者接受肩关节置换与保守治疗的结果没有太大的差异。因此,保守治疗的地位不容忽视,特别是老年患者,经治医生应当从实际结果出发,与患者充分沟通,作出治疗方式的合理选择。

（2）关于经皮治疗肱骨近端骨折:闭合复位经皮固定可以治疗二部分骨折和一些三部分骨折,不过适用的人群有一定的局限性。其中,外科颈骨折通过闭合复位克氏针内固定可取得不错的效果。有研究指出,克氏针内固定应尽可能采用平行构型的方式,倘若无法进行平行固定或者平行固定钢针之间的距离达不到 1cm 时,则采用扇形交汇构型的固定方式进行固定。多发伤、身体虚弱和无法耐受常规手术的患者,可通过闭合复位经皮穿针内固定,辅以外固定支架固定,可以提高骨折块之间的稳定性,为维持骨折复位的稳定性创造条件。不过,严重粉碎性骨折和骨质疏松患者不建议使用这个方法,因为手术治疗以求得良好复位适当固定是必要的。

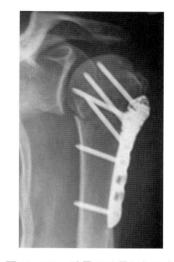

图 12-1-23　肱骨近端骨折切开复
位锁定接骨板内固定
显示自外下向内上的螺钉支撑肱骨
头不发生内翻

（3）关于锁定接骨板固定:锁定接骨板因为具有极强的角稳定性,用于固定肱骨近端骨折能够很好地维持复位后的颈干角,成为临床上治疗肱骨近端复杂骨折的常用手术方法之一。但是,锁定接骨板也和其他接骨板一样提供偏心性固定,如果内侧柱由于骨缺损或者粉碎骨折未能完全复位而缺少支撑,锁定接骨板固定失效的发生率还是很高的,有人报告超过 20%,值得临床上给予足够的重视。临床上可用的锁定接骨板有多种,但不管使用哪一种,手术中都必须设法重建或恢复肱骨近端内侧柱的支撑（图 12-1-23）,包括采用自体腓骨移植提供髓内支撑,有效预防内翻的发生以确保锁定接骨板固定的效果。

（4）关于假体置换治疗肱骨近端骨折:原则上,肱骨近端骨折的治疗应当选择骨折复位和固定,求得骨折愈合使肢体恢复功能。但是当骨折严重粉碎,复位固定无望,或者肱骨头毁损无法保留和重建,或者骨质疏松严重无法实现有效的固定,人工肱骨头置换不失为一个替代的治疗选择。手术成功的关键是重建大小结节,正确放置人工肱骨头的位置,包括其高度和后倾角（图 12-1-24）,适时进行计划康复锻炼,获得一个无痛并有较好活动度的肩关节完全在情理之中。

从功能出发,人工肱骨头置换的先决条件之一是肩袖必须健全或是可以修复,大结节和小结节必须

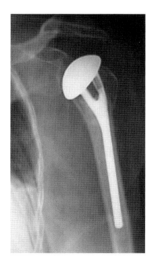

图 12-1-24　人工肱骨头置换治疗肱骨近端骨折
术后 X 线片,显示肱骨头的良好位置

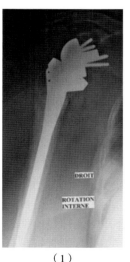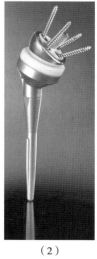

（1）　　　　　　　（2）

图 12-1-25　反式肩关节置换治疗肱骨近端骨折
（1）为术后 X 线片;（2）为反式人工肩关节假体

可以修复,否则即使肱骨头得到置换,但是肩关节将因为丧失肩袖而无法活动。有鉴于此,遇肱骨近端骨折具备人工肱骨头置换的指征,务必确认肩袖和肱骨结节具备条件,否则就只能改行反式肩关节置换术(图12-1-25),利用健全的三角肌为人工肩关节提供外展的动力,临床应用证明能够取得良好治疗效果,为肱骨近端复杂骨折患者重建一个无痛、能够活动的肩关节。

（王　蕾）

（二）肱骨干骨折

肱骨干骨折约占全身骨折的1%,多由直接暴力所致;比较大的旋转暴力,例如棒球、摔跤等体育运动亦可造成肱骨干骨折。肱骨干骨折合并血管损伤的比例较小,但是由于肱骨与桡神经在解剖上关系密切,肱骨干骨折有可能造成桡神经损伤,体检时应当注意检查,以免漏诊。桡神经紧贴肱骨后方在桡神经沟内走行,于肩峰远侧10~15cm出桡神经沟,通过外侧肌间隔进入上臂前肌室,位置固定移动性很小。因此,当肱骨中下1/3交界处发生骨折时,要是骨折线从外侧向内向下斜形,就可能损伤桡神经(图12-1-26)。好在桡神经多为挫伤或牵拉伤,不必急于手术探查,可望在1~3个月之内恢复功能;桡神经断裂并不多见,观察3个月后无恢复迹象应当考虑手术探查,断裂者可以缝合修复。

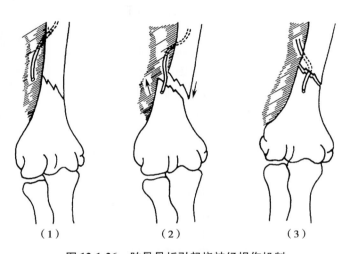

图 12-1-26　肱骨骨折引起桡神经损伤机制
(1)肱骨干中下1/3交界处斜骨折,骨折线由外上向下内;(2)骨折移位,该处桡神经近端被肌间隔固定,其远端游离;(3)骨折复位时会将桡神经夹入骨折端之间,引起损伤

1. 分类　肱骨干骨折根据骨折部位可分为近端1/3、中1/3和远端1/3骨折;根据骨折线的方向和走行可分为横形、斜形、螺旋形和粉碎性骨折;根据合并的周围组织损伤分为开放性骨折和闭合性骨折;根据骨骼本身的条件分为病理和非病理性骨折。内固定学会(AO)对长骨骨折有一个系统的分类方法,将肱骨干骨折分成A型,简单骨折;B型,楔形骨折和C型,复杂骨折。各型又分出个亚型:A1型,螺旋骨折;A2型,斜形骨折(>30°);A3型,横形骨折(<30°);B1型,螺旋楔形骨折;B2型,弯曲楔形骨折;B3型,粉碎楔形骨折;C1型,螺旋复杂骨折;C2型,多节段复杂骨折;C3型,不规则复杂骨折。

2. 手术治疗的适应证　大多数肱骨干骨折可以非手术治疗,愈合率高,但治疗期长,于功能锻炼不利,复位丢失有畸形愈合之虞;因此,手术治疗仍有用武之地。切开复位内固定的绝对适应证:①开放性骨折;②浮肩或浮肘损伤;③合并血管损伤;④双侧肱骨干骨折(多发伤);⑤继发桡神经损伤。相对适应证:①非手术治疗不能达到或维持满意复位;②多节段骨折;③横形骨折;④肥胖;⑤病理性骨折;⑥神经功能障碍如帕金森病;⑦合并臂丛神经损伤;⑧原发性桡神经损伤。需要指出的是,肱骨干骨折合并的桡神经损伤3个月内多能恢复,肱骨骨折是否切开复位取决于骨折的本身。

3. 手术治疗方法的选择　手术的选择必须考虑患者的年龄、骨折类型、伴随损伤和疾病,以及患者对手术的耐受程度。接骨板固定可用于所有肱骨骨折,骨干的远近端骨折,特别是伴有关节损伤的粉碎骨折,更适合手术复位接骨板内固定;因为可以早期活动,很少残留肩、肘关节僵硬。简单骨干骨折可以手术切开直接复位加压接骨板内固定,实现骨折的直接愈合;复杂骨折可以选用间接复位桥接接骨板内固定,减少对骨折部位生物学环境的扰乱,求得骨折的间接愈合。

髓内钉固定可以闭合或间接复位,不需直接暴露骨折端,不破坏骨折周围骨膜血供,出血较少,减小损伤桡神经的可能性的优点,是临床上广泛应用的治疗肱骨干骨折的手段。肱骨髓内钉插入有顺行和逆行两种方式,各有千秋:顺行从肱骨近端插入髓内钉,操作简单,但是钉尾露在肩袖处,可能影响肩关节外展、上举功能,还会引起该处慢性刺激,形成凝肩;从肱骨远端向上逆行插入髓内钉,技术要求高,但不影响肩关节的活动是其长处。带锁髓内钉可以有效地控制旋转移位和折块间加压固定而越来越多地用于肱骨干骨折的治疗,且各家文献均报道取得满意的疗效。用于肱骨的交锁髓内钉系统有数种,基本概念、适应证和技术操作大体相同。不同之处主要在于近端锁钉的方向、钉的横截面形状、远端锁钉的方法和是否扩髓。带锁髓内钉不需预弯,和其他髓内钉一样,插入时不能使用暴力,以免造成医源性骨折。

外固定支架固定主要用于治疗合并严重的软组织损伤、骨缺损的肱骨干骨折,以及污染严重、招致感染的几率高,例如枪伤或农业机械事故造成的开放性肱骨干骨折。

4. 手术治疗的方法

（1）切开复位接骨板内固定

【麻醉】　采用全身麻醉。

【体位】　患者仰卧,肩后垫沙枕;上臂内收内旋;或者半坐位躯干前倾30°。

【操作步骤】

1）切口:肱骨干中段和近端的骨折选前外侧切口,必要时可向两端延伸(图12-1-27);肱骨远端1/3骨折作后侧切口,必要时可向远端延伸处理肱骨髁骨折(图12-1-28)。

2）显露与复位:显露骨折部位时要尽量减少剥离软组织,通过牵引恢复肱骨的长度、排列和旋转对位,做到无创复位,对斜形或螺旋形骨折用点式复位钳维持复位,横形骨折常常需要利用固定的接骨板进行复位。

3）固定:选用足够长(至少8孔)的LC-DCP或LCP,放在肱骨的后侧、外侧或前侧,一般置于骨膜外以保持骨膜的血供,或者不暴露骨折部位,采用微创技术在骨膜外肌层下插入接骨板,越过骨折线,行桥式接骨板固定,此举技术要求高,必须确保不损伤血管神经等重要结构。螺钉在骨折线远近两侧必须分别穿过6~8层皮质,螺钉的方向不要彼此平行放置,应当呈偏心交错的模式排列,以对抗旋转负荷(图12-1-29)。若使用锁定接骨板,螺钉必须双皮质固定,尤其是老年骨质疏松性骨折患者。

（2）顺行髓内钉固定

【麻醉】　采用全身麻醉。

【体位】　患者仰卧,肩后垫沙枕;上臂内收内旋;或者半坐位躯干前倾30°。

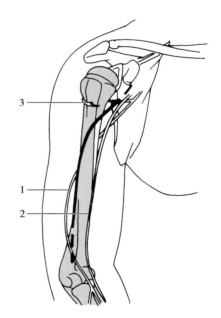

图12-1-27　前外侧入路
1. 桡神经;2. 正中神经;3. 腋神经

【操作步骤】　在肩峰外侧作一小的纵切口,起自肩峰尖端,向远侧延伸不超过5cm,以免伤及腋神经前支,致使三角肌前部瘫痪;劈开三角肌,切除肩峰下滑囊后显露冈上肌及其止点,直视下劈开冈上肌肌腱,向两侧牵开并仔细保护,髓内钉的入针点选在大结节内侧沟,用骨钻在大结节内侧缘钻一骨孔,方向指向肱骨干骨髓腔,经由此孔将髓内钉插入肱骨髓腔(图12-1-30),C形臂机透视监控下手法闭合复位,使髓内钉尖端进入远侧骨端的髓腔。切开复位者,经前外侧显露骨折部,让插入的髓内钉的尖端刚好露出骨折端,直视下复位,用持骨器维持,继续插入髓内钉进入远侧骨干的髓腔,钉尖应到达骨折部以下10cm处。根据选用的髓内钉型号和类别,分别在远近两端使用锁钉导向器,或透视监护下徒手锁钉(图12-1-31)。

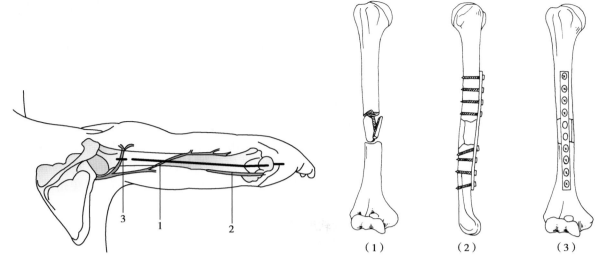

图 12-1-28 后侧入路
1. 桡神经;2. 尺神经;3. 腋神经

图 12-1-29 肱骨中段粉碎骨折桥
接接骨板固定示意图

（1） （2） （3）

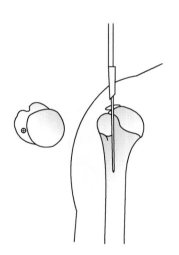

图 12-1-30 顺行髓内钉固定
钉的入口选在大结节内侧

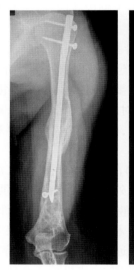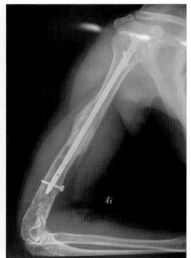

图 12-1-31 顺行髓内钉固定治疗肱骨干骨折
骨折愈合后正侧位 X 线片显示髓内钉位置

【术后处理】 术后早期开始辅助下主动练习肩肘关节活动（ROM），直至伤口愈合。随后开始主动锻炼，但避免做对抗阻力的旋转运动。当 X 线上出现连续性骨痂的迹象，就可以开始对抗阻力的锻炼。

（3）逆行髓内钉固定

【麻醉】 采用硬脊膜外麻醉或臂丛神经阻滞麻醉。

【体位】 俯卧位,患侧上肢置于可透 X 线的手术桌上,透视要能见到肱骨近段和肱骨头,以便锁钉（图 12-1-32）。

【操作步骤】

1）切口:在上臂后侧,自鹰嘴顶向近侧作 8cm 长的纵切口;纵形切开肱三头肌腱,显露肱骨下段后侧一个三角区,不打开肘关节囊,分别在三角顶点上用 3.2mm 钻头与骨表面垂直钻孔,再用 4.5mm 钻头扩孔（图 12-1-33）。

2）进钉点准备:进钉孔选在三角区的中心,用 8.5mm 骨锉向前向近侧斜形扩孔,骨锉与肱骨纵轴成 30°角,进入骨髓腔,越往里角度逐渐减小,使骨锉的长轴几乎与髓腔通道在一条线上（图 12-1-34）;

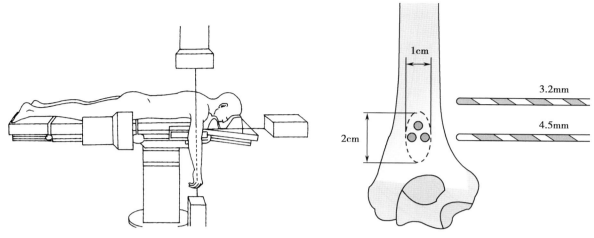

图 12-1-32　逆行髓内钉固定治疗肱骨干骨折
体位

图 12-1-33　逆行髓内钉固定治疗肱骨干骨折
进钉点显露

用骨凿和咬骨钳扩大骨孔,直径 10mm 长约 20mm,以能容纳髓内钉为度。骨孔的斜度必须适合髓内钉插入髓腔的方向,不可过大,以免造成髁上骨折。

3)进钉:将粗细合适的(一般直径为 6~8mm)髓内钉插入髓腔,C 形臂机透视监控下手法闭合复位,使髓内钉尖端进入近侧骨端的髓腔。切开复位者,经前外侧显露骨折部,让插入的髓内钉的尖端刚好露出骨折端,直视下复位,用持骨器维持,继续插入髓内钉进入近侧骨干的髓腔。髓内钉应足够长,钉尖应达肱骨头内离肱骨头关节面约 1cm 处,钉尾约 1cm 留在骨皮质外,以免影响肱三头肌的活动(图 12-1-35)。用于肱骨干骨折的 V 形或梅花形髓内钉,一般应在术前将其末梢预弯扳成雪橇形,以便其顺着髓腔进入近侧骨折片后,钉尖不致戳穿对侧骨皮质。用顺行髓内钉固定同样的方法完成锁定螺钉的放置。

【术后处理】　同(2)。

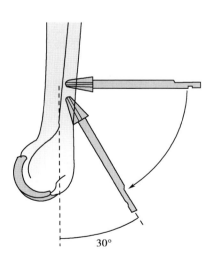

图 12-1-34　逆行髓内钉固定治疗肱骨干骨折
进钉孔点开孔

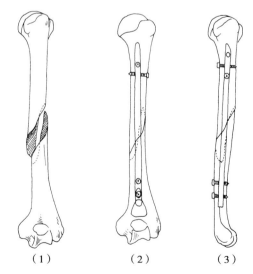

图 12-1-35　逆行髓内钉固定治疗肱骨中段螺旋形骨折
显示髓内钉及锁钉的位置

(1)　　　　(2)　　　　(3)

(王　蕾)

(三) 肱骨远端骨折

1. 肱骨髁上骨折　肱骨髁上骨折为儿童最常见的骨折,好发于 5~8 岁之间。根据引起骨折的暴力来源和方向的不同,肱骨髁上骨折可分为伸直型、屈曲型和粉碎型 3 型(图 12-1-36),以伸直型为多见,约占 90% 以上,有尺偏型和桡偏型之分;粉碎型多发生于成年人。

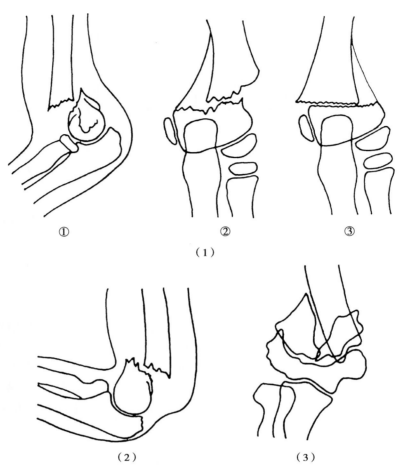

①　②　③

(1)

(2)　(3)

图 12-1-36　肱骨髁上骨折的分型
(1)①伸直型(侧位片),②尺偏型,③桡偏型;(2)屈曲型;(3)粉碎型

　　绝大多数儿童肱骨髁上骨折可采用非手术治疗,新鲜肱骨髁上骨折,只有 10% 的肱骨髁上骨折需行切开复位。肱骨髁上骨折的愈合不成问题,即使复位位置不理想,仍会畸形愈合。由于儿童的塑形再造力很强,前后成角畸形在生长过程中可逐渐自行矫正,但肘内翻或外翻畸形则不能自行矫正,需日后行截骨矫形。由于肘部的局部解剖特殊,肱骨髁上骨折较易并发血管、神经损伤。在上臂下段,肱动、静脉和正中神经在肱二头肌腱内侧,被肱二头肌腱膜和深筋膜紧紧地约束在深部,到桡骨颈水平处才分出桡、尺动、静脉。伸直型肱骨髁上骨折的远侧骨折片连同肘关节向后移位,近侧骨折段向前移位,可能压迫、刺激或刺伤肱动、静脉和正中神经这些血管神经(图 12-1-37),使前臂和手发生完全性或部分性缺血,引发骨筋膜室综合征或缺血性肌挛缩,常有紧急探查处理血管损伤或作深筋膜切开减压术并同时作骨折切开复位内固定的适应证,应当予以警惕。

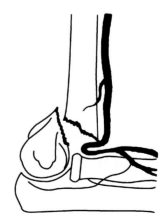

　　肱骨髁上骨折疑有血液循环障碍者,遵循以下治疗原则:①首先要置于严密观察之下;②立即解开包扎的敷料,放大肘关节的伸展角度;③解除内部压力,包括立即正确复位,用床旁鹰嘴突骨牵引维持复位,但须放大伸肘角度;④将患肢置于心脏水平面;⑤用臂丛神经阻滞或用血管扩张剂,解除肱动、静脉痉挛;⑥如经上述措施,血液循环仍未改善,或前臂组

图 12-1-37　肱骨髁上骨折并发神经血管损伤

织压与舒张压之差持续在2.67kPa(20mmHg)以下者,则有紧急手术的适应证;⑦手术包括肱动、静脉探查术,肱骨髁上骨折切开复位与内固定术,以及前臂深筋膜切开术等。肱骨髁上骨折合并神经损伤者不多见,据Boyd等在465例中的统计,桡神经有2.4%,正中神经有1.5%,尺神经仅有0.5%。这些神经损伤几乎都是一过性的,毋需紧急探查处理。

（1）肱骨髁上骨折切开复位内固定术

【麻醉】 全身麻醉或臂丛神经阻滞。

【体位】 俯卧位,上臂外展置于一块短的托板上,肘关节屈曲90°;或者侧卧位,上臂前举置于短的托板,肘关节屈曲90°,前臂自然下垂;或者仰卧位,上臂前举,前臂下方放置软垫。

【操作步骤】 肘后侧切口,成人起自鹰嘴尖端远侧5cm,沿上臂中线向近侧延伸至鹰嘴上10～12cm。儿童按比例缩短切口。如骨折不复杂,沿中线直接切开肱三头肌腱就能显露并整复骨折。或者仰卧位手术,经肘关节内、外侧纵切口线路骨折处。去除骨折部的凝血块,整复骨折;骨折复位固定后,肘关节的携物角应保持约10°,或较健侧大5°。在儿童病例,骨折的固定可以经皮从内、外上髁与肱骨纵轴呈35°～45°角,向后倾斜10°,各钻入一枚克氏针,在骨折近端数毫米处交叉,将骨折固定。针尖穿过对侧皮质骨,针尾可留在皮外,便于拔除。钻入内侧克氏针时,慎勿伤及内上髁后方的尺神经(图12-1-38)。成人高位肱骨髁上骨折可选择外侧入路,切开复位接骨板螺钉内固定(图12-1-39);低位髁上骨折可选择肘后正中入路,双侧重建接骨板内固定(图12-1-40)。

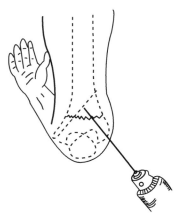

图12-1-38 肱骨髁上骨折克氏针交叉固定

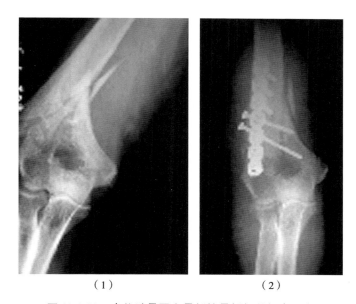

（1）   （2）

图12-1-39 高位肱骨髁上骨折接骨板螺丝钉内固定
术前(1)及术后(2)X线片

【术后处理】 术后应争取早期活动,4周内以被动活动为主。个别固定欠牢固或骨折粉碎的患者可采用石膏托固定,伸展型与屈曲型均固定在90°位。儿童骨折,3～4周拔针,去石膏,开始肘关节伸屈活动。

（2）肘部深筋膜切开术和肱动、静脉探查术

【麻醉】 全身麻醉,或臂丛神经阻滞。

【体位】 仰卧。置患肢于手术台旁小桌上,前臂旋后。不用止血带。

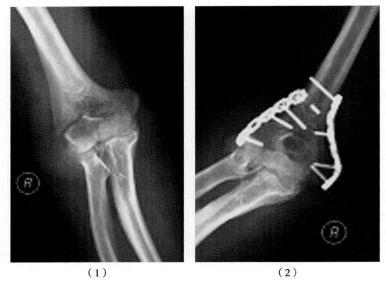

（1）　　　　　　　　（2）

图 12-1-40　低位肱骨髁上骨折双侧接骨板内固定
术前（1）及术后（2）X 线片

【操作步骤】

1）切口：从肘窝上方起，沿肱二头肌及其肌腱内缘，作一长约 5cm 的直切口，至肘前屈侧横纹处，沿着该横纹延伸，至肱桡肌边缘，再转为直切口，继续在前臂掌面延伸 4cm。向两侧牵开皮瓣。注意勿损伤皮下的头静脉、贵要静脉和皮神经。

2）切开肱二头肌腱膜：沿着肱二头肌腱内缘，切开腱膜及肘前深筋膜，注意勿损伤切口下的正中神经和肱动、静脉。清除筋膜下血块。分开血管和神经周围的蜂窝组织，轻轻地使其离开血管神经床，检查血管神经有无损伤（图 12-1-41）。手法必须轻柔，注意勿伤及其分支。有时，切开肱二头肌腱膜后，已可解除对血管的压力，恢复血流。如果这样，可将骨折复位，从内、外上髁处各钻入一根克氏针，将骨折交叉固定。钻入内侧克氏针时，须注意勿损伤内上髁后方的尺神经。

3）探查肱动脉：肱动脉如已断裂或有穿破，需将其断端暂予结扎，先作骨折内固定，然后作血管手术。切除动脉的受伤部分，作动脉端-端吻合术或静脉移植术修复缺损的动脉。探查时如见动脉内有血栓形成，可在骨折整复内固定后，在有血栓的动脉壁上作一小切口，用塑料管将血管内的血栓吸出，探查血管内膜，如内膜尚完整，可将动脉切口缝合。如动脉内膜有损伤，则需将损伤部分的动脉切除，作动脉吻合术或静脉移植修复术。如仅为肱动脉痉挛，先将动脉外膜剥去，用温热纱布覆盖，观察痉挛有无改善。如仍未解除血管痉挛，并能肯定为单纯动脉痉挛，可用液压扩张法解痉。

4）正中神经的处理：如已断裂，应作一期缝合；若暂不能缝合，则留置缝线标记，以便二期修复。

（3）前臂掌侧骨筋膜室探查术和切开术：肱骨髁上骨折时，肱动脉损伤的结果是前臂和手部肌肉等组织的缺血。在解除肘部内在压力和处理肱动脉损伤后，前臂的水肿-缺血恶性循环的室外因素虽已解除，但室内肌组织的水肿和缺血可继续发展，必须解除前臂骨筋膜室内的压力，才能阻断前臂的水肿-缺血恶性循环，尤其是前臂掌侧骨筋膜室。

【操作步骤】　皮肤切口起自肘窝上方和肱骨内上髁外侧，斜过肘窝，至前臂外上方的旋前圆肌-屈肌肌腹处，然后逐渐转向内侧，抵达前臂中下 1/3 交界处的中线，再继续直线向下，在掌长肌内侧延伸，抵达近侧掌横纹，再弯曲伸延，到达手掌中部（图 12-1-42）。切开深筋膜，将尺侧腕屈肌和指浅屈肌分开，并向两侧牵开。在分开两肌时，可以看到在指深屈肌表面上的尺动、静脉和尺神经，注意勿使其损伤。继续深入，分开指浅和指深屈肌。此间隙不易分开。正中神经紧贴在指浅屈肌的深面行走。如是即可查明指浅、深屈肌和尺、正中神经。如肌肉血供已恢复正常，只需缝合皮肤切口。如肌肉呈灰白色，表示仍然缺血，须从近端至远端切开深筋膜，打开腕管，必要时可切除一部分筋膜，以解除整个前室的高压。若手部肿胀明显，大、小鱼际张力很高，可自掌心处分成两个切口，切开大、小鱼际深筋膜（图 11-6-34（2））。皮肤可按情况一期缝合或留待二期缝合或植皮闭合。

330

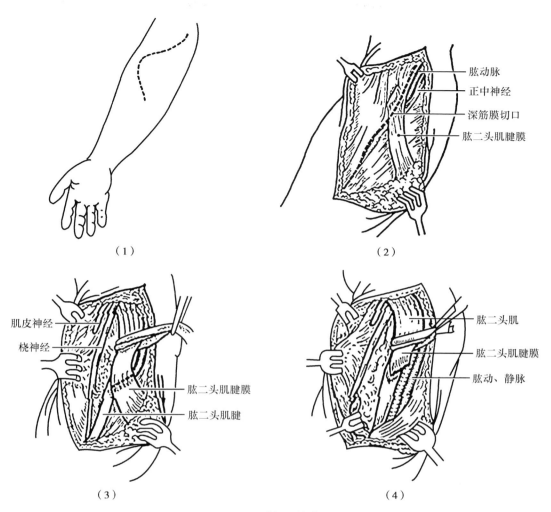

（1）

（2）

肱动脉
正中神经
深筋膜切口
肱二头肌腱膜

肌皮神经
桡神经
肱二头肌腱膜
肱二头肌腱

肱二头肌
肱二头肌腱膜
肱动、静脉

（3）

（4）

图 12-1-41 肘部深筋膜切开术

（1）皮肤切口;（2）显露肘部深筋膜,肱二头肌腱外侧缘切口;（3）肱二头肌腱膜切口;（4）松解肱动、静脉

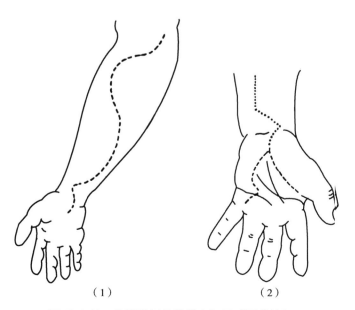

（1）

（2）

图 12-1-42 前臂掌侧骨筋膜室切开减压术的切口

（1）前臂切口;（2）掌部切口

331

【术后处理】 用石膏托将肘固定于直角位,避免在肘关节前方包扎。对有血液循环障碍的肢体,不能按照惯例将患肢抬高,因为抬高患肢后将增加血液进入患肢的困难。病室最适宜的温度为25℃。温度太低将会引起血管痉挛,太高将增加组织的新陈代谢,在血流畅通前,反可促使组织坏死。术后仍须继续密切观察手部和伤肢的血液供应情况。

2. 肱骨外髁骨折 肱骨外髁及其外上髁有外侧副韧带和指总伸肌的起端附着。肱骨外髁骨折的骨折块受伸肌牵拉可有不同程度的旋转移位,其程度取决于关节囊和肌筋膜的撕裂范围和伸肌的收缩程度,严重者可有180°旋转移位。如关节囊和肌筋膜无严重撕裂,则骨折仅有轻微移位,复位后只要妥善固定,骨折可顺利愈合。倘若关节囊和肌筋膜已有严重撕裂,骨块严重移位,应当及早手术复位内固定。一般地说,拉力螺钉固定已足够牢固,允许早期主动活动。

肱骨外髁骨折切开复位内固定术:

【体位】 患者仰卧,患肢置于手术台旁小桌上。

【麻醉】 采用臂丛神经阻滞麻醉。

【操作步骤】 于肘关节外侧作一直切口,起自肱骨外上髁近侧5cm,止于肘下2cm处。切开皮肤及皮下组织,达肱骨外侧骨嵴。由于骨块有旋转移位,粗糙的骨折面已面向肘关节外侧,而光滑的关节面则面向肱骨干与滑车的骨折面。清除骨折处的血块和游离小碎骨片,务必保留任何附着在外髁骨块上伸肌总腱和其下方的桡尺侧副韧带。骨折准确复位后用巾钳维持并加压,自外下斜向内上,与肱骨干长轴成45°~60°角钻入两枚螺钉,将外髁固定于肱骨干上。遇粉碎骨折,亦可加用第3枚螺钉,从外髁向滑车进行横向固定。如采用克氏针固定,至少2~3枚,多根交叉克氏针可防止骨块旋转,将克氏针尾端弯成钩形,仅留2~3mm于骨外,以便日后拔出。术中X线检查确认复位质量,并活动肘关节观察内固定牢固程度,满意后分层缝合关闭切口。

【术后处理】 术后早期活动,3周内以被动活动为主;遇个别固定欠牢固或骨折粉碎者,屈肘90°用石膏托固定,3周后去除,开始肘关节屈伸锻炼,但休息期间及晚间仍用前臂吊带保护。术后第6周骨折愈合后开始使用伤肢进行日常生活。骨折坚固愈合后方可拔去克氏针。

3. 肱骨内上髁骨折(参见第十一章第一节六)。

4. 肱骨髁间骨折 肱骨髁间骨折为完全关节内骨折,按AO分类为C型,干骺端及关节端均为简单骨折者为C1型,干骺端简单骨折,关节端复杂骨折者为C2型,干骺端及关节端均为复杂骨折者为C3型。临床上多需手术治疗,要求骨折准确复位,内固定稳妥、坚强,能够允许关节早期活动,以减轻关节周围的瘢痕形成,有利于关节功能的恢复。手术显露要充分,多取后侧入路,包括尺骨鹰嘴截骨,既显露关节端实现关节面骨折的准确复位,还能有效避免损伤尺神经。手术时机的选择一定要考虑软组织损伤的评估。

肱骨髁间骨折切开复位与内固定术:

【麻醉】 采用臂丛神经阻滞麻醉。

【体位】 仰卧位,肘关节屈曲90°置于胸前;或取俯卧位,上臂外展置于一块短的托板上,肘关节屈曲90°(图12-1-43);或侧卧位,上臂前举置于短的托板,肘关节屈曲90°,前臂自然下垂。

【操作步骤】

1) 切口及骨折部的显露:作肘后正中皮肤切口,起自鹰嘴尖端远侧5cm处,沿上臂中线向近侧延伸至鹰嘴上10~12cm处。分离并牵开皮肤及皮下组织,经筋膜完全显露鹰嘴和肱三头肌腱膜,在创口内侧显露并游离尺神经,用橡皮片牵开予以保护。简单的髁间骨折,如AO分型C1型,可以游离肱三头肌两侧缘并向后牵开,到达并显露骨折处;也可以切开肱三头肌腱膜,形成附着在鹰嘴的舌形肌腱瓣,向远侧翻转,于中线切开

图 12-1-43 肱骨髁间骨折切开复位内固定体位

其余肌纤维,显露骨折的部位。复杂的肱骨髁间骨折,如 C2、C3 型,则行尺骨鹰嘴 V 形截骨,将鹰嘴连同附着的肱三头肌一起向近侧翻转,显露肱骨远端干骺端和关节面。接着清除骨折部位的凝血块,分别找出内、外髁骨折块,保留附着在骨折片上的软组织,尤其是内侧的屈肌总腱和内侧副韧带前束,以及外侧的伸肌总腱和桡尺侧副韧带。分 3 步拼合骨折块:①将两髁拼合在一起;②将骨折的内上髁或外上髁与肱骨干骺端拼合;③将已拼合的内、外髁与肱骨干骺端对合。

2)两髁的整复和固定:整复内、外两髁,用一把 Lewin 钳或巾钳,也可用 1~2 枚克氏针横穿过骨折片,将它们稳固地保持于该位置。再用骨钻在肱骨两上髁平面远侧横形经两髁钻一骨孔。从骨块较大的一侧向较小的对侧钻孔比较容易些。然后用一枚足够横贯两髁的长螺丝钉,拧入此骨孔而将两髁固定在一起。若一枚螺丝钉横贯固定后,两髁之间仍会以螺丝钉为轴而互相旋转,则再加用一枚细螺纹钉平行于长螺丝钉横贯两髁钻入。目前已有空心螺钉可经预先固定骨块的克氏针处拧入髁间而不需拔除克氏针,可使操作更为简便。将露出于骨外的钉尾剪除,拧紧螺丝钉至螺丝钉端与皮质骨平齐。假如螺丝钉已穿出对侧皮质骨,宁可将穿出的钉尖剪去,也切勿取出另换一枚稍短的螺丝钉重新拧入。因为更换后螺丝钉略松动,骨折易发生变位。

3)髁上突起的整复和固定:内侧或外侧的肱骨髁上突起在肱骨髁间骨折时常有折断而离开其原位者。将此骨折片整复,用持骨钳保持复位,然后以克氏针将此骨片临时固定至肱骨干骺端,或者用一枚螺丝钉固定。假如螺丝钉拧入处是一骨嵴或是锐利缘,可在试行钻孔之前,用咬骨钳咬去一小块骨锐缘,或在试钻之前先插入一根克氏针。

4)将拼合的两髁整复并固定到干骺端,经内上髁、外上髁区分别斜形置入克氏针,穿透对侧皮质骨以临时固定(图 12-1-44)。克氏针的角度方向、固定平面及数目要具体情况具体分析,以临时固定可靠、有效又不影响最终的接骨板内固定为度。术中透视确认复位满意后,采用双接骨板固定。内侧接骨板可选用 1/3 管型接骨板(由于强度低,现已少用)或可以塑形的重建接骨板。接骨板仔细塑形后置于肱骨内侧骨嵴上。外侧接骨板一般采用重建板,塑形后至于外侧柱的后侧面,远端别超过肱骨头后关节面,免得影响伸肘活动。这样垂直置放的双接骨板,可以增加内固定的稳定性(图 12-1-45)。

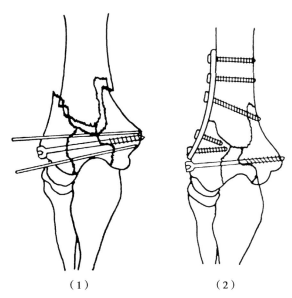

（1）　　　　　　　（2）

图 12-1-44　肱骨髁间骨折的内固定示意图
（1）将两髁准确拼合内固定;（2）将拼合的
两髁固定于干骺端

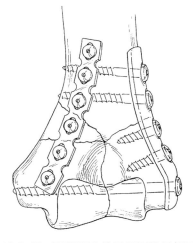

图 12-1-45　髁间粉碎性骨折双接骨板固定
显示两块接骨板分别放置在内侧合后
外侧,彼此垂直

骨折远端的固定螺钉应尽可能地多,以牢固固定关节端骨片,但螺钉不能穿入关节内,必须在术中透视加以确认。目前临床使用的已经有各种解剖型锁定接骨板,术中不需要预弯,锁定接骨板的角稳定性强,固定更牢靠。另外,近年来有学者提出将固定的双接骨板分别置于肱骨远端外侧缘和内侧缘(图

12-1-46），形成拱形结构，增加固定的强度。同时，这样做还可以经外侧接骨板向滑车、经内侧接骨板向肱骨头置入更多螺钉，提高内固定的有效性和稳定性。

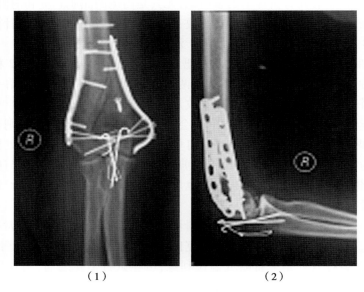

（1） （2）

图 12-1-46 鹰嘴截骨入路平行双接骨板内固定治疗肱骨髁间骨折
术后正（1）、侧（2）位 X 线片

5）采用鹰嘴 V 形截骨入路者，在髁间骨折固定完毕后再用两枚克氏针或 3.5mm 拉力螺钉结合张力带钢丝固定鹰嘴（图 12-1-47）。

【**术后处理**】 坚强内固定后一般不再需要石膏外固定的辅助，应争取尽早活动。术后肿胀十分常见，应密切观察患肢感觉。术后 24 小时拔除引流管后开始肘关节的被动活动，可使用 CPM，但禁止对肘关节进行间断性的被动牵拉。3～4 日内以被动活动为主，用颈肩腕吊带悬吊缓解肿胀。之后可开始主动功能锻炼。如骨折内固定不牢固，需石膏后托或支具辅助固定，但不应超过 4～6 周。4～6 周后应开始活动度的锻炼。

5. 肱骨小头前半部劈开骨折（冠状面骨折） 解剖结构上，肱骨小头及滑车位于肱骨干之前，其轴线与肱骨干纵轴成 15°夹角。肘关节半屈位跌倒手掌着地时，由桡骨头传递的剪切暴力可以使肱骨小头的前半部劈开折裂。根据骨块的大小和粉碎程度分成 3 型：Ⅰ型骨折由大的骨块和关节软骨组成；Ⅱ型骨折则为小的骨折片和关节软骨；Ⅲ型骨折为粉碎性骨折。肱骨小头前半部骨折涉及关节面，产生关节内骨折片，但保持肘关节稳定性。闭合复位失败者多需切开复位内固定。

肱骨小头冠状面骨折切开复位内固定术：

【**体位**】 患者仰卧，患肢置于手术台旁小桌上。

【**麻醉**】 采用臂丛神经阻滞麻醉。

【**操作步骤**】 采用肘关节外侧入路或前侧入路。肘关节外侧切口，长约 5cm，向远端延续为 Kaplan 间隙。依次切开皮肤、皮下组织，显露外侧骨嵴，向前侧剥离肱桡肌和桡侧腕长、短伸肌的起点，向前方翻开，即刻显露肘关节的前外侧部。将肘关节内翻，使肘的前外侧部显露更广。稍加剥离和切开，即可显露骨折。肘关节前侧入路，采用肘窝前方 S 形切口，依次切开皮肤、皮下组织，结扎肘正中静脉，保护头静脉、贵要静脉及前臂外侧皮神经。切开肱二头肌腱膜外侧缘，自肱肌和肱桡肌间隙找到桡神经，向外侧牵开保护，即可显露前关节囊。切开前关节囊显露骨折。上述方法显露骨折后，移除充塞于骨折处的凝血块及游离的细小软骨碎片及破碎的关节囊，以及夹在骨折端之间的软组织，但不剥离骨折片上的关节囊。软组织不可切除过多，否则将破坏断端的血液供应。将肱骨小头的碎片紧压至其正常位而复位，再将肘关节屈曲，使桡骨头抵住肱骨小头碎片而保持复位。复位稳定者可采用埋头螺钉或 Herbert 无头加压螺钉固定（图 12-1-48）。如复位后不稳定，可暂用巾钳或细克氏针维持骨折于复位位置，然后

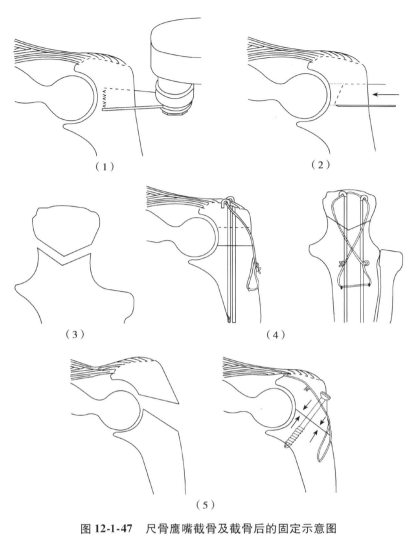

（1）　　　　　　　　　　　　　　（2）

（3）　　　　　　　　　　　　　　（4）

（5）

图 12-1-47　尺骨鹰嘴截骨及截骨后的固定示意图
（1）～（3）鹰嘴 V 形截骨;(4)张力带钢丝固定;(5)拉力螺钉加张力带钢丝固定

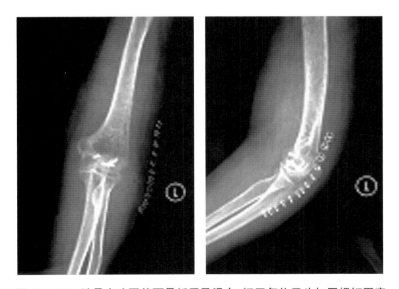

图 12-1-48　肱骨小头冠状面骨折累及滑车,切开复位无头加压螺钉固定
术后正侧位 X 线片

从肱骨小头后侧,在关节面近侧钻一骨孔,由后向前进入肱骨小头的骨折碎片,至将近关节面处,再在骨孔中钻入一枚克氏针,针尖不应钻出关节面,针尾须露出于皮质骨外,弯成弧形。或者采用可吸收螺钉或空心钛螺钉固定,螺钉均应埋头处理。然后行术中透视,观察复位质量,并活动肘关节,检查固定牢固程度。

【术后处理】 术后应争取早期活动,4 周内以被动活动为主。个别固定欠牢固或骨折粉碎的患者可采用石膏托固定肘关节于功能位 3 ~ 4 周,然后开始活动度的训练。

（姜保国）

四、尺桡骨骨折

（一）尺骨鹰嘴骨折

尺骨鹰嘴骨折与髌骨骨折相似。主要由肘关节突然强力屈曲,鹰嘴被猛烈收缩的肱三头肌撕裂,近折块有时很小,亦可能包括整个鹰嘴,通常有不同程度的近侧移位。直接暴力也能造成鹰嘴骨折,多为粉碎型,常为复杂骨折脱位。

鹰嘴骨折的治疗,须强调三个问题:①要求解剖复位,恢复光滑的关节面。如畸形愈合,关节面变得高低不平,则会引起活动受限、延迟康复和并发创伤性关节炎;但若能早期开始活动,骨痂可能在生长中塑形,成为光滑的关节面,就不一定发生创伤性关节炎。②固定应有足够的强度,以容许在 X 线片上尚未证明有完全愈合之前,就能作主动而非粗暴的运动锻炼。③鹰嘴是肱三头肌的肌腱止点,治疗的另一目的是恢复正常的伸肘力量。

鹰嘴横断骨折时,骨折两侧的三头肌扩张部分和软组织可有不同程度的撕裂。如无撕裂或撕裂很小,则骨折无移位或移位很小,在将关节完全伸直后,断端即被压紧或靠拢,用石膏托固定 2 周后改功能位固定 4 周,骨折即可愈合。现在也有人认为应屈肘 45° ~ 90°长臂石膏后托固定 2 ~ 3 周,不能在完全伸肘位固定,伸肘 0°位固定易使鹰嘴骨折靠近关节面一侧分离,同时也易导致肘部僵硬,石膏或夹板固定 5 ~ 7 天内应行 X 线片检查,以保证骨折不发生再移位,固定 6 ~ 8 周也不能获得骨折的完全愈合,但固定 3 周即可获得充分的稳定,此时可去除石膏等外固定物,在保护下进行功能锻炼,直至骨折在 X 线片上表现为完全愈合之前,避免屈肘超过 90°。肢体康复后,伸肘力可无影响,但制动时间过长,常会引起关节僵硬。鹰嘴骨折如有明显移位,表明肱三头肌腱膜等软组织有很大的撕裂,骨折块分离,用闭合方法不能恢复断端的紧密接触及关节面的光滑。对这些病例,须将骨折复位固定,缝合撕裂的软组织,才能恢复正常的伸肘力。

移位骨折常需要手术治疗。手术目的是重建关节面和肘关节的稳定性、解剖复位并坚强固定、维持伸肘力量,以允许早期活动,从而降低术后关节僵硬的风险。手术方式有张力带固定、接骨板螺丝钉固定、髓内钉固定、可吸收钉固定或骨折块切除术等,绝大多数鹰嘴骨折可采用张力带固定,决定的因素为骨折部位、粉碎程度和患者年龄。①张力带钢丝固定(tension-band wiring):由 AO 组织最早提出并将其进一步发展和完善,基本原理是根据 Pauwels 所介绍的张力带钢丝固定骨折的原理,可以中和作用于骨折端的张力,并可将其转化为压应力,将分离的鹰嘴合拢,并获得稳定的内固定。对于斜形骨折,还可附加螺钉固定。适用于冠突近侧、移位大的鹰嘴横形骨折,但不适用于粉碎骨折和陈旧性未复位的骨折,因为陈旧性鹰嘴骨折断端已有明显吸收,不适合再行张力带钢丝固定。②钩形或解剖型接骨板内固定术。适用于粉碎较严重或骨折端不稳定的骨折,无法行张力带固定,则可选用接骨板固定。应用 3.5cm的 DCP、LC-DCP 或 LCP 接骨板塑形后固定尺骨近端。最近端的固定螺钉的方向应指向尺骨髓腔并与其他螺钉的方向垂直,从而产生一种交锁的结构。现在已有很多专门的钩接骨板或解剖锁定接骨板,可用于各种复杂粉碎的鹰嘴骨折,包括鹰嘴粉碎骨折、同时有桡骨头脱位的向后 Monteggia 骨折、肘关节经鹰嘴骨折前脱位等,需要牢固固定尺骨骨折,重建尺骨鹰嘴关节面的解剖对位,维持半月切迹的正常宽度,防止桡骨头再脱位。③髓内钉固定。既往可使用半螺纹的螺钉对简单的鹰嘴骨折进行髓内固定,目前专门的髓内针已上市应用,但不适用于关节面较粉碎的鹰嘴骨折。④鹰嘴突骨折碎片切除术。此法的优缺点尚有争论。优点为:①骨折不连接的可能性完全摒除;只需要将肱三头肌腱附着于远折端。②由关节面不平滑所致的创伤性关节炎的可能性大为减少。尽管如此,这种方法只适用于鹰嘴骨折片较小,粉碎骨片未波及冠突的老年患者。

1. 8字形张力带钢丝固定(tension-band wiring)

【麻醉】 采用臂丛阻滞麻醉。上臂绑一气囊止血带。

【体位】 仰卧位,患肢置于胸前,肘关节屈曲90°位。

【操作步骤】 伸直肘关节,切口从鹰嘴突的近侧2cm处开始,沿着它的桡侧缘向远侧延伸5~

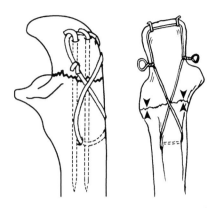

图12-1-49 尺骨鹰嘴骨折8字形张力带钢丝固定术

6cm,切开筋膜,剥离骨膜,显露骨折。清除骨折端的血块、游离骨片和软组织。维持肘关节于伸直位,用巾钳或骨钩将鹰嘴突骨折片向远侧牵拉,使骨折准确复位,用巾钳钳住,维持复位。从鹰嘴突尖端插入两根克氏针,进入尺骨髓腔,在骨折远侧1.5cm处的尺骨干上横钻一骨洞,用一根20~22号粗的不锈钢丝穿过,近端以套管针穿过2枚克氏针及三头肌腱下方,作8字形固定(图12-1-49),绕紧钢丝,取去巾钳,缓缓屈肘,测试固定是否牢固。针的位置须靠近后侧皮质骨,也可打入前方皮质。针尾须弯成伞柄状,打入骨内,防止退针。缝合肱三头肌腱膜的两侧撕裂口,缝合骨膜和皮肤切口。对此技术的另外一种改良方式是把8字形钢丝的每一个边都打结拧紧,使骨折端两侧都获得均衡的加压。尸体实验已经证实张力带钢丝双结拧紧固定比单结法更好。对斜形骨折可先用拉力螺钉作折块间内固定,后用克氏针和张力带钢丝固定,还可增加一枚加压螺钉,以加强固定效果。张力带固定后可出现钢丝突出,导致疼痛。为防止克氏针松动和向后退出,有人将克氏针针尾制成环状代替克氏针。

2. 钩形或解剖型接骨板内固定术

【麻醉和体位】 同上。

【操作步骤】 切口从鹰嘴突的近侧2cm处开始,沿其桡侧缘向远侧延伸7~8cm,切开骨膜,显露骨折部。将骨折准确复位,用巾钳钳住或以克氏针临时固定以维持复位。将接骨板充分塑形以适合尺骨鹰嘴的形状,先用2枚螺钉将接骨板固定于近端尺骨鹰嘴上,再应用加压器对骨折进行加压。完成固定后,再用拉力螺钉经接骨板固定骨折(图12-1-50)。缝合肱三头肌腱膜。术后可早期进行功能锻炼。

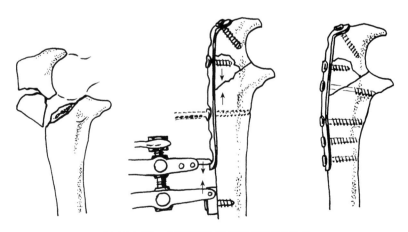

图12-1-50 鹰嘴粉碎骨折接骨板固定术

3. 髓内钉固定术

【麻醉和体位】 同上。

【操作步骤】 髓内钉可采取不切开骨折部的闭合法插入或采用上述切口显露骨折后插入。如用闭合法,只需在鹰嘴尖端作一0.3~0.5cm的小切口。用1根直径与尺骨髓腔相符的较细的斯氏钉从鹰嘴突尖端钻入,方向对准髓腔。待钉尖到达骨折处,暂停钻入。利用骨外的钉尾,控制骨折片,进行闭合复位。X线透视确认复位和钉的位置。如复位和钉的方向准确，继续将钉钻入，直至仅有2～3cm长的钉尾露在骨外为止。亦可直接切开暴露骨折端直视下复位，再拧入半螺纹松钉或空心钉，缝合切口。如屈肘后，骨折片有分离趋势，则需加用8字钢丝固定（图12-1-51）。目前已有专门的尺骨鹰嘴髓内针，需先切开复位骨，由助手维持复位的鹰嘴位置，再钉入髓内钉。此法仅适用于关节面无粉碎的骨折，且固定效果欠佳，最好附加8字钢丝进行固定。

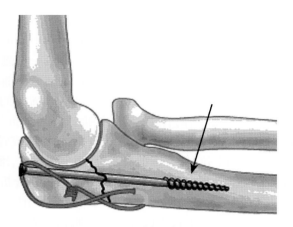

图12-1-51　尺骨鹰嘴骨折髓内螺钉结合张力带固定

4. 鹰嘴突切除术

【麻醉和体位】 同上。

【操作步骤】 切口以鹰嘴为中心纵形切开，长约10cm。为了保护尺神经，可先从尺神经沟中将其游离，用橡皮条牵开。在肱三头肌腱膜和鹰嘴后侧筋膜上作一U字形切口，使腱膜瓣的远侧端位于骨折的远侧约0.5cm处。将U形腱膜瓣向近侧翻转，用巾钳钳住骨折片，用刀切除之。修齐骨折远折片的断面。使肘伸直，将腱膜瓣缝回原处，先缝两侧，然后重叠缝合腱膜瓣的远端及骨膜与深筋膜（图12-1-52）。通常屈肘至90°位时，腱膜的张力不致很大。将尺神经移至肘关节前面。

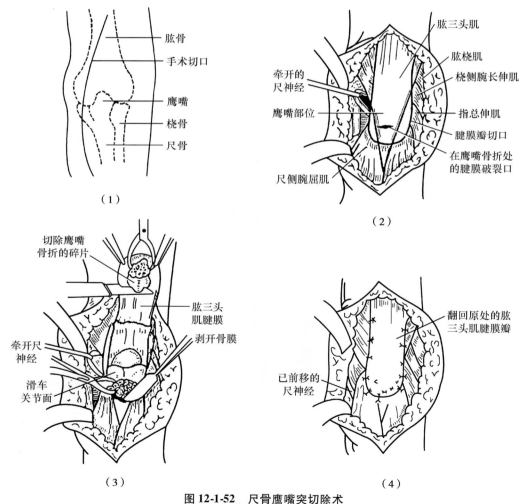

（1）

（2）

（3）

（4）

图12-1-52　尺骨鹰嘴突切除术
（1）切口；（2）肱三头肌腱膜U形切口；（3）翻转U形腱膜瓣，切除碎骨片，修齐远折片断面；
（4）缝回腱膜瓣

【注意事项】

（1）切除鹰嘴的范围不能超过冠突的水平，并须保留半月切迹的远侧垂直部分。

（2）由于切除鹰嘴后容易损伤尺神经，因此须将其移至肘前。

【术后处理】

（1）对无法坚强固定的患者，用石膏托将肘关节固定于直角位3周。以后间断取下石膏托，练习肘关节活动，5周以后才可不用外固定。骨折坚固愈合后，才能取去内固定物。而对于坚强固定者，术后可早期进行功能锻炼，不用外固定。

（2）对切除部分鹰嘴者，用石膏托固定肘关节于70°屈曲位3周，以后继续用三角巾悬吊10天，并开始锻炼肘屈伸活动。

（二）桡骨头和桡骨颈骨折

桡骨头上面微凹的关节面与肱骨小头形成肱桡关节，桡骨头的周围与尺骨的桡骨切迹形成上桡尺关节。此两关节对前臂的旋转活动及肘关节的屈伸活动都很重要。在桡骨头碎裂后，关节面不平整，会影响前臂旋转和引起肘关节伸直受限，并会使两关节发生骨关节炎，导致活动时疼痛。在桡骨颈骨折时，桡骨头倾斜，不但影响上桡尺关节的活动，还使肱骨小头与桡骨头接触的不是其微凹的上关节面，而是倾斜的角形边缘，前臂的旋转和肘的伸直活动将永受限制，日久也会发生骨关节炎。

桡骨头骨折不能视为单纯的轻微损伤或局部损伤，必须认为是关节广泛损伤的一部分。需判断有无合并其他骨折，有无内侧压痛，从而判断有无合并内侧副韧带损伤，若有，则不能对桡骨头进行轻易切除。遇到桡骨头粉碎骨折，还应摄下桡尺关节的X线片，以判明骨间膜及下桡尺关节的伤情，确定有无Essex-Lopresti损伤。

大多数桡骨头骨折能用非手术方法取得满意的治疗结果。下列骨折需做手术治疗：①桡骨头和桡骨颈较重的粉碎性骨折；②超过1/3关节面的边缘骨折，特别是骨折累及上桡尺关节者；③肘关节内有碎骨片者；④儿童桡骨颈骨折成角移位超过60°及手法整复后成角仍大于20°者，会影响前臂旋转功能，须行手术切开整复。

成人桡骨头骨折如有手术适应证，应首选桡骨头切开复位内固定术，若桡骨头粉碎无法坚强固定，则应进行人工桡骨头置换。桡骨头不能轻易切除，因为绝大多数桡骨头骨折时，常合并有MCL或下尺桡的损伤，若切除桡骨头，将出现肘关节外翻不稳定或桡骨向近侧移位。特别是合并有冠突或其他骨折时，切除桡骨头会引起肘关节不稳定甚至脱位。

1. 桡骨头及颈骨折切开复位内固定术

【麻醉】 对年幼的儿童，采用全身麻醉；对较大的儿童及成人，可采用臂丛阻滞。

【体位】 仰卧，患肘屈90°，前臂置于胸前或侧方桌上。

【操作步骤】 采用肘关节外侧入路显露桡骨头。既往常使用Kocher切口，在尺侧腕伸肌和肘肌间隙进入；现在推荐沿肱骨小头和桡骨头中线作一较短的切口，分离时慎勿向下延伸过远，以免伤及桡神经深支；游离前半部分伸肌和韧带止点，而尽量保留后半部止点，避免损伤外侧尺骨副韧带。显露桡骨头后，试行旋转前臂，以观察骨折及其移位情况。

儿童的桡骨颈骨折常为青枝骨折，骨折端部分相嵌，桡骨颈外侧的骨膜一般未破裂。既往常采用切开复位法，复位中应尽量保持骨膜不被撕断。复位时只需用拇指向上、后推桡骨头边缘，使倾斜的桡骨头扶正，矫正其成角移位，切忌用力过猛或矫正过度。禁用器械钳夹桡骨头，以免损伤其骨骺。复位后，作肘的伸屈和前臂的旋转动作，观察复位是否稳定。如发现稳定性不够，应将肘关节屈至90°，由助手扶着，从肱骨小头后侧钻入一根1~1.5mm直径的克氏针，贯穿桡骨头，进入桡骨干的髓腔内。针不可太粗，避免损伤骨骺和关节软骨。穿针后，肘关节就不可再有伸屈活动，否则针将在肱桡关节处折断。穿针后剪短针尾，弯成直角，埋于皮下。为避免切开复位内固定的并发症，只要可能，绝大多数小儿骨科医生更喜欢在透视下闭合复位，自桡骨远端逆行打入的弹性髓内针固定；或者采用经皮克氏针复位固定技术。只有闭合复位失败时才切开复位，用弹性髓内针固定。

对于成人桡骨头边缘分离的大块非粉碎性骨折，在显露桡骨头后，将大的边缘骨折片准确复位后，可用一枚直径 1.5mm 或 2.0mm 的螺钉将其牢固固定（图 1-1-53）。对于螺钉固定不牢固者，可选用 1.5mm 或 2.0mm 的微型接骨板或 1.5mm 的 T 形接骨板进行固定，使接骨板预弯以适应局部骨骼的形状，以免在上尺桡关节部位发生撞击（图 1-1-54），目前也有各种不同的解剖接骨板可供应用。但目前对于桡骨头/颈骨折，建议使用交叉的 Herbert 螺钉进行固定，这种方法对软组织的影响更小，且不需要考虑安全区的问题，固定强度满足临床需要（图 12-1-55）。

　　骨折固定后应修复环状韧带，并在全程活动范围内检查肘关节的稳定性。对于合并肘关节脱位的病例应修复外侧副韧带复合结构，若仍存在不稳定则应探查及修复内侧韧带结构或使用铰链式外固定架。

　　【术后处理】　用石膏托将肘关节固定于功能位，术后 1 周内即开始作主动和被动活动。一般常有轻度旋转功能限制。对于牢固固定者，可于术后立即进行肘关节功能锻炼。

　　2. 桡骨头切除术

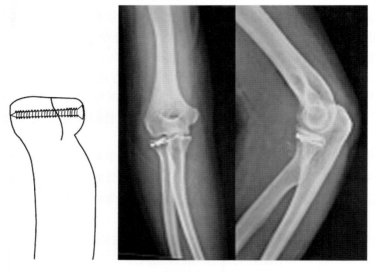

图 12-1-53　桡骨头骨折螺钉内固定
示意图及术后 X 线片

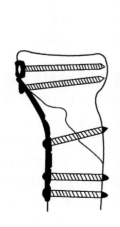
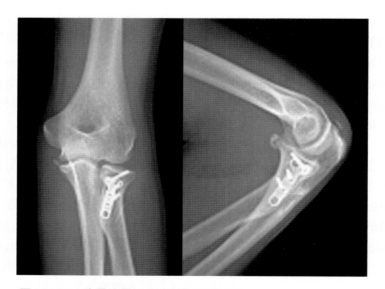

图 12-1-54　桡骨头骨折 T 形接骨板内固定
示意图及术后 X 线片

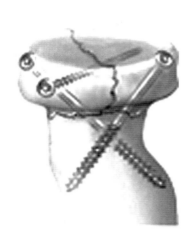
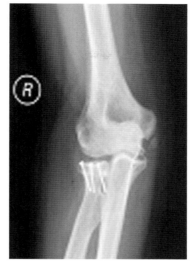

图 12-1-55 桡骨头及颈骨折螺钉内固定
示意图及术后 X 线片

【麻醉和体位】 同上。

【操作步骤】 对于单纯桡骨头粉碎骨折,不合并有 MCL 损伤和 Essex-Lopresti 损伤时,可行桡骨头切除术。手术入路同上。显露桡骨头后,在桡骨头的关节缘处,横形切开骨膜,借助于前臂的旋前、旋后动作,切开骨膜,并剥离至桡骨结节平面,而后向远侧翻转。取出桡骨头的所有碎骨片。如为桡骨头粉碎骨折,则在环状韧带上缘平面切除桡骨头(图 12-1-56)。如桡骨颈也有骨折,并且环状韧带已破裂,则须仔细切除整个韧带,在桡骨结节上缘切除桡骨头和颈,仔细地取出每一小块游离骨膜和骨片。冲洗手术野,松开止血带,彻底止血,用骨蜡止住骨端髓腔内的出血。将骨膜和附近软组织包于骨端覆盖髓腔后缝合。随后缝合关节囊、筋膜和皮肤切口。

【术后处理】 用石膏托固定肘关节于直角位,1 周后去除石膏托,改用颈腕悬带。此时可开始作主动性功能锻炼。3 周去除颈腕悬带,如患者能忍受,可逐渐增加练习量。14 天后拆线。早期手术和早期功能锻炼者,功能恢复较好,仅有肘关节外侧轻度松弛。但一些患者的前臂旋转活动常被过多的骨痂和瘢痕组织所限制。如骨质切除不够,或手术时间过晚,术前已有骨痂者,手术疗效差,有的甚至可发生桡尺两骨之间的骨性连接。

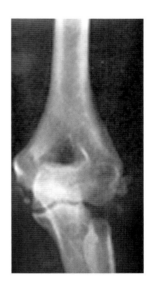

图 12-1-56 桡骨头切除
术后 X 线片

3. 人工桡骨头置换术 桡骨头骨折的骨折块如果超过 3 块,复位内固定的效果不佳,建议行人工桡骨头置换术。以往临床上使用硅胶人工桡骨头假体(图 12-1-57),但假体断裂或产生碎片,引发硅胶性滑膜炎的发生率较高,现在多采用金属假体。为使假体与个体解剖更加匹配、安装更为容易,组配式金属桡骨头假体应运而生,可以根据桡骨头大小、髓腔粗细和桡骨颈高度进行组配(图 12-1-58)。

【麻醉和体位】 同上。

【操作步骤】 手术入路同上。将粉碎的桡骨头切除或取出,在体外组装,检查关节面是否完整,骨折块是否完全取出,并测量桡骨头的直径。切除桡骨头后,以尖锥开髓,髓腔锉锉至合适大小,确定假体柄的粗细,并用平台锉处理残端,继续将断端四周所有的多余骨质用咬骨钳咬去。保留桡骨的长度和一定厚度,尽量减少去除骨质。测量桡骨颈的高度,选择假体的大小和高度,避免过大过高(overstuffing)或相反(understuffing)。尤其是前者,不仅影响肘关节活动,还可能磨损肱骨小头,引起关节退变和疼痛。假体过小过低则

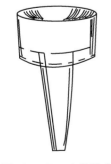

图 12-1-57 硅橡胶人工桡骨头

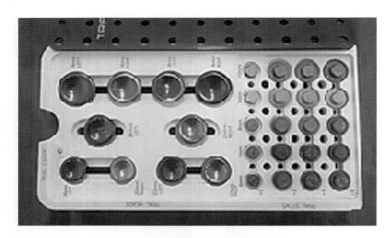

图 12-1-58　组配型人工桡骨头假体

可能引起肘关节不稳定,起不到外侧支撑的作用。根据以上三个数据组装桡骨头假体试模,插入后通过直视和透视判断假体是否合适。然后将组配好的桡骨头假体插入桡骨髓腔。再次透视确认桡骨头假体的高度和大小是否合适,并检查肘关节被动伸屈及旋转活动。检查外侧尺骨副韧带是否有损伤,如有则需进行修复,再逐层缝合,留置引流。

【术后处理】　术后用石膏托固定肘关节于直角位。2 天后拔除引流,并可开始主动伸屈操练肘关节,但应避免剧烈活动。如同时存在其他损伤,如肘部韧带损伤、远侧尺桡关节脱位或肘部不稳定等,应延迟活动,1 周左右开始在医生指导下进行锻炼。早期锻炼有利于增加肘关节活动范围和恢复功能。

（三）孟氏骨折

尺骨干上段骨折合并桡骨头脱位称为孟氏(Monteggia)骨折。如治疗不当,可发生各种并发症:①尺骨干上中 1/3 交界处骨折容易发生延迟愈合、不愈合、畸形愈合和尺骨与桡骨交叉愈合。②由于尺骨干骨折的畸形愈合,桡骨头就容易再脱位。③桡骨头周围的血肿容易发生骨化性肌炎,阻碍肘的活动。这在早期手术复位桡骨头后常会发生。④常并发桡神经损伤,多数在桡骨头脱位复位后自行恢复。目前,成人的新鲜孟氏骨折应尽早施行尺骨骨折切开复位与坚固的内固定,可取髂骨片植骨。只要尺骨复位固定良好,桡骨头大多即可自行复位,若桡骨头无法复位且尺骨复位固定良好,则应考虑环状韧带卡压可能,需作桡骨头脱位的切开复位。陈旧性孟氏骨折才需切除桡骨头。

1. 尺骨干上 1/3 骨折切开复位内固定及桡骨头闭合复位术

【手术指征】

（1）成人孟氏骨折复位失败者。

（2）儿童孟氏骨折复位不稳定,桡骨头多次复位失败者。

（3）3 周以上的孟氏骨折。

【麻醉】　臂丛神经阻滞麻醉。

【体位】　仰卧,患肢置于手外科手术台上。

【操作步骤】　以尺骨中上 1/3 处骨折端为中点切开皮肤、皮下组织并适当游离牵开,沿切口方向切开深筋膜,在尺骨于肘后肌、尺侧腕伸肌之间分离,再纵形切开尺骨骨膜,于骨膜下剥离,显露尺骨骨折。将尺骨骨折复位,于背侧置入 6～8 孔接骨板,行螺钉固定(图 12-1-59)。也可用逆行法于尺骨鹰嘴处插入髓内钉,至远侧端尺骨骨髓腔内。成人可将准备好的松质骨移植在骨折处。若尺骨解剖复位,桡骨头常自行复位,需仔细透视检查桡骨头和尺骨骨折复位、固定情况。若肱桡关节对合良好,则不需要切开复位桡骨头

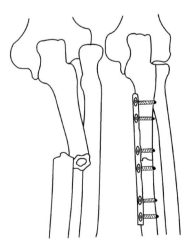

图 12-1-59　孟氏骨折接骨板内固定术

脱位,若对合欠佳,则需切开复位。彻底止血,冲洗创口,逐层缝合。妥善包扎创口,行上肢后托石膏固定肘关节于旋后位。

2. 桡骨头脱位切开复位术 入路见本节"桡骨头和桡骨颈骨折"。显露后取出上尺桡间卡压之环状韧带,桡骨头常可复位,再缝合环状韧带,逐层缝合,留置引流。

【术后处理】

(1) 注意患肢末梢循环,鼓励患者进行邻近关节,如手指、肩关节的功能锻炼。

(2) 石膏固定3周,固定期间进行上肢肌肉舒缩活动,拆石膏后进行前臂及肘关节的功能锻炼。

(四) 盖氏骨折

盖氏(Galeazzi)骨折为桡骨干骨折合并下尺桡关节脱位。正确复位和固定桡骨骨折后,大多数情况下下尺桡关节可自行复位,必须通过拍摄X线片来检查复位情况。只有在固定骨折后下尺桡关节仍不稳定或复位不满意或下尺桡关节脱位无法纠正的情况下,才需要采用背侧切口切开探查腕关节,使用克氏针在旋后位将尺骨远端固定于桡骨上以复位下尺桡关节,固定维持3周,并用屈肘位石膏托固定前臂及肘、腕关节。

【麻醉】 采用臂丛阻滞麻醉。上臂绑一气囊止血带。

【体位】 仰卧位,患肢置于上肢手术台上。

【操作步骤】 以桡骨骨折为中心,沿肱桡肌前缘作纵切口长8~10cm。切开皮肤、皮下组织,在肱桡肌与桡侧腕屈肌之间解剖出桡动脉、桡静脉以及在肱桡肌深部桡神经感觉支并予保护,将伤口向两侧牵开,显露出拇长屈、指浅屈肌和旋前方肌或旋前圆肌。将前臂由旋后改为旋前,在旋前方肌与拇长屈肌附着处的外侧缘与桡侧腕长伸肌之间切开骨膜,并作骨膜下剥离显露骨折。清除骨折端血块,用杠杆力量将桡骨骨折给予解剖复位,选择适当长度接骨板,行螺钉固定(图12-1-60)。检查桡骨骨折达解剖复位,远侧尺桡关节已复位,彻底止血。冲洗创口,逐层缝合,包扎创口,石膏固定。

【术后处理】

1. 注意患肢末梢循环。

2. 术后10~14天伤口拆线后,继续石膏固定。

3. 固定3~4周后,可拆除石膏行功能锻炼。

4. 固定期间鼓励患者作手、肩关节功能活动及肌肉的舒缩运动,拆除石膏后进一步进行上肢功能锻炼。

(五) 肘关节恐怖三联症

桡骨头骨折、冠突骨折,同时合并肘关节后脱位是一种较为复杂的肘部损伤,由于其预后通常很差,常可导致复发性脱位、半脱位、关节退变、异位骨化和肘僵硬等并发症,1996年Hotchkiss将其命名为"terrible triad of elbow",国内习惯性称为肘关节"可怕三联症"或"恐怖三联症"。但随着对肘关节解剖和生物力学等方面的深入认识,也逐渐建立了系统的治疗和康复策略,明显改善了此种复杂损伤的预后;所谓的肘关

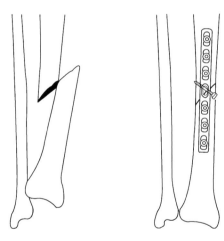

图12-1-60 盖氏骨折接骨板内固定术

节"恐怖三联症"也不再像过去那样让人觉得"恐怖",继续使用"恐怖三联症"这一名称只会让医患双方望而却步,因而建议将此种复杂损伤的中文名称直接命名为肘关节"三联症"。

1. 非手术治疗 肘关节"三联症"损伤严重,单纯采取保守治疗外固定而不进行结构重建则很难维持肘关节的稳定性,而且过长时间的制动必定导致肘关节的僵硬,所以在临床实际工作中很少采取保守治疗。只有满足以下条件,才可考虑保守治疗:①肱尺、肱桡关节获得了同心圆性复位;②桡骨头骨折块较小(<25%),或骨折无移位且不影响前臂旋转;③肘关节获得了充分的稳定性,能够在伤后2~3周内开始活动。

绝大多数肘关节三联症的患者需要进行手术治疗以获得肘关节的稳定性,但是如果患者年龄过大、对肘部功能要求不高,或同时合并严重的肘关节骨性关节炎或类风湿关节炎,全身情况差或合并严重的内科疾病不能耐受手术,只能采取非手术治疗,尽量使肱尺关节获得满意复位,患侧肘部固定于功能位,

即使将来肘关节发生僵硬,也可保留部分肘部功能。

2. **手术治疗** 手术治疗的目标:①重建肘关节同心圆性中心复位及可靠的稳定性;②允许早期进行功能活动;③争取获得良好的功能疗效;④减少并发症的发生。手术治疗的原则:①对冠突骨折碎片进行固定;②对桡骨头骨折进行复位固定或采取人工桡骨头置换;③修复外侧副韧带复合体;④采取上述措施后,若肘关节仍存在不稳定者则需要对内侧副韧带进行修复和(或)使用铰链式外固定架。

【麻醉】 采用臂丛阻滞麻醉,最好能结合全身麻醉。考虑到铰链式外固定架应用可能,使用台上无菌气囊止血带。

【体位】 仰卧位。若考虑单纯外侧切口,可在侧方桌上进行操作。若术前考虑后正中切口显露内外侧,则患肢置于胸前,肘关节屈曲90°位。一般在侧桌上单纯外侧切口即可。

【操作步骤】

(1)入路:采用外侧切口,经尺侧腕伸肌和肘肌间隙(即 Kocher 入路),或正中劈开指伸总肌显露桡骨头和撕裂的外侧副韧带,后者能更好显露冠突。由浅至深进行显露,再由深至浅依次对冠突和前关节囊、桡骨头、外侧副韧带复合体和伸肌总腱起点等受损结构进行修复,经缺损或骨折的桡骨头多能够对冠突骨折进行处理。如果从外侧不能完全复位和固定冠突,或需要修复内侧副韧带解决持续不稳定,或存在尺神经损伤,就需要考虑采用内侧入路。

(2)冠突骨折的处理(图 12-1-61):在肘关节不稳定的情况下,不论冠突骨折块大小如何都需要进行固定。对骨折块较大的Ⅱ、Ⅲ型骨折可使用1~2枚克氏针或螺钉自后向前把持固定;对骨块较小的Ⅰ型骨折,则可在冠突基底进行钻孔,用不可吸收缝线将小骨折片以"套索"方式缝合固定于冠突基底上;而对于粉碎骨折,通常应尽可能对其中最大的骨折块进行固定,尽量恢复冠突的前方支撑结构,以阻止发生肘关节后脱位。使用导向器从尺骨皮下缘精确钻两个孔通过冠突骨折基底,或者可以将指尖放在冠突的骨折部位徒手钻孔。使用不可吸收缝线缝合前关节囊,并环扎小的冠突骨折块。充分显露可能需要从肱骨外髁上剥离伸肌总腱的前半部分,但附着于冠突骨折块上的前关节囊不要剥离,这样可以增强稳定性。将缝线穿过钻孔,肘关节复位后系紧缝线,并使用2枚或更多细的克氏针自后向前进行固定。如果冠突骨折块较大,则可以使用直径小的空心钉从后往前逆向固定,但一般操作很困难。

(3)桡骨头骨折的处理(图 12-1-61):处理桡骨头骨折时可以选择骨折块切除、切开复位内固定和桡骨头置换术,但应尽量避免轻易切除桡骨头。若骨折块仅有1~2块(Mason Ⅰ、Ⅱ型),应尽最大努力进行复位,以保留桡骨头的完整性,可采取 Herbert 螺钉等微型螺钉进行固定,并将其尾端完全埋入关节面下。如果同时伴有桡骨颈骨折,可将微型 T 形接骨板或支撑接骨板置于桡骨头的非关节面区进行固定,

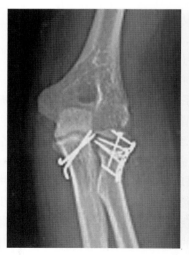
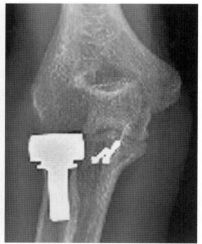

图 12-1-61 桡骨头和冠突骨折的不同处理方法

左:桡骨头骨折 T 形接骨板螺钉、尺骨冠突骨折克氏针固定;右:人工桡骨头置换,尺骨冠突骨折螺钉固定

防止内固定物影响前臂旋转。对于骨折块较小(小于桡骨头的25%),不能进行固定时,则可以考虑将其切除,剩余的桡骨头则置于原位。目前建议用埋头螺钉固定桡骨头和颈的骨折块,避免接骨板与环状韧带发生摩擦,影响前臂旋转。有3块或更多骨折块的粉碎骨折,建议直接行桡骨头置换,具体操作见前。

(4) 韧带和伸肌止点的修复:修复骨性结构后,要评估韧带结构。肘关节外侧副韧带复合体,尤其是外侧尺骨副韧带通常自外上髁止点撕脱。外侧副韧带的实质部撕裂或完全撕脱并不常见。可在肱骨远端进行钻孔,以不可吸收缝线将其缝合固定,或以"缝合锚"(anchor)固定。要成功进行等轴(isometric)修复,最重要的是在肘关节的旋转中心进行缝合,即外上髁上肱骨小头圆弧的中心点。作者更推荐经骨穿孔技术,因为它可以坚强固定,并连续缝合外侧副韧带和伸肌总腱保持张力。如果内侧副韧带完整,要在前臂旋前位修复外侧副韧带;然而,如果内侧副韧带损伤,可以在前臂旋后位修复外侧副韧带,以避免外侧修复过紧使肘关节内侧张口。因为外侧副韧带是等轴的,可以在屈肘90°位进行修复,这是术中最便利的体位。

急性损伤者,因局部组织活性好通常可直接修复,目前更倾向于修复后结合铰链式外固定架治疗,以便在为肘关节提供稳定的同时允许进行早期功能锻炼,但对于陈旧损伤者仍可以考虑采取自体肌腱移植重建外侧韧带。

修复冠突、桡骨头和外侧副韧带后,要在透视下检查肘关节的稳定性,要在前臂旋后、中立位和旋前位屈伸活动肘关节。文献报道,如果在前臂旋转的一个或多个位置时,肘关节在伸直差30°到完全屈曲的范围内都能对位良好,则没有必要修复内侧副韧带。30°可以作为一种指导,需要进一步的临床和生物学研究来决定在肘关节三联症时修复内侧副韧带的指征。如果仍然存在不稳定,就应该使用缝合锚或经骨穿孔缝合修复内侧副韧带,要在内上髁上钻孔,并特别注意保护尺神经,或直接使用铰链式外固定架。

(5) 铰链式外固定架的应用:以往通常在修复或置换桡骨头、修复冠突和内外侧副韧带后,仍主张用石膏或夹板制动2~3周,以保护软组织和骨性结构,可惜无法进行早期活动。目前很多学者建议在修复骨性结构和韧带后,常规应用铰链式外固定架,维持肘关节的同心圆复位和稳定性,撑开关节面,允许早期功能锻炼,可以明显改善疗效(图12-1-62)。对于一部分骨折较小的不稳定患者,作者通过闭合

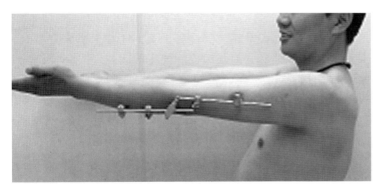
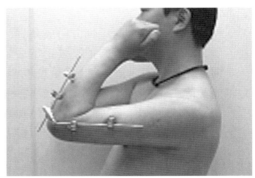
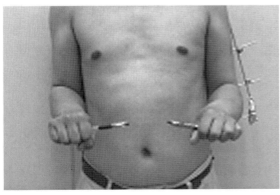
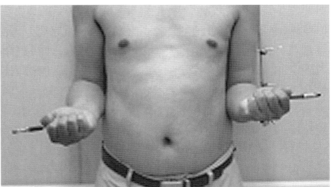

图 12-1-62　铰链式外固定架应用效果
术后 1 个月肘关节伸、屈、前臂旋前、旋后活动范围

复位外固定架固定治疗,术后第二天即可开始活动,避免了长期制动引起肘关节僵硬的风险。特别是对于冠突粉碎骨折或桡骨头骨折固定不牢固,可以使用铰链式外固定架来保护,撑开关节间隙,避免骨折部位的剪切应力。尤其是在行翻修术的陈旧损伤患者,更能够凸显这种外固定架的优势。在肘关节极度不稳定时,还可以使用克氏针经关节固定肱尺关节,3 周内即要早期去除斯氏针,进行功能训练。

【术后处理】

(1) 注意患肢末梢循环。

(2) 根据术中固定牢固情况,早期进行主动和轻柔的被动锻炼,禁忌按摩、热敷、蜡疗和强力被动活动等操作。同时作手、肩关节功能活动及肌肉的舒缩运动。

(3) 术后 10～14 天伤口拆线。

(4) 术后口服吲哚美辛以预防异位骨化发生,剂量为 25mg,每日 3 次,服 6 周。

(蒋协远)

(六) 桡、尺骨干骨折

1. 概述 桡、尺骨干骨折的治疗相当复杂,其复位、愈合和功能恢复的要求均高;治疗不当发生的并发症将严重影响手和上肢的功能。因此,应熟悉桡、尺骨的解剖功能特点及桡、尺骨干骨折的治疗要求。

桡、尺骨是前臂的支柱,其两端组成肱桡关节、肱尺关节、桡尺近侧关节、桡腕关节及桡尺远侧关节,结构复杂。桡、尺骨骨折将造成这些关节的结构变化,妨碍前臂所特有的旋转活动功能,因此骨折的复位要求很高。

桡、尺骨干之间具有坚韧的骨间膜相连。骨间膜除供前臂肌肉附着外,对稳定桡尺近、远侧关节及维持前臂的旋转功能起重要作用。在前臂旋转活动中,骨间隙的宽度和骨间膜的紧张度均不断变化。前臂完全旋前时,桡、尺二骨相互交叉,骨间隙最窄,骨间膜最松。前臂完全旋后时,骨间隙最宽,骨间膜最紧。前臂中立位时,骨间隙很大,接近于旋后位的宽度。治疗桡、尺骨干骨折时,如不注意维持骨间隙的宽度和对抗骨间膜的挛缩,复位后可再移位,且可形成桡尺骨交叉愈合,影响前臂的旋转。

如果桡骨和尺骨中只有单骨发生骨折,其骨折端难以靠拢而分离,容易导致延迟愈合或骨折不愈合。在桡骨干,骨折延迟愈合或不愈合较易发生于其中、下 1/3 交界处,而在尺骨干,则易发生于其中、上 1/3 交界处。

桡骨单骨骨折多向尺骨方向成角,失去其略凸向桡侧的正常弧度。桡骨干上 1/3 或上 1/5 骨折时,其近侧骨折片受旋后肌肉控制处于旋后位,其远侧骨折片则受旋前肌肉控制处于旋前位,并移向尺骨。

即使用管型石膏固定,肢体重量也会使桡、尺骨骨折失去已整复的良好位置。如固定确实,致畸应力可能消除。不过,当髓腔大小与髓内钉粗细不符时,需要用管型石膏将前臂固定在正确的旋转位。

桡、尺骨干骨折的治疗方法尚存有争议。有主张闭合复位与外固定的,尤其是儿童病例,一个大宗病例报告显示,115 例儿童及少年前臂双骨折中无 1 例施行手术,而 162 个成人病例中,仅有 11 例(6.8%)需行切开整复与内固定;也有主张先闭合复位与外固定,倘若失败再切开复位,文献报道闭合性前臂双骨折手术治疗的比例自 16.6% 至 58.9% 不等;还有主张成人桡骨、尺骨,或双骨骨干骨折都应切开复位内固定,仅桡骨干近侧 1/5 无移位骨折以及双骨干中、下 1/3 交界处横形骨折可以例外,不过仍然需要密切观察,一旦发生移位或成角,即应切开复位内固定。用于治疗桡、尺骨骨干骨折的内固定器材有各种髓内钉(克氏针、斯氏钉、V 形钉、三角钉、Rush 钉、Sage 钉等)及各种接骨板等。切开复位与内固定约有 15% 发生骨折不愈合,其他并发症包括内固定物不能适合桡骨干的正常弧度,桡尺骨交叉愈合,背侧骨间神经损伤,前臂缺血性肌挛缩等。

我国骨科工作者在治疗桡、尺骨骨折方面,采用中西医结合的方法,在闭合复位方法和外固定器材和技术两个方面作出了成绩,取得显著疗效,从而避免了一系列由切开复位引起的并发症;但若技术不熟练,闭合复位出现并发症者也屡见不鲜。

有鉴于此,桡、尺骨骨折手术治疗的适应证应限于:①闭合复位外固定失败者;②骨折超过1～2周尚未复位且严重移位者;③成人桡、尺骨双骨折。

2. 手术治疗

(1) 切开复位接骨板内固定术:目前临床上主张用切开复位动力加压接骨板(dynamic compression

plate，DCP）或有限接触动力加压接骨板（limited contact dynamic compression plate，LC-DCP）内固定治疗桡、尺骨骨干骨折。主要用于髓内钉固定效果不佳的部位，例如桡骨干上 1/4 和下 1/3 骨折及尺骨干上 1/3 骨折。依据医院的条件及医生的经验，亦可选用其他类型的接骨板，关键在于使用得当。以下仅叙述动力加压接骨板内固定技术。

【麻醉】　采用全身或臂丛阻滞麻醉。上臂绑一气囊止血带。

【体位】　仰卧，前臂置于胸前或置于上肢手术台上。

【操作步骤】

1）手术入路：前臂骨折主要有三种入路：①桡骨的前方或掌侧入路（Henry）；②桡骨的后方或背侧入路（Thompson）；③尺骨的背侧皮下入路。绝大多数前臂双骨折可以联合采取①③或②③两种入路固定，单纯采取背侧入路固定前臂双骨折理论上可以使接骨板置于骨干的张力侧，但是入路较为复杂且存在损伤背侧骨间神经的可能，因此很少使用。历史上曾使用过的单纯掌侧入路固定双骨折的方法目前已遭淘汰，因为很容易造成血管神经损伤和尺桡骨骨性连接。

2）显露与复位：切口长度依骨折类型及接骨板长度而定。手术进达骨折部后，清除骨折断端之间的凝血块。在每一骨折断端有限切开和剥离骨膜，以利于复位和固定为原则，切忌广泛剥离。直视下整复骨折达解剖复位，用夹式持骨器维持。根据桡骨桡侧和背侧的弧度对用于固定桡骨的接骨板进行塑形。对大多数前臂骨折，选用的动力加压接骨板至少要有 6 个孔，比较粉碎的或长斜形的骨折需要用较长的接骨板。桡骨干近侧 1/2 骨折者，接骨板置于其背侧；桡骨干远侧 1/2 骨折者，接骨板置于其掌侧。于最接近骨折部的接骨板孔内拧入第一枚螺丝钉，拧紧；接着在骨折线另一端经过最接近第一枚螺丝钉的接骨板孔钻孔、拧入动力加压螺钉，拧紧螺丝钉使骨折端紧密接触；最后依次拧入其余螺丝钉。遇斜形、蝶形骨折片，用拉力螺钉加压固定（图 12-1-63）；若骨碎片小得难以用拉力螺钉固定，则需取髂骨作髓腔内植骨，修复骨缺损，以免出现骨不连等并发症。若桡骨和尺骨均有骨折，应分别显露和整复；一般先固定非粉碎的、形状稳定的骨折，再处理另一骨折（图 12-1-64）。将切开的深筋膜松松缝 1~2 针，然后放置橡皮管行负压引流，以防术后严重肿胀引发骨筋膜室综合征或前臂缺血性肌挛缩；最后缝合皮肤关闭创口。

【术后处理】　用后侧长臂石膏托固定，1~2 天拔引流管。开始作手指及腕部的伸屈握拳活动。1~2 周活动肩关节，3~4 周去石膏，可进行肘关节伸屈活动。骨折基本愈合后方可开始前臂旋转活动练习。应定期复查 X 线片，如出现骨折端吸收，间隙加大，说明固定不牢或活动量过大，则应减少或停止活动，必要时加用石膏托固定。

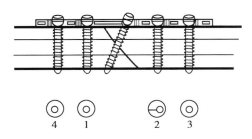

图 12-1-63　动力加压接骨板螺钉内固定
螺钉固定的顺序

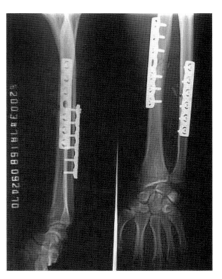

图 12-1-64　桡尺骨双骨折切开复位动力
加压接骨板螺钉内固定
术后 X 线片

（2）髓内钉内固定术：尺骨的髓腔直可以扩髓，使用各种髓内钉固定，手术操作简单，骨折较易愈合；而桡骨骨干弯曲，不能扩髓，除了特制预弯成形的 Sage 钉以外，其他髓内钉都是直的，与桡骨的弧度不匹配，使用后将使弧度变形。因此，一般主张用接骨板固定桡骨，用髓内钉固定尺骨。根据骨折的部位和形态选择髓内钉的长度和类型，Sage 钉的横截面呈三角形，髓内固定的稳定性较强，桡骨则使用圆针进行髓内固定。

【术前准备】

1）测量 X 线片上尺骨髓腔最狭处的宽度，作为选择髓内钉直径的依据。

2）准备整套髓内钉内固定器械，包括不同直径及长度的髓内钉、髓腔扩大器、髓内钉打拔器及钢锯等。

【麻醉】 采用全身或臂丛阻滞麻醉。上臂绑一气囊止血带。

【体位】 仰卧，前臂置于胸前或置于上肢手术台上。

【操作步骤】 最好采用闭合复位经皮穿钉法，避免扰乱骨折部位的生物学环境影响骨折愈合。倘若闭合复位失利，也可有限切开复位辅助穿钉。

1）切口：沿尺骨皮下缘作短纵切口，显露尺骨骨折部。

2）复位：清理骨折端，尽量不或少许剥离骨膜，用持骨器控制骨折两端试行整复骨折，确认旋转对位，分别在对应的远、近骨折片上刻痕标志。

3）内固定：向骨折近端的髓腔内试行插入髓内钉，若发现髓腔太窄，则用 3mm 钻头打通髓腔，再行扩髓，直至越过髓腔最窄处；同样处理远端尺骨。阻力会突然减小。选用直径与髓腔扩大器相同的髓内钉，并将钉放在前臂内侧缘确认长度合适后，屈肘至 90°，将髓内钉由近骨折片髓腔向近侧锤入，待髓内钉逆行到达鹰嘴骨皮质时，即可听见锤击声改变。此时在肘下放一无菌巾，并将钉经鹰嘴后骨皮质锤出。在钉尾穿出处作一皮肤小切口，再继续将钉锤向近端，直到其远端钉尖仅剩 5mm 露出于近折片髓腔外。然后将钉尖对准远折片髓腔，用持骨钳夹住骨折两进行整复，依据原先做好的标志确保旋转对位，将钉锤入远折片髓腔（图 12-1-65），直到钉尾不到 1cm 留在鹰嘴外。钉的最后锤击，留待 X 线摄片或桡骨固定之后进行。

4）桡骨复位内固定：根据桡骨 X 线片的髓腔确定髓内钉的直径，髓内钉的长度应等于桡骨茎突至桡骨头远侧不到 1.5cm 处的距离。根据骨折的平面选择暴露桡骨骨折部位的切口，显露骨折两端，直视下解剖复位，确认旋转移位后分别在对应的两端骨块上做好标记。令腕关节掌屈尺偏，桡骨茎突向上，以其为中心，在桡侧腕长伸肌腱和拇短伸肌腱之间，作一长约 3cm 的直切口。避开桡神经浅支及头静脉，显露桡骨茎突的桡背侧；切开骨膜，用 3mm 或 4.5mm 钻头在显露的桡骨茎突骨皮质上钻孔，开始时钻头垂直于骨皮质，逐渐放平，直到指向肱骨外上髁，钻 5～6.5cm 深，形成几与髓腔平行的斜孔（图 12-1-66）。

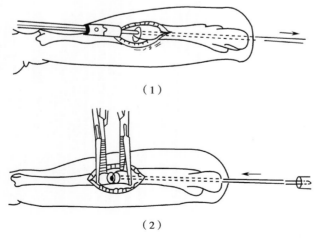

（1）

（2）

图 12-1-65 尺骨骨折逆行法髓内钉固定术
（1）髓内钉逆行锤入近折片；（2）髓内钉通过骨折端

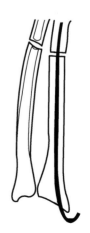

图 12-1-66 桡骨髓内钉内固定时髓内钉的走向

将桡骨髓内钉的头部扳弯,与桡骨弧度相符,钉尖置入骨孔内,使腕关节掌屈、尺偏,经桡骨茎突的骨孔置入髓内钉,徒手用力将钉向近侧推入。如遇阻力无法推进,提示进钉斜孔的角度太陡,需重新调整,然后再置钉,左手将钉压向尺骨方向,右手将钉轻轻锤入髓腔,直至到达骨折部。整复骨折,如有一未移位的蝶形骨片,则用持骨钳将其钳住,而后将钉锤入近折片。在桡骨茎突外留出1cm长的钉尾,弯成钩状,以免其继续向髓腔内滑入。X线摄片复查钉位、钉长及骨折位置。如无问题,最后完成桡、尺两骨髓内钉的终末锤击,并直视检查骨折部,以保证骨折端无分离。对有较大而松动的蝶形碎骨片者,注意保留附着的软组织,用不锈钢丝环扎固定之。如骨折粉碎碎片多,或手术穿钉太迟,或为骨折不连接而施术者,均需作髂骨移植。近年来有人使用带锁髓内钉固定桡尺骨骨干骨折取得良好效果,通常需要一套专用的器械(图12-1-67)。

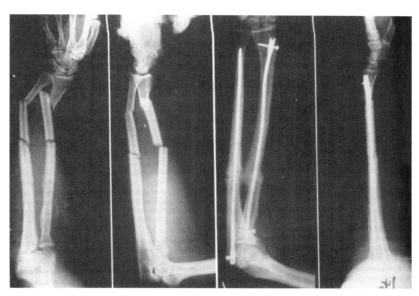

图 12-1-67　带锁髓内钉内固定治疗尺桡骨骨干骨折
术前及术后 X 线片

【术后处理】　根据术中固定的即时稳定性决定术后是否需要制动。尺桡骨均用带锁髓内钉固定者术后可以早期锻炼,但用不带锁髓内钉固定者术后需要用石膏管型固定肘关节于功能位、固定前臂于中立位6～8周,至骨折有足够的骨痂愈合时为止。髓内钉需在1年后拔除。

(3)植骨术:桡、尺骨干骨折切开复位内固定者,只要术中注意保护软组织及骨膜血运,骨折对位对线良好,固定坚强可靠,大多数骨折均能愈合,不需要一期植骨。不过,如果骨折端有缺损或骨折严重粉碎血运差,应考虑一期植骨。

植骨术的形式有下列几种:①用胫骨块作上盖植骨术,或髓内植骨术;②骨折处周围小片髂骨植骨术;③接骨板内固定加髂骨块髓内植骨术。同一水平的前臂双骨折容易发生桡尺骨交叉愈合,影响前臂旋转功能,需要竭力避免,方法是术中轻柔操作,别让两骨的骨折血肿发生沟通,特别是在骨折处放置植骨片时。如采用第一种方法,植骨块的长度应有骨折断端直径的6倍,宽度需有该骨直径的2/3,并需各用2枚螺丝钉将其固定于骨折两断端,螺丝钉必须贯穿对侧皮质骨。如采用第三种方法,从植骨和内固定而言,较为合理,但手术复杂,不易掌握。以下叙述第三种方法施行接骨板内固定加髂骨块髓内植骨术。

【操作步骤】

1)切口同上。

2)复位临时固定:分别显露桡、尺骨骨折,将其复位,用持骨钳暂时固定。

3)植骨(图12-1-68):先作桡骨植骨,在拟植骨的一面,先钻一排孔再用薄骨刀凿出一条骨槽,以骨折线为中心,长4cm,宽约6mm。亦可用电动或气动摆动锯开槽,但产生的热能可能损害骨皮质。植骨块可采用自体胫骨或髂骨。植骨块的宽度须略窄于骨槽,以便插入髓腔,但其长度须较骨槽长 1～1.5cm,两端削成栓状,以便插入髓腔内。取去持骨钳,将植骨块的一端插入桡骨近骨折片的髓腔内。然后将骨折复位,稍加过度牵引,将植骨块的另一端插入桡骨远骨折片的髓腔内。谨慎地在桡骨纵轴方向上施加压力,以消除断端之间的间隙。如用髂骨植骨,则需加用 4 孔接骨板固定骨折。如用胫骨植骨,可不加接骨板,依靠管型石膏外固定。如尺骨也需要植骨,其法相同。

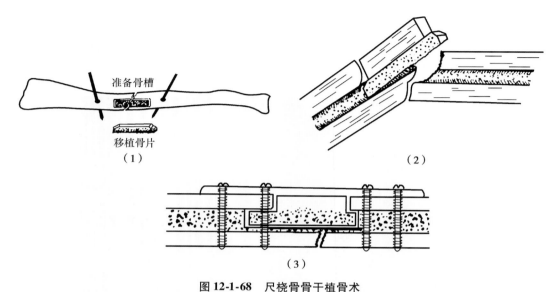

图 12-1-68 尺桡骨骨干植骨术
(1)移植骨片;(2)植骨块嵌入骨髓腔;(3)另用接骨板加强内固定

(七) 桡骨远端骨折

桡骨远端骨折是指桡骨下端关节面3cm以内的骨折。大多数桡骨远端骨折可用手法复位、石膏或小夹板外固定治疗,并能获得良好疗效。复位的影像学标准有:①正位片观尺偏角≥15°;②正位片观桡骨茎突长度超过尺骨茎突≥7mm;③侧位片观背侧成角<15°或掌侧成角<20°;④关节面台阶<2mm。

有一部分骨折无法通过手法达到复位标准,则需要手术治疗。常见手术方法包括切开复位接骨板内固定和闭合复位(或有限内固定)外支架固定,目前临床上多采用低切迹的桡骨远端解剖锁定接骨板实施固定,因为锁定接骨板角稳定很好,即使用于固定骨质疏松性骨骼,仍有良好的把持力,固定确切,术后允许早期活动;其解剖型设计便于复位和固定;还可以对小碎骨块进行固定;锁定接骨板起内支架的作用,支撑骨块的空间位置,使绝大多数病例免于植骨。手术入路有掌侧和背侧两种。掌侧入路的优势在于:①桡骨远端掌侧的骨面平整,便于安放接骨板;②接骨板有旋前方肌覆盖保护,减少对屈肌腱正中神经的激惹和刺激;③生物力学稳定性优于背侧;④较少发生肌腱磨损;⑤掌侧关节囊粘连机会少,有利于腕关节的屈曲。

【适应证】

1. 骨折伴有掌侧或背侧桡腕关节脱位或半脱位,如 Barton 骨折。
2. 桡骨茎突移位骨折。
3. 手法复位失败;或复位成功,但外固定不能维持复位,骨折发生再移位。
4. 移位的陈旧性骨折(3 周以上)。
5. 移位的双侧桡骨远端骨折。
6. 合并下尺桡关节损伤的骨折。
7. 开放性骨折。

【麻醉】 臂丛神经阻滞或全身麻醉。

【体位】 仰卧,患肢置于手外科手术台上,上止血带。

【掌侧入路操作步骤】

1. 切口与显露 于腕掌侧作一弧形切口,长约6cm(图12-1-69),切开皮肤、皮下和深筋膜。于桡侧腕屈肌腱与桡血管之间作切开肌膜,将桡侧腕屈肌和拇长屈肌牵向尺侧,桡血管牵向桡侧,暴露旋前方肌;于桡骨附着处切开旋前方肌,行骨膜下剥离,显露骨折端。

2. 复位与固定 直视下复位桡骨,大多数骨折可以通过纵向、尺偏牵引,辅以术者手指或相应器械按压或撬拨骨折碎块完成复位。复位后可以用一枚2.0mm克氏针临时固定,从桡骨茎突斜向穿过桡骨干尺侧皮质。透视确认桡骨长度、尺偏角、掌倾角已得到恢复后采用桡骨远端接骨板进行最终固定。虽然也有用钢针交叉固定的,但目前临床上多使用低切迹的桡骨远端解剖锁定接骨板固定(图12-1-70)。遇干骺端粉碎骨折者,也可以使用排钉技术,先用接骨板固定远端关节面骨块,重建或恢复关节面的平整,再利用接骨板的解剖学设计,将其固定到近侧骨干,从而使干骺端粉碎骨折处达到功能复位。

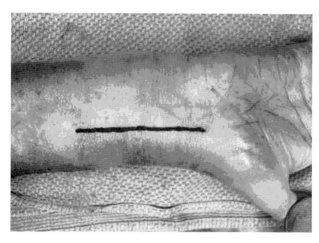

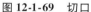

图 12-1-69 切口

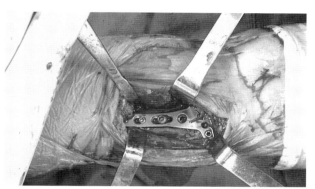

图 12-1-70 骨折复位后接骨板固定

3. 植骨 如遇干骺端有严重骨缺损影响固定的稳定性,可以使用骨骼或生物材料填充。填充物来源包括自体骨、异体骨、人工骨等,不过只要可能又可行,应该首选自体骨移植。也有人主张植入可注射的液状、胶冻状人工骨,能够更有效填充缺损的空间,提高固定的稳定性,确保术后功能锻炼时不会造成再移位,有利于关节功能的恢复。

4. 关闭创口 接骨板固定后,被动活动前臂及腕关节,检查固定的稳定性。确认固定可靠后,冲洗创口,缝合旋前方肌覆盖接骨板,逐层缝合关闭创口,妥善包扎。锁定接骨板固定后一般不需要再行石膏固定。

【背侧入路操作步骤】

1. 切口与显露 经腕背桡侧作弧形切口,长约6cm(图12-1-71)。切开皮肤、皮下组织和筋膜,于桡背伸肌腱的桡侧切开腕背侧韧带,将指伸肌腱、桡侧腕短伸肌腱、拇长伸肌腱牵向尺侧,显露骨折端。

2. 复位与固定 直视下对合骨折片进行复位,然后用桡骨远端解剖接骨板、螺钉或钢针固定(图12-1-72)。若骨折块碎裂、塌陷,有骨缺损,骨折片无法复位,可取髂骨植骨,充填缺损,用螺钉或钢针固定。检查复位满意,固定可靠。彻底止血,先缝合腕背侧韧带,再逐层缝合,妥善包扎。

【外固定支架固定】 外固定支架固定适应证:①开放骨折且污染严重;②软组织缺损需要手术处理;③作为有限内固定技术的辅助措施(图12-1-73);④内固定无法实施的一些其他情况,如严重粉碎性骨折。

外固定支架可以分为跨腕、非跨腕的固定方式。跨腕关节的单边外支架的远侧两枚固定螺钉一般置于第2掌骨的近侧1/3(图12-1-74),进钉点位于第一骨间背侧肌和示指伸肌腱之间的"空白"区域。通过改变进钉方向,也可以让螺钉穿过第2、3掌骨的四层皮质,固定稳定性增加,但应用的不多,因为固

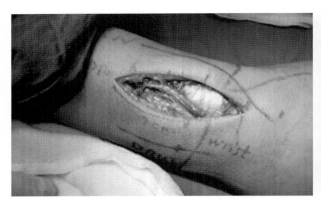

图12-1-71 背侧切口

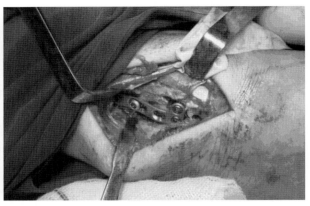

图12-1-72 背侧接骨板固定

定方向不合适。近端两枚固定螺钉置于桡骨骨干上,一般距离桡骨茎突10cm左右,进钉点位于肱桡肌和桡侧腕长伸肌之间的"空白"区域。有人主张经小切口而不是经皮打入固定螺钉,以保护前臂外侧皮神经和桡浅神经,并保证固定螺钉位于桡骨干中央。用夹块固定螺钉,装上连接杆,但暂不旋紧紧固件。手法牵引实施骨折的闭合复位,透视确认位置满意后,逐一旋紧外固定支架的紧固件,支架即有效地维持骨折复位后的位置,直至骨折愈合(图11-6-71)。要是在固定杆上安置铰链,还能允许术后立即进行关节活动锻炼,将外固定支架的优势发挥到极致。

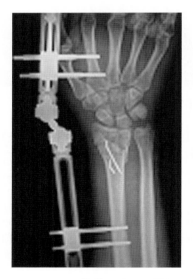

图12-1-73 桡骨远端粉碎骨折
有限切开复位外支架固定
术后X线片

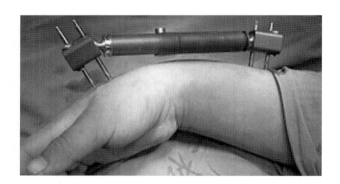

图12-1-74 跨腕关节外固定支架
术后肢体外观

不跨关节的外支架的远端固定螺钉直接置于桡骨远端骨折块上,能够更加有效地控制桡骨的长度、尺偏,特别是掌倾角,作用胜过跨关节的外支架。不过只有关节外骨折,而且远端骨折块大得足以容纳2枚平行安置的固定螺钉者才能应用。近端固定螺钉的安置方法同上,远端2枚固定螺钉置于桡骨的茎突(舟状窝)和月骨窝骨块上,皮肤上切个小口开放置钉,双皮质固定。同上所述手法闭合复位,完成外支架固定。

为了综合两种外支架固定的优点,也可以使用组合式支架,远侧在第二掌骨和桡骨远端骨块上都安置固定螺钉,先行跨腕关节固定4周,待有骨痂生长后再拆除第二掌骨上的固定螺钉,使之成为不跨关节的外支架固定(图12-1-75),允许进行腕关节活动锻炼,有利于关节功能的恢复。

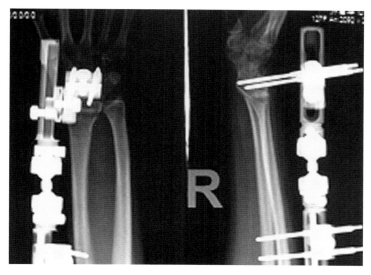

图 12-1-75　不跨腕关节的外固定支架
术后 X 线片

【术后处理】

1. 术后应尽早进行手指的屈伸活动。

2. 如条件允许,应早期进行腕关节功能锻炼。

（王秋根）

第二节　下肢骨折

一、髋部骨折

（一）股骨头骨折

1. 分型　股骨头骨折(femoral head fracture)按 Pipkin 分型法可分为 4 型(图 12-2-1)。

Pipkin Ⅰ 型,髋关节脱位合并圆韧带止点下内侧的骨折;骨折片多数较小,往往不累及髋关节负重区,小于 1cm 的骨折片可行保守治疗。不过,有研究表明切除骨折片的效果优于单纯闭合复位。较大的骨片需螺钉固定(图 12-2-2)。骨片常附着在下方关节囊上,内固定时应注意保护骨片的血供。

Pipkin Ⅱ 型,髋关节脱位合并圆韧带止点上外侧的骨折;与圆韧带相连的骨软骨碎片往往是股骨头负重面的一部分,需解剖复位。尽管闭合复位可能成功,但不稳定,切开复位内固定是必要的。遇股骨头凹陷,应撬起骨折块,行自体松质骨植骨。

Pipkin Ⅲ 型,Ⅰ 型或 Ⅱ 型合并股骨颈骨折;股骨头主要骨块会丧失血供,有发生股骨头缺血性坏死的可能,但治疗上仍应尽可能保留髋关节,特别是年轻患者。固定股骨头前,首先用空心螺钉固定股骨颈骨折(见股骨颈骨折治章节)。遇高龄或伤前髋关节已有骨关节炎表现者,可一期行关节置换术。

Pipkin Ⅳ 型,Ⅰ 或 Ⅱ 型合并髋臼骨折;按同类骨折的处理原则来治疗。

2. 一般原则　股骨头骨折切开复位内固定应在患者全身情况稳定后尽早进行。如急诊复位后关节仍不稳定或游离骨片残留于关节内,而不能及时手术,应进行下肢骨牵引,直至手术。

股骨头骨折有移位倾向,致关节不匹配,多需要手术治疗。指征包括:骨折闭合复位后仍有 1mm 以上移位,关节不稳定,关节内游离骨折片,股骨头骨折合并股骨颈或髋臼骨折,髋臼内部有骨折碎块卡压。手术方式主要包括内固定和骨折片切除,根据骨折片大小、粉碎程度、骨折片与负重面的关系等因素进行选择。大小足以进行内固定的骨折片应尽量解剖复位并内固定,使关节面保持光滑。内固定物

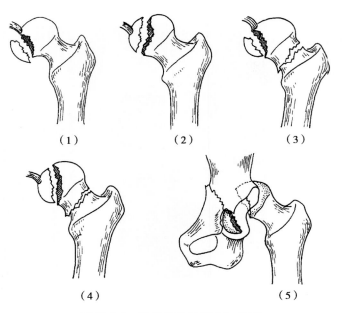

图 12-2-1　股骨头骨折 Pipkin 分型
（1）Ⅰ型——圆韧带止点下内侧的骨折;（2）Ⅱ型——圆韧带
止点上外侧的骨折;（3）Ⅲ型——Ⅰ型合并股骨颈骨折;（4）Ⅲ
型——Ⅱ型合并股骨颈骨折;（5）Ⅳ型——Ⅰ型或Ⅱ型合并髋
臼骨折

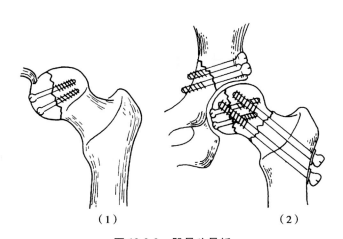

图 12-2-2　股骨头骨折
（1）股骨头Ⅱ型骨折,用两枚松质骨拉力螺钉固定;（2）股骨
头、颈及髋臼骨折,分别以松质骨拉力螺钉固定

　　可以采用埋头拉力螺钉,自加压无头螺钉、Herbert 钉以及可吸收螺钉等。

　　手术入路:单纯股骨头骨折可经髋关节后路手术,如需固定股骨颈或髋臼,可视损伤类型决定手术
入路。前方 Smith-Petersen 入路的优点是可以明显缩短手术时间,减少失血量,清楚暴露骨折片。肌松
条件较好的情况下,改良 Smith-Petersen 入路可以将股骨头前脱位,利于整个股骨头的直视下复位固定,
便于探查髋臼并清除关节内骨折片。后侧 Kocher-Langenbeck 入路的优势在于从已受损伤的后关节囊
进入髋关节,可以保护未受损伤的前方关节囊,髋臼暴露良好,方便髋臼骨折块固定,后方关节囊也容易
修复。但是,由于股骨头骨折片大多位于前外方,后侧入路难以直视下复位,只能间接进行固定。后路
固定骨折时建议脱出股骨头,游离骨片上的关节囊或韧带。

　　Ganz 提出的髋关节外科脱位入路,患者侧卧做髋部后外侧切口,从大转子后上方朝股外侧肌后缘
以及臀中肌后缘截断大转子,将截骨片连同附着的股外侧肌以及臀中肌向前翻转,Z 形切开关节囊,屈

曲、外旋、内收下肢即可将髋关节前脱位。切断圆韧带,将股骨头自前方脱出,可以直视下探查髋臼后壁与前壁的骨折并复位固定,通过下肢旋转可以实现股骨头360°直视下复位内固定。结束后修复关节囊,用两枚3.5mm或4.5mm皮质骨螺钉固定大转子(图12-2-3)。

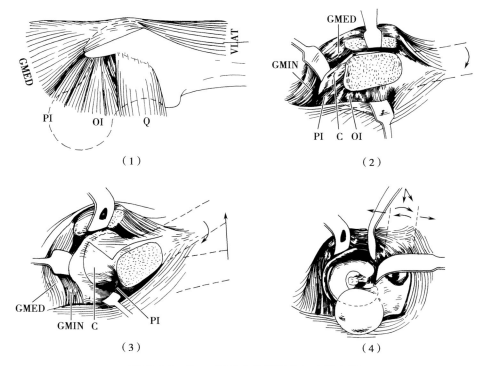

图12-2-3　Ganz 髋关节外科脱位入路示意图
(1)~(4)为手术步骤
C 关节囊;GMED 臀中肌;GMIN 臀小肌;OI 闭孔内肌;PI 梨状肌;Q 股方肌;VLAT 股外侧肌

术后处理:早期活动、CPM 操练、部分负重6~12周,口服吲哚美辛预防异位骨化。异位骨化高危患者(多发性损伤患者伴头部创伤时,行前路手术)的髋关节应进行一次放疗。

由于个体与损伤的差异,即使关节骨折解剖复位,也难以预料股骨头骨折的预后。创伤性骨关节炎或股骨头缺血性坏死的发生率取决于最初关节软骨和软骨下骨撞击创伤程度。股骨头完全缺血性坏死或有骨关节炎症状者,可行全髋关节置换或髋关节融合手术。

3. 手术方法

(1) 股骨头骨折切开复位固定术:

【术前准备】　常规拍摄双髋正位 X 线片。参照健侧股骨头测量所需螺钉长度,减去10%~15%为实际所需长度,螺钉可选择埋头拉力螺钉,自加压无头螺钉、Herbert 钉以及可吸收螺钉。选不同长度螺丝钉4~5枚以便术中择用。

【麻醉】　硬脊膜外麻醉或全身麻醉。

【体位】　前方入路选择仰卧位,髋部垫高。髋关节外科脱位入路(Ganz 入路)时选健侧卧位,患肢游离。

【操作步骤】

1) 切口:可选髋关节前外侧(Smith-Petersen)切口或髋关节外科脱位入路(Ganz 入路)为宜。

2) 手术:显露髋关节,在脱位的情况下,取出游离的骨折片。复位后以1~2枚克氏针经圆韧带非关节面处临时固定,再于游离骨折片内下方选定合适位置,以3.5mm 钻头在游离骨折片上钻孔,测深后取适当长度4.5mm 拉力螺钉(或 Herbert 钉),经游离骨片滑动孔道拧入股骨头内,至骨折间隙消失,将螺丝钉帽埋在关节软骨面下。取出克氏针,将股骨头整复入髋臼内。逐层缝合,放置橡皮管1根,接负压引流。

【术后处理】 术后即可作股四头肌收缩及足趾伸屈活动,1～2周活动髋膝关节,2周后可用功能练习器作持续被动功能练习活动。6周后持双拐下地,3个月后逐渐负重。

(2)股骨头骨折合并股骨颈和(或)髋臼骨折切开复位、拉力螺钉固定技术:手术入路可以采用后侧Kocher-Langenbeck入路,或者髋关节外科脱位入路(Ganz入路)。股骨头骨折复位固定如前述。整复股骨颈骨折,以1～2枚克氏针经股骨大转子下打入股骨头,取4.5mm钻头经转子下适当部位皮质骨向股骨头颈钻两孔。用6.5mm丝锥攻丝后拧入6.5mm松质骨螺钉,至股骨头内距关节面1～1.5cm(详见股骨颈骨折)。后侧Kocher-Langenbeck入路,或者髋关节外科脱位入路(Ganz入路)均可获得对髋臼后壁的显露。髋臼骨折位于负重部,且分离或移位≥3mm,则应复位以拉力螺钉或接骨板螺钉(参考髋臼骨折内固定)固定,髋臼修复完整后将股骨头复位。

(二)股骨颈骨折

1. 概述 由于解剖结构的特殊性,股骨颈骨折(femoral neck fracture)或多或少会破坏股骨头的血液供应,不仅影响骨折的愈合,甚至会引起股骨头缺血坏死。治疗主要取决于患者的年龄、骨折类型和骨折的稳定性。

无移位的或外展嵌顿性头下骨折,尽管股骨头的主要营养血管很少受到破坏,骨折也有足够的稳定性,保守治疗有望愈合,但骨折仍有继发移位的可能,多数医生主张这类骨折应当手术内固定,尤其是年轻和活动较多的老年患者。即便是体弱、麻醉耐受性差的患者,也应争取在基础加局部麻醉下,采用创伤较小的经皮空心钉固定技术,能早期让患者活动,并可以降低死亡率。

移位的不稳定股骨颈骨折的治疗有闭合或手术复位、空心钉或动力髋螺钉(dynamic hip screw,DHS)内固定,人工股骨头置换或全髋关节置换,通常根据患者的年龄、活动情况、骨骼密度、伴发其他疾病、预期寿命和依从性来决定合适的手术方法。一般来说,全身情况稳定,没有慢性疾病的65岁以下患者应急诊手术复位内固定;75～80岁患者可以考虑假体置换手术;伤前活动量大、骨骼质量好,又有较高功能要求的患者也可以选择内固定。

骨折复位的质量对愈合影响很大。复位结果要用C形臂机在两个平面上评估,前后位上必须解剖复位或者轻度外翻,不允许有内翻畸形;侧位上允许与解剖位置存在轻微差异。闭合复位不成功即应切开复位,不能迟疑和犹豫。

内固定方法的选择取决于骨骼的质量和骨折的位置与形态。骨骼质量好、骨折线位于股骨头下或经股骨颈者,可使用三枚空心拉力松质骨螺钉固定,彼此平行排列并有较好的分散度,有1枚螺钉要支撑股骨颈的后下方皮质,螺钉尖端应达到关节面下5mm。骨折线位于股骨颈基底,尤其是后方有明显粉碎骨折者,可以采用DHS固定,并在其近侧加用一枚拉力螺钉,以增加抗旋转稳定性。

新鲜股骨颈骨折急诊行假体置换的适应证仍存在较大争议,究竟是做人工股骨头置换术还是全髋关节置换也存在争议。半髋置换有手术简捷、术中出血少患者耐受性好的优点;但术后有髋臼软骨磨损,导致腹股沟部疼痛,甚至磨穿髋臼不得以进行翻修之虞,只适合于留给高龄、身体条件差、活动量不大、夹杂症多、功能要求较低的患者。年龄在70～80岁、骨折移位大、预期寿命长、功能状态良好的患者可考虑全髋关节置换。当然,治疗选择考虑更多的是患者的生理年龄。

2. 手术治疗的方法

(1)股骨颈骨折空心松质骨拉力螺钉固定术:

【适应证】 股骨颈囊内骨折;年龄不到65岁的股骨颈骨折患者;年龄在65～75岁之间、骨质密度良好、对功能要求较高的股骨颈骨折患者。

【术前准备】 术前应摄正侧位X线片,必要时行CT检查,明确骨折类型及移位情况。多发骨折合并休克、合并心血管疾病和(或)糖尿病时应及时治疗,待病情稳定后再手术。准备好专用器械及不同长度的6.5mm空心松质骨螺钉。

【麻醉】 局麻、硬膜外阻滞或全麻。

【体位】 患者仰卧于骨折手术床上,两腿之间于会阴部放置可透过X线的衬垫包绕支柱以对抗牵引,健肢髋关节屈曲外展固定于支架上,用衬垫保护健肢的腓总神经。另一种体位是健肢通过连接在骨折手术床的足套上,保证可在一个较大的范围内外展,患肢同样通过足套或足板固定在骨折手术床的另一牵引臂上,这两种体位都应允许使用 C 形臂机在患者的两腿之间定位,以获取前后位或侧位像,同时将 C 形臂机置于垂直、透明隔离单的有菌侧,当然术前准备时就应已有合适的前后位和侧位的 X 线片以助证实。

【特殊器械】 骨科手术台,C 形臂机或移动 X 线机。手术使用的导针及导向器,空心钻头、丝锥及不同长度的 6.5mm 空心松质骨螺钉。

【操作步骤】

1)骨折复位:复位方法如前文所述。

2)切口:从大粗隆最宽处向远端行长 5~6cm 的外侧直切口。电切分离皮下组织、阔筋膜和股外侧肌筋膜,拉钩牵开皮肤及皮下组织。如需切开复位,一般选择 Watson-Jones 入路的外侧切口,通过阔筋膜张肌和臀中肌间隙,钝性分离直至髋关节囊前方,沿股骨颈长轴切开关节囊,显露骨折位置,直视下复位骨折。

3)手术方法:首先在股骨颈前方插入一根螺纹导针,以确定股骨颈的前倾角,并通过透视确认导针位置。在小转子位置或高于小转子高度,在股骨中线区域,打入一枚螺纹导针。X 线片下确认在前后位和侧位上均平行于定位前倾角的导针,正位片上该导针应贴近于股骨颈内侧骨皮质上(股骨矩),侧位片上刚好位于股骨颈中间。确认位置后继续进入达到股骨头软骨下骨。撤去定位前倾角的导针。利用平行导向器打入第二根导针,前后位片上这根导针应该位于股骨颈的正中,侧位片上应该靠近股骨颈后侧骨皮质。同样方法打入第三根导针,前后位片上与第二根平行,侧位片上位于第二根的前方,三根导针构成一个倒立的三角形。如果骨质较硬,可用 2mm 的钻头预钻外侧皮质。

经 X 线透视位置深度满意后,测深尺确认每根空心钉的长度。用空心钻头分别沿三根导针将骨皮质钻透,注意不可让钻头自行前进,而必须顺着导针的方向前进,因为空心钻头有个空的断面且长度较长,比实际钻头更易造成毁损,应使用轴向力,避免弯曲,且钻头前进宜缓慢,以便减少毁损的可能性。将已经确认的三根空心钉分别拧入股骨头内,钉尖最好达到关节软骨下 5mm 左右。取出导针,同样方法固定其余螺丝钉。为防止复位后再移位,钻孔、攻丝、固定好每一个螺丝钉后,再开始进行下一步操作。再次 X 线透视,确认螺钉位置深度满意,去掉导针,闭合伤口,手术结束。

【术后处理】 术后第一天,患者可坐起,应尽快让患者扶助行器行走,是否负重取决于骨折结构的稳定性。有证据表明,经过合适固定的骨折患者,大多数允许术后立刻部分负重,且不会增加内固定失败的发生率。我们鼓励患者在保护下负重活动,不要以严格的不负重限制患者的康复,术后 6~8 周鼓励患者完全负重。

(2)股骨颈骨折普通松质骨拉力螺钉固定术:股骨颈骨折如无空心松质骨螺钉和导针打入定位器,也可在 C 形臂机或 X 线片监测下打入导针,应用实心松质骨螺钉固定。

【操作步骤】

1)骨折复位和切口同前。

2)打入导针及拧钉:骨折整复经电视透视或 X 线片证实后,于大转子外侧最高点下 2cm 中心处打入一 2.0mm 克氏定位针,方向经过股骨颈中线直达股骨头,正侧位透视掌握其走向后,在距定位针上或下 1cm 处用 4.5mm 钻头钻孔,6.5mm 丝锥攻丝,选择一枚长度合适的实心松质骨螺钉拧入。再于导针下方或上方 1cm 距中心点 6~8mm 各以 4.5mm 钻头钻孔,6.5mm 丝锥攻丝,拧入两枚实心松质骨螺钉。骨径较细时,亦可在导针上下各 1cm 处钻孔,攻丝,拧入两枚实心松质骨螺钉,钉尖距股骨头关节面 0.5~1.0cm,螺钉的螺纹远端应超过骨折线 3~5mm,以达到加压固定的目的。

(3)股骨颈骨折闭合空心螺钉固定术:如术者经验丰富,操作熟练,透视设备完善,亦可在骨折复位后采用闭合方法打入导针及拧钉。这种术式损伤小,安全。更适于老年体弱患者。

【操作步骤】 基本同术式(1)和(2)。闭合复位后在股骨颈体表投影位置处放一枚克氏针后 X 线透视,作为初次打入导针的参照。按术式(2)打入定位针及导针 3 枚,正侧透视或照 X 线片证实位置无误后,拔去中央的定位针。经各导针作小切口,套入空心钻头钻孔,丝锥攻丝,拧入 3 枚空心松质骨螺纹钉,布局同术式(2)。如用实心松质骨螺钉固定,则按术式(2),以钻头代替导针,直接钻孔定位和攻丝,拧入螺钉。

【术后处理】 同前。

（4）股骨颈基底部骨折 DHS 固定术：参见本章股骨转子间骨折 DHS 固定术。

（5）股骨颈骨折合并股骨干骨折的治疗

【麻醉】 硬脊膜外阻滞麻醉或全身麻醉。

【体位】 仰卧位，固定在骨科手术台上。

【操作步骤】 两种手术方法：

1）AO Ⅱ型顺行股骨交锁髓内钉固定：患者仰卧在牵引床上，牵引后 C 形臂机透视证实股骨颈骨折复位满意后在大转子下，从股骨近端外侧沿前侧皮质向股骨颈方向穿入 2 枚斯氏针。由大转子起向近侧纵形切开皮肤和皮下组织，劈开臀肌显露梨状窝，开孔后插入锉杆，C 形臂机指导下使锉杆通过股骨干骨折处。扩髓后插入 AO Ⅱ型顺行股骨交锁髓内钉（Synthes），通过近端的瞄准装置向股骨颈和头内钻入一枚导针，用 C 形臂机观察股骨颈正侧位导针在其内的位置。当导针位置正确后，钻头扩开外侧骨皮质，将所选的螺旋叶片（sprial blade）插入导针上打入股骨颈内。C 形臂机下再次观察股骨颈骨折和叶片的位置。随后拔除导针及斯氏针，再使用近侧瞄准装置，在股骨近端横向交锁一枚螺钉。C 形臂机下观察股骨干骨折复位情况，使用徒手技术远端再交锁两枚螺钉（图 12-2-4）。

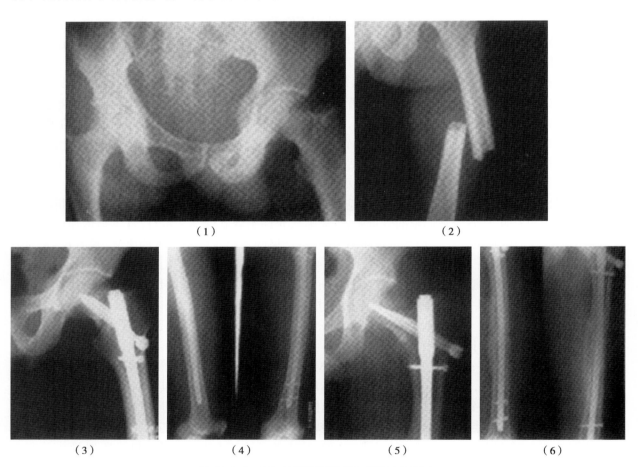

（1）　　　　　　　　　　（2）

（3）　　　　　（4）　　　　　（5）　　　　　（6）

图 12-2-4　AO Ⅱ型顺行股骨交锁髓内钉固定
（1）、（2）术前、术后（2）、（3）、（4）及骨折愈合后（5）、（6）X 线中

2）空心螺纹钉及逆行股骨交锁髓内钉固定：患者仰卧在牵引床上，牵引后 C 形臂机证实股骨颈骨折解剖复位。然后在大转子下，从股骨外侧向股骨颈方向成"品"字形穿入 3 枚导针。用 C 形臂机观察股骨颈正侧位，如果导针位置正确，在测量长度后钻头扩开外侧骨皮质，用所选的 AO 空心螺纹钉（Synthes）固定股骨颈骨折。螺钉的螺纹部分必须全部穿过骨折线。随后屈膝 45°，若合并髌骨骨折需要手

术则作膝关节前方正中切口;若无髌骨骨折可沿髌韧带正中纵形切开。在前交叉韧带前方髁间凹处开孔插入锉杆,C 形臂机指导下锉杆通过骨折端,扩髓后插入逆行股骨交锁髓内钉(Orthofix)。利用体外瞄准装置分别在远近端各横向交锁 2 枚螺钉。

【术后处理】 术后用弹力绷带包绕患肢,防止深静脉血栓形成,减轻肢体肿胀。术后 5 ~ 7 天所有逆行髓内钉固定患者开始使用 CPM 机进行膝关节被动锻炼。术后 8 ~ 12 周内禁止负重,12 周后根据 X 线片上股骨颈骨折的愈合情况以及合并伤的恢复情况决定下肢是否负重。

(6) 股骨颈骨折全髋关节置换术:参见第四篇第十五章全髋人工关节置换术。

(7) 股骨颈骨折人工股骨头置换术:参见第四篇第十五章人工股骨头置换术。

(陈晓东)

(三) 股骨转子间骨折

股骨转子间骨折(intertrochanteric fracture)是老年人常见的骨折,随着年龄的增长,骨质疏松的发生,其发病率明显增加。早期手术治疗已被人们广泛接受,能使患者早期下床活动、减少因长期卧床引起的并发症,显著降低死亡率。患者的年龄、损伤情况、骨骼质量和骨折类型不同,手术治疗的决策随之不同,需要因病而治。股骨转子间骨折常用的 Evans 分型可以为手术治疗方法的选择提供参考依据。

1. 分型　股骨转子间骨折依 Evans 分型分为顺转子间骨折和逆转子间骨折两大类。逆转子间骨折的骨折线自大转子下外方斜向小转子内上方;多数为顺转子间骨折,占 80%,分为 5 型(图 12-2-5)。Ⅰ型:转子间骨折,无移位;Ⅱ型:转子间骨折,有移位,大小转子完整;Ⅲ型:合并大转子骨折,有移位,没有后外侧支持,伴有后部粉碎骨折;Ⅳ型:合并小转子骨折,有移位,没内侧支持;Ⅴ型:除转子间骨折外,大小转子均成为单独骨折块,没有后外侧和内侧支持。

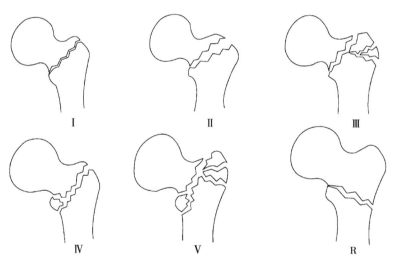

图 12-2-5　转子间骨折的 Evans 分型

2. 手术治疗的方法　股骨转子周围骨折多发生于老年人,国外文献报道,65 岁以上老年人髋部骨折保守治疗,只有 50% 能恢复独立生活,恢复到伤前功能水平的仅 25%,而手术治疗者 80% 以上的患肢功能恢复满意。因此国内外多数学者倾向于手术治疗,认为股骨转子周围骨折患者只要身体条件许可就应积极治疗并发症,尽可能采用手术治疗。

股骨转子周围骨折手术内固定的方法主要有髓外固定和髓内固定两类;前者包括动力髋螺钉(dynamic hip screw,DHS)、动力髁螺钉(dynamic condyle screw,DCS)、角接骨板等;后者包括股骨近端髓内钉(proximal femur nail,PFN)、股骨近端抗旋髓内钉(proximal femur nail anti-rotation,PFNA)、重建钉、Gamma 钉等。

(1) 髓外固定

1) DSH 固定:DHS 通过股骨颈内拉力螺钉的滑动加压作用和有侧方套筒的接骨板使股骨头颈段

与股骨干固定为一体,较好地维持股骨的颈干角,有效防止髋内翻。其最大特点是具有加压和滑动双重功能;结构坚固,允许患者早期部分或完全负重行走。但是 DHS 为偏心固定,力臂长、弯距大,有一定的生物力学缺陷,适合于稳定型转子间骨折的内固定。对于不稳定型转子间骨折实施 DHS 内固定时,要通过防旋螺钉、大转子附加接骨板等方法实现骨折的坚强固定,并有效控制股骨头的旋转移位。

【麻醉】 采用硬膜外麻醉,全身麻醉或腰丛+坐骨神经阻滞麻醉。对高龄股骨转子周围骨折的麻醉方法,推荐使用腰丛+坐骨神经阻滞,或硬膜外麻醉。

【体位】 仰卧位,固定于骨科牵引床上。

【操作步骤】

①复位:手术前需在骨科牵引床上进行复位。对患肢伸直牵引,轻度内收、内旋,在影像增强设备(C 形臂机或 G 形臂机)下正侧位复位满意后进行消毒铺单。对移位明显、闭合复位困难的患者,行切开复位术。

②切口:自股骨大转子下 2~3cm 向下作股外侧直切口,长 8~10cm,可根据骨折情况和选用接骨板的长度适当延长。

③手术:切开皮肤、皮下及阔筋膜,分离股外侧肌后,在大转子下方约 4cm 处,在角度导向器的引导下由股骨外侧向股骨头颈方向钻入 2mm 克氏针作为髋螺钉的导针。通过透视确定其位置:正位位于头颈中至下 1/3、侧位位于股骨颈中央,深度达股骨头软骨下 1cm。于其近侧 15mm 处平行插入另一枚导针,一方面临时稳定骨折,另一方面防止拧入加压螺钉时发生股骨头旋转移位。沿导针用 DHS 三联钻钻孔扩大针道、丝锥弓丝后拧入合适的拉力螺钉,钉尾与股骨外缘齐平。用持板钳将接骨板固定在股骨干上,拉力螺钉技术可使接骨板与骨干表面获得更好的贴附,偏心置入螺钉还可以使骨折端获得加压。接骨板固定后,在头颈拉力螺钉的尾端拧入尾帽,使骨折端进一步获得加压(图 12-2-6)。

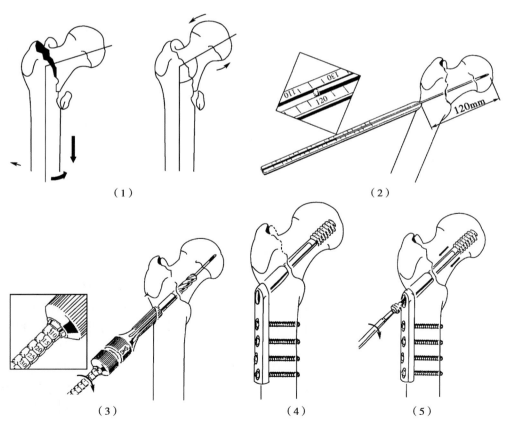

（1） （2）

（3） （4） （5）

图 12-2-6　DHS 操作步骤
（1）术前复位;（2）打入导针、测深;（3）用 DHS 三联钻钻孔;（4）DHS 的正确位置;（5）用加压尾钉加压

遇 Evans Ⅲ型或Ⅴ型骨折,大转子游离成单独骨折块且有移位者,建议加用一或两枚螺钉,或使用附加转子稳定接骨板固定,其近端的匙形部分与大转子相匹配,顶端有孔,能容纳 4mm 以内的短螺钉和环扎钢丝固定,起支撑接骨板作用。有一个抗旋转螺钉孔(7.3mm 或 7.0mm 空心螺钉或 6.5mm 松质骨螺钉),三个螺钉孔将该接骨板通过 DHS 接骨板固定到股骨(图 12-2-7)。

2)角接骨板固定:角接骨板的刃板部分之剖面呈 U 形,刃板与接骨板之间有一个固定角度,常为 130°和 135°。固定角度的优点是增加强度和角接骨板的抗折断能力,其缺点是操作较复杂,打入困难,还可能存在严重的应力集中现象,因此只适用于稳定性股骨转子间骨折的固定,且应避免早期负重(图 12-2-8)。

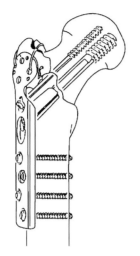

图 12-2-7　DHS 转子稳定接骨板(TSP)

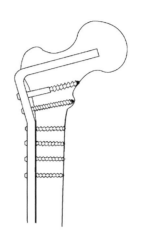

图 12-2-8　角接骨板示意图

(2)髓内固定:和髓外固定是偏心固定不同,髓内固定是中心性固定,内置物居于髓腔之内,力臂短、扭矩小、稳定性好,凸显其生物力学优势。加上髓内固定不需要显露骨折端,骨折可以间接复位,减少骨折生物环境的破坏,置钉采用微创技术,创伤小、出血少,有利于骨折的愈合。髓内钉坚固,即使内侧骨皮质粉碎仍能提供很好的稳定性,可以用于不稳定型转子间骨折的固定。近年来,转子间骨折髓内固定的技术日臻成熟,新的髓内钉产品也不断涌现。具代表性的髓内钉有 Gamma 钉、股骨近端防旋髓内钉(proximal femoral nail-anti-rotation,PFNA)等。

1)Gamma 钉固定

【麻醉】　同 DHS。

【体位】　仰卧位,固定于骨科牵引床上,患肢内收,大转子突出。复位方法同 DHS。

【操作步骤】

①切口及进针点:由皮外触及大转子顶点,由顶点向近端水平切开 5～7cm,钝性分开外展肌,显露大转子顶点。入口为大转子顶点的前 1/3 和后 2/3 的交界处。用菱形锥穿透皮质,进入髓腔,然后放入导针。

②扩髓及插钉:对于老年人,由于骨质疏松,可以不扩髓。对髓腔较细、年龄较小的患者,扩髓从 8mm 的弹性髓腔锉开始,以递增 1mm 的髓腔锉逐渐扩大,使用亚太型 Gamma 钉固定,近端必须扩至 17mm,远端扩至比选定的 Gamma 钉的直径大 1mm。将带连接器的主钉沿导针插入髓腔,别使用暴力或锤击,以免发生股骨干骨折,透视确定位置满意后拔出导针。

③拉力螺钉及锁钉:沿套管钻入拉力螺钉导针,其正确位置应是正位在股骨颈中下 1/3,侧位位于股骨颈中央,深度应位于股骨头软骨下 5～10mm。位置满意后测量所需拉力螺钉的长度,用梯形钻扩大针道后拧入合适的拉力螺钉,在导向器引导下置入两枚锁钉。最后安放防旋钉和钉盖。再次透视检查主钉及锁钉的位置(图 12-2-9)。

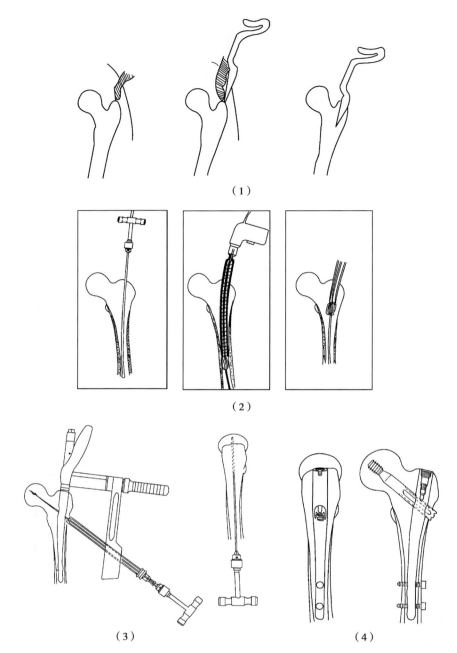

（1）

（2）

（3）　　　　　　　　　　　　　　　（4）

图 12-2-9　Gamma 钉操作步骤
（1）触及进钉点及开孔；（2）插入导针及扩髓；（3）拉力螺钉导针的位置；
（4）Gamma 钉的正确位置

　　2）PFNA 固定：PFNA 的特点是增加了抗内翻和抗旋转稳定性，且操作简单。PFNA 用于固定股骨颈和股骨头的不是一颗螺钉，而是一枚螺旋刀片（图 12-2-10）。解决了防旋和承重两个问题。螺旋刀片不需要预先钻孔，而是直接打入股骨颈和股骨头，其间对周围的松质骨造成挤压，既不会造成骨质丢失，还能夯实疏松的骨质，使其变得更加密集结实，增加螺钉的锚合力，对于骨质疏松的老年患者尤其有优势。

　　【麻醉】　同 DHS。

　　【体位】　患者仰卧于骨科牵引床上，患肢内收，与躯干成 10°～15°角，方便手术操作。

　　【复位】　复位是手术的重要环节，足轻度内旋，患肢持续牵引，多数骨折可以获得满意的复位。常用的复位技巧包括：大转子外侧壁顶压复位；股骨头颈打入两枚斯氏钉，通过撬棒技术同时完成内翻和旋转的复位;大小转子用骨钩牵拉复位等。非常不稳定的骨折,复位后很容易发生再移位,可以打入克氏针临时固定。无法实施闭合复位,或闭合复位失败时,可行有限切开,触摸骨块移位情况,采用钳夹等方法复位。

【操作步骤】

①切口:大转子顶端以近作一个 3cm 左右的外侧切口;肥胖者视操作需要可适当延长。

②进钉点:选大转子顶点或稍偏外侧作为进针点,通过触摸和透视确定入钉点,插入导针。

③扩髓与插钉:沿导针开口,近端扩髓,选择合适的 PFNA 主钉轻轻旋入,切忌用锤子暴力敲击,以免导致骨折移位或医源性骨折。

④近端锁定:透视确定主钉位置满意后,连接侧方瞄准器,由此插入保护套筒,直接接触股骨外侧皮质。经套筒插入股骨颈和股骨头的导针,透视监控导针抵达股骨头关节面下 5mm,测深选定长度相应的螺旋刀片,外侧皮质扩孔后打入,直到预定的深度,再锁定螺旋刀片。最后安置远端锁定螺钉,根据骨折类型作远端静态或动态锁定。骨折稳定者,采用动力性锁定,以使骨折端产生加压,促进骨愈合;骨折类型不稳定性者,包括后内侧骨皮质粉碎、合并骨干骨折、骨髓腔宽大等,则采用静力锁定。最后透视验证复位和固定的准确性(图 12-2-11)。

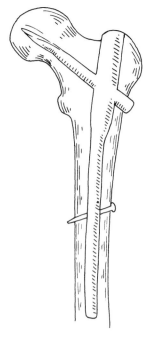

图 12-2-10　PFNA 示意图

（3）改善疗效的手术技巧

1) 提高复位质量,避免髋内翻:转子间骨折复位不良,特别是内翻畸形,会增加内固定失效的几率。术中评估内、外翻的一个常用的方法是判断大转子顶点与股骨头中心的关系,正常情况下这两点应该同处一个平面上。如果股骨头中心低于大转子顶点,则髋关节处于内翻状态;如果股骨头中心高于大转子顶点,则髋关节处于外翻状态。健髋术前 X 线平片可作为患髋颈干角的参考。不管是髓外固定还是髓内固定,髋内翻可造成拉力螺钉的位置偏高,增加内固定切割的几率。

2) 应用标准的影像监视:术中观察股骨头内拉力螺钉或螺旋刀片的精确位置,依赖于透视机的影像监测。透视机的图像采集器只有放置在标准位置上,才能获得准确的影像(图 12-2-12)。标准的前后位影像要求图像采集器与患者躯体的水平面相垂直。侧位影像要求图像采集器应与股骨颈的纵轴同处

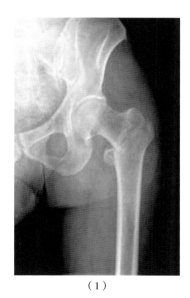

（1）

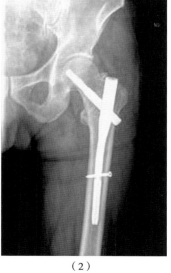

（2）

图 12-2-11　股骨转子间骨折 PFNA 固定

术前(1)术后(2)X 线片

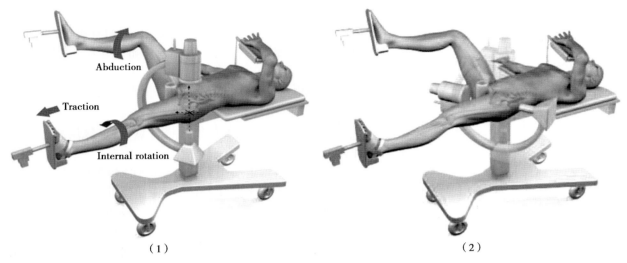

（1） （2）

图 12-2-12 股骨转子间骨折体位与 C 形臂机透视位置图

正位（1）和侧位（2）

一个平面,并与股骨颈纵轴垂直,即影像采集器与地面成 10°~30° 的倾斜角,同时与下肢轴线成 40° 角。

3) 准确安置螺钉,控制尖顶距:尖顶距(tip-apex distance,TAD)是指在矫正放大率后,正、侧位 X 线片上所测得的拉力钉尖端到股骨头顶点的距离的总和(图 12-2-13)。

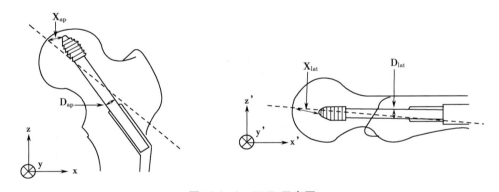

图 12-2-13 TAD 示意图

$$TAD = X_{AP} \cdot \left(\frac{D_{true}}{D_{AP}} \right) + X_{lat} \cdot \left(\frac{D_{true}}{D_{lat}} \right)$$

Xap:正位片上测得的顶尖距;*Xlat*:侧位片上测得的顶尖距;*Dtrue*:螺钉真实的直径;*Dap*:正位片上测得的螺钉直径;*Dlat*:侧位片上测得的螺钉直径

无论是髓内固定,还是髓外固定,尖顶距都是预测手术成功率的重要参考指数。Baumaertner MR 1995 年报道 TAD 时,193 个患者 198 例股骨转子间骨折用 DHS 固定,均测量 TAD,结果发现不发生螺钉切出的病例的 TAD 平均 24mm(9~63mm),发生螺钉切出的 16 例的 TAD 平均 38mm(28~48mm),TAD 小于 25mm 的 120 枚髋螺钉无一例发生切出,认为 TAD 与螺钉切出的几率之间有很强的数量关系。但是近来有学者提出异议,认为螺钉切出是机械力学的因素,原来的 TAD 概念没有考虑到股骨头的大小,有调查显示,TAD 在 15~45mm 区间时,并非预示螺钉切出的理想指标。有人发现,PFNA 的螺旋刀片和髋螺钉的行为机制不一样,TAD 小于 20mm 有发生螺旋刀片切出的,而 TAD 在 20~30mm 之间的并没有发生切出。因而建议 PFNA 螺旋刀片的尖端不要太靠近股骨头的关节软骨。笔者认为固然需要进一步研究,TAD 的数值对预示股骨头内螺钉切出还是有参考价值的。一般认为股骨头内拉力螺钉的位置应当偏下,偶尔还可以偏后,确保螺钉的上方及前方可以保留更多的骨质。拉力螺钉在正、侧位影像上均位于软骨下骨 10mm 以内,并在股骨头的中央,以避免尖顶距过大,减少螺钉发生切出的几率,要求尖顶距<25mm,甚至有些学者主张尖顶距应该<20mm。

4）髓内钉固定时,正确选择入口应在大转子顶点:受软组织和手术铺单等的影响,髓腔铰刀的插入、扩髓以及置入髓内钉等过程中均可使大转子顶点的开口逐渐扩大并偏向外侧,最终导致髓内钉插入后位置较预期偏外。髓内钉的偏外置入必然导致髋内翻和股骨头内拉力螺钉位置偏高,因而增加了拉力螺钉切割的风险。髓腔铰刀应在套筒保护下操作,扩髓过程中向躯体侧推压套筒,避免髓腔开口和扩髓过程中铰刀逐渐外移,造成钉道偏向外侧。建议在影像监测下小心扩髓。

5）骨折复位之后方可扩髓:转子间骨折行髓内钉固定之前应先进行复位,试图借助髓内钉复位,或插入髓内钉后再行复位往往会徒劳无助。如无法完成闭合复位,则推荐使用经皮或有限切开等方法辅助复位。

6）顺行插入髓内钉,不要用锤子强行打入髓内钉:应当徒手把持主钉轻轻旋转将髓内钉插入髓腔,不能用锤子打入髓内钉,更不能强行砸入。否则不仅可能导致医源性骨折,而且反复敲打会导致把持器与髓内钉之间连接松动,影响操作的准确性。插钉遇到困难时应仔细分析原因,例如髓内钉可能与弓形的股骨干不匹配,髓内钉的尖端顶在股骨前方皮质上,阻碍髓内钉的进入,此时需要对股骨干进一步扩髓,或选用直径较细的髓内钉来解决该问题。

7）不稳定性转子间骨折选择长髓内钉固定,并行远端交锁固定:大多数不稳定的转子间骨折需要长髓内钉固定,其远端应进行交锁固定。不稳定型转子间骨折,髓内钉会承受更大的应力。长髓内钉可将应力更多的分布到股骨干上,减少局部应力集中导致的并发症。

8）避免骨折端分离:对于横形、逆转子方向的骨折,在实施内固定时,易造成骨折端的分离或旋转移位。如果骨折端在分离位置上固定,负重时骨折端的接触必然减少,不能有效分担应力载荷,应力将全部集中在内固定装置上。因此,会出现骨不愈合,或内固定疲劳折断等并发症。为避免骨折块分离,应适时放松下肢牵引,并在透视下确定骨块之间获得接触,方可完成拉力螺钉加压和远端锁定等操作。

（四）股骨转子下骨折

股骨小转子下 5~6cm 以内发生的骨折为股骨转子下骨折（subtrochanteric fracture）,占股骨上段骨折的5%~11%,占转子周围骨折的27%。此处骨质坚硬,多为较大的直接或间接暴力造成,粉碎骨折的发生率高。由于骨折近段受臀肌、髂腰肌和外旋肌群的作用,向外向前的牵引力大,加之强大的内收肌作用,特别是粉碎骨折,内侧有骨缺损时,骨折易向外、向前发生成角移位。此处骨折愈合较慢,粉碎性骨折,尤其是内侧有骨缺损时,牵引治疗常发生畸形愈合,多需手术治疗,内固定时器材选择要得当,否则容易发生固定失败。

1. 分型　股骨转子下骨折的分型有多种,以 Seinsheimer 分类较为适用,依骨折块数目及骨折线的部位和形状将股骨转子下骨折分为 5 型（图 12-4-14）。Ⅰ型:无移位或移位不足 2mm。Ⅱ型:有两个骨折块;ⅡA 型:骨折线横形;ⅡB 型:骨折线螺旋形,小转子与近折段相连;ⅡC 型:骨折线螺旋形,小转子与远折段相连。Ⅲ型:有 3 个骨折块;ⅢA 型:骨折线螺旋形,小转子为第三块骨片;ⅢB 型:骨折线螺旋形,外侧蝶形骨片为第三块骨片。Ⅳ型:粉碎骨折,骨折块 4 块或以上。Ⅴ型:转子下转子间骨折,包括所有转子下骨折,骨折线向上累及大转子者。

骨折的类型与治疗及预后密切相关。Ⅰ、Ⅱ型及ⅢB 型属于稳定骨折,ⅢA、Ⅳ及 Ⅴ型骨折属于不稳定骨折。稳定骨折复位后内侧及后侧骨皮质相接触,固定后相对牢固;不稳定骨折即使复位后也无法使骨折块达到稳定的接触,抗压应力落到内固定器上,容易造成骨折处畸形或内固定失败。

2. 手术治疗

（1）闭合复位髓内钉内固定:髓内钉是大转子区完整的 Seinsheimer 分型Ⅰ~Ⅳ型的股骨转子下骨折的首选固定方案。骨折涉及小转子,选择重建钉向股骨头方向锁定,提供充分的稳定性。骨折线位于小转子以下,可选择普通的交锁髓内钉。在扩髓和插入髓内钉之前要完成骨折的复位。治疗中多采取长重建髓内钉,提供足够的把持力。值得注意的是,长重建钉的远端应当达到股骨髁间,插入干骺端骨松质,避免摆动。另外,远端锁定钉应位于干骺端,避免锁钉过多对股骨干皮质骨的连续性造成破坏。髓内钉固定后可以行早期负重功能锻炼。

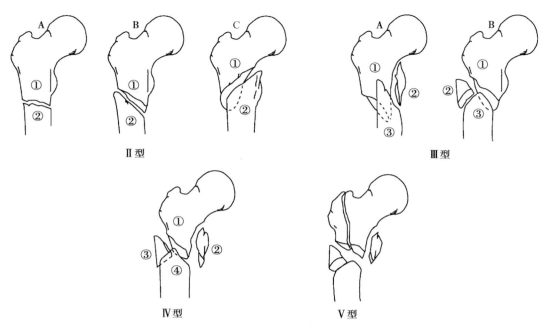

图 12-2-14 转子下骨折的 Seinsheimer 分型

【体位】 同股骨转子间骨折闭合复位髓内钉内固定的体位。

【操作步骤】

1）复位:患肢稍牵引,足极度内旋,以保持髌骨朝向正上方,可方便术中纠正旋转移位。了解股骨近端骨折移位的方向和机制是转子下骨折复位的基础:当小转子骨块附着于股骨远端时,近端骨块移位相对简单,主要是外展移位;当小转子附着于股骨近端时,近端骨块移位较为复杂,同时存在外展、外旋、屈曲移位。采取近端对远端复位的方法,由于肌肉牵拉的作用,单纯牵引不能纠正畸形,需对近端骨折块采取辅助复位操作,即对于较小外展、屈曲移位,向内、向下压迫骨折近端,进行复位。近端外展畸形的骨折,可以用点状复位钳,沿大转子和股骨干方向临时固定;或者用一根顶棒自外向内顶推近端骨块复位。远端向内移位的骨折,可以在远端使用骨钩,同时近端配合顶棒进行复位。

2）手术:对有前弓角度的解剖型长重建钉,置入时应先将导向器置于大腿前方,使前弓角适合入钉处的外翻角度。在透视监视下通过骨折端,在置入主钉的后 1/3 时,导向器逐渐旋转 90° 至大腿外侧。旋转主钉时,应透视检查防止骨折端出现旋转移位。其他操作参考股骨转子间骨折闭合复位髓内钉内固定部分。

（2）切开复位接骨板螺钉内固定:动力髁螺钉（dynamic condylar screw,DCS）是 Seinsheimer 分型 Ⅴ型或者既往该部位骨折固定失败患者的首选方案。对于内侧皮质粉碎的 Seinsheimer 分型 ⅢA 型、Ⅳ型患者,由于接骨板螺钉系统抗内翻能力低于髓内钉,因此更倾向于选择髓内固定。DCS 可获得满意的复位,术中应保证至少有 2 根或以上的皮质骨螺钉进入股骨矩,以防止内收和旋转畸形。在复位过程中应避免显露内侧骨块,因为广泛剥离骨膜将增加骨不连的发生率。DHS 的防旋能力不足,不适合股骨转子下骨折的治疗。

【麻醉、体位】 同股骨转子间骨折闭合复位 DHS 固定部分。

【操作步骤】

1）切口体表投影:同股骨转子间骨折闭合复位动力髋螺钉固定部分。

2）手术入路:同股骨转子间骨折闭合复位动力髋螺钉固定部分。

3）骨折复位:直视下用点式复位钳复位骨块,不要过度剥离内侧骨块,不要将大的拉钩置于股骨内侧,也不要使用持骨钳进行内侧骨块复位,以免破坏其血运增加骨不连的发生率。

4）动力髁螺钉（DCS）内固定:用 1 枚克氏针沿股骨颈下缘,从股骨颈前方插入至股骨头颈交界处,确定股骨颈颈轴方向。入针点位于大转子前中 1/3 交界处,将髁接骨板导向器置于大转子外侧,透视下调整导向器位置,使导针指向股骨头下部,此位置既为导针入针点。钻入导针,注意侧位像上应与第 1 枚导针平行,导针尖插到关节面下 2cm 和股骨头的下半。将测得的实际深度直接减去 10mm 即为扩孔和攻丝深度。用 DCS 三联扩孔器通过导针扩孔、攻丝,拧入动力髁螺钉要限定深度。注意:动力髁螺钉拧入后扳手的 T 形手柄必须与股骨干平行。

5) 在股骨干外侧放置髁接骨板,接骨板长度根据骨折累及的范围而定,在骨折近端钻孔,置入两枚松质骨拉力螺钉,防止近端骨折块旋转。调整股骨干力线,注意不要向后成角。如果是简单骨折,可以应用加压装置加压骨折断端;如果是粉碎性骨折,应用桥接接骨板,保证足够的工作长度固定;单侧骨折端至少 3 枚螺钉固定。常规闭合切口,放置引流。

【术后处理】　由于转子间内侧的蝶形骨块一般不能完全复位,内侧缺少支撑,因此患肢负重要谨慎。应等待 6~8 周,出现早期骨折愈合征象时患肢方可触地逐渐负重锻炼。

（唐佩福）

二、股骨干骨折

（一）概述

内固定主要用于有适应证的成人各种类型的股骨干骨折,少年儿童及婴幼儿的股骨干骨折绝大多数可采用非手术方法治疗。过去成人的股骨干骨折采用 8 孔甚至 10 孔 Shenman 或 Lame 接骨板固定,在髋人字石膏外固定下仍可发生弯曲断裂、感染、骨不连等并发症,主要是由于接骨板太薄（2mm）太窄（6mm）,强度和刚度远远不能对抗大腿肌肉,特别是内收肌群的拉力;应用 Kuntschez V 形针也存在以上这些问题。内固定研究学会 AO/ASIF（Association for the Study of Internal Fixation）在 20 世纪 50 年代末 60 年代初总结了大量骨折内固定失败病例的经验教训,提出了解剖复位、坚强内固定、保护血液供应和功能锻炼的骨折治疗原则,研制了一系列器械和动力（自身）加压接骨板。接骨板螺孔的一侧设计成斜坡状,偏心安置的螺钉拧紧时,带动骨折端彼此靠拢达到骨片间加压的作用,而骨折的固定依赖于螺钉的轴向作用力将接骨板紧紧压在骨面上所产生的摩擦力,骨骼的负荷在接骨板与骨面之间的传导。由于接骨板与骨面的密切接触,固定坚强,造成了应力保护、应力遮挡效应。接骨板压迫和术中骨膜剥离会造成局部血运的破坏,皮质骨的缺血、骨质疏松和骨萎缩,以及接骨板取出术后的再骨折。现在 AO 的骨折治疗原则有了改进,提出了生物学固定（biological osteosynthesis）的概念,强调尽可能保护骨折片和周围软组织的血供,对于复杂的骨干骨折要求恢复骨骼的长度、排列和旋转对位,达到功能复位而不强求解剖复位,提供稳定的固定,允许骨折的肢体能够早期活动进行功能锻炼。

为了保护局部血供,近年来一些学者从生物学固定的角度出发对接骨板进行了改进,研制出与骨面接触较少的接骨板,如有限接触动力加压接骨板（图 12-2-15）、点接触接骨板（图 12-2-16）、角形接骨板、波形接骨板（图 12-2-17（2））等。这些改变减少了接骨板与骨的接触面积,减少对接骨板下骨骼血供的

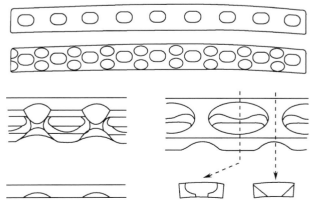

图 12-2-15　有限接触接骨板

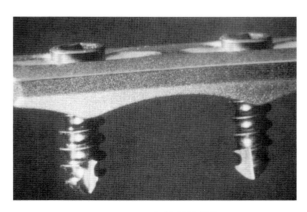

图 12-2-16　点接触接骨板

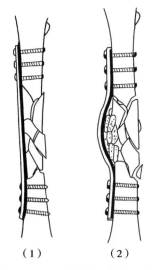

图 12-2-17　桥接接骨板(1)和
波形接骨板(2)

破坏,为骨折愈合创造良好的条件。20 世纪 90 年代 Krettek 等提出了微创接骨板固定技术,主张术中力求避免在骨折端直接操作,采用间接复位技术,恢复肢体长度、纠正轴线角度或旋转畸形,经皮或切开时经肌层下骨膜外置入接骨板,越过骨折部位,进行桥接接骨板固定(图 12-2-17(1))。接骨板跨越粉碎骨折端,上下两骨段分别以 3 枚或以上螺钉固定。应用这种技术不暴露骨折部位,更有效地保护了骨折端和周围软组织的血供,降低了发生感染的几率,缩短了骨折愈合时间。

髓内钉,特别是带锁髓内钉与提供偏心固定的接骨板不同,它是中心固定,提供比较均匀的弹性应力分布,有良好的抗旋、抗压缩能力。与接骨板相比,髓内钉固定承受的张力和剪切力更少,固定更稳固。更重要的是,它的进钉点和锁定螺钉的部位都远离骨折,用以治疗骨干骨折时可以闭合复位,符合生物学固定的原则,成为治疗股骨干骨折主要方法之一。

(二)手术治疗

1. 接骨板螺丝钉固定术

【固定方式】

(1)绝对稳定固定:用于治疗股骨干简单骨折,方法是直接解剖复位加压接骨板固定,使用拉力螺钉(lag screw)、动力加压接骨板(dynamic compression plate,DCP)、有限接触动力加压接骨板(limited contact dynamic compression plate,LC-DCP)。

(2)相对稳定固定:用于治疗股骨骨干复杂骨折,方法是间接功能复位桥式接骨板固定(bridging plate osteosynthesis),使用 DCP、LC-DCP,或者锁定加压接骨板(locking compression plate,LCP)(图 12-2-18)。

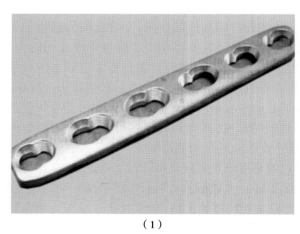
(1)

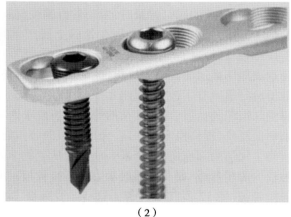
(2)

图 12-2-18　锁定加压接骨板
(1)接骨板上的联合孔既可接纳普通螺钉又可使用锁定螺钉;(2)固定在位的锁定螺钉和普通螺钉

【适应证】　股骨干骨折,尤其是合并肺挫伤,或髓腔太窄等不适合应用髓内钉固定的患者,或不能接受放射线透视的早期妊娠患者。按骨折类型及波及范围选择适当长度的 LC-DCP 或 LCP。

【麻醉】　联合麻醉,硬膜外阻滞,腰麻+硬膜外阻滞联合麻醉或全身麻醉。

【体位】　仰卧位。

【操作步骤】

(1)切口:大腿外侧中央直切口,以骨折部为中心,全长按选定的接骨板长度确定。

(2)手术:切开阔筋膜,在股外侧肌和股二头肌间隙进入,直达股骨干骨折处。于外侧,在准备安置接骨板的部位纵形切开骨膜,以接纳接骨板为度,尽量减少骨膜剥离范围。以短斜型骨折为例。先用回旋旋转及折顶手法整复骨折,用拉力螺钉加压固定骨折端,拉力螺钉可以通过接骨板(图 12-2-19),也可以不通过接骨板(图 12-2-20),取决于骨折的部位和形态。接骨板均置于外侧,起中和接骨板的效能。

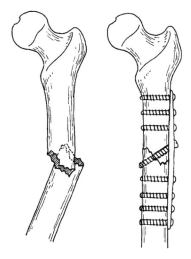
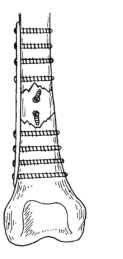
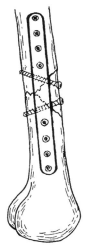

图 12-2-19 拉力螺钉中和接骨板
固定治疗股骨干短斜形骨折
拉力螺钉经过接骨板

图 12-2-20 拉力螺钉中和接骨板固定治
疗股骨干蝶形骨折
拉力螺钉不经过接骨板

遇股骨中段横形骨折,原则上解剖复位后采用 LC-DCP 作加压接骨板固定,如果使用 LCP,则必须在解剖复位后先用普通螺钉经过加压孔,像加压接骨板一样操作,实现骨折端加压,再上其他锁定螺钉,斜形骨折者也可以上拉力螺钉(图 12-2-21)。这种情况下,锁定接骨板也起到中和接骨板的效能。

粉碎性骨折,如骨折片较大,通过拉力螺钉固定恢复骨结构的完整性解剖复位后中和接骨板固定,存在骨缺损者可以一期植骨。不过,现在临床上都采用间接复位桥接接骨板固定的技术治疗股骨干粉碎性骨折,即便不植骨,仍能获得极佳的效果(图 12-2-22)。

2. 微创接骨板固定术 微创接骨板固定(minimally invasive plate osteosynthesis,MIPO)技术是内固定研究学会(AO/ASIF)提出并推崇的骨折治疗新技术,手术中只暴露处于骨折部位远侧近侧和远侧的正常骨骼,不直接暴露骨折部位,使骨折周围的成骨性组织和软组织的血运得以保留;在影像监视下对

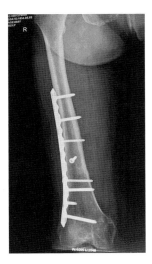
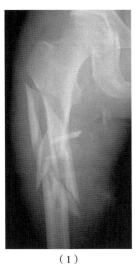
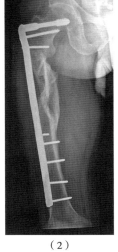

(1) (2)

图 12-2-21 解剖复位拉力螺钉 LCP
固定治疗股骨干短斜形骨折
术后 X 线片

图 12-2-22 间接复位 DCS 桥接接骨板
固定治疗股骨干上中段粉碎骨折
术前(1)和术后 15 个月(2)X 线片

骨折进行间接复位;在肌层下骨膜外植入接骨板,越过骨折部位到达远侧骨干;在骨折部位的远、近两侧分别用常规方法完成接骨板的固定。随着经验的积累,以后衍生出来经皮微创接骨板固定技术(minimally invasive percutaneous plate osteosynthesis,MIPPO),对骨折部位根本不切开,更加有效地保护了骨折的生物学环境,为骨折的愈合创造了更好的条件。LCP和微创固定系统(less invasive stabilization systems,LISS)(图12-2-23)是微创接骨板固定技术最常用的内置物。LCP有很好的角稳定性,固定时不要求接骨板与固定的骨骼表面接触,因而不需要塑形,最适合作MIPO和MIPPO。而LISS也是一种LCP,它装有手柄,便于经皮插入接骨板,柄上又有与接骨板的螺孔对应的瞄准孔,经皮肤戳创就能置入用于固定的锁定

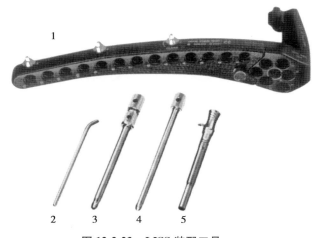

图 12-2-23 LISS 装配工具
1. 插入导向手柄;2. 杆状扳手;3. 固定螺栓;
4. 锁定螺栓;5. 钻套

螺钉,既方便又准确,是治疗股骨远侧1/3粉碎骨折的好方法,特别是股骨远端骨折合并干骺端粉碎骨折者。下面以间接复位LISS接骨板固定治疗股骨干粉碎骨折为例,阐述应用技术。

【适应证】 股骨干粉碎骨折,累及股骨远段(图12-2-24)。

【麻醉】 联合麻醉,硬膜外阻滞,腰麻+硬膜外阻滞联合麻醉或全身麻醉。

【体位】 仰卧位。

【操作步骤】

(1) 手法牵引闭合复位:用骨折牵开器或外固定支架临时维持,透视确认股骨长度、对线排列和旋转对位。

(2) 切口:选择前外侧入路,自胫骨近端弧形向上至股骨远端前外侧,长约6cm,切开皮肤,筋膜及髂胫束,达股骨外髁及其近侧。

(3) 插入并固定LISS接骨板:将导向手柄与LISS接骨板固定在一起,沿骨膜和股外侧肌之间插入LISS,调整LISS接骨板的位置,直至接骨板与股骨髁很好贴附,用螺钉固定,方向与髌股关节平行(图12-2-25)。

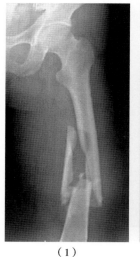
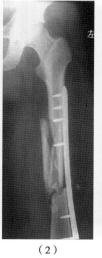
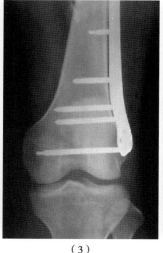
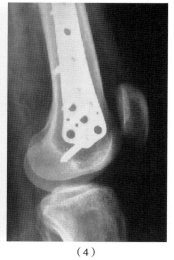

(1) (2) (3) (4)

图 12-2-24 股骨中下段粉碎性骨折 LISS 接骨板固定
(1)术前X线片;(2)术后X线片;(3)和(4)股骨远端正侧位片显示螺钉固定位置

在接骨板最近端的孔通过钻套插入穿刺器,作一微小的切口,将钻套和穿刺器推至 LISS 接骨板。通过插入导向手柄的外侧螺丝拧紧钻套,用固定螺栓替换穿刺器,将固定螺栓拧入 LISS 接骨板。用 2mm 克氏针通过固定螺栓和锁定螺栓对内固定器进行初步固定(图 12-2-26)。

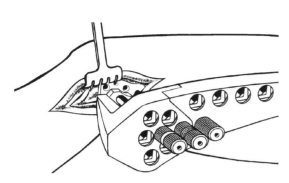

图 12-2-25 螺钉固定 LISS 接骨板远端

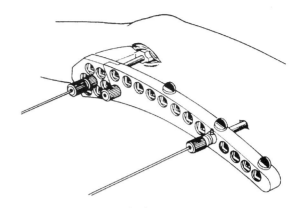

图 12-2-26 初步固定 LISS 接骨板

用 C 形臂机检查确认 LISS 接骨板的位置和骨折复位情况,满意后拧入 LISS 锁定螺丝钉,每一骨折端至少用 4 枚螺丝钉固定(图 12-2-24)。

【术后处理】 物理康复治疗应在术后第一天开始,包括用持续被动机(CPM)逐步屈伸膝关节、股四头肌主动收缩。X 线检查显示骨痂生长后可逐渐负重,直至骨折愈合(图 12-2-27)。

3. 髓内钉固定术 髓内钉为股骨骨折提供中心型固定,能承载较大的应力,临床上应用的有标准髓内钉、带锁髓内钉和弹性髓内钉。标准髓内钉适用于股骨髓腔最狭窄部位的横断骨折或短斜形、短螺旋性骨折;弹性钉常用于治疗儿童病例,而带锁髓内钉(intramedulary nail with locking)临床上最常用于治疗股骨干近侧、中段、远侧各部位及各种类型骨折,能良好控制骨折端成角、缩短及旋转;影像增强器及骨折床的出现促进了髓内钉闭合插钉技术的推广,不切开骨折端,进行闭合间接复位,从股骨近端或远端置入髓内钉,手术创伤小,感染率明显降低,患者住院时间明显缩短,术后患肢可早期活动锻炼,功能恢复快,成为股骨干骨折的首选固定技术。带锁髓内钉有顺行及逆行插入两种方式:①顺行带锁髓内钉,根据髓内钉设计的不同,从梨状肌窝或大转子插入;②逆行带锁髓内钉,经膝关节从股骨髁间插入股骨髓腔。适合于股骨髁上及髁间骨折、同侧股骨颈及股骨干骨折、同侧股骨干及胫骨骨折(浮膝损伤)、病态性肥胖者以及多发创伤等的治疗(图 12-2-28)。

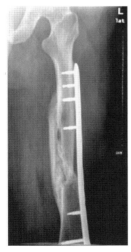
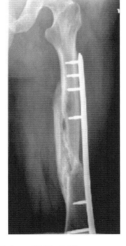
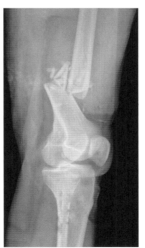
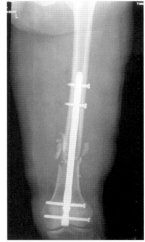

图 12-2-27 股骨中下段粉碎性
骨折 LISS 接骨板固定

图 12-2-28 逆行股骨髓内钉治疗股骨下段骨折
左股骨下 1/3 粉碎骨折,闭合复位,逆行带锁
髓内钉固定术前术后 X 线片

（1）标准髓内钉固定

【适应证】 股骨干中上段横形骨折或短斜形、短螺旋形骨折。

【相对禁忌证】

1）全身其他部位组织有炎症时，如疖、扁桃体炎。

2）患肢肿胀及发生张力性水疱需待肿胀完全消退，张力性水疱干瘪后方可考虑手术。

3）粉碎性骨折、长斜形或长螺旋形骨折。

【绝对禁忌证】

1）儿童或青春期以内的患者。

2）因骨病而致骨髓腔大部分闭塞。

3）骨折畸形愈合后股骨干有两个弯度的病例。

【术前准备】 必须确定髓内钉的合适长度及直径，理想的长度为从髌骨上极延伸至股骨颈上缘近侧 1.3~1.9cm。不管髓腔的直径大小，成人应至少插入直径为 10mm、最好为 11mm 的髓内钉。

【麻醉】 硬脊膜外阻滞或全身麻醉。

【体位】 侧卧位，伤肢在上，健侧在下。伤肢髋关节及膝关节屈曲。

【操作步骤】 即便使用标准髓内钉，只要可能，亦应争取闭合复位。所用技术同带锁髓内钉固定的手术技术，除了没有锁定螺钉固定之外。

【术后处理】 若髓内钉固定不牢固，应同时加用外固定。手术后伤肢下应垫以软枕，予以抬高。麻醉恢复后即可开始作足趾及踝关节的活动锻炼。伤口引流量每日少于 50ml 应将引流管拔除。拔除引流管后，开始用膝关节被动练习器（CPM）进行膝髋关节功能锻炼。若患者年龄较大，可预防性应用抗血栓形成的药物，伤肢若出现肿胀，可应用足底静脉泵。应鼓励患者尽早伤肢不负重离床活动。待 X 线片显示有足够骨痂时，可弃拐行走，骨折愈合后 1.5~2 年可考虑拔除髓内钉。

（2）带锁髓内钉固定术：带锁髓内钉除了维持骨骼轴性排列之外，还能有效防止骨折的短缩和旋转。临床应用的髓内钉类型较多，但基本操作方法都是用髓内钉穿过骨折端，然后经过近端和远端锁孔固定，应用技术有扩髓和不扩髓之分，锁钉固定也有静力型固定和动力型固定两种。静力型固定时髓内钉的远近端均用锁钉锁住，适用于粉碎骨折或骨缺损及一些有短缩倾向、旋转移位的骨折；动力型固定者仅髓内钉的远端或近端用锁钉锁住，适用于横形、短斜形骨折及骨折不愈合（图 12-2-29）。

【适应证】 小粗隆以下（小粗隆无骨折）、距膝关节间隙 9cm 以上各种类型骨折，包括单纯骨折、粉碎骨折、多段骨折、骨折后骨缺损。14 岁以下儿童的股骨骨折手术适应证应较成人严格。

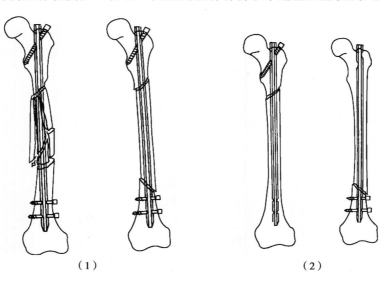

图 12-2-29 髓内钉固定方式
（1）静力型固定；（2）动力型固定

【术前准备】

1）术前拍摄股骨全长正、侧位 X 线片,以免遗漏骨干外近端及远端的骨折。

2）了解伤前伤肢膝、髋关节活动情况,由于髋关节僵硬会影响手术操作,应选择适当的体位。

3）根据术前股骨 X 线片,选择长度及直径合适的髓内钉及锁钉。亦可通过测量健侧肢体的长度(从大转子顶点到髌骨上缘),来决定所需髓内钉的长度。

【麻醉】 硬膜外麻醉,腰麻+硬膜外阻滞联合麻醉或全身麻醉。

【体位】 常用的体位有仰卧位和侧卧位。仰卧位较为常用。

仰卧位:仰卧于骨科牵引床上,健侧肢体固定在外展屈曲位或膝、髋关节各屈曲 90° 外展结石位,以不妨碍 C 形臂机观察患侧股骨全长正、侧位。为了更好地显露患侧大转子,躯干尽量向患侧倾斜。为便于导针的插入及扩髓,患侧一边的臀部应垫高 30°。患肢根据情况可以行股骨远端牵引,膝关节屈曲位(图 12-2-30)。也可通过骨科牵引床的足部固定带固定,膝关节保持在伸直位。

侧卧位:健侧在下,患侧在上。患侧上肢固定在托手架上。患侧髋关节屈 20° ~ 30°,轻度内收伸直位牵引。侧卧位对于患侧髋关节屈曲畸形或过于肥胖的患者较为适用(图 12-2-31)。

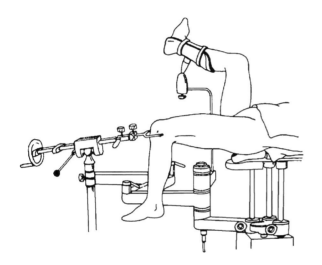

图 12-2-30 股骨骨折髓内钉固体手术仰卧位示意图

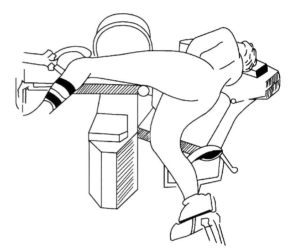

图 12-2-31 侧卧位示意图

【操作步骤】

1）切口:从大转子顶点至髂骨翼水平直切口,长 3 ~ 5cm(图 12-2-32)。

2）进钉点:切开皮肤、皮下脂肪、深筋膜,切开阔筋膜,分离臀大肌,显露大转子顶端外侧。如髓内钉近端为直钉,进钉点的位置应在大转子顶点偏内后侧即梨状窝,如髓内钉近端有一轻度的外翻角,则进钉点的位置在大转子顶点。选好后,用骨锥钻透进钉点的骨皮质,随后插入导针,正侧位透视确认导针在正确的位置。

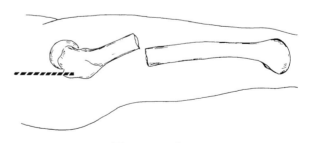

图 12-2-32 切口

3）骨折的复位:在手术开始前,通过牵引及手法操作,在 C 形臂机监视下使骨折达到解剖复位或接近解剖复位。轻度过牵便于骨折复位及导针的插入。由于受髂腰肌、臀中肌及外旋肌的影响,骨折近端常处于屈曲、外展、外旋位。骨折复位常出现困难。为解决这一问题,可在骨折近端先插入一细钉,利用其作杠杆,将骨折复位后再插入导针(图 12-2-33)。必要时切小口利用手指或器械辅助复位切开复位。对于粉碎的骨折块不需要复位,只要不影响肢体长度,没有旋转或角移位,采用静力固定,移位的骨折块完全能够达到骨性愈合。

4）放置导针及扩髓：经进钉点，插入圆头导针达骨折远端。用弹性髓腔锉从直径 8mm 开始扩髓，每次递增 1mm，一般情况下，扩大的髓腔应比插入钉粗 1mm，个别情况下需要扩大至 2mm（图 12-2-34）。髓腔扩好后，沿圆头导针插入一硬质塑料套管达髓腔远端，拔除圆头导针，沿硬质塑料套管插入直头导针。位置满意后，拔除硬质塑料套管。

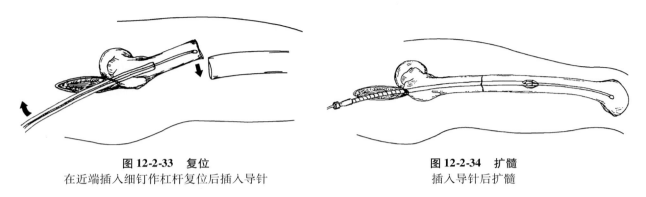

图 12-2-33 复位
在近端插入细钉作杠杆复位后插入导针

图 12-2-34 扩髓
插入导针后扩髓

5）置入髓内钉：将选择好的髓内钉与打入器牢固固定，沿直头导针将髓内钉打入髓腔。钉尾距大转子顶点 5cm 时，拔除直头导针，除掉打入器，更换导向器，将钉继续打入满意的位置（图 12-2-35）。

6）近端锁定：利用导向器置入近端锁钉，一般比较容易（图 12-2-36）。

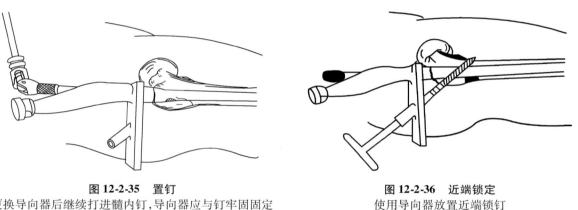

图 12-2-35 置钉
更换导向器后继续打进髓内钉，导向器应与钉牢固固定

图 12-2-36 近端锁定
使用导向器放置近端锁钉

7）远端锁定：远端锁钉也有瞄准装置可以使用，不同髓内钉的生产单位提供各自配套的定位器，照章宣科正确使用多能奏效。而徒手放置远端锁钉技术必须掌握，因为在瞄准器失灵的时候将是唯一的补救方法。C 形臂机侧位透视，当髓内钉远端两个锁钉孔为正圆时，在股骨外侧锁钉孔外切开皮肤达骨皮质，将尖锥放在近侧锁钉孔部位，其手柄呈 45°。透视引导下将尖锥指向锁钉孔中心。将尖锥摆至与股骨轴线垂直位置用小锤将尖锥由外侧打入锁钉孔，并穿透内侧皮质。用测深器测定所需锁钉长度，拧入锁钉（图 12-2-37）。重复上述操作，拧入第二枚锁钉。

【术后处理】 同标准髓内钉。

【带锁髓内钉固定的失误及并发症】

1）术后髋外展肌力减弱：外展肌力减弱与异位骨化、股骨短缩、髓内钉近端突出有关。也有人认为，进钉入口时损伤了臀中肌、臀小肌或臀上神经。术中显露髓内钉进钉入口时，需将臀中肌、臀小肌向前牵开，以防止损伤这些肌肉及其支配的神经。

2）阴部神经和腓神经麻痹：节段性股骨干骨折和浮膝损伤，由于在骨折复位时可能需要过度牵引，易导致阴部神经和腓神经损伤。防止的方法：会阴部的圆柱用衬垫垫好，尽量缩短牵引时间，为避免过度牵引，可有限切开复位。

3）插钉失误：正确的进钉口位于梨状窝，靠近大转子内侧壁的位置，有时稍微进入股骨大转子。偏

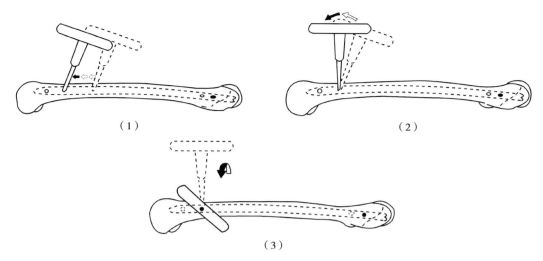

图 12-2-37　透视下徒手安置远端锁钉
(1)在透视指导下,调整尖锥的位置,直至其尖锥对准螺孔的中心;(2)尖锥摆至与骨纵轴垂直;
(3)将尖锥由外侧打入

心的进钉口有可能引起骨折粉碎或失去固定作用。

4）膝内翻或外翻:容易发生在骨折远端非常短的骨折。为避免膝内翻或外翻,导针必须居中地进入髓腔,直至髁间切迹的中心。所有的骨折均应静力型固定。

5）髓内钉弯曲或折断:弯曲的髓内钉应予拔除,重新插入新的髓内钉。髓内钉折断,近端断钉用拔除器取出。然后,将球形导针插入远侧断钉,使用另一导针挤压,使之就位,最后将最初插入的导针连同远侧髓内钉一起抽出。

6）感染:髓内钉固定后发生深部感染,通常为骨折部位应切开充分引流,清除坏死组织。伤口开放以待Ⅱ期愈合。髓内钉保持原位,待骨折愈合后拔除,髓腔冲洗和灌注。

（朱　勇）

三、膝部骨折

（一）股骨远端骨折

1. 概述　股骨远端骨折(fracture of distal femur)指股骨远端 9～15cm 部分的骨折,年轻人通常由高能量损伤导致,老年人多由低能量损伤导致。骨折常伴有血管神经等合并损伤以及其他部位损伤。因有腓肠肌、大收肌等肌肉附着,闭合复位困难,治疗不当可能产生灾难性后果。传统将其分为股骨髁上和髁部骨折。为便于指导治疗和判断预后,目前普遍采用 AO 分类法,将骨折分为 3 型,即关节外骨折(A 型)、部分关节内骨折(B 型)和完全关节内(C 型)3 大类,各大类又分 3 个亚型(图 12-2-38)。

股骨远端骨折多需手术治疗,只有在全身情况差无法耐受手术,骨质疏松非常严重,已有神经功能障碍如截瘫或四肢瘫等少数情况下方可采用保守治疗。手术治疗的目的是最大限度恢复下肢长度和力线,重建关节面,恢复膝关节功能和降低创伤性关节炎的发生率。即使无移位的稳定骨折,为尽早开始关节功能锻炼,采取手术内固定的治疗方式也是合理的。

手术治疗的原则是:①解剖重建关节面的完整性,这往往需要切开直视下复位;②除重建关节面等必要操作外,尽量采用微创技术,如关节外骨折使用间接复位和桥接接骨板技术,避免不必要的软组织剥离;③手术复位应当首要恢复下肢长度和力线,纠正成角、短缩和旋转畸形;④内固定强度应允许患者早期进行膝关节功能锻炼。

术前常规行股骨全长正侧位 X 线检查。为避免漏诊隐匿的关节内骨折,CT 检查也应作为常规。为获得正常的下肢长度和力线,有时还需要健侧摄片作为对照,以及下肢全长片。注意手术的时机,应当准确评估局部软组织条件,在患者生命体征平稳后进行手术。超过 3 周会增加骨折复位的难度。骨折

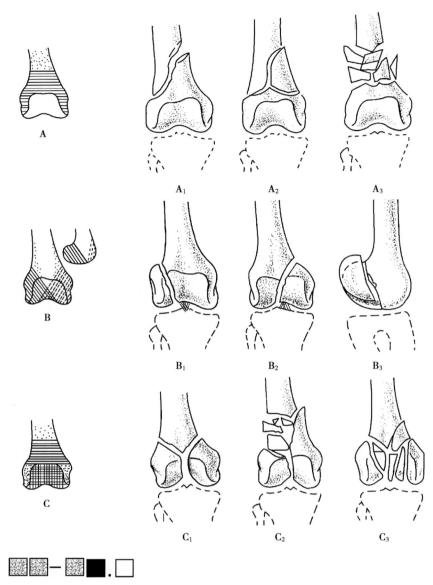

图 12-2-38　股骨远端骨折 AO 分类

的固定材料应根据骨折类型和局部软组织条件决定,可选择外固定、接骨板、髓内钉和螺钉等,或几种相结合。

外固定支架一般用于临时固定,准备日后行内固定治疗;但在某些软组织条件不允许做内固定的情况下也可作为最终固定。对于 A 型骨折可以采用不跨关节的外固定支架,允许患者早期活动膝关节;对于 B、C 型骨折,需要跨关节固定,对关节端骨折可以有限切开复位经皮克氏针或螺钉内固定,但关节功能预后不佳。

逆行髓内钉可用于易于复位的 A 型和 C1、C2 型骨折。A 型骨折远端应保留有足够的长度(6cm),以允许拧入交锁钉或打入螺旋刀片。对于简单的 C1、C2 型骨折,应采用髌骨内侧或外侧切口,解剖复位关节面,至少用 2 枚螺钉固定,然后再置入髓内钉完成最终固定。

除个别情况,如 B3 型骨折,股骨远端骨折常采用接骨板内固定。距离关节面较近的 A 型骨折,所有 C 型骨折,B1、B2 型骨折均可采用具有角稳定性的接骨板,如 95°髁接骨板、微创固定系统(less invasive stabilization system,LISS)、股骨远端锁定接骨板(locking compression plate-distal femur,LCP-DF)。B1、B2 型骨折可单独使用螺钉如空心钉固定,亦可同时选择重建接骨板、T 形接骨板或 LCP 做防滑接骨板,增加固定稳定性。B3 型骨折应选择埋头钉技术,避免影响关节活动。

手术体位通常使用仰卧位,患侧臀下垫高。膝关节下垫枕使其屈曲 40°~60°以松弛腓肠肌,避免对股骨髁的牵拉、方便骨折复位和内固定操作。手术入路有外侧入路、内侧入路、内外侧联合入路以及正中入路等,可根据骨折类型、内固定方式和原有软组织条件进行选择。开放性骨折根据伤口情况可作不规则皮肤切口。

2. 手术治疗的方法

(1) 股骨远端骨折切开复位接骨板内固定:如前所述,具有成角稳定性的接骨板螺钉系统包括 LISS、LCP-DF 等,不但能提供角度稳定性,起到内固定支架的作用,而且能微创置入螺钉,减少软组织剥离和血供的破坏。

LISS 内固定系统已被广泛应用,是常规接骨板理想的替代物。LISS 能以最佳方式保护骨的血运;较常规接骨板有较好的抗感染能力;被设计以微创方式放入;提供固定角度的接骨板螺钉导向装置,由两部分构成,容易使用在复杂骨折中;因为它们是自攻单皮质螺钉,很容易和快速应用于骨折的复位。

【麻醉】　硬膜外阻滞或全身麻醉。

【体位】　患者仰卧于可透 X 线的手术床上,患侧肢体可自由活动,对侧肢体可固定在手术床上。患侧膝关节在微屈曲位,防止腓肠肌牵拉股骨远端损伤血管。在股骨很靠远端的骨折,膝关节屈曲达60°,可松弛腓肠肌的牵拉作用。

【操作步骤】

1) 切口:不同的骨折部位,选用不同的手术入路。关节外骨折采用膝关节外侧切口,关节内骨折采用髌旁前外侧切口(图 12-2-39)。

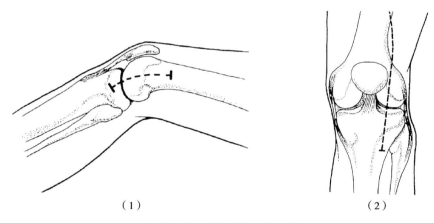

(1)　　　　　　　　　　　　　　　　(2)

图 12-2-39　膝关节切口示意图
外侧切口(1)和髌旁前外侧切口(2)

关节外骨折时,自 Gerdy 结节向近端切一约 8cm 切口,顺纤维方向纵形劈开髂胫束。在股外侧肌和骨膜之间形成一腔隙,使得内固定器可以在股外侧肌和骨膜之间插入。关节内骨折时,髌旁前外侧切口打开关节,可以在直视下准确复位骨折,其间既可插入固定器,又可进行锁钉固定。

2) 复位:A 型骨折不显露骨折端,通过牵引或利用撑开器恢复股骨的力线和长度。遇骨折块之间残留较大缝隙者应予以复位,否则可能导致骨不连。在 B、C 型,骨折的关节面必须解剖复位。C 型骨折者先复位关节面,用克氏针临时固定,透视确认复位满意后用空心螺钉、松质骨螺钉固定;遇严重粉碎的骨折,使用埋头钉固定;骨缺损影响复位固定者需要植骨;关节端骨块固定在一起形成较大骨块,则可使用大的巾钳复位。螺钉位置不能妨碍接骨板的置入,为此可以从内向外置入螺钉。其次复位干骺端,在腘窝下垫合适小枕,使用间接复位技术。手法牵引困难时,可在髁部横形打入一枚斯氏针辅助牵引,也可以使用骨折撑开器。原则是恢复力线、长度和旋转对位,不需要解剖复位。术中透视从三个平面检查复位情况,即冠状面有无内外翻,矢状面有无前后成角,轴向有无旋转。旋转对位的判断有一定难度,可以采用不同方法予以验证。维持髌骨向前测量下肢的力线,正确时髂前上棘、髌骨中点和第一、第二足趾之间应位于同一直线。比较健侧和伤侧小转子的影像可以判断旋转畸形复位情况。复位满意后用克氏针或斯氏针临时固定。如果长度恢复,旋转畸形亦已纠正,也可以先插入接骨板,利用复位螺钉纠正内外翻成角,再完成固定。

3) 固定(图 12-2-40 ~ 图 12-2-43):根据股骨长度选择合适的接骨板,LISS 和 LCP-DF 的操作基本相同。安装导向及固定装置与接骨板。把固定在导向器上的接骨板插入股外侧肌与骨膜之间,确保接骨板的近端与骨干贴附,接骨板的远端置于股骨外髁,克氏针临时固定,透视确认与关节面间的距离,保证螺钉不进入关节或髁间窝。接骨板与股骨干轴线方向完全一致。LCP-DF 远端中央 7.3mm 螺钉必须与膝关节面平行。如干骺端复位仍不满意,这时可以进行牵引复位,利用点状复位钳固定接骨板和骨折近端。在接骨板最近端切一小皮肤切口,将套筒与接骨板固定,确定接骨板与股骨位置关系良好,用克氏针在接骨板远近端简单固定。透视观察接骨板与股骨贴敷良好后,这时可以选择先使用皮质骨螺钉或 Pulling 装置使骨干靠近接骨板,起到骨折复位的作用。然后使用普通或锁定螺钉固定接骨板。螺钉的位置和数量取决于骨折的部位。螺钉的位置应遵循内固定的一般原则,在骨折的远近端至少各用 4 枚螺钉。股骨干部可选用单皮质螺钉固定。骨质疏松时应使用双皮质螺钉。注意:安装自攻螺钉时应经套筒上的侧孔注入生理盐水以防止因高热引起的骨坏死。

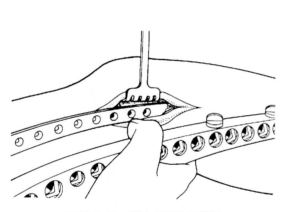

图 12-2-40　插入 LISS 接骨板

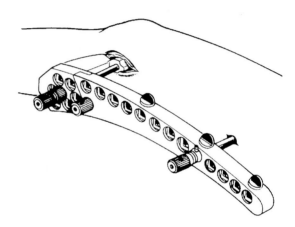

图 12-2-41　将套筒与 LISS 接骨板固定

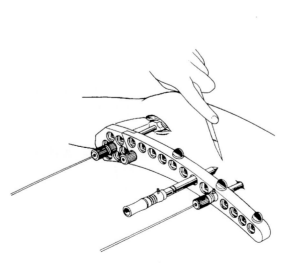

图 12-2-42　克氏针临时固定

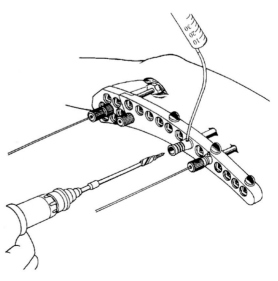

图 12-2-43　安装自攻螺钉

【术后处理】　如无并发症或合并伤,术后次日即可利用 CPM 进行髋、膝关节活动,直腿抬高运动,锻炼股四头肌肌力。若全身情况许可,1 周内扶双拐下地,患侧足部触地部分负重(10～15kg)。8～12 周开始增加负重,16～20 周弃拐行走。

(2)股骨远端骨折逆行带锁髓内钉固定:

【体位】　患者仰卧于透 X 线的手术床上,手术全过程用 X 线电视监控。膝下垫一长枕维持屈膝 45°～55°。

【操作步骤】

1)切口:开放插针时,通过标准的中线切口及髌旁内侧关节囊切开进入膝关节,经皮插针时,在髌腱正中做 5cm 的直切口,从髌骨下极延伸到胫骨结节上 1cm。沿着髌腱中心的纵形纤维切开,在其后的手术过程中应始终使用牵开器保护髌腱。

2)复位:解剖复位髁间骨折并用克氏针固定,用一个大夹持钳来维持复位。

3)固定股骨髁骨折:在股骨髁部骨折的前侧及后侧部位,由外向内拧入数枚部分螺纹的 6.5mm 松质骨螺钉,将股骨的内、外侧髁拉拢在一起。螺丝钉之间应留有足够的空隙,以便于髓内钉置入髓腔中心,侧位 X 线电视透视观察,前面和后面的螺丝钉之间至少应有 14mm 的距离。如果需要,可由前向后另外拧入几枚 4.5mm 或 6.5mm 螺丝钉,以固定冠状骨折线。

4)进钉点开口:选髁间切迹的中央为进钉点,恰在后交叉韧带起点的前方,或在后侧骨皮质的前方约 5mm 处。用 Küntscher 锥或梯级空心髓腔锉通过导向针在该点作出髓内钉的入口(图 12-2-44)。将 Küntscher 锥或髓腔锉推进 3～5cm 抵达干髁交界处,在中立位(无内、外翻)对线状态下确保此入口位于股骨两髁的正中心。以股骨髁为参照来调整髓内钉入口的对线方向,而不应以股骨干为参照,因为此时确定入口的对线方向,股骨干常未与股骨髁完全复位。如果髓内钉入口与股骨髁的对线正确,插入长度合适的髓内钉将会在髓腔内居中,确保股骨干与股骨髁对线正确。

5)扩髓:开出髓内钉入口后,移除尖锥,插入球状头的导针,在电视透视下将导针向前推进越过骨折线进入股骨干。如果股骨模板提示有必要扩髓,用 8mm 前端带刃的髓腔锉扩大入口,然后以 0.5mm 递增量逐渐扩大髓腔,直到其直径比所选择的髓内钉大 1～1.5mm,以避免插钉时髁部发生移位。

6)置钉:将合适长度及直径的髓内钉与导向器相连接,并将对线杆穿过导向杆和髓内钉。髓内钉远端尖顶一般朝向背侧,但偶尔将其反转以协助复位过度屈曲的髁部骨折段。导向杆应位于外侧。屈膝 45°～55°牵引,将髓内钉沿导针推进插入远端髁部。屈膝不应越过 55°,否则髌骨将妨碍髓内钉的入口。用手推压将髓内钉沿导针向前推进,越过骨折部位并进入股骨干。髓内钉通过骨折部位时,应保证骨折维持正确对线,以避免造成进一步粉碎。应避免扭转导向杆,因为这将使导向杆上的孔与髓内钉螺丝钉孔之间的对线产生偏差,造成交锁螺丝钉置入困难。推进髓内钉,直至

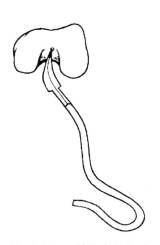

图 12-2-44　钻髓内钉入口

其末端沉入髁间切迹表面下 2～5mm,然后拔除导针。开放插钉更容易检查其末端沉入是否恰当,而沉钉不当可导致髌骨撞击。

7)远端锁定:通常首先上远端的交锁钉。维持骨折合适的对线,将 10 号小刀片经钻孔导向器最远端的孔插入,以确定切口的合适长度。然后,在局部戳出一切口,经过筋膜直达骨皮质,经钻孔导向器插入 8mm 绿色钻头套筒和 4mm 黄色钻头套筒,抵达骨皮质,用 4mm 钻头钻透双侧骨皮质。观察 4mm 钻头外露的代表钻孔深度的刻度,以确定螺丝钉合适的长度。为了测量准确,钻头套筒必须抵及骨皮质。在拧入第一枚远端锁钉之前,当移出钻头时,髓内钉和钻孔导向器联合装置可能发生旋转或被向前推进。因此,应由一个助手仔细地握住该装置不动,直至拧入的第一枚锁钉已将髓内钉-导向器联合装置与髁部固定在一起。放置 5mm 的交锁钉前抽出黄色钻头套筒,将合适长度的锁钉装配在螺丝刀上,螺丝刀穿过绿色钻头套筒将锁钉通过双侧骨皮质拧入。相同方法上第二枚远端锁钉。某些类型的骨折可

上三枚远端交锁钉,但大部分骨折上两枚锁钉足以达到充分的固定。过长的螺丝钉可能会刺激软组织,并影响膝部的康复:膝部内旋,通过 X 线电视透视的斜位像观察螺丝钉的长度。

8)近端锁定:上近端锁钉时,骨折必须维持正确复位并保持肢体的长度。对于粉碎性骨折,确定肢体长度可能较为困难。在这种情况下,可用外部导针或透射线的尺子测量健侧股骨的长度,并与伤侧股骨比较。近端一般用 2 枚交锁螺丝钉,首先拧入稍远端的锁钉。用刀片经钻头导向器戳出一切口,保证这个皮肤和软组织切口大小及深度合适,以便绿色和黄色套筒通过并抵达股骨骨皮质。如果切口不够大、软组织可能推挤导向套筒,导致其向前、后、远端、近端等方向偏离髓内钉锁孔。如发生这种情况,钻头不能对准锁孔而钻了无效的锁孔,导致髓内钉尖部周围股骨所承受应力升高。在 4mm 钻头钻孔之前,用电视透视确保钻头套筒抵在股骨骨皮质上,并且对准髓内钉锁孔。然后钻孔,测定螺丝钉的长度、按上远端锁钉的方法置入此枚锁钉。同法上第二枚近端锁钉。移除钻头导向器。另外,也可在上锁钉之前先移除钻头导向器,经徒手或可透视钻拧入近端锁钉。

9)关闭切口:大量盐水冲洗切口,并依层缝合。如果采用髌腱劈开入路,修复髌腱。在一定范围内活动膝关节,确定骨折的稳定性及术后是否需支具保护。

(3)股骨内髁骨折切开复位松质骨螺丝钉固定:

【麻醉】 硬脊膜外阻滞或全身麻醉。

【体位】 仰卧位或患侧卧位。

【操作步骤】

1)切口:膝关节内侧髌骨下两横指以内髁最高点为中心,作直切口或弧形切口,长约 10cm。

2)手术:切开关节囊,分离股内侧肌,将髌骨拉向外侧,充分显露股骨内髁骨折片及股骨外髁大部,整复骨折,使骨折片完全复位,关节面平整,先以两枚克氏针由内向外横穿固定。根据骨折片大小、进钉部位和方向选择两枚杆及螺纹长度比例适当的松质骨螺丝钉,以 4.5mm 钻头钻孔至外髁皮质,6.5mm 丝锥攻透内髁皮质,拧入螺丝钉,螺丝钉杆必须超过骨折线约 0.5cm,螺纹过对侧皮质 1~2 圈,达到充分固定的目的。如骨质坚硬,螺钉拧入困难亦可攻丝全外髁皮质,再拧螺钉(图 12-2-45)。

(4)股骨后髁骨折切开复位松质骨螺丝钉固定:股骨后髁骨折几乎均发生在内髁,受剪切暴力和撕脱暴力所致,常合并膝关节后脱位。由于骨片缺乏血运,如整复不及时,复位固定不牢,影响功能恢复,易发生骨折片坏死。因此应及时切开复位,以松质骨拉力螺钉固定。

【麻醉】 硬脊膜外阻滞或全身麻醉。

【体位】 俯卧位。

【操作步骤】

1)切口:膝关节后内侧切口。于半腱肌、半膜肌、缝匠肌及股薄肌之前作直切口,长约 10cm。

2)手术:切外骨膜,分离腓肠肌内侧头,切断内侧部分,拉向外侧,使骨折片显露充分,将其完全整复,以两枚克氏针固定。根据骨折片大小及螺钉拧入方向选择螺杆和螺纹长度比例合适的 6.5mm 或 4.5mm 松质骨螺钉两枚,取 4.5mm 或 3.2mm 钻头钻孔,拧入松质骨拉力螺钉,使骨折片间加压嵌插(图 12-2-46)。

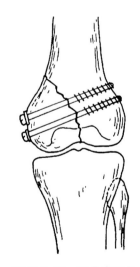

图 12-2-45 股骨内髁骨折拉力螺钉固定示意图

【术后处理】 股骨髁部骨折加压松质骨螺钉固定后,拔除引流即可活动关节和肌肉,2~3 周持双拐下地,8~12 周离拐行走。

(5)股骨下端骨骺分离切开复位内固定:股骨下端骨骺分离有骨骺分离和带有三角形干骺端骨片的骨骺骨折与分离。骨骺分离可采用手法复位,屈膝位石膏托固定,如不稳定,则采用两枚克氏针从内外髁斜形交叉穿行固定。而后种类型则应充分复位,以两枚松质骨拉力螺钉加压固定。但不能穿过骺板加压固定。

【麻醉】 硬脊膜外阻滞或全身麻醉。

【体位】 仰卧位。

【操作步骤】

1）切口:膝关节外侧直切口,自膝关节向上长约10cm。

2）手术:切开阔筋膜及关节囊,直视下行牵引,提压,随后屈膝,使分离的骨骺完全复位。直视下或电视透视下检查,如复位满意,单纯骨骺分离及经干骺端带小片骨的骨骺分离,可在内外髁两侧斜形向股骨中线交叉钻入2.4mm的克氏针两枚,针尖通过近位骨片对侧骨皮质,针尾留在皮外或皮下,以便3~4周后拔出。如干骺端的骨折片较大,则应经骨折面拧入两枚松质骨拉力螺钉,行加压固定(图12-2-47)。

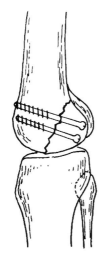

图12-2-46 股骨后髁骨折固定

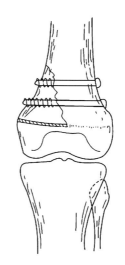

图12-2-47 股骨下端骨骺
分离切开复位内固定

【术后处理】 石膏托固定膝关节屈曲约30°位2~3周。拔除引流后进行膝关节伸屈活动。3~4周拔钢针,4~6周可持拐杖行走,6~8周逐渐负重。

(刘 璠)

（二）髌骨骨折

1. 概述 髌骨是伸膝装置的重要组成部分,有传导并增强股四头肌肌力、维护膝关节稳定及屏障性保护股骨髁部的作用。间接暴力可导致髌骨横断或斜形骨折,直接暴力撞击可造成髌骨粉碎骨折;纵形骨折及撕脱骨折,均较少见,前者多在外侧,后者多为下极且不涉及关节面。骨折无移位或侧位片上骨折上下两部分移位<2mm者可保守治疗;骨折移位较明显,则应手术切开复位,根据骨折类型选择不同的内固定方法;对未累积关节面的髌骨下极粉碎骨折可行髌骨部分切除。除非髌骨严重粉碎,软骨广泛破坏,一般不做髌骨全切除术。

2. 手术治疗方法

（1）AO张力带技术

【适应证】 髌骨横断骨折,部分粉碎骨折。

【禁忌证】 局部皮肤有外伤者应慎重。

【特殊器械】 大号布巾钳。

【术前准备】 向患者说明治疗方案及功能练习方法,术中摄片。

【麻醉】 硬脊膜外阻滞或全麻。

【体位】 仰卧位,大腿上止血带。

【操作步骤】

1）切口:作髌骨前纵切口(正中,内、外侧弧形)或下方横弧形切口。后者应注意皮肤切口要远于骨折部位,以防止术后粘连,切口内侧注意勿损伤隐神经髌下支。

2)显露与清理:切开皮肤、皮下组织及深筋膜,在深筋膜行锐性剥离,充分显露包括骨折端在内的髌骨及两侧支持带(常已破裂),股四头肌及髌韧带附着部,反复冲洗以彻底清除关节内积血及游离的碎骨块,根据骨折类型进行固定。

3)横断骨折的固定:在近端骨折断面,于中外及中内 1/3 处距骨折断面中央近关节面处,分别平行逆行穿入两根 1.6~2.0mm 克氏针。从髌骨上极穿出,回撤克氏针使尖端与骨折面平齐,伸膝复位骨折以布巾钳固定,经髌骨支持带裂口检查关节面对合良好后,分别将 2 枚克氏针钻透过远位骨折片,至髌韧带穿出,用尖刀沿克氏针进出髌骨处韧带纵形切小口达髌韧带边缘,以直径 1~1.2mm 钢丝分别 8 字缠绕克氏针(亦可使用一根钢丝环绕 2 根克氏针呈 8 字或 0 字固定者),以保证钢丝紧贴髌骨。在近端拉紧钢丝分别于内外侧拧紧固定,将 2 枚克氏针上端剪短并折弯成锐角,将其旋转 180°,向远端锤入髌骨上缘,距髌骨下极 0.5cm 处剪断克氏针远端,并向关节面处折弯少许,摄 X 线片证实复位良好,轻度屈伸膝关节观察固定牢固后,修补髌内外侧支持带,间断缝合髌前腱膜,伤口内置负压引流管,分层闭合伤口(图 12-2-48)。

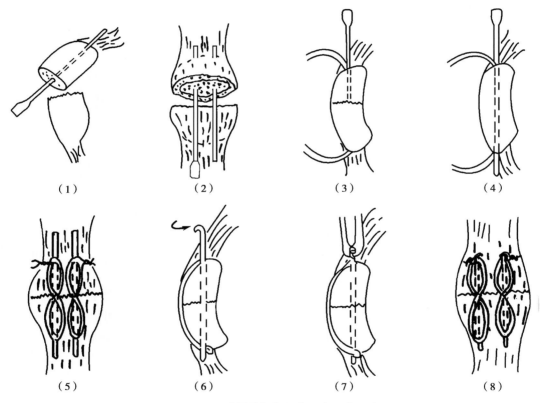

(1) (2) (3) (4)

(5) (6) (7) (8)

图 12-2-48 髌骨骨折复位内固定手术示意图
(1)及(2)髌骨横断骨折,1.6mm 克氏针从近端骨折断面穿入,上极穿出;(3)及(4)复位钳钳夹固定,克氏针穿过远侧骨折块从下极穿出;(5)取钢丝分别绕过两克氏针行 8 字缠绕固定;(6)及(7)将克氏针上端折弯成锐角,旋转 180°,向下锤击入髌骨上缘;(8)距髌骨下极 0.5mm 处剪断克氏针远端,折弯少许

4)粉碎骨折的固定:如骨块不多且较大,可先将骨块以克氏针或螺丝钉固定变成近横断骨折后再行克氏针张力带固定。注意固定骨块克氏针或螺丝钉应接近髌骨表面,为张力带克氏针留出空间。

5)移位不明显的粉碎骨折的固定:应先于髌骨周围行钢丝环扎固定,再行张力带钢丝固定,穿入克氏针可行顺行穿针法。

6)髌骨上下极骨块的固定:如果上下极骨块较大,而中央严重粉碎者,可去除中央碎骨块,修整成两大骨块后,再行张力带克氏针固定。

【术后处理】 术后即可开始肌肉短缩练习,1~2 天拔除引流管,根据骨折类型及固定情况采取适宜的功能练习。如为横断骨折,则 2~3 天可行 CPM,2~3 周可带膝关节活动支具部分负重练习行走,3~4 周逐渐负重行走;如为粉碎骨折则适当延长练习时间。

(2) 记忆合金聚髌器内固定术

【适应证、麻醉、体位、特殊器械、应用解剖、术后处理】 同前。

【术前准备】 准备 0~8℃无菌冰盐水及 40℃左右无菌温盐水;余同前(1)。

【操作步骤】

1) 切口:同前。

2) 手术:充分显露骨折端及髌骨后,将骨折复位,选择适宜型号聚髌器置于冰盐水中,展开爪支,经髌骨周围软组织穿入至髌骨周缘,以温盐水加温,聚髌器恢复到原来形状而对骨折起到加强固定作用。

(3) 髌骨周围缝合固定术

【适应证】 髌骨严重粉碎,穿克氏针或螺钉有困难者。

【麻醉、体位】 同前。

【操作步骤】

1) 切口:同前。

2) 手术:显露髌骨后,将骨折以多把布巾钳暂时固定,以钢丝或粗丝线紧贴髌骨缘行双半环或环形缝合拉紧固定,有时需在髌骨表面经髌前腱膜再行小环形缝合固定,可增加稳定性。

【术后处理】 术后长腿无踝石膏固定 4~6 周。术后即可开始肌肉收缩活动,2~3 周练习直腿抬高,去石膏后逐渐负重练习。

(4) 髌骨部分切除

【适应证】 髌骨下极及少见的髌骨上极粉碎骨折。

【麻醉、体位、术后处理】 同前(3)。

【操作步骤】

1) 切口:同前。

2) 手术:以髌骨下极骨折为例,显露骨折端后,去除下极碎骨块,保留部分髌腱内小片状骨块,修整近端骨折面,在其关节面稍前用 2mm 克氏针或 2.5mm 钻头向近端向髌骨前面平行钻 3 个孔(中间、内、外 1/3 各一孔),将 2 根粗丝线分别经髌腱内侧半、外侧半各缝合一根,均从中央引出。使用缝线引导器,内外侧孔各穿过一根线尾,中央孔穿过 2 根线尾,轻度过伸膝关节,线尾分别拉紧结扎,这样可防止骨折块倾斜及骨折端面与股骨关节面接触。为加强固定效果,可在髌骨及胫骨结节间行钢丝或钛缆行 8 字固定。

(5) 髌骨全切除

【适应证】 严重髌骨粉碎骨折,关节面广泛破坏且没有较大骨块可保留者。

【麻醉、体位、术后处理】 同前(3)。

【操作步骤】

1) 切口:髌前纵向切口为宜。

2) 手术充分显露股四头肌腱、髌骨及髌腱,在可能保留股四头肌腱及髌腱前提下,彻底切除髌骨,如果张力不大,可以用粗丝线将股四头肌腱与髌腱直接双重褥式或 8 字缝合;亦可用粗丝线将股四头肌腱、髌腱及内外侧关节囊的扩张部行荷包缝合,拉紧缝合使肌腱残端翻向外在表面打结固定,修补两侧关节囊。如果残端张力较大缝合困难时,可股四头肌腱 V 形翻转延长,覆盖缺损处缝合。

(6) 螺丝钉固定术

【适应证】 髌骨斜形或纵形骨折。

【麻醉、体位、术后处理】 同前(3)。

【操作步骤】 骨折复位暂时固定后,以 4.0 螺钉(或空心钉)直接固定骨折块。

髌骨骨折术后并发症包括:①关节僵硬或活动受限,多由关节内粘连导致,可通过关节镜松解。坚强可靠的内固定后早期功能锻炼是预防关节粘连的最好办法。②骨折不愈合发生率低于 1%。③因内固定导致不适,往往需要取出内固定。④创伤性关节炎。

（刘　璠）

（三）胫骨平台骨折

1. 概述　胫骨平台骨折约占全身骨折4%,常为高能量暴力所致,因属关节内骨折,且常累及胫骨近端,故多采用手术治疗。关节面解剖复位,骨折坚强内固定和塌陷骨折复位后植骨是目前手术治疗胫骨平台骨折公认的三要素。由于暴力大小、损伤机制的不同,骨折类型也不同。目前临床多采用 AO 分型及 Schatzker 分型,后者因较为简明且临床实用性强而被广泛采用。其将骨折分为 6 型。Ⅰ型:外侧胫骨平台劈裂骨折,无关节面塌陷,常见于年轻人;Ⅱ型:外侧胫骨平台劈裂骨折合并程度不同的负重区压缩骨折,压缩部分可以在前侧、中部或全部;Ⅲ型:外侧胫骨平台关节面中心部压缩骨折,压缩范围可以是中央部或全部,不合并劈裂骨折;Ⅳ型:内侧胫骨平台骨折,常见于高龄骨质疏松者;Ⅴ型:双侧胫骨平台骨折伴不同程度的关节面塌陷和髁移位;Ⅵ型:双侧胫骨平台骨折伴干骺端分离。AO 分型为骨折系统分类,内容丰富,与 Schatzker 分型有很多相似之处。在诊断上除传统的膝关节正侧位 X 线摄片,CT扫描特别是三维 CT 重建对诊断和治疗方面的作用日渐突出,MRI 对半月板、韧带及关节软骨诊断准确,同时可发现隐性骨折,但由于价格昂贵,目前尚不作为常规检查手段。在处理骨折之前,首先应对合并伤作出明确诊断并及时处理,特别是是否合并膝关节脱位、腘血管损伤及骨筋膜室综合征等。其次对软组织损伤程度要有充分的估计,软组织处理正确与否事关胫骨平台骨折治疗的成败。开放性骨折、软组织损伤严重或虽为闭合损伤但软组织严重广泛挫伤时,处理骨折同时行腓肠肌内侧头肌(皮)瓣转移非常重要。手术切口应避开皮肤挫(擦)伤处,如果软组织肿胀明显,则应在水肿充分消退后手术,以避免引起并发症。有移位的胫骨平台骨折为关节内骨折,因此大多数需手术治疗。但到目前为止关节面骨折的可接受的移位程度仍是一个有争议的问题,大多数学者赞同当关节面塌陷或移位>10mm 时应手术治疗。Hokonen 提出胫骨平台手术指征:①胫骨外侧平台向外倾斜>5°,或关节面塌陷>3mm,或平台增宽>5mm;②除裂纹骨折外的所有内侧平台骨折;③外侧平台倾斜的双髁骨折;④内侧倾斜的双髁骨折;⑤除裂纹骨折外的所有纵向压缩性骨折。亦有作者建议对与各自健侧胫骨平台相比关节面塌陷超过 2mm 或髁部增宽超过 2mm 均应行手术治疗。一般情况下,保守治疗只适应于无明显移位(<2mm)的关节内骨折,老年患者原有严重骨关节病、骨质疏松者或不具备手术治疗条件者,可采取闭合手法整复长腿石膏固定 4~6 周,完全负重的时间应在 8~12 周以上。跟骨牵引对维持骨折轴线、软组织修复及后期关节重建等二期手术有帮助,具有减少关节僵硬及增加活动度的优点,但无助于关节面塌陷的解决。随着关节镜技术不断成熟,在关节镜监视下,对 Schatzker Ⅰ~Ⅲ型行关节外骨折复位植骨与固定,同时镜下修复伴有的交叉韧带、半月板损伤已显示出明显优势。对高能量创伤所致组织广泛损伤或严重粉碎骨折,外固定支架是良好选择,超关节外固定支架对组织修复和维持骨折轴线,为延期手术提供了可靠保证,有限内固定结合外固定支架是治疗粉碎骨折的有效方法之一。螺丝钉及接骨板螺丝钉目前仍是固定胫骨平台骨折主要方法,除金属螺钉外,可吸收钉棒(如 PGA、PLLA,同种异体皮质骨钉)已经应用于临床。接骨板种类较多,如 T 形、L 形、曲棍球棒形等,由于对骨折认识及医学技术的发展,微创有限切开、直接或间接复位、生物学固定是骨折手术治疗的发展方向,为减少皮肤软组织损伤,保护骨折周围血运,一种在生物学基础上发展起来的新型接骨板固定法,即微创经皮接骨板固定法(mininally invasive percutaneous plate osteosunthesis,MIPPO)逐渐得到推广。这是骨折固定技术的一项革命,它包括骨折远近端小切口,接骨板皮下或肌下插入,跨过骨折区域,利用间接复位技术,如肌腱韧带牵引和开窗复位技术进行骨折复位后,螺钉固定骨折远近端,而不暴露骨折区域。专门为治疗胫骨近端骨折而设计的带锁接骨板固定系统,即胫骨近端微创内固定系统(less invasive stabilization system for proximal tibia,LISS-PT)是其典型代表。

多数胫骨平台骨折除劈裂骨折外,常伴有关节面塌陷,导致关节面下松质骨被压缩,手术时撬起关节面复位,则局部形成空腔,如不植骨、植骨不充分或植骨方法不当,可导致骨折再次移位及关节面塌陷,在此情况下必须行植骨充填,植骨量应充分且尽可能压实。植骨材料可选择自体骨。目前标准骨库生产的同种异体骨及人工骨材料在临床中的应用越来越广泛,其可以避免取自体骨带来的一系列并发症。

尽管目前胫骨平台骨折治疗已取得长足进步,但由于骨折的复杂性,尚无一种方法能适合于所有骨折,必须根据骨折实际情况作出判断,同时结合医生的经验、医院的设备条件等综合考虑,应该指出不成功的手术结果远不如保守治疗。

2. 手术治疗方法

(1)螺丝钉固定

【适应证】 胫骨平台骨折 Schatzker 分型 Ⅰ~Ⅳ 型骨折,骨折无粉碎。

【禁忌证】 相对禁忌证包括软组织挫伤严重,肢体明显肿胀;高龄骨质疏松明显或已有严重骨关节病变。

【术前准备】 仔细阅读 X 线片、CT 片及三维重建片,充分了解骨折类型、移位及塌陷程度,必要时加拍健侧 X 线片对比,做好植骨,术中透视及摄片准备。

【麻醉】 硬膜外阻滞或全麻。

【体位】 仰卧位,大腿止血带,膝关节屈曲。

【操作步骤】

1)切口:依骨折部位选择髌旁外或内侧纵弧形入路,根据骨折块大小决定切口长度,如借助关节镜监视,可不暴露关节腔采取经皮小切口。

2)显露与复位:以胫骨外侧平台骨折为例,从髌骨上缘外侧 2.5cm 向前下作弧形口,至胫骨结节外缘,切开皮肤,皮瓣应包括全部皮下脂肪到达筋膜,以防止皮肤坏死。沿半月板边缘锐性切开,行骨膜下剥离,将附着胫骨平台外髁肌肉推向后侧,充分暴露骨折处,从半月板下将其抬起观察关节面。也可经外侧半月板前角附着处切断,一并行胫骨膜下剥离后,牵向外侧,彻底冲洗关节腔以去除积血及碎骨块,根据骨折类型行螺钉固定,术后伤口内置负压引流管。

3)Ⅰ型骨折的固定:复位后,先以布巾钳或克氏针临时固定,距平台关节面下 0.5cm,稍向内后钻孔,以松质骨螺钉固定,骨折远端钻孔拧入第 2 枚松质骨螺钉,螺钉之螺纹应在骨折线以远,第 2 枚螺钉也可用皮质骨拉力螺钉加垫圈固定于骨折尖端,以防止骨折向远端移位(图 12-2-49)。

4)Ⅱ型骨折的固定:将外侧髁骨块掀起,清楚显示塌陷的关节面,准确判断压缩程度,有时比较困难,常需借助健侧 X 线对比。在距关节面 1cm 以下用骨刀凿入,轻轻抬起近端达正常位置,其下空腔植骨并压实,将外髁骨块复位,同上述(1)方法固定。注意螺钉不能拧的过紧,以避免挤压导致再次移位(图 12-2-50)。

5)Ⅲ型骨折的固定:在胫骨近端前外侧皮质骨上开窗,伸入骨膜剥离器或专用打击器从前下往关节面方向打击撬起中央塌陷部分,空腔植骨后,同上述(1)方法固定(图 12-2-51)。

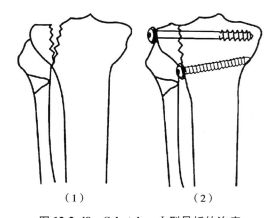

(1)   (2)

图 12-2-49 Schatzker Ⅰ型骨折的治疗
(1)Ⅰ型骨折;(2)复位后,距关节面下 0.5mm 处向内后钻孔,以松质骨螺钉固定,第二枚皮质骨螺钉加垫圈固定于骨折尖端

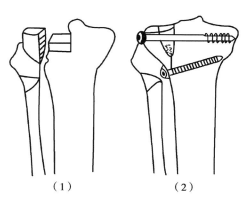

(1)   (2)

图 12-2-50 Schatzker Ⅱ型骨折的治疗
(1)Ⅱ型骨折;(2)塌陷骨折撬起植骨后螺钉固定

6）Ⅳ型骨折:选择髌旁内侧弧形入路直接暴露骨折处,对骨质较好的内侧劈裂骨折,同上述（1）固定,注意明显移位的骨折常合并及关节囊的撕裂,骨折复位固定的同时应进行外侧结构修补。如果骨折块偏后,可选择后内侧入路,在鹅足结构背侧（半膜肌、半腱肌牵向内侧、腓肠肠内侧头牵向外侧）或切断半膜肌和半腱肌肌腱,与缝匠肌一并牵向外侧,显露骨折端（图12-2-52）。

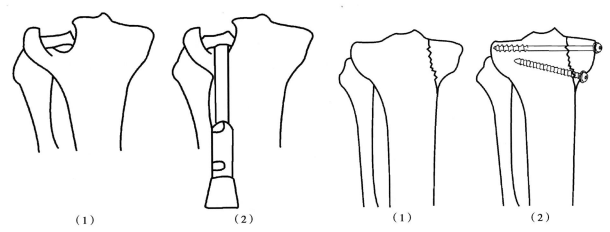

（1） （2） （1） （2）

图 12-2-51 Schatzker Ⅲ型骨折的治疗
（1）Ⅲ型骨折;（2）塌陷骨折块撬起,植骨后

图 12-2-52 Schatzker Ⅳ型骨折的治疗
（1）Ⅳ型骨折;（2）两枚螺钉固定

【术后处理】 术后2～3天拔除引流管,早期即可行CPM,6～8周后逐渐负重练习,12周以后完全负重。

（2）接骨板螺钉内固定

【适应证】 伴粉碎骨折的Schatzke Ⅰ～Ⅵ型骨折,Ⅴ型及Ⅳ型骨折。

【禁忌证】 同（1）。

【术前准备】 同（1）。

【麻醉、体位】 同（1）。

【操作步骤】

1）切口:根据骨折部位,主要骨折线及软组织情况决定手术入路。常用髌骨旁外侧及内侧切口,正中直切口或双切口,注意切口不能直接在内植入物表面。髌下Z字成形术,目前已很少使用。

2）手术:切开皮肤后,遵循微创接骨板固定（MIPPO）原则,利用近端切口暴露关节面,直视下通过"骨折窗"复位关节面,植骨后以布巾钳或克氏针临时固定后,将接骨板从近端切口经肌下骨膜外插入后固定。术中应仔细检查半月板及韧带情况,如有损伤应同时修补,术后伤口内置负压引流管。

3）单接骨板螺钉固定:适用于伴粉碎骨折Schatzke Ⅰ～Ⅳ型骨折,同上述（一）法复位暂时固定骨折后,直视下放置接骨板固定（图12-2-53）。

4）双接骨板螺钉内固定:适用于明显移位的粉碎的Ⅳ型骨折及Ⅴ型骨折和Ⅵ型骨折,通常采用双切口,以较长的接骨板固定主要骨折,对侧以较短的抗滑接骨板固定,一般情况下,Ⅳ型骨折长接骨板置于内后侧,短抗滑板置于外侧,而Ⅴ型骨折与Ⅵ型骨折长接骨板置于外侧,短抗滑板置于内侧（图12-2-54、图12-2-55）。

5）LISS接骨板固定:特别适用于Ⅵ型骨折,具有微创、解剖接骨板固定及省去内侧固定的优点。C形臂机监视下闭合复位,经膝外侧切口,利用专用器械经皮经肌肉下插入接骨板,通过瞄准器进行螺钉固定。由于螺钉在接骨板中能锁定,从而保证了螺钉在轴向和成角方向上的稳定性,降低了术后骨折移位复发的危险（图12-2-56）。

【术后处理】 术后2～3天拔除引流管,根据软组织条件及骨折稳定性决定早期活动时间。若伤口闭合无张力且组织肿胀明显,则应待肿胀消退后进行。6～8周内禁止负重。根据骨愈合情况6～8周后逐渐负重,12～14周后可完全负重。

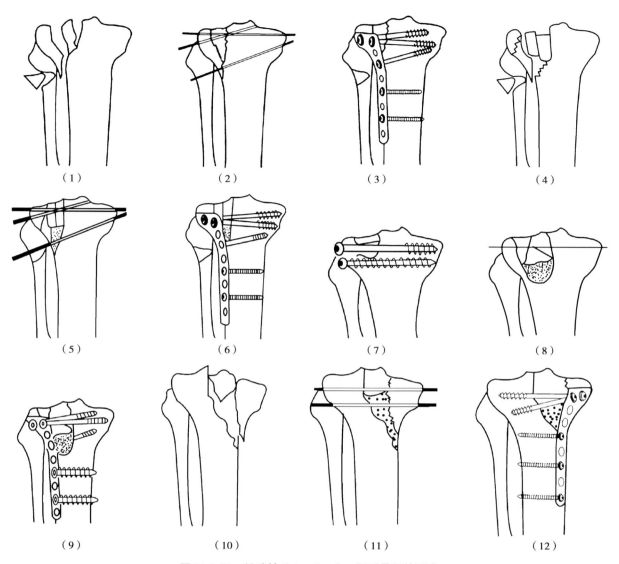

图 12-2-53　粉碎性 Schatzke Ⅰ～Ⅳ型骨折的手术

（1）Ⅰ型粉碎骨折；（2）复位克氏针暂时固定；（3）单侧接骨板固定；（4）Ⅱ型粉碎骨折；（5）撬起植骨克氏针暂时固定；（6）单侧接骨板固定；（7）两枚螺钉固定；（8）Ⅲ型粉碎骨折，塌陷范围较大，撬起植骨后克氏针暂时固定；（9）单侧接骨板固定；（10）Ⅳ型粉碎塌陷骨折；（11）复位植骨后克氏针暂时固定；（12）接骨板固定

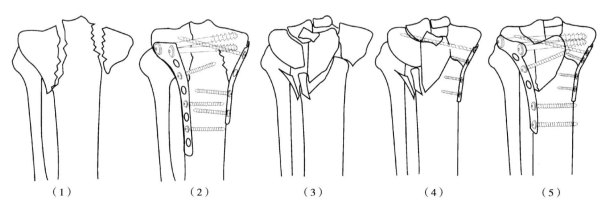

图 12-2-54　Schatzker Ⅴ型骨折的治疗

（1）Ⅴ型骨折；（2）双接骨板固定；（3）Ⅵ型粉碎骨折；（4）首先通过后内侧切口以短接骨板固定内侧骨块；
（5）外侧入路植骨复位后长接骨板固定

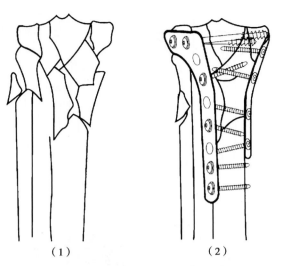

图 12-2-55　Schatzker Ⅵ型骨折的治疗
（1）Ⅵ型骨折；（2）双接骨板固定，短抗滑接骨板置
于内后侧，长接骨板置于外侧

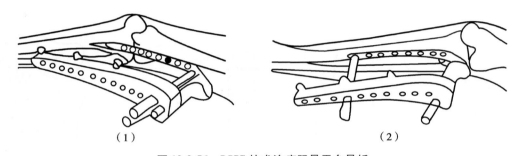

图 12-2-56　LISS 技术治疗胫骨平台骨折
（1）闭合复位骨折，经膝外侧小切口，于肌肉下插入 LISS；（2）通过专用瞄准器经皮置入螺钉

（3）胫骨平台后柱骨折的手术治疗：胫骨平台骨折，特别是 Schatzker Ⅴ型及Ⅳ型骨折累及胫骨平台后侧柱的不在少数（图 12-2-57（1）），该处骨折往往是剪切伤力所致，骨折线呈冠状面劈裂，在 X 线平片上常常被忽视，而 CT 检查可清楚显示。平台后侧柱骨折经前方入路难以处理，尽管有时经过前侧的骨窗可能看到骨折线，但由于后侧皮质不完整，骨折复位非常困难，更谈不上直接固定，因此需要经过后侧入路进行处理。

【适应证】　累及后柱的 Schatzker Ⅵ型、Ⅴ型及Ⅳ型骨折。

【禁忌证】　同（1）。

【术前准备】　同（1），CT 检查应在肢体牵引或外支架临时固定之后进行，以获得更精确的术前影像，便于正确评估骨折情况和制订手术计划。

【麻醉、体位】　建议全身麻醉以获得较好的肌肉松弛，便于局部手术操作；俯卧位或"漂浮体位"，即上半身侧卧位，下半身旋转成俯卧位，适合于需要同时处理前方骨折的病例，术中免得二次消毒和铺巾。

【操作步骤】

1）切口：暴露胫骨平台后侧的入路有膝后侧正中入路，后外侧、后内侧入路，取决于骨折的部位和医生的偏好和经验。现在有主张作后内侧倒 L 形切口的，用以暴露和处理后内侧和后外侧骨折，实现复位和固定。方法是：先屈膝确定后方关节间隙，从中部开始沿皮肤皱褶横形向内达腓肠肌内侧头内缘，弯向远侧成倒 L 形，全长 10～15cm（图 12-2-57（2））。切开皮肤，在肌膜表面游离并翻开皮肤筋膜瓣。

在切口近端注意保护小隐静脉、腓肠内侧皮神经及腓总神经;于切口远侧注意保护隐神经和大隐静脉。

2)暴露:全层翻开筋膜皮瓣,显露腓肠肌内侧头肌腱,沿其内侧缘钝性分离并牵向外侧,显露膝关节后侧关节囊。为保护胫后血管神经束,整个近侧的解剖和分离均应保持在腘肌的深面进行。在外侧避免向胫骨干过度分离,否则容易损伤发自胫前动脉或其分叉部的胫后返动脉。自内向外将腘肌和比目鱼肌从其在胫骨近端的附着处掀开,显露胫骨平台后柱的骨折。屈曲膝关节放松肌肉,减少肌张力有助于暴露,全麻下肌肉足够松弛,胫骨近端后侧的全部均可显露(图12-2-57(3))。

3)复位与固定:通过骨折窗用骨膜剥离器撬起塌陷的关节面使之复位,经软骨下皮质穿克氏针临时固定,对后内侧骨片,与胫骨内嵴平行纵形放置3.5mm T形或修整过的三叶草接骨板实施内固定;为固定外侧骨片,接骨板自外上向内下斜形放置(图12-2-57(4));复位和固定时膝关节必须伸直。

4)切口关闭:创面止血后关闭创口,深筋膜不缝,放置负压引流,逐层缝合皮下及皮肤,完全关闭切口。

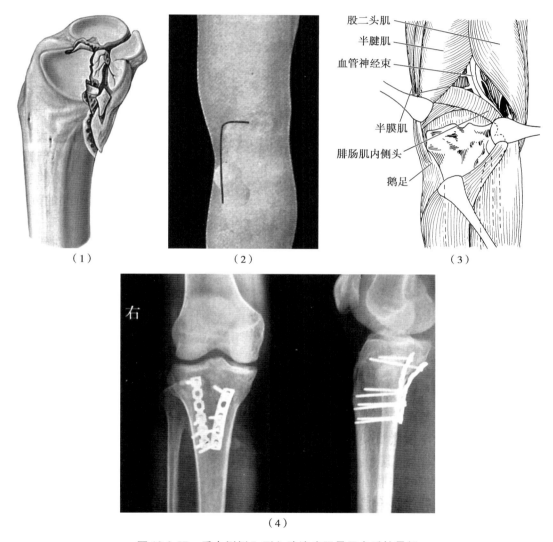

（1）   （2）   （3）

股二头肌
半腱肌
血管神经束
半膜肌
腓肠肌内侧头
鹅足

右

（4）

图 12-2-57　后内侧倒 L 形入路治疗胫骨平台后柱骨折
(1)胫骨后柱骨折示意图;(2)后内侧倒 L 形皮肤切口;(3)手术显露示意图;(4)术后 X 线片,
显示接骨板位置

【术后处理】　术后 3 天开始膝关节被动活动,术后 4～8 周患肢部分负重,骨折愈合或骨痂生长满意后逐渐完全负重。

（刘　璠）

四、胫骨干骨折

(一)概述

胫骨干骨折是常见的长管状骨骨折之一,约占全身骨折的 10%,且大多为胫腓骨双骨折。胫骨全长的内侧 1/3 面位于皮下,所以开放性骨折较多见,且污染常较严重。在急诊清创之后常需要用外固定支架固定,日后根据需要条件合适时更换为内固定。解剖上小腿深筋膜与胫骨相连,将小腿肌肉分隔成许多筋膜间室,胫骨骨折后可并发骨筋膜间室综合征,若处理的不及时或不妥当可形成缺血性肌挛缩,值得警惕。

胫骨干骨折的治疗原则是恢复骨骼长度、排列和旋转对位,未必要求解剖复位。对复杂的骨干骨折,力争闭合或间接复位,最大限度保护骨折部位的生物学环境,实现功能复位、提供相对稳定的固定,确保骨折间接愈合,尽早恢复小腿功能。用于胫骨骨干骨折内固定的方法有偏心性固定的接骨板和中心性固定的髓内钉两大类。累及关节和干骺端的骨折倾向于使用接骨板固定,一般采用经皮微创接骨板置入接骨技术(minimally invasive percutaneous plate osteosynthesis,MIPPO);其余骨折则多采用闭合间接复位髓内钉固定。这样,可以早期活动,有利于功能恢复。接骨板和髓内钉都有许多型号,我们可以根据患者的全身和局部软组织状况及骨折的类型、治疗的需要还有对技术熟练的程度以及喜好灵活选择,以因病施治让患者早日康复为原则。

(二)手术治疗的方法

1. 经皮微创接骨板固定(MIPPO)

【适应证】 有移位的胫骨近端和远端 1/3 不稳定骨折,严重胫骨干粉碎骨折。

【禁忌证】 软组织挫伤严重或有组织缺损者慎用。

【术前准备】 开放骨折术前应静脉滴注抗生素;准备透视及术中拍片,如骨折粉碎、短缩,要拍摄健侧全长 X 线片。

【应用解剖】 大隐静脉及隐神经位于小腿远端 1/3 内侧,远端切口时勿损伤之。

【麻醉】 硬脊膜外阻滞或全麻。

【体位】 仰卧位。

【操作步骤】

(1)切口:根据骨折、皮肤软组织情况及接骨板拟安放的位置决定手术切口,切开时应直达深筋膜而不需要分离皮下组织。以胫骨远端骨折接骨板置于内侧为例,根据骨折范围决定接骨板长度,并按照胫骨远端内侧的弧形进行折弯。在远离骨折的两端做直切口 2~3cm。

(2)复位:手法或器械牵引,徒手或使用器械辅助复位,使用影像增强器监视,确保恢复胫骨的长度、轴线和旋转对位,不强求解剖复位。位置满意后也可用外支架或骨折牵开器维持复位。

(3)固定:在骨折线的近侧切开皮肤,达骨膜表面,用骨膜剥离器在肌肉下、骨膜上潜行作一隧道,将已塑形的接骨板插入,跨越骨折端。根据骨折类型在接骨板远近两端分别安置 3~4 枚螺钉,根据需要亦可经皮小切口在接骨板中央区安放螺钉,但注意不需要将接骨板所有钉孔均安放螺钉,以避免应力集中造成接骨板折断。根据情况可在近端伤口内置负压引流管,缝合伤口(图12-2-58)。

【术后处理】 术后早期即可行 CPM 练习,鼓励患者不负重行膝踝活动完全,4~6 周后部分负重。根据骨折类型、X 线表现及临床检查情况,10~12 周后逐步达到完全负重。

2. 带锁髓内钉固定

【适应证】 适用于解剖分区Ⅲ~Ⅳ区骨折,Ⅱ区及Ⅴ区骨折是相对适应证(图 12-2-59)。

【禁忌证】 感染性骨折不愈合,Ⅰ区及Ⅵ区骨折;Gustilo 分型Ⅲ型骨折是相对禁忌证。

【应用解剖】 同1。

【术前准备】 同1。

【麻醉】 同1。

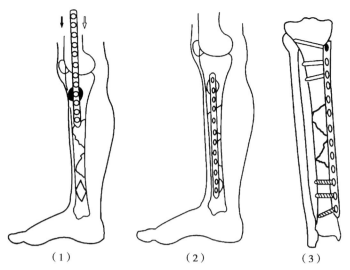

图 12-2-58　胫骨骨干复杂骨折间接复位经皮微创接骨板固定示意图
（1）通过间接复位技术使骨折对线；（2）接骨板通过骨折远近端
小切口经皮下骨膜外置入；（3）骨折的近端和远端分别用 3～4 枚
螺钉固定

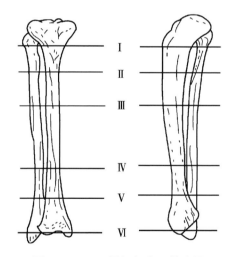

图 12-2-59　胫骨解剖分区模式图

【体位】　仰卧位。下肢置于骨科牵引架或大腿远端下放置带软垫的长方形木板，使屈膝 90°以上（图 12-2-60）。

【操作步骤】

（1）切口：采用髌骨下方正中直行切口长度 4～5cm，劈开髌韧带入路或髌韧带内侧切口。

（2）显露进钉点：切开皮肤显露胫骨结节以上区域，在胫骨平台平面与胫骨结节上方斜形骨面转折处为入点，向胫骨髓腔轴线方向打入导针，经影像增强器确认后，以专用开口器钻开髓腔（图 12-2-61）。

（3）复位：由助手牵引或使用骨折牵开器（但一般并不需要），通过恢复并维持胫骨的长度、对位及轴线实现功能复位。

（4）扩髓与插钉：从小号开始用扩髓钻扩髓，直至比所选用髓内钉直径大 1～1.5mm，再插入髓内钉。如选择非扩髓方法，则经开口处直接将髓内钉插入。但扩髓有利于骨折的愈合。

（5）锁定：通过瞄准器引导，或在 C 形臂机监视下徒手锁钉，分别放置远近端锁钉（图 12-2-62）。

【术后处理】　康复训练要在医生指导下进行。术后即可开始不负重功能练习，对横断的稳定骨折，术后 5～6 周可完全负重，对不稳定骨折术后可部分负重，根据 X 线摄片 6～8 周后逐步完全负重。如果术后 8～10 周仍无明显骨痂，可拆除髓内钉近端动力孔的锁钉而将其动力化，以促进骨折愈合。

3. 阻挡钉辅助带锁髓内钉固定　胫骨近端和远端的髓腔宽大，在这些部位髓内钉的方向和位置不容易控制，影响复位的准确性和质量；再则髓内钉的直径无法和髓腔的直径匹配，固定的有效性也成问题，因此需要阻挡钉来辅助复位，并增加固定的稳定性。本节拟以胫骨远端骨折（图 12-2-63）为例，阐述应用阻挡钉辅助带锁髓内钉固定的技术。

【麻醉】　同 1。

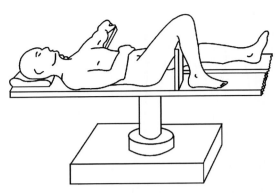

图 12-2-60　胫骨骨折髓内钉固定手术体位
仰卧于可透 X 线的手术床上,大腿远端下放置带软
垫的长方形木板,术中膝关节能够自由屈曲

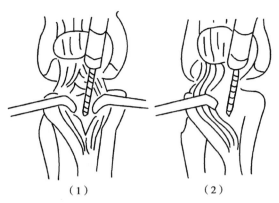

（1）　　　　　　　　（2）

图 12-2-61　进钉点示意图
（1）髌韧带劈开;（2）髌韧带内侧

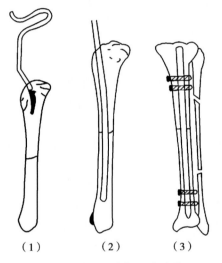

（1）　　　（2）　　　（3）

图 12-2-62　髓内钉固定步骤
开口器钻开髓腔（1）,髓内钉插入
髓腔（2）,完成锁定（3）

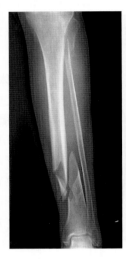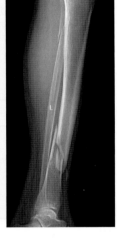

**图 12-2-63　阻挡钉辅助带锁髓内
钉固定胫骨远侧 1/3 骨折**
术前正侧位 X 线片

【体位】　同 2。

【操作步骤】

（1）切口:同 2。

（2）显露进钉点:同 2。

（3）复位:同 2。

（4）扩髓与插钉:同 2。

（5）安置阻挡钉:髓内钉插进胫骨远端,C 形臂机透视（图 12-2-64（1））,见胫骨远端内翻移位,难以复位,需要在其中线偏内放置阻挡钉,以引导髓内钉的方向,恢复远端骨片的对线排列。于是退出髓内钉,透视下确定阻挡钉的位置,经皮从前至后拧入阻挡钉（图 12-2-64（2））,重新插入导引针,令其经过阻挡钉外侧通过,透视确定胫骨骨折对线改善（图 12-2-64（3））,接着顺着导引针插入髓内钉,直达胫骨远端（图 12-2-64（4））。

（6）锁定:同 2。最后拍片确认复位与固定是否满意（图 12-2-65）

【术后处理】　同 2。

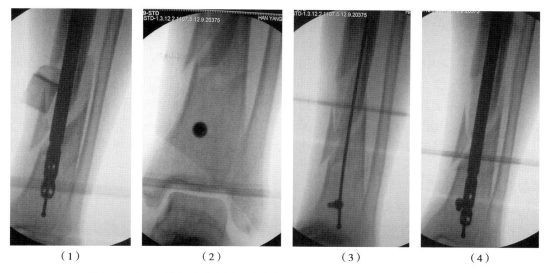

（1）　　　　　（2）　　　　　（3）　　　　　（4）

图 12-2-64　阻挡钉辅助复位固定步骤　术中透视影像,(1)~(4)为顺序

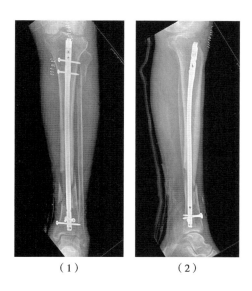

（1）　　　（2）

图 12-2-65　阻挡钉辅助带锁髓
内钉固定胫骨远侧 1/3 骨折
术后正(1)及侧位(2)X 线片

（汤　欣）

五、踝部骨折

（一）Pilon 骨折

1. 概述　Pilon 骨折是指涉及负重关节面及干骺端的胫骨远端骨折,多为高处坠落等高能量暴力所致,约占下肢骨折的 1% 及胫骨骨折的 7% ~10%,大多数(75% ~85%)合并腓骨骨折。由于 Pilon 骨折累及关节面且胫骨远端缺乏软组织保障,故临床治疗困难,并发症较多。Blanth 将治疗的标准归纳为"3P",即保护(preserve)骨与软组织活力,进行(perform)关节面的解剖复位,提供(provide)满足踝关节早期活动的固定。大多数 Pilon 骨折需要手术治疗,骨与关节面移位粉碎的程度及软组织损伤情况决定手术固定的方法。切开复位接骨板固定术仍具有重要位置,其使用的原则包括恢复肢体力线、长度,重建关节面,植骨及连接骨干与干骺端。

2. 手术治疗的方法

切开复位接骨板内固定术:

【适应证】　手法复位后关节面骨折移位>2mm,或台阶>1mm;不能接受的下肢力线改变;开放骨折;合并血管神经损伤需要修复者;手法复位难以依靠关节囊和韧带精确复位者。

(1) 早期切开复位内固定术适应证:Rüedi-Allgöwer Ⅰ、Ⅱ型骨折或 AO A、B、C1 型骨折;闭合性软组织损伤必须为 Tscherne-Gotzen 0 度或 1 度;开放性损伤必须为 Tscherne-Gotzen 1 度;适于伤后 7 天内手术。

(2) 延期切开复位内固定术适应证:Rüedi-Allgöwer Ⅲ型和 AO/OTA C2、C3 型骨折;闭合性软组织损伤 Tscherne-Gotzen 1、2 度;开放性损伤为 Tscherne-Gotzen 1、2 度;可延迟至伤后 7 天至 3 周以上。

(3) 延期 ORIF 术前计划和初步处理:清创开放性创口;防治骨筋膜室综合征;跟骨牵引;使用外固定架;腓骨骨折接骨板固定联合使用外固定架或跟骨牵引。

(4) 禁忌证:软组织损伤严重,包括明显肿胀、水疱形成,或挫伤严重及组织缺损;全身情况较差;严重骨质疏松者。

【术前准备】 术前摄片应包括正位、侧位、斜位及踝穴位片,CT 扫描及三维重建;MRI 可以检查韧带损伤情况;术中透视、摄片,必要时可行术中三维 CT 扫描;准备植骨。

【术前计划】 ①腓骨后外侧切口;②胫骨的前内侧切口,两切口之间至少相距 7cm 以上;③粉碎骨折类型;④1/3 管型接骨板重建腓骨;⑤整复胫骨远端关节面、植骨、克氏针临时固定;⑥胫骨前内侧解剖接骨板固定。

【麻醉】 硬脊膜外阻滞或全麻。

【操作步骤】

(1) 切口:胫骨目前有多个手术入路:前内侧入路、前外侧入路、后外侧入路、后内侧入路和联合入路。手术入路的选择要考虑到骨折方式和接骨板放置位置,接骨板应放置在最佳生物力学部位以对抗损伤的原始暴力方向,即接骨板应该放置于胫骨骨折的凹侧加以支撑。

腓骨切口采用腓骨后缘小腿外侧入路,胫骨切口采用小腿前内侧凸向内踝的切口,注意两切口之间至少相距 7cm 以上。有些情况下,只需要一个切口完成手术,减少对软组织损伤。

(2) 手术:①首先固定腓骨:恢复腓骨的长度及纠正其旋转,为恢复胫骨长度作参照,用窄动力加压接骨板,重建接骨板,通常将抗滑接骨板置于腓骨后侧,以增强前方软组织瓣宽度。②重建胫骨远端关节面:清除关节面积血及游离碎骨块,直视下整复关节面,关节面的复位要注意"由后向前、由外向内"的顺序进行(Volkmann 骨块和前外侧的 Chaput 结节是其他骨块复位的参照关键),以多根克氏针临时固定。③植骨:目前仍有争议,在关节面和骨干缺损区植骨,可选择自体骨、同种异体骨或人工骨。④连接骨干与干骺端:根据胫骨远端骨折线的走向,将各种接骨板放置在相应的部位。目前有较多胫骨远端解剖接骨板可供选择,若胫骨主要骨折线在矢状面,接骨板放于内侧面,若主要骨折线位于冠状面方向,则接骨板应置于前外侧。对分离的较大骨块可结合使用松质骨拉力螺钉。⑤关节内置负压引流,闭合伤口(图 12-2-66)。

【术后处理】 对固定牢固者早期即可开始不负重功能练习,6~8 周后逐渐部分负重,根据骨愈合情况,完全负重时间在 10~12 周以上。

(俞光荣)

(二) 踝关节骨折

1. 概述 踝关节骨折是一种常见创伤,发病率占各个关节内骨折的首位。踝部骨折是低能量扭转损伤所致,常分单踝、双踝及三踝骨折,还包括经胫骨下端骨折和胫骨关节面前唇骨折。骨折合并踝关节内、外侧副韧带和(或)下胫腓联合韧带断裂,可导致踝关节脱位,使距骨向外、内及后方脱位。在治疗中要认真判定和处理的关键问题是看踝穴关系是否正常。应同时摄正、侧位和踝穴位 X 线片与健侧对照。如外踝骨折合并距骨外脱位,要注意有无下胫腓联合韧带断裂和(或)三角韧带、关节囊和(或)胫骨后肌卷入或滑脱至内侧间隙,应及时切开整复。双踝骨折切开复位内固定后,也要常规摄 X 线片或在透视下检查踝穴关系,并注意内外侧间隙是否等宽,如内侧间隙仍宽,距骨外移,则应探查内侧关节间隙,看是否有游离的关节软骨片或软组织嵌入,同时使用外旋试验检查三角韧带损伤情况。由于距骨向外移位 1mm,可减少 42% 胫距关节负重的接触面,外移 5mm 则减少 80%。在踝关节骨折的手术治疗中,最重要的也是首先应做的步骤即是恢复腓骨的长度及纠正其旋转,对外踝骨折和(或)下胫腓分离

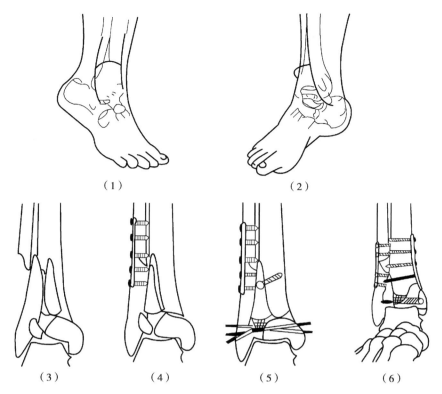

图 12-2-66　Pilon 骨折切开复位接骨板内固定
（1）腓骨后外侧切口；（2）胫骨的前内侧切口，两切口之间至少相距 7cm 以上；
（3）粉碎骨折类型；（4）1/3 管型接骨板重建腓骨；（5）整复胫骨远端关节面、植
骨、克氏针临时固定；（6）"苜蓿叶"形接骨板固定内侧面

要固定牢靠。

单纯内外踝或双踝骨折可试行手法复位，采用石膏固定，根据损伤机制，决定踝关节的固定位置。消肿后要及时调整更换石膏，拍摄 X 线片。如复位不满意应及时手术，三踝骨折或踝部骨折合并脱位也是手术切开复位和内固定的适应证。

术前评估包括创伤后软组织条件的评估，对选择适宜的手术时机至关重要。踝关节骨折后，多数患者踝周会迅速出现肿胀，若肿胀不明显，可在伤后 6～8 小时手术治疗；若肿胀明显，须将手术延至伤后 7～21 天，待皮肤皱褶征出现后才可进行。急症手术的优点是骨折线清晰，复位容易，住院时间短；缺点是缺乏充分的术前评估，在手术入路、手术方案选择上存在较多不确定性，对患者创伤较大，复位不满意，术后肿胀而致感染率上升。择期手术的优点是软组织条件较好，术前评估及手术设计充分，复位准确率高，创伤小；缺点是复位时可能会遇到一定的困难，住院时间长。

2. 手术治疗的方法

（1）内踝骨折拉力螺丝钉固定术：骨片较小的单纯内踝骨折，用一枚螺丝钉固定即可。如骨折片较大，应用两枚螺丝钉。螺丝钉进入的方向应与骨折线垂直。对于骨密度较低的老年人，以 4.0mm 松质骨全螺纹螺钉为宜；对于骨质量较好的年轻人，可采用拉力螺钉。

【麻醉】　局部麻醉、硬脊膜外阻滞或全身麻醉。

【体位】　仰卧位。

【操作步骤】

1）切口：在内踝骨折时可根据骨折块的分布选择内踝内侧直切口，稍从后下至前上；内侧弧形切口，前上弧向后下或后下弧向前上。切口应充分暴露，有利于清理关节腔血块或碎骨块，同时检查三角韧带损伤情况。注意避免损伤大隐静脉及伴随的隐神经分支（图 12-2-67）。

2）手术操作：切开皮肤、皮下组织及深筋膜，牵开皮瓣。纵形切开骨膜，作锐性分离，显露骨折部。

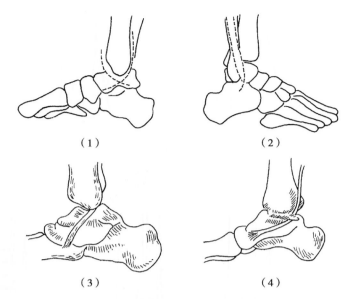

图 12-2-67　踝部骨折切开复位
(1)内踝切口;(2)外踝前、后侧切口;(3)胫骨后肌滑脱至内踝关节
间隙;(4)破裂的关节囊及韧带卷入内踝间隙

　　探查骨折断端及内侧关节间隙,摘除游离骨片,推开嵌入其内骨膜和软组织,清除凝血块,随后将足内翻使骨折复位,透视满意后用巾钳夹持固定。用导针钻入胫骨,方向与骨折线垂直,透视确认固定满意后,用空心钻头钻透内踝骨折片,测深,取合适长度螺钉,拧入胫骨下端,进行可靠固定(图 12-2-68)。术中X线检查确认骨折复位及内置物固定良好,分层缝合切口。

　　【术后处理】　自膝下至足趾部石膏固定,并使踝关节处于功能位。术后即可开始膝关节与各足趾的主动活动。术后 2 周拆线和去除石膏,进行非负重功能锻炼,6 周后逐渐开始部分负重行走锻炼。一般 8 周左右在骨折获得临床愈合后,即可完全负重。

　　【注意事项】　遇骨折块较小不宜螺丝钉固定者,可用 2 枚直径 1.6mm 的细克氏针固定骨折。

　　(2) 内踝骨折张力带钢丝固定术:

　　【适应证】　内踝撕脱骨折,骨折片较小,或有粉碎,螺钉固定困难,可用张力带钢丝固定。

　　【麻醉、体位】　同上述(1)术式。

　　【操作步骤】　切口同上述(1)术式。显露内踝骨折,在足内翻位整复后,取两枚直径 1.6mm 的克氏针,长 4～5cm。通过骨折片钻入胫骨下端,针尾弯成钩形。然后在胫骨下端距骨折线 2～3cm 处用2.0mm 钻头钻两孔,取直径 0.8mm 钢丝穿过此两孔,交叉成 8 字形绕过两克氏针尾端,拧紧,使骨折片间加压嵌插,剪去多余钢丝,将两克氏针钩尾击入骨内(图 12-2-69)。

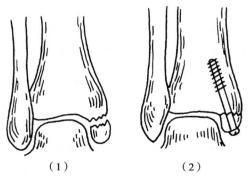

图 12-2-68　内踝骨折的治疗
(1)内踝骨折;(2)以螺钉固定

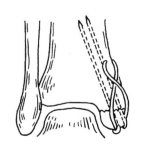

**图 12-2-69　克氏针张力带
钢丝固定治疗内踝骨折**

【术后处理】 同前。

（3）内踝骨折合并下胫腓关节分离内固定术：

【麻醉、体位】 同前。大腿充气止血带。

【操作步骤】

1）切口：内踝切口同前。

2）手术操作：切开皮肤、皮下组织后、深筋膜后，显露内踝骨折部及内踝关节间隙，清除碎骨片和卷入的软组织，如有胫骨后肌腱卡入，应牵拉复位。牵引下将足内翻，推开骨折复位，如电视透视下见骨折复位良好，拧1~2枚螺钉固定内踝。然后，在踝背伸内翻位下推压腓骨下缘向内，使下胫腓关节复位。下胫腓螺钉置入位置一般选择在胫骨远端关节面上方2.5~3cm处，平行于关节面，从腓骨后外向胫骨前内倾斜，呈30°角。固定时尽可能穿过4层骨皮质，使用较粗螺钉，如直径3.5、4.0或4.5螺钉；不建议使用可吸收螺钉，因为其强度不能满足要求。对于有高位腓骨骨折或依从性较差的患者，需使用两枚螺钉固定。透视复位固定满意后缝合切口（图12-2-70）。

【术后处理】 U形石膏固定，2周拆线拆石膏，可持双拐下地不负重行走。去石膏后活动关节，6~8周逐渐负重行走。

【注意事项】 术中注意勿损伤胫后肌腱及腓骨、长短肌腱。若有距骨的移位，术中应使距骨复位。

（4）腓骨下段骨折内固定术：

【适应证】 外踝骨折与腓骨下1/3以远的骨折。

【麻醉、体位】 同前。大腿上充气止血带。

【操作步骤】

1）切口：在外踝骨折拟应用外侧中和（保护）接骨板或其他内固定物时可选择踝关节外侧切口。根据软组织损伤情况和骨折位置适当调整切口。切开皮肤及皮下组织后，在前间室与外间室之间直达腓骨，最小范围剥离骨膜显露骨折线；若外踝骨折伴下胫腓前韧带损伤，则切口远端稍呈弧形向前以暴露踝关节前外侧区。注意避免损伤腓浅神经。

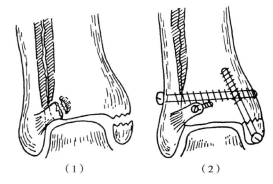

图12-2-70 内踝骨折合并下胫腓关节分离的治疗
（1）内踝骨折远侧胫腓联合韧带断裂合并脱位；
（2）复位后以两枚加压螺钉分别固定内踝和下胫腓，断裂的胫腓下韧带亦可以螺钉固定

2）手术操作：切开皮肤、皮下及深筋膜后牵开皮瓣，显露腓骨下端骨折部，直视下复位，或者透视下牵引间接复位骨折，满意后选用合适的方法固定腓骨。选择的依据是损伤机制和相应的骨折形态。旋前外旋损伤者，腓骨多为短斜形骨折，骨折线由前下到后上，可于外侧用1/3管型接骨板或重建接骨板固定，垂直骨折线用3.5mm皮质骨螺钉穿透双层皮质，加压固定骨折断端；外侧入路放置后侧抗滑接骨板固定，切口风险稍大，但优点明显：腓骨外侧无植入物突起，软组织覆盖更好、远端双皮质固定不容易松动，远侧螺钉不会刺激和损伤腓侧肌腱。旋后内收损伤者，外踝多为横形骨折，且在胫距关节面以下，根据骨折块的大小选用张力带、螺钉或外侧接骨板固定，微小撕脱性骨折需用锚钉固定，或者干脆不固定。旋前外展损伤者，外踝多为横形骨折，位于胫骨关节面的边缘水平，外侧粉碎，可用3.5mm重建接骨板或锁定接骨板行桥式接骨板固定，但必须恢复腓骨的长度。旋前外旋损伤者，骨折线位置较高，此时可选用重建接骨板、LC-DCP接骨板或腓骨接骨板固定。

【术后处理】 U形石膏固定3~4周，2周拆线，可持双拐下地不负重行走。去石膏后活动关节，6~8周逐渐负重行走。

【注意事项】 术中注意勿损伤腓肠神经及腓骨、长短肌腱。若有距骨的移位，术中应使距骨复位。

（5）后踝骨折内固定术：

【适应证】 无明确定论，一般认为后踝骨折的骨折块在矢状面>1/4关节面者；后踝骨折不固定影响踝关节稳定性者。

【麻醉】 腰椎麻醉或连续硬膜外麻醉。

【体位】 侧卧位,小腿下面放置沙袋垫。

【操作步骤】

1) 切口:最常用后外侧入路:外踝与跟腱中点作8~10cm纵形皮肤切口。逐层切开,注意保护腓肠神经及小隐静脉。从腓骨短肌及𧿹长屈肌间隙进入,即可显露后踝骨折。

当后踝骨折线延至内侧时,还可行踝关节后内侧切口。在内踝和跟腱的中点作一长8~10cm的纵向切口,远端弧向内踝前缘。若仅对后踝骨折进行固定,可探及𧿹长屈肌,沿其外侧与腓骨肌腱之间的间隙进入,暴露后踝;若后踝骨折线与内踝骨折线相连。可沿胫后肌腱与趾长屈肌的间隙进入,暴露内踝后方;必要时,解剖位于𧿹长屈肌与趾长屈肌间的胫后动脉及胫后神经,将其游离、保护,从该间隙进入。该入路手术技巧要求较高,注意避免损伤胫后动脉及胫后神经。简单的方法也可以采用沿着胫骨下端后内侧骨膜表面显露复位固定。

2) 手术操作:切开皮肤、皮下组织,向外牵开跟腱,向前牵引前足部,整复距骨之后脱位。于骨折块后方施加压力,使骨折块严密对合,暂用2枚克氏针固定复位的骨块。然后在骨折块后方加压的同时,用骨钻钻孔,最后自骨折块后缘斜向前上方拧入两枚长螺钉,将后踝骨折块固定于胫骨上(图12-2-71),冲洗切口,分层缝合切口。

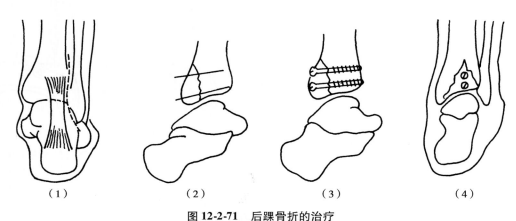

(1)   (2)   (3)   (4)

图12-2-71 后踝骨折的治疗
(1)后踝骨折显露切口;(2)骨折整复后以两枚克氏针固定;(3)、(4)再钻孔,拧入两枚松质骨或
皮质骨拉力螺钉;(5)支撑接骨板内固定后踝骨折

遇较大的后踝骨折块,可以用支撑接骨板内固定,减少垂直负荷,保证骨折端准确对位并防止二次移位;对中等大小的骨折,可选用星形板结合螺钉内固定。

【术后处理】 同上述(1)术式。术后待肿胀反应消失后,即开始主动练习足趾活动。

(6) 前踝骨折内固定术:

【适应证】 前踝骨折的骨折块在矢状面>1/5关节面者。

【麻醉】 硬脊膜外麻醉或腰椎麻醉。

【体位】 患者仰卧位。

【操作步骤】

1) 切口:按踝关节前外侧纵切口原则作皮肤切口长约6cm。

2) 显露:切开皮肤、皮下组织,沿胫前肌腱与趾长伸肌腱之间切开深筋膜、小腿支持带,将胫前肌、趾长伸肌分别牵向两侧,分离显露前踝骨折及踝关节囊前部。

3) 固定:切开前踝关节囊,将前踝骨折复位,尽量使骨折解剖复位。在用力向后下方推顶骨折块维持其复位的情况下,用骨钻自骨块前下缘向后上方钻孔。然后选1~2枚合适的长螺丝钉拧入,将骨块固定于胫骨上。如果前踝骨折块较大,可使用支撑接骨板进行固定,冲洗切口按层缝合(图12-2-72)。

【术后处理】 同后踝骨折。

【注意事项】 术中注意勿损伤足背动脉及腓浅神经之足背皮支。

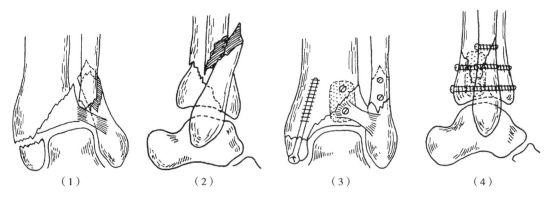

图 12-2-72　前踝骨折的治疗
（1）正位后面观,示胫骨下端外翻骨折;（2）侧位示骨折移位情况;（3）正位后面观;（4）侧位观

（7）陈旧性踝关节骨折脱位的手术:如果踝关节骨折畸形愈合,踝关节就失去了正常的力线和稳定性,使局部关节面承受的压力增加,可能导致踝关节及足踝部其他关节创伤性关节炎,常发生关节不稳定、疼痛、关节肿胀、步行或其他日常活动不便。故有移位的踝关节骨折,无论其损伤时间长短,都应施行手术治疗,恢复踝关节的解剖和功能。手术方法有切开复位内固定、截骨重建内固定、踝关节融合、踝关节置换,本章节着重介绍截骨重建内固定术。

【适应证】　切开复位内固定的适应证是:①骨折 3 个月以内的胫骨远端关节面和距骨关节面没有缺损或者缺损面直径在 1cm 以内;②内、外踝完整,无严重缩短;③距骨复位后,胫距骨关节面可整合良好者。

【麻醉】　连续硬脊膜外麻醉或腰椎麻醉。

【体位】　患者仰卧于手术台上。

【手术操作】

1）按踝关节前内侧入路所述,长约 8cm,纵切开皮肤、皮下组织,小腿横韧带、十字韧带,并牵向两侧,显露踝前关节囊。切开关节囊检查踝关节内部,清除内部因积血机化形成的瘢痕组织。

2）向内显露内踝,直视下从骨折畸形处(一般在胫骨下端关节面之水平处)截断畸形愈合的内踝。

3）第二切口,自外踝外侧作纵切口长约 8cm。切开深筋膜显露外踝和腓骨下段,自胫腓韧带上方 4cm 处截断腓骨,将其远端向外下翻开,显露下胫腓关节面和踝关节外侧面。

4）清除踝关节内增生机化的瘢痕纤维组织、骨组织等,对合胫距关节于解剖位置。

5）经第一切口使内踝复位,拧一枚松质骨螺钉或加压螺钉将内踝固定于胫骨上。将腓骨下端复位,用合适长度全螺纹钉从腓骨下端外侧通过腓骨内侧骨皮质、胫腓联合韧带直到穿透胫骨内侧骨皮质。然后,检查踝穴已恢复正常解剖关系,并摄 X 线片观察踝穴是否恢复正常解剖关系及螺钉位置是否满意。若一切满意,冲洗切口按层关闭伤口(图 12-2-73)。

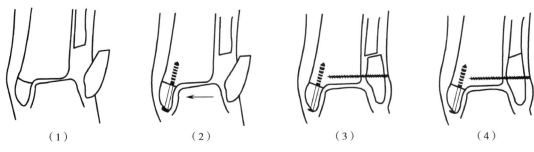

图 12-2-73　陈旧性踝关节骨折脱位切开复位内固定术
（1）截断腓骨向下翻开,修整增生骨质与瘢痕;（2）将距骨推向内侧,螺丝钉固定内踝;（3）横穿螺丝钉于下胫腓联合处;（4）逐渐拧紧螺钉,调整踝关节宽度,至内外踝与距骨关节面接触

【术后处理】 同上述(3)术式。

【注意事项】 踝关节陈旧性骨折局部血液循环较差,术中应避免皮下潜行分离以免皮缘坏死,术后应注意观察患肢血液循环。

(俞光荣)

六、足部骨折

(一)跟骨骨折

1. 概述 跟骨骨折的治疗仍是目前足踝外科领域的一大难点,尤其是关节内骨折,即使经过积极的手术治疗,远期并发症率仍较高。此外,手术引起的软组织相关并发症也在一定程度上影响了最终治疗结果。因此,对于每一个患者必须进行详细的个体化评估,以选择最优化的治疗方案。

一般而言,对于一般条件欠佳不能耐受手术、功能要求比较低,或骨折无明显移位,关节面无明显塌陷,移位小于1mm或单纯的撕脱性骨折,骨块较小的患者,仍可采用保守治疗。对于无明显移位的患者,可直接使用短腿石膏托固定6周,然后改用行走支具保护下负重直至3个月。但期间应定期复查摄片,若发现骨折块移位,则应积极手术治疗。对于无法手术的移位骨折患者,可利用韧带整复作用,通过牵引、松动、挤压牵拉等手法尽可能复位骨折,然后再用石膏固定。

对于移位明显的骨折,无论是关节外还是关节内移位超过1mm的骨折,只要跟骨的长度明显丢失、宽度增加超过1mm、关节塌陷,均应手术治疗。功能要求高的年轻患者,即使骨折移位不明显,亦可手术治疗,以尽早开始功能锻炼,获得最佳的功能恢复。对于结节骨块压迫足跟皮肤的患者,则应急诊手术,及时解除压迫,避免远期皮肤坏死等软组织并发症。对于跟骨开放性骨折,急诊一期应彻底清创,然后大致恢复跟骨高度、长度和宽度后,用克氏针临时固定,待软组织条件改善后,二期更换内固定。

由于跟骨骨折术后,尤其是采用经典外侧扩大入路的切开复位内固定术,皮肤坏死、切口感染等软组织并发症率高,因此术前应积极消肿,密切观察软组织情况,待肿胀消退、皮肤皱褶出现后再行手术。手术原则是解剖复位后关节面,恢复跟骨的高度、宽度和长度,纠正 Bohler 角和 Gissane 角后,对骨折稳定固定,以允许早期功能锻炼,最大限度恢复后足功能。

2. 手术治疗的方法

(1)跟骨骨折的手术治疗:对舌形骨折,Essex-Lopresti 所主张的从矢状面穿入钢针闭合复位法或螺钉固定术,该技术创伤小,术后软组织并发症率低,但由于无法再直视下复位,因此也会影响复位效果,远期创伤性关节炎、畸形愈合、复位丢失等发生率较高;对跟骨后关节面塌陷骨折,应采用手术切开复位术,其中,对于 Sanders Ⅱ 型和简单 Sanders Ⅲ 型的患者,可采用经有限切口切开复位内固定治疗,不但可以直视下复位后关节面,保证复位及固定效果,还可以有效减少术后伤口并发症率,是目前的一大趋势;对于严重粉碎的 Sanders Ⅳ 型骨折,关节面毁损严重无法重建者,则可先恢复跟骨的高度、宽度和长度,然后一期行距下关节融合术。

1)跟骨骨折撬拨复位经皮螺钉内固定术:

【适应证】 跟骨骨折累及后关节面,使后关节面连同跟骨体后方骨折,形成舌形骨折,简单的关节塌陷骨折或关节外骨折、简单 Sanders Ⅱ 型骨折、跟骨结节撕脱性骨折等。

【麻醉、体位】 硬膜外阻滞麻醉,侧卧或俯卧位。

【操作步骤】

①闭合复位:将患肢膝关节屈至90°,将一枚斯氏针经跟腱止点处或其外侧置入关节面后部主要骨块,方向与跟骨结节上面平行,术者一手持针,另一手托足背跗跖关节处,利用此两点向上抬起足部及小腿,使膝部刚离床面。利用肢体的重力与术者扶托钢针及足背之力相对抗,使足部自跗中关节处跖屈,通过撬拨及松解骨折块,恢复跟骨的高度和位线。关节面后外侧和中间部位的单独骨块可用另一根经皮克氏针进行撬拨复位,纠正骨折塌陷及旋转(图12-2-74(1))。助手保持上述位置,术者用双手掌或用跟骨夹在跟骨两侧加压,恢复跟骨正常宽度。复位后将跟骨稍作内、外翻摇摆,以纠正残余的内翻和外翻畸形,达到稳定位置,透视确定是否复位满意(跟骨关节结节角及临界角均恢复或接近正常值)。

②固定：一般用 4 ~ 6 枚空心钉作经皮固定，螺钉数量依据骨折类型决定。其中常规用 2 枚螺钉从跟骨内侧结节打入载距突，另用 2 枚螺钉从外侧结节置入跟骰关节外侧软骨下骨内，对于 Sanders Ⅱ 型的患者，还需从外侧向内侧载距突置入两枚螺钉固定关节面。再次透视检查复位及固定效果（图 12-2-74(2)(3)）。

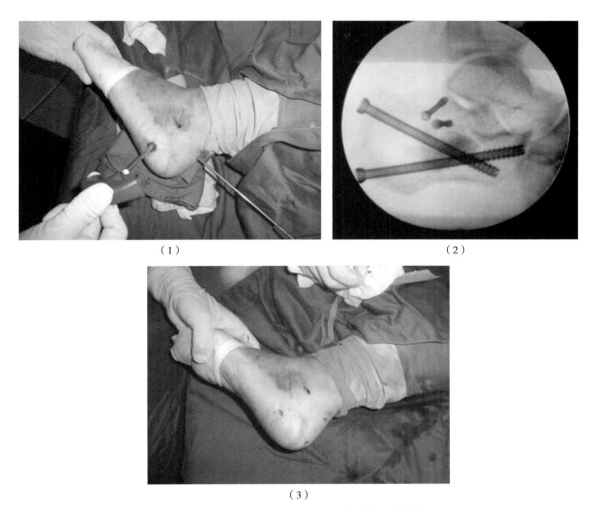

（1）

（2）

（3）

图 12-2-74　闭合复位经皮螺钉固定治疗跟骨骨折
（1）透视导引下闭合撬拨复位；(2)经皮螺钉固定；(3)术后外观

【术后处理】　厚棉纸、弹力绑带加压包扎、抬高患肢、静脉使用消肿药物对症治疗。术后前 3 天每天清洁换药，以观察伤口愈合情况，一般 2 周后拆线。自第 2 天起，进行踝关节及足趾诸关节的屈、伸活动锻炼。疼痛消失后进行距跟关节活动锻炼（即足部的内翻、外翻活动）。一般严格避免负重 3 个月，待复查摄片明确骨折愈合后可完全负重。

2）跟骨骨折切开复位内固定术：

【适应证】　移位明显，不稳定的跟骨骨折，关节塌陷型，Sanders Ⅱ、Ⅲ 及仍可复位重建后关节面的 Sanders Ⅳ 型跟骨骨折或保守治疗失败的患者。

【术前准备】　除局部按一般骨科常规准备外，对于缺损较大者，准备一侧髂骨取植骨块或人工骨。

【麻醉、体位】　麻醉同前。患者取侧卧位，患足外侧在上。于大腿扎气囊止血带。

【操作步骤】

①切口及显露（图 12-2-75(1)）：切口始于外踝上方 3 ~ 5cm，腓骨后缘与跟腱后缘连线的中后 1/3，向下延伸切口，至外踝尖与足底皮肤连线的中下 1/3 水平处，弧形折向前，至第五跖骨基近端

1cm 处。然后切入直达骨面,以"不接触技术"游离皮瓣,注意保护腓肠神经,在腓骨长肌腱鞘深面将跟骨外侧面的所有软组织连同骨膜整块向上掀起,形成全厚皮瓣,其中包括腓骨长短肌和腓肠神经。切断跟腓韧带,内翻足即可显露距下关节。于骰骨、距骨体和距骨颈外侧各置入 1 根 2.0mm 克氏针帮助显露。

②复位(图 12-2-75(2)):掀开跟骨外侧壁,清理瘢痕组织及血肿后,即可暴露跟骨内侧,在跟骨外侧面骨折线内侧可见到塌陷之后的关节面。在跟骨结节处横穿一粗克氏针,一名助手将跟骨结节向后下方牵引,术者用骨膜剥离器插入原始骨折线,复位内侧骨块,纠正内翻畸形及跟骨高度,用一枚克氏针贯穿距下关节固定。以距骨距下关节面为模板,复位外侧关节面,然后用一枚克氏针自外向内置入贯穿固定内、外侧关节面骨块,对于关节面粉碎的骨块,同样由内向外复位关节面,并可用可吸收棒将中央关节面骨块与内侧骨块固定,再复位外侧关节面。关节面复位并临时固定后,即可彻底恢复跟骨的高度、长度及宽度。复位后,克氏针临时固定。对于合并严重骨缺损的患者,可用自体髂骨块或人工骨、同种异体骨填充,然后回盖外侧壁。

③内固定:复位及临时固定后,先透视明确复位效果,尤其注意后关节面是否解剖复位、Bohler 角及 Gissane 角及长度是否恢复,轴位透视很重要,可明确关节面是否解剖复位及有无内外翻畸形和外侧壁增宽。复位效果满意后可置入接骨板内固定,一般应保证跟骨前部、关节面及结节部至少有 6 ~ 7 枚螺钉固定(图 12-2-75(3)),因为这些部位最为坚固,固定把持效果最佳。固定完成后,再次透视明确复位及固定效果。

④关闭创口:冲洗后,常规留置负压引流,然后分别缝合皮下及皮肤,注意应由切口两端向中间

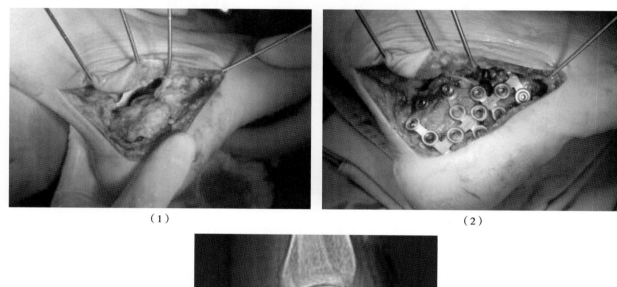

(1)   (2)

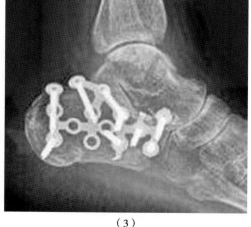

(3)

图 12-2-75 跟骨骨折切开复位内固定术
(1)切口与显露;(2)复位与固定;(3)术毕 X 线片

缝合。

【术后处理】 厚棉纸、弹力绑带加压包扎,冰敷、抬高患肢、静脉使用抗生素及消肿药物抗感染、对症治疗。术后前 3 天每日清洁换药,一般 48 小时后拔负压引流。术后第 2 天即可进行足趾活动,1 周左右可进行踝关节功能锻炼,术后 3 周拆线,糖尿病或营养状况不佳患者可适当延期。拆线后可进行距下关节功能锻炼。一般严格避免负重 3 个月,待摄片明确愈合后可完全负重。

3) 跟骨骨折的微创治疗:经跗骨窦切口有限切开复位内固定。

【适应证】 Sanders Ⅱ 型(图 12-2-76(1))和简单 Sanders Ⅲ 型。

【术前准备】 ①下肢按骨科常规备皮。②2.7mm 微型锁定接骨板、4.0mm 以上空心螺钉或4.3mm 双头加压螺钉。

【麻醉、体位】 同前。

【操作步骤】

①切口:跗骨窦切口起自外踝尖下方一横指处,沿腓骨肌腱上缘,切口远端指向第 4 跖骨基,长4~5cm。

②切开后逐层分离皮肤、皮下组织及深筋膜。切口下缘显露并切开腓骨肌腱鞘,游离腓骨肌腱并向后下方牵开,显露跟腓韧带并于跟骨外侧壁止点处切开即可显露距下关节后关节面和相应骨折线。将跗骨窦内的脂肪垫向上方分离,同时于跟骨前部剥离趾短伸肌(图 12-2-76(2))。

③清除关节内血肿后,显露骨折端,薄型骨膜剥离器沿原始骨折线解锁嵌压的内侧壁,自跟骨结节外侧横向钻入 1 枚 4.0mm 斯氏针,向后下方牵引复位,将跟骨结节骨块复位至内侧的载距突骨折块,纠正内翻畸形,恢复跟骨高度和长度,沿跟骨结节内侧向载距突方向钻入 1 枚 2.0mm 克氏针临时固定内侧柱。用克氏针并辅以薄型骨膜剥离器向上撬拨复位后关节面,钻入 1~2 枚 1.5 或 2.0mm 克氏针临时固定至内侧载距突骨块。如果骨折同时累及跟骨前部,可在切口前缘显露并予以复位,再用克氏针临时固定。然后手法挤压复位膨隆跟骨外侧壁恢复其正常宽度,自跟骨结节外侧向跟骨前突方向置入另一枚 2.0mm 克氏针临时固定。

④选择 6~7 孔的 2.7mm 微型锁定板,根据跟骨外侧的形态进行适当预弯塑形,置于后关节面下方外侧部,排钉技术支撑固定后关节面,同时可利用此锁定板将后关节面骨块与跟骨前部骨块桥接固定(图 12-2-76(3))。最后根据跟骨体部骨折线情况沿跟骨结节克氏针方向经皮置入多枚螺钉固定跟骨结节骨折块。一般而言,先用 1 枚螺钉从跟骨结节内侧向载距突方向置入,以提供内侧柱的稳定固定,然后再用 1 枚螺钉从跟骨结节外侧置入,通常可固定至跟骨前突,以稳定跟骨的外侧柱,这样便保证了外侧柱、内侧柱及关节面三点一体的稳定性。

⑤对于复位后关节面下方有明显骨缺损的病例,可用注射型人工骨填充。

⑥关闭切口前 C 形臂机透视确定复位满意度,若条件允许,可利用术中 3DCT 确定关节面复位情况及螺钉位置(图 12-2-76(4))。冲洗伤口,常规留置负压引流,逐层缝合伤口,并用厚棉纸及弹力绷带加压包扎。

【术后处理】 厚棉纸、弹力绑带加压包扎,冰敷、抬高患肢、静脉使用抗生素及消肿药物抗感染、对症治疗。术后前 3 天每日清洁换药,一般 48 小时后拔负压引流。术后第 2 天即可进行足趾活动,1 周左右可进行踝关节功能锻炼,术后 2 周拆线,糖尿病或营养状况不佳患者可适当延期。拆线后可进行距下关节功能锻炼。一般严格避免负重 3 个月,待摄片明确愈合后可完全负重。

4) 跟骨骨折的微创治疗:关节镜辅助闭合复位经皮螺钉内固定。

【适应证】 Sanders Ⅱ 型和简单 Sanders Ⅲ 型。

【术前准备】 下肢按骨科常规备皮;备齐工具:距下关节镜(2.4mm、0°)及其配套设备、4.0mm 以上空心螺钉或 4.3mm 双头加压螺钉。

【体位】 同前,屈曲对侧膝关节。

【操作步骤】

①入路:采用前外侧和外侧正中联合入路,不用游离骨间韧带即可获得后关节面最佳视野(图 12-2-77(1))。

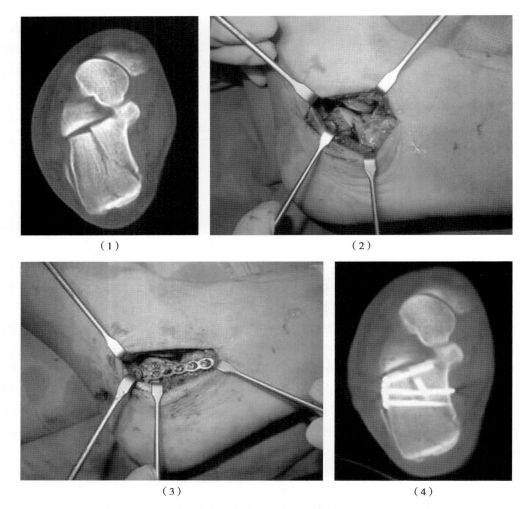

（1）　　　　　　　　　　　　　　　　　（2）

（3）　　　　　　　　　　　　　　　　　（4）

图 12-2-76　经跗骨窦切口有限切口切开复位内固定治疗跟骨骨折

（1）术前 CT 扫描示 Sanders ⅡB 型跟骨关节内骨折；（2）经跗骨窦显露骨折；（3）复位后采用 2.7mm T 形
接骨板固定；（4）术中 3DCT 显示关节面复位良好，跟骨高度、宽度及长度恢复良好

②骨折端清理：距下关节灌注冲洗，清除骨折端血肿，然后在关节镜下直接清理游离小骨片和剥脱软骨（图 12-2-77（2））。

③关节面复位及内固定：用一根 2.5mm 克氏针置入外上侧压缩骨块，或者用骨膜剥离子经外侧小切口自跟骨外侧插入至骨折端以抬高压缩关节面骨块。撬拨复位关节面骨块后，经关节镜直视和透视确定关节面复位情况，一般认为关节面小于 1mm 均可接受。然后用空心钉导针临时固定关节面骨块，再从外至内置入两枚螺钉固定关节面，置入螺钉前可用复位钳加压骨块。

④跟骨结节复位及固定：然后用一枚 Schanz 钉置入跟骨结节，通过手法及撬拨复位跟骨结节骨块，同时纠正后足内、外翻畸形，复位满意后，用 4 枚螺钉固定。其中两枚自外侧结节向跟骰关节软骨下骨方向置入，以维持跟骨长度，另两枚螺钉自跟骨结节向后关节面下方方向置入，以加强关节面支撑，防止塌陷（图 12-2-77（3））。

【术后处理】　患肢厚棉纸、弹力绑带加压包扎，冰敷、抬高患肢及静脉应用消肿药对症处理，每日清洁换药，可用短腿石膏保护 2 周。术后第 2 天即可作足趾主动锻炼，1 周后进行踝关节伸屈功能锻炼，术后 2 周拆线；一般严格避免负重 3 个月，待复查摄片明确融合处愈合后方可负重。

5）一期距下关节融合术：

【适应证】　严重的 Sanders Ⅳ 型跟骨粉碎性骨折，关节面毁损无法重建。

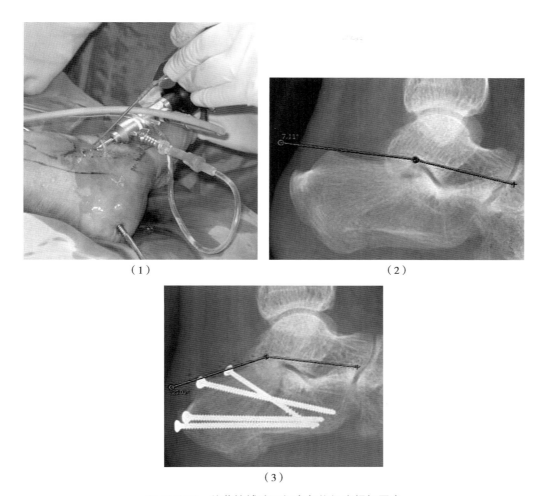

（1）　　　　　　　　　　　　　　　　　　（2）

（3）

图 12-2-77　关节镜辅助下闭合复位经皮螺钉固定
（1）关节镜入路及操作；（2）术前 Bohler 角 7.11°；（3）复位内固定后 Bohler 角 25.03°

【**术前准备**】　除按骨科常规下肢手术和取髂骨区域备皮外，同时备齐 Hintermann 撑开器及软骨锉等手术器械。

【**麻醉、体位**】　同前。

【**操作步骤**】

①切口：作 L 形外侧扩大切口（图 2-2-78（1）），按跟骨骨折切开复位内固定的手术技术游离皮瓣。

②骨折复位及固定：以前述方法恢复跟骨高度、长度及宽度用克氏针临时固定（图 12-2-78（2）），透视明确力线良好后，置入接骨板固定骨折。

③关节面的处理：分别于距骨体和跟骨后关节面下方置入两枚 2.0mm 克氏针，安置 Hintermann 撑开器后，撑开距跟关节后关节面，然后用软骨锉彻底清除关节软骨，直至软骨下骨。然后用 2.0mm 克氏针对距骨及跟骨后关节面钻孔，直至渗血。

④植骨与力线恢复：根据缺损及后足力线情况，于同侧取全层髂骨骨块（约 4cm×2cm）及松质骨，去除皮质后，根据内、外翻情况修整骨块后，整块填入距跟关节处，周围植入松质骨后，纠正后足力线至旋转中立位，后足外翻 5°。

⑤内固定：一般用三枚空心螺钉作加压固定，最好选用双头加压螺钉或无头全螺纹螺钉，以确保加压作用。然后于足底置入导针，位置及方向分别为：两枚导针从跟骨内、外侧结节向距骨体方向置入，另一枚导针从跟骨前中部向距骨颈置入，透视明确导针位置良好后，测深，并置入 3 枚空心螺钉（图 12-2-78（3））。再次透视明确螺钉位置，尤其注意避免穿入胫距关节。

⑥闭合伤口:按照跟骨骨折切开复位内固定方法,留置引流,逐层缝合伤口。

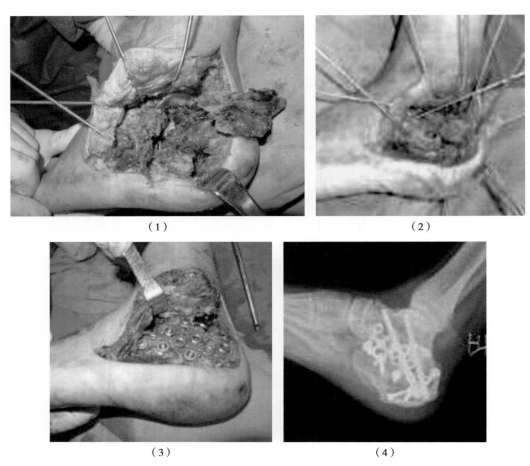

（1）　　　　　　　　　　　　　　　　　（2）

（3）　　　　　　　　　　　　　　　　　（4）

图 12-2-78　一期切开复位内固定及距下关节融合治疗跟骨粉碎性骨折
（1）外侧扩大切口探查见跟骨关节面粉碎,无法解剖重建;（2）恢复跟骨长度、高度和宽度,克氏针临时固定;（3）锁定接骨板内固定,维持跟骨外形,空心螺钉融合距下关节;（4）术后 1 年 X 线检查显示距下关节融合

【术后处理】　患肢厚棉纸、弹力绑带加压包扎、冰敷、抬高患肢及静脉应用消肿药对症处理,每日清洁换药,约 48 小时后拔引流管。术后第 2 天即可作足趾主动锻炼,1 周后进行踝关节伸屈功能锻炼,术后 3 周拆线;一般严格避免负重 3 个月,待摄片明确融合处愈合后方可负重,定期复查直至距下关节融合（图 12-2-78（4））。

（2）跟骨骨折后遗症的治疗:移位的跟骨关节内骨折如果未经手术治疗或经不恰当的治疗,最终都会导致畸形愈合、创伤性关节炎等严重并发症,患者残留症状重,致残率也较高。因此,跟骨骨折的后遗症应以预防为主,即在创伤早期接受最正规的专业治疗。一旦出现后遗症,则也应该根据患者具体情况制订治疗计划。对于尚未发生或轻度关节炎者,尚可对骨折端作翻修内固定。对于已有中度以上关节炎表现者,翻修手术治疗效果差,若症状轻微,可采用支具保护及药物对症治疗等保守方法,或者患者仅存在外侧壁增宽所致撞击症状者,可仅行外侧壁切除术。若保守治疗 1 年后仍不能改善的距下关节疼痛,可考虑行距下关节融合术。对同时合并跟骰关节骨性关节炎者,可同时行跟骰关节融合术。

1）跟骨外侧壁切除术:

【适应证】　跟骨骨折移位与新骨增生使外踝后下方之跟骨有骨性隆起（图 12-2-79（1））,挤压腓骨肌腱而产生的外踝撞击综合征或腓骨肌腱腱鞘炎者。

【麻醉、体位】　同前。

【操作步骤】

①切口：一般采用 L 形外侧扩大切口，以"不接触技术"游离皮瓣，注意保护腓肠神经，在腓骨长肌腱鞘深面将跟骨外侧面的所有软组织连同骨膜整块向上掀起，形成全厚皮瓣，其中包括腓骨长短肌和腓肠神经。切断跟腓韧带，内翻足即可显露距下关节。于骰骨、距骨体和距骨颈外侧各置入 1 根 2.0mm克氏针帮助显露。

②截除骨赘：用一宽骨刀以跟骰关节外侧壁为基面，向后将跟骨侧壁上（上自距跟关节，下至跟骨跖侧缘）所有隆起的骨赘均凿去（图 12-2-79（2）），令跟骰及距下关节进入视野，将腓骨肌腱鞘移回外踝尖后下方，腓骨肌下支持带和跖筋膜缝合。

③关闭伤口：透视证实跟骨外侧壁清理满意（图 12-2-79（3）），再松开止血带，彻底止血，冲洗后缝合切口。

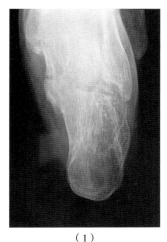 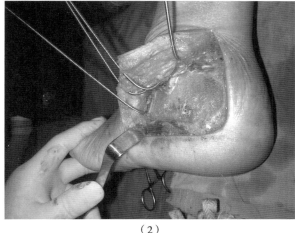 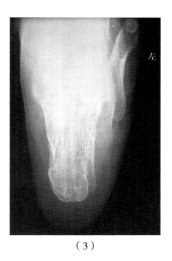

（1） （2） （3）

图 12-2-79 跟骨外侧壁切除治疗外侧壁膨隆

（1）术前跟骨轴位片显示外侧壁明显膨隆；（2）术中显露外侧壁膨隆部分，以便使用骨刀凿除；（3）术后 X 线片显示外侧壁清理满意

【术后处理】 患肢厚棉纸、弹力绑带加压包扎，冰敷、抬高患肢及静脉应用消肿药对症处理，隔日清洁换药，术后第 2 天即可作足趾、踝关节及距下关节主动锻炼；术后 3 周拆线；术后即可在行走支具保护下负重。

2）距下关节融合术治疗距下关节创伤性关节炎：

【适应证】 跟骨陈旧性骨折，伴明显疼痛的创伤性关节炎，保守治疗无效，但力线尚可，无明显内外翻畸形者（图 12-2-80（1））。

【术前准备】 下肢手术区和取髂骨部位常规皮肤准备，同时备齐 Hintermann 撑开器及软骨锉。

【麻醉、体位】 同前。

【操作步骤】

①切口：一般采用 L 形外侧扩大切口。然后按跟骨骨折切开复位内固定的手术技术游离皮瓣。

②外侧壁及关节面的处理：首先按照前述办法切除膨隆的跟骨外侧壁，切除的外侧壁可取其中的松质骨作植骨用。暴露距跟关节后，分别于距骨体和跟骨后关节面骨软骨下方置入两枚 2.0mm 克氏针（图 12-2-80（2）），安置 Hintermann 撑开器，撑开距下关节后关节面，然后用软骨锉彻底清除关节软骨，直至软骨下骨。然后用 2.0mm 克氏针在距骨及跟骨后关节面钻孔，直至渗血。

③植骨及力线恢复：关节面清理满意后，对于无明显后足畸形者，可直接填入松质骨粒；对于后足力线不佳者，需纠正后足内外翻畸形，可通过在关节间隙内填充经修剪的楔形髂骨块（内翻者尖端向外侧，外翻则反之）恢复后足正常力线。最终将后足力线恢复至外翻 5°。

④内固定：松开撑开器后，即可用导针对距下关节作临时固定，导针由足底置入。位置及方向分别

为:两枚导针从跟骨内、外侧结节向距骨体方向置入,另一枚导针从跟骨前中部向距骨颈置入,透视明确导针位置良好后,测深,并置入 3 枚空心螺钉。透视明确螺钉位置,尤其注意避免穿入胫距关节(图 12-2-80(3))。

⑤闭合伤口:按照跟骨骨折切开复位内固定方法,留置引流,逐层缝合伤口。

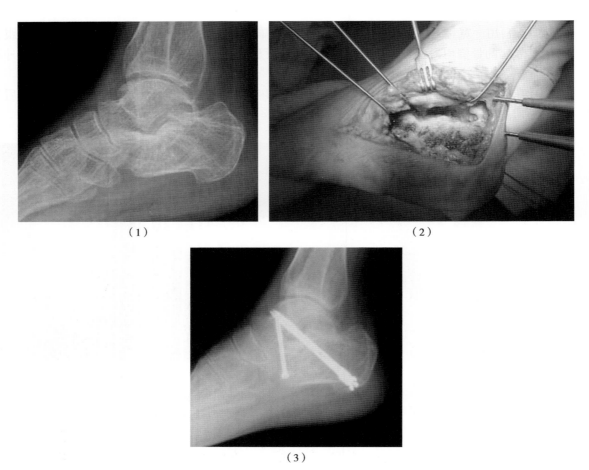

（1）　　　　　　　　　　　　　　（2）

（3）

图 12-2-80　距下关节植骨融合治疗跟骨陈旧性骨折
（1）跟骨侧位片显示距下关节创伤性关节炎;（2）外侧扩大切口显露、清理距下关节,髂骨植骨融合;
（3）术后一年融合部骨性愈合,X 线片显示螺钉位置

【术后处理】　患肢厚棉纸、弹力绑带加压包扎,冰敷、抬高患肢及静脉应用消肿药对症处理,每日清洁换药,约 48 小时后拔引流管。术后第 2 天即可作足趾主动锻炼,1 周后进行踝关节伸屈功能锻炼,术后 3 周拆线;一般严格避免负重 3 个月,待复查摄片明确融合处愈合后方可负重。

（二）　距骨骨折和脱位

1. 概述　距骨骨折可发生于距骨的任何部位,骨折类型众多。高能量损伤导致距骨粉碎性骨折,还可合并距下、距舟或胫距关节脱位,甚至出现全距骨脱位。脱位的骨块凸于皮下,应及时解除压迫,以防局部皮瓣发生坏死,必须急诊复位。先尝试麻醉下手法复位,倘若失败,则直接切开复位,条件允许者一期固定骨折。

2. 手术治疗的方法

（1）　距骨颈切开复位内固定术:

【适应证】　移位、不稳、累及关节面的距骨颈骨折(图 12-2-81(1)),或合并脱位;手法复位失败或复位后位置不稳定;或保守治疗后再移位的骨折。

【术前准备】　皮肤准备。

【麻醉】 一般用硬脊膜外麻醉或腰麻。

【体位】 仰卧。在大腿上段绑气囊止血带。

【特殊器械与内固定物】 除骨科一般器械、固定螺钉外,对于距骨颈粉碎的患者,可准备2.7mm微型接骨板系统;对于暴露不清晰的患者还需结合内踝截骨,因此需准备摆锯。

【操作步骤】

1)内侧切口:自内踝尖至足舟骨背内侧,在胫前、后肌腱平面之间切开皮肤,游离并保护大隐静脉;沿三角韧带前缘切开关节囊,暴露骨折端(图12-2-81(2))。遇骨折端显露不满意或复位困难者,可斜形截断内踝,向远端翻转骨块,即可充分显露骨折移位的距骨体部分。截骨前在内踝上预置螺钉固定孔。

2)复位:使足跖屈并向后推,用小骨膜剥离器插入距骨头下方撬拨,使骨折复位;或在主要骨折块上置入两枚克氏针撬拨复位,然后用克氏针临时固定。

3)外侧入路:为确保距骨颈外侧部骨折能准确复位,避免发生距骨颈内翻畸形,建议常规在外侧作改良Ollier切口,起自外踝尖,沿皮纹向距骨颈弧形切开皮肤,分离时注意游离保护腓浅神经,暴露距骨外侧突及距骨颈外侧部分,清理骨折端(图12-2-81(3))。

4)复位固定:直视下复位,用克氏针临时固定;Canale位透视确认复位满意后,实施内固定。骨折粉碎不严重者,用螺钉固定。一般选用3.0mm以上皮质骨螺钉作位置螺钉固定,或4.0mm半螺纹钉或空心

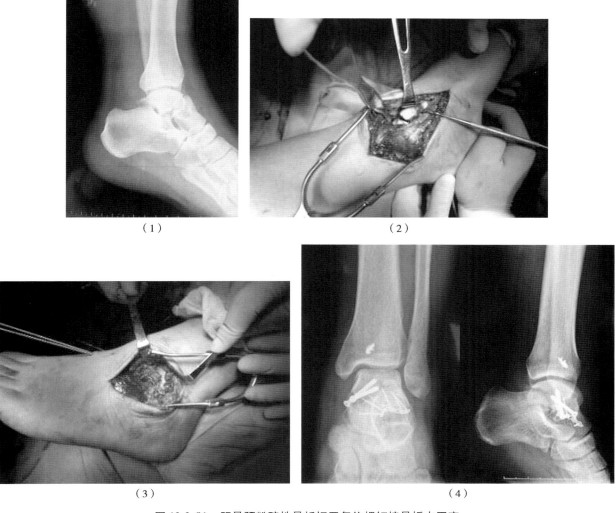

（1） （2）

（3） （4）

图 12-2-81 距骨颈粉碎性骨折切开复位螺钉接骨板内固定

(1)术前踝关节侧位片;(2)内侧切口暴露骨折;(3)外侧Ollier切口复位,微型接骨板桥接固定;(4)术后1年踝关节正侧位X线片,显示内固定方式

螺钉作拉力螺钉固定(图12-2-81(4))。距舟关节半脱位者,经距骨头关节面、与骨折线垂直,向距骨体置入2~3枚螺钉固定之。若存在中间骨块,可采用"遗失克氏针技术"或用可吸收棒固定。遇距骨颈粉碎者,将2.7mm微型接骨板塑形和预弯,置于距骨颈外侧用螺钉固定;在内侧粉碎部位植骨,放置接骨板作桥接固定。为抵抗旋转,可自距骨头内侧缘向距骨体置入1~2枚皮质骨螺钉以加强固定效果,螺钉作埋头处理。经透视确定复位及固定满意后,冲洗创口,留置负压引流,逐层缝合切口,加压包扎。

【术后处理】 厚棉纸、弹力绑带加压包扎、抬高患肢、静脉使用消肿药物对症治疗。术后前3天每天清洁换药,以观察伤口愈合情况。术后48小时拔负压引流,2周拆线。术后第2天即行足趾各关节的屈、伸活动锻炼,1周后进行踝关节活动锻炼。一般严格避免负重3个月,待复查摄片明确骨折愈合后可完全负重。

(2) 距骨体骨折切开复位内固定术:

【适应证】 移位明显(>2mm)、不稳定型距骨体骨折,或骨折粉碎(图12-2-82(1));对于年轻、功能要求较高的患者,即使骨折移位不明显,亦可手术治疗以尽早进行功能锻炼。

【麻醉】 同前。

【体位】 于大腿上段绑气囊止血带。

【特殊器械和内固定物】 骨科手术一般器械、空心螺钉、克氏针等固定物及微型摆锯、骨刀。

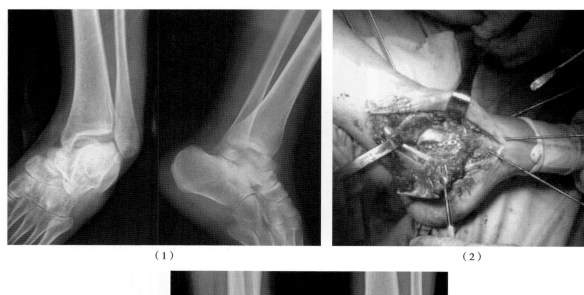

(1)　　　　　　　　　　　　　　　　　(2)

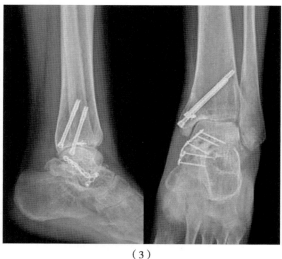

(3)

图 12-2-82　切开复位内固定治疗距骨体骨折伴踝关节脱位
(1)伤后踝关节正侧位X线片;(2)内侧入路、内踝截骨暴露骨折端,复位克氏针临时固定再用微型接骨板桥接固定;(3)术后1年踝关节正侧位X线片显示内固定方式

【操作步骤】

1）切口：内侧切口起自内踝后侧，绕过内踝，在胫前与胫后肌腱之间向前延伸，止于副舟骨内侧。沿三角韧带前缘锐性切开软组织，显露距骨；内踝截骨以更清楚地显露距骨的内侧面和胫距关节。内踝截骨前应预先钻孔以备固定使用。

2）复位：截骨完成后即可暴露骨折端，清理骨折断端血肿后，即可用微型骨膜剥离子或克氏针撬拨复位，复位后用克氏针或导针临时固定，对于骨缺损者，可用自体松质骨填充。若存在中间骨块，应先复位固定，可选用遗失的克氏针技术或可吸收棒固定。

3）固定：透视明确复位效果满意后，沿导针方向置入 2 枚以上空心螺钉固定。若距骨体粉碎，螺钉把持效果往往不佳，也可采用微型接骨板桥接固定（图 12-2-82（2））。再次透视明确复位及固定效果满意后，复位内踝截骨块，然后用两枚空心螺钉固定（图 12-2-82（3））。冲洗创口，留置负压引流，逐层缝合切口，加压包扎。

【术后处理】　同距骨颈切开复位内固定。

（3）距骨后突骨折切开复位内固定术：

【适应证】　距骨后突骨折，移位明显（>2mm），且骨块较大，可能造成踝后撞击者（图 12-2-83（1））。

【麻醉】　同前。

【体位】　仰卧，患肢需屈髋屈膝并外旋，以利于术中显露，亦可俯卧；于大腿上段绑气囊止血带。

【特殊器械和内固定物】　骨科手术一般器械，3.0mm 空心螺钉，或带螺纹克氏针、可吸收棒。

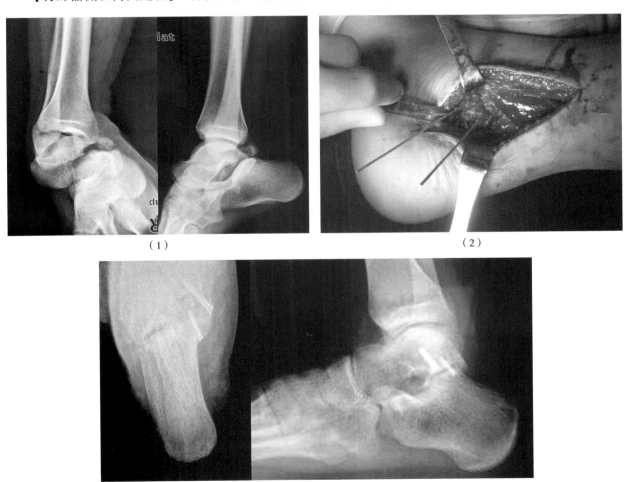

（1）

（2）

（3）

图 12-2-83　踝后内侧入路切开复位内固定治疗距骨后突骨折
（1）高处坠落伤致距骨后突骨折合并距下关节脱位，踝关节正侧位 X 线片；（2）后内侧入路，暴露骨折端、复位后螺丝钉固定；（3）术后 1 年踝关节轴位和侧位 X 线片

【操作步骤】

1）切口：于踝关节后内侧作纵向切口，切口位于跟骨结节近端，跟腱前缘与胫骨远端后内侧缘中线，通常切口长度为6～8cm。逐层切开皮肤、皮下组织及深筋膜，钝性分离并注意避免损伤胫后血管神经束，细小血管需结扎，以利于将其向近、远端游离。在切口远端注意胫后神经跟骨支的保护并避免过分牵拉，然后用皮片将血管神经束保护并前移。显露拇长屈肌腱游离并向后侧牵拉，即可暴露后侧关节囊，切开后清楚显露距骨后突骨折块。

2）复位：术中可利用克氏针撑开器或外固定支架跨关节牵拉来更好地暴露距骨后方。暴露骨折端后，清理断端血肿及碎骨片后，用微型骨膜剥离子撬拨复位，或用细克氏针自后方钻入后突后撬拨复位骨块，并用克氏针或空心螺钉导针临时固定距骨后突骨块，对于过小的骨软骨块，难以固定时可清除。

3）固定：透视明确复位效果后，采用2.8mm或3.0mm小空心螺钉固定，常需2枚以上螺钉，以防旋转并获得更好的稳定性。内固定物最恰当的置入位置应为距骨体后方、后关节囊附着处，需埋头处理。螺钉置入的方向取决于骨折类型，并注意保护避免穿入距下关节。对于关节内多块骨折块者，亦可用微型接骨板桥接固定，中间骨折块可采用遗失克氏针技术或用可吸收棒固定（图12-2-83（2））。

【术后处理】　同距骨颈切开复位内固定；严格避免负重3个月，待复查摄片明确骨折愈合后可完全负重（图12-2-83（3））。

（4）距骨外侧突骨折切开复位内固定术：

【适应证】　距骨外侧突骨折，累及距下关节面、移位明显者（图12-2-84（1））。

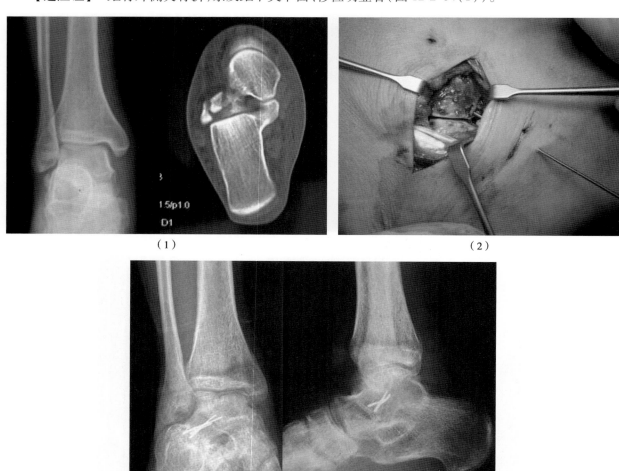

（1）　　　　　　　　　　　　　　　　　（2）

（3）

图12-2-84　切开复位内固定治疗距骨外侧突骨折

（1）术前踝关节正侧位及CT，显示距骨外侧突骨折；（2）经跗骨窦外侧改良Olliers切口显露骨折，复位后用带螺纹克氏针固定；（3）术后1年踝关节正侧位X线片显示内固定方式

【麻醉】　同前。

【体位】　侧卧位，于大腿上段绑气囊止血带。

【特殊器械和内固定物】　骨科手术一般器械，3.0mm空心螺钉，或带螺纹克氏针。

【操作步骤】

1）切口：跗骨窦切口起自外踝尖下方一横指处，沿腓骨肌腱上缘，切口远端指向第4跖骨基，长约4cm。

2）复位：将腓骨长、短肌腱向下牵拉，剥离趾短伸肌下部起点并向内上方牵开，显露部分跗骨窦及关节囊；扩大关节囊切口，足稍跖屈、内翻位，暴露距骨外侧突骨折端，清除骨折端血肿，然后用微型骨膜剥离器撬拨复位骨折块，复位后克氏针临时固定（图12-2-84（2））。

3）固定：透视明确复位效果后，从外侧置入3.0mm空心螺钉或2枚带螺纹克氏针固定，透视确认复位及固定的质量（图12-2-84（3）），冲洗，留置负压引流，逐层缝合伤口。

【术后处理】　同距骨颈切开复位内固定；术后1周即可进行踝关节及距下关节活动锻炼；严格避免负重3个月，待复查摄片明确骨折愈合后可完全负重。

（5）距骨颈陈旧性骨折翻修内固定术：

【适应证】　距骨颈陈旧性骨折（图12-2-85（1））、骨不连或畸形愈合，无明显创伤性关节炎表现，功能明显受限。

【麻醉】　同前。

【体位】　于大腿上段绑气囊止血带。

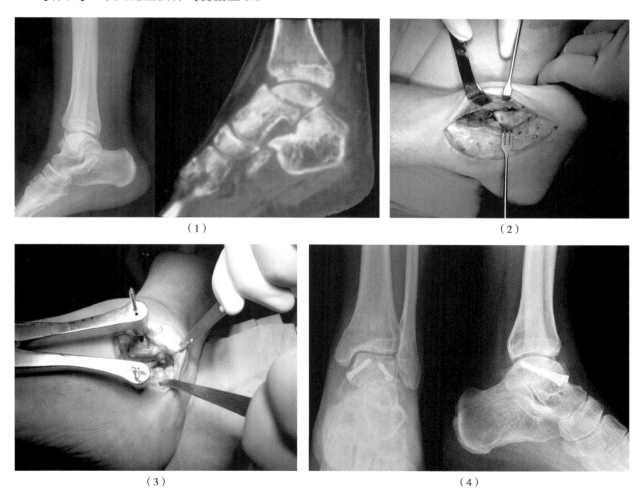

（1）

（2）

（3）

（4）

图12-2-85　陈旧性距骨颈骨折切开复位翻修内固定
（1）伤后2个半月踝关节侧位X线片及CT；（2）内侧切口暴露并清理骨折端；（3）外侧切口辅助复位；
（4）术后1年踝关节正侧位X线片

【特殊器械和内固定物】　骨科一般器械、4.0mm空心螺钉、微型摆锯。

【操作步骤】

1）内侧切口：前内侧入路起自内踝尖止于足舟骨背内侧，介于胫前、后肌腱平面之间。逐层分离皮肤、皮下组织，注意游离保护大隐静脉，沿三角韧带前缘切开关节囊，暴露骨折端（图12-2-85（2））。对于骨折端显露不满意或复位困难者，需辅以内踝截骨。

2）骨折端处理：首先找到原始骨折线并行清理，然后用骨刀沿原始骨折线凿开，清理骨折端后，纠正距骨颈内翻畸形，恢复力线后用克氏针临时固定，缺损部位取自体髂骨松质骨填充。

3）外侧入路：作外侧改良Ollier切口，切口起自外踝尖，向距骨颈沿皮纹作弧形切口，逐层分离注意游离保护腓浅神经，暴露距骨外侧突及距骨颈外侧部分（图12-2-85（3））。暴露后予以清除瘢痕组织。

4）固定：检查力线纠正效果，注意有无外侧骨折端分离，并作相应调整，调整后用克氏针临时固定。术中Canale位透视复位效果满意后，即可作固定。对于存在中间骨块患者，可再用"遗失克氏针"技术或可吸收棒固定，然后对骨折作最终固定，一般选用3.0mm以上皮质骨螺钉作位置螺钉固定或4.0mm半螺纹钉或空心螺钉作拉力螺钉固定（图12-2-85（4））。半脱位距舟关节，经距骨头关节面垂直于骨折线向距骨体置入2～3枚螺钉固定。再次透视确定复位及固定满意后，冲洗创口，留置负压引流，逐层缝合切口，加压包扎。

【术后处理】　同距骨颈切开复位内固定。

（6）胫距跟关节融合治疗距骨坏死和创伤性关节炎：

【适应证】　症状明显、保守治疗的距骨坏死（图12-2-86（1））、胫距合并距下关节创伤性关节炎。

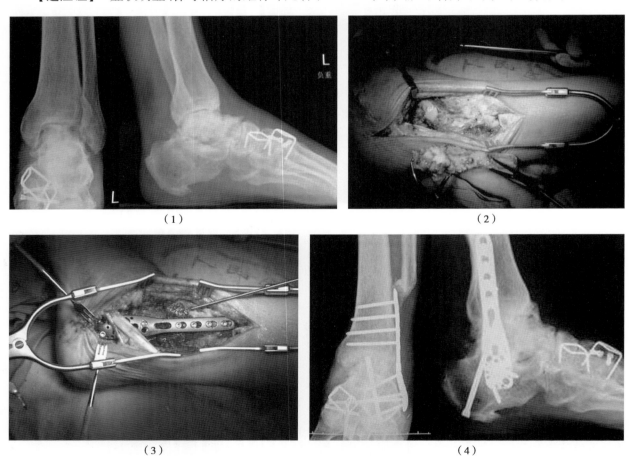

（1）　　　　　　　　　　　（2）

（3）　　　　　　　　　　　（4）

图12-2-86　胫距跟关节融合治疗距骨坏死

（1）术前踝关节正侧位X线片显示距骨坏死、关节面破坏；（2）外侧入路截断腓骨（箭头）显露胫距及距下关节；（3）自体髂骨块植骨填充后，加压螺钉及锁定接骨板固定；（4）术后1年踝关节正侧位X线片，显示踝关节固定方式

【麻醉】　同前。

【体位】　侧卧位,于大腿上段绑气囊止血带。

【特殊器械和内固定物】　摆锯、5.5mm 空心螺钉、肱骨近端锁定接骨板(PHILOS)或髓内钉及 Hintermann 撑开器。

【操作步骤】

1)切口:取腓骨外侧入路,切口长 10~12cm,自外踝尖至胫腓下联合近侧 2cm,骨膜下剥离腓骨(图 12-2-86(2))。

2)外踝截骨:在切口近侧平面,用摆锯斜形截断腓骨并取下其远段,清理下胫腓联合,暴露胫骨远端和距骨的外侧面。

3)关节面处理:Hintermann 撑开器协助下暴露胫距关节和距下关节,清理关节外骨赘,用软骨铲去除关节面软骨,以 2.0mm 克氏针在关节软骨下骨处均匀钻孔。

4)力线纠正及植骨:将截下的腓骨去皮质后制成火柴棒状骨条,用于胫距关节植骨。合并踝关节内、外翻畸形者,根据畸形程度,取大小约 5cm×3cm 自体全厚层髂骨块修剪成楔形骨块,内翻畸形骨块内高外低放置于关节间隙,外翻畸形则相反,以矫正下肢力线。植骨完成后用克氏针临时固定踝关节于旋转中立、外翻 5°位。

5)内固定:术中透视明确下肢力线满意后,用肱骨近端锁定接骨板反向倒置于胫骨远端、距骨及跟骨外侧面(图 12-2-86(3)),一般可用 4~6 枚螺钉固定跟骨、2~3 枚螺钉固定距骨、4~6 枚螺钉固定胫骨(图 12-2-86(4));亦可使用倒置髓内钉,从足底穿入至胫骨中下段,交锁固定,务必使髓内钉位于胫骨中心。再次透视确定下肢力线满意、固定牢靠后冲洗并留置负压引流管,逐层关闭手术切口。

【术后处理】　同距骨颈切开复位内固定;术后第 1 天即可行足趾、膝及髋关节功能锻炼,避免负重 12 周。每隔 4 周摄标准踝关节正侧位 X 线片确定骨愈合情况,指导功能锻炼。

(三)足舟骨骨折

1. 概述　足舟骨骨折在足踝部创伤中并不多见,应避免漏诊并及时给予正确治疗,尤其是累及关节面、移位明显者需要手术治疗,力求解剖复位,恢复内侧柱长度及足纵弓形态,坚强内固定,以尽可能降低远期创伤性关节炎及畸形愈合的发生率,提高治疗效果。当然术前必须认真评估和处理软组织,待肿胀消退后进行手术;疑及足部筋膜间室综合征者,应尽早切开减压;开放性骨折患者应积极抗感染,正确选择手术时机。

2. 手术治疗的方法

(1)足舟骨骨折切开复位内固定:

【适应证】　骨折移位明显、骨折粉碎、累及关节面的体部骨折(图 12-2-87(1)),抑或内侧柱已有短缩的足舟骨骨折;骨块较大、移位明显的撕脱性骨折。

【麻醉】　腰麻。

【体位】　仰卧位,膝关节下方垫以膝枕,足平放于手术台上。

【操作步骤】

1)切口:以足舟骨为中心作背侧纵向切口,完全暴露舟楔及距舟关节(图 12-2-87(2))。

2)复位:暴露骨折端后,可用撑开器撑开楔骨及距骨,以距骨头为模板复位足舟骨,同时也应注意舟楔关节的复位效果及对应关系,压缩骨块可用小型骨膜剥离器撬开,对于复位后存在缺损,则可取自体松质骨或同种异体骨移植填充。解剖复位骨块后,用 1.5mm 克氏针临时固定,然后透视明确复位效果。

3)固定:透视明确效果满意后,若骨块大而无明显粉碎,用两枚 3.5mm 皮质骨螺钉或 4.0mm 空心螺钉自内向外固定。对于粉碎性骨折或骨质条件差的患者,螺钉固定足舟骨通常无法获得稳定的把持,复位丢失及固定失败率较高,针对这类患者,复位后可采用 2.7mm 微型锁定接骨板系统固定,通过"排钉"技术可获得骨块及关节面的稳定支撑,固定效果更好,减少复位丢失及固定失败率(图 12-2-87(3))。对于内侧柱短缩明显的骨折,还需用微型外固定支架维持内侧柱长度;对于移位明显且骨块较

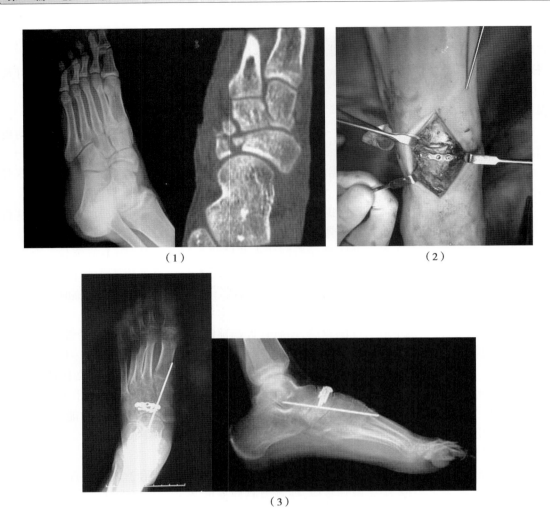

（1）　　　　　　　　　　　　　　　　　　　　　（2）

（3）

图 12-2-87　足舟骨骨折切开复位微型接骨板内固定
（1）术前左足侧位片及 CT 扫描；（2）足背前内侧切口暴露骨折端，复位后微型接骨板"排钉固定"；
（3）术后 X 线片显示骨折复位和固定情况

大的撕脱性骨折，复位后自撕脱骨块向足舟骨体部置入一枚螺钉加压固定即可获得良好的固定效果。

【术后处理】　术后厚棉纸、弹力绷带加压包扎，冰袋及静脉应用消肿药物对症治疗。术后第二天即可进行踝关节及足趾伸屈功能锻炼。严格避免负重 3 个月，待摄片复查明确骨折愈合方可完全负重。

（2）距舟楔关节融合治疗足舟骨粉碎性骨折：

【适应证】　足舟骨严重粉碎、关节面破坏严重而无法重建者（图 12-2-88（1））。

【术前准备】　皮肤准备按骨科常规，计划植骨者备皮应包括准备取骨的一侧髂骨区。

【麻醉、体位】　同前。

【操作步骤】

1）切口：以足舟骨为中心作背侧纵向切口，彻底暴露舟楔及距舟关节。

2）复位及关节面处理：用 Hitermann 撑开器撑开距骨和楔骨，充分暴露距舟和舟楔关节后，首先仍以距骨头及楔骨为模板复位足舟骨，大致恢复其外形后克氏针临时固定，用软骨锉彻底清除关节面软骨后，2.0mm 克氏针对软骨下骨进行钻孔，然后取髂骨骨块，去除皮质后，填充至骨缺损区和关节间隙。松开撑开器后，纠正力线，注意内侧柱长度，避免任何的内、外翻畸形，于足中立位置入克氏针临时固定。

3）内固定：透视明确足部力线满意后，即可置入内固定。随着植入器械的发展，可通过螺钉、骑缝钉及微型接骨板等获得稳定的融合。可选用 2.7mm 微型锁定接骨板，螺钉分别固定于楔骨及距骨（图 12-2-88（2）），然后再加用 2 枚 4.3mm 双头加压空心螺钉可获得稳定的加压融合（图 12-2-88（3））；亦可

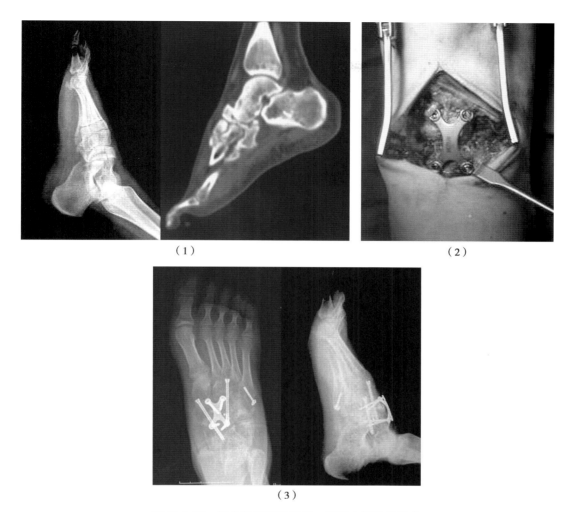

图 12-2-88　足舟骨粉碎性骨折一期距舟楔关节融合

（1）术前足部侧位 X 线片及 CT 扫描,显示右足舟骨粉碎性骨折、脱位;（2）复位、自体髂骨松质骨填充;
距舟关节融合,微型接骨板固定;（3）术后 3 个月右足正侧位 X 线片

选用骑缝钉跨距-楔关节固定,然后再加用 2 枚 4.3mm 双头加压空心螺钉固定。

【术后处理】　同足舟骨骨折切开复位内固定术后处理。

（3）距舟楔关节植骨融合治疗陈旧性足舟骨骨折:

【适应证】　陈旧性足舟骨骨折(图 12-2-89（1）),伴中度以上距舟、舟楔关节创伤性关节炎,疼痛症状明显,保守治疗无效。

【术前准备】　除局部按一般骨科常规准备外,另需准备一侧髂骨取植骨块。

【麻醉、体位】　同前。

【操作步骤】

1）切口:以足舟骨为中心,作背侧纵向切口。

2）复位及关节面处理:彻底暴露舟楔及距舟关节后,用 Hitermann 撑开器撑开距骨和楔骨,用软骨锉彻底清除关节面软骨后,2.0mm 克氏针对软骨下骨进行钻孔,然后取自体髂骨松质骨,填充至关节间隙。松开撑开器后,纠正力线,注意内侧柱长度,避免任何的内、外翻畸形,于足中立位置入克氏针临时固定(图 12-2-89（2）)。

3）内固定:透视明确足部力线满意后,即可置入内固定。可选用 1～2 枚骑缝钉跨距-楔关节固定,然后再加用 2 枚 4.3mm 双头加压空心螺钉抗旋转(图 12-2-89（3）)。亦可选用 2.7mm 微型接骨板跨楔距关节固定,再加用 2 枚 4.3mm 双头加压空心螺钉可获得稳定的加压融合。

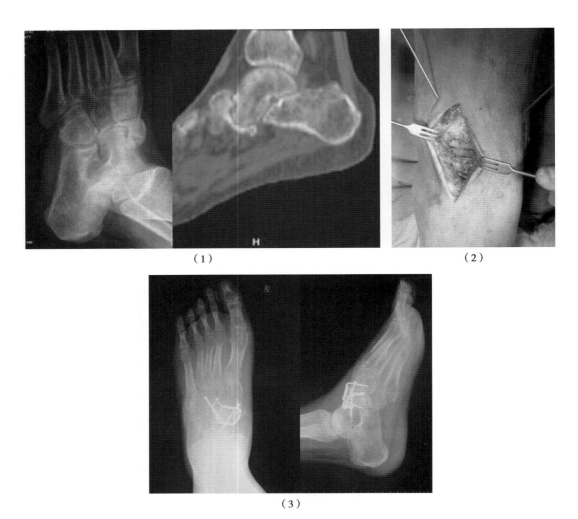

（1）   （2）

（3）

图 12-2-89　距舟楔关节植骨融合治疗陈旧性足舟骨骨折

（1）左足侧位 X 线片及 CT 扫描显示足舟骨陈旧性骨折、距舟关节脱位、创伤性关节炎；（2）术中清理距舟关节后自体松质骨填充；（3）术后 6 个月 X 线片显示融合处愈合，显示固定的骑缝钉与加压螺钉

【**术后处理**】 同足舟骨骨折切开复位内固定术后处理。

（四）跖跗关节骨折脱位

1. 概述 临床上常说的跖跗关节骨折脱位为一狭义概念，多指跖楔关节和跖-骰关节骨折脱位，而这些关节即为 Lisfranc 关节，正因为既往对该概念的认识不全，导致我们常认为该损伤仅累及跖楔关节和跖骨-骰骨间关节，而忽略了其他中足关节损伤。其实，某些中足高能量损伤，可能同时累及舟楔关节以及楔骨间关节，导致整个中足的骨折脱位，而此类损伤一旦漏诊或错误治疗，预后很差。因此，我们特别强调广义的跖跗关节这一概念，即跖跗关节复合体，其结构不但包括狭义的 Lisfranc 关节，还应包括相应的楔骨间关节和舟楔关节，治疗时更应将其作为一整体进行复位固定。

没有明显移位的跖跗关节损伤，尤其是负重位 X 线片上第 1、2 跖列分离<2mm 者，可通过非负重石膏制动等保守方法治疗，但其间应每周复查 X 线片，以及时发现继发性移位。明显移位的跖跗关节及其复合体损伤，均应手术治疗。手术复位固定的顺序是先内侧柱和中柱，后外侧柱。合并骰骨压缩性骨折者，应先撑开、复位、固定骰骨，以恢复外侧柱长度，然后再复位固定内侧和中间柱；若为跖跗关节复合体损伤，通常需复位和固定舟楔关节和楔骨间关节，然后以楔骨为模板，按先内侧、中间柱，后外侧柱的顺序，复位固定对应的跖楔关节和跖-骰关节。由于生理上中足内侧柱和中柱的活动度小，而外侧柱，即第 4、5 跖骨与骰骨形成的跖-骰关节活动度较大，治疗时需为内侧柱和中柱提供坚强固定，而外侧柱则用克氏针行弹性固定，6 周后拔除进行早期锻炼，从而获得最佳的功能效果。

2. 手术治疗的方法

（1）跖跗关节损伤闭合复位经皮螺钉固定术：

【适应证】　单纯 Lisfranc 韧带损伤，即轻微损伤（subtle injury），内侧间隙增宽超过2mm（图12-2-90（1））。

【麻醉】　腰麻。

【体位】　仰卧位，膝关节下方垫以膝枕，足平放于手术台上。

【操作步骤】

1）闭合复位：术中牵引前足，向前内及跖侧推压脱位的跖骨基，同时将点式复位钳置于第2或第3跖骨背外侧及内侧楔骨的跖内侧逐步钳夹复位内侧柱和中间柱（图12-2-90（2））。

2）固定：临时固定后透视足部正斜及侧位片，明确脱位复位后，自内侧楔骨向第2跖骨基置入空心钉导针作临时固定，再次透视明确导针位置后，按导针方向经皮置入一枚空心螺钉（Lisfranc 螺钉）固定（图12-2-90（3）），最后再次透视明确中足力线及螺钉位置后，缝合小切口。

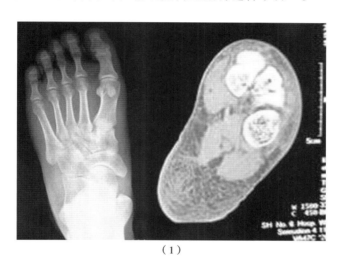

（1）

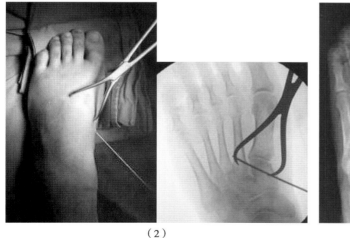

（2）

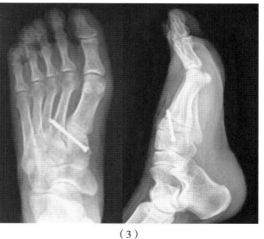

（3）

图12-2-90　闭合复位经皮螺钉治疗跖跗关节轻微损伤

（1）术前 X 线片及 CT，第2跖骨基内侧撕脱性骨折（"斑点征"），内侧间隙增宽，为跖跗关节轻微损伤；（2）闭合复位，点式复位钳维持，透视显示自内侧楔骨向第2跖骨基方向钻入的空心钉导针；（3）术后1年 X 线片显示最终固定方式

【术后处理】　厚棉纸、弹力绷带加压包扎，抬高患肢，静脉应用消肿药物及冰敷对症治疗。术后第2天即可进行踝关节及足趾功能锻炼，严格避免负重3个月。术后3个月复查摄片明确愈合后，即可取出 Lisfranc 螺钉，取出后可完全负重。如不取螺钉应告知患者有断钉的可能。

（2）跖跗关节切开复位内固定术：

【适应证】 跖跗关节损伤，骨折脱位型，移位明显（图 12-2-91（1）），或手法复位无法获得良好力线者；或合并跖骨基骨折，移位超过 2mm；跖跗关节复合体损伤。

【麻醉、体位】 同前。

【操作步骤】

1）切口：于足背相当于第 2 跖列表面，以跖跗关节为中心，作 10cm 的纵向切口，显露内侧柱和中间柱跖跗关节；欲显露三柱，需采用双切口，分别在第 1、2 跖列间和第 4、5 跖列间作切口，作双切口时应注意切口之间的距离应大于 3cm。

2）复位：复位顺序：先内侧柱和中柱，后外侧柱。遇合并骰骨压缩性骨折者，可在骰骨复位固定后再复位固定内侧和中间柱。先用微型外固定支架置于跖骨基和跟骨前部（图 12-2-91（2）），牵开恢复外侧柱长度，然后掀开骰骨皮质，插入小型骨膜剥离器或薄型骨刀将压缩的骰骨撑开，用自体髂骨松质骨填充缺损区，将骨皮质回盖后，用 2.7mm 微型接骨板固定，可留置微型支架以维持外侧柱长度。若跖骨向背侧移位，其基底部位于舟骨及骰骨的背侧；若跖骨向跖侧移位，则舟、骰骨位于跖骨基底部的背侧。利用杠杆作用，加上足趾牵引，用骨膜剥离器撬拨使其复位。遇跖跗关节复合体损伤，通常需复位和固定舟楔关节和楔骨间关节，再以楔骨为模板，依次复位内侧柱、中间柱和后外侧柱，用克氏针临时固定，透视确认复位效果。合并跖骨骨折，应同时复位固定。

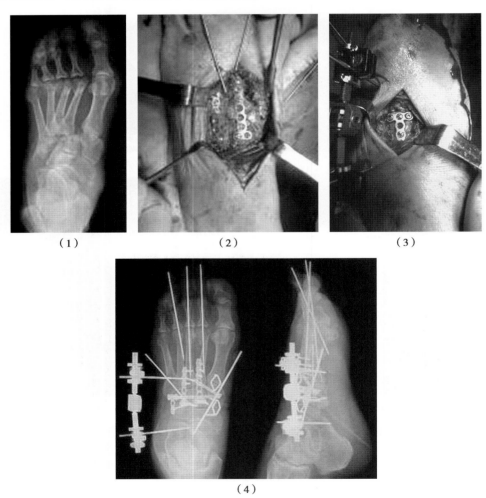

（1） （2） （3）

（4）

图 12-2-91 切开复位内固定治疗跖跗关节复合体损伤
（1）左足跖跗关节复合体损伤术前 X 线片，显示舟骨骨折、骰骨压缩性骨折、2～4 跖骨头骨折；（2）复位后用骑缝钉及微型接骨板跨关节固定；（3）经外侧切口行骰骨压缩性骨折复位、自体髂骨植骨、微型接骨板固定；（4）术后 X 线片显示最终的固定方式

3）固定:内侧柱和中间柱需要用螺钉实施坚强固定,自跖骨向对应楔骨置入 4.0mm 皮质骨螺钉,内侧间隙增宽者还需加用 Lisfranc 螺钉固定;外侧柱则用克氏针提供弹性固定。跖跗关节复合体损伤者,先复位楔骨间脱位,用一枚螺钉贯穿固定三块楔骨。为避免螺钉再次损伤关节面,降低再移位的几率,用微型接骨板作跨关节桥接固定效果更佳(图 12-2-91(2)),且可有效维持内侧和中间柱的长度。对于合并柱短缩的患者,还可在内固定后辅以微型支架维持长度及力线(图 12-2-91(4))。

【术后处理】　厚棉纸、弹力绷带加压包扎,抬高患肢,静脉应用消肿药物及冰敷对症治疗。术后第 2 天即可进行踝关节及足趾功能锻炼,严格避免负重 3 个月。术后 6 周即可拔除外侧柱克氏针,术后 3 个月复查摄片明确愈合后,即可取出 Lisfranc 螺钉,取出后可完全负重。

（3）跖跗关节选择性融合术:

【适应证】　关节面完全粉碎、无法重建的跖跗关节损伤;单纯完全脱位型损伤;症状明显、保守治疗无效的陈旧性损伤(图 12-2-92(1))。

【麻醉、体位】　同前。

【操作步骤】

1）切口:于受累跖列表面作背侧切口,充分暴露跖楔关节;作双切口时应注意切口之间的距离应大于 3cm。

2）复位:无论新鲜损伤还是陈旧性损伤,首先仍应恢复整个中足的力线及长度,复位方式如前

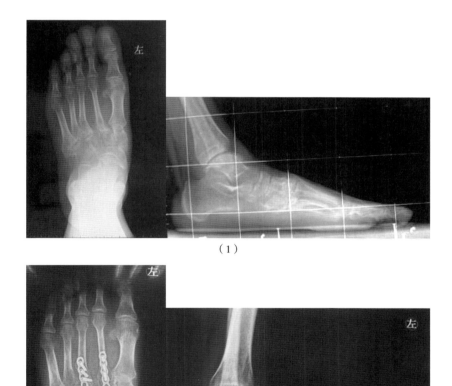

（1）

（2）

图 12-2-92　选择性融合治疗跖跗关节陈旧性损伤
（1）术前 X 线片显示中间柱向背侧脱位,跖楔关节创伤性关节炎;（2）术后 1 年 X 线
片显示融合的固定方式

所述。

3）关节面处理：中足力线恢复后，用软骨锉彻底清除关节面软骨及瘢痕组织，取自体髂骨松质骨填充缺损区。

4）固定：用跨关节螺钉或桥接接骨板融合固定（图12-2-92（2）），方式如前所述。

【术后处理】　术后厚棉纸、弹力绷带加压包扎，冰袋及静脉应用消肿药物对症治疗。术后第二天即可进行踝关节及足趾伸屈功能锻炼。严格避免负重3个月，3个月摄片后明确骨折愈合可完全负重。

（五）跗骨间骨折脱位

1. 概述　骰骨及楔骨单独骨折较少见，常合并跖跗关节或距跗关节复合体损伤。由于有丰富的韧带及关节囊相连，单纯楔骨和骰骨骨折很少移位，不需复位，亦不需手术治疗。使用支具或石膏非负重固定4～6周，然后改用行走支具保护下负重，直至伤后3个月完全愈合。固定期间需定期随访复查摄片，一旦骨块移位，可能还需手术治疗。而对于移位明显的、累及关节面的楔骨、骰骨骨折或骰骨压缩性骨折，尤其是外侧柱短缩的患者，就应在软组织条件改善后行手术治疗。

Chopart关节脱位（跗中关节，包括距舟和跟骰关节）时，前足可向跖侧或背侧移位，以跖侧移位较为常见，且合并距下关节脱位，常为高能量损伤所致。其发生率低，但预后很差，尤其是处理不当时。急诊处理必须及时果断，否则脱位的骨块压迫皮肤将导致皮瓣坏死；方法是在全麻肌松条件下行手法复位石膏固定。手法复位一旦失败，应及时切开复位，条件允许者、充分准备后同时对骨折行切开复位内固定。

2. 手术治疗的方法

（1）楔骨骨折脱位切开复位内固定

【适应证】　移位明显、累及关节面的楔骨骨折，合并跖跗关节或复合体损伤（图12-2-93（1））。

【麻醉、体位】　同前。

【操作步骤】

1）切口：于受累楔骨表面作足背纵向切口，充分暴露跖楔和舟楔关节。

2）复位与固定：暴露后直视下复位，此时，需特别注意相应的跖楔关节是否亦受累，若也存在骨折脱位，即应将其作为一个整体进行复位和固定。由于楔骨形态较不规则，且较小，对复位和固定的要求均较高，尤其是目前没有针对单纯楔骨骨折的接骨板，因此，复位后通常采用跨关节方式固定，合并跖楔关节或楔骨间脱位骨折脱位者，同样行跨关节固定，内置物可选克氏针、螺钉或微型接骨板固定，有时需要用外固定支架增加固定的强度（图12-2-93（2））。使用克氏针固定者术后6周可以去除（图12-2-93（3））。

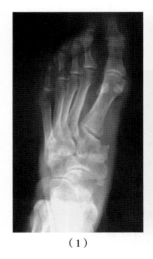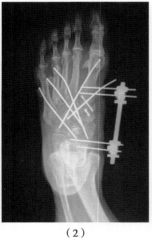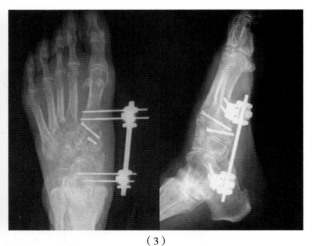

（1）　　　　　　　　　　　（2）　　　　　　　　　　　　　　　（3）

图12-2-93　切开复位内固定治疗楔骨骨折
（1）术前X线片显示内侧楔骨骨折，累及楔骨间关节和跖跗关节复合体损伤；（2）术后X线片显示内侧楔骨骨折复位后螺钉固定、克氏针固定跖楔关节、微型支架维持内侧柱长度；（3）术后6周拔除克氏针，X线片显示中足力线及长度维持良好

【术后处理】 厚棉纸、弹力绷带加压包扎,抬高患肢,静脉应用消肿药物及冰敷对症治疗。术后第2天即可进行踝关节及足趾功能锻炼,严格避免负重3个月。

(2) 骰骨骨折切开复位内固定(open reduction and internal fixation of the cuboid fracture)

【适应证】 移位明显、累及关节面的骰骨骨折、骰骨压缩性骨折导致外侧柱短缩(图12-2-94(1))。

【麻醉、体位】 同前。

【操作步骤】

1)切口:患足外侧作直切口,充分暴露跟骰和跖-骰关节。

2)复位及固定:用微型支架或撑开器撑开跟骨及第5跖骨,以充分恢复外侧柱长度,然后用掀开骰骨皮质,将小型骨膜剥离器插入骰骨内,轻柔而缓慢地将压缩的骰骨撑开,由于骰骨内大多为松质骨,复位后出现存在不同程度的骨缺损,取自体髂骨松质骨移植填充,然后采用2.7mm微型接骨板系统进行固定(图12-2-94(2)),X线检查确认复位和固定的质量(图12-2-94(3))后关闭切口。如合并外侧柱脱位,还应当用克氏针跨跖骰关节作弹性固定,用微型支架固定6周,以维持外侧柱长度。

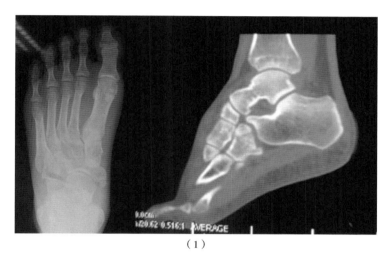

(1)

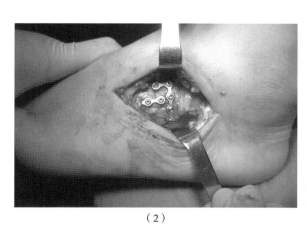

(2)

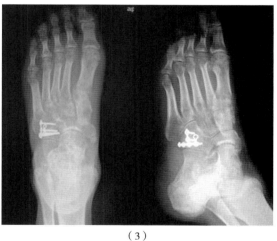

(3)

图 12-2-94 切开复位内固定治疗骰骨压缩性骨折

(1)左足术前 X 线片及 CT 扫描显示骰骨压缩性骨折;(2)术中用 Hintermann 撑开器辅助复位,松质骨填充骨缺损,用微型接骨板系统固定;(3)术后半年骨折愈合,外侧柱力线良好无短缩,X 线片显示内固定方式

【术后处理】 厚棉纸、弹力绷带加压包扎,抬高患肢,静脉应用消肿药物及冰敷对症治疗。术后第2天即可进行踝关节及足趾功能锻炼,严格避免负重3个月。术后6周即可拆除微型支架,术后3个月复查摄片明确愈合后,可完全负重。

(3) 跗横关节切开复位内固定术:

【适应证】 脱位合并骨折(图12-2-95(1))、开放性脱位及闭合复位失败者均应切开复位。

【麻醉】 同前。

【体位】 仰卧位。

【操作步骤】

1)切口:应根据具体脱位方向、软组织损伤程度选择合适的切口。常规用双切口,内侧入路以距舟关节为中心,外侧入路以跟骰关节为中心作纵形切口。

2)复位:清理影响复位的嵌塞软组织,牵引前足,可分别在距骨头或舟状骨钻入克氏针,利用杠杆作用根据不同的移位方向,将一钝性剥离器插入关节端,撬起脱位的距骨或舟骨,通过撬拨技术复位脱位骨块,然后克氏针临时固定。合并骨折者以完整侧关节面为模板进行复位,复位后可跨关节2根克氏针交叉临时固定。

3)固定:合并骨折者透视下复位满意用螺钉或微型接骨板固定,单纯脱位者,可用多根克氏针跨关节固定;亦可同时加用微型外固定支架来维持内外侧柱长度和力线(图12-2-95(2))。克氏针和外固定支架常规术后6周拆除(图12-2-95(3))。

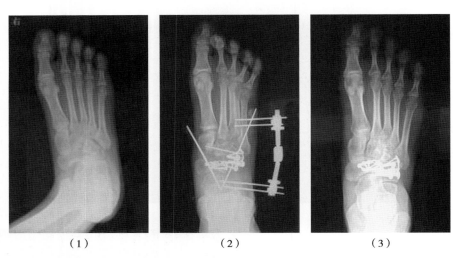

（1） （2） （3）

图12-2-95 切开复位内固定结合外固定治疗跗横关节骨折脱位
(1)术前X线片显示跗横关节脱位合并舟状骨和骰骨骨折;(2)术中采用微型接骨板系统固定舟状骨及骰骨骨折、跗横关节脱位采用克氏针固定,并用微型外固定支架维持外侧柱长度;(3)术后1年随访X线片

【术后处理】 厚棉纸、弹力绷带加压包扎,抬高患肢,静脉应用消肿药物及冰敷对症治疗。术后第2天即可进行踝关节及足趾功能锻炼,术后6周即可拔除柱克氏针,然后在行走支具保护下负重,术后3个月逐渐恢复负重活动。

（六）跖骨骨折

1.概述 跖骨干及颈部骨折无移位或有移位而能经手法牵引复位者,不需手术治疗。第1跖骨干为足内侧纵弓承重之主要撑杆,若骨折后移位而手法复位失败,应行切开复位内固定术。其余4跖骨干骨折若有轻度侧方移位,并不影响功能。但向跖侧或背侧成角而手法复位失败者,必须行手术切开复位内固定,否则会产生足趾畸形或在足跖侧因过分压力而出现疼痛性胼胝体。第5跖骨基底部的横断骨折或基底部撕裂骨折,一般无明显移位,不需手术治疗。

2.手术治疗的方法

跖骨骨折切开复位内固定术:

【适应证】 跖骨干或颈部骨折,短缩、分离移位明显、有向背侧或跖侧成角畸形(图12-2-96(1)),手法复位失败者;或无明显移位的不稳定性骨折,预计移位可能大者,亦是手术相对适应证。一般而言,越是靠近远端的骨折,切开复位的指征越强。

【麻醉、体位】　同前。

【操作步骤】

(1) 切口:于受累跖列表面作背侧纵向切口,第 5 跖骨基骨折则取足外侧切口,显露骨折端时尽量少剥离软组织。

(2) 复位及固定:暴露骨折端后,清理断端血肿及嵌塞的软组织后,直视下对骨折端进行复位,注意避免旋转及短缩畸形,复位后临时固定。可根据不同骨折部位及类型选择不同的内固定物。对于干部或基底部骨块较大的骨折,可在复位后选用合适的微型接骨板固定(图 12-2-96(2)),对于基底部粉碎者,可用接骨板作跨关节固定;简单类型的跖骨干骨折还可通过交叉克氏针固定,但固定效果不如接骨板稳定。第 5 跖骨基骨折比较特殊,一般若骨块不大,可用一枚 4.0mm 空心螺钉固定,骨块较大者亦可使用微型接骨板固定;骨块较小者,使用空心螺钉固定可能导致骨块粉碎,可选用克氏针固定或钢丝张力带技术固定。跖骨头骨折骨块较小,接骨板固定较为困难,可用克氏针固定,如嫌不够稳定,亦可选用微型螺钉固定。

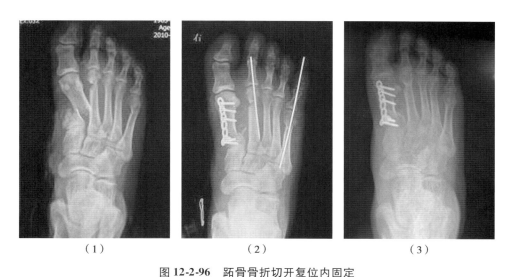

（1）　　　　　　　　　　　（2）　　　　　　　　　　　（3）

图 12-2-96　跖骨骨折切开复位内固定

(1)术前 X 线片显示第 1 跖骨干骨折、移位,合并第 2、5 跖骨头骨折;(2)术后 X 线片显示切开复位后第 1 跖骨干接骨板内固定,第 2、5 跖骨头骨折克氏针内固定;(3)术后半年随访骨折愈合

【术后处理】　患肢厚棉纸、弹力绷带加压包扎,卧床时抬高患肢,同时予静脉药物及冰敷消肿。如采用克氏针固定者,需在术后 6 周复查摄片明确愈合情况后拔去克氏针(图 12-2-96(3)),改用行走支具保护下负重,术后 3 个月可完全负重。如采用接骨板、螺钉内固定者,需避免负重 3 个月,待摄片明确骨折愈合后方可负重。

(七) 趾骨骨折

末节趾骨粉碎骨折或末节骨块极小者,往往无法手术固定,常需要石膏固定。石膏自趾尖包至胫骨结节处。若有甲下血肿,在趾甲上钻 2 个小孔引出甲下淤血。若为开放性严重粉碎性骨折而大部分末节趾骨已经压碎时,则拔去趾甲,切除粉碎的趾骨,用其跖侧皮瓣缝合伤口。

踇趾末节趾骨简单骨折、骨块较大或各趾近节趾骨骨折,若有移位或趾间关节脱位者,可进行手术治疗,经闭合或切开复位后,用一枚克氏针作贯穿固定。对于移位明显的近节趾骨骨折,亦可采用切开复位微型接骨板内固定。趾骨骨折亦可采用保守治疗:局部麻醉下牵引复位。在患趾与邻趾之间垫薄层纱布或棉花,用约 2cm 宽胶布条将患趾与邻趾包在一起,作邻趾固定。注意不要缠绕太紧,以免影响该两趾的血液循环。胶布条每周更换 1 次,共固定 3 ~ 4 周。固定其间可穿硬底露足趾鞋行走,避免前足负重。

（八）跖趾和趾间关节脱位

跖趾关节向背侧脱位，可局部麻醉下手法复位。先将趾骨过伸，然后向远端牵引即可复位。复位后用背侧小金属夹板固定2~3周。若复位后不稳定，有再脱位的倾向者，用包括趾尖的行走石膏鞋固定。侧方移位常不稳定，需经皮由趾尖趾骨及跖骨穿入克氏针内固定。

偶然可因跖侧关节软骨板及籽骨钳夹于近侧趾骨基底部与跖骨头趾尖，使复位不能成功，则需行切开复位术。这种情况发生于第一跖趾关节。

近侧趾间关节脱位，可手法复位。将患趾与邻趾用胶布条缠绕固定2~3周，两趾尖垫薄层纱布或棉花；若不稳定，可自趾尖向近端穿克氏针贯穿固定3周。

（九）足部开放性骨折

足部开放性骨折多为直接暴力损伤，如果是高能量挤压伤，除了骨折粉碎（图12-2-97（2））之外，往往有严重的皮肤软组织损伤甚至毁损（图12-2-97（1）），给处理带来困难，应当予以重视。

与处理其他开放性损伤一样，遵循创伤控制的原则，先处理致命的损伤，全身情况稳定后处理局部创面和骨折。到院接诊后即应给予静脉滴注广谱抗生素以预防感染，注射破伤风抗毒血清，同时进行伤口细菌培养及药物敏感试验，以便在怀疑或确定感染时作为调整抗生素的依据有效控制和治疗感染。

清创手术之前就要对软组织的整体情况进行全面评估，包括软组织肿胀情况、有无合并骨筋膜室综合征、软组织和皮肤损伤的情况、开放伤口的污染情况、肢端循环和感觉如何、是否存在血运障碍和神经损伤的迹象等，以明确进一步手术方案。

清洗伤口之前，先用无菌敷料暂时覆盖创口，不要试图复位，用肥皂水刷洗伤口周围皮肤，用外用生理盐水冲净，洗刷时间不短于10分钟；揭去覆盖伤口的纱布，剪去创口周边皮肤的汗毛，由内向外用纱布球及肥皂水清洗和冲洗伤口10分钟，以免将污染物带入深层；最后用过氧化氢溶液、聚维酮碘及生理盐水冲洗伤口，至少重复2次，最后用足够量的生理盐水冲净，擦干后再消毒铺设无菌巾和手术单。

清创时可以使用空气止血带以形成无血的手术野，有利于对创面及深部组织进行清创，去除异物及失去活力的组织，包括游离的小碎骨片，有活力的组织尽可能保留，挫伤的血管不影响远端血供的可以切断结扎，解剖连续性存在的神经不要轻易切除，肌腱断端挫伤严重部分予以清除后缝合重建。清创完成后再次用过氧化氢溶液、聚维酮碘及生理盐冲洗，至少2遍，更换手术器械和手套，继续进行重建的手术。

经开放伤口对骨折脱位进行整复内固定，必须依彻底清创为前提，固定手段宜简单，例如使用克氏针（图12-2-97（3）），不具备内固定条件者，宜使用外固定支架作临时固定，维持力线，也可使用石膏固定制动。开放性损伤急诊处理时避免实施最终的内固定，以减少软组织并发症。

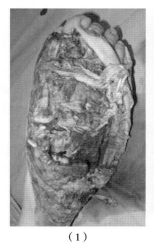
（1）

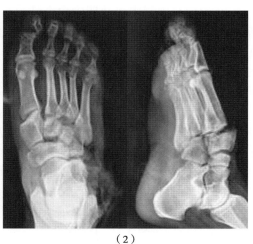
（2）

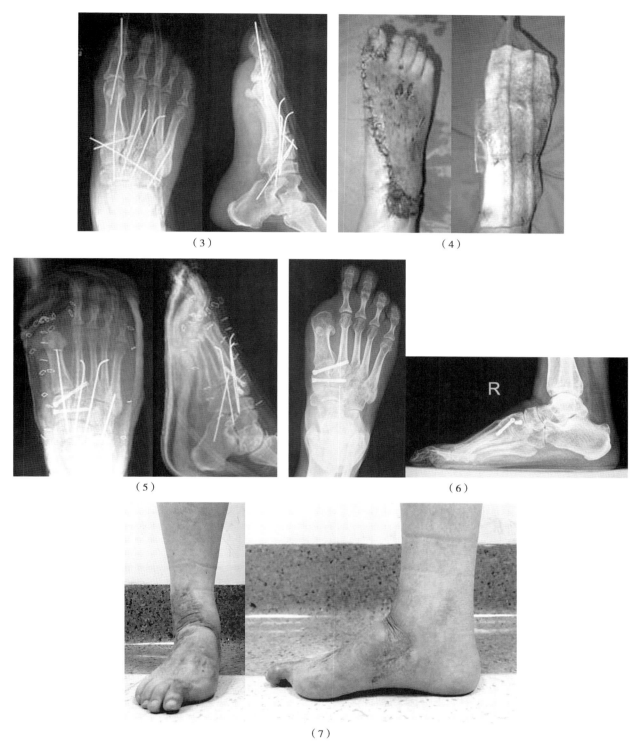

（3）

（4）

（5）

（6）

（7）

图 12-2-97　分期处理足部开放性骨折脱位
（1）术前大体照片,右足背面积皮肤脱套,创面污染严重;（2）术前 X 线片,跖跗关节脱位,极不稳定;（3）术后 X 线片,克氏针固定,列线基本恢复;（4）清创手术结束后照片,脱套皮肤修成中厚皮片植皮,用 VSD 覆盖;（5）二次清创术后 X 线片,Lisfranc 螺钉及楔骨间螺钉固定;（6）术后 2 年 X 线片,Lisfranc 螺钉及楔骨间螺钉留置;（7）术后 2 年随访照片,足部外形及功能恢复良好

　　最后处理创面的闭合问题,遇皮肤及软组织无明显缺损的患者,可尝试一期闭合创面,注意必须是无张力缝合皮肤。对即使没有皮肤缺损,但对清创的彻底性持怀疑态度需要重复清创者,可以敞开创面负压密闭引流(vacuum sealing drainage, VSD)技术临时覆盖创面,持续吸引,待创面洁净后再缝合关闭

创口。引流术后5～7天更换VSD敷料,检查创面及肉芽生长情况。软组织肿胀消退、创面无明显感染征象者可对骨折脱位行最终复位及固定,在无张力情况下缝合伤口。遇张力较大者,可作减张缝合;软组织缺损者,通过植皮、转移或移植皮瓣覆盖创面。遇皮肤撕脱者,如果皮肤不含足够的血管网,原位缝合不易成活,应当将皮肤修剪成中厚皮,原位缝合覆盖创面,在中厚皮上剪出若干小洞,再覆以VSD辅料实施负压引流(12-2-97(4)),在创面愈合有望时,完成最终的固定(图12-2-97(5)),多能取得满意的治疗效果(图12-2-97(6)(7))。

(施忠民)

第三节　骨　盆　骨　折

一、骨盆骨折急救治疗

骨盆骨折多为高能量损伤,不仅导致骨盆本身严重损伤,而且常伴有复杂严重的合并伤,其中,大出血是严重骨盆骨折的常见严重合并伤。骨盆骨折的急救流程主要内容包括:①急救复苏、抢救生命;②控制出血;③合并伤的处理;④骨折的急救处理。其中主要的骨盆骨折急救治疗包括外固定支架固定、C形钳固定、纱布填塞止血、动脉造影栓塞术及暂时性腹主动脉阻断术,本节将分别介绍以上几种急救手术方式。

(一)外固定架固定术

【适应证】

1. 严重骨盆骨折患者急诊时控制出血和临时固定。

2. 多发伤患者早期固定有利于护理并减轻患者痛苦。

3. 某些骨盆骨折内外固定联合治疗方法之一。

4. 伴有软组织条件不良,外固定是维持复位的最终固定方法。

【禁忌证】

1. 穿针处有皮肤感染和皮肤病的病例以及患者不能配合外固定治疗的病例。

2. 骨质疏松(相对禁忌证)。严重骨质疏松的病例要考虑其他方法是否可行,其他方法不可行者仍然可以使用,但护理和下地负重要谨慎进行。

3. 严重粉碎骨折如无法穿针的髂骨骨折不能使用外固定架固定。这种骨折临床比较少见。

【器械选择】　骨盆外固定架种类较多,目前临床常用的骨盆外固定架有AO外固定架、Orthofix外固定架、Bastiani骨盆外固定架、组合式外固定架等(图12-3-1)。

【术前准备】

1. 常规准备　旋转不稳定型骨盆骨折术前行伤侧下肢皮牵引,可减少翻身等护理时所产生的骨盆

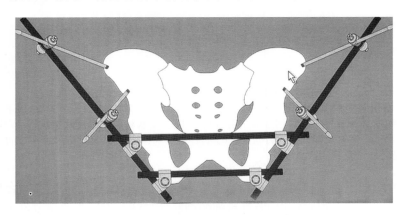

图12-3-1　骨盆外固定支架固定示意图

内(外)旋趋势而利于复位。垂直不稳定型骨盆骨折,术前行股骨远端或胫骨结节持续骨牵引,有利于骶髂关节复位和维持复位。

2. 器械准备 组合式骨外固定架和相应配套工具各一套,克氏针及其他常规骨科器械。

3. 影像学检查 常规摄骨盆前后位、出口位及入口位X线片,必要时做CT扫描,以确定适应证。

4. 其他 术前骨盆区备皮,并留置导尿。备皮范围包括双侧髂嵴周围、会阴部。紧急情况不必会阴部准备。

【麻醉】 紧急行骨盆急救时可采用局麻;如行剖腹探查、其他部位手术等,可采用全麻。

【体位】 仰卧位。

【操作步骤】

1. 复位 紧急抢救和能够闭合复位的旋转不稳定骨折采用闭合手法复位;伴有垂直不稳定的骨折需要辅助内固定时或闭合复位失败,采用手术切开复位。

2. 穿针方法 实验数据和临床实践提示:直径5mm的螺钉固定效果优于直径4mm的螺钉,因此,目前骨盆外固定支架多倾向于应用直径5mm的螺钉,并根据不同外固定架所需螺钉的数目和位置,应尽量准备各种长度的螺钉钢针。固定针安放的基本要求:一根螺钉放置在髂前上棘后方2cm以上,一根螺钉放置在髂骨翼。穿针过于向后影响平卧,且连接时需要将连杆折弯。确定进针点后在皮肤上切0.5cm切口,直达骨膜下。与矢状面向外成约20°角安放保护套管,轻轻锤击使套管把持住骨质。沿套管内,用直径2.5mm钻头钻孔,钻透髂骨嵴即可。用扳手将半针沿钻孔方向拧入,使之位于内外板之间,深达5cm左右。

3. 具体操作步骤 安放固定针前可用两枚克氏针插入髂骨内外板之间做定位参考,注意轻度上调螺钉钉入角度以免穿透髋臼,且钉尖指向髋臼上方的致密骨区,且将螺纹打入髂骨翼较厚的前半部,针距可最小至1cm,以增加稳定性;可在髂前柱打入2枚螺钉,钉尖需进入髋臼上方的致密骨区;也可在髂嵴和髂前柱上分别安放2根螺钉。依靠现今的固定装置,每侧2~3枚螺钉即可,每侧至少2枚钉,若万一螺钉未完全打入髂骨翼,则打入第3根钉更有益。若髂嵴骨折或骨折线延及髂嵴,则可将钉打入髂前上、下棘之间的前柱区。拧入螺针时,必须应考虑到骨盆骨折的移位情况、软组织的厚度、螺钉的长度,要有足够的复位技术和经验。若半侧骨盆垂直上移,在患者一般情况允许时应先采取股骨髁上牵引或胫骨结节牵引,牵引重量为10~15kg;因为移位多向后上,所以牵引时应使髋关节屈曲45°~90°,向正前方牵引。若为了纠正骨盆后环的畸形,螺钉应先打入旋转移位的部位(图12-3-2)。

术中可先在髂嵴上沿髂骨翼方向打入1根克氏针作为钻孔、拧钉时的参考标志,有条件时应借助于C形臂机。确定进钉点后,尖刀切开皮肤,放置保护套筒,打入时,重要的是定位于髂嵴中线的中央,以拇指与示指和中指向后下捏住髂骨的内外板,在拇指、示指之间定位,应特别注意的是,因臀肌的附着和牵拉,髂嵴外缘有一唇状突起,进钉点应在髂嵴内侧1/3和外侧2/3的交界处;掌握进钉方向,沿髂骨翼方向打入,若与患者长轴或地面垂直则会导致螺钉打穿外板。髂嵴定位后,用钻头通过导向器在既定位置沿正确角度钻孔,打入髓腔内2~3cm,将螺钉沿钻孔拧入并以锤轻叩几下,钻头的粗细依所用器械而定,一般是5mm的螺钉,需用3.2~3.5mm的钻头,钉的全部螺纹都应打入骨质。如果在应用自攻螺丝钉穿透皮质时遇到一定阻力,切记不要有意设定螺钉钉入角度,而应在螺钉穿透皮质后让其自然进入髂骨内外板之间的骨松质。钉入深度为40~50mm,基本为螺钉螺纹长度。

若是利用三角形或复杂形状的外固定架,螺钉需打入髂前柱区,可取皮肤横切口,偏向髂前下棘的外侧;也可自髂前上棘向下沿缝匠肌切开。这种入路的潜在问题是切口过深、因内板组织剥离而致骨盆失填充、骨盆前区显露性损伤、螺钉进入髋关节等。注意保护股外侧皮神经,应纵形分离软组织,而不是横形分离。钻孔要在套筒保护下,钻头的指向是同侧坐骨大结节;螺钉的安放方式相似,在髂骨前内柱打入髋臼上方骨质较厚的区域,最好在透视下操作以免打入髋关节。一般螺钉拧入皮质5~7cm即可。

若患者情况允许,应检查钉的位置,利用X线机透视或床边摄片,以此观察螺钉是否已穿出髂骨翼;夹块的轴线应是髂嵴的切线位,也可据此推测螺钉是否在内外板之间;双侧都放置好螺钉后,可以钉为握持点,小心地向内挤压或向外推挤,使骨盆旋转复位,或调整外固定架的横杆,利用其加压或撑开作

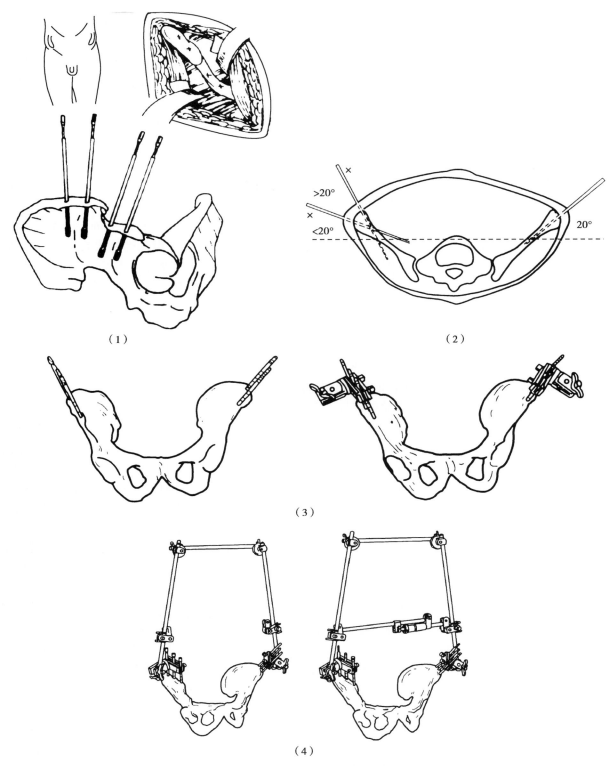

（1）　　　　　　　　　　　　　　　　　　　　　　　　（2）

（3）

（4）

图 12-3-2　骨盆外固定架的安装步骤

（1）髂嵴与髂前上棘标志点，触摸髂骨翼定位，也可切开直视下定位或以克氏针确定其内、外板；（2）沿髂骨翼进针，角度与身体冠状面成20°，大于或小于20°都不正确；（3）打入第1枚钉后，第2或第3枚钉可徒手或利用导向器打入，然后安装外固定架；（4）骨盆外固定架安装完成

用纠正骨盆的内旋及分离畸形,为方便复位,在大多数情况下需要对伤侧实施内旋转,双下肢可以加以利用以获得扭转力矩,使骨盆骨折尽可能实现良好复位。复位后,安装外固定架。有几点注意事项:一个简单的长方形支架,通过2根横杆连接螺钉可控制旋转,安装时应在腹部留下足够空间,固定器距皮肤的最短距离不能少于5cm,以避开患者通常会出现的腹胀问题。若有必要,根据患者腹胀轻重程度,可以通过调整T形板松紧螺钉来增加固定器距骨盆的距离;外固定架安装好后,应利用C形臂机透视,也可床边即刻拍片复查,要观察或拍摄骨盆的入口位、出口位图像,若已到达解剖复位(如耻骨联合尽可能靠近,无向上移位),即可旋紧外固定架各固定部位。若为C型骨盆骨折,骨盆外固定架一般只能纠正旋转移位,无法纠正骶髂关节上移,此时可加用移位侧的下肢持续骨牵引(图12-3-3)。

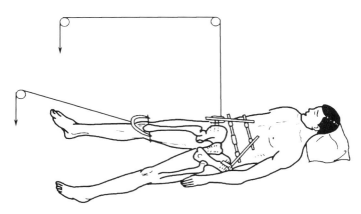

图 12-3-3 骨盆外固定支架与下肢股骨髁上牵引联合治疗 C 型骨盆骨折

【各种类型骨折脱位的处理】

1. 耻骨骨折及耻骨联合分离 单侧骨折和单纯分离可采用一般构型(图12-3-4)。双侧骨折移位明显且不稳定者可在耻骨上加穿半针固定(图12-3-5)。手术时触及耻骨联合后,旁开1.0cm左右切开皮肤,用直止血钳指向耻骨并钝性分离皮下组织到耻骨体。置入保护套管,用直径2.5mm钻头钻开骨皮质,拧入直径4mm螺纹半针1~2枚。手术前要进行导尿排空膀胱,以免术中误伤。手术操作要轻柔,尽量不要进行锐性分离以减少不必要的精索和闭孔动脉损伤。打钻前一定要用套管保护好周围软组织。打钻及拧针一定要稳,以防钻头或钢针打滑伤及周围神经、血管、精索或圆韧带。若于耻骨上支穿针,还应注意保护好腹股沟区的血管、神经。双侧耻骨支骨折或耻骨支骨折伴耻骨联合分离者,在打

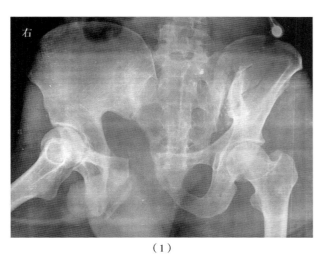
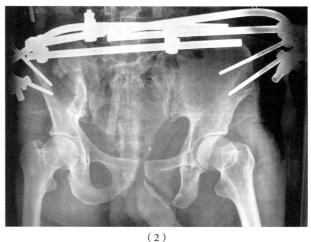

(1) (2)

图 12-3-4 骨盆骨折外固定支架固定

(1)术前骨盆前后位 X 线片示骨盆开书样损伤,耻骨联合分离较大;(2)外固定架术后骨盆前后位 X 线片,耻骨联合分离减少、骶髂关节间隙缩小

钻或拧钢针时"游离"耻骨很容易移位或翻转。此时将皮肤切口稍扩大,用复位钳、铺巾钳之类的器械稳定耻骨后再操作。

2. 髂骨粉碎骨折的处理　髂骨粉碎无法穿针时可在髂前下棘进针(图12-3-5)。髂前下棘区是骨盆应力传导区域,有坚厚的皮质骨。此区域穿针后作用力大,固定稳定可靠。髂前下棘不易触及,触摸髂前上棘后沿骨盆弧度向下移2cm左右取皮肤切口,切开皮肤0.5~1cm用止血钳顺肌纤维方向分开并达骨质,在骨皮质上用止血钳尖上下轻轻滑动找到髂前下棘或髂前下棘区。置入保护套管并向下或向上滑离髂前下棘尖0.5cm左右,在髂前下棘区域轻轻滑动套管,体会骨皮质中心。使用直径2.5mm钻头,朝骶髂关节方向钻入2~3cm深。用直径4mm扩孔钻头扩孔1~2cm深,再拧入直径4mm螺纹半针一枚,深4~5cm。

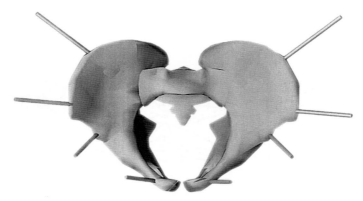

图12-3-5　骨盆穿针位置示意图

3. 伴有垂直不稳定型的旋转不稳定骨折的外固定架处理　外固定架无法控制垂直不稳定,必须结合牵引或内固定进行固定方可达到临床最后固定的要求。术后使用下肢持续骨牵引协助固定3~4周,内固定可终身保留,外固定架固定时间为8~12周。

4. 髋部骨折与脱位　伤情复杂或在某种特定条件下的髋部骨折或脱位,采用内固定及牵引等方法治疗,有时亦感困难或有一定不足之处。如髋关节中心脱位,特别是股骨头突入盆腔的中心脱位,急诊复位有困难时,早期可结合滑动牵引逐步复位,待复位后再用骨外固定架固定,或使用特殊构型的外固定架。固定后可早期床上活动,防止卧床过久引起的并发症和便于护理。

特殊构型的骨盆外固定架可用于髋关节后脱位合并髋后唇粉碎性骨折或大块骨折复位后关节不稳定者;某些不宜手术治疗的儿童或青年股骨颈粉碎性骨折和股骨转子间或转子下粉碎性骨折。此外,髋关节骨外固定架尚可用于髋关节感染,儿童股骨头缺血性坏死和股骨颈骨折不愈合等情况。

根据关节韧带牵伸整复固定原理,应用髋关节骨外固定架行超关节固定,可根据不同情况采用牵伸、加压或中和位固定,能弥补传统治疗方法的某些不足,为治疗某些髋部骨折与脱位,提供了一种新的选择;且具有操作简单、易于掌握等优点,正确使用能取得很好的临床效果。

【注意事项】

1. 骨盆急救时不必过度追求完美解剖复位。因固定影响抢救时间,可延误生命。生命体征稳定后可再次进行复位调整。

2. 复位时不要借助固定针、连接杆和加压杆,主要靠手法作用在骨盆进行整复。加压杆在固定结束后进行微量的加压和延伸。部分患者术前需要进行牵引,否则复位困难,尤其是伤后1周以上的患者。

3. 穿针操作注意髂骨倾斜角度,防止固定针穿出内外板使固定效果下降。穿针时可在外板外用克氏针定位作为参照。钻孔时只钻透髂骨嵴即可,可不进行扩孔。拧入半针时凭手感可知是否穿出内外板。固定针安放完毕后用手摇动检查稳定情况。

4. 耻骨穿针注意防止损伤周围血管、神经、膀胱、尿道。

5. 髂前下棘穿针防止穿针进入髋臼。必要时使用 X 线引导。

6. 伴有垂直不稳定的骨折脱位,除在抢救时必须结合其他方式进行固定,否则会发生再移位。

【术后处理】 术后常规针孔包扎、护理。使用抗生素 3～5 天。安装骨外固定架后允许翻身,3～5 天后可自行坐起。除去伤侧下肢骨牵引后,先在床上锻炼 2～3 天肢体活动后再下地。垂直不稳定型骨折固定 10～12 周,旋转不稳定型固定 6～8 周。除去固定针后根据局部情况可以使用抗生素 3～5 天,2～3 天内限制活动。髋部骨折脱位固定时间一般为 6～8 周,必要时可延长至 12 周。

(二) C 形钳固定术

【适应证】

1. 骶髂关节骨折或者骨折脱位。

2. 骶骨骨折(伴有骨盆环不稳定)。

3. 伴有大出血等血流动力学不稳定的后环损伤。

【禁忌证】

1. C 形钳进针处有皮肤感染和皮肤病的病例以及患者不能配合外固定治疗的病例。

2. 接近骶髂关节部位的髂骨翼骨折。

【器械选择】 目前应用的骨盆 C 形钳有两种:一是 Ganz 骨盆钳;二是在前者基础上改进的 ACE 骨盆钳。目前的较为常用的为 AO 新型骨盆 C 形钳(图 12-3-6)。

【术前准备】

1. 常规准备 垂直不稳定型骨盆骨折,术前行股骨髁上骨牵引,有利于复位骨盆环的垂直移位。

2. 影像学检查 常规摄骨盆前后位、出口位及入口位 X 线片,必要时做 CT 扫描。

3. 其他 术前骨盆区备皮,并留置导尿。备皮范围包括双侧髂嵴、臀部周围及会阴部。紧急情况不必准备会阴部。

【麻醉】

1. 紧急行骨盆急救时可采用局麻。

2. 如行剖腹探查、其他部位手术等,可采用全麻。

【体位】 仰卧位。

【操作步骤】 在髂前上棘与髂后上棘之间

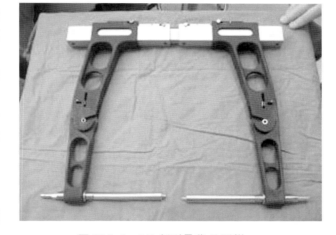

图 12-3-6 AO 新型骨盆 C 形钳
实物图

画一连线,在这条线上,髂后上棘前外侧 6～8cm 作为进针点,不要过于靠近背侧,以免损伤臀部血管和坐骨神经。在进针部切小口,打入螺纹针,需保证侧臂可自由滑动。将针向前推抵住骨皮质,以锤子将针打入骨质内约 1cm。将二侧臂推向中央,直至有螺纹的螺栓尖端滑过螺纹针抵至骨质上,旋紧螺栓,使其向内移,使不稳定的半侧骨盆加压,闭合分离的骨盆,稳定骨盆环。加压之前,可在同侧下肢牵引以矫正半骨盆向头侧的移位,利用打入髂前上棘中的 Schanz 螺钉,牵引矫正背侧移位。透视或拍片检查复位情况。骨盆钳可斜形放置,即把螺纹针打入稳定侧半骨盆的髂前上棘,拧紧螺栓,此时不稳定侧的部分矢量指向前方,这样有助于后方移位的半骨盆复位。骨盆钳安装完毕后,可进行其他诊断和治疗。若行腹部手术,可以螺纹针为轴,旋转交叉中杆至股前方,如需大腿处手术,则可将交叉杆向头端旋转,使之置于腹部(图 12-3-7)。

【注意事项】

1. 在利用骨盆钳对骨盆进行加压时,应注意严防骨块对尿道、骶神经等重要组织的挤压,在术中、术后要及时观察排尿、下肢运动等情况。

2. 如需二期行内固定手术,在手术过程中,应在后方骨折已显露、复位钳已放妥后,再去除骨盆钳。

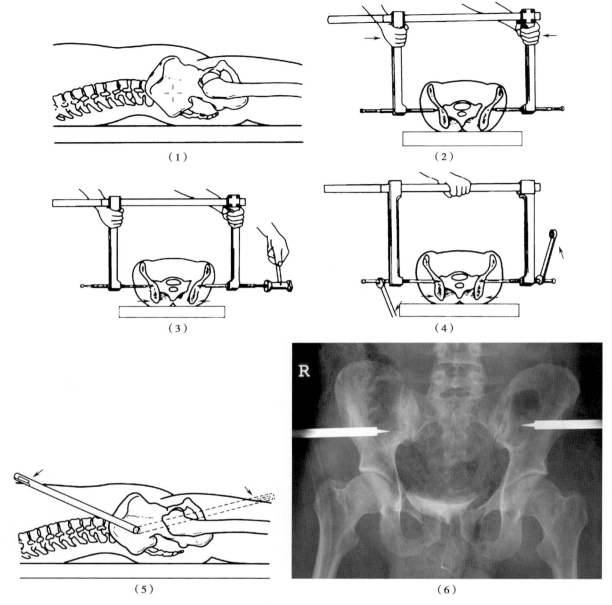

图 12-3-7　骨盆 C 形钳固定的操作方法

(1)进针位置;(2)斯氏针打入后,其滑动臂保证可以自由滑动;(3)针应进入骨质约 1cm;(4)将 C 形钳两臂向中间加压,使脱位的骶髂关节复位,固定骨盆后环;(5)旋转交叉杆,以便开腹或显露近端股骨;(6)固定术后 X 线平片显示针尖位置

(三) 填塞止血

【填塞类型】　主要包括在开放伤口的直接填塞止血和在骨盆稳定(外固定架、C 形钳或内固定)的基础上行盆腔填塞止血。第一种为开放伤口的直接填塞,该方法可直接填塞于出血的开放伤口或者阴道内,压迫出血的血管,达到止血的目的。第二种为在骨盆稳定(外固定架、C 形钳或内固定)的基础上行盆腔填塞止血,分为单纯填塞止血和填塞加髂内动脉结扎两种。由于直接在开放伤口填塞止血操作简单,因此本节主要介绍盆腔填塞止血在骨盆骨折急救中的应用。

【适应证】

1. 经输血输液、骨盆容积控制等止血措施,仍不能控制出血者。

2. 在 3~6 小时内输血 3000ml、输液 3000ml 后血流动力学仍不稳定者。

3. 休克不能纠正者。

4. 顽固性出血。

【盆腔填塞的入路及位置】

1. 耻骨联合上切口   主要适用于前环损伤,该切口不切开腹膜,纱布填塞于腹膜外,主要作用为控制耻骨后出血(如冠状血管出血等)及双侧耻骨支骨折的出血。

2. 剖腹探查腹直肌切口(图 12-3-8)   如患者并发腹内脏器破裂或需剖腹探查,则行剖腹探查切口(腹直肌切口)。该切口切开腹膜,与普外科医生联合进行探查或处理腹部损伤,同时行填塞止血,填塞的纱布可填在腹膜内或腹膜外。

3. 髂腹股沟切口   该切口不切开腹膜,将填塞物置于骶前、骶髂关节前方或髂窝内。

【术前准备】

1. 填塞前需固定骨盆   分为两种方法:一为行外固定支架或 C 形钳稳定骨盆环,用 C 形臂机透视下复位骨盆环,效果满意后行盆腔纱布填塞;二为先行骨盆骨折内固定(尤其是耻骨联合分离的骨折),同时行盆腔纱布填塞。

2. 在患者处于休克状态时,避免在填塞止血操作中出现血压偏低、心搏骤停,在行填塞之前可先行暂时性腹主动脉阻断术或髂内动脉结扎术,暂时性控制出血。因在骨盆骨折腹腔内大出血时,腹腔内出血量较大,腹内压较高,当打开腹腔时,腹内压骤降,患者往往出现血压骤降,导致心搏骤停,因此在填塞时一定要评估患者的生命风险。

【麻醉】   全身麻醉。

【体位】   仰卧位。

【操作步骤】   经耻骨后入路进行填塞者,在耻骨联合上方约 2cm 处作一横切口;经髂腹股沟入路填塞者,则按髂

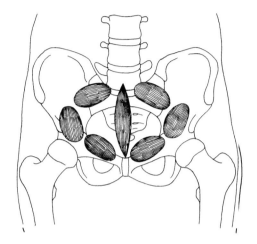

图 12-3-8   经腹直肌切口行骨盆填塞示意图

腹股沟入路的切口进入,切口长 8 ~ 10cm;逐层分离止血,保持腹膜完整,经腹膜外间隙至骶髂关节前方。使用拉钩先将膀胱拉向一侧,将带有透视标记的大纱布或绷带置于骨性骨盆环与腹膜之间的腹膜外间隙,从骶髂关节处开始填塞,而后填塞髂窝,直至耻骨后区。填塞物直接压迫髂内动脉分支与骶前静脉丛。如有必要,可在对侧的腹膜外间隙同样进行填塞。不稳定骨盆骨折令小骨盆的容积增大,从而需要更多的填塞物进行填塞。填塞完毕后,逐层关闭皮下组织与皮肤(图 12-3-9)。

【注意事项】

1. 必须在骨盆环得到稳定的情况下,纱布填塞才能达到效果。

2. 纱布填塞数量应适宜。

3. 填塞纱布数量应记录清楚。

4. 应根据患者的具体情况,采取合适的纱布填塞方法,可以采用一种方法,也可多种方法联合应用。

【填塞物的选择及取出时间】

1. 填塞物   临床常用的填塞物有纱布与绷带两种。纱布最好带透视标记(如金属丝等),并在填塞前进行连接打结;绷带也是填塞物的一种选择,因其具有连续性,取出时不易遗漏。

2. 取出时间   经腹直肌切口填塞者,需在 24 小时内将填塞物取出;经耻骨上横切口及髂腹股沟切口填塞者,患者全身情况稳定的可在术后 48 小时内取出,否则可延至术后 5 天取出。填塞物可一次全部取出,也可逐日分次取出。

(四) 动脉造影栓塞术

【适应证】

1. 骨盆骨折中等量的出血。

2. 年老体弱或合并内科疾病无法耐受开放手术止血者。

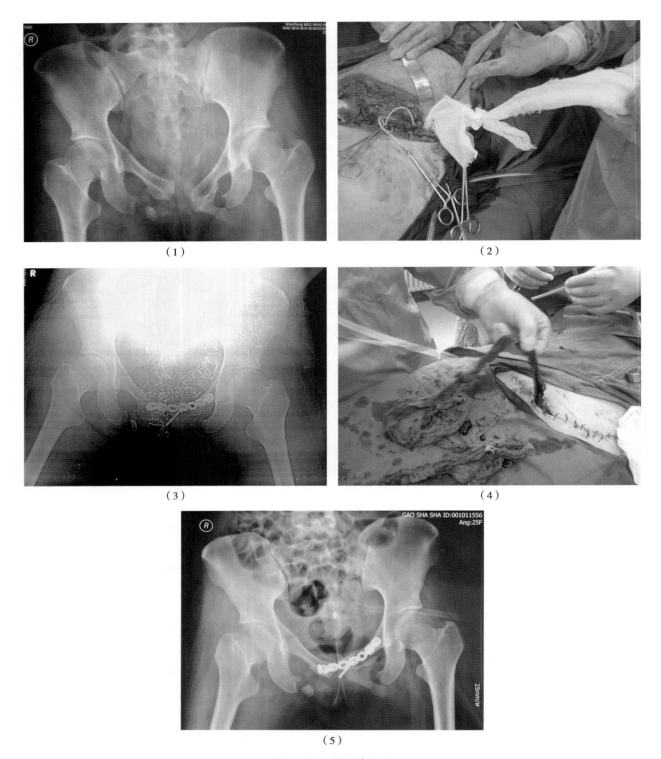

（1）　　　　　　　　　　　　　　　　（2）

（3）　　　　　　　　　　　　　　　　（4）

（5）

图 12-3-9　盆腔填塞术
（1）多发伤 Tile B 型骨盆骨折术前 X 线片；（2）内固定后经髂腹股沟切口用纱布填塞；（3）术后 X 线片显示
内固定及填塞的纱布影；（4）术后 4 天将纱布全部取出；（5）纱布取出后术后 X 线片

【**时机选择**】　根据文献报道,3 小时内成功实施栓塞治疗可以显著提高患者的生存率。目前,众多骨科医生都认识到了骨盆骨折伴大出血急救的重要性,甚至认为一旦在急诊室明确诊断,就须尽快行血管造影检查。因此,对于有明确适应证的患者,应争取在最短时间内行造影及栓塞治疗,切不可长时间观察以延误抢救时机。

【麻醉】　局部麻醉或全身麻醉。

【体位】　仰卧位。

【操作方法】

1. 造影操作方法　采用 Seldinger 技术,经皮股动脉穿刺置入 4F 动脉导管鞘,用 4F Cobra 或 RUC 导管选择性插至双侧髂内、外动脉,行数字减影血管造影(DSA)检查,观察髂内、外动脉及其分支的形态改变,注意有无对比剂外溢、假性动脉瘤等动脉出血征象。

2. 栓塞操作方法　根据造影表现决定是否行栓塞,并选用合适的栓塞材料行靶动脉栓塞。临床上可供选择的栓塞材料包括自体凝血块、吸收性明胶海绵和金属螺圈。

导管插入主动脉后,立即回抽 25ml 血液置于无菌烧杯中,典型的凝胶状凝血块在 15 分钟内形成。如果患者曾多次输血,可能无法形成凝血块,加入几滴凝血酶可以帮助凝血块迅速形成,倘若 15 分钟后还不凝固,则使用小片吸收性明胶海绵。与自体凝血块不同,吸收性明胶海绵可能会导致动脉的永久性闭塞,而且如果不慎将其放入正常的动脉将产生严重后果,而自体凝块在非损伤血管中将于 12 小时内溶解。因此,自体凝血块一般作为首选的栓塞物,吸收性明胶海绵仅用于不能形成自体凝血块的患者。

经导管行出血动脉栓塞的理想方法是选择性导管插入术。组织梗死的发生率与动脉栓塞的选择性呈反比,这一方法很大程度上减少了组织梗死。造影管前端到达预计位置后,将自体凝血块剪成直径 1cm 的小块(或直径 3mm 的吸收性明胶海绵),并在塑料注射器中与造影剂混匀,然后稍加压使其通过导管进入动脉。造影剂使我们得以严密监控栓塞物的路径和栓塞效果,避免栓塞未出血的血管分支。由于骨盆的侧支循环丰富,即使栓塞物进入正常血管,也很少造成不良后果。荧光检查法继续监测出血,直至溢出停止,血管完全栓塞,并得到血管造影证实动脉出血的临床表现不一定与动脉造影显示的溢出量相符,因此,必须在确认所有的溢出点都被栓塞之后治疗才算完成(图 12-3-10)。

自体凝血块和吸收性明胶海绵栓塞后 5 ~ 10 天内仍有血管再通或再出血的可能;永久性不可吸收的金属螺圈可以避免这一问题,建议用于选择性栓塞。

自体凝血块和吸收性明胶海绵栓塞对罕见的髂内动脉破裂无效,栓塞物会从破裂口漏出。这种情况下使用组织粘合剂如 2-异丁基氰基丙烯酸醋。髂总和髂外动脉破裂必须手术处理。动脉内支架已成功用于控制较大动脉的损伤。大的静脉破裂也不能栓塞,因为栓塞物会随血流进入肺部。

【注意事项】

1. 该方法不适合于出血量大、生命体征不稳定者。

2. 应注意评估患者在造影期间无心搏骤停的风险。

3. 应注意栓塞后再次出血。

4. 术后应对穿刺血管部位进行及时压迫。

5. 该项技术对操作设备和操作者的专业技术要求严格。

（五）暂时性腹主动脉阻断术

【适应证】

1. 经输血输液 3000ml 以上,3 ~ 6 小时生命体征仍不稳定,休克不能纠正者。

2. 准备行纱布填塞、髂内动脉结扎等剖腹探查止血前,患者处于休克状态随时有心搏骤停的危险者。

3. 顽固性出血者。

4. 预防性应用。复杂的陈旧性骨盆髋臼骨折或骨盆骨折经 CTA 证实有血管损伤时。

【麻醉】　局部麻醉或全身麻醉。

【体位】　仰卧位。

【操作步骤】

1. 显露股动脉　腹股沟韧带以远 2cm 处作长 1 ~ 2cm 的纵形小切口,钝性分离并显露股动脉,股动脉处放置 2 根阻断带备用,置入 2 根牵引线。

2. 置入 Forgarty 导管　纵形切开股动脉前壁,插入球囊导管,导管深度为自股动脉插管处深约

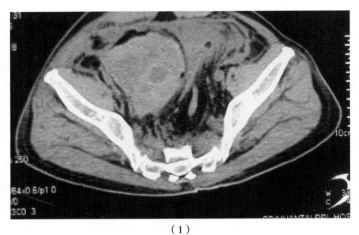

（1）

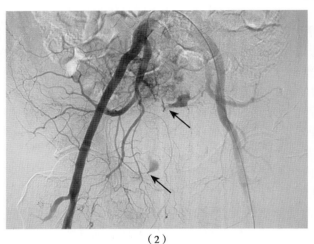

（2）

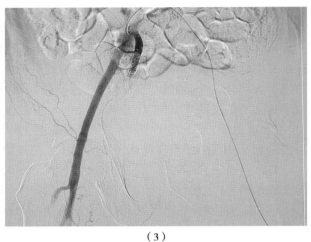

（3）

图 12-3-10 动脉造影栓塞术

（1）骨盆 CT 横断面显示盆腔内巨大血肿；（2）髂内动脉造影显示动脉分支出血；（3）出血动脉选择性动脉栓塞，
止血效果良好

20cm。对置管深度缺乏经验者可以于球囊内打入 2ml 造影剂，再经 C 形臂机透视确定球囊位于双肾动脉以下、腹主动脉分叉以上水平。

3. 预阻断腹主动脉　向球囊内注入造影剂，以穿刺对侧股动脉搏动消失为准，记录注入造影剂的剂量（图 12-3-11）。

4. 术中阻断　术中暴露骨折部位，准备行骨折端复位时用相同剂量的生理盐水将球囊充盈，每次阻断腹主动脉以 60 分钟为宜，如果阻断时间超过 60 分钟，可以开放腹主动脉 10～15 分钟后再次阻断，直到出血被控制。

【注意事项】

1. 插管时可采用闭合插管或切开插管，如患者病情紧急，切开插管更为迅速，为抢救争取了时间。

2. 严格掌握进管长度（一定要在肾动脉以下阻断），阻断腹主动脉的进管长度为 20cm 左右，病情允许时可用造影剂充填气囊，透视确定球囊位置。

3. 可用生理盐水填充气囊，切勿使用空气填充。

4. 关于阻断时间，我们的经验是 60～90 分钟以内，但国内外一些资料认为 60 分钟以内为安全时限。

5. 在患者出血严重时，可以间歇阻断、开放球囊，以便有充分的时间进行止血，同时观察止血效果，这与四肢止血带方法原理类似。

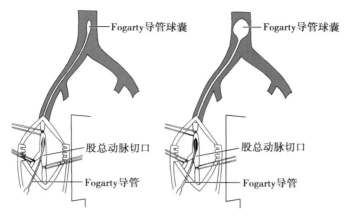

图 12-3-11 暂时性腹主动脉阻断术
示意图

6. 插管时不能强行置管,因髂内、外动脉变异、受压迂曲或老年人动脉硬化等原因,此时若强行插管可能导致动脉破裂,引起大出血。

二、骨盆骨折切开复位内固定术

骨盆骨折常常伴有严重的伴发伤,骨盆骨折的早期治疗是以抢救患者的生命为主,首先治疗危及患者生命的颅脑、胸、腹损伤,其次是设法保留损伤的肢体,而后及时有效的治疗包括骨盆骨折在内的骨与关节损伤。对于骨盆骨折本身来说,其治疗目的是恢复骨盆环的完整性和稳定性。根据骨盆环的稳定性可以分为稳定型、部分稳定型和不稳定型三类骨盆骨折。对于稳定型及移位较小的部分稳定型骨盆骨折一般可采用非手术治疗。对于移位较大的部分稳定型和不稳定型骨盆骨折,如患者一般情况允许,应根据骨折部位以及移位方向的不同,先复位移位骨折,然后采用手术方法维持骨折的稳定性;如患者不能耐受手术治疗,存在手术禁忌证,则只能采用非手术治疗。

(一) 各型骨盆骨折的治疗原则

1. Tile A 型骨折　骨折稳定不累及骨盆环,不需要手术治疗;只有髂骨骨折移位明显者,需切开复位内固定治疗。

2. Tile B 型骨折　骨盆骨折部分稳定性,耻骨联合分离<2.5cm 者可保守治疗,凡有以下情况者均应手术治疗:①耻骨联合分离>2.5cm 者;②耻骨支骨折移位>2cm 者;③耻骨支移位损伤,压迫尿道、阴道者,如污染不重,可一期行清创复位内固定术;④双下肢不等长>2cm;⑤不能接受的骨盆或下肢旋转畸形者。

3. Tile C 型骨折　骨盆骨折旋转和垂直均不稳定,原则上均应行手术治疗,如骶髂关节脱位>1cm、影响骨盆稳定性的髂骨、骶骨骨折以及多发伤合并有明显移位的骨盆骨折等。此型骨折常伴有神经血管损伤,在切开复位内固定的同时,应探查修复损伤的神经血管。手术入路采用骨盆前入路或后入路,或前后联合入路;骨折固定包括前路和(或)后路内固定、内外固定联合应用等。

(二) 术前准备及手术时机的选择

骨盆手术由于解剖结构复杂,术中误伤其他组织和器官的风险极大,因此这种手术是难度极高的操作,对每一例患者在术前应进行详尽的检查、分析,制订出个性化的治疗方案。术者应十分熟悉骨盆相关的局部解剖关系,具有娴熟的外科操作技巧及丰富的处理术中突发事件的能力和经验,从而尽量减少甚至是避免并发症的发生。骨盆手术有许多专用器械,术者应该熟练掌握各种器械的使用,骨盆手术是一种"专家"级的手术,如果不具备手术的条件,建议将患者转到条件成熟的专科医院治疗。

1. 术前准备和处置　耻骨联合分离可急诊手术固定,多数骨盆后侧损伤的复位固定常需延迟 5 ~7 天,有些病例甚至可迟后 2 ~3 周。充分的术前准备是保证手术顺利进行的关键。

（1）骨牵引：对于垂直不稳定型损伤，应用骨牵引纠正其头侧移位并维持复位将有利于术中治疗。如果不合并同侧股骨的骨折，且估计需要牵引的重量较大时，可选用股骨髁上牵引，牵引重量为体重的1/8~1/7，只有这样才可能维持骶髂关节的复位。在某些情况下，如皮肤感染坏死，骨牵引也可作为最终的治疗方法，持续骨牵引8~12周后，X线复查骨折愈合，可以拆除骨牵引。骨牵引适用于所有的Tile C型单侧或双侧损伤。

（2）骨牵引结合支架外固定：有时对于某些复杂的骨盆骨折，单纯使用外固定架不足以稳定骨盆，需要联合骨牵引同时治疗，可以控制旋转畸形，纠正下肢不等长。

（3）耻骨上插管、结肠造瘘和切口区的引流管的处理：很多骨盆骨折的患者常伴有多系统脏器的损伤，骨盆骨折的治疗一般是在这些损伤处理之后进行，所以对于一些引流管的处理至关重要，因为它会增加感染的危险因素。长期使用耻骨上插管时，不应探查污染的膀胱前间隙（retzius space），内固定术后可能发生感染，应尽量避免前方入路。骨盆手术后一旦感染，其后果将是灾难性的。手术前应该常规放置尿管，以减少术中损伤膀胱的可能。

（4）影像学资料的准备：骨盆的解剖结构比较复杂，普通的X线片虽然可以对骨盆骨折作出大致的诊断，但对某些细节的显示仍然不够理想，CT扫描可以更加准确地显示骨折的细节，尤其是三维重建图像，可以更加直观、立体地显示骨折的情况，对制订缜密的手术计划有着不可或缺的作用，建议如果有条件，术前应该进行骨盆的CT扫描。术中应具备图像清晰的C形臂机和透光的手术床。

2. 确定手术时机　手术时机依据患者的一般情况来定，原则上应该尽早固定不稳定的骨盆骨折，这不但有利于合并伤的治疗，也可以减少相应并发症的出现。对于血流动力学稳定的患者，手术治疗应在伤后14天内进行，最好在伤后7~8天时手术。手术时间过早，术中骨折创面出血量较大，容易加重血流动力学不稳定的情况，合并感染和脏器衰竭的风险性大；手术时间太晚，术中复位困难，无疑会延长手术时间，增大手术切口感染的几率，同时会增加骨折畸形愈合甚至是不愈合的可能，畸形的存在容易导致骨折后并发症的发生。

3. 围术期处理

（1）预防深静脉血栓形成：治疗延迟5天以上，围术期肺栓塞的可能性将明显增加。临床上，必须全面评价包括髂内静脉在内的深静脉系统。尽量排除血栓形成的潜在因素，必要时预防性使用抗凝药物治疗。

（2）术前应用抗生素：骨盆骨折的手术创伤较大，常需广泛的软组织剥离。应注意抗生素的合理使用。

（3）夹杂症的治疗：积极治疗合并的内科疾病，必要时多学科会诊协助治疗。

（三）手术入路

1. 髂腹股沟入路

【体位】　仰卧位，前后联合入路时采用漂浮体位。

【显露范围】　可显露从骶髂关节前方到耻骨联合几乎整个髋骨的内侧面，包括髋骨的四方区和上、下耻骨支，但坐骨内侧份不能通过该切口显露，髋骨外侧的显露有限。

【切口】　切口起自髂嵴中后1/3交界处，沿髂嵴内侧1cm至髂前上棘，在横过下腹部，止于耻骨联合上方2cm处（图12-3-12（1））。

【操作步骤】　在髂前上棘下方2~3cm稍内侧游离保护股外侧皮神经。沿切口切开腹肌、髂肌和臀肌在髂嵴上的起点，将髂肌自髂骨内板上剥离，可显露髂窝、骶髂关节前方和真骨盆环的上缘。在内侧切口处切开深筋膜、腹外斜肌腱膜和腹直肌鞘前方筋膜，达腹股沟管外环上方1cm处，牵开并翻起腹外斜肌腱膜远侧端和腹直肌相连的筋膜，辨别精索或圆韧带及邻近的髂腹股沟神经，分离这些组织并用橡皮片牵拉保护（图2-3-12（2））。沿腹股沟韧带方向切开，在腹股沟韧带上松解腹内斜肌和腹横肌的共同起点，进入腰大肌鞘。在精索的后内侧切开腹内斜肌和腹横肌的联合腱，进入耻骨后区，必要时在腹直肌止点上方1cm处将其切断，将髂外血管及淋巴管从髂耻弓上钝性分离并牵向外侧，将髂耻弓从髂腰肌上分开至耻骨粗隆。在髂腰肌下方向外侧游离，使其与骨盆边缘分离。用橡皮条将髂腰肌、股神

440

经、股外侧皮神经一并牵开,再用一根橡皮条将髂外血管、淋巴管包绕牵开。如此,完成了对腹股沟区重要组织结构的分离(图 2-3-12(3)),形成了 3 个组织束之间的不同显露窗口。外侧窗口可以显露髂窝和骨盆环的近端;中间的窗口可以显露坐骨棘、四方区的上方、髋臼的前壁和前柱、耻骨上支和闭孔的上缘;内侧窗口显露耻骨上支、闭孔上缘、耻骨联合及其后间隙。

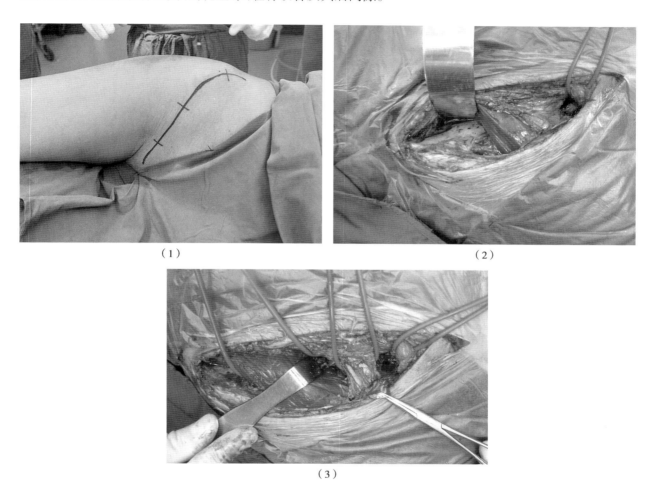

（1）

（2）

（3）

图 12-3-12　髂腹股沟入路术中照片

(1)切口标记线;(2)术中显露髂窝、骶髂关节前方和真骨盆上缘后,游离精索并用橡胶条牵开;(3)用橡胶条绕过精索、髂外血管束、髂腰肌和股神经束,将髂腰肌和股神经束牵向内侧形成外侧窗,显露髂窝及弓状线;将髂腰肌和股神经束向外牵引、血管束向内牵引形成中间窗、显露骨折部位;将血管束向外牵引、精索向内牵引形成内侧窗,分别显露骨折部位

【注意事项】

（1）在显露真骨盆时一定要注意髂外动脉和闭孔动脉之间的吻合支,也称"死亡冠"(corona mortis),该吻合支位于耻骨后方,常有变异,如果损伤之将会造成难以控制的出血。因此,应用这一入路时熟悉解剖非常重要(图 12-3-13)。

（2）对于体质瘦弱的患者,切口一定要注意避开髂前上棘骨突,防止术后因张力过大影响伤口愈合或引起皮缘坏死并继发表浅感染。

（3）股外侧皮神经术中显露并不困难,但操作时常因过度牵拉或保护不当而易于损伤之。

（4）显露骶髂关节时,骶骨一侧的暴露范围只有 1.5cm 左右,术中注意切勿损伤腰 5 神经。

（5）在游离股血管时,应尽量保持血管鞘完整,避免过度损伤淋巴组织,造成术后患侧肢体肿胀。

（6）由内向外逆行打开骨盆内侧入路的三个窗口,这样可明显减少出血量。

（7）勿使股神经与髂腰肌分离。

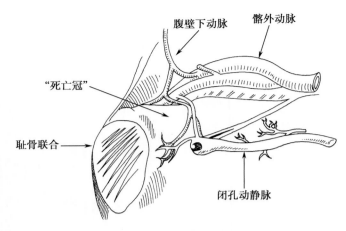

图 12-3-13 "死亡冠"解剖结构示意图

（8）正确使用拉钩,在坐骨大切迹处注意保护坐骨神经及臀上动脉。

【入路的优点】

（1）未剥离臀肌,术后功能恢复快。

（2）不切开关节囊,手术创伤小。

（3）几乎无异位骨化,关节活动满意。

（4）易于显露和固定作为髋臼延伸段的髂骨骨折,有利于髋臼的解剖复位。

（5）与 Langer 皮纹平行,手术瘢痕较小。

【术后处理】 手术结束前分别于髂窝部和耻骨后留置 2 根引流管,其中 1 根置于耻骨后间隙,另 1 根置于方形区和髂窝,严密缝合各层。

2. 双侧髂腹股沟入路（图 12-3-14）

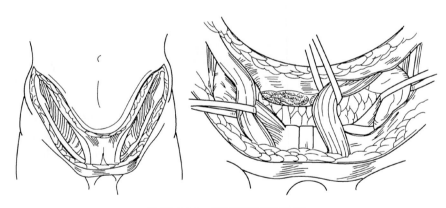

图 12-3-14 双侧髂腹股沟入路

【体位】 仰卧位。

【显露范围】 可以显露骨盆环前半部分,包括耻骨联合、双侧髂窝、双侧骶髂关节前方。

【切口】 同髂腹股沟入路。

【操作步骤】 同髂腹股沟入路。

【注意事项】 同髂腹股沟入路。

【术后处理】 同髂腹股沟入路。

3. 髂股入路（图 12-3-15）

【体位】 仰卧位,伤侧腰背部垫高 30°。

【显露范围】 通过屈曲和内收髋关节可以显露前柱至髂耻粗隆,同时也可显露髂翼外侧。

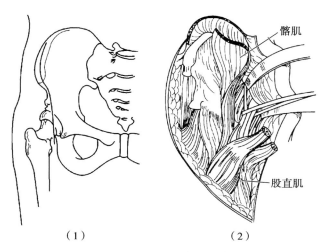

图 12-3-15　髂股入路
切口(1)和解剖(2)示意图

髂肌

股直肌

（1）　　　　　　　　　（2）

【切口】　切口始于髂嵴中部,通常沿髂嵴内侧 1cm 或外侧 1cm 切开,向前越过髂前上棘后向远侧沿缝匠肌内缘至大腿中段 1/3 处。

【操作步骤】　实际是 Smith-Peterson 入路的改进。切开皮肤及皮下组织后,在髂前上棘下方 3cm 处缝匠肌的表面游离并保护股外侧皮神经,在缝匠肌起点处切断缝匠肌和腹股沟韧带的起点,将它们与股外侧皮神经一起拉向内侧。从髂嵴上切开腹部肌肉并向内侧牵开,剥离髂腰肌后显露髂窝,显露范围后方可达骶髂关节和坐骨大切迹,前方达髂耻粗隆,剥离髂腰肌的过程注意保护股神经和股血管。在髂前下棘及髋臼前缘处 1.5cm 处可切断股直肌,向下翻转后可显露髋关节囊的前表面及髋臼的前柱。为了更多显露前柱,可将髂腰肌于小转子上 3cm 处切断,向内牵开可以显露包括骶髂关节在内的髂骨内板的显露,在前侧也可显露耻骨上支。

【注意事项】　前柱和髋臼显露不充分,此入路中股外侧皮神经损伤率较高。

【入路的优点】　大多数比较熟悉该入路,术中不需要解剖血管。

【术后处理】　髂窝处放置引流。

4. Pfannenstiel 入路（图 12-3-16）

【体位】　仰卧位。

【显露范围】　耻骨联合和耻骨上支。

【切口】　在耻骨联合上方 2cm 处作横弧形切口。

【操作步骤】　术前留置导尿管。切口应位于耻骨联合上一横指或 2cm 处,两侧向外延伸,通过腹股沟管。经皮下剥离腹外斜肌和腹直肌前方筋膜,并确定精索或子宫圆韧带,牵开保护。自耻骨上支上方 1cm 处切断腹直肌。当耻骨联合分离合并膀胱破裂或腹腔脏器损伤拟手术修补时,最好采用下腹部正中切口。术中要仔细观察软组织的损伤情况,其中腹直肌在耻骨联合的一侧附着点撕裂十分常见。一般情况下,沿耻骨支向外剥离 5cm,可显露任何位于该部的骨折。在此过程中,应该经常触摸导尿管以确定尿道及膀胱顶部的位置。通过前侧显露,常可确定闭孔的上内侧边缘,从而安全地置入持骨钳,以利复位。

【注意事项】　术前常规留置导尿管并排空膀胱,以免损伤膀胱。

【入路的优点】　此入路解剖结构相对简单。

【术后处理】　关闭切口时应该仔细止血,耻骨后间隙放置引流管,严密缝合腹直肌及腹外斜肌腱膜,注意腹股沟管内环,防止出现腹股沟斜疝。

5. 骶髂关节前方入路（图 12-3-17）

【体位】　仰卧位,可在患侧骶后放置一软垫,使骨盆轻度倾斜,利于手术操作;也可采用"漂浮"体位。

【显露范围】　骶髂关节前方结构,适合于骶髂关节的前方切开复位内固定。

【切口】　自髂前上棘开始,沿髂嵴向后延长 10～15cm。

【操作步骤】　沿切口切开皮肤及皮下组织后,自髂骨内侧面剥离腹肌,骨膜下钝性剥离髂肌,注意不要损伤腹膜外脂肪和腹膜,将髂肌及盆腔脏器向内侧牵开,继续分离至骶髂前韧带的外侧附着部,将其自髂骨上剥离,可内收并屈曲患侧髋关节以放松腰大肌而便于显露,即可显露骶髂关节前缘和骶骨。

【注意事项】　术中注意勿损伤 L_5 神经或臀上动脉。L_5 神经位于骶髂关节内侧 2cm,向下方与骶神经联合,跨过骶髂关节。因此,骶骨一侧仅能固定一枚螺钉,其暴露范围也只有 1.5cm 左右。在剥离骶

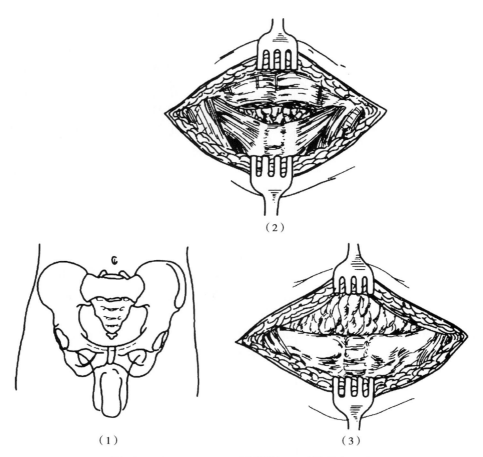

图 12-3-16　Pfannenstiel 骨盆横切口耻骨联合入路
(1)皮肤切口;(2)切断腹直肌止点;(3)显露整个耻骨联合

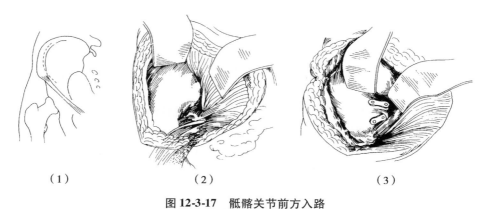

图 12-3-17　骶髂关节前方入路
(1)皮肤切口标记;(2)显露脱位的骶髂关节;(3)骶髂关节复位用 2 枚 2~3 孔接骨板固定,但骶骨侧只能拧入 1 枚螺钉

髂关节内侧及其下方时,要充分了解 L_5 神经的走行特征和毗邻关系。臀上动脉经坐骨大切迹转向骨盆后方,损伤后可能大量出血。

　　【入路优缺点】　能直视骶髂关节,适用于骶髂关节脱位和(或)累计髂骨的骨折脱位的切开复位内固定。缺点是有损失 L_5 神经根的风险。

　　【术后处理】　前路途径治疗骶髂关节损伤有时难以达到坚强固定,术后应避免早期负重。

　　6. 骶髂关节后方入路(图 12-3-18)

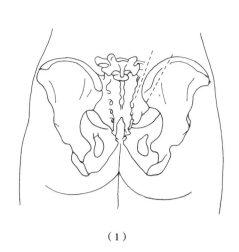

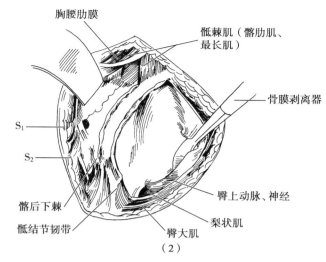

（1）

（2）

图 12-3-18　骶髂关节后方入路

（1）切口标记,平行于髂嵴,骶骨骨折者在髂嵴后部的内侧、骶髂关节脱位者于其外侧做皮肤切口；

（2）沿髂嵴分别向内外做骨膜下剥离,显露骨折处和坐骨大切迹

【体位】　俯卧位或漂浮体位。

【显露范围】　骶髂关节后缘。

【切口】　切口的位置应根据骨折类型确定,髂后上棘的内侧或外侧为中心向远端做垂直切口,在治疗骶骨翼骨折或骶髂关节脱位时,可选择偏外侧切口,在处理骶骨骨折时,可使用偏内侧切口。远端可达坐骨大切迹下方,长 10 ~ 15cm。

【操作步骤】　切口从髂后下棘内外侧垂直向下,向深部钝性剥离至髂嵴,切断下腰背筋膜、竖脊肌腱膜、骨膜,向内牵开后,即可显露骶髂关节后缘。

【注意事项】　臀大肌和外展肌可从髂嵴的外侧面剥离。有时可能需要显露骶髂关节的下部和梨状肌的起点,术中应防止损伤臀上动脉及其分支。

【术后处理】　术后放置引流。

7. 骶骨后入路（图 12-3-19）

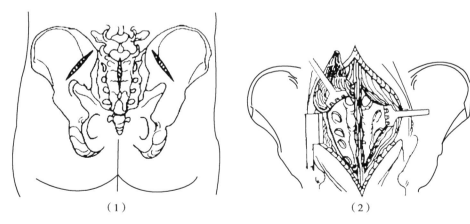

（1）

（2）

图 12-3-19　骶骨后入路

（1）切口,显示中线切口和始于后方结节的斜切口;（2）经中线切口显露骶骨的后面

【体位】　俯卧位。

【显露范围】　双侧髂后上棘、$L_4 \sim S_2$ 棘突及坐骨支近端。

【切口】　经平行于骶骨中央嵴的纵向中线切口。

445

【操作步骤】 在 L_4 和 L_5 棘突处将腰骶筋膜切断,锐性剥离骶骨上附着的肌肉,可至骶骨外侧区,一个切口即可获得广泛的显露。对于涉及骶髂关节的骶骨骨折,可在髂后上棘和内侧骶骨嵴之间的中线附加小切口,锐性剥离以显露双侧髂后上棘和髂后柱,便于放置内置物。

【注意事项】 注意勿损伤骶孔出来的骶神经根,术后注意定时翻身,避免切开长期受压。

【入路的优点】 显露骶后部,可同时行骶孔探查及骶管减压。

【术后处理】 术后常规放置引流。

8. Stoppa 或改良 Stoppa 入路(图 12-3-20)

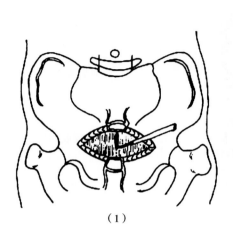
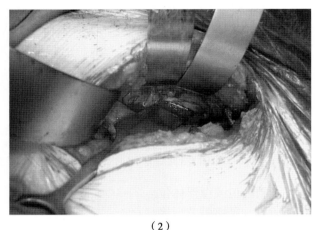

（1）　　　　　　　　　　　　　　　（2）

图 12-3-20　Stoppa 入路
（1）改良 Stoppa 入路示意图;（2）术中照片显示 stoppa 入路显露耻骨支骨折部位

【体位】 仰卧位,患侧下肢能保持活动。

【显露范围】 骶髂关节前缘,髋臼前柱前壁、四边体及耻骨上支、耻骨联合。

【切口】 Stoppa 入路取下腹部正中切口,而改良 Stoppa 切口在两侧腹股沟外环之间、耻骨联合上方 2cm。

【操作步骤】 切开皮肤及皮下组织后,沿白线切开腹直肌,向下寻找并保护膀胱,向外上牵开患侧的神经血管和腹直肌。锐性剥离,显露耻骨联合及耻骨支,注意闭孔附近的血管出血;向上骨膜下锐性剥离髂耻筋膜以显露骨盆缘、外侧耻骨支、髋臼内壁,屈曲患侧髋关节以放松骨盆内结构。

【注意事项】

（1）切开腹直肌打开腹膜外间隙后,为防止损伤腹膜,应循着骨折血肿向深部分离,经常遇到丰富的血管吻合支,特别注意"死亡冠",髂外血管和膀胱之间的大量交通滋养血管也很常见,应结扎这些血管。

（2）避免损伤腰骶干和闭孔神经。

【入路的优点】 充分显露髋臼内壁及四边体,接骨板塑形较简单,不用分离股神经血管束,避免损伤股外侧皮神经。

【术后处理】 术后常规放置引流。术后 6 周开始下地部分负重活动,术后 12 周完全下地负重活动。

（四）常见骨盆骨折的手术治疗

1. 耻骨联合分离

【适应证】

（1）不稳定型骨盆骨折(Tile C)分离移位。

（2）耻骨联合分离大于 2.5cm。

（3）合并脏器损伤早期需剖腹探查。

（4）耻骨联合交锁。

【麻醉】　全麻或连续硬膜外麻醉。

【体位】　仰卧位。

【切口及手术入路】　采用耻骨联合上横切口，取 Pfannenstiel 入路。

【复位与固定】

（1）Weber 钳复位耻：在腹直肌前方将 Weber 钳置于双侧耻骨体上，当存在前方移位时，在移位侧将钳尖置于更前方的部位，以便产生适当的复位力量，使钳尖在耻骨联合复位后位于相同水平（图 12-3-21）。

（2）骨盆复位钳辅助复位：半骨盆向头侧移位的骨折复位较为困难，此时可用骨盆复位钳协助复位。在每侧耻骨联合的前方各拧入一枚

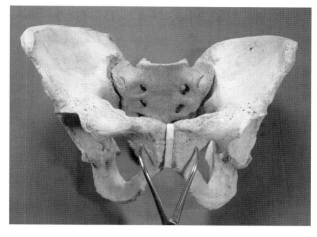

图 12-3-21　Weber 钳复位耻骨联合分离
模型示意图

4.5mm 的螺丝钉，在有后方移位的一侧，将螺丝钉通过骨盆内小接骨板上 4.5mm 的滑动孔拧入骨内，在骨盆内用螺母固定，这样可使骨盆复位钳发挥最大机械效应时不致有螺丝钉拔出的危险（图 12-3-22）。

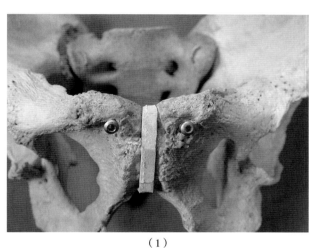

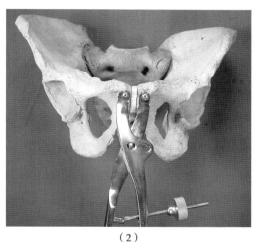

（1）　　　　　　　　　　　　　　　　（2）

图 12-3-22　骨盆复位钳复位耻骨联合分离
（1）模型显示先在两侧耻骨体前方分别拧入 1 枚螺钉；（2）再用骨盆复位钳钳夹使耻骨联合复位

（3）内固定：复位满意时，用一枚 5 或 6 孔、3.5mm 的弯曲重建接骨板置于耻骨联合上面进行固定，使内侧孔稍呈偏心方向可获得少量的加压。对于少许的移位，也可以在固定时，利用接骨板的整复作用进行复位，可以节省时间。可采用直重建接骨板或弧形重建接骨板来进行固定，一般选用 4~6 孔接骨板放置于耻骨联合上方，3.5mm 螺钉固定。可以采用耻骨联合锁定接骨板固定，1 块接骨板即可获得较牢固的固定（图 12-3-23）。

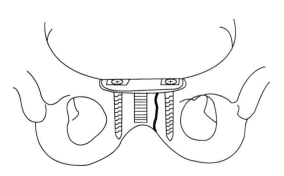

图 12-3-23　动力加压接骨板及
松质骨螺钉固定耻骨联合
示意图

若骨盆存在垂直不稳定或骨盆后方稳定性欠佳时，可以再在耻骨联合前方另外用一块直接骨板固定（图 12-3-24）。如果伴有一侧耻骨上支骨折，可适当增加接骨板的长度，同时固定耻骨支骨折。操作时可用一块顺应性好的拉钩放置于耻骨后间隙，钻孔时可

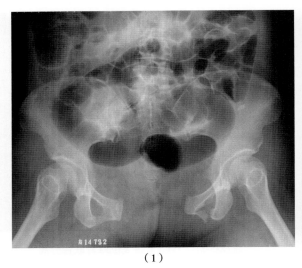
（1）

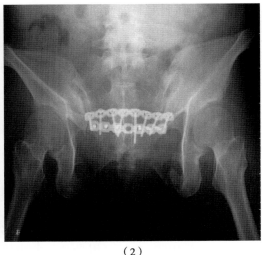
（2）

图 12-3-24 双接骨板固定耻骨联合分离
术前（1）和术后（2）X 线片

将示指放置于该间隙，以指导钻孔方向，避免膀胱受损。

【术后处理】 耻骨后间隙常规放置引流管，48 小时后依据引流量决定是否拔出。单纯耻骨联合分离可于术后 4 周时部分负重行走。

2. 耻骨支骨折 由于耻骨支周围有大量肌肉覆盖，愈合速度较快，在稳定的条件下 3 周左右即可愈合。大多数情况下其坚韧的骨膜、支持韧带和肌肉的包裹可提供足够的稳定性，只有在有显著骨折移位和后方骨盆环结构失稳定（Tile C 型）时才需要固定。

【适应证】

（1）耻骨支骨折移位>2cm 者。

（2）合并股动脉或股神经损伤。

（3）耻骨支移位损伤、压迫尿道、阴道者，如污染不重，可一期行清创复位内固定术。

（4）有明显移位的不稳定型（Tile C）骨盆损伤。

（5）伴有髋臼前柱或前壁骨折。

【麻醉】 全麻或连续硬膜外麻醉。

【体位】 仰卧位或健侧卧位，患侧垫高。

【切口及手术入路】 采用耻骨联合上横切口（Pfannenstiel 入路），切口可偏向伤侧。如果骨折靠近髋臼，可采用髂腹股沟入路。

【复位与固定】 显露耻骨支的骨折端后，在直视下复位。复位工具可使用持骨钳或点式复位钳等工具，对于一些陈旧骨折，复位困难时可使用 Farabeuf 钳进行复位，复位后可用直径 2.0mm 的克氏针自耻骨联合的外方向后外侧贯穿骨折端，以达到临时固定的目的，去除复位钳后，利于接骨板的放置的固定。由于耻骨下支位置深在，显露和复位均比较困难，而且它对骨盆环稳定性的影响较小，所以不必强求耻骨下支的解剖复位。

耻骨支的固定可选用重建接骨板固定，每个骨折段可用 2~3 枚螺钉固定，接骨板应塑形，使其耻骨的外形吻合，有时也可利用接骨板对耻骨支残留的移位进行更好的复位。也可以用超长的螺钉对耻骨支进行固定，其方法与前面所述的克氏针固定耻骨支相同（图 12-3-25）。

【注意事项】 在对耻骨支进行显露时，应注意髂外动脉与闭孔动脉间可能存在的交通支，以免损伤造成术中出血；在对耻骨支进行钻孔时，应注意不要损伤闭孔血管的神经；在对耻骨支的外侧进行固定时，由于该处毗邻髋臼，应该避免固定螺钉进入髋臼。

【术后处理】 单纯耻骨支骨折术后应该卧床 4 周，如果出现在 C 型骨折时，术后制动时间可延长

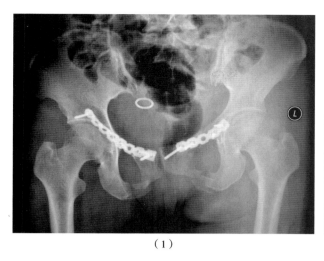 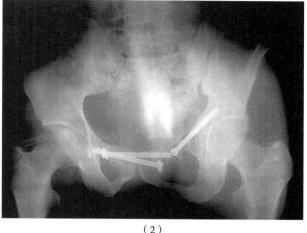

（1） （2）

图 12-3-25 耻骨支的固定技术
（1）术后 X 线片显示双侧耻骨上支骨折重建接骨板固定；（2）术后 X 线片显示左侧耻骨上支骨折空心螺钉固定，
耻骨联合分离两枚空心螺钉交叉固定

至 8 周。

3. 髂骨翼及髂骨体骨折

（1）髂骨翼骨折：单纯的髂骨翼骨折属生物力学上稳定性骨折，并不涉及骨盆的负重区，不影响骨盆的稳定性，非手术治疗方法大多临床效果良好。

【适应证】 髂骨骨折移位明显。

【麻醉】 全麻或连续硬膜外麻醉。

【体位】 根据骨折部位选择仰卧位或俯卧位。

【切口与入路】 前方入路：沿髂嵴近端 1mm 处作弧形切口，前端可达髂前上棘以远 3～4cm，后端可至髂后上棘；后方切口：以髂后上棘为起点，向远端做垂线，长约 10cm，该切口可显露髂骨翼后方的骨折。

【复位与固定】 髂骨内板剥离髂肌后，即可显露髂骨翼前方的骨折。用持骨钳复位，阻力大时，可在骨折两端的髂嵴上各打入一枚锚定复位螺钉，用骨盆复位钳或 Farabeuf 钳复位。髂骨翼的固定主要以重建接骨板为主，也可使用拉力螺钉进行固定，或用拉力钉结合中和接骨板一起使用（图 12-3-26）。

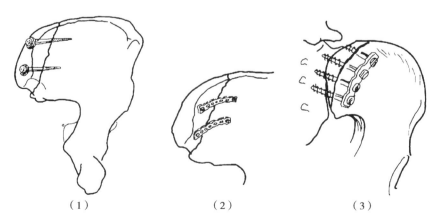

（1） （2） （3）

图 12-3-26 髂骨翼及髂骨体骨折的内固定示意图
（1）拉力螺钉固定；（2）动力加压接骨板固定；（3）重建接骨板固定

【注意事项】 在髂骨内板固定时，应将接骨板按髂嵴的弧度塑形，并将接骨板紧贴髂嵴的下方放置，因为该处骨质较厚，固定牢固。在髂骨翼的中心部位，骨质菲薄，做内固定时应避开这个区域。

【术后处理】 髂窝处放置引流管，避免血肿形成。

（2）髂骨体骨折

【适应证】 累及骨盆负重区髂骨体骨折,可涉及骶髂关节,也可在骶髂关节之外。

【麻醉】 全麻或连续硬膜外麻醉。

【体位】 半俯卧位或"漂浮"体位。

【切口与入路】 选择手术入路主要是根据髂骨骨折线和骶髂关节的关系,若骨折线延及骶髂关节的下份,则可采用俯卧位、后入路,取平行于同侧骶髂关节的纵向切口;后方入路在坐骨大切迹水平会受限于臀上神经血管束,还需剥离较多的臀大肌和臀中肌的起点。若骨折线未累及骶髂关节,则可选择骨盆前方入路,取沿髂嵴的弧形切口,切口前端可至髂前上棘以远 3～4cm,后端可至髂后上棘;钝性剥离附着的腹外斜肌等肌肉,即可显露髂骨翼及髂骨体的内面。

【复位】 可在髂前上棘处安放 Schanz 钉,通过 T 形把手提拉、旋转等使骨折复位;可用尖端复位钳钳夹、提拉使骨折复位;对于移位明显的骨折,可借助顶棒;在骨折线两侧钻孔安放短螺钉,再借助 Farabeuf 复位钳来夹闭、挤压而使骨折复位。关节内髂骨骨折常呈斜形、半月形,髂骨通常向后移位,骨折线下方是骶髂关节的部分脱位。可用尖端复位钳夹持髂骨予以牵拉复位。

【固定】 骨折复位后,根据骨折类型,选用螺钉和接骨板,联合应用或单独使用。可在接近髂后上棘、髂后下棘、髂嵴等处打入带垫圈的拉力螺钉,拧入螺钉后可加用跨骨折线薄钢板,最多只能放置 2 枚螺钉。放置用于钳夹的螺钉时,要避免影响最终内固定物如接骨板、拉力螺钉等的放置(12-3-27)。

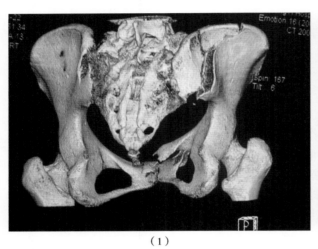
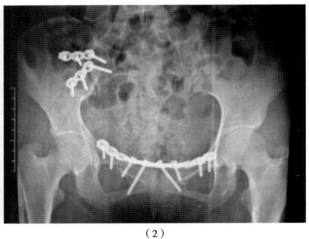

（1）　　　　　　　　　　　　　（2）

图 12-3-27　髂骨体骨折复位及固定

（1）术前 CT 三维重建(后面观)示右侧髂骨体多处骨折累及骶髂关节、右侧耻骨上下支骨折;(2)术后骨盆 X 线片显示 2 枚 3 孔接骨板固定右侧骶髂关节,接骨板跨耻骨联合固定双侧耻骨支

【注意事项】 在髂骨内板固定时,应将接骨板按髂嵴的弧度塑形,并将接骨板紧贴髂嵴的下方放置,因为该处骨质较厚,固定牢固。在髂骨翼的中心部位,骨质菲薄,做内固定时应避开这个区域。

【术后处理】 常规放置引流管。

4. 骶髂关节骨折脱位　骶髂关节骨折脱位是成年人严重骨盆创伤中较常见的一种类型,约占骨盆骨折后环损伤的 1/6。骶髂关节骨折脱位会破坏骶髂复合体(sacroiliac complex)的完整性,从而引发骨盆环的不稳定,导致较高的病残率,因此临床上骶髂关节骨折脱位的远期疗效不甚理想。目前通常采用手术治疗骶髂关节骨折脱位。手术方式主要包括骶髂关节前路接骨板固定术、经髂骨后路接骨板固定及骶髂关节螺钉固定术等术式,各种手术方式均有不同的手术适应证。

（1）骶髂关节骨折脱位前路固定术

【适应证】 ①骶髂关节脱位,移位大于 1cm,不伴有骶骨骨折,尤其是无同侧骶骨的 Ⅰ、Ⅱ 区骨折;②不稳定的骨盆后侧结构损伤合并髋臼骨折;③骶髂关节脱位合并有腰骶神经损伤,需进行神经探查者;④移位严重的骨盆桶柄样骨折(B 型);⑤闭合复位失败者;⑥外固定后残存移位;⑦骶后区皮肤等软组织条件较差者。

　　【麻醉】　全麻。

　　【体位】　健侧卧位，患侧垫高。

　　【切口与手术入路】　选择沿髂嵴弧形切口入路，始于髂嵴最高点，然后沿髂嵴向前下延伸，用手触摸髂嵴引导切口的方向，止于髂前上棘远端4~5cm。逐层切开腹外斜肌、腹内斜肌和腹横肌，在骨膜下和髂骨内板之间剥离髂肌，向内下剥离后可以显示骨盆环，向后方剥离可以邻近骶髂关节。屈髋、屈膝后，可以使髂腰肌松弛，有利于显露。L_5神经位于骶髂关节内侧2~3cm处，由前内走向外后，应避免对腰大肌的过度牵拉，从而减轻对神经根的牵拉，游离此神经根较困难，所以只有防止牵拉过度。骶骨翼显示后，要特别注意骶髂关节前方骨盆上口处，要清理干净，继而显露盆内部分及四方区前方，至坐骨大切迹，此区的风险是损伤臀上动脉及L_5神经根。向内牵拉保护腹腔脏器，预防腹膜破裂。切口显露应仔细而清晰，以有利于关节复位。

　　【复位与固定】　显露骶髂关节后，观察骨折移位和关节脱位的情况。可以用持骨钳或点式复位钳钳夹在髂嵴的内外侧，通过提拉挤压达到复位。有时骶髂关节面出现嵌合交锁，复位困难，可以用Farabeuf钳或骨盆复位钳分别钳夹固定在骶骨岬和髂骨上的锚定螺钉，先略做撑开后会更易复位，复位后迅速钳夹固定（图12-3-28）。

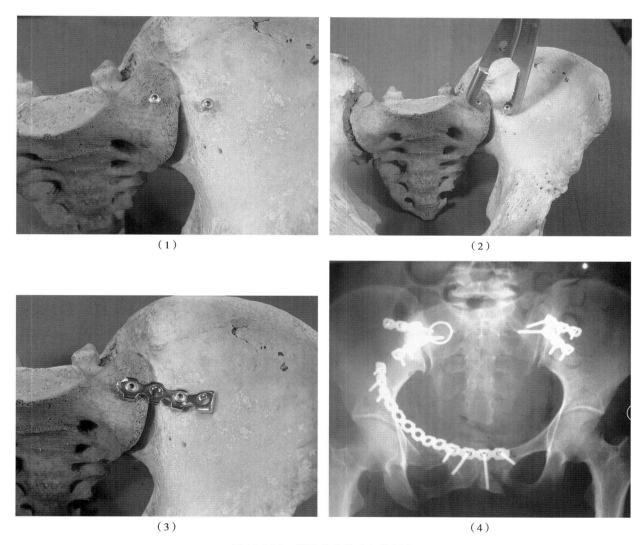

（1）　　　　　　　　　　　　　　　　（2）

（3）　　　　　　　　　　　　　　　　（4）

图12-3-28　骶髂关节前路复位固定

（1）~（3）螺钉与骨盆复位钳复位骶髂关节模式图；（4）术后X线片显示双侧骶髂关节前路接骨板固定，骨盆前环重建接骨板跨耻骨联合固定

451

选择2块3.5mm动力加压接骨板或4孔重建接骨板跨越骶髂关节固定。一般骶骨岬上只能放置1枚螺钉。将接骨板塑形,使2块接骨板相互交叉,成60°~90°角放置,全螺纹螺钉固定。螺钉应固定在髂骨后上方骨质致密的区域,以获得良好的把持力(图2-3-29)。

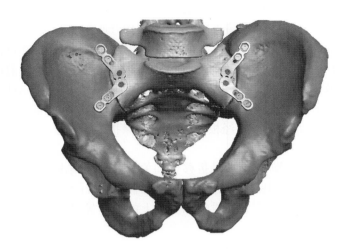

图12-3-29 双接骨板固定骶髂关节模式图

国内有学者设计和应用骶髂前路蝶形接骨板替代双接骨板固定,简化了手术操作,提高了固定强度,取得了良好的临床效果(图12-3-30)。

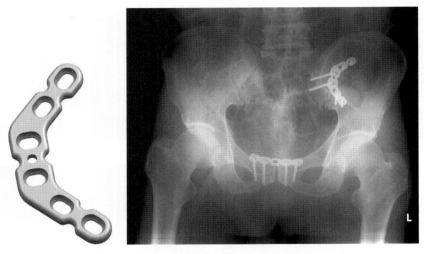

图12-3-30 骶髂关节复位前路蝶形接骨板固定
术后X线片显示固定在位的蝶形接骨板,左为接骨板实物图

【注意事项】 治疗骶髂关节脱位时,术中注意勿损伤L₅神经或臀上动脉。L₅神经位于骶髂关节内侧2cm,向下方与骶神经联合,跨过骶髂关节。因此,骶骨一侧仅能固定一枚螺钉,其暴露范围也只有1.5cm左右。在剥离骶髂关节内侧及其下方时,要充分了解L₅神经的走行特征和毗邻关系。臀上动脉经坐骨大切迹转向骨盆后方,损伤后可能大量出血,可采用压迫、局部应用止血药、吸收性明胶海绵或止血纱布等,如果不奏效,则需要解剖出臀上动脉,仔细结扎止血。前路途径治疗骶髂关节损伤有时难以达到坚强固定,术后应避免早期负重。

【术后处理】 逐层缝合伤口,放置引流管。

(2) 骶髂关节骨折脱位后路固定术

1) 复位方法:显露骨折或脱位的骶髂关节后,清理骨折断端间和骶髂关节间的骨折碎片或血凝块。可用持骨钳、点式复位钳和骨盆复位钳复位,也可以在台下进行患肢牵引以配合复位。可用示指绕过坐骨大切迹探查骶髂关节前方关节面的对合来判断关节复位的情况。骶髂关节脱位的复位有一种相当标准且较省力的方法,即将 Weber 钳一端放在骶骨正中棘上,另一端置于髂后柱上,钳夹复位。但有时可能使得骶髂关节前方遗留有间隙。骶髂关节复位方法之二:经坐骨大切迹,跨过骶髂关节放置复位钳,因为它基本垂直于斜形的关节线。安放复位钳时必须小心,经坐骨大切迹以手指进行钝性分离骶孔外侧的骶骨前方(图 12-3-31)。其他的复位辅助方法包括将 Schanz 钉打入髂嵴用以牵拉复位;或在骶骨 Ⅰ 区、髂嵴或髂后柱拧入螺钉,以复位钳钳夹复位,但这种方法有可能使复位螺钉拔出。

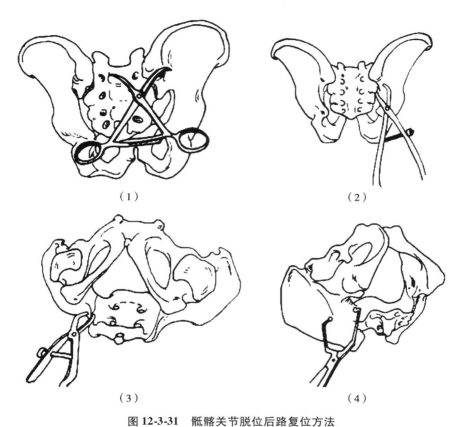

（1）　　　　　　　　　　　　　　（2）

（3）　　　　　　　　　　　　　　（4）

图 12-3-31　骶髂关节脱位后路复位方法
（1）使用大的复位钳,钳尖从 S_1 棘突跨到髂骨;（2）经大切迹放置锯齿持骨钳后面观;（3）前面观,显示 $S_1 \sim S_2$ 水平骶孔外侧的内侧钳爪;（4）角度球头复位钳复位

2）经髂骨棒固定术（骶骨棒）

【**适应证**】　①骶髂关节脱位合并骶骨骨折,尤其是同侧骶骨 Ⅰ、Ⅱ 区骨折者。②腹部皮肤等软组织条件较差者。

【**麻醉**】　全麻或连续硬膜外麻醉。

【**体位**】　俯卧位。

【**切口与手术入路**】　经小切口显露髂后上、下棘之间的髂骨翼外侧面,自外侧面剥离部分外展肌,显露髂后上、下棘之间的髂骨翼。

【**复位与固定**】　用前述方法复位脱位的骶髂关节,若闭合复位失败,则改为切开复位。透视证实复位后,通过髂后上棘附近以导针钻孔,经骶骨背侧,打入对侧髂后上棘附近,然后在其下方 2~4cm 处钻一对孔,第一根棒应放置在 L_5/S_1 椎间隙水平的 S_1 椎孔的近端,第二根棒则在 S_1 椎孔的远端,两根棒至少要相距 2cm,在皮肤外测量双侧髂后上棘间的距离,分别选择长度适宜的经髂骨棒（骶骨棒）,沿导针自外侧打入对侧髂骨,根据情况决定是否使用垫圈,安置螺帽,双侧同时旋紧螺帽以起加压作用,增加稳定性。经透视满意后,拔除导针后,冲洗,闭合切口。有时,急症手术或暂时没有髂骨棒,可以用普通骨栓替代,以斯氏针钻孔,一定要使用垫圈,骨栓长度要适宜,一般在 11cm 以上（图 12-3-32）。

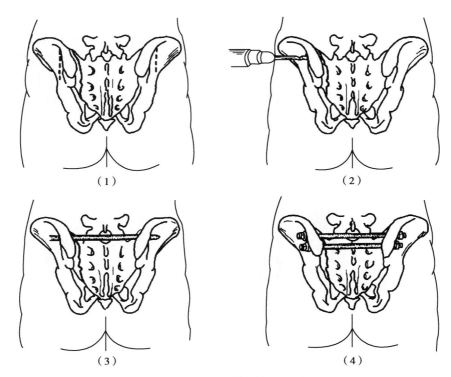

（1）　　　　　　　　　　　　　　　（2）

（3）　　　　　　　　　　　　　　　（4）

图 12-3-32　经髂骨棒固定技术

（1）取髂嵴外侧的小弧形切口,骨膜下剥离髂骨后部的外板和骶骨;（2）用长钻头
经骶骨后方由一侧髂骨后部向另一侧的对应部位钻孔;（3）通过此孔拧入骶骨螺栓
或经髂骨棒;（4）固定完毕示意图

【优缺点】　使用经髂骨棒,可以安全有效地完成骶髂关节后方固定,棒或杆自骶骨后方穿入髂骨,而不是进入骶骨,避免了内固定物进入骶管而损伤马尾神经。缺点是需要在对侧髂骨后方行第二个切口,有时这个辅助切口比第一个切口还要大。

【术后处理】　24～48 小时拔除引流,若无骨盆前环骨折,此时可取坐位,8～10 周可下地部分负重活动。

3）经髂骨接骨板术（张力带接骨板、M 接骨板）

【适应证】　骶髂复合体损伤,骶髂关节脱位伴骶骨侧部分骨折。

【麻醉】　全麻或连续硬膜外麻醉。

【体位】　俯卧位。

【切口与手术入路】　在双侧髂骨后方各行一切口,剥离至髂后柱。

【复位与固定】　用前述方法复位脱位的骶髂关节,若闭合复位失败,则改为切开复位。透视证实复位后,在髂后上棘外侧 1cm 处,在相距 0.5cm 处用 4.5cm 的钻头钻 2 个孔,骨刀在 2 孔之间凿透髂骨,用事先塑形好的 3.5mm 或 4.5mm 的 10～11 孔的重建接骨板穿越双侧髂骨后方穿凿的骨槽,钝性分离骶骨后方肌肉形成筋膜下隧道,将接骨板经隧道穿过,在穿接骨板的过程中,可以通过后正中的小切口调整接骨板的方向。接骨板的两端可以通过工具再次塑形,位置满意后,两端以螺钉固定于髂骨翼上,其中 1 枚螺钉要打入髂骨翼剖面,长度要足够（图 12-3-33）。也可将锁定接骨板塑形后使用,固定加压效果更佳。也可使用 2 块接骨板相互平行予以固定。

【术后处理】　术后 24～48 小时拔除引流。

4）骶髂螺钉固定

【适应证】　①合并有髂骨后方骨折的骶髂关节的骨折移位;②骶髂关节骨折脱位伴或不伴有骶骨Ⅰ、Ⅱ区骨折无神经损伤者;③骨盆骨折合并腰骶结合部损伤。

【麻醉】　全麻或连续硬膜外麻醉。

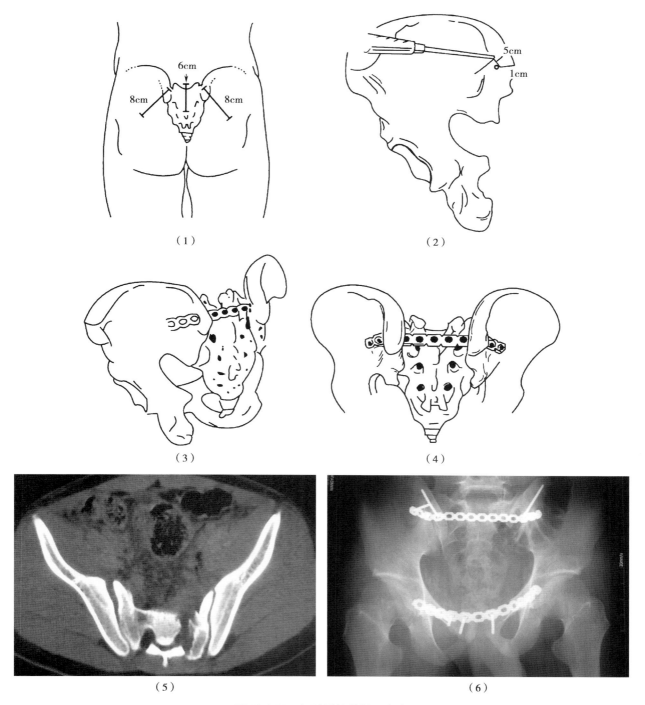

（1） （2）

（3） （4）

（5） （6）

图 12-3-33 经髂骨接骨板固定术
（1）手术切口;（2）骨刀在髂骨上凿孔;（3）置入接骨板;（4）拧入螺钉固定;（5）术前 CT 横断面示左侧骶骨骨折,
右侧骶髂关节脱位;（6）术后 X 线片示前环重建接骨板固定,后环经髂骨接骨板固定

【体位】 可选择俯卧位或仰卧位。该入路患者的标准体位是俯卧位。通常是将患者放置在垫上,使腹部和胸部得到支撑,而髂骨翼可显露。获得透过患者的正确 X 线图像是非常重要的。在开始手术以前,应先用 C 形臂机透视,确保能够获得满意的骨盆前后位、入口位和出口位像。骶骨侧位可显示 S_1 的安全区和骶骨翼的倾斜角度。

【进钉点】 骶髂拉力螺钉的位置是非常重要的。必须是沿着 S_1 椎弓根侧块进入 S_1 椎体,保持其路径完全在骨内。S_1 节段包绕着主要的解剖结构。S_1 神经根管和 S_1 骶孔在 S_1 椎弓根块的下缘。在后方,

马尾神经紧靠着 S_1 椎体。骶骨岬前方是髂内血管、L_5 神经根和输尿管。膀胱在 S_1 椎体的前方。S_1 椎体的上方是 $L_1 \sim S_1$ 椎间盘。如果螺钉突破了骶骨的边界，就有可能损伤这些组织和器官。髂骨后方增厚的骨质和 S_1 椎体是理想的螺钉固定点。

【复位与固定】 骨折脱位解剖复位后，可在 C 形臂机的配合下确定经骶髂关节至骶 1 椎体的进针点。进针点的选择可以有 2 种方法：①位于坐骨大切迹的顶点与髂嵴连线上，距离臀大肌附着点的升高部位约 15mm。②髂后上棘外侧 2.5cm 处作一垂线，坐骨大切迹头端 2 横指与该线的交点（图 12-3-34）。导针的进针方向应该向足端倾斜 8°～10°，向背侧倾斜 20°左右，具体的进针方向应该通过术中透视不断调整进针深度。

S_1 的侧块从横断面上只有 1～1.5cm 宽，其轴向是从内上至外下，骶骨翼在骶髂关节与骶岬之间是凹的，所以进钉时方向不能指向骶岬，打入 S_1 的螺钉的理想位置（图 12-3-35）接近 S_1 上终板，位于骶骨体中份，1 个位置较低，位于骶骨体的前份。先将导针打入 S_1 椎体需要拍摄骨盆出口位、入口位、完全的侧位，以确保导针进入 S_1 椎体，沿导针钻孔，拧入带垫圈的长螺纹松质骨螺钉。一般需要两个后方固定点来提供稳定的固定，所以应有 2 枚骶髂螺钉，其入点在自髂嵴至坐骨大切迹连线中点的两边，在髂嵴前方约 1.5cm 处，并与之平行，进钉方向与髂骨表面垂直。利用骨盆侧位图像来定位入点，用上述方法拧入第 2 枚螺钉。

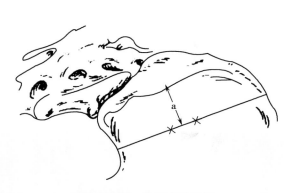

图 12-3-34 进钉点的选择
平行于臀嵴（最上面的箭头）的线，从髂嵴到坐骨大切迹，该线与臀嵴之间的最佳距离（a）约为 15mm。螺钉的入点（×）在该线中点的两旁

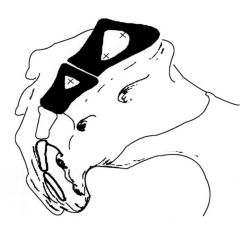

图 12-3-35 进钉点的选择
矢状剖面图，白色区域为打入螺钉的安全范围，不可将螺钉打入黑色区域，"×"处为拧入螺钉的理想位置

【注意事项】 在 S_1 椎体内置入两枚螺钉的足够空间是另一个值得考虑的问题。在 S_1 椎体内置入第二枚螺钉的其他选择包括将第二枚螺钉置入 S_2 椎体、经骶骨接骨板以及经骶骨棒。对于术前 CT 显示有足够的可用空间的患者，S_2 椎体是可以选择的。与经皮技术一样，置入螺钉需要入口和出口位影像。螺钉的准确入点可通过侧位像来定位，S_2 螺钉的置入方向基本垂直于矢状面和水平面，有利于手术。但是，向 S_2 椎体置入螺钉比 S_1 更加费力。虽然置入螺钉的角度更加向前，但可用于螺钉置入的地方（安全区域）很小。另外，螺钉在 S_2 把持的骨量可能不够，尤其在老年人。

与骶骨骨折的情况不同，经骶骨的装置不能独立固定骶髂关节脱位。经骶骨接骨板或经骶骨棒与骶髂螺钉联合使用是满意的，有效性相似，尽管应用的比两枚 S1 螺钉少。两者都有需要在对侧髂骨后方作第二个切口的缺点。为了置入接骨板，这个辅助切口大得多。应用空心、自锁的经骶骨螺钉能够得到侵入性最小、可能是最安全的第二个后路固定点。完成固定时，应通过前后位、入口和出口像对最终的复位和内固定位置进行确认。

骶髂螺钉的进针区域局限在一个相当狭小的区域，所以要求手术医生局部解剖相当熟悉，且要熟练操作 C 形臂机在各个投照方向透视，并要熟悉在各个投照方向出现的图像，只有这样，才能避免术中损伤重要的组织结构。

5）联合固定:骨盆后环的复杂骨折,如双侧骶髂关节脱位,可联合应用接骨板、髂骨棒及骶髂螺钉(图12-3-36)。经髂骨棒与骶髂螺钉联合应用,适用于双侧的不稳定,可以恢复骨盆后方的张力带。

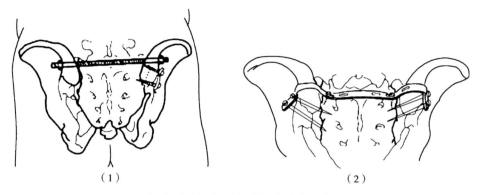

（1） （2）

图 12-3-36 骶髂关节脱位联合固定
（1）骶骨棒和空心螺钉联合内固定后示意图;（2）经髂骨接骨板与骶髂螺钉
联合固定示意图

（3）骶髂关节脱位的微创内固定:微创理念和技术日益发展,可以在透视及导航下经皮骶髂螺钉治疗骶髂关节脱位;应用影像监视引导进针的方向,经皮打入骶髂拉力螺钉更加安全可靠,用于固定主要结构完整的骶髂关节的脱位和骨折脱位。螺钉垂直于骶髂关节,可对关节实施加压,也可用于不稳定的骶骨移位骨折,尤其是位于骶孔或其侧面(Denis Ⅰ、Ⅱ区)的骨折。导航需要设备、装置和相应的技术,临床上还在逐步完善和积累应用经验的过程之中,读者可以参阅相关的杂志文章了解细节。

三、骶骨骨折

骶骨骨折损伤的诊断和治疗常常被忽略,因为骶骨骨折大多源于多发创伤,身体其他区域和部位的明显损伤通常使医生把注意力集中到这些损伤的诊断和治疗上。加上普通X线片难于观察到病变,神经缺陷在最初检查时也并非都很明显,因此骶骨的损伤及病变常常被误诊甚至被漏掉。

（一）分类

Denis 分类将骶骨分成 3 个区:Ⅰ区,骶骨的外侧部(经骶骨翼骨折);Ⅱ区,神经孔区域(经神经孔骨折);Ⅲ区,神经孔内侧区域(中央型骨折)(图12-3-37)。骨折线穿过多个区域时,由骨折线最内侧部分确定骨折类型。

AO 分类将骶骨骨折分成 3 型:A 型,包括尾骨骨折或骶尾脱位(Müller-AO/OTA:61-A3.1),S_2以下无移位的骶骨横形骨折,未累及骨盆束带(Müller-AO/OTA:61-A3.2),和 S_2 以下移位的骶骨横形骨折,未累及骨盆束带(Müller-AO/OTA:61-A3.3);B 型,包括单侧或双侧"开书型"(open-book)骶骨骨折(Müller-AO/OTA:61-B1.2 或 61-B3.1),单侧(Müller-AO/OTA:61-B2.1)或双侧侧方挤压损伤(Müller-AO/OTA:61-B3.3);C 型,为单侧不稳定的骶骨骨折(Müller-AO/OTA:C1.3)和单侧骶骨骨折合并对侧后部 B 型骨盆环损伤(Müller-AO/OTA:C2.3)。另外,双侧骶骨骨折(Müller-AO/OTA:C3.3)常常是自杀性坠楼骨折。

据骨折线的形态分类:①斜形骨折;②水平骨折;③垂直骨折(图12-3-38)。这些骨折可以出现在骶骨的任何部位,骨折线可以通过骶骨岬、骶骨翼和骶骨孔,其中以斜形和垂直骨折最为常见,而水平骨折较为少见,多发生在 S_2 以下。

（二）合并神经损伤

由于解剖的原因,骶骨骨折时常发生神经损伤,而且可能致

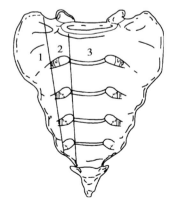

图 12-3-37 Denis 骶骨骨折分区

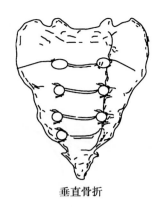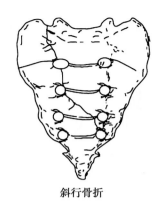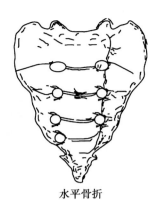

垂直骨折　　　　　　　　斜行骨折　　　　　　　　水平骨折

图 12-3-38　骶骨骨折的分型

残。神经损伤可由骨片直接压迫或过度牵拉所致,因此,神经损伤的位置可能与骨折位置不一致,或高或低,累及 $L_4 \sim S_2$ 神经根时,膝关节以下所有的肌肉和皮肤区域的运动和感觉将受影响;累及 $S_3 \sim S_5$ 神经根者,临床上常表现为生殖泌尿系统和性功能障碍,或者会阴区感觉障碍。

骨折类型不同,合并神经损伤的发生率也不一样,从 21% ~60% 不等,取决于骨盆环的稳定程度和骶骨 I ~ III 区骨折的特殊类型。稳定的 A 型骨盆骨折通常没有神经功能障碍,旋转不稳定的 B 型骨折在各个骶骨骨折区神经损伤的发生率不到 10%。完全不稳定的 C 型骨折合并神经损伤的危险最高:I区 32.6%;II 区 42.9%;III 区 63.6%。双侧骶骨骨折发生神经损伤的危险最高。

神经损伤的类型与骨折线类型相关。单侧垂直骨折可累及一侧的骶神经根。只要 S_1 神经根不受累,膀胱和直肠的功能就可能保留,感觉缺失轻微,很难发现。如果第 5 腰椎横突骨折,常常提示有垂直移位,可导致 L_5 神经根损伤,通常会导致足下垂。中央型骨折的神经功能障碍包括直肠、膀胱和性功能障碍,功能障碍的程度取决于所累及的不同骶神经根。保留至少 1 支 S_2 和 S_3 神经根可避免发生功能性失禁。

(三) 手术适应证

手术适应证是根据骨盆不稳定的程度、骨折移位情况和可能合并有同骶骨骨折相关的神经损伤。

A 型骶骨骨折(如 S_2 水平以下的横形骨折或尾骨有损伤者)绝大多数可以通过非手术治疗,因为它们大多没有移位。手术适应证包括严重的移位影响直肠或肛管区和移位的横形骨折合并下部骶神经根病变的患者。非手术治疗包括根据疼痛情况负重(pain-dependent weight bearing)和止痛药。

如果骶骨骨折是后部旋转损伤(B 型)的一部分,其中以侧方挤压损伤最常见,骶骨通常不需要进行特殊的稳定。有时在侧方挤压或内旋力量下,骨盆缘平面变窄,需要外固定器牵引。对于前-后/开书型损伤,骨盆环的解剖需要通过内固定(如耻骨联合接骨板)或外固定来充分重建。在骨碎片压迫神经根造成神经损伤时,需要进行中央管减压,但这种情况很罕见。骨折的特殊类型可通过 CT 扫描很清楚地分析确定。

如果骶骨骨折为后部完全的不稳定损伤(C 型骨折骨盆不稳定)的一部分,则需要内固定治疗。轻微移位的骶骨骨折合并第 5 腰椎横突骨折和(或)骶结节韧带或骶棘韧带的撕脱损伤高度提示存在 C 型骨折骨盆不稳定。在完全的前-后骶骨骨折线穿过 Denis II 区和 III 区损伤时,由于骨盆后方没有韧带穿过这些特殊的解剖区,在行功能性治疗时骨折继发性移位的危险很高。不稳定的 C 型骶骨骨折,尤其是在合并腰骶丛病变或骨碎片压迫腰骶神经根时,需要通过切开或闭合方法来进行后方稳定。神经根减压的必要性在于早期结果显示至少神经功能可以部分恢复。

一种特殊的骨折类型是自杀性坠楼骨折,表现为上部骶骨 U 形或 H 形骨折,有横形的骨折线,通常在 S_1 或 S_2 水平以下,大多数患者骨盆前环不存在病变。这些骨折类型通常显示一个前方旋转畸形,第 1 骶椎相对于下方的骶骨前移,腰骶丛病变的发生率很高。因此,需要行复位和神经根减压。

一般情况差和骨性骨盆有严重的骨质疏松时是手术治疗的禁忌证。

（四）手术治疗

1. 闭合复位经皮骶髂螺钉固定技术（见第三节相关内容）。

2. 经髂骨棒固定术（见第三节相关内容）。

3. 骶骨横形骨折和斜形骨折的接骨板固定技术。

【麻醉】 全麻插管。

【体位】 俯卧位，髋、膝关节轻度屈曲。一般要有C形臂机和透X线的手术床。

【切口及入路】 骶骨中央嵴的纵形中线切口，长度自L₅~S₄棘突。可将深部分离延伸到骶骨双侧。通过这种方法，应用一个切口就能够显露骶骨整个后面。在L₄和L₅棘突和内侧骶骨嵴贴近腰骶筋膜的起点将其切断。用锐刀或电刀从骶骨上剥离肌肉。如果需要骶骨外侧区域（骶骨翼）更广泛的显露，可通过在后方髂嵴切断其外侧附着点来剥离整个肌肉。在整个手术过程中必须注意保持软组织的湿润。

【复位和固定】 可切除S₁~S₄的椎板，以显露骶神经根。清理并检查整个骨折线。通过使用椎板撑开器可以更好地整体观察压迫骶神经根的骨碎片并取出，它们的确切位置最好通过术前CT扫描在手术前检查确认。如果主要的骨碎块有明显的头尾向移位，那么在双侧髂嵴后部使用标准的AO牵开器来帮助复位。通过牵开可以检查整个骨折线，骶神经根通常也可仔细检查，直到骶孔腹侧水平。要仔细操作，避免骶前静脉丛的医源性损伤。通过使用牵开器，用手法将患者轻轻抬高，即可获得复位。通过扭转牵开器的连接杆，即可将垂直移位复位，并进行加压。最终实现解剖复位，并使用带尖的复位钳初步固定。通过检查神经孔间区域骨折的特殊类型，即可很容易的控制复位的方向（图12-3-39）。

可以选用重建接骨板，塑形后跨越骨折线，放置在骶骨的后方。在S₁椎体上进行单层皮质骨钻孔，攻丝后拧入第一枚螺丝钉。放置第二枚螺钉时，钻头的方向应向内侧，使其进入S₁的椎体，测深后，拧

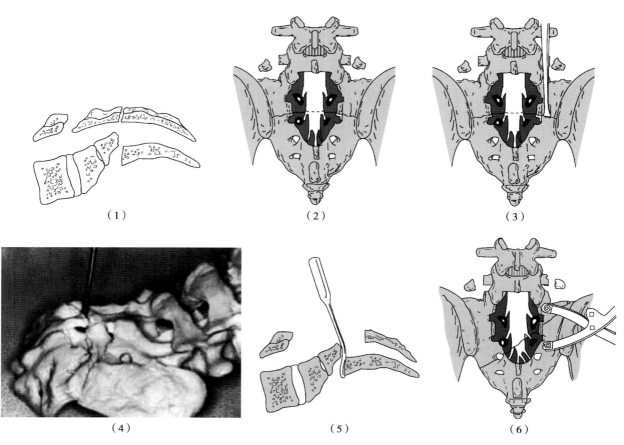

（1）　　　　　　（2）　　　　　　（3）

（4）　　　　　　（5）　　　　　　（6）

图12-3-39　骶骨横形骨折和斜形骨折的复位技术
（1）~（6）为手术步骤

入第二枚螺钉。远端骨折块的固定最少用2枚螺钉,3枚螺钉固定更为理想。为了达到更深层次的固定,螺钉方向应该与骶髂关节面略微成角。螺钉应该成对放置,以最大限度地对抗头尾方向产生的拔出力。最远端的螺钉的长度不应超过20mm,最近端的螺钉长度应该在35～45mm之间。没有跨越骶骨孔的螺钉都应该进行固定,拧紧螺钉后骨折将不能复位,所以在确保骨折解剖复位后再逐个拧紧螺钉(图12-3-40)。

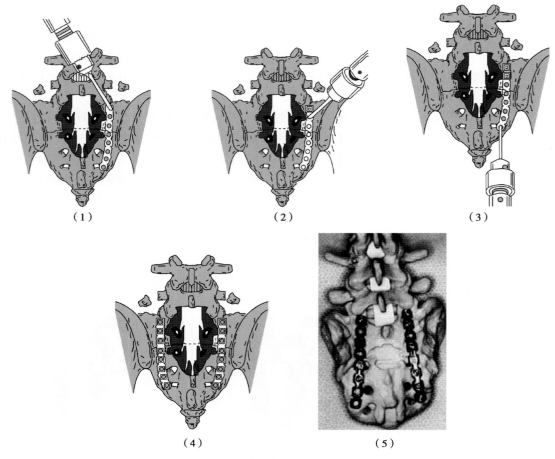

（1）　　　　　　　　（2）　　　　　　　　（3）

（4）　　　　　　　　（5）

图12-3-40　骶骨横断、斜形骨折接骨板固定技术
（1）～（5）为手术步骤

4. 骶骨垂直骨折经髂骨接骨板固定技术(见第三节相关内容):本方法适用于Denis Ⅰ、Ⅱ区骨折,术中注意不要过度横向加压,避免损伤骶神经。接骨板两侧的螺钉置入时一定避免穿入骶髂关节内。

5. 经髂骨接骨板固定术(见第三节相关内容):该手术方式适用于Denis Ⅰ、Ⅱ区骨折。术中可采用低切迹重建接骨板,这样更有利于螺钉帽切入接骨板孔内,减少了接骨板螺钉对皮肤的摩擦损伤(图12-3-41)。使用塑形的锁定接骨板,固定效果更佳,或使用2块接骨板相互平行放置固定。

6. 骶骨骨折伴腰盆分离腰椎骨盆固定技术:腰椎骨盆固定术(图12-3-42)主要应用于一些粉碎性骶骨骨折与脊柱和骨盆出现相对脱离的骶骨骨折。

【适应证】

（1） 特殊类型的骶骨骨折,如H、U形骶骨骨折,该类型骨折是Denis Ⅲ型骨折的特殊形式,是指骶骨横形骨折同时合并双侧经骶孔纵形骨折,此类骨折导致腰椎及骶骨上部中央骨折块从骨盆环,即"腰盆分离"。

（2） 高位骶骨横断粉碎性骨折。

（3） 骶骨骨折不愈合或合并腰5峡部裂滑脱。

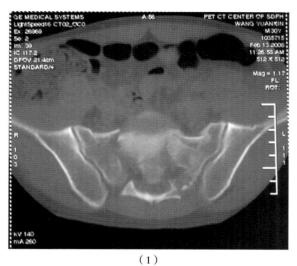
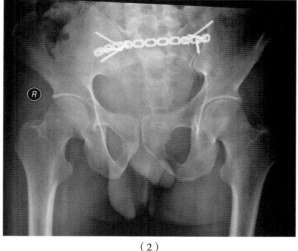

（1） （2）

图 12-3-41 骶骨骨折经髂骨接骨板固定技术
（1）术前横断面 CT 显示骶骨双侧 Denis Ⅱ区骨折；（2）术后 X 线片显示接骨板固定的位置

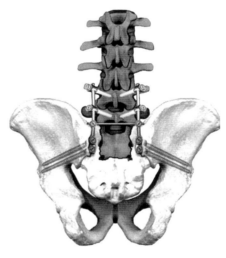

图 12-3-42 腰椎骨盆固定术模式图

（4）严重的骶髂关节脱位和腰骶关节脱位等。

【麻醉】 全麻插管。

【体位】 俯卧位。

【切口及入路】 取腰骶部后方纵形中线切口长约 15cm 皮肤切口，沿正中剥离竖棘肌，暴露 $L_3 \sim L_5$ 椎板、关节突和横突；沿两侧髂嵴和骶骨切开骶棘肌附着点向上翻开，暴露整个骶骨椎板、髂后上棘和髂骨外板。

【复位和固定】 伴有神经损伤患者均行椎板切除，仔细暴露骶神经根，骨折复位前切开双侧骶骨椎板，向上翻转，充分显露马尾神经。清理神经周围骨折块，直视下解除神经卡压，充分松解局部粘连，以免复位过程中对神经造成挤压损伤。固定采用节段腰椎内固定系统，首先置入腰 $_{4、5}$ 椎弓根螺钉，髂骨螺钉放置在两侧髂后上棘下 0.5cm 处，咬除 1.5cm 深的凹槽便于螺钉尾帽的放置，并平行于髂骨外板或骶髂关节，螺钉方向指向髂前上棘，如果置入两枚螺钉的话，另一枚螺钉与第一枚螺钉平行，注意勿入髋关节内。用开路锥扩孔约 10cm，保证未突破内、外板，在内外板间放置 7.5mm×（70~120）mm 的髂骨螺钉，腰椎正侧位透视证实椎弓根螺钉的位置，髂骨螺钉位置采用标准骶骨侧位透视（两侧的坐骨大切迹重叠）证实螺钉在坐骨大切迹上方 1~2cm，骨盆入口位透视证实螺钉长度和坐骨大切迹上方，闭孔斜位、出口位透视证实螺钉在泪滴征中央。骨折复位直接利用连接 T 形手柄 Schanz 针、顶棒或复位钳向尾侧牵引纠正纵向移位，也可以利用内置物纵向撑开；完全的横形骨折直接用骨刀在骨折断面撬拨复位；U 形骨折如果整个骨盆和骶骨远端在矢状面向腹侧旋转移位，可以先固定髂骨螺钉，利用提拉螺钉纠正矢状面的旋转移位。弯棒后安装连接 $L_{4、5}$ 椎体和髂骨螺钉纵向连接棒，锁紧椎弓根螺钉端，连接横连杆，增加内固定系统在水平面的稳定性（图 12-3-42）。摄片确认骨折复位及固定位置，常规放置引流。

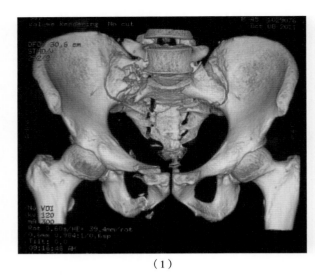
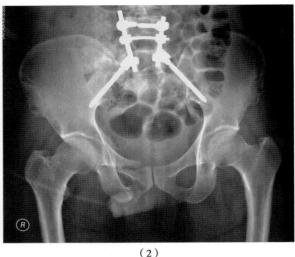

（1）　　　　　　　　　　　　　（2）

图 12-3-43　腰椎骨盆固定治疗骶骨粉碎性骨折
（1）术前 CT 三维重建示骶骨 H 形骨折;（2）术后骨盆前后位 X 线片显示腰椎骨盆固定的方式

（周东生　王钢）

第四节　髋臼骨折的手术治疗

髋臼骨折是全身最大负重关节的关节面的损伤,所以治疗上也应和其他关节内骨折的处理原则一样,尽可能达到解剖复位,牢固固定及早期的关节功能锻炼。但对于髋臼骨折来说,由于其解剖复杂、手术暴露困难、骨折的粉碎程度严重以及复位和固定困难等原因,使得髋臼骨折的治疗水平远远落后于其他关节内骨折的治疗。所以髋臼骨折的手术治疗长期以来是骨科医生面临的挑战。

大量临床报告指出,对于髋臼骨折的治疗,获得关节面轮廓的完整是获得长期功能良好的基础。所以,对于骨折移位大,头臼关系对合差,则应行切开复位内固定,但切开后只有获得解剖复位及避免并发症发生时,才会得到良好的结果。所以,髋臼骨折的治疗需要很长的学习曲线,只有有相当经验的医生才能获取良好的结果。

一、髋臼的应用解剖与分类

（一）髋臼的应用解剖

髋臼包含在髋骨之中,髋骨是由髂骨、坐骨和耻骨三块骨组成,这三块骨在 16～18 岁以前由 Y 形软骨相连,待 Y 形软骨愈合后,三块骨合成为一体,称为髋骨(innominate bone)。根据 Judet 和 Letournel 提出的二柱概念,髋臼由前、后两个柱构成:前柱包括髂嵴前部、髋臼关节面的前 1/2(即髋臼前壁)以及下方的全部耻骨;后柱由坐骨大切迹向前向下包括髋臼关节面的后 1/2(即髋臼后壁)和全部坐骨;髋臼内侧壁又称四边形面区(图 12-4-1)。这个概念是髋臼骨折分型系统的基础。

（二）髋臼骨折的分型

髋臼骨折比较复杂,骨折类型繁多,所以进行分型很困难。目前被广泛采用的分型系统是 Letournel 和 Judet 分型。

此分型系统主要是从解剖结构的改变来分,而不是像大多数骨折分型那样,要考虑骨折移位的程度、粉碎程度、是否合并脱位等因素。而正是由于从解剖角度来分型,使得其容易被理解和接受。

根据髋臼前后柱和前后壁的不同骨折组合,Letournel 和 Judet 将它们分为两大类,十个类型的骨折(图 12-4-2)。

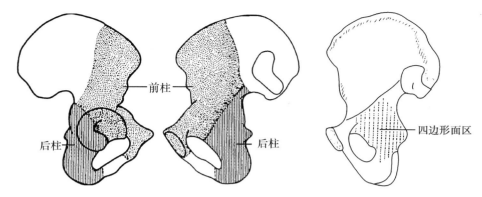

图 12-4-1 Letournel 髋臼骨折分型的柱概念

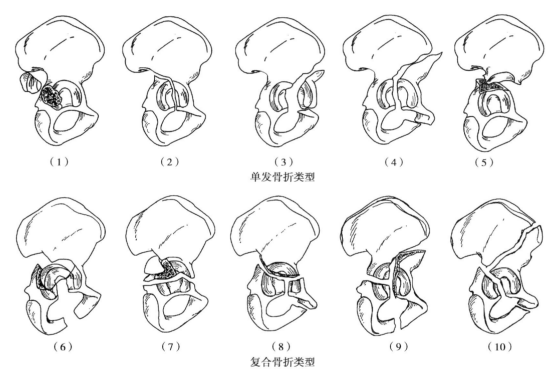

（1） （2） （3） （4） （5）

单发骨折类型

（6） （7） （8） （9） （10）

复合骨折类型

图 12-4-2 髋臼骨折的 Judet-Letournel 分型

（1）后壁骨折；（2）后柱骨折；（3）前壁骨折；（4）前柱骨折；（5）横形骨折；（6）后柱和后壁骨折；
（7）横形和后壁骨折；（8）T 形骨折；（9）前柱和后半横形骨折；（10）双柱骨折

AO 组织将髋臼骨折分为 A、B、C 三型。A 型：骨折仅波及髋臼的一个柱或一个壁；B 型：骨折波及两个柱，髋臼顶部保持与完整的髂骨成一体；C 型：骨折波及两个柱，髋臼顶部与完整的髂骨不相连（图12-4-3）。

二、术前评估

髋臼骨折多发生在青壮年，多由高能量损伤造成，常常合并多发损伤，所以应全面仔细检查和评估。对于威胁生命的损伤要及时抢救治疗，对合并损伤也要积极治疗，并做好不同部位的治疗顺序，使患者最大限度地恢复到伤前水平。

（一）病史

患者的一般情况和创伤后的状态，包括年龄、骨骼状况（是否合并骨质疏松）、全身情况、是否在伤

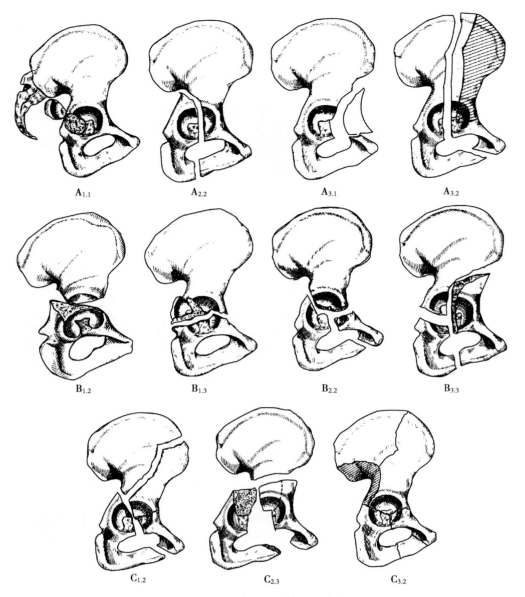

图 12-4-3 髋臼骨折的 AO 分型

A 型:一个柱或一个壁的骨折;B 型:前后柱均骨折,但臼顶部仍和完整的髂骨相连接;C 型:前后
柱均骨折,臼顶部和完整的髂骨不相连

前有基础疾病等,这些病史对于治疗计划很有帮助。此外,了解受伤机制有助于对骨折的判断类型。

（二）查体

髋臼骨折多事高能量损伤,所以应该进行仔细的全身检查,对于神经血管的检查尤其要重视,因为
髋臼骨折本身会造成神经血管损伤。另外手术也会带来医源性的神经血管损伤,所以仔细的检查和记
录很重要。

（三）放射学检查

放射学检查可以准确地判断骨折类型,对于制订治疗方案,特别是手术计划十分重要。

1. 髋臼的 X 线学表现　对于髋臼骨折,常规应拍摄 4 张 X 线平片:骨盆前后位、患髋前后位,以
及髂骨斜位和闭孔斜位片。在拍摄斜位片时,因为患者要移动骨盆而产生疼痛,对难以配合的患者
可考虑麻醉下拍摄,以确保 X 线片的拍摄质量。以下对每个位置上的 X 线具体表现特点分别介绍
如下:

（1）骨盆前后位片:拍骨盆前后位片时,患者取仰卧位,X 线球管中心对准耻骨联合,将骨盆所有

骨性结构完整拍摄下来。在骨盆前后位片上,主要观察以下内容:

1)少见的双侧髋臼骨折。

2)独立于髋臼骨折以外的骨盆环其他部位的骨折,如髂骨翼骨折、骶骨骨折、闭孔环骨折等。

3)骨盆环上一处或多处关节脱位。

(2)患髋前后位片:大多数情况下,一张骨盆前后位片可以作为患侧髋臼的前后位片来看待,但有时需要拍患髋的前后位片,拍摄患侧髋关节前后位片时,X线球管的中心对准患侧髋臼中心。在正常髋臼的前后位片上,可看到以下6个基本放射学标记(图12-4-4):

1)髋臼后壁的缘。

2)髋臼前壁的缘。

3)髋臼顶。

4)泪滴。

5)髂骨坐骨线。

6)髂骨耻骨线。

牢记这6个基本放射学标记,对于我们阅读和理解髋臼骨折的X线片,以及判断骨折类型都很重要。

(3)闭孔斜位:患者向健侧倾斜,即患侧抬高45°,X线管球中心对准患侧髋臼中心。如果拍摄准确,则应该显示尾骨的尖位于髋臼窝中心的上方(图12-4-5)。

(4)髂骨斜位:拍摄此斜位片时,患者向患侧倾斜,即健侧抬起45°(和拍摄台面之间的夹角),X线管球中心对准患侧髋臼中心(图12-4-6)。

另外,对于双柱骨折,在闭孔斜位上有一个典型的征象称为"马刺"征(图12-4-7),在髋臼顶上方髂骨翼的骨折处,由于远折端向内移位,使近折端的外侧骨皮质明显向外"刺"出而形成此征象。

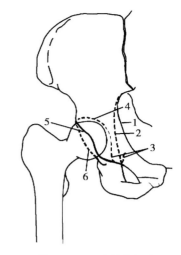

图 12-4-4　髋关节标准的前后位 X 线上的标志

1 髂耻线:起于髂骨的坐骨大切迹,向下延伸至耻骨结节(髂耻柱骨折时可见此线中断);2 髂坐线:由髂骨四边形面的后4/5形成;3 "U"线:在外侧由髋臼最下部和前部组成,在内侧由髂骨四边形面的前平面部组成;4 髋臼顶;5 髋臼前唇的边缘;6 髋臼后唇的边缘

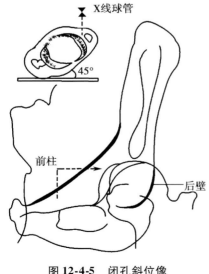

图 12-4-5　闭孔斜位像

左上角为投照位置

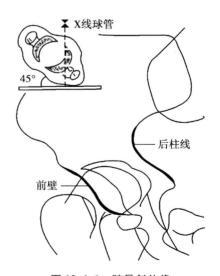

图 12-4-6　髂骨斜位像

左上角为投照位置

2. CT平扫检查　计算机体层摄影(CT)可更详细地显示髋臼骨折的某一层面,尤其在以下几方面凸显出CT的优点:

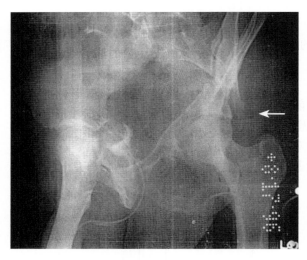

图 12-4-7 髋臼双柱骨折的马刺征(箭头所示)

（1）前后壁的骨折块大小及粉碎程度。

（2）是否存在边缘压缩骨折。

（3）股骨头骨折。

（4）关节内游离骨折块。

（5）髋关节是否有脱位及半脱位脱位。

（6）骶髂关节损伤情况。

（7）是否有骶骨骨折。

3. 三维 CT 重建　应用计算机软件可以将 CT 扫描片转换为三维立体图像(图 12-4-8)，这样便可以从整体角度反映骨折的形态，而且当把股骨头从图像中取出，可进一步显示整个髋臼关节面的形态。所以，尽可能多的、详细的放射学资料对我们作出准确的诊断和合理的治疗计划很有帮助。

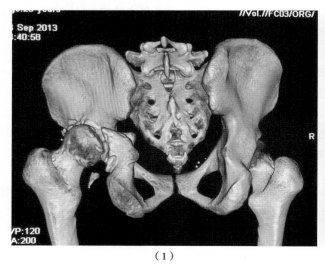
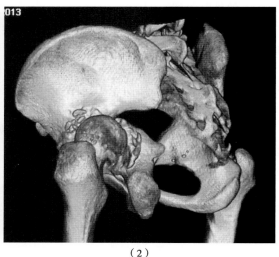

（1）　　　　　　　　　　　　　　（2）

图 12-4-8 髋臼骨折的三维 CT 重建图像
(1)后前位;(2)侧位像

三、治疗的选择

（一）非手术治疗的适应证

1. 有医疗禁忌证者，如年老、体弱及合并有全身系统性疾病的患者，手术可能会给他们带来巨大的风险，对于这些患者，则考虑保守治疗。

2. 局部感染，由于骨牵引针或其他原因造成手术切口范围有感染存在者，则应采取保守治疗。

3. 伴有骨质疏松症的患者。关于骨质疏松症，目前还没有明确的测量标准，大多数情况下需要综合判断。因为髋臼骨折术中复位时的牵拉力很大，所以，骨质疏松的患者很难用复位器械进行把持复位，而且内固定也难以获得牢靠固定。

4. 无移位或移位小于 3mm 的髋臼骨折。

5. 低位的前柱骨折或低位的横断骨折。

6. 粉碎的双柱骨折经闭合处理而恢复髋臼完整性者，可采取保守治疗。

（二）手术治疗适应证

1. 累及髋臼顶部，移位大于 2mm 的骨折。

2. 平片显示股骨头与髋臼的匹配性丧失。

3. 髋关节不稳定,包括后方、前方及中央(内侧)的不稳定。与其他任何关节相比,髋关节的稳定性更依赖于骨性结构,所以脱位合并大的骨折块的髋关节即使获得关节复位也是不稳定的(图12-4-9)。

4. 无医疗禁忌证的新鲜骨折。

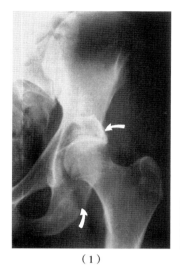
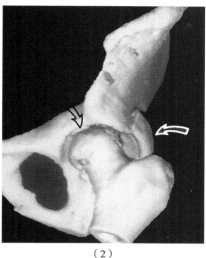
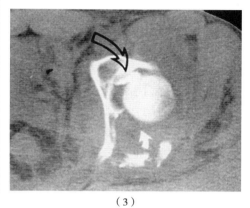

（1）　　　　　　　　　　（2）　　　　　　　　　　（3）

图 12-4-9　髋关节后方不稳定几乎是手术治疗的绝对指征

（1）左髋关节前后位平片显示合并后壁大骨折块的髋关节后方脱位,并且骨折向后柱延伸(白色箭头);（2）在三维 CT 重建图像上的同一个方向观察显示后方半脱位、大的后上方骨折块(白色箭头)和髋关节内游离的骨块(黑色箭头);（3）在横断面 CT 图像上可见从后柱脱落下的嵌入关节的骨块(黑色箭头)。注意到完全丧失稳定股骨头的骨性结构(白色箭头)

四、手术入路的选择

（一）选择的原则

没有一个理想的手术入路能够适应于所有的髋臼骨折。由于髋臼的解剖特点,使其不同部位的暴露需要不同的入路,如果手术入路选择不当,则可能无法对骨折进行复位和固定。手术前要全面仔细地分析患者的 X 线片、CT 片及可能有的三维 CT 扫描片,并在此基础上作出正确的分型。如果有条件,最好在一块髋骨上将所有的骨折线画出。通过这些全面的分析并结合主刀医生对手术入路的掌握情况,最后再作出恰当的入路选择。

一般来说,骨折类型是选择入路的基础:

1. 后壁骨折、后柱骨折及后柱伴后壁骨折,一定是选择后方的 Kocher-Langenbeck 入路。

2. 前壁骨折、前柱骨折及前方伴后方半横形骨折,需要选择前方的髂腹股沟入路。

3. 对于横断骨折,大部分可选用 Kocher-Langenbeck 入路,如果前方骨折线高且移位大时,可选髂腹股沟入路。

4. 对于横断伴后壁骨折,大部分可选用 Kocher-Langenbeck 入路,如果前方骨折线高且移位大时,可选前后联合入路。

5. 对于 T 形骨折和双柱骨折则进行具体分析,每一种入路都可能被选择,大部分 T 形骨折可经 Kocher-Langenbeck 入路完成,大部分双柱骨折可经髂腹股沟入路完成。

（二）各个手术入路的要点

髋臼骨折的手术入路分为后方入路(Kocher-Langenbeck 入路)、前方入路(Ilioinguinal Approach 入路)、髂骨股骨入路、扩展的髂骨股骨入路、前后联合入路以及放射状入路。

1. Kocher-Langenbeck 入路

【切口与暴露】 起点为髂后上棘外下4cm,沿臀大肌走行方向切口皮肤达大粗隆顶点,并沿股骨干外侧轴线延长10~15cm(图12-4-10)。切开阔筋膜,向上沿臀大肌纤维走行方向钝性劈开臀大肌,从大转子滑囊下向内推开,可暴露出坐骨神经,坐骨神经走行在股方肌和外旋短肌群浅层,向近端可分出梨状肌,保护好坐骨神经,在外旋肌群和梨状肌在大粗隆止点处切断该两块肌群并用缝线悬吊标记,以便术中容易辨认坐骨神经和关闭切口时方便修补该两肌群。从外旋肌群下方向内分离,可暴露出坐骨结节,从坐骨结节逐渐向近端可暴露出坐骨小切迹和坐骨大切迹,从坐骨大切迹再向近端可达髋臼顶,用三把骨撬分别置于坐骨小切迹、坐骨大切迹、髋臼顶,这样,整个髋臼后柱便完全被暴露。

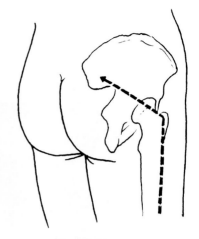

图12-4-10　Kocher-Langenbeck
入路的皮肤标志

【操作要点】

(1) 患者通常置于俯卧位,俯卧位可以提供以下几个优点:股骨头处于一个复位的位置,即它向内侧移位的趋势被限制;在骨折手术台上可以很好地控制牵引;可允许膝关节屈曲以松弛坐骨神经。需要强调的是,术中始终有一位助手负责保持膝关节处于屈曲位。

(2) 对于合并股骨头骨折、术中需要进行髋关节脱位时,应考虑采取侧卧位,以便允许术中髋关节的屈伸。

(3) 对于骨折涉及髋臼顶部范围大时,可行大粗隆截骨(二腹肌截骨),以扩大暴露。

(4) 始终注意保护坐骨神经,完成固定关闭伤口前,要仔细检查坐骨神经,以防压迫或活动范围受到限制。

(5) 注意保护臀上血管和神经,臀上血管出血后,止血困难。

(6) 术后口服吲哚美辛,以预防异位骨化。

2. 髂骨腹股沟入路　创立髂腹股沟入路是Letournel等对髋臼骨折治疗的最大贡献之一,该入路从肌肉和血管神经间隙进入,对软组织损伤小,通过三个窗口,可以暴露整个前柱,而且通过第二个窗口可以显露后柱,因此该入路可以对几乎所有新鲜的双柱骨折进行复位和固定。

【切口与暴露】 患者取仰卧位,切口从耻骨联合上方2cm开始,沿腹股沟韧带走行达髂前上棘,从髂前上棘沿髂嵴向上继续延长,延长的距离根据前柱最近端骨折线的高低决定(图12-4-11)。完成皮肤切口后,从近端向远端依次暴露三个窗口,第一个窗口较容易,从髂前上棘向近端将髂肌从髂嵴上剥离并向内掀起,暴露出整个髂窝和骶髂关节前关节面;沿腹股沟韧带近端0.5cm切口腹外斜肌腱膜及深层的腹内斜肌腱膜,从外向内分别暴露髂腰肌、股神经、髂耻弓、股管、精索(子宫圆韧带)。

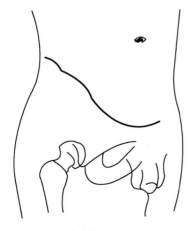

图12-4-11　髂腹股沟入路的皮肤切口

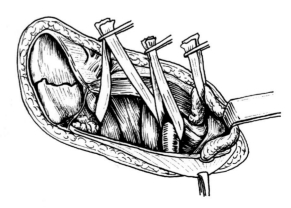

图12-4-12　髂腹股沟入路暴露完成后所显示的三个窗

髂腹股沟入路的三个窗口分别是:经过髂外血管的内侧可进入耻骨后间隙(第三窗);通过髂腰肌和髂外血管之间可暴露四边体表面和髋臼前壁(第二窗);经髂腰肌的外侧可达到髂窝和骶髂关节(第一窗)(图12-4-12)。

3. 髂骨股骨入路 患者仰卧位,切口沿髂嵴前1/2或2/3向下,经髂前上棘,再沿缝匠肌外缘向下延长15cm(图12-4-13)。将腹前部的肌肉及髂肌从髂嵴上游离下来并向内翻,向下可将腹股沟韧带和缝匠肌起点切断,以暴露髋臼的前壁。此切口仅仅适用于高位的前柱骨折,如果前柱的骨折波及髋臼下方的耻骨梳处,则此切口就不适用。

4. 扩展的髂骨股骨入路 扩展的髂骨股骨入路也是由Letournel提出的,它可同时暴露髋臼的两个柱。但由于该入路损伤大,并发症多,所以渐渐很少使用(图12-4-14)。

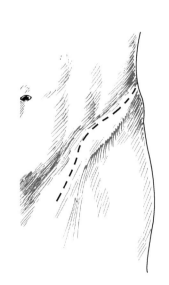

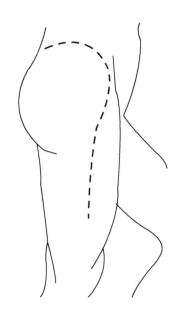

图12-4-13 髂骨股骨入路切口示意图

图12-4-14 扩展的髂骨股骨入路切口示意图

5. 放射状入路 放射状切口是由Dana Mears首创的,它是由前后两个分支切口组成。患者取侧卧位,先作切口的后支,即Kocher-Langenbeck入路,在此基础上,从大转子到髂前上棘切开,此即切口的前支,前后支的夹角约为120°,此切口进一步的操作同扩展的髂骨股骨入路大体相同(图12-4-15)。

6. Stoppa入路 Stoppa入路的皮肤切口可以是横形也可以是纵形。切开皮肤后,充分游离皮下组

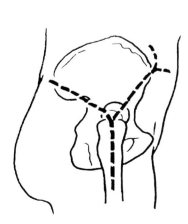

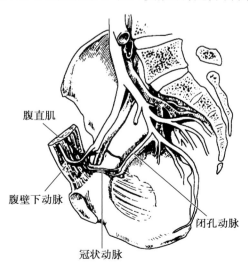

图12-4-15 放射状入路的切口示意图

图12-4-16 corona mortis 的示意图

腹直肌

腹壁下动脉

冠状动脉

闭孔动脉

织,暴露出腹直肌腱鞘,辨认腹白线,切开腹白线,分离出左右腹直肌,打开腹直肌后鞘,随之即可看到腹直肌下、耻骨联合后方的腹膜外脂肪,脂肪同时也代表着膀胱,此时操作要仔细,以免损伤膀胱。对于相对陈旧的病例,此时更应仔细,对于有瘢痕形成者,需要锐性分离,将膀胱和耻骨联合后方组织分离。

沿膀胱表面向左右逐渐分离(对于单侧损伤的病例,则主要分离患侧),同时沿着骨盆入口缘逐渐由前向后分离,在此过程中注意髂外血管和闭孔血管之间的吻合支(corona mortis),通常位于耻骨联合中线外侧4~6cm处,动静脉伴行或单纯静脉支,在暴露分离清楚后直接结扎(图12-4-16)。在沿骨盆入口缘向后分离的过程中,还有许多贴骨膜垂直走行的小血管,可直接电凝,最后应分离到坐骨大切迹处。

沿骨盆入口缘向下逐渐分离,暴露出闭孔上缘和坐骨结节,对于四边体及后柱骨折,此时可清楚显露出。

近年来 Stoppa 入路在髋臼骨折中的应用越来越多见,对于后柱移位明显的双柱骨折经常是取仰卧位,髂窝入路和 Stoppa 入路联合可获得很好的复位和固定。

7. 前后联合入路 对于一个切口不能完成对侧骨折复位和固定时,可采用前后联合入路。前后联合入路就是后方的 Kocher-Langenbeck 入路和前方的髂骨腹股沟入路相结合。患者取侧卧位,前后术区同时消毒,因此,又将此体位称为“漂浮体位”。最后铺完无菌单后,患者像活页一样可在仰卧位和俯卧位之间自由变换。对于前后联合入路来说,最重要的是选择第一切口,即先前入路还是先后入路,一般原则是选择骨折移位大、粉碎程度严重的一侧作为第一切口,因为往往通过第一切口就能将对侧的骨折进行复位和固定。另外在两个切口转换时,要注意无菌。

前后联合入路最多应用在陈旧骨折的病例中,或骨盆骨折合并髋臼骨折的病例中,前后联合入路一定要注意无菌操作,预防感染是关键。

五、复位及固定技术

复位和固定是髋臼骨折手术中最复杂、最困难的环节。由于髋臼部位的解剖结构独特,所以在复位的概念、方法上也不同,不但需要专用的骨盆髋臼复位器械和内固定物,还要有熟练的助手相配合。

(一) 专用器械及内固定物

由于骨盆的特殊结构,所以对骨盆髋臼骨折进行复位和固定的概念和方法不同于骨干骨折,它需要专用的器械,尤其对粉碎、旋转移位大、陈旧性骨折,常规骨折复位器械很难完成复位和固定。

常用的器械包括各种不同形状的复位钳、顶棒等(图12-4-17),以及螺丝钉复位钳,它是对于不规则骨是最有效的把持器械(图12-4-18)。另外,髋臼骨折固定的重建接骨板需要三维塑形,专用折弯器是必需的(图12-4-19)。

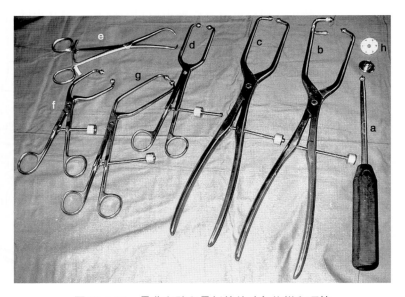

图 12-4-17　骨盆和髋臼骨折的特殊复位钳和顶棒

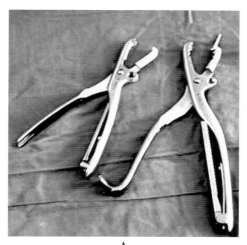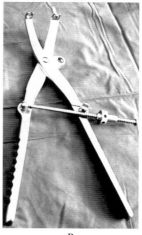

A　　　　　　　　　　　　　B

图 12-4-18　3.5mm 系列和 4.5mm 系列螺丝钉复位钳

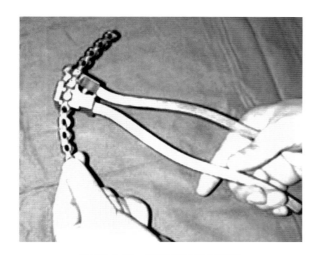

图 12-4-19　重建接骨板折弯器
用于重建接骨板三个平面塑形

（二）复位技术

髋臼骨折的复位没有固定的原则，每一具体的骨折类型所采取的方法各不相同。但是，应像所有其他部位的骨折复位一样，一定要保护和骨块相连的软组织，尽可能减少对骨膜的剥离，最大限度保护骨折端血液供应。

术中首先将所有的骨折都暴露，仔细清理骨折端肉芽组织，判断清楚各个骨折线之间的关系，有无压缩骨折，有无关节内游离骨块等。

在对所有骨折完全了解后，便可开始进行复位。首先对那些容易复位且复位后对其他骨折的复位不会造成影响的骨折进行复位和固定，使一个复杂骨折逐渐简化，但必须做到绝对解剖复位，如果第一步达不到解剖复位，则接下来的骨折就不会达到解剖复位。有时复位后不能立即进行固定，此时可先用克氏针或复位钳暂时固定，待所有骨折都复位后再整体固定。

髋臼骨折复位时，很重要的是判断旋转移位，这不仅要在视野内用眼睛判断，还要用手指触摸，如后入路可经坐骨大切迹触摸前方的髂耻隆突（骨盆入口缘），判断前柱复位情况；前入路时刻经第二窗触摸坐骨棘处以判断后柱复位情况，确保前后均获得复位后再进行固定。可用 Schanz 螺钉来控制骨块旋转，如在坐骨结节基底处拧入一枚 Schanz 螺钉，这样可对髋臼骨折的远折端进行旋转控制（图 12-4-20）。

牵引在髋臼骨折的复位中很重要，术中助手牵引可使复位变得相对容易。也可将 Schanz 螺钉拧入股骨颈，通过提拉 Schanz 螺钉来获得骨折端的牵引（图 12-4-21）。

螺丝钉复位技术在髋臼骨折中很有帮助（图 12-4-22），可以很好地控制骨折端的分离、加压以及旋转等，当获得满意复位后，可用克氏针或复位巾钳维持复位，取下螺丝钉复位钳，完成最终固定。

对于关节面的压缩骨折，术前 CT 以及术中直视检查很重要（图 12-4-23），一旦判断压缩骨折存在，则应将压缩的关节面部分翘起复位（小的、粉碎的骨软骨块可以用股骨头为"模板"进行复位，形成的缺损区从大粗隆处取骨植骨）。

髋臼骨折中最复杂最难掌握的是对骨折端旋转移位的判断和复位，一定要通过触摸和术中 C 形臂

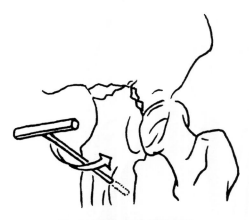

图 12-4-20 复位辅助手段
将 Schanz 针拧入坐骨结节基底部,通过把持 Schanz 针,可对髋臼的远折端进行不同方向的旋转控制

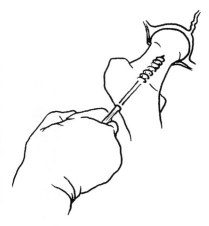

图 12-4-21 复位辅助手段
将 Schanz 针经大粗隆拧入股骨颈,通过 Schanz 针来获得对骨折端的牵引

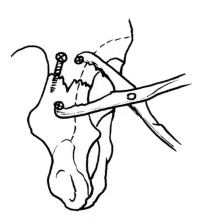

图 12-4-22 螺丝钉复位技术

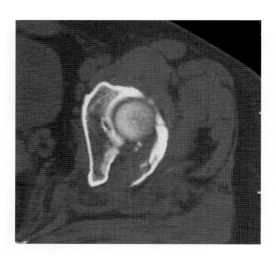

图 12-4-23 CT 片显示高密度骨质区系压缩骨折之所在

机透视来判断是否获得解剖复位。如果柱和壁均骨折时,先复位并固定柱的骨折,再复位和固定壁的骨折。

(三) 固定技术

髋臼骨折的固定和其他骨折的固定一样,应一步一步地进行。最有效的内固定就是折块间拉力螺丝钉(lag screw)固定,通常用 3.5mm 系列皮质骨螺丝钉。无论有无拉力螺丝钉固定,最终都要用接骨板进行固定。接骨板选用 3.5mm 系列的骨盆重建接骨板。当复位钳占据并影响了接骨板置放的位置时,可用螺丝钉或克氏针暂时固定以替代复位钳,当完成接骨板固定后再取出克氏针。接骨板在置放前一定要仔细塑形,以适应髋骨的表面轮廓。骨折的解剖复位以及接骨板的准确塑形,可使固定后骨折端的应力最小。

在所有固定完成后,应各个方向活动髋关节,同时仔细辨听和感觉是否有异常声音或摩擦感,如有异常,则说明可能有螺丝钉进入关节内,需检查并重新固定。当然,如果术中有影像监控,则可安全地固定。但需要强调的是,术中影像监控应多角度查看,以确保螺丝钉未进入关节。

(四) 术中出血的防治

髋臼骨折手术中常常会发生出血,有时是严重出血。出血会使复位和固定的质量下降,从而明显影响髋臼骨折的治疗结果。所以如何防治髋臼骨折术中出血,对于提高髋臼骨折的治疗结果很重要。

1. 了解容易出血的部位　髋臼骨折通常容易出血的部位有：①坐骨神经周围；②臀上血管；③滋养血管；④髂内血管分支(corona mortis)。

2. 减少暴露,仔细操作　在以上容易出血的部位进行手术操作处理骨折时,应小心仔细,能够不暴露的尽可能不暴露。例如,需要暴露坐骨神经时,也不建议游离,以减少出血;在臀上血管处操作时,要避免使用锐性器械以免损伤臀上血管;corona mortis(死亡冠)尽可能不做暴露,也不在该部位操作,这样就可大大减少术中出血机会。

3. 出血发生后的处理　由于受伤时血管就被损伤,有时出血是不可避免的。一旦发生出血,首先用纱布压迫。许多静脉出血压迫 0.5~1 小时即可止血。在压迫止血的同时,一定要尽快将要做的复位和固定完成,尽可能提高骨折治疗的质量。如果反复压迫仍不能止血,在完成手术后,用纱布进行填塞止血,不建议术中反复止血而使患者的状况变差。

填塞后患者回 ICU,情况平稳后行血管造影,如果是动脉性出血,则很容易通过造影栓塞止血,如果造影阴性,则通常是静脉性出血,48 小时后多能成功止血,将填塞纱布取出。

六、术后处理

(一) 抗生素使用

术后抗生素使用 5~7 天。对于盆腔及腹部有损伤者,可联合使用抗生素。

(二) 伤口引流

伤口引流持续 48 小时。前方髂腹股沟入路,有时需放置 2 根引流管,分别置于耻骨后方和髂窝。

(三) 预防异位骨化

许多文献报道指出,吲哚美辛具有防止异位骨化发生及减少其发生的作用。所以,对于 Kocher-Langenbeck 入路和扩展的髂骨股骨入路,术后第二天开始口服吲哚美辛,预防异位骨化,每次 25mg,每天 3 次,持续 4 周。有些作者指出,术后放疗对防止异位骨化的发生也有效。

(四) 术后牵引

如果复位和固定牢靠,术后不需要牵引;对于陈旧股骨头后脱位的髋臼骨折,如果术中发现股骨头向后向上移位的力量很大,则术后牵引 2~4 周,以减轻股骨头的压力,保护内固定。

(五) 术后活动

术后患肢置于屈髋屈膝位,第二天开始股四头肌的主动收缩锻炼及髋关节的屈伸锻炼(主动或被动),术后 1 周,在患肢不负重的情况下,鼓励患者站立位主动锻炼髋关节的屈曲、外展及后伸(对于扩展的髂骨股骨入路,术后 4 周内禁止患髋主动外展和被动内受)。

(六) 负重

术后 4~12 周内,根据具体情况,可开始逐渐部分负重。如果骨折较简单,固定牢固,部分负重的时间可提早。如果骨折粉碎程度严重,固定不是很牢固,则部分负重的时间向后拖延。部分负重一定要逐渐增加,从最小量(5kg)开始,并严密观察。一般在 13 周以后,逐渐恢复完全负重。

(七) 功能锻炼

不管是在部分负重期还是恢复完全负重期以后,髋关节的功能锻炼应始终坚持,尤其是髋外展肌、臀大肌及股四头肌的锻炼。

(八) 术后 X 线检查

术后应定期复查三个常规体位的 X 线片,必要时加 CT 扫描,以便判断骨折的固定和愈合情况,并指导患者进一步的功能锻炼。

(吴新宝　王满宜)

第五节 骨折并发症的手术治疗

一、感染

（一）分型

骨折以及骨折内固定术后发生感染是骨折治疗的最严重并发症之一。由于外伤、手术创伤及内植物的存在，使内固定术后的感染率仍维持在3%左右。骨折内固定术后感染的病原菌以金黄色葡萄球菌为主，但革兰阴性杆菌和条件致病菌导致的感染有明显增加。目前对骨折以及骨折内固定术后感染尚无公认的针对性分类方法，较常用的分类系统是Cierny-Mader分型（图12-5-1）。Ⅰ型：髓内型；Ⅱ型：浅表型，骨髓炎局限在皮质表面；Ⅲ型：局限型，骨髓炎波及骨皮质全层，但是没有丧失骨干的轴向稳定；Ⅳ型：弥散型，骨髓炎波及骨皮质周围，丧失轴向稳定。根据患者的机体状况以及对感染和治疗的反应性将其分为三类。A类：具有正常的系统抵抗力、功能代谢以及肢体血运；B类：有局部或系统性的缺陷，前者包括创伤、炎症以及手术史，后者有应用皮质类固醇等免疫抑制剂或外周血管性疾病等；C类：合并有其他部位的严重感染，如肺部、泌尿道感染等，或有重大疾病，预后较差。

骨折及内固定术后感染通常存在以下几种病理表现：感染、组织缺血或坏死、组织缺损、骨折、内固定物滞留、肢体血管神经功能受损等。骨折及内固定术后感染的治疗包括彻底清创、充分引流和消除无效腔、稳定骨折、创面处理以及抗菌药物使用，其中彻底清创是治疗感染的关键步骤，而改善全身状况和局部的组织活力是控制感染的基础。

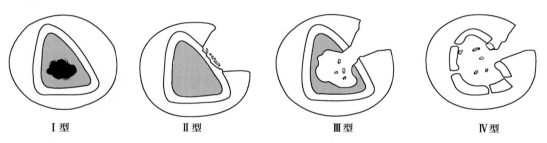

Ⅰ 型　　　　　　　　Ⅱ 型　　　　　　　　Ⅲ 型　　　　　　　　Ⅳ 型

图 12-5-1　Cierny-Mader 分型
Ⅰ型：髓内型，感染波及整个髓腔；Ⅱ型：浅表型，皮肤、软组织缺损，骨外露；Ⅲ型：局限型，感染波及部分骨皮质和髓腔；Ⅳ型：弥散型，感染波及骨髓腔和皮质四周

（二）抗生素骨水泥棒技术治疗 Cierny-Mader Ⅰ 型骨髓炎

【适应证】　主要适用于髓内钉术后髓腔广泛感染。

【术前准备】　术前常规行红细胞沉降率、C反应蛋白检查，X线检查了解骨折愈合情况，ECT扫描了解髓腔感染范围。若无金属内植物滞留，可行MRI检查。局部若有窦道或伤口，分泌物常规行细菌培养和药敏试验，术前常规使用敏感抗生素；若细菌培养阴性，则使用广谱抗生素。

【操作步骤】　以胫骨干髓内钉术后感染骨不连为例，介绍抗生素骨水泥棒技术操作步骤。

1. 拆除髓内钉，将远端锁定孔扩大，以便扩髓清创时坏死组织和炎性液体从钉孔中流出。若有创口先行创面彻底清创，然后重新消毒铺巾，使用新的手术器械，术者更换手术衣及手套。

2. 髓腔扩大器扩髓清除髓腔炎性组织，将髓腔扩至比原髓内钉直径大1~2mm，取出的肉芽组织送组织学检查，髓腔分泌物进行细菌培养和药敏试验。

3. 冲洗器彻底冲洗髓腔，冲洗液为等渗盐水或加庆大霉素（一般500ml等渗盐水加8万U庆大霉素），冲至清亮为宜，冲洗液量可达3000~6000ml。

4. 重新消毒、铺单，使用新的手术器械，术者更换手术衣及手套。

5. 抗生素骨水泥棒的制作：抗生素骨水泥棒所含抗生素常为万古霉素，浓度为5%。为增加骨水泥棒的强度,其内芯可选用直径为3mm的金属导针;为增加骨水泥与金属内芯的结合强度,通常将金属导针折成波浪形,或在导针外缠绕钢丝(图12-5-2)。选择与取出髓内钉直径相似、长度相同的橡胶管,取一根直径3mm髓内导针,并将其折成波浪形,近端折弯角度与交锁钉角度一致,导针尾部弯曲成钩状或半环型,以方便取出。

6. 将抗生素骨水泥棒插入已清创的髓腔,其钩状或环状尾端与入口处骨面平齐,以便取出。再次冲洗伤口后,关闭切口,一般不放置引流。若骨折未愈合,可行外固定架固定,维持骨折稳定(图12-5-3)。

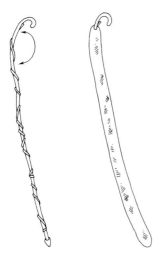

图 12-5-2　骨水泥棒

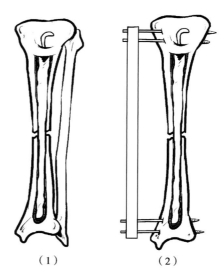

（1）　　　　　（2）

图 12-5-3　抗生素骨水泥棒的应用
（1）置入髓腔;（2）外固定架保持骨折稳定

【术中注意事项】

1. 对胫骨骨折不愈合、拆除髓内钉后可能产生明显不稳且要求不限制膝关节活动者,则先行跨踝关节外固定架固定,分别将远端螺钉置入跟骨、距骨,近端置入胫骨平台处,避开髓腔,防止感染扩散。

2. 骨水泥棒表面粗糙,植入髓腔时易被骨壁卡住,难以进退。除制作时注意骨水泥棒的直径外,插针时若遇阻力切勿强行插入。可进一步扩髓或重新制作更细的骨水泥棒。一旦水泥棒被卡无法退出,需评估卡压部位,作开槽取出(图12-5-4)。

【术后处理】

1. 静脉使用敏感抗生素2周,改口服4周。

2. 定期摄X线片检查骨折愈合情况及有无骨水泥棒断裂。

3. 髓腔感染得到控制后,如骨折未愈合,可行植骨内固定手术,一般在感染控制3个月后进行。

【并发症】　骨水泥棒断裂以及取出骨水泥棒困难,可于骨水泥棒受卡部位的皮质上开槽,将骨水泥棒取出。

（三）灌洗引流技术治疗 Cierny-Mader Ⅲ、Ⅳ 型骨髓炎

【适应证】　主要适用于Ⅲ、Ⅳ型管状骨感染。

【术前准备】　参见抗生素骨水泥棒技术治疗 Cierny-Mader Ⅰ 型骨髓炎章节。

【操作步骤】　以股骨中段Ⅲ型骨髓炎为例,介绍灌洗引流技术操作步骤。

1. 创面彻底清创,切除所有瘢痕组织,用锋利骨刀清除外露失活的骨质至骨面有点状渗血。

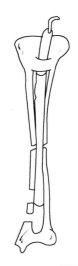

图 12-5-4　开槽取出
骨水泥棒

2. 于创面周围健康皮肤处放置一根灌洗管,远端剪数个孔。距冲洗管 2~3cm 处平行放置一引流管,管的一端应有足够多的侧孔,以利于引流(图 12-5-5)。

3. 以生理盐水连续 24 小时滴注灌洗病灶,每日生理盐水灌洗量 3000~5000ml。

4. 引流液持续清澈 2~3 天,无血凝块、杂质。引流液连续三次细菌培养阴性后,将灌洗管拔除或改变为负压吸引管,继续引流 1~2 天,至 24 小时引流量低于 50ml,局部无红肿及皮温升高等异常改变后,拔除引流管。

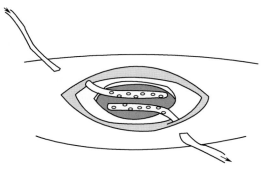

图 12-5-5 病灶灌洗引流

【术后处理】

1. 参见抗生素骨水泥棒技术治疗 Cierny-Mader Ⅰ型骨髓炎章节。

2. 保持引流管通畅,若引流管堵塞,可在无菌操作原则下行冲洗管低压手动冲洗,或在引流管作抽吸。

【并发症】 引流管堵塞,引流液外漏,引流管断裂。

(四) 负压封闭引流技术治疗 Cierny-Mader Ⅱ、Ⅲ、Ⅳ型骨髓炎

【适应证】 适用于Ⅱ、Ⅲ、Ⅳ型骨感染。

【术前准备】 参见抗生素骨水泥棒技术治疗 Cierny-Mader Ⅰ型骨髓炎章节。

【操作步骤】 以 Cierny-Mader Ⅲ型跟骨骨髓炎为例,介绍负压封闭引流技术操作步骤。

1. 创面彻底清创,骨折已愈合可拆除内植物;否则先拆除松动的螺钉,其余内固定可保留至术后 6~8 周后拆除。

2. 按照创面形状修剪泡沫材料,置入创腔填塞,将泡沫边缘缝合固定于创面周围皮肤,单向透气薄膜密封创面,引流管接 20~40kPa 的中心负压系统或 60~80mmHg 真空负压瓶(图 12-5-6)。

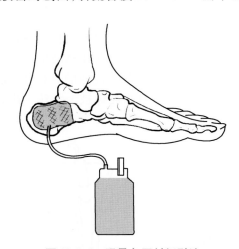

图 12-5-6 跟骨负压封闭引流

3. 间隔 4~7 天,根据创面肉芽组织和周围软组织的炎症情况更换负压封闭引流装置,直至新鲜肉芽组织覆盖整个骨创面。

4. 中厚皮片移植覆盖创面。

【术中注意事项】 泡沫材料不能放置在神经和血管表面(其他部位应用时);在放置负压装置前要充分止血;病灶内的空腔要用海绵填满,方能充分引流和止血。

【术后处理】 参见抗生素骨水泥棒技术治疗 Cierny-Mader Ⅰ型骨髓炎章节。

(五) 开放性植骨结合负压封闭引流技术治疗 Cierny-Mader Ⅲ型骨髓炎

【适应证】 主要适用于局限型管状骨感染,骨缺损小于 3cm。

【术前准备】 参见抗生素骨水泥棒技术治疗 Cierny-Mader Ⅰ型骨髓炎章节。

【操作步骤】 以 Cierny-Mader Ⅲ型胫骨骨髓炎为例,介绍开放性植骨技术操作步骤。

1. 创面彻底清创。

2. 锋利骨刀去除坏死硬化骨至骨面有点状出血,于骨皮质上间隔 1cm 钻孔,并打通远近髓腔(图 12-5-7)。

3. 泡沫材料按照创面形状修剪,置入填塞创腔;单向透气薄膜密封创面,引流管接 60~80mmHg 真空负压瓶。

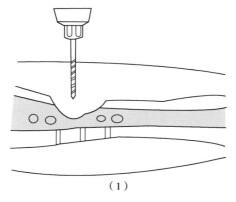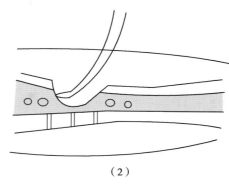

（1）　　　　　　　　　　　　　（2）

图 12-5-7　硬化骨的处理
（1）皮质上钻孔;（2）打通髓腔

4. 间隔 5~7 天,根据创面肉芽组织和周围软组织的炎症情况更换泡沫材料,直至创面基底部被新鲜肉芽组织覆盖。

5. 取自体髂骨松质骨,制成小于 5mm 直径颗粒,紧密填塞清创后的骨床,泡沫材料按照创面形状修剪,覆盖创面;用单向透气薄膜密封创面,引流管接 60~80mmHg 真空负压瓶(图 12-5-8)。

6. 间隔 4~7 天,根据创面肉芽组织和周围软组织的炎症情况更换泡沫材料,直至植骨颗粒表面被新鲜肉芽组织覆盖。

7. 中厚皮片或皮瓣移植覆盖创面。

【术中注意事项】　彻底清除病灶。

【术后处理】　同负压封闭引流技术治疗 Cierny-Mader Ⅲ、Ⅳ型跟骨骨髓炎。

【并发症】　植骨块坏死。

（六）Illizarov 骨搬运技术治疗 Cierny-Mader Ⅳ 型骨骨髓炎

【适应证】　主要适用于 Cierny-Mader Ⅳ型骨感染,骨缺损大于 3cm 者。

【术前准备】　参见抗生素骨水泥棒技术治疗 Cierny-Mader Ⅰ型胫骨骨髓炎章节。

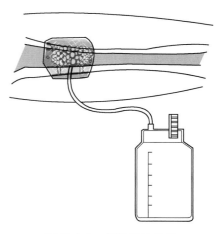

图 12-5-8　骨缺损的处理
颗粒状自体松质骨填充,
外用负压封闭引流

【操作步骤】　以 Cierny-Mader Ⅳ股骨骨髓炎为例,介绍 Illizarov 骨搬运技术操作步骤。

1. 创面彻底清创,拆除松动的内固定。

2. 根据病灶部位及远近侧骨段长度设计截骨平面,通常选择较长的骨段一侧作截骨,根据截骨线水平调整各钉夹的间距,安装外固定架。

3. 病灶清除,去除感染、坏死的骨及周围炎性瘢痕组织,根据术前 X 线确定的平面,离病灶上下端各 5mm 处截断骨骼,将炎性浸润的骨段完全清除。

4. 于搬运骨截骨水平前内侧及前外侧各行一长约 2cm 纵向切口,骨膜下显露股骨;保护骨膜,用锋利的骨刀作横向截骨;也可先用克氏针预钻孔,再用窄骨刀截断分离两端骨段。X 线透视确认远近端骨质完全离断,再用外固定架对截骨处作加压。

5. 术后第 4~7 天后开始骨搬运,每日 1mm,分 4 次进行(图 12-5-9)。

【术中注意事项】

1. 截骨平面原则上应选择软组织覆盖良好、离骨缺损区比较远的一侧干骺端。如胫骨远、近端均

477

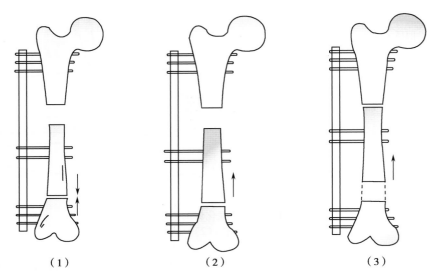

图 12-5-9 骨搬运治疗股骨骨髓炎
(1)截骨间隙加压;(2)迁移骨段每日 1mm 缓慢搬运;(3)截骨间隙形成新骨

可,而股骨远端截骨操作简便,但可能影响膝关节的功能,应予以考虑。

2. 搬运骨段长度一般不应小于 3cm,以便允许两枚外固定螺钉固定。

3. 截骨时要注意保护骨膜的完整性。

4. 注意矫正和保持下肢力线的正常。

【术后处理】 参见抗生素骨水泥棒技术治疗 Cierny-Mader Ⅰ型骨髓炎章节。

【并发症】 骨生长不良。若发现牵开区新骨形成不佳,应及时停止搬运,或回缩加压,观察 1~2
周,待骨痂生长满意后继续搬运。

(七) Masquelet 技术治疗 Cierny-Mader Ⅳ型骨髓炎

【适应证】 主要适用于 Cierny-Mader Ⅳ型骨髓炎,合并骨缺损者。

【术前准备】 参见抗生素骨水泥棒技术治疗 Cierny-Mader Ⅰ型骨髓炎章节。

【操作步骤】 以 Cierny-Mader Ⅳ型胫骨骨髓炎为例,介绍 Masquelet 技术操作步骤。

1. 首先安装外固定架稳定骨折,若为胫骨远端需超关节支架,应固定踝关节于功能位。

2. 创面彻底清创,拆除内固定。

3. 于骨缺损区将带抗生素的聚甲基丙烯酸甲酯(PMMA)骨水泥塑形成直径、形态与胫骨相似的骨
水泥段,填充骨缺损处,并连接远近骨断端(图 12-5-10(1))。

4. 若有必要,可行组织瓣转移覆盖修复软组织缺损创面。

5. 术后 6~8 周,去除骨水泥填充物,完整保留周围形成的筋膜样膜状结构,打通远近髓腔。

6. 取自体髂骨松质骨,制成 1cm 直径颗粒,填充于在腔隙中,并将组织膜完整缝合(图 12-5-10(2))。

7. 选用合适内植物进行固定(图 12-5-10(3))。

【术中注意事项】

1. 骨缺损区填充骨水泥时,骨水泥要包裹远近骨折端。

2. 填充骨水泥时,要使骨水泥与正常骨质有较大的接触面积。

3. 取出骨水泥时,应尽量保持膜样结构的完整。

4. 植骨前需打通远近髓腔,需使用松质骨植入,植骨颗粒应充分填塞整个组织膜腔隙。

5. 若自体骨量不足时,可混合使用带有抗生素的人工骨替代物。

【术后处理】 参见抗生素骨水泥棒技术治疗 Cierny-Mader Ⅰ型骨髓炎章节。

【并发症】 感染复发,植骨颗粒吸收。

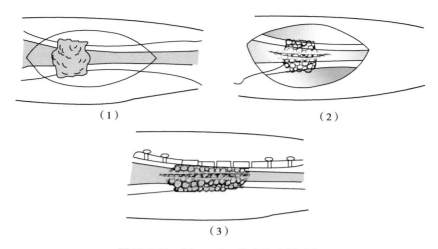

图 12-5-10　Masquelet 技术治疗骨髓炎
(1)病灶清除后骨水泥填充；(2)去除骨水泥，自体骨植骨；(3)接骨板固定骨折

（潘志军）

二、骨折不连接与骨缺损的手术治疗

随着治疗理念的更新、诊疗技术的改进，以及用于骨折固定的内置物的材料、设计和制造工艺的不断革新，骨折治疗的效果取得了很大的进步，但是发生骨折不连接、出现骨缺损的仍有相当的比例，其间损伤的机制、骨折的类型、患者的情况、选择的内置入物和应用的技术，以及经治医生的行为和经验都有着不同程度的影响。因此，针对不同的病情和产生的原因，具体情况具体分析，采取有效措施治疗骨不连和骨缺损是临床医生一个重要的职责。

骨不连接有两大类型。第一种类型为血管丰富型（肥大型），骨折端富有再生能力，产生明显的生物学反应；其重要缺陷在于机械固定缺乏稳定性，治疗上只要重新给予足够可靠的固定常常能够奏效。第二种类型为缺血型（萎缩型）骨不连，骨折端缺乏活力，无生物学反应，骨缺损也包括在里面。治疗上除了重建骨折的稳定性之外，很重要的是要改善局部的血液循环，包括软组织的覆盖，增加骨诱导能力促进骨折的愈合，植骨常常是必需的。骨不连的治疗整体上要求准确复位、充分植骨和有效固定。不过，骨不连的治疗极少由一种方法完成，往往需要采取综合的措施，面对同等的治疗效果和风险，理应选择最为简便和容易的方法，还必须给进一步的治疗留有余地。

（一）股骨颈骨折不连接的治疗

股骨颈骨折不连接的发生率在 20% ~30% 之间，其手术治疗有接骨术、截骨术、人工股骨头或全髋关节置换、关节融合术。接骨术就是将有血运的股骨头接到股骨颈上，要求股骨颈骨折局部骨质无吸收、股骨颈无短缩、颈干角正常的患者，采用的是与新鲜骨折治疗相同方法，这在临床上已经很少见，通常需要与截骨改变骨折线的方向和植骨改善骨诱导能力相结合。人工股骨头或全髋关节置换治疗股骨颈骨折不连接主要是用于老年患者和股骨头缺血坏死重建无望又拒绝髋关节融合的年轻患者，其技术细节在关节外科章节中叙述。

1. McMurry 转子间内移截骨术　转子间截骨，将远位截骨片推移至内侧，使股骨颈的骨折端位于远位骨片的截骨面上，消除骨折部的剪力，改善血运，有利骨愈合。

【麻醉】　硬脊膜外阻滞或全身麻醉；多选择全身麻醉。

【体位】　仰卧位，健侧肢体固定于骨科手术床上。

【操作步骤】

（1）切口：髋外侧起自大转子顶点体表投影处直切口。

（2）手术：依次切开皮肤、皮下组织及阔筋膜，劈开股外侧肌，切开骨膜进行剥离，显露大小转子。

以克氏针定位截骨平面并经 C 形臂机透视证实后,以摆锯由外向内作一横形或楔形截骨,外展牵引股骨远端并将截骨以远断端内移,用凤尾接骨板固定者,在截骨面与骨折线接触良好的情况下,将接骨板凤尾端朝上贴在远侧股骨的外侧面上,向近侧打入大转子骨片内,用持骨器固定股骨上端及接骨板,拧紧螺钉(图 12-5-11)。由于固定稳定性的缺陷,术后需要辅以髋人字石膏外固定。现在临床上改用倒置的内固定稳定系统(limited invasive stabilization system,LISS)固定,术后不需要石膏外固定。术中截骨后用两枚 2.5mm 克氏针临时固定,经 C 形臂机透视证实截骨及外展角度满意后,取一块用于固定对侧股骨远端的 LISS 接骨板,倒置后贴附于股骨近端,以克氏针定位接骨板位置并经 C 形臂机透视证实接

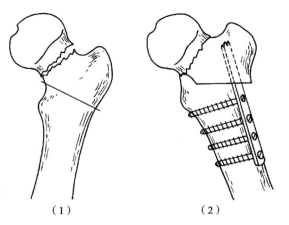

图 12-5-11 McMurray 转子间截骨术示意图
(1)截骨后将远侧骨片推向内侧;
(2)用凤尾接骨板固定

骨板位置满意后,置入螺钉。螺钉置入后正位及蛙式位透视以确保截骨近端螺钉均位于股骨颈及股骨头内,侧位透视以确保截骨远端螺钉至少固定一层股骨骨皮质。逐层闭合切口后常规放置负压引流。

【术后处理】 术后第二天开始髋、膝关节主动及被动活动,2～3 天根据引流量拔除引流管。术后 2 个月复查 X 线片,根据骨折处愈合的情况决定负重时间。

2. 转子下 Scharnz 外展截骨术 Schanz 截骨术为转子下外展截骨,主要是改变力线,消除骨折端剪力;接骨板固定,加用植骨效果较好,适用于中青年和部分身体状况好,近基底部的老年人股骨颈骨折不连。

【麻醉、体位】 同 1。

【操作步骤】

(1)切口:髋外侧起自大转子顶点体表投影处直切口。

(2)手术:切开皮肤,分离股外侧肌,切开骨膜,行骨膜下剥离。切开前方部分关节囊,显露小转子及骨折部,于大转子下 1cm 处外侧中线偏后约 0.5cm 以摆据或电钻开槽,骨折端修整截骨,牵引患肢外展内旋,使骨折端的上部嵌插,继续经过骨折线开槽至股骨头内。选择 L 端长度适当的 L-TCP 一块,用折弯器塑形,接骨板远端向外折弯成外展 30°,L 端与接骨板成 150°角。将接骨板 L 端打入股骨颈及头内。小转子下由外向内呈 30°楔形截骨,截除的骨块修整后插入髓腔作为植骨。下肢外展使股骨靠紧接骨板,截骨端密接,用持骨器固定。在接骨板上端 2 孔间前方近位骨片上钻孔,经骨折线钻入股骨头内,扩大钻孔至直径约 1cm。取同侧肢体 1/2 周径的腓骨一段,长 8～10cm,宽约 0.8cm,经扩大的钻孔打入股骨头内,打击接骨板近端,使骨折端密接嵌插,透视检查骨折线和截骨线对位好,Pauwel 角约 30°,由近而远完成螺钉固定(图 11-5-12)。如用倒置的 LISS 接骨板固定可以获得较好的固定稳定性,作为内固定支架,不需要与骨骼接触,操作更简便,则在楔形截骨后下肢外展内旋牵引,使截骨端嵌插,用两枚 2.5mm 克氏针临时固定,经 C 形臂机透视证实截骨及外展角度满意后,将 LISS 接骨板倒置后贴附于股骨近端,以克氏针临时固定接骨板,经 C 形臂机透视证实接骨板位置满意后,置入螺钉。正位及蛙式位透视确认截骨近端螺钉均位于股骨颈及股骨头

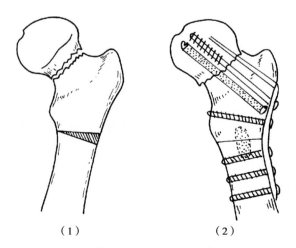

图 12-5-12 转子下 Scharnz 外展截骨示意图
(1)转子下楔形截骨;(2)接骨板固定,
股骨颈内插入半根腓骨作髓内植骨

内,侧位像上截骨部远端螺钉至少固定一层股骨骨皮质。逐层闭合切口后常规放置负压引流。

【术后处理】　术后第二天开始髋、膝关节主动及被动活动,2～3天后根据引流量拔除引流管。术后2个月复查X线片,根据骨折处愈合的情况决定负重时间。

3. 空心钉结合带旋髂深血管的髂骨瓣移植术

【麻醉】　硬脊膜外阻滞或全身麻醉;多选择全身麻醉。

【体位】　仰卧位,健侧肢体固定于骨科手术床上。

【操作步骤】

(1) 切口:改良 Smith-Peterson 切口。

(2) 手术:依次切开皮肤、皮下组织及阔筋膜后,经阔筋膜张肌和缝匠肌之间的间隙进入,显露股直肌。切断股直肌直头并向远端翻转股直肌,切开关节囊,显露原骨折端,彻底清理断端瘢痕及纤维组织,重新复位后并以多枚克氏针固定,C形臂机透视骨折对线好,畸形纠正后,于髋外侧经皮呈品字形置入三枚空心钉导针,C形臂机透视导针位置及长度满意后置入三枚空心钉。在股骨颈前方开槽,使之宽度与将植入的髂骨块相适合,通过骨槽彻底清理断端后侧及内外侧瘢痕和纤维组织。同一切口内显露髂嵴、腹外斜肌及腹股沟韧带,然后显露旋髂深血管,确认进入髂骨的终末支后,切断、结扎进入腹肌深支,向内剥离、拉开腹肌,在旋髂深血管下方切开髂骨内侧骨膜,按股骨颈骨槽宽度由内向外凿取髂骨块,然后将髂骨瓣嵌入骨槽内,可吸收螺钉固定。逐层闭合切口后常规放置负压引流。

【术后处理】　术后第二天开始髋、膝关节主动及被动活动,2～3天根据引流量拔除引流管。术后2个月复查X线片,根据骨折处愈合的情况决定负重时间。

4. 空心钉结合缝匠肌骨瓣移植术

【麻醉】　硬脊膜外阻滞或全身麻醉;多选择全身麻醉。

【体位】　仰卧位,健侧肢体固定于骨科手术床上。

【操作步骤】

(1) 切口:改良 Smith-Peterson 切口。

(2) 手术:切开皮肤、皮下组织和深筋膜,找到股外侧皮神经,牵向内侧加以保护。分离缝匠肌髂骨附丽部的内外缘。在髂前上棘附丽处将腹股沟韧带切断,沿缝匠肌、肌直肌附丽部内外侧缘,自下向上,由浅入深剥离髂骨内外板,以保证不损害缝匠肌及股直肌在髂骨的附丽部。自髂骨翼前段连同髂前上、下棘凿取骨块,将骨瓣向下翻转切断股直肌返折头,紧贴关节囊向下游离肌蒂。切开关节囊,显露原骨折端,彻底清理断端瘢痕及纤维组织,重新复位后并以多枚克氏针固定,C形臂机透视骨折对线好,畸形纠正后,于髋外侧经皮呈品字形置入三枚空心钉导针,C形臂机透视导针位置及长度满意后置入三枚空心钉。在股骨颈前方开槽,使之宽度与将植入的髂骨块相适合,通过骨槽彻底清理断端后侧及内外侧瘢痕和纤维组织。然后将髂骨瓣嵌入骨槽内,可吸收螺钉固定。逐层闭合切口后常规放置负压引流。

【术后处理】　术后第二天开始髋、膝关节主动及被动活动,2～3天根据引流量拔除引流管。术后2个月复查X线片,根据骨折处愈合的情况决定负重时间。

5. 空心钉结合吻合血管游离腓骨移植术

【麻醉】　硬脊膜外阻滞或全身麻醉;多选择全身麻醉。

【体位】　仰卧位,健侧肢体固定于骨科手术床上。

【操作步骤】

(1) 切口:改良 Smith-Peterson 前侧切口。

(2) 骨不连处修整:自髂前上棘内下2cm向远端作纵切口,长10cm,切开阔筋膜后,经阔筋膜张肌和缝匠肌之间的间隙进入,显露股直肌。切断股直肌直头并向远端翻转股直肌,显露游离旋股外侧动静脉升支,在远端结扎切断后备用。切开关节囊,显露原骨折端,彻底清理断端瘢痕及纤维组织,重新复位后并以多枚克氏针固定,C形臂机透视骨折对线可,畸形纠正后,于髋外侧经皮呈品字形置入三枚空心钉导针,C形臂机透视导针位置及长度满意后置入三枚空心钉。在股骨颈前方开槽,使之宽度与将植入的腓骨段的外径相适合。通过骨槽彻底清理断端后侧及内外侧瘢痕和纤维组织,在C形臂机透视下用专用的清理坏死磨头清理断端,稀释聚维酮碘及生理盐水冲洗三遍后,将松质骨植入断端。测量所需腓骨长度。

（3）带血管蒂腓骨的切取：同侧小腿驱血后上气囊止血带，在小腿外侧顺腓骨轴心线作纵向切口，起自腓骨小头下5cm，长约8cm。显露腓骨长短肌与比目鱼肌间隙，剪开腓骨长短肌在腓骨上的部分附着部，将腓骨肌和腓浅神经一并拉向内前方，暴露腓骨外侧面。分别在腓骨的远、近端确定截骨的部位后，切开骨膜，用骨膜剥离器分别向前、后作骨膜下剥离，并在腓骨前、后分别插入2把骨膜剥离器作保护。分别在远、近端用线锯锯断腓骨，截取所需长度腓骨。巾钳夹持腓骨两端，向外侧牵拉。从远侧开始逐层切开小腿前肌间隔、趾长伸肌和踇长伸肌在腓骨的附着部、骨间膜和胫骨后肌及踇长屈肌后，显露腓血管束。结扎、切断腓血管束远端，在腓血管的内侧由远端向近端切断比目鱼肌腓骨附着部，切断腓血管近端，4号线缝扎，松止血带彻底止血后分层关闭切口并置皮片引流。

（4）吻合血管游离腓骨移植：转向髋部前侧切口内，将修剪后的腓骨远端插入股骨头内，余部用打击器打压并嵌入骨槽中，用可吸收螺钉将腓骨段固定于转子部（图12-5-13）。最后将腓动静脉与旋股外侧动脉升支及其伴行静脉以9-0的无创伤线镜下端端间断吻合。去除血管夹后，观察腓动脉的搏动，如果吻合通畅，则移植腓骨会有渗血。彻底冲洗切口，逐层关闭切口。患髋放置负压引流。

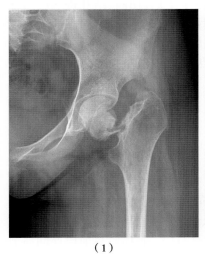 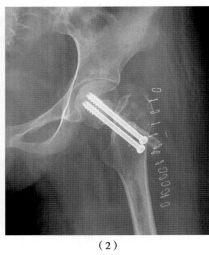 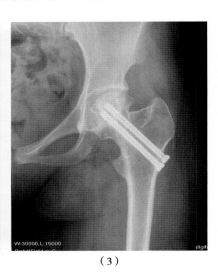

（1）　　　　　　　　　　　　（2）　　　　　　　　　　　　（3）

图 12-5-13　空心钉固定游离腓骨移植治疗股骨颈骨折不连接
（1）左股骨颈骨折，保守治疗后8个月；（2）切开复位空心钉内固定＋游离腓骨移植；（3）术后3年X线片

【术后处理】　术后第二天开始髋、膝关节主动及被动活动，2～3天根据引流量拔除引流管。术后两月复查X线片，根据骨不连愈合情况决定负重时间。

（二）股骨近端骨折不连接的治疗

股骨近端骨折不连接主要指转子间和转子下骨折后不连接，而转子部位的骨折不连接很少见，其治疗也是针对髋内翻畸形。因此此节主要讨论转子下骨折不连接治疗。

1. 倒置LISS固定结合滑槽植骨术

【麻醉】　硬脊膜外阻滞或全身麻醉；多选择全身麻醉。

【体位】　仰卧位，健侧肢体固定于骨科手术床上。

【操作步骤】

（1）切口：髋外侧起自大转子顶点体表投影处直切口。

（2）手术：原手术切口取出原内固定。髋外侧切口内一次切开皮肤、皮下组织及阔筋膜，纵形劈开股外侧肌或以Homann拉钩将其掀向前侧，显露骨不连处，若原本复位不佳或力线差，重新复位或调整力线后，以对侧股骨远端LISS倒置贴附股骨近端，骨不连远、近端各置入一枚螺钉并经C形臂机透视证实复位好或力线好后，预留滑槽空间，远离骨折端置入余下螺钉。Homann拉钩保护软组织，以电刀于骨折端两侧及股骨内外侧标记开槽位置，注意骨折端两侧开槽位置离骨折端处距离不等。分别以摆锯及骨刀开槽并截下骨块后，以粗钻头再通封闭髓腔，刮匙清理髓腔内纤维组织及瘢痕组织，冲洗髓腔。钻头打磨骨折断端,彻底清理断端处瘢痕组织,反复冲洗后,于断端周围取松质骨,连同开槽时的松质骨屑一起植于断端骨缺损处,清理开槽所获骨块,将其倒置于开槽处,跨越原骨折线,以一枚螺钉固定。彻底冲洗切口,逐层关闭切口。患髋放置负压引流。

【术后处理】 术后第二天开始髋、膝关节主动及被动活动,2～3天根据引流量拔除引流管。术后2个月复查X线片,根据骨折处愈合的情况决定负重时间。

2. 倒置 LISS 结合吻合血管游离腓骨移植术

【麻醉、体位】 同1。

【操作步骤】

(1) 切口:髋外侧起自大转子顶点体表投影处直切口及髋前侧改良 Smith-Peterson 切口。

(2) 骨折处修整:同2。若断端清理后遗留的骨缺损超过6cm,则需采取本方法,应用(一)中介绍的方法显露旋股外侧动脉升支或横支及其伴行静脉,备用。

(3) 带血管蒂腓骨切取:同(一)。

(4) 吻合血管游离腓骨移植:将修剪后腓骨段单股或双股置入骨不连处,最后将腓动静脉与旋股外侧动脉升支及其伴行静脉以9-0的无创伤线镜下端端间断吻合。去除血管夹后,观察腓动脉的搏动,如果吻合通畅,则移植腓骨会有渗血。彻底冲洗切口,逐层关闭切口。患髋放置负压引流。

【术后处理】 术后第二天开始髋、膝关节主动及被动活动,2～3天根据引流量拔除引流管。术后2个月复查X线片,根据骨不连愈合情况决定负重时间。

(三) 股骨干骨折不连接的治疗

股骨干骨折不连是四肢长骨干骨不连中最常见者,与诊疗技术相关的主要原因是复位不完全和固定欠牢固。大多数股骨干骨折不连接可通过应用髓内钉固定而治愈,原来使用髓内钉固定者,可以扩髓后更换粗一号的带锁髓内钉,锁定可以是动力型或静力型。当然,应用髓内钉或带锁髓内钉治疗骨不连前,医生必须具有用其治疗新鲜骨折的经验。

1. 髓内钉固定治疗股骨干骨折不连接 髓内钉固定可以不暴露骨不连部位进行扩髓,碎屑当作内植骨,有利骨折愈合,扩髓后使用比原来更粗的髓内钉,既提高髓内钉与髓腔的匹配度,又增加固定的强度,为骨折愈合提供保证。动力型锁定既有对抗旋转的稳定性允许负重,还能产生轴向压缩,刺激骨痂生长,有利于骨折的愈合(图 12-5-14)。

股骨干上1/3及中1/3骨不连,特别是横形肥大型骨不连适合应用髓内钉固定。如骨端肥大型修理后有缺损,可取全厚髂骨1～2块作成圆形。中央钻孔并扩大,穿过髓内钉,置于两侧骨断面之间。髓内钉固定后,若骨折片和(或)植骨片间有间隙、可植入髂骨条块,以内后侧为主,刺激骨痂生长。髓内钉的选择和手术操作参阅新鲜股骨干骨折髓内钉固定术。股骨干中下1/3骨不连,可应用逆行打入的髓内钉固定治疗。有游离大粉碎骨片或骨缺损较大的骨不连不适于应用髓内钉固定。

2. 接骨板固定术治疗股骨干骨折不连接 接骨板大概是骨不连最适当的固定工具,用于固定无菌性骨不连最充分和通用的内置物,因为一次手术就可以做到矫形、植骨重建,同时实现骨片间加压和固定。

【麻醉】 硬脊膜外阻滞或全身麻醉。

【体位】 仰卧位,患侧髋部垫高。

【术前准备】 准确测量拍摄双侧全股骨正位片,通过对比测量患肢短缩长度。如短缩>1.5cm,应准备取髂骨修复断端间缺损。根据缺损和植骨长度选择中央两螺孔间距匹配的接骨板,中央两螺孔与

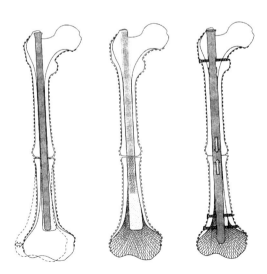

图 12-5-14　股骨干骨不连髓内钉固定及松质骨植骨

骨折端相距各 0.5~1cm。

【操作步骤】

（1）切口:大腿外侧沿中线作直切口。长度与所需接骨板长度相近。

（2）手术:切开皮肤及阔筋膜。分离股外侧肌,至骨折部。切开骨膜,行骨膜下剥离。显露骨折端,切除瘢痕组织,如骨端为斜形,短缩不明显,可修成阶梯状。用 4.5cm 钻头打通髓腔,再以髓腔扩大器逐步扩大。如骨端吸收短缩>1.5cm,则修成楔形,内后侧骨痂应保留。根据骨折端修整缺损长度,取全厚髂骨 1~2 块,修成圆形,直径与骨端截面直径相近。在中央钻孔,用髓腔扩大器扩孔。以股骨干上 1/3 骨不连为例,将术前选定的动力加压接骨板放置在骨干外侧,以持骨器固定,先在接骨板近侧末端螺孔钻孔拧入一枚松质骨螺钉,继于远侧中央加压孔钻孔拧放置螺钉,拧紧螺钉加压时放松持骨器,实现骨折端与植骨片间嵌插加压,随后完成接骨板的固定,将剩余髂骨碎片填入骨折线周围。被动活动膝关节,检查固定的稳定性,以允许术后早期活动锻炼。逐层闭合伤口,放置负压引流。如原手术有感染,应常规用抗生素溶液进行持续闭式冲洗引流。

【术后处理】　固定稳定者术后 2~3 天拔引流管,开始股四头肌锻炼及关节活动;6~8 周持双拐下地,不负重;3~4 个月摄 X 线片示骨折线模糊,或有连续外骨痂生长,方可逐渐负重行走。

（四）股骨远端骨折不连接的治疗

股骨髁上骨折一旦出现不连接,很难治愈;尤其是晚期骨折块明显移位,治疗特别困难。大多需要手术治疗,切开复位接骨板内固定加自体骨移植,通常使用角接骨板(图 12-5-15)、动力髁接骨板或 LISS 提供绝对或相对稳定的固定。逆行带锁髓内钉固定并局部植骨也是个有效的治疗方法,也可以近端不锁定已形成有轴性应力的动力型髓内固定,刺激骨痂生长,加速骨折愈合。对于髓内钉固定后肥大型骨不连,或者扩髓更换更粗的髓内钉,或者在原有髓内钉固定有效的情况下,跨越骨折线用块接骨板固定,对抗旋转的应力,增加髓内固定的稳定性,骨折常能愈合。遇骨质疏松性骨折,接骨板不能有效固定时,可选用超关节外固定支架固定,以求骨折愈合。遇膝关节严重损伤,不能无痛负重和有效活动时,可融合关节并在骨不连处植骨,以求恢复下肢负重的功能,不失为其他治疗方法失败的补救措施。

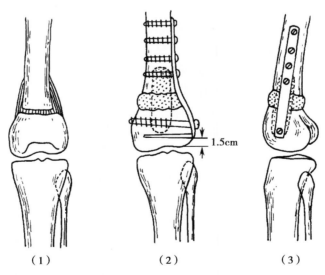

（1）　　　　　　（2）　　　　　　（3）

图 12-5-15　接骨板固定+植骨治疗股骨髁上骨不连接示意图
（1）骨折线离关节端超过 6cm;（2）骨断端修整后,断端髂骨
块、髓内腓骨钉移植,接骨板固定;（3）侧位观

（五）髌骨骨折不连接的治疗

髌骨骨不连比较少见。新鲜的粉碎性骨折可切除小骨折块以消除骨不连发生的可能性。若非粉碎性骨折,内固定后通常可以愈合。如骨不连中骨折片位置较好,通过纤维连结也能获得满意的功能。晚

期关节炎的严重程度与髌骨关节面不平整相关,分离的骨折片是髌骨部分或全部切除的指征,同新鲜髌骨骨折一样。

(六) 胫腓骨骨干骨折不连接的治疗

许多医生选择闭合扩髓带锁髓内钉治疗胫骨骨不连;行动力型带锁髓内钉固定时需切除部分腓骨,使固定后的胫骨负荷时有轴向微动,骨折端能紧密接触和提供相当坚强的内固定。闭合插钉不破坏胫骨的血供,扩髓产生的碎屑可在内骨面植骨,能够刺激骨愈合。不过,有潜在感染及可能感染的病例慎用。闭合插入带锁髓内钉固定最好用于石膏固定的闭合性骨折,其两端的髓腔仍然很近,骨端重叠移位的病例需要切开复位。在胫骨结节下方5cm至踝穴上方6cm之间的骨干骨不连都可用扩大髓腔的髓内钉固定。虽然接骨板只限用于胫骨中部3/5段,特别是张力侧,其在胫骨骨不连处加压可使骨折愈合,而且能使骨不连达到解剖复位(除短缩外),手术中骨折端充分显露,便于植骨。但手术操作应尽量减少软组织剥离,以免破坏胫骨血供导致感染和手术失败。已有感染的病例,避免使用接骨板固定;已用外固定架需要更换为内固定时,接骨板就优于髓内钉,因为使用接骨板可以避开穿针的孔道。

带锁髓内钉固定治疗骨胫骨骨折不连接:

【手术方法】 患者仰卧于骨折床或可透X线的手术台上,腿部铺巾使之自由活动。大腿下放置一个支架,或者完全屈曲膝关节,踝关节远端横锁钉的手术切口部位应很好显露。最安全的切口在髌韧带轴线的直切口,中间劈开,并向两侧牵开。如果髓腔是连续的则骨折处不必切开。与一般胫骨带锁髓内钉技术一样,用弧形锥子在胫骨近端开窗,导针穿至骨不连处,将近端髓腔扩至10mm,X线前后位和侧位监测下,以假关节凿扩大骨不连处后,将导针穿至远侧髓腔,按常规方法扩大髓腔并插入髓内钉,以动力型带锁髓内钉方式上螺钉。尽可能选用较粗的髓内钉,因为胫骨骨不连愈合需要较长时间,并且比新鲜骨折固定的失败率高。在骨不连处显露腓骨,并切除1.5~2.5cm,为防止肢体肿胀可切开筋膜,常规方法关闭伤口。

【术后处理】 术后最初几天肢体抬高直至肿胀消退,术后即可活动踝、膝关节。负重的时间取决于骨折的类型和患者的适应能力。允许下床活动后,鼓励患肢完全负重。

(七) 肱骨干骨折不连接的治疗

肱骨干骨折不连接时有发生,但造成的病废却没有下肢那么严重,治疗时要慎重考虑,尤其在有骨质疏松的老年患者,宁可接受假关节所致的功能减少,也不必冒险切开复位内固定。有手术治疗适应证的肱骨骨折不连接,大多可以通过切开复位加压接骨板或髓内钉固定得到有效的治疗,但应切除骨折端纤维组织和硬化骨。

肱骨干上1/3骨折不连接用接骨板固定和髂骨髓内植骨治疗的效果最满意,骨折端可修整成小阶梯状,打通并扩大髓腔,取髂骨2/3层做成髓内钉,插入上下骨折端髓腔内,以肱骨L-TCP固定,L端从大结节下开槽打入,近侧骨片拧入一枚4.5mm松质骨螺钉,进入肱骨头,再拧皮质骨螺钉一枚,远端拧皮质骨螺钉3枚。术后以外展架固定3~4周,进行肩、肘关节功能练习。3~4个月骨折愈合后逐渐负重活动。肱骨干中1/3及下1/3骨不连手术操作基本同上,用LC-DCP接骨板固定(图12-5-16),术后处理亦相同。

(八) 尺桡骨骨折不连接治疗

1. 尺桡骨干单骨折骨不连切开复位接骨板固定髓内植骨术 手术治疗尺桡骨单骨折骨不连的方法与新鲜骨折切开复位内固定术一样,多采用桡背侧切口或尺侧切口。显露桡骨上1/3时,注意避免损伤桡神经进入旋后肌的骨间背侧神经,骨折端修整造成不同程度的骨缺损,打通并适当扩大髓腔后,取2/3层髂骨,修成纺锤状,中间略粗于骨折端,两端细,以便插入上下骨折端髓腔内,整复后以适当长度的6孔前臂TCP或AO动力加压接骨板进行加压固定(图12-5-17)。术后长臂石膏托固定在屈肘及前臂中立位。开始作握拳肌肉收缩活动。6~8周去石膏,练习伸屈各关节,3~4个月骨不连愈合,方可作前臂旋转负重活动。

2. 尺桡骨双骨折骨不连阶梯状截骨TCP或DCP固定术 尺桡骨双骨折骨不连无论是横形或斜形骨折均可将骨端修成阶梯形,打通并扩大髓腔后,植入髂骨钉,以TCP或DCP加压固定(图12-5-18)。

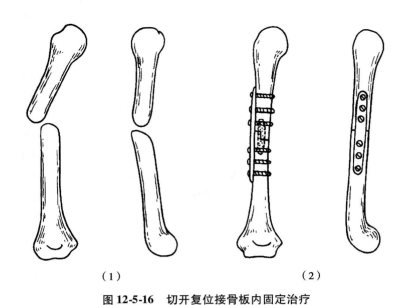

（1）　　　　　　　　　　　　（2）

图 12-5-16　切开复位接骨板内固定治疗
肱骨中 1/3 骨折不连接示意图
（1）肱骨短缩不明显；（2）扩大髓腔，植入髂骨或腓骨，用梯形接骨板固定

如缺损较大，两骨端外侧修整成阶梯，取腓骨一段，截成双阶梯形，以 TCP 或 DCP 加压固定。前后斜形骨折需在前后向修成阶梯时，在外侧以 TCP 或 DCP 固定后，可于阶梯间加一枚拉力螺钉固定。双骨折骨不连接术切口可分别作桡背侧及尺侧切口，两切口不能相距太近，以免影响中央皮瓣血运。术后处理同单尺、桡骨骨折骨不连。

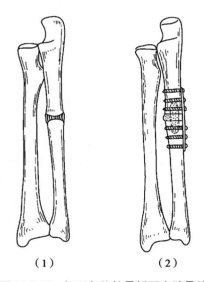

（1）　　　　　（2）

图 12-5-17　切开复位接骨板固定髂骨植
骨治疗尺骨骨折不连接示意图
（1）骨端清理，打通髓腔；（2）髂骨块植入断端，用梯形接骨板固定

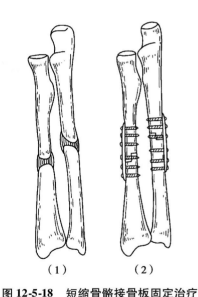

（1）　　　　　（2）

图 12-5-18　短缩骨骼接骨板固定治疗
尺桡骨骨折不连接示意图
（1）尺桡骨骨折不连接，骨间有间隙；（2）骨端修成阶梯状对合，用接骨板固定

（九）长骨节段性骨缺损的手术治疗

临床上治疗长骨节段性缺损的方有两类方法：一类是应用外固定支架进行骨段搬运，优点是不需要另外从身体其他部位切取骨头，还可以同时纠正肢体的不等长；缺点是费时较长，给患者的生活和活动带来不便，另外外固定支架有松动和针道感染的潜在危险。另一类是骨移植，又有自体骨移植和同种异体骨移植两种方法，其优点和差异是不言而喻的。自体骨移植如果不带血管，其愈合过程就靠爬行替

代,费时间而且有骨吸收和不连接的危险,一般用于长度不足6cm的骨缺损,而带血管移植的自体骨有正常的血液供应,和宿主骨之间的连接是一般骨折的愈合过程,疗程短而效果好。临床上用于修复长骨节段性缺损的供骨有腓骨、髂骨和肋骨。腓骨长而直,其管状骨属性使它具有较强的支撑力,是修复长骨较长节段性缺损的首选供区。肋骨虽然也富含皮质骨,但比腓骨细,而且形状弯曲,修复长骨节段性缺损的效果远不及腓骨。髂骨的髂嵴和内外板均呈弧形,皮质骨含量少,松质骨多,仅适合于修复比较短的骨缺损。

腓骨头有一个构成上胫腓关节的关节面,在一些特殊的病例,可以连同腓骨头一起移植腓骨,分别用腓骨头替代肱骨头、肱骨滑车,或桡骨远端,重建肩关节、肘关节或腕关节的功能。儿童腓骨的近端有骨骺,可以移植用于修复并重建缺失的外踝(图12-5-19)。利用骨骺有血液供应、能正常生长的解剖特性,可有效地遏制由于腓骨远侧骨骺缺失所造成的踝关节进行性外翻畸形。

在儿童病例,吻合血管的单侧腓骨游离移植可以用于修复股骨节段性缺损,因为儿童的骨骺尚未闭合,骨膜化骨非常活跃,移植的腓骨在肌肉收缩和负重应力的刺激下能够明显增粗,最终接近甚至达到股骨的直径(图12-5-20)。不过,这种改变需要时间,在移植的腓骨增粗足以承载体重之前,必须继续维持适当的固定,以防发生骨折,而且这种固定还应当允许并能够向腓骨传递轴性应力,以刺激腓骨逐渐增粗。

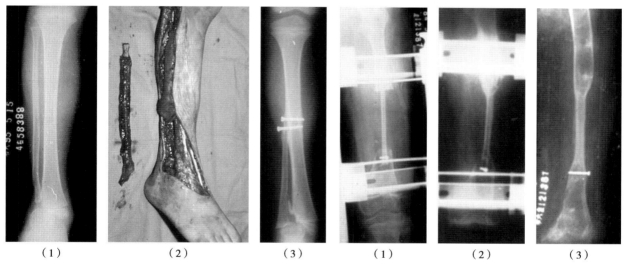

| （1） | （2） | （3） | （1） | （2） | （3） |

图12-5-19　腓骨头骨骺移植重建外踝
(1)术前X线片显示外踝缺失;(2)术中照片显示腓骨已游离并颠倒放置;(3)术后1年X线片显示新的外踝生长良好

图12-5-20　游离腓骨移植修复股骨缺损
腓骨移植术后1周(1)、1年(2)和2年(3)X线片

在修复膝关节附近的股骨或胫骨缺损时,也可以带蒂转移同侧腓骨,或平行移向内侧,或翻转易位,不切断血管蒂,不存在重建血液循环的问题,手术安全性高,效果也比较好。在成人,移植单根腓骨远不足以替代股骨的负重功能,需有2根腓骨方可有效代偿。具体方法有两种:①移植单根腓骨,在其中点截断,但保持血管蒂的完整和连续性,使两段腓骨并排,移植到受区修复股骨缺损。这个方法可用于修复10cm以下的股骨缺损。②双侧游离腓骨组合移植。将1根腓骨上下颠倒,与另1根腓骨并列,将1根腓骨的血管蒂与另1根腓骨的腓动静脉的远端吻合,使2根腓骨彼此连接,构成以后1根腓骨的腓动静脉为共同血管蒂的组合体,移植到受区,重建血液循环,桥接股骨的两端。这个方法适合于修复10cm以上的股骨缺损。腓骨的排列以求得较好的力学效能为原则,例如用于修复股骨下端肿瘤段切除所遗留的骨缺损时,2根腓骨排成倒V形,连接残存的股骨与胫骨平台的两个髁。这样,负重时股骨的载荷将通过2根腓骨均匀传递到胫骨上(图12-5-21)。

长骨骨缺损合并软组织缺损多是高能量损伤结果,常使肢体完全或部分丧失功能,是创伤骨科面临

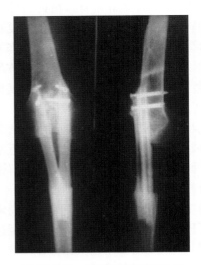

**图 12-5-21 双侧腓骨游离移植
修复胫骨肿瘤切除后的骨缺损**
术后 7 年 X 线片显示移植腓骨的排列

的难题。应用显微外科技术,或分期手术,先移植皮瓣替代瘢痕组织提供正常的皮肤覆盖,再二期植骨修复骨缺损;或一期移植骨皮瓣修复骨骼和皮肤缺损;或组合移植肌皮瓣与游离腓骨一次手术同时修复大面积皮肤和节段长骨缺损。

从生物学和机械力学两方面实现一期骨结构重建的原则在治疗四肢长骨节段性骨缺损,特别是下肢长骨的骨缺损中也是适用的。方法包括:①同种异体骨移植修复骨缺损,以髓内自体腓骨钉和 TCP 或 L-TCP 固定;②髓内自体腓骨移植,双管状接骨板及螺钉固定,松质骨间隙充填;③同种异体骨移植及表面人工关节置换。以髓内自体腓骨钉及 TCP 固定,用于临床治疗收到良好效果。

应用同种异体节段性皮质骨移植治疗骨缺损存在四个主要问题:①感染;②骨不连;③应力骨折;④排斥反应。早期感染通过手术前后的防治措施,目前解决较好;骨不连和应力骨折采用髓内自体腓骨钉移植和 TCP 或 L-TCP 固定,由于从生物学和力学上获得牢靠的固定,无论动物实验或临床应用结果均证明骨愈合率很高,也不易发生应力骨折。采用深低温冷冻(-80℃低温冰箱或-198℃液氮冷冻)保存同种异体节段皮质骨也收到较好效果,但排斥反应仍时有发生,个别处理不当可引起继发感染,而导致植骨失败。笔者等应用此法治疗骨肿瘤或创伤骨折后大段骨缺损随访观察 58 例,两例发生反应,引起继发感染并发病理骨折。其中 1 例植骨吸收明显,经手术取出。其余均愈合良好,1 例发生应力骨折。骨肉瘤保肢手术必须掌握适应证,术前及术后要进行有效的化疗和放疗。

(张长青 曾炳芳)

三、骨折畸形愈合的手术治疗

骨折畸形愈合是指骨折在非解剖位置上愈合。畸形愈合发生的常见原因有:①未复位、复位不佳或复位丢失;②固定不确切、不稳定;③内固定失效:患肢承载的负荷超过内固定所能提供的强度,或骨折愈合不良,均可导致内固定松动、退出、断裂而失效。畸形愈合不仅导致肢体的外形异常,也可影响肢体的功能。当畸形引起功能障碍、疼痛以及明显的外观问题时,需要外科干预。从某种意义上讲,此时方能称之为骨折的畸形愈合。在处理骨折畸形愈合的过程中应认真考虑以下几个问题:①骨折的部位、患者的年龄及职业;如儿童长骨干骨折轻度畸形愈合,若与关节活动方向一致,一般可随肢体发育自行矫正,不需要手术。但儿童肱骨髁上骨折并发肘内翻畸形则应及时矫正。而老年人骨折畸形愈合,全身情况欠佳,或功能影响不严重者,则不宜手术治疗。②下肢负重关节周围骨折的畸形愈合应尽早治疗。如膝关节及其周围骨折畸形愈合,凡膝内翻>5°、外翻>15°、旋转>5°,均应及时矫正,以免日后并发骨关节炎,导致关节疼痛,功能障碍。③畸形矫正前后应鼓励患者加强功能练习;术前关节挛缩导致功能障碍者,术中应予松解;畸形矫正后内固定必须牢固,以满足早期功能活动的要求;骨缺损的修复必须充分。

(一) 股骨转子间骨折髋内翻畸形愈合的手术治疗

股骨转子间骨折畸形愈合的主要形式为髋内翻,但也可合并有旋转畸形,在手术计划中应一并考虑。一般情况下,当颈干角<110°、肢体短缩>2cm、内旋>5°、外旋>10°,有明显跛行时,应考虑予以手术矫正。年老体弱无特殊要求者例外。

1. 股骨转子下截骨术

【适应证】 髋内翻且短缩<3cm 的畸形。

【手术方法】 采用股骨外侧入路。自大转子顶端起,沿大腿外侧中线向远端作一长 15～20cm 纵切口。按皮肤切口方向切开阔筋膜,在切口近端可顺肌纤维走向分离阔筋膜张肌,并向远端劈开股外侧肌,显露股骨转子部和股骨上段。于小转子远侧作一底边在外的楔形截骨,矫正髋内翻和其他畸形。在可能的情况下保留截骨处内侧皮质的连续性,以该皮质为铰链矫正畸形。截骨矫正畸形后克氏针临时固定,采用包括 X 线在内的方法确认畸形已得到纠正,然后选择合适的内固定如 DHS、DCS、角接骨板或解剖锁定接骨板进行最终固定。截除之骨块可植于截骨处或髓腔内(图 12-5-22)。

【注意事项】　尽量保护骨膜及周围的软组织,减少骨折不连接的发生率。手术区放置引流管,防止血肿形成。

【术后处理】　一般不需要外固定或牵引;术后 24 ~ 48 小时拔除引流管。应根据伤口情况和固定牢度进行康复训练。1 周内以肌肉等长收缩及关节被动活动为主;术后 1 ~ 2 周可主动活动髋关节;3 ~ 4 周持双拐下地,不负重;10 ~ 12 周 X 线片示骨折愈合良好方可负重行走。

2. 股骨转子间截骨术

【适应证】　髋内翻且短缩 3 ~ 5cm 的畸形。

【手术方法】　与股骨转子下截骨术基本相似,但切口相应上移;截骨平面位于小转子近侧;内固定材料以 95°角稳定系统如 DCS、角接骨板或解剖锁定接骨板为宜(图 12-5-23)。

【注意事项】　与股骨转子下截骨术相同。

【术后处理】　与股骨转子下截骨术相同。

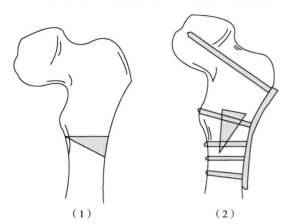

（1）　　　　　　（2）

图 12-5-22　股骨转子下截骨术
（1）转子下楔形截骨术;（2）135°角接骨板固定,
切除的骨块植入髓腔内

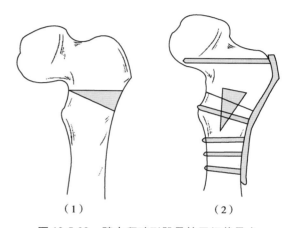

（1）　　　　　　（2）

图 12-5-23　髋内翻畸形股骨转子间截骨术
（1）作转子间楔形截骨术;（2）95°角接骨板固定,切
除的骨块植入髓腔内

3. 髋内翻切开复位矫正术

【适应证】　髋内翻明显且短缩>5cm 的畸形。

【手术方法】　髋部前外侧切口,于股骨大转子顶前上方 10cm 开始,经大转子向远端延伸达转子下约 15cm。切口近段在阔筋膜张肌和臀中肌之间分离,经大转子向远端切开股外侧肌,将阔筋膜张肌和股外侧肌前半部向前内牵开,即可显露出畸形愈合处、转子部和股骨干近端。切除骨折断端间的纤维组织和骨痂至正常骨质,用骨刀将骨折断端间的骨性连接部凿开。牵引患肢,外展内旋骨折远端使骨折断面对合并矫正畸形。若存在有较严重的内收肌、髂腰肌及臀部肌肉等挛缩者,应作充分松解,必要时可将内收肌肌腱切断,以使患肢获得足够的外展功能;然后牵引复位,纠正畸形,临时固定;术中通过透视确认颈干角的复位情况。如果畸形纠正、颈干角恢复正常,选用滑动加压髋螺钉或具有加压功能的解剖锁定接骨板固定。

【注意事项】　纠正畸形后,若截骨处对合不佳或为促进骨愈合可取自体髂骨移植。其他与股骨转子下截骨术相同。

【术后处理】　与股骨转子下截骨术相同。在儿童如果畸形矫正,骨折内固定后,应用髋人字石膏固定至少 8 周。

（二）股骨转子下骨折畸形愈合的手术治疗

股骨转子下骨折采用牵引治疗或内固定不牢固时,常发生畸形愈合。臀肌牵拉骨折近侧向外,股内收肌牵拉骨折远侧向内,导致骨折向外成角,有时可合并前屈外旋畸形和肢体重叠短缩。凡肢体短缩>2cm,成角>15°,跛行较显著者,尤其是青壮年患者,都需要手术矫正。若无旋转畸形,可行阶梯截骨矫正向外成角畸形;若合并有旋转畸形,则可先作楔形截骨矫正成角,再行旋转矫正。

股骨转子下骨折畸形愈合的阶梯截骨

【手术方法】 切口和显露同股骨转子下骨折切开复位术。畸形部显露后,用摆锯或线锯从畸形的最高点作与近位骨段轴线垂直方向的截断。打通并扩大髓腔,将上、下断端分别修整成外、内侧有缺口的阶梯形,相互咬合,而成角侧的截骨量要多于凹侧,以矫正成角畸形。为促进骨愈合,可取2/3周径的腓骨或髂骨块,插入上下髓腔内。确认畸形完全矫正、断端对位良好后,选用DHS、DCS、角接骨板及解剖锁定接骨板等合适的内植物固定截骨部(图12-5-24)。

若合并旋转畸形,不作阶梯状截骨,而是先于成角畸形的一侧作一与正常骨干轴线垂直的截骨,再按成角畸形的角度作楔形截骨,对合截骨两端;由于此时的截骨面与股骨的纵轴垂直,旋转截骨部远侧肢体即可矫正旋转畸形。检查肢体力线,确认所有畸形已被矫正,选用合适的内植物进行固定和植骨(12-5-25)。

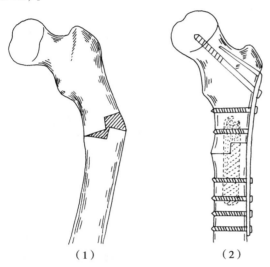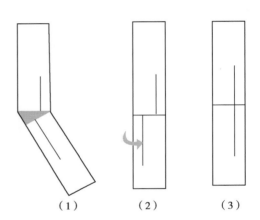

图 12-5-24 股骨转子截骨矫形
(1)阶梯状截骨;(2)角接骨板固定,髓内植骨

图 12-5-25 合并旋转的成角畸形的矫正
(1)作一与正常骨干轴线垂直的楔形截骨;
(2)对合截骨两端矫正成角畸形;(3)旋转截骨部远侧肢体,矫正旋转畸形

【注意事项】 与股骨转子下截骨术相同。

【术后处理】 与股骨转子下截骨术相同。

(三) 股骨干骨折畸形愈合的手术治疗

股骨干畸形愈合会引发步态和姿势异常,进而导致膝关节骨关节面的应力异常。股骨短缩超过2.5cm,成角畸形大于10°,或者旋转畸形使膝关节的运动方向与步态中向前的运动无法保持一致时,需要手术矫正。计划矫正畸形时,应综合考虑患者的全身情况和症状的严重程度,畸形的类型和程度,骨骼的质量以及血管、神经和软组织的条件,以及患者对功能的要求。术前应拍摄健侧和患侧肢体的负重X线片,制订周密的术前计划,这些对手术的顺利完成和减少并发症都非常重要。

股骨干畸形愈合截骨矫正术

【手术方法】 在术前预计截骨的部位,通过前外侧或外侧切口,暴露骨折畸形愈合处。以畸形最明显的部位为中心将骨膜纵形切开6~8cm,然后用往复式摆动锯横形截断股骨,或克氏针预钻孔后用锋利的骨刀截断;通过手法折断截骨断端,矫正畸形;克氏针临时固定,检查确认畸形纠正;根据骨折畸形的部位、程度选择合适的骨折固定方式,最常用的为加压接骨板或交锁髓内钉。若采用接骨板固定,在截骨时应尽量使骨折两端对合良好,从而可采用加压固定方式以获得骨折固定的绝对稳定;如果无法使断端获得加压固定,则应采用相对稳定的固定方式,此时要注意接骨板的工作长度,避免应力过于集中导致接骨板断裂。若采用交锁髓内钉固定,则应采用回抽技术使截骨端间紧密接触。内固定完成后,要妥善修复切开的骨膜和软组织,手术区放置引流,逐层闭合伤口。

【注意事项】 若畸形处髓腔封闭,应将其扩通。术中应注意保护骨膜的完整性。如果局部骨质硬化明显,可采用去皮质技术显露畸形部位,并加用自体骨移植以促进愈合。

【术后处理】 术后24～48小时拔除引流。其他与新鲜股骨干骨折内固定相同。

(四) 股骨髁部骨折畸形愈合的手术治疗

股骨髁部骨折畸形愈合按部位大致可分为关节外(髁上部)和关节内。

1. 股骨髁上畸形愈合的矫正术

【手术方法】 采用膝关节外侧入路,切口以预计截骨处为中点向远近端延长。通常向远侧延长至膝关节下方3cm处,近侧根据需要决定。切开髂胫束,于股外侧间隔前方将股外侧肌从肌间隔剥离,并向前侧牵开,显露骨折畸形愈合处。纵向切开骨膜,并作骨膜下剥离,尽量保留骨膜的完整性。按术前设计在畸形处作截骨,矫正所有畸形,克氏针临时固定。X线透视确认畸形得到矫正后,可选用动力髁螺钉(DCS)、股骨髁接骨板、股骨远端解剖锁定接骨板或髓内钉固定,具体方法详见相关章节。

【注意事项】 避免损伤经过骨外侧间隔后方和腓骨小头处的腓总神经。由于股骨髁上畸形愈合为关节外畸形,不需要显露关节内结构,术中应避免切开关节囊。截骨矫正畸形后,应先临时固定,待确认畸形获得满意矫正后再做最终固定。

【术后处理】 术后可采用石膏托或支具保护。根据伤口愈合和术中固定情况尽早开始主动和被动的功能锻炼。如果截骨部位固定牢靠,3周后即可扶拐部分负重行走;完全负重需根据骨折愈合状况决定,通常在截骨术后8周或更长的时间之后。

2. 股骨外髁畸形愈合的矫正术

【手术方法】 采用膝关节外侧入路,切口起自膝上10cm处,向远侧延长至膝关节下方3cm处。切开髂胫束,避免损伤经过腓骨小头处的腓总神经。切开股外侧肌并向前侧牵开,显露骨折畸形愈合处。切开关节囊和滑膜以便在骨折复位时能直视关节内部。在畸形愈合平面凿开骨折断端并作相应截骨,用复位钳夹持外髁并将其复位于正常的位置,经外髁向内髁穿入两枚交叉导针作临时固定。正侧位X线透视确定固定针和骨块的位置满意后,用空心拉力螺钉固定骨折块,或采用股骨髁接骨板固定。当采用空心拉力螺钉行加压固定时,可先部分退出一枚克氏针,以利于骨折间加压。固定妥后需冲洗关节腔,修复关节囊和髌旁支持带,关闭切口。

【术后处理】 术后可采用石膏托或支具保护。根据伤口愈合和术中固定情况尽早开始主动和被动的功能锻炼。如果截骨部位固定确切,术后即可应用CPM机康复。3～4周后即可扶拐部分负重行走;完全负重需根据骨折愈合状况和固定牢度决定,一般在截骨术后10～12周。术后每隔1个月复查,及时处理可能出现的骨折移位和关节僵硬。

3. 股骨内髁畸形愈合的矫正术

【手术方法】 采用膝关节内侧(髌旁)入路,切口起自髌骨内上方5cm处,沿髌骨内缘向远侧延长至胫骨结节内侧。于股直肌与股内侧肌的结合部切开,距髌骨内缘1cm处切开髌内侧支持带和关节囊。将髌骨牵向外侧,即可显露股骨内髁及关节面。截骨、固定和修复操作与股骨外髁畸形矫正手术相似。

【注意事项】 避免损伤经过髌骨内下方的隐神经。术中应减少对髌下脂肪垫的损伤。

【术后处理】 与股骨外髁畸形愈合的处理方法相似,但更要警惕骨折的再移位。

4. 股骨双髁骨折畸形愈合的矫正术 根据主要畸形的部位和程度选择内外双切口或单一前方入路显露关节。现以单一前方入路(Swashbuckler入路)介绍股骨双髁骨折畸形的矫正术。

【手术方法】 膝前正中切口,近端一般需达髌上10cm或更长,远端到胫骨结节。切开皮肤及皮下后,向外侧作皮下分离;于股外侧肌与外侧肌间隔之间分离,向远端沿髌骨及髌韧带的外缘切开髌旁支持带及关节囊;将髌骨和股四头肌牵向内侧,即可显露内、外侧髁及关节面(图12-5-26);按术前计划对畸形予以截骨矫正,除应恢复关节面的平整外,更要注重下肢力线的纠正。截骨后应先临时固定,待确认畸形获得满意矫正后再确定性固定。

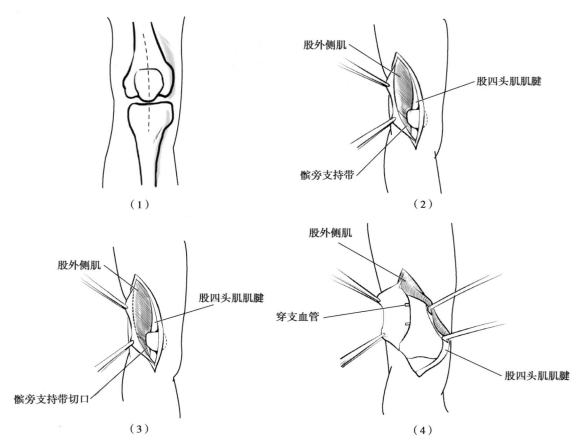

（1）

（2）

股外侧肌
股四头肌肌腱
髌旁支持带

股外侧肌
股四头肌肌腱
髌旁支持带切口

（3）

股外侧肌
穿支血管
股四头肌肌腱

（4）

图 12-5-26 Swashbuckler 入路

（1）膝前正中切口,远端到胫骨结节,近端达髌上 10cm;（2）显露股外侧肌、髌韧带、股四头肌等;（3）于股外侧肌与外侧肌间隔之间分离,沿髌骨及髌韧带的外缘切开髌旁支持带及关节囊;（4）将髌骨和股四头肌牵向内侧,即可显露内、外侧髁及关节面

【注意事项】

（1）当患膝存在有屈伸障碍时,Swashbuckler 入路显露会有困难,甚至可能发生胫骨结节的撕脱。因此,对此类病例可采取分期处理,先治疗关节挛缩,后矫正畸形,或采用胫骨结节截骨入路显露关节面。

（2）在分离股外侧肌与外侧肌间隔时,有 1～2 支膝上穿支血管需结扎。

（3）若关节形态或关节面畸形明显,无法重建时,可考虑行关节融合术或人工关节置换术。

【术后处理】 与股骨髁畸形愈合的处理方法相似。

（五）胫骨平台骨折畸形愈合的手术治疗

胫骨平台骨折畸形愈合有不同类型的表现,主要为关节面的不平整和肢体力线异常,在晚期常合并有软组织的挛缩。当膝内翻>5°、外翻>15°,患侧行走疼痛较重,膝关节不稳明显,或经常出现交锁,则应及时行矫正手术,并同时探查膝关节或根据关节镜诊断进行处理合并损伤。在制订治疗计划时,要以力线矫正为重点,兼顾其他问题的处理。

1. 胫骨髁部塌陷植骨重建术

【手术方法】 以外侧胫骨外髁塌陷畸形为例:取膝前外侧入路,以胫骨 Gerdy 结节为中心作一斜形切口;切口近端起自髌骨外侧 2cm 处,远端至胫骨结节外侧,可根据需要沿胫骨嵴外侧 1cm 处继续向远端延伸。近端沿纤维走向切开髂胫束,向远侧剥离小腿伸肌起点,显露关节囊。于半月板下切开关节囊,显露胫骨平台关节面(具体操作详见胫骨平台骨折章节)。若平台塌陷较局限,可在关节面下 4 ~ 5cm 开一骨窗;用弧形顶棒将塌陷部位顶起,空隙处植骨充填。术中 X 线透视确认塌陷已获得良好复位后,选用螺钉或解剖接骨板固定。如髁部塌陷面积较大,但关节面光滑,则可在离关节面下约 1.5cm 处凿开,方向与关节面平行,朝向塌陷对侧的边缘。用骨刀或骨膜剥离器将骨片撬起,取 2/3 层或全层髂骨块修整后竖立放置于撬起的骨块下,使塌陷的骨块略高于周围关节面 2 ~ 3mm;将骨刀平放在该骨块表面,轻轻槌击,至骨块表面与周围关节面取平为止。用两枚克氏针临时固定,X 线透视确认复位满意后,再置入两枚 4.5mm 或 3.5mm 松质骨螺钉固定。嵌植的骨块可用螺钉固定(图 12-5-27)。检查膝关节活动良好,固定牢靠,即可闭合伤口。若髁部骨折呈粉碎塌陷,关节面完全破坏,可取髂骨修复重建,手术操作基本同前。

【术后处理】　植骨重建术后用长腿石膏托固定膝关节于伸直或微屈位;拔引流管后开始作股四头肌收缩活动,2 ~ 3 周后适当活动膝关节每天 2 ~ 3 次。4 ~ 6 周去石膏,加大膝关节活动,可用功能练习器做持续被动功能练习。但目前推荐采用较坚强的内固定,术后早期功能活动,以获得更好的功能康复。3 ~ 4 个月持双拐下地,逐渐负重行走。

【注意事项】　应注意对半月板及侧副韧带的保护,半月板撕裂尽可能修复或做部分切除;侧副韧带和关节囊要妥善缝合。如果外伤时间长,半月板撕裂重,则可行半月板切除术;若股骨髁部有明显退行性改变,且患者年龄较大,术后症状严重者,亦可做单髁或全髁膝关节假体置换术。

2. U 形截骨术治疗胫骨平台骨折畸形愈合合并内外翻畸形　胫骨平台及干骺端粉碎骨折愈合后易发生内、外翻畸形及旋转畸形,可在胫骨结节下 3cm 作倒 U 形截骨术。

【手术方法】　先在腓骨小头下 10cm 作外侧直切口,显露腓骨,从后上向前下作冠状面的斜形截骨。而于胫骨近端前外侧作切口,切开骨膜,行骨膜下剥离,显露胫骨近端;于胫骨结节下 3cm 处作倒 U 形截骨,内翻畸形者,内侧截骨角小,外侧截骨角大。截断后将小腿外翻,矫正畸形,使胫-股解剖轴夹角恢复至外翻 5° ~ 8°。如矫正不充分,可在外侧截骨部切除部分骨质,以便矫正。矫正后可以长腿管型石膏固定,亦可以锁定接骨板或髁支持接骨板固定(图 12-5-28)。

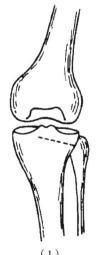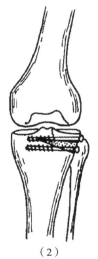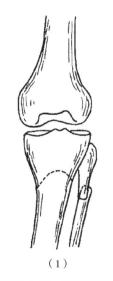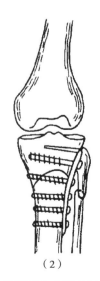

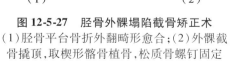

|（1）|（2）|（1）|（2）|

图 12-5-27　胫骨外髁塌陷截骨矫正术
(1)胫骨平台骨折外翻畸形愈合;(2)外髁截骨撬顶,取楔形髂骨植骨,松质骨螺钉固定

图 12-5-28　胫骨平台骨折内翻畸形愈合截骨矫正
(1)做胫骨结节下弧形截骨,腓骨前后斜形截骨;(2)胫骨髁接骨板固定

【术后处理】　采用单纯长腿管型石膏固定者,术后即可开始股四头肌练习,1 ~ 2 周坐起,做直腿抬高锻炼,2 ~ 3 周换无垫管型石膏。8 ~ 12 周拆石膏,活动关节。如骨愈合良好,拆石膏后 1 ~ 2 周后即可持拐下地,逐渐负重行走。锁定接骨板固定时,可不用石膏外固定,拔引流管后开始活动肌肉及关节,2 ~ 3 周拆线后坐起,做直腿抬高锻炼,并加大关节活动。8 ~ 12 周骨愈合良好时持拐下地。3 ~ 4 个月逐

渐负重。

【注意事项】 作腓骨截骨时,要注意保护腓总神经。截骨后若内侧截骨间隙较大,可考虑植骨或在内侧附加一小接骨板。

（六）胫骨干骨折畸形愈合的手术治疗

胫骨干骨折畸形愈合可表现为侧方成角,亦可前后成角,或同时并有旋转畸形,通常伴有的一定程度的短缩畸形,以及继发性跟腱挛缩导致的马蹄足畸形。在计划手术矫正胫骨畸形愈合时,患者的症状、畸形的程度、损伤肢体的条件和患者对功能的要求都必须加以考虑。如单一方向的畸形,畸形程度不严重者,可行楔形截骨术;严重者则需行斜形截骨术。存在有多向畸形者,则可行 U 形截骨或作多平面截骨。若同时有重叠短缩,则应行截骨处嵌入植骨;若短缩明显,大于 3cm,可采用外固定架作延长并同时矫正畸形。

胫骨干骨折畸形愈合的斜形截骨术:

【手术方法】 以胫骨干向外成角畸形的矫正术为例:患者仰卧位,双下肢消毒铺单,以便术中对照。手术在止血带控制下进行。先在胫骨两端距关节面约 1cm 处各置一枚斯氏针,尽量与关节面平行。在预计截骨平面将腓骨斜形截断。以畸形最明显部位为中心作胫骨嵴外侧纵切口,显露胫骨。纵向切开骨膜,作骨膜下剥离显露畸形愈合处。术中 X 线透视确认截骨部位。在与畸形平面相同的方向作一斜形截骨,如为侧方成角畸形,则作冠状面截骨;若为前后成角畸形,则行矢状面截骨。截骨的锐角30°~45°,以保证截骨两端有较大的接触面。截骨后用手法逐渐矫正向外成角畸形,至胫骨两端预置的斯氏针达到平行(图 12-5-29)。用两枚克氏针临时固定截骨部位,X 线透视和拉线法确认畸形已得到矫正后,先用两枚螺钉作骨折间的加压固定,再选用合适的接骨板固定。

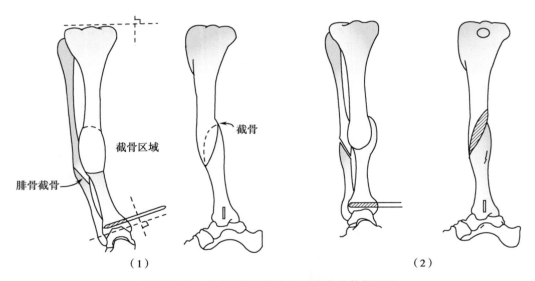

（1） （2）

图 12-5-29 胫骨干骨折侧方畸形愈合的截骨矫正
（1）作一冠状面斜形截骨,截骨的锐角为 30°~45°;（2）截骨后矫正向外成角畸形,至胫骨两端预置的斯氏针达到平行

【术后处理】 要根据畸形的严重程度和固定牢度予以石膏固定或支具保护。术后抬高患肢,严密注意患者的血供及神经功能情况,及时处理。余同胫骨干骨折的治疗。

【注意事项】 截骨后若间隙较大,应考虑植骨。术后要注意肢体血供和神经功能状况,若发生血供和神经功能障碍,需立即处理。

（七）踝部骨折畸形愈合的手术治疗

踝部骨折畸形愈合的主要表现为内外翻畸形,其次为胫距关节面移位和胫腓下联合分离。多因复位固定不当造成。由于力线不正或距骨与胫骨关节面间错位,易迅速导致骨关节炎,引起局部肿胀疼痛,行走困难。因此一旦发现,需及时处理。踝部骨折脱位畸形愈合以切开复位内固定治疗为主;如踝穴关节正常,胫腓骨下端畸形愈合通常行截骨矫正术。但若为多踝骨折脱位畸形愈合,病程较长,骨关节炎严重,亦可行关节融合术。

1. 双踝骨折脱位(Pott 骨折)畸形愈合切开复位内固定术

【手术方法】　患者平卧位,上大腿止血带。内踝前下或后下作弧形切口,外踝沿腓骨远端前缘或后缘作直切口。分别显露内外踝骨折部,按原骨折线方向用骨刀凿开骨折部,切除周围的瘢痕组织,有肌腱或韧带嵌入关节间隙时,仔细将其分离,拔出。充分松解关节内粘连,使内外踝骨折及距骨活动自如。然后手法复位,使踝穴关系和力线恢复正常;将内外踝骨折端用尖咬骨钳咬成粗糙面,然后再复位,以克氏针固定;X 线透视确认畸形获得矫正后,再钻孔拧入拉力螺钉。拔除克氏针或亦可保留用作张力带钢丝加强固定。如胫腓下联合有分离,应加用一枚拉力螺钉,横形穿过腓骨及胫骨内侧骨皮质,达到充分复位固定。

【术后处理】　U 形短腿石膏托固定。4～6 周后去石膏,进行关节功能活动。3～4 个月后逐渐负重行走。若畸形轻、固定稳固,也可缩短石膏固定时间,早期功能活动。

2. 踝部骨折外翻畸形愈合截骨植骨术

【手术方法】　体位与止血带同前一术式。在腓骨前内侧作直切口,从关节间隙向上,越过腓骨骨折部 5～6cm。切开皮肤,显露腓骨骨折畸形愈合部,用骨刀凿开畸形处。再于胫骨关节面上 1.5～2cm处,作横形截骨,由外向内、截骨面与关节面平行,保留内侧部分骨皮质,用三点折弯法在踝关节内翻位将内侧骨皮质折断,充分矫正畸形;修整腓骨截骨端,以拉力螺钉或接骨板固定,恢复腓骨长度。取髂骨块,植于胫骨下端截骨处外侧的骨缺损部。用拉力螺钉或接骨板固定(图 12-5-30)。检查畸形完全矫正,固定稳定,逐层缝合。

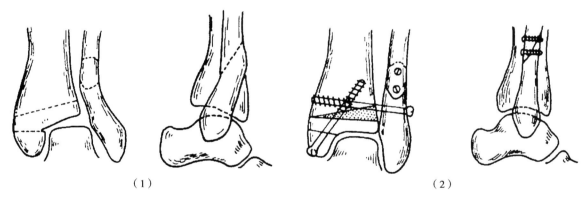

（1）　　　　　　　　　　　　　　　（2）

图 12-5-30　踝部截骨矫正内翻畸形
（1）踝部骨折外翻畸形愈合;(2)胫骨下端,内踝及腓骨骨折畸形愈合部截骨,矫正畸形,取髂骨楔形骨块植骨,用拉力螺钉固定

【术后处理】　同前一术式。

3. 踝部骨折内翻畸形愈合截骨植骨术　此型畸形愈合的受伤机制和变化特点与外翻型畸形愈合相反。腓骨骨折向外成角,胫骨下端骨折内侧嵌插。

【手术方法】　体位与止血带同前一术式。于腓骨外侧及胫骨前内侧分别作切口,显露胫腓骨骨折畸形愈合处。先凿开腓骨畸形愈合处,再于胫骨下端距关节面 1.5～2cm 作横形截骨,由内向外,截骨面与关节面平行,保留外侧部分骨皮质,用三点折弯法在踝关节外翻位将外侧骨皮质折断,充分矫正畸形。修整腓骨端,以拉力螺钉或接骨板固定,恢复其长度,取髂骨块植于胫骨截骨内侧骨缺损部。

【术后处理】　同前一术式。

（八）距骨、跟骨骨折畸形愈合的手术治疗

此部分内容将在足部骨折中介绍。

（九）肱骨骨折畸形愈合的手术治疗

肱骨头及解剖颈骨折畸形愈合常引起骨关节炎、肩关节活动痛,并有明显活动受限。经过半年以上较长时间的非手术治疗和功能锻炼仍不缓解,可考虑做肩关节融合术或人工肱骨头置换术。

肱骨外科颈骨折有重叠移位畸形愈合,尤其是内翻畸形,严重影响关节功能者,应做切开复位固定术。固定材料可择肱骨近端解剖锁定接骨板及拉力螺钉。

肱骨干骨折畸形愈合一般不致影响功能,不需要手术治疗。如畸形严重,影响肢体功能和外观,患者有强烈要求者,可做截骨矫正术,LCP 或 DCP 固定,也可用髓内钉固定。

肱骨髁上骨折发生肘内翻畸形者常见,一般发生率为 20% ~ 40%,尺偏型可超过 70%。儿童亦不能自行矫正,因此应及时手术矫正。

1. 肱骨外科颈骨折畸形愈合切开复位内固定术

【手术方法】 切口与新鲜肱骨近端骨折切开复位内固定相同,通常采用肩前外侧胸大肌-三角肌入路,必要时可沿锁骨肩峰下缘向外切开三角肌起端;保护头静脉,显露肱骨头和畸形愈合处。切开骨膜,进行剥离,分离周围软组织,注意对腋神经的保护;于骨折端畸形愈合处用骨刀凿开,修整骨折端,进行整复。可用 2 ~ 3 枚粗克氏针,经远侧骨片外侧向近侧骨片上内侧钻入,直至关节盂上,置上臂于外展 60° 及前屈 30° 位。针尾留在皮外。用外展架固定。3 ~ 4 周拔针,4 ~ 6 周在外展架下开始关节活动。待肩关节恢复主动活动功能后,方可拆除外展架。骨质疏松的病例,截骨后可用肱骨近端解剖锁定接骨板结合拉力螺钉固定,也可加用不可吸收缝线经肩袖止点缝合至骨折远侧,以增加稳定性。必要时可行髓内植骨。若固定确切,患肢可悬吊制动,早期功能锻炼;如稳定性有疑问,建议外展架固定 4 ~ 6 周。

2. 肱骨髁上骨折内翻畸形愈合 V 形截骨术 肱骨髁上骨折发生肘内翻畸形愈合的主要原因是尺偏型骨折的内侧骨折端有骨缺损以及桡侧软组织损伤较重。手法复位外固定治疗很难矫正尺偏移位,形成桡偏及桡侧嵌插。实际上,只要远位骨片有尺侧移位,即便解剖复位后屈肘位固定,也极易形成尺侧移位、嵌插,发生肘内翻。有时手术中已获得解剖复位,但没有形成桡侧嵌插,术后也可能逐渐出现肘内翻。因此,为降低肘内翻的发生,对于尺侧移位严重的肱骨远端骨折可有轻微过度复位,使复位固定后形成 10° ~ 15° 的外翻角(携物角),用两枚克氏针交叉固定。

一旦出现肘内翻而骨折尚未愈合,应及时进行切开复位;如果骨折已经或接近骨性愈合,则等肘关节功能完全恢复后,行髁上肱骨髁上截骨术。

【手术方法】 儿童全身麻醉,大龄儿童或青少年可用臂丛阻滞。仰卧位。患肢上臂止血带。取肘关节外侧正中直切口,以骨外突最高处为中心,长 5 ~ 6cm。切开皮肤、皮下,分离至骨突出部。切开骨膜,行骨膜下剥离,直至内侧。将肘关节完全伸直外旋,此时肘内翻最为明显。以骨突出最高点为中心,先于下方用骨刀由外向内在前外侧骨面凿一截骨线,该截骨线与前臂中轴成 85°。继于骨突出顶点上方作另一截骨线,该线与近位肱骨中轴约成 80°,内侧与远侧截骨线相交。两截骨线交角应等于术前测量的肘内翻角加 10° ~ 15°。测定无误后即可用骨刀截骨,将楔形骨块凿去保留内侧皮质骨,于近位骨片外后侧及远位骨片前外侧用 2 ~ 3mm 钻头各钻一孔以双粗丝线或 1mm 钢丝穿过。然后用手法折断内侧骨皮质,使两截骨面完全合拢,将丝线或钢丝两头根部固定。在肘关节伸直位检查外翻角,达 10° ~ 15° 时可将丝线结扎或将钢丝拧紧。再次在伸肘位检查外翻角或携物角形成良好,逐渐屈曲肘关节,于前臂中立位,先通过外踝斜向上内打入一枚克氏针,穿过近位骨片内侧骨皮质,再从内髁向外上通过近位骨片外侧打入另一克氏针。如截骨后矫正稳定,亦可直接以克氏针固定。缝合切口,包扎长臂石膏托,固定于屈肘 90°,前臂中立位(14 岁以上青少年及成人采用接骨板固定)。

【术后处理】 术后即开始作握拳活动,术后 2 周拆线,4 ~ 6 周拔克氏针,去石膏,进行肘关节功能练习(14 岁以上青少年及成人宜采用接骨板固定者,应在骨折愈合半年后取接骨板)。

【注意事项】 若肘内翻畸形严重,截骨矫正的角度大,可能导致尺神经受到牵拉而出现症状,术后要严密观察。一旦发现有尺神经麻痹表现,应积极处理。若尺神经功能完全丧失需立即手术,予以放松(神经前置)。通常情况下,一次矫正角度不超过 30° 是比较安全的。

(十) 前臂骨折畸形愈合的手术治疗

1. 尺骨上 1/3 骨折合并桡骨头脱位(Monteggia 骨折)畸形愈合的手术治疗 尺骨上 1/3 骨折畸形愈合合并桡骨头脱位比较常见,应及时截骨矫正尺骨畸形,以髓内钉或接骨板固定;成人桡骨头可复位或切除,儿童则应做桡骨头复位和环状韧带成形术。

2. 尺桡骨干中段骨折畸形愈合的手术治疗 尺桡骨干中段骨折成角或旋转畸形愈合超过15°,则应做手术矫正。重叠移位可用骨刀凿开,修整两骨端,重新复位,以髓内钉或接骨板固定。成角或旋转畸形经手术截骨,充分矫正后以髓内钉或接骨板固定。

3. 桡骨远端骨折(Colles 骨折)畸形愈合的手术治疗 桡骨远端伸展型骨折或 Colles 骨折采用手法复位外固定治疗,绝大多数患者可收到良好效果。但骨折畸形愈合,合并尺骨小头脱位或半脱位者仍时有发生。桡骨远端骨折愈合后尺倾角轻度减小,无明显下尺桡关节脱位者不需要手术治疗矫正。如尺倾角明显减小,尺骨小头脱位,可出现腕关节活动痛、无力、外观畸形,则应及时手术矫正。可做 Campbell 手术,桡骨下端截骨,矫正畸形后,以部分切除的尺骨作植骨。也可采用尺骨下端阶梯形截骨短缩及桡骨远端截骨植骨矫正术治疗桡骨远端骨折畸形愈合伴有明显下尺桡关节脱位的病例。

【手术方法】 臂丛阻滞。仰卧位。患肢驱血后给上臂止血带充气。尺桡骨下端尺、桡侧分别作直切口。切开皮肤,显露尺骨下端,切开骨膜,行骨膜下剥离,分离下尺桡关节。作尺骨小头上阶梯形截骨。然后在桡骨下端骨折愈合处作与关节面平行方向的截骨,保留尺侧骨皮质。牵拉患手,将桡骨茎突向尺侧及掌侧推压,或用骨刀将远骨片压向远侧掌尺侧,把尺骨截骨中切除的骨块或另取髂骨块植入截骨桡侧间隙内;检查确认下尺桡关节复位,桡骨下端关节面的尺倾角恢复正常,则以桡骨远端解剖锁定接骨板固定,也可用两枚克氏针从桡骨茎突钻入,斜向近端尺侧,经过植入骨块穿透尺侧骨皮质;尺骨阶梯形截骨面以 1~2 枚拉力螺钉或微型接骨板固定。

【术后处理】 术后前臂石膏固定,但若涉及下尺桡关节,则应采用长臂石膏固定,控制前臂旋转。术后尽早开始活动手指和掌指关节。术后 3~4 周去石膏,进行腕关节功能活动。

(潘志军)

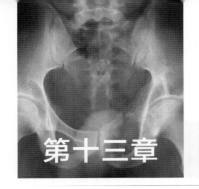

第十三章　关节脱位和损伤

第一节　创伤性关节脱位的治疗原则

急性创性关节脱位是最常见的关节损伤。关节脱位的临床认识也已经由最初的"关节骨性结构失去对位关系"转变成了"关节及其附属物损伤"的综合概念。在关节脱位早期,及时予以复位,恢复其正常解剖关系,提供肌肉韧带等软组织修复的时间和条件,可靠固定,并在后期通过康复治疗和功能锻炼恢复关节功能,是关节脱位治疗的最终目的。而在治疗过程中,准确评估关节受损的程度和对未来可能的并发症进行预防则是近年来关节脱位诊治的进一步深入认识。

关节的稳定性由解剖因素决定。对关节稳定性贡献最大的,依次为骨性结构、韧带结构和关节囊、肌腱、皮肤及皮下组织。换言之,在评估关节急性脱位时,有无合并骨性结构的损伤往往是首要问题,如盂肱关节前脱位合并关节盂前下方骨折、肘关节后脱位合并冠突骨折、髋关节后脱位合并髋臼后壁骨折等。此类关节脱位在复位后,要评估骨性结构损伤对关节稳定性的影响,如骨折影响了关节的稳定性,则需考虑对骨折进行复位内固定。如无骨性损伤,则在复位后予以固定,二期评估有无韧带损伤。如肘关节脱位后常伴有侧副韧带的损伤。此种情况下则有可能在后期出现肘关节创伤性后不稳定。而就全身六大关节而言,关节脱位后的并发症则也有着不同的特点:①肘关节和髋关节脱位后易并发异位骨化而影响关节活动;②盂肱关节脱位易并发盂唇撕裂继而导致远期肩关节前方不稳定;③距骨脱位往往合并较为严重的软组织损伤,后期则可能出现距骨坏死;④膝关节脱位常伴有关节内前、后交叉韧带断裂,且容易损伤腘血管而引发膝下的血运危象等。了解上述关节脱位并发症有助于后期的进一步治疗。

不同关节的生理功能和特点则是关节脱位治疗中另一个需要考虑的因素。以最常见盂肱关节前脱位为例,盂肱关节是一个不稳定的关节,肱骨头呈半球形,而关节盂只有肱骨头的1/4,以保持肩关节三个轴向的最大运动范围的需求,是上肢肩关节生理功能的需要,也符合生物力学结构要求,其稳定及动力则需依靠肩袖、三角肌及胸大肌等软组织来完成。这也说明了盂肱关节脱位后的制动需要考虑来自多方向的致畸力量,尽可能待软组织愈合后再行关节活动的练习。而下肢关节则以负重和稳定为主,兼有一定范围的活动以满足其行走功能的需要,如髋关节是全身最深的关节,也是最完善的球臼关节,其结构坚固,其主要功能为负重,将躯干的重量传达至下肢,构成髋关节的骨骼远比上肢骨骼粗壮坚强,其周围的肌肉也强大而有力,以满足下肢负重行走动力的需要。治疗髋关节脱位的原则首先是恢复其稳定而兼顾其活动,则效果更为理想。其他部位关节脱位亦各有其特殊性,治疗方法选择上亦有其特性,应分别对待。

创伤性关节脱位绝大多数可采取闭合复位方法,但应作好手术前的准备工作,一旦闭合复位失败则应即时进行手术切开复位。因为延迟复位将带来一系列的病理改变,如关节软骨的损害、关节囊、韧带及骨血液循环的障碍,导致创伤性关节炎的发生。一般而言,在良好的麻醉状态下,配合熟练的手法,均可达到闭合复位的目的。复位时,手法要轻柔,切忌使用暴力,以免造成关节软骨,韧带或关节囊的损伤。神经血管损伤的并发症亦非少见,如盂肱关节脱位造成腋神经的损伤、髋关节脱位合并坐骨神经的损伤等。故在创伤性脱位来诊时,治疗前后应仔细体检,特别是神经血管的功能,应在急诊的病历上详细记录。

在严重高暴力创伤后,常可在关节脱位的同时合并其他邻近部位的损伤,如肩关节脱位的同时合并肋骨骨折或并发血气胸;髋关节脱位伴同侧膝关节损伤等;胸锁关节脱位合并胸腔内脏器损伤等。临床遭遇此类急症重症,应在稳定生命体征的同时完成对关节脱位及并发损伤的评估,并尽可能在不影响抢救治疗的前提下,尽早完成关节复位和固定。

在急性创伤性关节脱位中,只有少数患者需要手术治疗:①手法复位失败,在脱位的关节中有软组织或软骨嵌插其中,影响手法复位成功;②手法复位成功,但不能维持其稳定而发生再脱位者;③关节脱位部位有神经血管损伤需要探查修复者。在复位完成后,予以石膏或支具稳定固定,并进行仔细观察及定期随访,防止再发脱位、关节僵硬及其他并发症的发生,直至功能完全康复。

(傅中国)

第二节 上肢关节脱位

一、肩锁关节脱位

肩锁关节脱位的实质在于喙锁韧带的断裂,生物力学研究证实肩锁关节脱位的致畸力量主要是上肢重力和肌肉张力在垂直方向的应力。手术治疗的中心在于复位肩锁关节,再采取轴向或垂直固定锁骨与肩胛骨,通过韧带转位、移植或应用人工替代物重建喙锁韧带,恢复肩锁关节和喙锁韧带的生物力学及功能稳定性。

(一) 切开复位克氏针内固定和喙锁韧带缝合术

本方法又称 Phemister 法(图 13-2-1)。于 1942 年由 Phemister 首先采用。以克氏针交叉固定肩锁关节,维持位置,同时缝合、修复喙锁韧带和肩锁韧带。本方法在理论上使肩锁关节达到解剖学复位。存在的缺点是:肩锁关节用克氏针固定期间,锁骨旋转功能受限,限制了上臂的上举活动范围,可发生继发性盂肱关节僵硬。拔除克氏针后,肩锁关节本身因克氏针损伤发生退变和肩锁关节骨关节炎。如过早拔去克氏针,又容易使脱位复发。由于肩锁关节受到较强的应力作用,克氏针向外滑脱和内向游走也不少见。

【适应证】 两周以内新鲜的肩锁关节完全性脱位。

【麻醉】 气管内插管,吸入和静脉内复合麻醉。

【体位】 仰卧位。患肩后面垫高,手术桌的头端升高 20°~30°,头转向健侧。

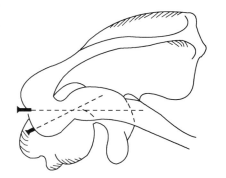

图 13-2-1 Phemister 固定法
以克氏针交叉固定肩锁关节

【操作步骤】

1. 切口 采用肩前内侧的 Thompson 和 Henry 入路的肩峰锁骨段切口,或采用经肩峰入路。沿肩峰前缘和锁骨外侧端前缘作一切口,向内在三角肌内缘转向下,于三角肌和胸大肌间沟部向下延伸 4~5cm,避免损伤头静脉。切开肩峰和锁骨外侧端骨膜,在骨膜下剥离三角肌,并向下牵开,显露肩锁关节、喙突和肩锁韧带的斜方和锥状部分。

2. 复位及内固定 检查肩锁关节,清除破碎的纤维关节囊及软骨碎片,切除剥落的关节软骨盘。使插入斜方肌内的锁骨外侧端解脱。然后在断裂的喙锁韧带上用羊肠线或 7 号丝线作褥式缝合,暂不结扎。自肩峰外侧缘交叉插入两枚螺纹克氏针,一根与肩锁关节长轴一致,另一根后移 2cm 处进针,两枚针的方向均对准肩锁关节面,在关节面上形成交叉。然后外展,上举上臂,同时下压锁骨外侧端,使肩锁关节复位,将克氏针贯穿肩锁关节面,进入锁骨内 3~4cm,针尖角触及锁骨的对侧皮质为止。剪去针尾,仅留 1/2cm 于骨外,并弯成钩形,埋于软组织内。

3. 缝合喙锁韧带,闭合伤口　收紧、结扎预先在喙锁韧带上的缝线。缝合残余肩锁关节囊及其表面的肩锁韧带。缝合三角肌及锁骨、肩峰骨膜,闭合皮肤切口。

【术后处理】　用 Velpeau 绷带法固定患肩,或用三角巾悬吊。2 周后开始主动活动,8 周后取除内固定针。

【临床风险】　内固定失效是这一治疗方法的主要临床风险,包括克氏针退针、断裂致肩锁关节复位丢失等。其成因在于克氏针交叉固定仅能维持肩锁关节的水平稳定性,不能有效抵抗上肢重力带来的垂直剪切力。目前临床上常将克氏针固定与其他手术,如 Nevesier 术相结合。

（二）肩锁关节钩接骨板固定

【适应证】　成人新鲜肩锁关节脱位。陈旧脱位的病例,尤其是 Rockwood Ⅳ 型的肩锁关节脱位不推荐采用。

【麻醉】　吸入及静脉内复合性全身麻醉。

【体位】　仰卧位,头端抬高 20°。

【操作步骤】

1. 切口　锁骨表面横切口。

2. 显露肩峰、肩锁关节及锁骨外侧 1/2　在肩峰部切断三角肌附着,行骨膜下剥离,显露肩锁关节。肩峰应显露至外缘略偏后侧,并分离肩峰下间隙。清理肩锁关节的破损软骨,显露锁骨外侧端 5～6cm。从上面切开骨膜显露上缘骨皮质。

3. 钩形接骨板固定　选择长度与宽度适合的肩峰钩接骨板备用。先在喙锁韧带断裂部修整,并作褥式缝合备用。使钩接骨板经肩峰下间隙插入,钩住肩峰外侧缘与下面,向下压迫锁骨使之复位并与上缘接骨板贴合,用持骨钳做临时固定。分别由上向下钻孔、攻丝,并以螺钉固定接骨板。接骨板固定完成后,肩锁关节也达到了复位。

4. 韧带及关节囊的修复　使喙锁韧带对合,缝线收紧,结扎,一般为 2～3 针。在肩锁关节间缝合破裂的关节囊及肩锁间韧带。韧带及关节囊的修复十分重要,是防止未来接骨板取出后肩锁关节再发生松弛,半脱位的重要措施。

5. 缝合三角肌于肩峰及锁骨外侧端骨膜上　缝合皮下筋膜,闭合皮肤切口。

【术后处理】　术后仅用三角巾悬吊患臂 3 周,并在三角巾悬吊下,进行肩关节被动活动。疼痛消退后即可练习外展,上举活动,并且注意在术后尽量避免肩关节上举超过 90°。接骨板的取除可在术后 6 个月以后进行。

【临床风险】　置于肩峰之下的钩接骨板的"钩"会激惹肩峰下滑囊,存在潜在损伤冈上肌的可能,使肩峰外端骨磨损,这些是与内置物相关的风险。接骨板内侧可能出现的应力集中,有造成锁骨应力骨折之虞。如采用非锁定的普通接骨板,应预弯接骨板使之与锁骨匹配,减少应力集中。如使用锁定接骨板,应在钩插入肩峰后完成肩锁关节的复位,再打入锁定螺钉。

（三）切开复位喙锁间加压螺钉内固定和喙锁韧带缝合术

本方法亦称 Bosworth 法（图 13-2-2）。其与 Phemister 法的不同在于采用拉力螺钉在垂直方向上固定锁骨与喙突,同时缝合修复喙锁韧带。对老年人喙突存在骨质疏松者不宜采用本法。

【适应证】　新鲜的肩锁关节完全脱位。

【麻醉】　气管内插管,吸入和静脉内复合麻醉。

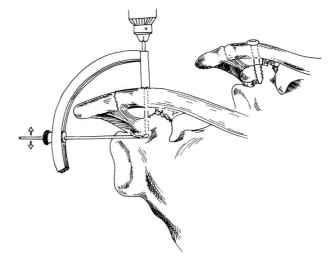

图 13-2-2　Bosworth 固定法
左:采用定位器定位喙锁间导针;右上:将一枚螺钉通过锁骨拧入喙突

【体位】　同切开复位,克氏针固定和喙锁韧带缝合术。

【操作步骤】

1. 切口　同切开复位、克氏针固定和喙锁韧带缝合术。

2. 复位及内固定　显露肩锁关节,清除关节软骨及软骨盘碎片。显露喙突及喙锁韧带的断端(图13-2-2 左),如喙锁间距大,可暂不修补喙锁韧带,在喙锁韧带两残端缝合带线后暂不打结。在喙突上方锁骨相应部位切开骨膜,显露锁骨上面的皮质,向下推压锁骨,使肩锁关节复位。自锁骨上面向喙突方向,以 4.5mm 直径钻头钻透锁骨部分,喙突部以 3.2mm 直径钻头钻孔。钻孔时如觉骨道位置难以把握,也可使用喙锁间专用的定位器械(AR2254 Arthrex Naples USA)以增加钻孔的准确性。如无喙锁专用导向器械,可用后交叉韧带重建固定导向器暂替。钻孔后,取长度适宜的 4.5mm 直径松质骨螺钉或空心钉一枚,通过锁骨骨孔拧入喙突至肩锁关节脱位完全复位(图 13-2-2 右上)。喙突部主要为松质骨,不宜攻丝,以免固定不牢固。在螺钉打入,肩锁关节复位后,再将喙锁韧带两端带线打结,使得喙锁韧带残端接触,固定。

3. 修复韧带　抽紧喙锁韧带缝合处的缝线,分别结扎。将肩锁关节的残留关节囊及肩锁韧带一起缝合。

【术后处理】　用 Velpeau 绷带法固定患肩 4 周。4 周之后,改用三角巾悬吊,并可作肩部有限的主动活动,前举,后伸及外展均不超过 45°。术后 6 周去除吊带,开始康复功能训练。螺钉的取除以 10 周以上为宜。

(四) 切开复位克氏针固定和喙锁韧带重建术

【适应证】　新鲜肩锁关节脱位;对于陈旧未复位的肩锁关节脱位,也可考虑切开复位后采用该法。

【麻醉、体位】　同前。

【操作步骤】

1. 肩部切口　切口起自锁骨远端肩锁关节处,沿 Langer 线将切口向下延伸至喙突尖。

2. 逐层切开,显露锁骨远端及肩锁关节　切开后,锁骨远端后方有斜方肌附着,外侧及前方有三角肌部分纤维附着。由于皮肤切口为纵向切口,深部显露时需要将切口向两侧拉开,横行切开。如三角肌或斜方肌筋膜影响显露,可在切开后用缝线标记,以便后期缝合。如探查见关节内盘状软骨破损,则予以切除。如为陈旧性肩锁关节脱位,且平片可见肩锁关节炎表现,或锁骨远端毛刷样改变,则使用摆锯或骨刀行锁骨远端切除术。

3. 显露喙突　电刀沿锁骨长轴切开骨膜,行骨膜下剥离,逐渐向锁骨下方显露,并用手指探查喙突的位置。如陈旧病例已行锁骨远端切除,则可从锁骨远端切除部分自远端向近端剥离,显露好,较为方便。如新鲜脱位的病例,则可根据手指探及喙突的位置切除锁骨下方部分软组织。喙突上表面显露后,还应适当显露喙突的内侧面和外侧面。此时如前方的锁骨下肌或前外侧三角肌部分腱膜阻挡视野,也用前一步骤的标记缝线拉开以增加显露。

4. 肩锁关节复位与固定(带襻接骨板法)　用电刀在锁骨上表面距锁骨远端 2.5cm 和 4.5cm 处标记斜方韧带和锥状韧带的附着点,将喙锁韧带导向器(如 AR2254 Arthrex Naples)插入喙突下表面以便定位,或者将骨膜剥离器轻柔插入喙突下表面,用 1.5mm 细克氏针作为导针钻入喙突,通过肩胛骨侧位透视确认克氏针位于喙突基底,接着用空心钻扩大骨道,引入导丝后拉入带襻接骨板。待带襻接骨板通过喙突后,回拉,确定其成功卡至喙突后,复位肩锁关节,拉紧带襻接骨板之间的导线,打结固定。

5. 肩锁关节复位与固定(韧带重建法)　喙锁韧带的电刀标记与步骤 4 相同,自喙突外侧轻柔插入过线器(如关节镜常用的 lasso),尽量在喙突基底部偏后的位置引入导丝或导线,经导丝引入编织好的肌腱或阔筋膜

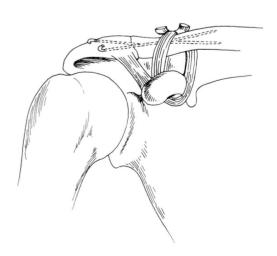

图 13-2-3　喙锁韧带重建+克氏针固定

（图 13-2-3）。在锁骨侧打孔，通过导丝将肌腱两端经锁骨下表面导至锁骨上表面带出。从肩峰外侧缘插入 1~2 枚克氏针，向下推压锁骨，使肩锁关节复位，再用界面螺钉固定肌腱或阔筋膜的游离端，也可直接将游离端打结或缝合固定（图 13-2-4）。

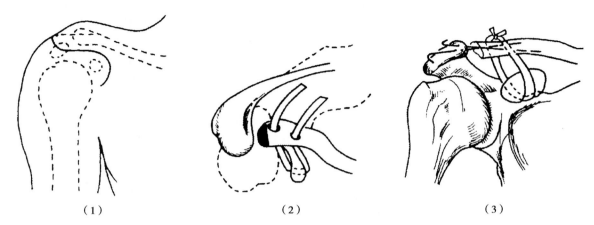

（1）　　　　　　　　　　　（2）　　　　　　　　　　　（3）

图 13-2-4　阔筋膜移植的 Henry 固定法
（1）肩前上方 Thompson-Henry 切口；（2）阔筋膜移植重建喙锁韧带；（3）肩锁关节以克氏针交叉固定

6. 肩锁关节的处理　如为新鲜肩锁关节脱位，可褥式缝合肩锁关节囊。一般而言，采用此术式后不需要对肩锁关节进行克氏针固定。

【术后处理】　用 Velpeau 绷带法固定患肩 4 周，然后开始主动活动。

【临床风险】　带袢接骨板重建喙锁韧带者，要是喙突骨道的位置偏前，钻孔时或手术后可能发生喙突骨折，预防方法是先用细克氏针定位，经肩胛骨侧位透视证实位置正确后再钻孔。肌腱移植重建喙锁韧带时，肌腱环绕喙突的部位过于靠近喙突前方，也可能导致固定不牢固甚至喙突尖骨折。克服的措施是将导丝用缝线系于肌腱移植物上一起穿过喙突下方，通过透视确保肌腱位于喙突的中部。肩锁关节复位不完全是另外一个弊端，关键是术中喙突侧固定完成后，术者拉紧固定物的同时让助手推挤肩锁关节确实复位，必要时可使用顶棒等复位器械。

（五）肩锁关节脱位的韧带移位修复法

利用韧带移位修复法重建肩锁间结构，恢复喙锁间稳定性，还有 Neviaser 法和 Weaver 法。

1. Neviaser 法　1952 年 Neviaser 首先报道了用喙肩韧带移位，修复加强肩锁关节的方法，取得了一定效果。

【适应证】　2 周以内新鲜的肩锁关节完全性脱位。

【麻醉、体位】　与克氏针内固定和喙锁韧带缝合术相同。

【操作步骤】

（1）切口：Thompson 和 Henry 切口或经肩峰切口。

（2）显露肩峰、肩锁关节和喙突，切断喙肩韧带在喙突前外侧缘的起点，向外上游离该韧带至其喙突前缘的附着部备用。

（3）复位与修复：向下推压锁骨外侧段，使肩锁关节复位。用克氏针 1~2 枚，从肩峰外侧贯穿肩锁关节，进入锁骨内 3~4cm。使喙肩韧带向前上翻转，固定缝合于锁骨外侧端前方（图 13-2-5）。也可在修复肩锁韧带的同时也缝合喙锁韧带，方法同 Phemister 手术。

【术后处理】　同前。

2. Weaver 法　1972 年 Weaver 报道了以喙肩韧带的肩峰端切断、游离后移位到锁骨上，重建喙锁韧带的方法。此手术的优点是操作简单，不需要任何内固定，手术适应证仅适用于新鲜的肩锁关节脱位病例。

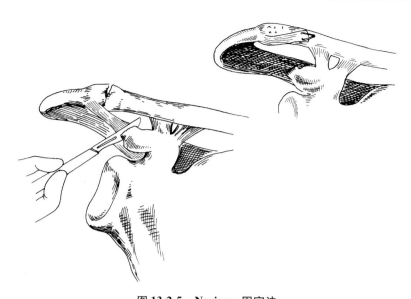

图13-2-5　Neviaser 固定法
用克氏针贯穿固定肩锁关节,切断喙肩韧带的喙突端,使之翻转缝合固
定于肩锁关节前方

【麻醉、体位】　与克氏针内固定和喙锁韧带缝合术相同。

【操作步骤】

（1）切口:经肩峰入路或前内侧 Thompson 和 Henry 切口。

（2）显露肩峰、肩锁关节及喙突,切断肩峰前内缘的喙肩韧带止点,游离该韧带备用。

（3）锁骨外侧端相当于喙突尖的上方行锁骨切骨术,切骨线由内向下向外上倾斜,切除锁骨外侧端约2cm。在切骨端近侧 1cm 处,于锁骨前壁钻上、下 2 个骨孔,与髓腔相通。

（4）韧带移位:以细钢丝或粗丝线在喙肩韧带的肩峰端作褥式缝合,两线端分别经髓腔,从锁骨前壁的骨孔引出。向下推压锁骨,恢复喙锁间正常间距,调整韧带张力,抽紧缝线,结扎固定,使喙肩韧带移入锁骨断端的髓腔内(图13-2-6),替代已经损伤的喙锁韧带作用。

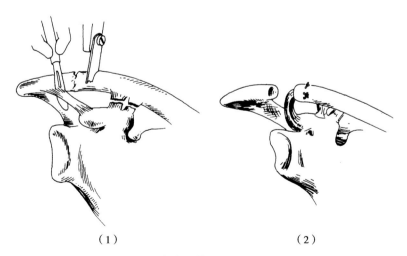

（1）　　　　　　　　　　　　　　（2）

图13-2-6　肩锁关节脱位 Weaver 修复法
（1）锁骨外侧端切除及切断喙肩韧带的肩峰端;（2）喙肩韧带移至锁骨外
侧端,重建喙锁韧带

【术后处理】　用 Velpeau 绷带法固定患肩 4 周,随后改用 Kenny-Howard 护具或三角巾悬吊。术后8 周去除悬吊,进行肩关节康复训练。

【临床风险】　无论是 Neviaser 法,还是 Weaver 法,转位的都是喙肩韧带,其强度与喙锁韧带(锥状束,斜方束)相比,差距甚大。由此,临床上在完成喙肩韧带转位之后,都采取措施对喙锁间进行加强,或用带线锚钉,或用韧带移植物。

(六) 动力性肩锁稳定结构的重建术

【适应证】

1. 成人陈旧性肩锁关节完全性脱位。

2. 成人新鲜的肩锁关节完全脱位。

【麻醉】 吸入及静脉内复合性全身麻醉或硬脊膜外阻滞。

【体位】 仰卧,患肩后面垫高。手术桌头端抬高20°。皮肤灭菌,铺灭菌巾后使患侧上肢游离。

【操作步骤】

1. 切口 Thompson 和 Henry 切口。起自肩峰内缘,沿锁骨外1/3前方向内,于头静脉沟部折向下,止于喙突下4cm处。

2. 显露肩峰、肩锁关节及锁骨外侧端 自肩峰和锁骨外侧端前方切断三角肌附着,行骨膜下剥离,显露肩锁关节。切除已破碎的肩锁关节囊、软骨盘及软骨碎片,显露锁骨外侧端并切除1.0cm。于喙突上方锁骨前方切开骨膜,显露锁骨前面1.5~2.0cm的皮质骨,制成粗糙面。于骨粗糙面中央由前向后钻孔,贯通锁骨前、后骨皮质备用。

3. 显露喙突 在三角肌胸大肌间沟仔细分离,保护头静脉,连同三角肌向外侧牵开。切开胸肌筋膜,显露喙突及其下方的肱二头肌短头、喙肱肌和胸小肌。在该二肌腱与胸小肌之间作由下而上的逆行分离,抵于喙突前、中1/3交界处,环形切开喙突骨膜,在喙突角部由前向后钻孔,备用。以骨刀或线锯在喙突前、中1/3处截骨,使喙突骨块连同二头肌短头腱和喙肱肌腱一起向下翻转,自上向下分离肌肉的深面间隙,应避免损伤喙肱肌内缘来自肌皮神经的肌支。该二肌肉自上而下游离长度4~5cm。

4. 喙突的锁骨移位 上举上臂,肩关节前屈,使肱二头肌和喙肱肌松弛,以一枚适当长度的加压螺

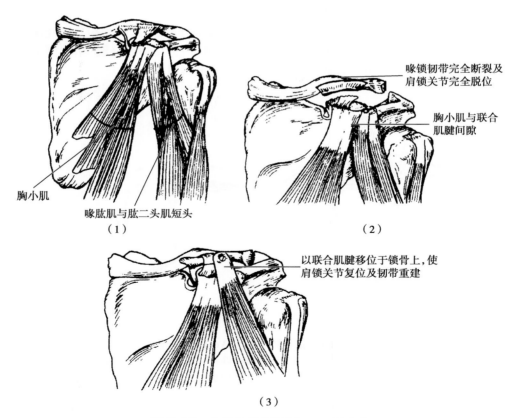

胸小肌

喙肱肌与肱二头肌短头

（1）

喙锁韧带完全断裂及肩锁关节完全脱位

胸小肌与联合肌腱间隙

（2）

以联合肌腱移位于锁骨上,使肩锁关节复位及韧带重建

（3）

图 13-2-7 肩锁关节脱位的 Dewar 重建术
（1）~（3）为手术步骤

钉贯穿固定喙突骨前方原钻孔部位(图 13-2-7)。固定完毕,下降上臂,锁骨即被患肢重力牵引向下,肩锁关节达到自动复位。将三角肌前部重新缝合于锁骨外侧及肩峰前方的骨膜上,缝合皮下筋膜,闭合皮肤切口。

【术后处理】 术后三角巾悬吊患臂 3 周。疼痛消退后即可在三角巾保护下,在屈腰位作肩关节伸、屈、外展、内收及旋转等主动运动。3 周后练习上举及外展活动。6 ~ 8 周后即可作负重功能训练。

【临床风险】 Dewar 手术转移肱二头肌短头和喙肱肌肌腱,使喙锁间的结构重新获得稳定性。转移后的肌肉张力足以维持喙锁、肩锁间的解剖关系,上肢的重力和肌肉收缩所产生的向下牵引力促使肩锁和喙锁间相互靠拢,因而具有静力学和动力学的双重作用。但手术操作较为复杂,局部解剖破坏大,术后肩锁关节局部持续疼痛的发生率高,还有肌皮神经损伤的潜在危险,固然疼痛随时间推移逐渐缓解,神经损伤多可恢复,仍应引起警惕。

(七) 锁骨外侧端切除术

【适应证】

1. 50 岁以上的中老年患者,肩锁关节完全性脱位。

2. 时间过久,难以复位的陈旧性肩锁关节完全脱位。

3. 经非手术治疗无效,仍有症状的 Ⅱ 度脱位。

【麻醉】 局部浸润麻醉。也可采用全身麻醉或高位硬膜外阻滞。

【体位】 仰卧位。患肩后方垫高,手术桌头端抬高 20°,头转向健侧。

【操作步骤】

1. 切口 沿锁骨外侧段前缘作一横切口,起自肩峰内缘,止于内侧 5cm 处。

2. 锁骨外侧端切除 切开锁骨骨膜,剥离骨膜,使锁骨外侧端游离 3cm,于该处用线锯或摆动锯进行切骨。取除扁平形的锁骨外侧端以及破裂的肩锁关节囊软骨盘。近侧断端边缘用骨锉锉成圆钝状,使骨膜缝合包裹骨端断面。使锁骨切除部位的斜方肌下缘与三角肌上缘缝合,然后闭合伤口。

有的作者主张切除锁骨外侧 1/3 段,以纠正术后锁骨断端向后上方翘起。但过多切除锁骨,使三角肌前缘失去更多的附着,必然使肌力更加减弱,而且肩胛带前支(即锁骨)会过度缩短,造成肩胛骨的旋前和内收,而肩胛骨前倾会形成翼状肩畸形。对于陈旧性肩锁关节脱位,伴喙锁韧带部位广泛骨化,影响肩关节的上举活动时,可以考虑切除锁骨外侧 1/3 以及骨化病灶,改善肩关节的功能。一般情况下,锁骨外侧端切除长度,原则上以不超过喙锁韧带在锁骨的止点即锥状韧带结节为宜(图 13-2-8)。

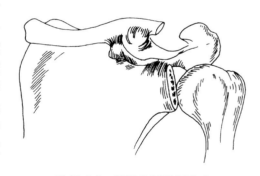

图 13-2-8 锁骨外侧端切除术

【术后处理】 术后用 Velpeau 绷带固定患肩 7 ~ 10 天,之后开始主动活动和康复训练。

【临床风险】 锁骨外侧端切除术方法简单,可以在局部浸润麻醉下完成是其优点,不过,术后三角肌前方部分将失去其在锁骨外侧的附着,结果肌肉萎缩,肌力减弱,对举臂的活动和持重功能带来一定影响,故须慎重选用。

(傅中国)

二、肩关节脱位

肩关节关节盂为扁平的盘状结构,在整个肩关节活动范围中,肱骨头仅有 1/4 与关节盂构成关节,是体内最不稳定及最常脱位的关节之一,约占全部关节脱位的 50%。Bankart 将急性脱位分为 2 型。Ⅰ型:肱骨头从关节囊最薄弱的部位脱出,一般在位于前下方的肩胛下肌下缘与肱三头肌长头之间的间隙;Ⅱ型:肱骨头从关节盂腔向前脱出,不仅从关节盂缘的几乎整个前半部撕裂了纤维软骨性盂唇,而且从肩胛颈的前面撕裂了关节囊及骨膜。这种创伤性关节盂唇剥离被称为 Bankart 损伤。

（一）肩关节前方不稳定的手术治疗

肩关节因外伤暴力原因导致前脱位后,部分病例可能转变为肩关节前方不稳定,以肩关节复发性前脱位为主要症状。手术治疗主要针对盂唇损伤和骨缺损。盂唇损伤造成肩关节复发性前脱位者,手术治疗首选 Bankart 术。由于反复脱位使肱骨头后方的 Hill-Sachs 损伤和关节盂的前下方出现骨缺损,是 Bankart 术等其他软组织手术术后复发的主要原因,治疗上采用 Bristow-Latarjet 手术和 Remplissage 术为宜。

1. Bankart 手术 手术设计原理是,垂直切开肩胛下肌与关节囊,将关节囊的外侧瓣重新固定于关节盂的前缘,其内侧半则重叠缝合,使肩胛下肌移近关节囊。

【适应证】

（1）反复发作的肩关节前脱位引起疼痛或活动受限,非手术治疗无效。

（2）影像学检查提示盂唇剥离及前关节囊松弛。

【麻醉】 气管内插管,吸入和静脉全身麻醉。

【体位】 沙滩椅位。40°半卧,屈髋屈膝30°。

【手术步骤】

（1）于喙突部开始作一直切口,延长至腋皱襞,从三角肌胸大肌间隙显露喙突及肱二头肌短头、喙肱肌与胸小肌的附着部。

（2）向内侧牵开喙肱肌及联合腱（注意不要过于用力地牵拉以免损伤肌皮神经）,若显露困难,可行喙突截骨。

（3）将肩关节置于外旋位,显露整个肩胛下肌肌腱及其部分肌肉。如果发现有一个大裂口使得肩胛下肌及冈上肌腱向外侧分离时,应在肱骨头大弯的上方修补该裂口,但不要到喙突的后部。如果打算把肩胛下肌肌腱从关节囊上游离下来,则应在切断肩胛下肌肌腱后,切开关节囊前修补该裂口。如果打算水平劈开肩胛下肌及其肌腱,则应在切开肩胛下肌前修补该裂口。

（4）打开关节囊前,将肩关节置于完全外旋位,如果此时关节囊松弛或多余,则在关节囊修补过程中收紧松弛部分。

（5）肩关节保持于外旋位时,垂直切开关节囊,长约5cm,切口距关节盂外缘5mm,保留足够的关节囊内侧部,以便以后修补关节囊时可将其与外侧部重叠。如发现有 Bankart 损伤,则通过盂缘的三个骨孔将关节囊重新固定于关节盂缘。

（6）打孔前,用刮匙刮净肩胛颈边缘及前关节盂缘,促进关节囊附着并与骨组织愈合。

（7）用舟状圆凿或钻在肩胛颈的皮质部开孔,然后用弯锥在关节盂缘的前面与关节面完成骨孔,骨孔距关节盂缘的角4~5mm远。右肩的骨孔位于2点、4点与6点处,左肩的骨孔位于10点、8点与6点处。

（8）用弯针穿1或2根1号不可吸收线通过这些骨孔,然后直接将关节囊的外侧部缝合于关节盂缘,缝线不剪断。另外一种方法是使用带线锚钉将关节囊固定于关节盂颈部,将缝线穿过关节囊重叠的内侧瓣。该法使关节囊的内侧瓣重叠,从而加强了关节囊的修补。如果已在关节囊做了 T 形切开,可将下瓣牵向上方,固定于关节盂缘的下、中骨孔,偶尔可固定于上骨孔。将上瓣向下拉,重叠覆盖在下瓣上,使用同样的缝线将其固定于关节盂缘的下、中骨孔,偶尔固定于上骨孔。

（9）将内侧瓣重叠缝合在外侧瓣上方以加强关节囊的修补。关节盂缘缝线打结时应将上臂置于内旋位。

（10）在肩关节中立位,外旋上臂检查肩关节的活动,外旋应能达到30°。

（11）缝合前关节囊的所有剩余开口,将肩胛下肌肌腱缝回原来的位置,如已截断喙突,则要用一枚螺纹钉重新固定其尖部,且要用多重缝合重新固定软组织。或者在喙突的基底部和尖部钻骨孔,用2

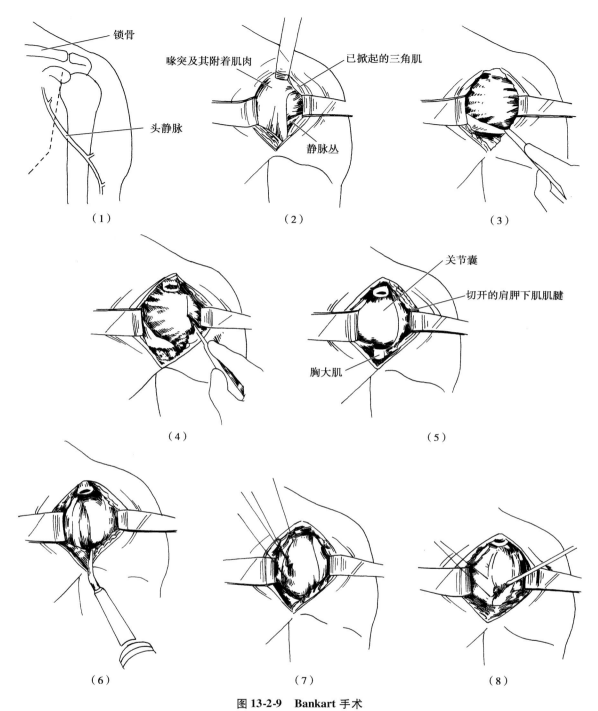

（1）　　　　　　　　　　（2）　　　　　　　　　　（3）

（4）　　　　　　　　　　（5）

（6）　　　　　　　　　　（7）　　　　　　　　　　（8）

图 13-2-9　Bankart 手术
（1）皮肤切口；（2）截下喙突；（3）找到肩胛下肌肌腱的下缘；（4）在小结节附近切断肩胛下肌肌腱；（5）向内侧
牵开肩胛下肌；（6）在关节盂缘钻孔；（7）关节囊游离的外侧缘被缝合于关节盂缘；（8）关节囊内侧缘被重叠缝
合于外侧部的上方

根不可吸收线穿过骨孔并打结。这样，可避免使用金属内固定（图 13-2-9）。

【术后处理】　使用肩关节制动器或吊带固定上肢以防止外旋。第 2 或第 3 天解除吊带，同时开始
摆动锻炼。此时应在可耐受的情况下使用上臂，为舒适起见，可使用吊带。3 周时，开始主动的肌肉等
长收缩锻炼，应在可耐受疼痛的限度内，进一步增加上臂的使用。12 周时，应恢复 70% 的肩关节活动，
这样 6 个月时通常就能恢复最大范围的活动。3 个月时，应允许进行抗阻力锻炼，如划船与游泳。6 个
月时应恢复肩关节的全部功能并允许参加接触性体育运动或重体力劳动。按照前关节囊盂唇重建后的

康复方案进行术后康复（表 13-2-1）。

表 13-2-1 前关节囊盂唇重建后的康复方案

肩带或外展枕（我们首选 DonJoy、Utra 吊带）

　被动/主动活动范围锻炼（ROM）：外展（90°），屈曲（90°）并外旋（45°）；勿伸展

　等长外展，水平内收并外旋

　肘关节 ROM

　压球

　冰敷

Ⅰ期（3～6 周）

　间断使用肩带/肩枕

　必要时使用药物

　渐进性主动与被动 ROM，保护前关节囊

　手握铁管或随意重量的物体主动内旋（全幅度）与外旋（中立位）

　俯卧位伸臂（不要超过躯干后方）

　耸肩并主动外展

　冈上肌肌力锻炼

　冰敷

Ⅱ期（6 周～3 个月）

　持续 ROM，逐渐增加外旋（目的是 2 个月时进行全幅度的 ROM）

　持续肌力增强练习，尤其是肩袖与肩胛旁肌

　添加肩屈曲与水平内收锻炼

　活动关节

　开始低阻力下的上肢肌力测量

　冰敷

Ⅲ期（3～6 个月）

　持续进行关节囊伸展并肌力增强锻炼，同时测量肌力

　可包括内旋与外旋的等张性肌肉力量和耐力锻炼

　添加推墙练习（开始推墙时，身体总要位于肘后）

　4～5 个月时开始引体向上运动

　全身锻炼

　可耐受时，进行投掷或特殊技能训练

　冰敷

【临床风险】 Bankart 手术的操作比较难，要取得较好的临床疗效，需要做到以下要点：①剥离粘连分离的盂唇，并进行松解；②盂唇撕脱的部位要用骨锉或磨钻处理，直到松质骨面出血，以利愈合；③牢固缝合固定盂唇，同时"提升"前下方关节囊以适度减小关节囊的容积，达到紧缩的效果。

2. 水平紧缩术 这是一种前关节囊水平紧缩的治疗方法。该手术可通过劈开肩胛下肌进行，最大限度地减少了对前部的损伤。

【适应证】

（1）反复发作的肩关节前脱位引起疼痛或活动受限，非手术治疗无效。

（2）影像学检查提示前关节囊松弛。

【麻醉】 气管内插管，吸入和静脉全身麻醉。

【体位】 沙滩椅位。40°半卧，屈髋屈膝 30°。

【手术步骤】

（1）显露：同 Bankart 手术。

（2）在进行开放手术之前行彻底的关节镜检查。

（3）置放肱骨头拉钩，直视下检查盂唇以证实关节镜下发现的病变。如果患者没有盂唇损伤且患者表现为 2^+ 前不稳定，则行水平紧缩术。

（4）将关节囊下瓣的边缘移于关节囊上瓣边缘之下,用一系列不可吸收线水平褥式缝合,以消除前下部囊袋状松弛(图13-2-10)。进行重叠缝合时,上肢应位于60°外展、中立前屈并60°～80°外旋位。

（5）打结前,要拉紧缝线并检查肩关节,应消除前方不稳定,肩外旋应达90°。

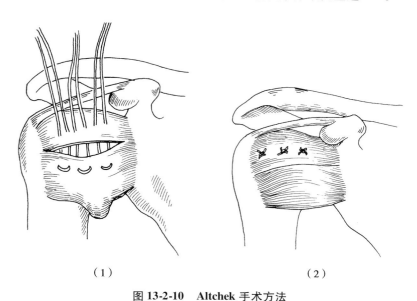

（1）   （2）

图13-2-10 Altchek 手术方法

(1)通过褥式缝合将下关节囊瓣上移进行水平张力调整;(2)水平紧缩完成后

【术后处理】 见前面的前关节囊盂唇重建后的康复方案表13-2-1。

3. Magnuson 与 Stack 手术 这个手术的要点是将关节囊与肩胛下肌肌腱移至肱骨的外侧,拉紧前

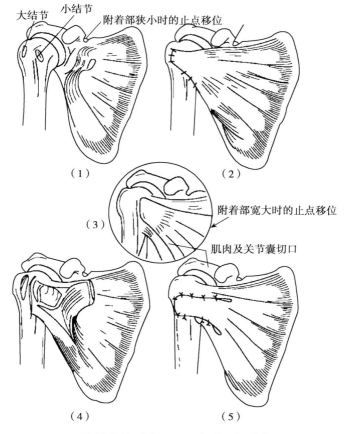

大结节 小结节 附着部狭小时的止点移位

（1）   （2）

（3）

附着部宽大时的止点移位

肌肉及关节囊切口

（4）   （5）

图13-2-11 Magnuson 与 Stack 手术

关节囊肌肉壁(图13-2-11)。由于这种手术的成功率较高且为简单可行的手术,因而目前非常流行。其缺点是不能矫正盂唇及关节囊的缺损(如存在这种情况)且外旋受限。我们发现手术常导致明显且持久的外旋受限,而且外旋恢复正常的患者会出现复发。

【适应证】

(1) 反复发作的肩关节前脱位引起疼痛或活动受限,非手术治疗无效。

(2) 影像学检查提示盂唇剥离及前关节囊松弛。

【麻醉】　气管内插管,吸入和静脉全身麻醉。

【体位】　沙滩椅位,40°半卧,屈髋屈膝30°。

【手术步骤】　显露同 Bankart 手术。

【术后处理】　见前面的前关节囊盂唇重建后的康复方案表13-2-1。

4. Bristow 手术　1954 年,Laterjet 提出了把通过肩胛下肌肌腱将喙突转位作为一种治疗复发性肩关节前不稳定的方法。1958 年,Helfet 提出将喙突穿过横向切开的肩胛下肌,缝合于肩胛颈的前部。他将这种手术命名为 Bristow 手术。1964 年,Mead 提出用一枚螺钉将该骨挡块固定于关节盂前缘。转位后,当肩关节位于易受伤的外展外旋位时,转位的二头肌短头与喙肱肌在关节的前面与下面形成坚强的动力性支撑(图13-2-12)。穿过肩胛下肌的裂隙进行转位时,又能固定住肩胛下肌的下半部并防止其在肩关节外展时向上滑至肱骨头表面。而且,转位的喙突也有可能提供一种骨阻挡作用。

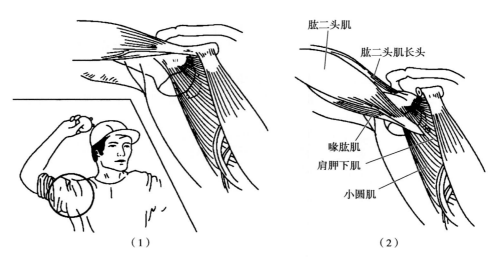

图 13-2-12　Bristow 手术原理

(1)上臂外展外旋时;(2)Bristow 手术后防止肩胛下肌的下部向上移位,并提供新型的动力性肌肉肌腱吊带以向后固定肱骨头

【适应证】

(1) 关节盂缘骨折或慢性破损或前关节囊肌肉等支持组织结构不良。

(2) 在既往手术失败并导致肩胛下肌肌腱功能不良的患者中,Bristow 转位手术有助于恢复动力性稳定结构的功能。

(3) 在从事投掷或以上肢为主的运动的运动员中,不应实施该手术;只有当关节囊盂唇复合体不能得到牢固的解剖修复时,才可将该手术作为一种加强手术加以使用。

【麻醉】　气管内插管,吸入和静脉全身麻醉。

【体位】　沙滩椅位,40°半卧,屈髋屈膝30°。

【手术步骤】

(1) 肩关节前切口,沿头静脉走行确认三角肌胸大肌间沟,将三角肌牵向外侧,胸大肌牵向内侧,分离肌间沟。

(2) 显露喙突及其联合肌肉附着点,从喙突上面返折喙肩韧带与胸小肌的止点。用骨刀或摆锯切

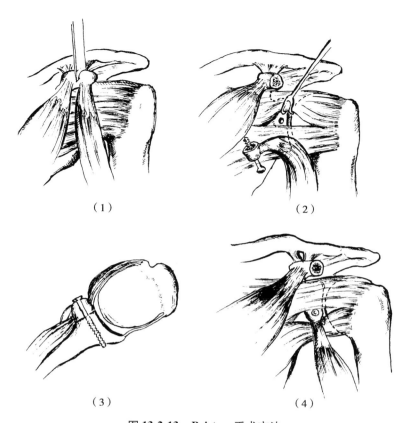

（1）　　　　　　　　　　　　　（2）

（3）　　　　　　　　　　　　　（4）

图 13-2-13　Bristow 手术方法
（1）剥离喙突尖；（2）喙突尖固定于肩胛颈前方的方法；（3）在关节盂及肱
骨头水平的肩胛骨的横截面；（4）完成 Bristow 手术

断喙突(图 13-2-13)，截骨时，可用弯肋骨剪截除 1~3cm 的喙突及其附着的肌肉。

（3）　将喙突尖及与其附着的肱二头肌短头与喙肩韧带移向远端，注意保护肌皮神经，它在喙突尖下几厘米处穿过喙肱肌，用戴手套的手指触摸或观察沿神经走行周围的疏松的脂肪组织，即可明确神经的位置。

（4）　找到肩胛下肌的上下界限。找到旋肱前血管丛即可找到该肌的下界，肩胛下肌与冈上肌间隙标志着肩胛下肌的上界。

（5）　顺其肌纤维方向，约在该肌的中下 1/3，由外向内劈开肩胛下肌。

（6）　劈开肌肉后，用一把骨膜剥离器将其从肩关节囊的外面翻起，从而显露出前关节囊。以劈开肌肉相同的方式劈开前关节囊。

（7）　打开关节囊，探查关节内的病理变化，摘除游离体。

（8）　如果关节囊及盂唇从关节盂前缘剥离，用缝线或用带倒钩的 U 形钉将其缝合于新的骨床。另外一种可替代的方法是将关节盂唇与关节囊分开，用钳或定位缝线翻起盂唇及关节囊的上下瓣(图 13-2-14)。

（9）　为适当地放置转位的喙突，必须从内侧显露肩胛颈的前部。通过骨膜下剥离，显露肩胛颈前部。转位点位于关节盂中线以下是非常主要的，如果可能，远离关节盂缘应少于 1cm。

（10）　在肩胛颈前部的这一位置，钻一个直径 3.2mm 的骨孔，穿过肩胛颈的后部皮质。用测深器测量骨孔的深度，在喙突尖钻一个同样的骨孔。不要去除肩胛颈的皮质骨，但要去除所有软组织并使其表面粗糙。

（11）　将转位的喙突尖及其附着的肌肉穿过肩胛下肌的水平裂隙固定于肩胛颈，在此之前先间断缝合关节囊。确认已经将 Bankart 损伤牢固地固定于打成糙面的关节盂颈部，如果需要的话，可用带线

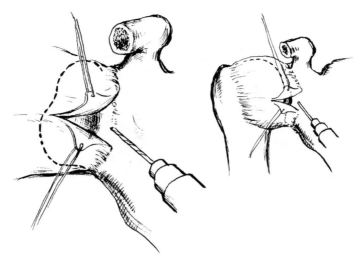

图 13-2-14 改良的 Bristow-Latarjet 手术
用 Kocher 钳翻起前关节盂唇的上、下瓣;在肩胛颈中点或下部,离
关节面 1cm 内,用 3.2mm AO 钻头由前向后钻孔

锚钉或钻孔。如果此前喙突已被转位,那么准确且有张力地缝合关节囊可能比较困难。用一枚适当长度的空心钉将喙突尖固定于肩胛颈。应用螺钉垫圈以免喙突碎裂。

(12) 固定螺纹钉与骨块时,要确保不要使其超过关节盂前缘的上方。

(13) 固定喙突尖后,检查肌皮神经,要肯定其无张力或被周围的一些筋膜组织牵拉,然后从转位肌肉的外缘到肱二头肌间沟间断缝合肩胛下肌纵裂,适当地缝合三角肌与胸大肌筋膜、皮下组织与皮肤。

【术后处理】 用肩关节制动器制动 1 周,然后再使用吊带继续悬吊 3~4 周。此时,开始进行肩关节摆动练习。6 周内不能主动与被动伸肘关节,但要鼓励被动屈肘。6 周后,在不负重情况下,增加活动范围。建议定期摄片,以观察转位的喙突或螺纹钉位置的变化。3~4 个月时允许进行非接触性运动。6 个月时允许进行接触性运动。为避免并发症,应去除松动的螺钉。可能仅有 50%~70% 的患者产生骨愈合,通过 X 线片难以确定这种情况。然而,其余患者可产生牢固的纤维连结,即便存在不愈合,也没有问题。

【临床风险】 Bristow 手术的主要缺点是:①产生内旋挛缩;②不能矫正任何盂唇或关节囊的病理状况;③可能损伤肌皮神经;④肩胛下肌相对缩短,因而降低了内旋能力;⑤外旋常受限,恢复投掷运动较困难。正如 Hovelious 等所分析的,喙突转位的位置正确与否是手术成功的关键。喙突转位后必须贴近,而不是超越关节盂前缘。要取得良好的结果,需要做到以下各点:①喙突必须位于关节盂横向等分线的下方、距关节盂内侧缘不到 5mm;②转位的喙突必须与肩胛骨实现骨性融合;③固定的螺钉应抓住关节盂后方皮质骨,但不能穿透关节面。

目前,Bristow-Latarjet 手术的应用较为广泛,不过术后外旋受限的并发症将会比较明显,值得注意。其手术要点为:①喙突截骨块应大于 1cm,以免造成植骨后不愈合;②横形切开肩胛下肌显露关节囊,尽可能减小前方操作对肩胛下肌的影响;③置入的骨块与关节盂边缘平行,以避免突出部位撞击肱骨头造成远期盂肱关节骨关节炎;④固定螺钉不能穿出关节面。对于肱骨头侧的 Hill-Sachs 损伤,采用冈下肌填充可将肱骨头与关节盂的啮合缺损消除,完成稳定性的重建。目前常采用的方法是将锚钉拧入骨缺损内,锚钉尾线穿过冈下肌,打结,完成填充。

(二) 关节囊移位术治疗肩关节多方向不稳定

手术要点是从肱骨颈上剥离关节囊并将其移至肱骨距对侧(肱骨颈的下部),不仅会消除手术入路侧的下方囊袋与关节囊多余部分,还会减轻对侧的关节囊松弛。为减轻上臂置于 0° 外展位时的下方松弛,应缝合旋转间隙。已经证实内部缝合可减少向后的移位。

【适应证】

1. 反复发作的肩关节脱位引起疼痛或活动受限,非手术治疗无效。

2. 影像学检查提示盂唇剥离及关节囊松弛。

【麻醉】 气管内插管,吸入和静脉全身麻醉。

【体位】 侧卧位。

【手术步骤】 手术入路可前可后,具体选择取决于最大不稳定的方向。发现有 3^+ 的陷窝征及与下方不稳定有关的症状,并且伴随或前或后的不稳定,则可行前关节囊移位及旋转间隙缝合术,这样可以更好地矫正下方松弛。如发现有后不稳定伴 1^+ ~ 2^+ 的陷窝征,而仅有中度的下方不稳定症状,那么则有行后关节囊手术的指征。

术前仔细检查患者并询问病史以确定最大不稳定的方向。全麻后,可再次检查肩关节不稳定。在各种外展角度外旋并伸直上臂,检查前方不稳定。上臂在 0° 及 45° 外展位检查下方不稳定。上臂于内旋位在不同水平前举以检查后方不稳定。如果检查结果及术前评价与前下方不稳定相符,则用前入路手术方法(Neer)。

1. 患者侧卧位,同时显露肩前后部,消毒铺单后应可随意搬动上肢。将臂板固定于手术台边。

2. 在皮肤皱褶处,从腋前缘至喙突作一 9cm 长切口。然后在头静脉内侧扩大三角肌胸大肌间沟,将三角肌牵向外侧。分开胸锁筋膜,将附着于喙突的肌肉牵向内侧。

3. 置上肢于外旋位,在二头肌间沟内侧 1cm 处,横向分开肩胛下肌肌腱的浅侧一半(图 13-2-15)。保留附着于关节囊前部并使其得到加强的肩胛下肌肌腱的深侧一半,用定位缝线标记肌腱的浅侧半并将其牵向内侧。

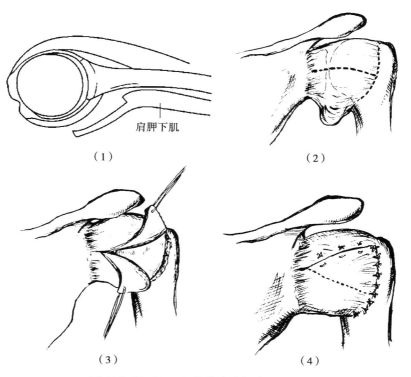

肩胛下肌

（1）

（2）

（3）

（4）

图 13-2-15 Neer 下关节囊移位术

（1）关节囊瓣的加固,保留约一半厚度的肩胛下肌肌腱,使其附着并加固于关节囊;（2）关节囊切口;（3）关节囊瓣及沟槽的准备,剥离下瓣时上肢外旋;（4）上肢轻度屈曲并外旋 10° 时重新固定关节囊瓣;首先将下关节囊瓣向前、向上牵拉固定于新的位置,然后将上瓣向下牵拉覆盖在下瓣上

4. 用不可吸收线缝合盂肱中、上韧带间的裂隙。在盂肱韧带中下间作 T 形切口。

5. 用扁平的剥离器保护腋神经,将上肢置于外旋位,剥离含有从肱骨颈下部绕到肱骨颈后部的盂肱下韧带的关节囊增厚部分,形成关节囊瓣。

6. 检查关节的下部,摘除骨软骨性游离体或盂唇部的碎片。

7. 分别在向前牵拉或不牵拉下关节囊瓣时检查有无后方不稳定,评估该瓣新的位置。

8. 用刮匙或小圆凿,在肱骨颈前下侧的沟内作一个浅的骨槽,将关节囊瓣缝合于剩余的肩胛下肌肌腱及保留于肱骨的关节囊上,以便该关节囊瓣盖在粗糙的骨槽表面。也可采用带线锚钉以牢固地固定关节囊瓣。

9. 先缝合下瓣,然后将上瓣向下牵拉,盖在下瓣上,缝合之,以使盂肱中韧带加强关节囊前部并作为一个吊带抵抗向下的半脱位。

10. 在臂板上维持上肢于轻度屈曲并约 10° 外旋位,同时用不可吸收线重新固定关节囊前部。Bigliani 等建议在上肢维持于约 25° 外旋并 20° 外展时修补关节囊。对于投掷运动员,他们建议相对更多地外展与外旋以保证全幅度的活动。将肩胛下肌肌腱牵向已重新固定的前关节囊的上方,并将其重新固定于正常位置。

11. 用可吸收线缝合三角肌胸大肌肌间隔并用皮针缝合皮肤后,用轻的塑料夹板(图 13-2-16)将上肢在侧面维持于中立屈伸并约 20° 内旋位。

【术后处理】 用夹板持续固定 5 或 6 周,此后开始热疗及轻柔地辅助性练习。患有前或下不稳定、没有后不稳定的患者要用吊带 6 周。10 天后,开始进行上肢外旋 10°、前举 90° 和肌肉等长收缩练习。在 2~4 周,继续进行等长收缩练习以增加肌力,外旋增至 30°,前举增至 140°。从 4~6 周开始,进行抗阻力锻炼,外旋增至 40°,前举增至 160°。6 周时,外旋增至 50°,前举增至 180°。3 个月时,继续增加外旋。在投掷运动员的优势侧肩关节,外旋应该增加的更快。然而重要的是,要记住进展过快可导致复发性不稳定,特别是在青春期末期的患者。

不要忘记内旋与外旋肌可阻止向前和向后的移位,冈上肌与三角肌的中部可阻止向下的移位。为保证修补效果,可能需要肌肉完全恢复,因为关节囊

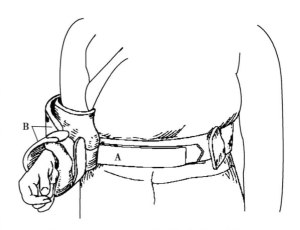

图 13-2-16　下关节囊移位术后制动体位
A. 塑料夹板;B. 吊带

与韧带在正常时仅起缰绳一样的限制功能。9 个月内禁止提举 9kg 以上的物品及参加体育活动,直到与对侧对比、手法测试肌力已恢复正常时为止。1 年时,韧带愈合将会较为成熟,在此期间,建议患者不要仰泳或蝶泳,不要将患肢用力举过头顶并不要参加接触性体育运动。

(三) 肩关节后方不稳定的手术治疗

在所有肩关节脱位中,肩关节后脱位与后方不稳定总计仅占 2%~4%。纯粹的创伤性复发性肩关节后脱位相当罕见,大多数后方不稳定是多向的。对非创伤性后方不稳定的患者,除经常出现明显的功能障碍且经保守治疗无效者外,不要进行手术治疗。脱位必须不是习惯性的,且患者必须情绪稳定。如果引起功能障碍后方半脱位或后方最明显的多向不稳定综合征需手术时,通过后入路的下关节囊移位术是最成功的手术。在除投掷或需举臂过顶的运动员以外的患者中,采用 Tibone 的关节囊移位术或 Neer 与 Foster 手术来治疗非创伤性多向不稳定。对于患有复发性后方半脱位的需举臂过顶击球的运动员,采用 Tibone 等提出的劈开肌肉的内侧移位术。对于一个劳动者或从事接触性运动的运动员,如足球或冰球,在患有复发性后方半脱位时,最好采用 Hawkim 与 Janda 提出的手术方法。

1. 后关节囊肌腱紧缩术(retensioning) Hawkim 与 Janda 提出了一种后关节囊肌腱紧缩手术,基本上是 Putti-Platt 手术(图 13-2-17)的改良。尽管他们发现该手术不造成明显的内旋丧失,但我们一般建

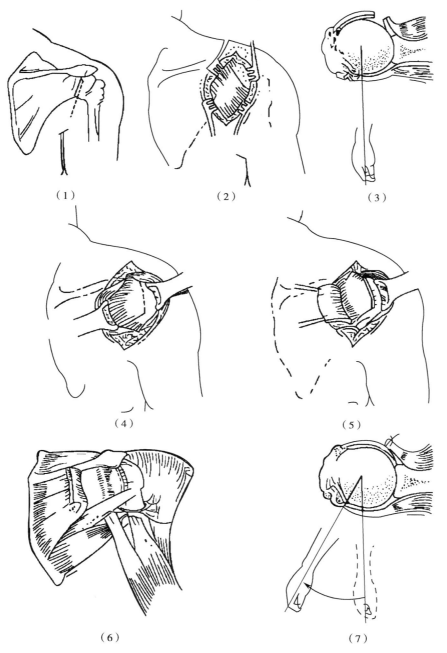

（1）　　　　　　　　　　（2）　　　　　　　　　　（3）

（4）　　　　　　　　　　　　　　　（5）

（6）　　　　　　　　　　　　　　　（7）

图 13-2-17　改良 Putti-Platt 手术
将外侧瓣缝合于盂唇部,内侧瓣重叠缝合于外侧瓣上,紧缩关节囊肌腱

议不要将其用于以举臂过顶为主的运动员。该手术可用于肩关节反复遭受向后的创伤或有一定程度内旋丧失的运动员或体力劳动者。

【**适应证**】
（1）反复发作的肩关节后脱位引起疼痛或活动受限,非手术治疗无效。
（2）影像学检查提示盂唇结合不良或关节囊松弛。
【**麻醉**】气管内插管,吸入和静脉全身麻醉。
【**体位**】侧卧位。
【**手术步骤**】
（1）患者于侧卧位,患肢消毒铺单,应使其可被自由搬动。

（2）从肩峰后外侧角的内侧2cm处开始做纵向切口，向远侧延伸至腋后部。

（3）顺其肌纤维方向，钝性剥离分开下方的三角肌，显露其下的冈下肌与小圆肌。

（4）将上肢置于旋转中立位，平行于关节线水平，垂直切开冈下肌肌腱与关节囊。小心不要伤及小圆肌或腋神经。

（5）切开关节囊后，缝定位线并检查关节，将关节囊外侧缘缝合于正常的后关节盂盂唇上。如果盂唇已被剥离，则可通过关节盂上的钻孔或锚钉固定关节囊的边缘。

（6）将关节囊内侧部与冈下肌向外侧缝合于修补处的表面。在此点，上肢应能内旋约200°。如果修补过紧，可将组织缝合于后关节囊的修补部而不是盂唇部使其松弛。

（7）缝合三角肌筋膜，常规缝合切口。

（8）将上肢置于外展外旋位，上臂稍后于冠状平面。支具制动。

【术后处理】 对非创伤性损伤的患者，肩关节制动6周。对创伤性损伤的患者，肩关节制动4周。然后除去支具，开始进行三阶段康复训练。第一期2周主要进行被动的活动范围练习；第二期4周包括主动的活动范围练习及肢体极限伸展练习；第三期将旋转肌及肩胛肌肌力增强方案与正在进行的极限伸展练习结合起来。术后需经6个月的积极锻炼后，患者才能满意地重新参加体育运动或重体力专业工作。

2. Tibone 与 Bradlev 手术 本手术在冈下肌与小圆肌之间的间隙劈开来显露后关节囊，然后以类似于 Neer 与 Foster 所提出的方式，将后关节囊移至关节盂缘以减少后关节囊的容积（图13-2-18）。该入路的局限性是没有完成肩袖后部的重叠，而这种重叠可在关节囊后部产生一厚实的软组织约束结构。

【适应证】

（1）反复发作的肩关节后脱位引起疼痛或活动受限，非手术治疗无效。

（2）影像学检查提示盂唇结合不良或关节囊松弛。

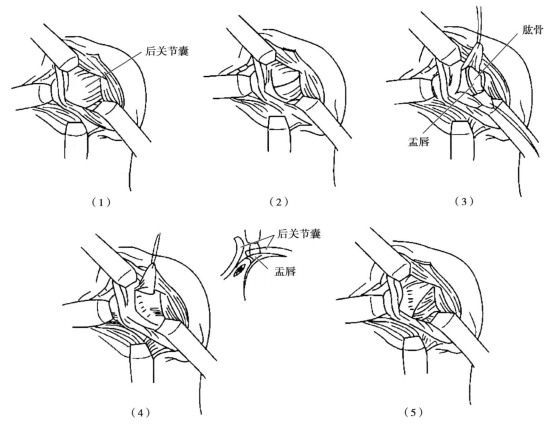

图13-2-18 Tibone 与 Bradlev 手术

（1）在小圆肌与冈下肌之间扩大间隙，显露关节囊；（2）由外向内，上至盂唇部的关节囊切口；（3）平行于盂唇部的垂直关节囊切口；（4）将下关节囊瓣牵向内侧与上方，固定于盂唇部；小插图，缝合关节囊瓣至盂唇；（5）将上关节囊瓣缝合于下关节囊瓣之上

【麻醉】　气管内插管,吸入和静脉全身麻醉。

【体位】　侧卧位。

【手术步骤】

（1）从肩峰后外侧角的内侧2cm处开始做纵切口,向远侧延伸至腋后部。

（2）顺其肌纤维方向,钝性剥离分开下方的三角肌,显露其下的冈下肌与小圆肌。

（3）在冈下肌与小圆肌之间的间隙劈开来显露后关节囊。

（4）将关节囊与其上方的肌肉充分分离后,由外向内直至盂唇横向切开后关节囊并检查关节。

（5）平行于关节盂腔,紧邻盂唇部,T形切开关节囊,形成两个关节囊瓣。用缝线标记并控制关节囊瓣。因为在下关节囊的下表面有腋神经的近端,因而必须小心扩大下关节囊瓣。

（6）通常可见盂唇是完整的,如果盂唇被撕裂,则应将其翻起,以便直接在后关节盂腔钻孔并使线直接穿过骨孔,进行与经典的前Bankart手术一样修补(也可采用带线锚钉将关节囊牢固地固定于邻近关节盂关节软骨的颈部)。盂唇完整时,可直接于盂唇部进行缝合。将下关节囊瓣牵向上方及内侧,用不可吸收线将其固定于关节盂盂唇部。这样通常可消除向后及所有向下的不稳定。

（7）然后将上关节囊瓣牵向下方及内侧固定于下瓣之上。

（8）间断褥式缝合所有关节囊外侧遗留的横向间隙。

（9）将小圆肌与冈下肌聚合在一起,通常不需要缝合。分层缝合切口。

【术后处理】　肩关节于外展枕中置于轻度伸直和旋转中立位,使修补部免受剪力。3周时去枕,然后开始主动及辅助主动的活动范围练习。此时强调的是在身体的肩胛骨平面抬起上肢并恢复肩关节的

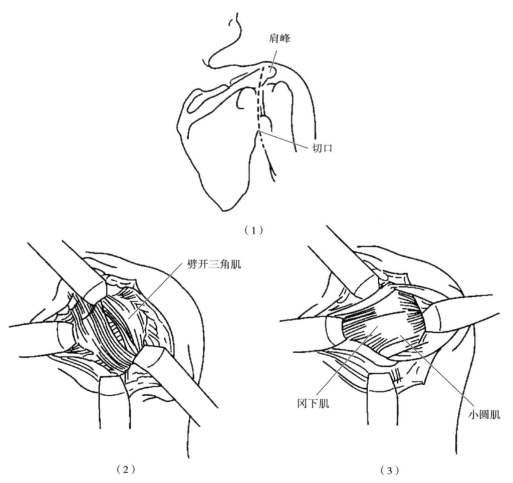

（1）

（2）　　　　　　　　　　　　　　　　　（3）

图13-2-19　肩关节后方半脱位的后关节囊缝合术
（1）起自肩锁关节后方向腋后皱褶做军刀状切口;（2）从肩峰后外侧角内侧2~3cm开始,顺其肌纤维分开三角肌;（3）显露下方的冈下肌与小圆肌

内外旋。6 周时允许前屈。12 周时开始举重并逐渐增加重量以便增加肌力与耐力。6 个月时,可恢复轻量的投掷与非接触性运动。1 年时,投掷运动员可重新参加比赛。

3. 经后入路的 Neer 下关节囊移位术 手术中纵向切开后关节囊壁,尽可能地向下与向前松解沿肱骨颈附着的关节囊。将上关节囊牵向下方,下关节囊牵向上方。切开冈下肌,重叠、缩短以进一步加强后关节囊。这个手术可消除腋袋及多余部分(图 13-2-19)。

【适应证】

(1) 非真正创伤性复发性后脱位的后方半脱位综合征。

(2) 反复发作的肩关节后脱位引起疼痛或活动受限,非手术治疗无效。

(3) 影像学检查提示盂唇结合不良或关节囊松弛。

【麻醉】 气管内插管,吸入和静脉全身麻醉。

【体位】 侧卧位。

【手术步骤】

(1) 在肩峰与肩胛冈后侧表面做 10cm 垂直切口。分离皮下组织显露三角肌。

(2) 从肩峰后外侧角内侧 2～3cm 处开始,在肩胛冈分开三角肌,并向远端延伸 5～6cm。为保护腋神经,三角肌向远端劈开时不能超过小圆肌。在肌肉丰满的患者中,可将三角肌完整地从肩胛冈或肩峰上掀起。

(3) 然后显露小圆肌与冈下肌,扩大两者间的间隙。斜行剥离冈下肌,以便以后用肌腱的浅层加强关节囊后部。

(4) T 形切开关节囊后部的后袋(图 13-2-20)。在最初的纵向关节囊切口上方,剥离 1.5cm 的关节囊,形成关节囊上瓣。

(5) 上肢逐渐内旋,用扁平骨膜剥离器保护腋神经,从肱骨颈到肱骨距前部周围剥离关节囊,形成

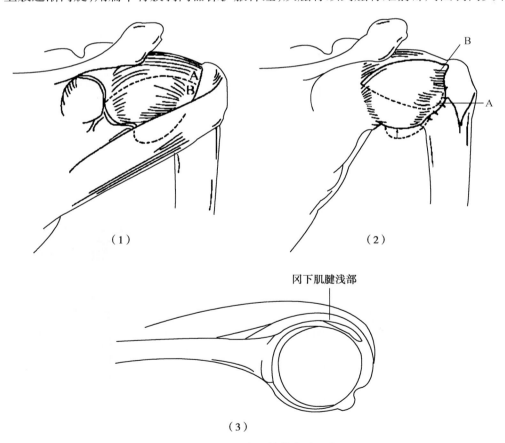

冈下肌腱浅部

(1)　　　　　　　　　　　　(2)

(3)

图 13-2-20　后路下关节囊移位术

(1)T 形切开以形成上瓣(A)与下瓣(B);(2)上、下瓣的重新定位;(3)关节囊瓣的加固;将冈下肌肌腱的浅部牵向下方并缝合于肩胛颈裸露的骨面,深部缝合于其上方

下关节囊瓣。从关节囊牵起小圆肌并保留其完整性。

（6）然后牵引肩关节，扩大关节间隙（必要时可加用肌肉松弛剂），以便可向前检查关节盂盂唇部。如果关节盂盂唇前部已被剥离，则在前方做第二个切口，通过该切口将盂唇缝合于关节盂的骨面（Bankart 修补）。如盂唇的前部完整，可将关节囊的后部向后拉，以消除下袋并减少前关节囊松弛。

（7）用刮匙与小圆凿在肱骨颈的骨沟处凿刮出一个浅槽，以便将关节囊瓣固定于裸露的骨面。重新固定关节囊时，要轻度伸直上肢并适当外旋。

（8）紧缩关节囊瓣时，Bikini 建议将上肢维持于 5°～10°外旋、10°～15°外展、屈曲与伸直中立位。先下拉重新缝合上瓣以消除后袋，然后将较长的下瓣上牵盖在上瓣上，将其多余部分返折以加强后部。

（9）用冈下肌的浅部进一步加强关节囊后部。将冈下肌深部重新固定于较表浅的部位以保留主动外旋功能。如果三角肌已被剥离，则应将其仔细地重新固定。

（10）闭合切口，通过由腕至上臂中部并绕过腰部的轻质塑料夹板将患侧上肢固定于屈伸中立位、外旋 10°，并屈肘 90°。需要用坚强的外固定以保证维持 10°的外旋。

【术后处理】　Bigliani 等提出的术后处理强调持续制动肩关节，术后患侧上肢固定于轻度外展及旋转中立位 6 周。用塑料支具维持该位置、支撑上肢的重量并防止作用于修补部的向下的剪力。术后 6 周去除塑料夹板，进行上肢抬举至肩胛骨平面和外旋的活动范围锻炼以及肌肉等长收缩锻炼。此后 3 个月，逐渐增加锻炼强度，直至开始完全的肌力增强锻炼。3 个月内应避免抬举超过 150°及内旋练习，否则会牵拉修补部。术后 9 个月至 1 年禁止如游泳与投掷一类的体育活动。

4. 关节囊移位并后路骨阻挡术（Warren 手术方法）　通过后路植骨形成骨阻挡加强关节囊移位（图 13-2-21）。将取自肩胛冈或髂嵴的移植骨可靠地固定于肩胛颈并应使其突出于关节囊外，超过肩胛

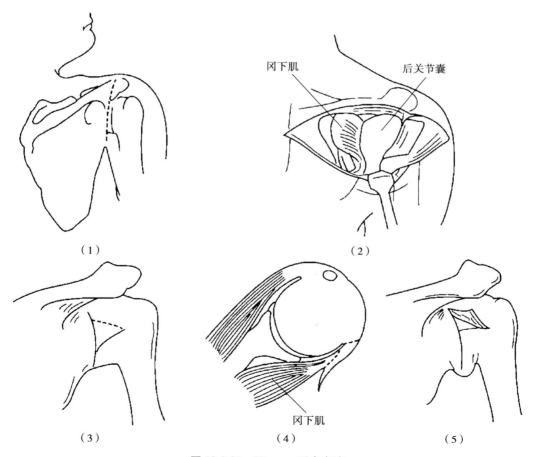

（1）　　　　　　　　　　　　（2）

（3）　　　　　　　　　（4）　　　　　　　　　（5）

图 13-2-21　Warren 手术方法
（1）纵向皮肤切口；（2）后关节囊的显露；（3）T 形关节囊切口；（4）冈下肌肌腱前移以加强关节囊；
（5）下关节囊移位修补术

骨外缘 1/4~1/3cm。重要的是移植骨应位于关节囊外而不撞击肱骨头。一般很少需要骨移植,只有患者存在明显的骨或软组织缺损时才使用这种方法。

【适应证】
(1) 反复发作的肩关节后脱位引起疼痛或活动受限,非手术治疗无效。
(2) 影像学检查提示有明显的关节盂发育不全、骨缺损或存在关节囊后方软组织缺乏。
【麻醉】　气管内插管,吸入和静脉全身麻醉。
【体位】　俯卧或侧卧位。
【手术步骤】
(1) 患者可俯卧于两个纵向的圆条状胸枕上,或患侧向上侧卧。上肢消毒铺单,使之可被随意搬动。
(2) 从肩峰远端向腋皱襞越过肩后部的软组织纵形切开。
(3) 劈开三角肌纤维,避开下方走行于小圆肌远端的腋神经。如果显露不佳,可向内侧或外侧延长切口,成为 Y 形。
(4) 找到冈下肌,扩大冈下肌肌腱的间隙,显露关节囊,不要切断冈下肌肌腱。
(5) 为更好地显露术野,垂直切断冈下肌肌腱,保留外侧的大部分肌腱。该肌腱常较薄且缺乏强度,但可用来加厚后关节囊,即便它的长度不足以到达关节盂。
(6) 从关节囊分离该肌腱与肌肉后,认清关节囊。
(7) 在关节盂缘 T 形切开关节囊,检查盂唇与关节。
(8) 缝合后关节囊,将关节囊外侧瓣缝合于关节盂。如果盂唇已被剥离,则用穿过骨的带线锚钉进行修补。如果盂唇完整,则直接缝合。根据关节囊后侧与下侧松弛的程度,将其牵向内侧与上方。当存在明显的关节囊下部松弛时,必须 H 形切开关节囊,以便适当地消除下袋(图 13-2-22)。
(9) 修补关节囊时,将上肢维持于外展 30°~40°旋转中立位。将冈下肌肌腱折叠或直接前移固定于关节囊以加强其强度。
(10) 如果关节囊或肌腱强度不足,则添加骨阻挡。因为植骨的主要目的是增加关节盂的大小与深度而又不接触肱骨头,所以后路骨阻挡的位置很关键。一般来说,移植骨取自肩胛冈,长 3cm,宽约1.5cm。准备肩胛颈部的皮质并钻孔,保证螺钉穿过双侧皮质且不穿过关节面。然后先修补关节囊,再安放移植骨。移植骨安放于关节缘的后下 1/4 象限。移植骨应能发挥扩大肩关节的功能,使前方与后方的软组织能防止半脱位,而不应作为对肱骨头的一种机械阻挡而发挥作用(图 13-2-23)。

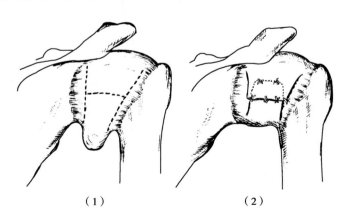

（1）　　　　　　　　　　（2）

图 13-2-22　后侧肩关节囊缩叠手术
(1)H 形关节囊切口;(2)下关节囊移位修补术

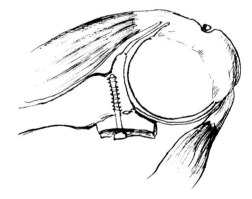

图 13-2-23　后侧肩关节稳定手术
后方植骨形成骨阻挡

【术后处理】　用支具维持上肢于旋转中立位并轻度伸直,以减少向后半脱位的拉力。6 周时,开始进行活动范围及肌力的锻炼,重点应放在内外旋肌群的肌力上。如果肌力良好且已恢复全幅度的活动范围,则可在 9~10 个月时开始进行涉及患肩的体育活动。应早期开始被动活动,从中立位向最大外旋角度旋转,但应避免最大内旋。6周内最好避免屈曲,但在肩胛骨平面的抬举会使修补部在不承受过度的应力下愈合。

5. McLaughlin 手术　适用于伴有大的前内侧 Hill-Sachs 损伤的复发性后脱位的治疗,要点是将肩胛下肌肌腱转移至缺损部。

【适应证】

(1) 伴有大的前内侧 Hill-Sachs 损伤的复发性后脱位反复发作引起疼痛或活动受限,非手术治疗无效。

(2) 影像学检查提示有明显的关节盂发育不全、骨缺损或存在关节囊后方软组织缺乏。

【麻醉】　气管内插管,吸入和静脉全身麻醉。

【体位】　侧卧位。

【手术步骤】

(1) 自前侧通过三角肌胸大肌间沟进入肩关节,将联合腱牵向内侧,显露肩胛下肌肌腱。

(2) 尽可能接近其附着部横形切开肩胛下肌肌腱。也可按照 Neer 与 Foster 的方法,连同截断小结节肌腱附着部一起截断小结节。附带的小结节骨片有助于填充肱骨颈前内侧的缺损。

(3) 切除该缺损表面,然后通过钻于肱骨的骨孔用褥式缝合将肩胛下肌肌腱重新固定于肱骨颈缺损的深部(图 13-2-24)。

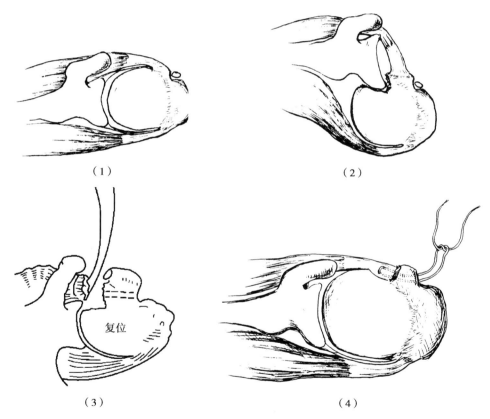

(1)　　　　　　　　　　　　　(2)

(3)　　　　　　　　　　　　　(4)

图 13-2-24　McLaughlin 手术治疗肩关节后脱位

(1)左肩关节横截面的上面观;(2)在后脱位畸形中,后关节盂缘卡在肱骨头前方缺损内;
(3)脱位复位后仍不稳定,内旋、屈曲或内收时可发生再脱位;肩胛下肌已被切断;(4)通过
将肩胛下肌止点向内侧移位于缺损部而稳定肩关节

Neer 与 Foster 对这个方法进行了改良,建议用一枚螺钉将小结节连同肩胛下肌肌腱一起固定于缺损部(图 13-2-25)。

【术后处理】　使用肩关节固定器。伤口愈合后开始摆动锻炼,应鼓励逐渐恢复上肢的正常活动。

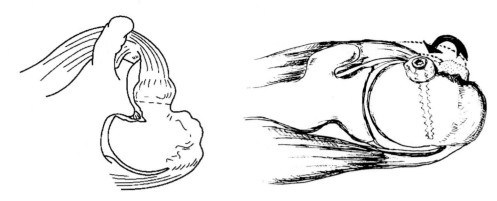

图 13-2-25 Neer 改良的 McLaughlin 手术

小结节及其附着的肩胛下肌肌腱被移位于缺损部并用骨螺钉固定

至少 3 个月内,要避免患者承受任何外来的外旋力。

肩关节后方不稳定及多向不稳定的手术治疗小结:

肩关节后方不稳定临床较少,而肩关节多向不稳定多合并有关节盂倾角异常等解剖学异常。肩关节后方不稳定或后下方不稳定可能与关节囊松弛的渐进性进展有关。关节囊的松弛可能是先天性的,也可能是获得性的,可能有症状或是症状轻微。因此,盂唇损伤是肩关节疼痛及后下方不稳定的主要原因。因为只要盂唇正常,无论关节囊多么松弛均不会产生盂肱关节疼痛及不稳定。而肩关节松弛导致的异常活动增加最终都会使得盂唇磨损而导致后下方病变。

由于后方盂唇结构较为菲薄,故在对后方不稳定的手术治疗中,对关节囊的紧缩和盂唇的修复需小心谨慎。患者 Jerk 征阳性并非是绝对手术指征,而肩关节的疼痛则应作为重要的考量指标。在 Jerk 试验无痛的患者中,首选功能康复锻炼,以恢复肩胛-胸壁关节与盂肱关节的动力协调性。虽然力量练习不能改善肩关节过度松弛的症状,但可增强肩胛带周围力量并增强肩关节功能。非手术治疗方案包括大量的康复锻炼,包括肩袖肌肉的力量练习、三角肌力量练习和肩胛带诸肌的力量锻炼。

肩关节后方不稳定和多向不稳定的手术治疗不仅仅要将松弛的关节囊重新缝合,还要重建损伤的盂唇的连续性。关节镜下关节囊紧缩成形术应充分松解关节囊,去除关节盂周围的软骨,在关节盂边缘打入锚钉,对后下方盂唇进行成形。同时提升前下方和后下方的关节囊。由于后方和多向不稳定合并骨缺损较少,故大多以软组织手术为主,骨性手术相对采用较少。附表 3 中介绍了肩关节后向不稳定的手术方式小结。

术前、术中及术后恰当地进行计划可极大地减少复发性不稳定或运动丧失、神经血管损伤、感染及术后退行性改变等并发症。必须了解患者的期望及任何其他的要求并给予相应的处理。要恢复稳定性并保留活动能力,必须对病理性损伤进行牢固的修补。运动过度丧失及金属内固定造成盂肱关节的损伤一直被认为是退行性改变的主要原因。采用骨阻挡或喙突移位时,如果移位位置不良,可撞击肱骨头引起退行性改变。因此,手术修补成功的关键包括选择恰当的病例、选择能矫正病理性损伤的恰当手术方法、透彻了解局部解剖、找到并保护重要的血管神经结构、采用与手术矫正方式一致的术后康复方案及对患者求治目的的充分了解。

(四) 关节镜手术

目前肩关节稳定手术大多可通过关节镜完成,详细内容见相关章节。

（傅中国）

三、陈旧性肘关节脱位的手术治疗

(一) 概述

新鲜肘关节脱位未及时治疗,或复位后再次脱位又未能复位者,若病程超过 3 周,即为陈旧性肘关节脱位。陈旧性肘关节脱位治疗困难,且由于时间较长,多伴有关节内粘连、异位骨化、肱三头肌挛缩、关节滑膜及软骨退变等病理改变,加之初次损伤可能导致的韧带断裂、冠突陈旧骨折等合并损伤,治疗颇为棘手,疗效也不甚理想。陈旧性肘关节脱位的治疗目的:尽可能恢复肘关节的解剖对位;重建肘关节的稳定结构;尽量恢复关节功能,改善关节活动范围和关节的稳定性,使肘关节周围肌肉恢复动力功能。

（二）治疗方法

1. 闭合复位

【适应证】　伤后 3 周左右,关节腔内尚未充满瘢痕组织,粘连尚不牢固者。

【麻醉】　气管内插管,吸入或静脉内全身麻醉。

【体位】　仰卧位,患肩后方垫高,手术床头端升高 30°。皮肤灭菌,患侧前臂用无菌巾包裹,使患臂游离于无菌区域内,利于术中改变肩关节位置,满足显露和操作要求。

【操作步骤】　全身麻醉,肌肉充分松弛。

（1）用轻柔手法使肘关节伸、屈、内、外晃动,及轻度的内旋、外旋往复活动,松解关节内与关节周围的粘连。

（2）先行纠正侧方的移位,再做牵引和伸屈肘活动,施行肘关节复位,若经 X 线片或 C 形臂机透视监测下已证实达到复位,即可结束操作。

（3）复位后石膏固定肘关节,制动 2 周去除固定,开始功能训练。过早活动关节易致脱位复发,固定时间过长,关节易发生僵硬,故应按具体情况决定。对于脱位时间长,损伤程度重的患者,闭合复位不易取得成功。

【临床风险】　时间超过 3 周的成人肘关节陈旧性脱位由于关节内瘢痕增生,关节周围软组织挛缩,加上肘关节制动后出现的失用性骨质疏松,闭合复位的临床成功率低,而且存在较大的风险。建议在透视监控下进行复位,如牵引后觉关节僵硬,则考虑行切开复位术。

闭合复位的牵拉可能造成肘关节周围血肿形成,并增加术后粘连和异位骨化的风险。建议复位后常规进行预防异位骨化治疗,并积极采用冰敷等理疗手段消除肘关节肿胀。闭合复位后,早期康复锻炼时应佩戴铰链式支具,以防发生再脱位。

2. 手术治疗

【适应证】

（1）闭合复位失败。

（2）脱位已历数月,但尚无骨化性肌炎发生。

（3）脱位关节处于非功能位,明显影响生活活动功能。

依据病变程度不同及不同适应证,可采用下述几种方法:

（1）关节切开松解复位术

【术式选择】　根据脱位的方向、程度,有无异位骨化存在,侧副韧带损伤或挛缩情况,以及肱三头肌有无挛缩选择后正中入路、单纯内侧或外侧入路,或内外侧联合入路。它们各有千秋:后正中入路显露范围大,但术后血肿发生率较高;内外侧联合入路显露范围足够,血肿发生率较小,但做肱三头肌延长有一定困难;单切口入路的优点在于根据需要可以转为双侧入路。复位后主张选用肘关节铰链式外固定支架,以保持肘关节对线、恢复稳定的软组织张力、牵开关节间隙保护关节软骨。

【麻醉】　全身麻醉或臂丛阻滞麻醉。

【体位】　后正中入路的体位可选择俯卧位或者侧卧位。一般而言,侧卧位较为安全。患者侧卧后在肘窝处放置 Mayo 肘关节支架以维持肘关节屈曲位。如肘关节强直难以屈曲,在侧卧位时通过内旋肩关节可获得满意的后方入路体位,此时也可选择俯卧位将肘关节后方处于理想的操作位置。

【操作步骤】

1）上臂近端宜放置气囊止血带。

2）切口:肘后正中切口（图 13-2-26）。肘关节后方皮肤松弛,可以进行比较广泛的皮下分离以获得

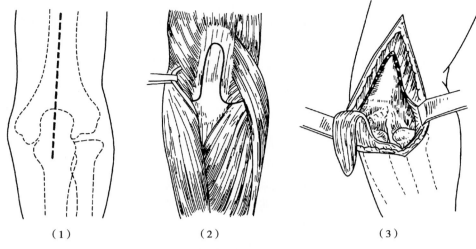

（1） （2） （3）

图 13-2-26 肘后正中切口

满意的显露,外侧可分离至肱骨外上髁肱桡肌起点处,向内可显露尺神经沟,便于游离尺神经以备尺神经前置。

3）肱三头肌的处理:为使脱位的肘关节复位,需对肘关节内的瘢痕组织进行清理。Speed 主张切开肱三头肌肌腱形成舌状瓣肌腱瓣,向远侧翻转,显露后方鹰嘴窝、桡骨头及上尺桡关节,再游离尺神经。亦可将切口皮瓣向两侧分离,于肱三头肌两侧切开并游离,显露肘关节后方,而尽可能保持肱三头肌肌腱的结构连续性。笔者经验,如有可能,应尽力保留肱三头肌的连续性,后关节囊内瘢痕可通过内外侧联合入路游离肱三头肌的两侧进行显露和清理。

4）处理后关节囊:显露后关节囊,切开关节囊,骨膜下剥离以显露肱骨内外髁。适当牵引以显露半月切迹,清除鹰嘴窝与半月切迹内的瘢痕与肉芽组织。此处间隙狭小,术者或助手可佩戴头灯以增加照明。如粘连广泛,可部分剥离内外髁及肱骨下端,同时松解侧副韧带与关节囊周围的粘连。笔者主张,不要切断挛缩的内外侧副韧带,而是在侧副韧带的肱骨侧附着处进行骨膜下剥离以获得一定程度的松解。另外,即使通过铰链式外固定支架能够牵开肘关节的关节间隙,也别忘记做内外侧副韧带的松解。

5）处理前关节囊:如采用 Speed 术式,不通过肱肌下方显露前关节囊,可通过在轴向牵引下部分牵引肘关节显露前关节囊。可先横形切断前关节囊增生的组织,以增加显露,再进一步清除冠突窝及前方关节囊瘢痕组织。亦可从前内侧和前外侧游离肱肌,从肱肌下方显露前关节囊,从两侧切除增生的前关节囊,并进一步清理冠突窝内瘢痕。

6）复位:以手法伸屈肘关节及左右晃动,使关节粘连得到充分松解,再施行侧方复位与伸屈肘的复位。复位后如有再脱位趋势,可屈肘90°用1~2枚交叉克氏针贯穿尺骨鹰嘴及肱骨远端做临时固定,或用铰链式外固定支架固定。

7）复位后处理:肘关节复位后,通过屈伸肘及前臂的旋前旋后评估肘关节活动度及稳定性。缝合肱三头肌肌腱瓣时应根据肌肉张力大小,决定是否行肱三头肌腱 V-Y 延长术。若尺神经有卡压可能,则行尺神经前置手术。

8）放松止血带,仔细止血,放置引流管。一般肘关节前关节囊出血较多。如肘关节存在异位骨化或皮下游离范围较广,可防止两根引流管。一根置入前关节囊,另一根置于皮下,以预防皮下血肿。屈肘位缝合皮下筋膜及皮肤,关闭切口。

【术后处理】 术中采用克氏针临时固定者,术后屈肘90°用石膏托固定,3 周后去除并拔出克氏针,开始肘关节伸屈功能练习,也可以先用 CPM 机被动活动。使用铰链式外固定支架固定者,术后可锁定铰链轴,待关节消肿后逐渐进行被动活动 3~4 周,再开始进行肘关节主动活动练习。如术中肱三头肌肌腱做过 V-Y 延长,则术后 4 周内肘关节屈曲不能超过 90°,术后 6 周后再进行肘关节主动活动练习。

【临床风险】 陈旧性肘关节脱位手术切开复位后,如果术中检查发现肘关节仍然不稳定,或者复位过程中广泛松解挛缩的侧副韧带,导致肘关节侧方不稳定者,宜使用铰链式外固定支架固定肘关节,使之以同心圆性形式屈伸活动,由支架维持稳定的旋转轴和软组织张力。临床应用的有单边外固定支架和环形支架。但无论采用何种支架,都必须确定肘关节的旋转中心。该中心位于肱骨滑车旋转轴的延长线上。在肘关节侧位的投影为肱骨小头纯侧位圆圈的中点(图13-2-27)。术中通过外侧游离显露肱骨小头,直视下判断其中心,从那里平行滑车轴打入一枚2.0mm克氏针,肘关节侧位透视确认克氏针位于旋转中心上,再将铰链式外固定支架的旋转中心轴的孔穿过克氏针,再调节外固定支架臂的长度,安置外固定支架。尺骨臂的外固定针务必位于尺骨髓腔的正中打入,因为偏心打入可能造成尺骨骨折。

（2）肘关节成形术

【适应证】　脱位病程长,关节僵硬,或已强直于非功能位,并伴有疼痛、乏力症状,明显影响活动功能者。根据笔者的经验,如果患者关节软骨尚好,切开复位仍是首选的治疗方式,只有当关节软骨严重退变及破坏时才考虑肘关节成形术。

【麻醉】　全身麻醉或臂丛阻滞麻醉。

【操作步骤】

1）后正中切口,分离保护尺神经;舌形三角肌肌瓣,显露肘后关节腔及肱骨下端;清除关节内瘢痕组织切除骨赘,松解粘连等步骤均与关节切开松解复位术同。

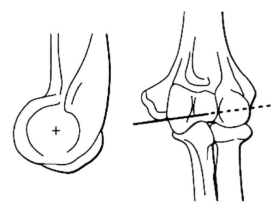

图13-2-27　肘关节旋转中心示意图

2）在充分松解的基础上,切除肱骨下端滑车部及鹰嘴窝与冠状窝骨质,使关节腔前后贯通,肱骨内、外髁呈分叉状。并可进一步松解前关节囊粘连,游离前方关节间隙。同时切除部分尺骨鹰嘴(0.5～1.0cm)及冠突,并切除半月切迹内的关节软骨,使尺骨半月切迹与肱骨下端分叉状髁间窝形成假关节的对合。做肘的伸、屈活动,修正对合骨面,使之更加适配。测试两侧副韧带张力及关节侧方稳定性,调整三头肌张力,放置负压引流管,逐层缝合肱三头肌肌腱瓣及皮肤。

3）如果采用Kashivagi肘关节成形术,则只切除冠突窝与鹰嘴窝之间的骨质,使前、后关节腔贯通,仍保留滑车部分。切除之骨孔直径不应小于2.5cm,并用骨钳或骨刀修整滑车部骨质,切除所有骨赘,使之与尺骨半月切迹相适配,并达到最大限度的活动范围。此方法的优点是保留了滑车、肘关节的稳定性,尤其侧方稳定性得到较好的保存。缺点是挛缩的松解有时不够充分,残留活动范围障碍。

【术后处理】　肘关节于屈曲90°位,用石膏托固定3周。3周后去除固定,做关节伸屈功能练习。

【临床风险】　肘关节成形术固然可以使患肘恢复一定程度的活动功能,但术后肘关节不稳定,肌肉力量减弱,对体力劳动者要谨慎选用。

（3）人工肘关节置换术

【适应证】　对陈旧性肘关节脱位,伴有骨折畸形愈合或侧副韧带损伤关节不稳定;或强直于非功能位,严重影响正常生活活动,但必须是不存在骨化性肌炎的患者。在陈旧性肘关节脱位患者,由于周围软组织挛缩及瘢痕明显,肘关节置换术的疗效远不及因关节炎及复杂肱骨远端骨折的患者。

【操作步骤】　详见人工关节章节。

（4）肘关节融合术:肘关节融合术可在功能位置得到一个能满足日常生活活动需要、有一定力量且稳定的前臂功能。

【适应证】

1）关节强直于非功能位者。

2）肘关节伸、屈肌肉萎缩或严重挛缩失去动力功能者。

【操作步骤】　详见关节融合术。

（傅中国）

四、陈旧性桡骨头脱位

陈旧性桡骨头脱位,临床中常见于儿童孟氏骨折的后遗症:尺骨近端骨折复位不良或畸形愈合,脱位的桡骨头因嵌入软组织未能完成复位。新鲜桡骨头脱位,无论成人或儿童都应首先采用手法复位,多数病例可达到满意的复位。用小夹板或石膏托固定,伸展型保持在屈肘120°～130°位2周后,逐步换90°位固定。8～12周骨折愈合,功能恢复良好。仅少数成人病例因尺骨骨折不稳定,固定效果不佳或儿童少数病例延误治疗,骨折畸形愈合,桡骨头脱位需要手术治疗。在成人,可以切除桡骨头,尺骨行截骨矫形内固定;但在儿童不可切除桡骨头,而是在尺骨矫形的基础上行桡骨头切开复位,修复或重建环状韧带。一般而言,在儿童孟氏骨折遗留的桡骨头陈旧脱位,肘关节的屈伸功能多正常,且少见肘关节内外翻畸形;随着年龄的增长,骨骼发育日趋成熟,出现前臂旋转功能障碍,则须考虑手术治疗。如果尺骨近端无畸形愈合,则单纯对桡骨头行切开复位术,并重建环状韧带;如果尺骨近端畸形愈合,尤其是短缩和背侧成角,必须行尺骨近端截骨矫形,方可实现桡骨头复位,恢复上尺桡关节力线,维持桡骨头与尺骨切迹的对位。

切开复位环状韧带重建术:

【麻醉】　全身麻醉(取大腿阔筋膜做移植物)或臂丛麻醉。

【体位】　仰卧位。

【操作步骤】

1. 切口　推荐采用肘关节 Boyd 入路。切口起自肱骨外髁,向后下方延伸。深层组织的显露可通过肘肌和尺侧腕伸肌间隙进入。本病例该入路有如下好处:①显露桡骨头及桡骨颈背侧较为方便;②如尺骨畸形愈合切口沿尺骨嵴背侧延伸有利于完成截骨矫形及接骨板固定;③如需重建环状韧带,将切口向近端延伸可获取肱三头肌腱膜重建环状韧带。

2. 手术　于桡骨头及颈部后外侧显露。在陈旧性病例,关节囊和韧带一般均退变为瘢痕组织。此时需逐步清理瘢痕组织。如瘢痕增生较多或关节囊结构不易辨认,也可将切口略向上延长,显露肱骨小头以观察桡骨头的对位关系。在清理桡骨头周围瘢痕时,应注意将肱尺关节和上尺桡关节内的纤维组织均予以清理,以便复位及观察桡骨头的对位。桡骨头陈旧脱位的病例一般难以辨认环状韧带残存结构。如在清理瘢痕时能够找到环状韧带的残存结构,可予以保留。完成显露后对陈旧脱位的桡骨头进行复位。一般而言,桡骨头陈旧脱位多是向前方脱位。故通过在肘关节掌侧的推挤和按压配合旋前旋后可将桡骨头复位。如术前摄片见尺骨近端畸形,可在此时进行尺骨截骨矫形术。

对于陈旧孟氏骨折的尺骨畸形多为尺骨背侧弓消失,部分时候还合并有尺骨短缩。此时可使用骨刀或微型摆锯在尺骨中上 1/3 处斜形截骨。截骨后将截骨两端向背侧拱起,并适当延长尺骨后,采用 3.5mmDCP 接骨板或锁定接骨板进行固定。尺骨短缩较为明显,则在延长尺骨后截骨断面间植骨以维持力学的稳定性。在此强调的是,采用非锁定的 3.5mmDCP 接骨板固定时,由于尺骨矫形后背侧拱起,故应将接骨板适度预弯以匹配矫形后尺骨背侧的形态。在尺骨截骨矫形完成后,再进行环状韧带重建术。

环状韧带重建手术可于肱三头肌腱外侧取一长 8cm、宽 1cm 腱膜条,从桡骨后内侧绕至前外侧,穿过尺骨上端后方相应水平的钻孔而绕回,与筋膜条另端缝合。或于尺骨上端环状韧带平面由外向内钻孔两个,将成形韧带两头以内 8 字埋藏缝合线通过钻孔隧道,在尺骨内侧结扎固定。注意不要太紧,以免影响上尺桡关节的旋转。如在尺骨近端打孔难以实施,也可使用带线锚钉将筋膜环绕过来的两端打结固定于尺骨近端(图13-2-28)。环状韧带重建可采用的移植物较多,还可采用大腿阔筋膜条或从同侧肢体前臂取掌长肌腱。

一般而言,如陈旧桡骨头脱位合并尺骨畸形,在畸形得到充分矫正后,上尺桡关节及肱尺关节对位即基本恢复。此时环状韧带重建后可于术中评价桡骨头的稳定性。如仍觉桡骨头有脱位趋势,可在桡骨头整复及环状韧带重建后,在屈肘90°位通过肱骨小头向桡骨头穿一克氏针,固定2周后拔去;同时以长臂石膏托外固定。如术中评判桡骨头无脱位趋势,也可单纯固定2周后开始功能锻炼。

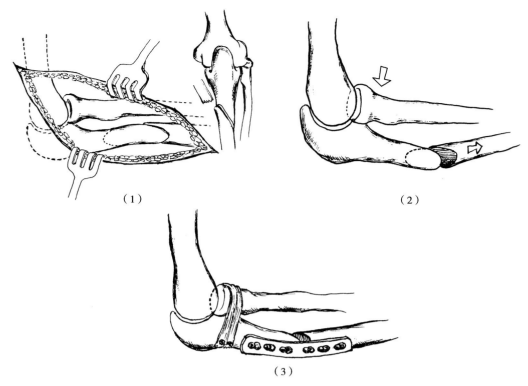

图 13-2-28　陈旧性桡骨头脱位切开复位环状韧带重建术
（1）切口；（2）尺骨截骨矫形、桡骨头复位；（3）尺骨接骨板固定，移植肌腱重建环状韧带

（傅中国）

第三节　下肢关节脱位

一、髋关节脱位

创伤性髋关节脱位占四大关节（肘、肩、髋、膝）脱位的第 3 位，多由高能量损伤如交通伤、工程事故等造成，常为多发创伤的一部分。髋关节脱位常伴有髋臼骨折或同侧股骨骨折。依据股骨头脱位的方向，髋关节脱位可分为后脱位、前脱位及中心型脱位三型。其中以髋关节后脱位最为常见，占全部髋关节脱位的 85% ~90% 。

因致伤暴力巨大，常合并重要脏器损伤，因此必须对受伤患者进行全面的检查而不能仅满足于脱位的诊断。此外，髋关节后脱位可能并发坐骨神经损伤、中心型脱位可能合并盆腔脏器损伤、前脱位则可能合并动脉损伤或静脉栓塞，以上情况需在诊断时注意。双髋关节正位及患髋侧位 X 线片可明确诊断和脱位类型，如果怀疑有髋臼和（或）股骨头骨折者，应做 CT 扫描检查。

髋关节脱位是需要立即复位的骨科急症，应尽可能在 6 小时以内复位，否则将增加股骨头坏死的发生率。多数前脱位和后脱位可采取闭合复位；2% ~15% 的髋关节脱位无法闭合复位，原因包括没有充分镇痛、软组织形成的纽扣样嵌顿、游离骨折块的阻碍等。这些情况需要行急症手术复位。CT 扫描对判断妨碍复位原因有很大帮助。

髋关节脱位的手术治疗指征包括：闭合复位失败；合并有股骨颈骨折的髋关节脱位；关节腔内游离骨块或软骨块导致的关节功能障碍；股骨头大的劈裂骨折；复位后髋关节未达正常对应关系；复位后髋关节不稳定。

（一）髋关节前脱位

髋关节前脱位较少见，占髋关节脱位病例的 5% ~10% 。根据脱位后股骨头的位置前脱位可分为耻骨型、闭孔型及会阴型。新鲜脱位在全身麻醉或硬脊膜外麻醉下复位比较容易。少数闭合复位失败者,如股骨头嵌入髂腰肌者应行切开复位。

髋关节前脱位切开复位术

【麻醉】　选用硬脊膜外麻醉或全身麻醉。腰骶丛+坐骨神经阻滞麻醉对并发症多、体质虚弱的高龄患者也是不错的选择。

【体位】　患者仰卧位,患侧臀部垫高。

【操作步骤】

1. 手术入路　难复性的前脱位推荐使用前外侧入路(Smith-Peterson 入路)或外侧入路(Watson-Jones 入路),都可以达到圆韧带部,适合于直视下复位骨折和固定股骨头骨折。Smith-Peterson 切口利用缝匠肌和阔筋膜张肌间隙,并在股直肌与臀中肌间进入,显露髋关节前方的损伤结构和股骨头骨折。术中应妥善保护股外侧皮神经和股神经,以及旋股外侧动脉的升支。Watson-Jones 切口从阔筋膜张肌和臀中肌间进入,臀中肌和臀小肌的前 1/3 作为肌瓣而掀开,显露髋关节囊;必要时可以显露髋关节的后部,术中应注意避免损伤外展肌群的支配神经。

2. 暴露与复位　沿裂口切开关节囊,清除髋臼内及股骨头颈周围血肿及瘢痕组织,游离股骨头颈;采用问号法实施复位,但忌用旋转暴力,以免发生股骨颈骨折(图 13-3-1)。

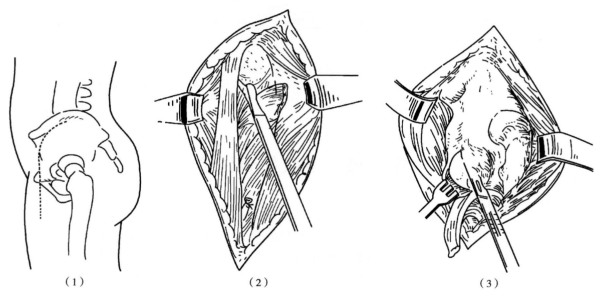

（1）　　　　　　　　　（2）　　　　　　　　　（3）

图 13-3-1　髋关节前外侧入路治疗髋关节前脱位
（1）皮肤切口标线;（2）在阔筋膜张肌、缝匠肌与股直肌外侧之间分离;（3）显露髋臼,探查股骨头

3. 闭合切口　透视或拍片证实复位满意后,修复关节囊,放置胶管引流,逐层缝合关闭伤口。

【术后处理】　患肢行下肢牵引 4 ~ 6 周后,扶双拐逐步负重活动。

（二）髋关节中心型脱位

髋关节中心型脱位多为暴力作用于大转子外侧,经股骨头传导到髋臼所致。新鲜脱位患者一般情况允许时,应立即在全身麻醉或椎管内麻醉下手法复位,多数可达满意复位。术后患肢外展位骨牵引,重量维持在 5 ~ 10kg。3 周后减量,4 ~ 6 周去除牵引,功能练习器加强髋、膝关节训练。部分患者闭合复位不满意应行手术切开复位。

髋关节中心型脱位切开复位术

【适应证】

1. 股骨头突入骨盆内,被髋臼骨折段卡住或有骨片、软组织交锁,闭合复位失败者。

2. 髋臼底骨折,股骨头复位后,移位的髋臼骨折块不能随之复位者。

3. 合并同侧股骨颈或股骨干骨折,无法牵引治疗者。

【麻醉】 选用硬脊膜外麻醉或全身麻醉。

【体位】 患者仰卧位,患侧臀部垫高45°。

【操作步骤】

1. 切口 作髋关节前外侧切口,起自髂嵴中部,沿髂嵴前行至髂前上棘,然后折向大腿上外侧向下延伸10~12cm。

2. 显露 在髂骨嵴上开始作髂骨内板骨膜下剥离,从外向内剥离软组织,进入髂前窝,将髂腰肌及髂肌向内侧牵开。如果髋臼底的骨折块卡住股骨头,则用骨膜剥离器轻轻剥离、移动骨折块,使股骨头解脱卡压得以回纳,手法将髋臼内板大骨块复位,必要时内固定。

3. 依次缝合切口各层。

【术后处理】 患肢骨牵引4~6周后,扶双拐逐步负重活动。

（三）髋关节后脱位

1. 分类 髋关节后脱位最为常见,多由间接暴力所致。当髋关节处于屈曲、内收、内旋位时,股骨头大部分脱离髋臼窝转向后方,如遇强大暴力撞击膝关节时,股骨头突破关节囊,则形成后脱位。后脱位有时合并髋臼后缘骨折或坐骨神经挫伤。目前最常用的分型为Thompson-Epstein分型,将髋关节后脱位分为Ⅰ~Ⅴ型。

Ⅰ型:单纯性髋关节后脱位,可合并极小的髋臼骨折。

Ⅱ型:髋关节后脱位伴有髋臼后壁单个大骨折片。

Ⅲ型:髋关节后脱位伴有髋臼后壁粉碎骨折。

Ⅳ型:髋关节后脱位合并髋臼底骨折。

Ⅴ型:髋关节后脱位合并股骨颈骨折。

2. 治疗的选择 新鲜Ⅰ型髋关节后脱位一般在早期采用手法复位均可得到满意疗效。Ⅱ~Ⅴ型髋关节后脱位合并骨折,一般应早期切开复位内固定(Ⅲ~Ⅴ型手术见髋臼骨折)。复杂的后脱位最好通过后外侧入路(Kocher-Langenbeck入路)来治疗,因为经此入路可显露髋臼后柱,直接能探查股骨头以确定是否有骨软骨缺损、探查髋臼以确定是否有游离体以及探查髋臼后壁确定是否存在骨折。分离短外旋肌群以显露后侧髋臼和髋关节。坐骨神经应仔细确定位置以妥善保护,并保护旋股内侧动脉。

3. 髋关节后脱位切开复位术

【麻醉】 硬脊膜外麻醉或全身麻醉。

【体位】 侧卧位,患侧在上。

【操作步骤】

（1）切口:采用Kocher-Langenbeck入路。以大转子为中心作弧形切口,切口近端朝向髂后上棘,远端沿股骨干方向;切开皮肤及筋膜,顺切口方向切开阔筋膜,并钝性分离臀大肌纤维;显露臀中肌和外旋肌群(图13-3-2(1)~(4))。

（2）显露髋臼,复位并内固定骨折:于髋内旋位在大转子后缘1cm将梨状肌、闭孔内肌、上下孖肌及股方肌上端切断(图13-3-2(5)),并向后翻转牵开,显露脱位的股骨头。注意保护坐骨神经。沿髋臼后缘及股骨头脱出口扩大,切开关节囊,显露髋臼。清除髋臼内的血肿机化组织及小的骨碎片。如合并髋臼后壁,将骨折块解剖复位,先用1~2枚克氏针将其固定,用4mm直径钻头通过髋臼骨折片钻孔,以髂嵴中线方向斜行向上,选送适长短4.5mm直径松质骨螺钉,分别拧入2枚螺钉固定,使骨折片间加压嵌插。如果骨折片固定强度不够或骨片难以用单纯螺钉固定可采用重建接骨板内固定(详见髋臼骨折)。牵拉旋转患肢,推压股骨头进入髋臼内(图13-3-2(6))。检查活动良好,复位稳定。

（3）逐层缝合伤口,放置胶管引流。

【术后处理】

（1）术后2天拔引流管。

（2）术后皮肤或骨牵引4~6周。

（3）6周后行非负重的髋关节主动活动练习。

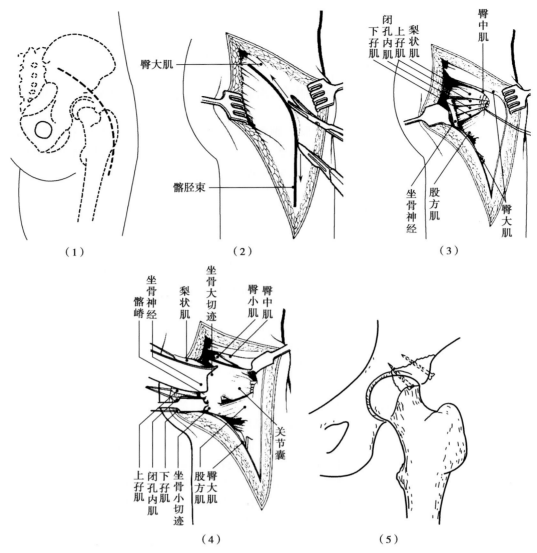

图 13-3-2 髋关节后外侧入路治疗髋关节后脱位

（1）切口位置；（2）切开皮肤；（3）切开阔筋膜，钝性分离臀大肌；（4）显露外旋肌群并于止点处切断；
（5）牵开切断的外旋肌群，即显露后方关节囊；（6）复位股骨头并固定骨折片

（4）12 周后患肢逐渐负重。

（四）关节镜技术在髋关节脱位中的应用

髋关节镜近来作为一种治疗措施可以用于多种情况,包括股骨与髋臼间的撞击、盂唇病变和游离体。诊断性关节镜检查采取仰卧位,通过前和前外侧通路进行。关节镜可以取出不需要屈髋的和小的关节间碎块,并观察盂唇。

二、膝关节脱位

膝关节脱位(dislocation of knee joint)少见,常伴有周围软组织如关节囊、韧带、肌腱、半月板和关节软骨的损伤,也可伴有血管和神经损伤。

（一）分类

依据胫骨对股骨的相对关系,膝关节脱位可分为前、后、外、内及旋转脱位,旋转脱位又可分为前内、前外、后内、后外旋转脱位。这一形态学分型虽然简单,但无法提示具体的结构损伤,对指导治疗无价值。Schenk 和 Yu 提出的分型方法,依据的是不同的交叉韧带、侧副韧带损伤情况及是否合并骨折,分为Ⅰ~Ⅴ型,其中Ⅴ型为脱位合并骨折者又分为 5 种亚型,可以据此进行相应的治疗和手术修复,有一

定的指导意义。

膝关节脱位是一种紧急而严重的创伤。其治疗不仅要尽早地立即复位,还要对损伤的关节囊、韧带等软组织进行修复或重建。对疑有血管损伤者,更需要紧急做动脉造影或手术探查修补。

（二）治疗的选择

急性膝关节脱位需立即设法手法复位,多数脱位复位并无困难;复位后用长腿石膏固定于膝关节屈曲15°~20°。作为一种临时的治疗措施,石膏固定可避免膝关节不再受到其他损伤。部分膝关节后外侧旋转脱位者,股骨内髁从内侧关节囊的裂口处穿出,裂口的边缘紧紧地套在股骨髁间窝和内收肌结节之间,使复位困难。当牵引下肢时,裂口越发紧张,使复位更加困难。被撕裂的内侧副韧带和鹅足肌腱也可阻挡脱位的整复。如手法复位后不稳定,则往往可能是有其他组织嵌入在关节中间。对此类难以整复的膝关节脱位,或手法复位后不稳定者,需切开复位。膝前内侧切口,游离皮下组织,显露破裂的关节囊,取出嵌入关节内并影响复位的关节囊、内侧副韧带或鹅足肌腱等组织,膝关节即可复位。

最新的循证医学证据已经证实,对膝关节脱位后进行手术修复或重建损伤结构的疗效要优于非手术治疗者。如行开放手术修复,要争取在两周内进行,否则瘢痕形成,解剖结构不清;而如果计划在关节镜下进行手术,则推荐在距伤后至少1周后进行,可以使关节囊得以一定的愈合以减少冲洗液的渗出。

（三）手术入路的选择

手术入路取决于脱位的类型和组织损伤的部位,一般前内侧入路和后外侧入路可满足膝关节大部分修复或重建手术的需要。前内侧入路可检查和修复内侧副韧带、鹅足肌腱、内侧关节囊、前交叉韧带、内侧半月板、髌骨及其韧带,当内侧结构损伤时,膝关节松弛内侧间隙扩大,通过前内侧入路也可行后交叉韧带的修复或重建。后外侧入路可检查和修复外侧副韧带、外侧关节囊、腘肌腱、后交叉韧带等结构。手术必须由有经验的医生主持进行,术前必须充分考虑到重建所需移植物的需要,准备自体或异体肌腱。

三、髌骨脱位

（一）概述

创伤性髌骨脱位一般均可手法复位,不需要手术切开复位。本节主要讨论先天性和习惯性髌骨脱位的手术治疗。

先天性髌骨脱位是由于膝关节发育不良造成,常为双侧脱位,有家族性,患者膝关节两侧的软组织力量失衡,内侧软组织松弛而外侧软组织挛缩,个别患者股外侧肌直接止于髌骨外上方,造成髌骨向外侧脱位。大多患者除了软组织发育不平衡外,还有股骨远端发育不良、股骨外侧髁小而平、膝外翻和胫骨外旋、股骨下端内旋等畸形。

髌骨长期脱位会导致膝关节退行性改变,滑膜增生,软骨退变,游离体形成等一系列并发症,所以一经确诊应早期治疗。非手法治疗容易复发,大多数患者必须经手术矫正。

（二）手术治疗的方法

手术治疗的基本原则是:①复位髌骨;②平衡髌骨两侧软组织张力,防止髌骨再脱位;③纠正下肢力线不齐。治疗髌骨脱位的手术方法包括软组织平衡、胫骨结节移位,或两者结合。

1. 膝关节外侧软组织松解术

【适应证】 髌骨反复性脱位,但移位较轻的患者;为治疗髌骨脱位的基本手术。

【术前准备】 术前股四头肌锻炼。

【麻醉】 椎管内麻醉。

【体位】 仰卧位。

【手术步骤】

（1）髌骨外侧纵切口,沿髌骨与髌腱外侧切开髌外侧支持带、挛缩的关节囊。如关节内病变已清楚,可保持滑膜的完整,以防关节内积血、粘连。松解外侧组织,分离股外侧肌下部纤维,直至髌骨复位。

（2）如需探查膝关节则切开滑膜,探查膝关节软骨面,用手术刀修平破损的关节面,切除破裂的半月板,摘除关节内游离体。

（3）缝合:只缝合滑膜,不缝合外侧膝关节囊。

【术后处理】　术后早期开始股四头肌锻炼,作屈伸膝关节活动。

2. 关节镜下膝关节外侧软组织松解术

【适应证】　髌骨反复性脱位、移位较轻的患者。

【术前准备、麻醉和体位】　同前。

【手术步骤】　膝前内侧入路进关节镜,全面检查膝关节,明确诊断后在关节镜直视下经膝前外侧入路进外侧支持带松解推刀,直视下松解髌外侧支持带,术中检查髌骨的移动度并在直视下观察髌骨的滑动轨迹是否正常。术毕关节内可放置负压引流。

【术后处理】　术后立即开始股四头肌锻炼,可手法向内移动髌骨并作屈伸膝关节活动。

3. 髌骨外侧松解与内侧紧缩术

【适应证】　髌骨反复性脱位,移位较轻,髌骨内侧软组织松弛者。

【术前准备、麻醉和体位】　同前。

【手术步骤】

(1) 膝内侧皮肤切口,于浅筋膜下游离至髌骨内外侧。沿髌骨、股四头肌内侧头与髌腱内侧纵形切开关节囊。如关节内病理状况已明确,不需要关节内的手术,可保留滑膜完整。

(2) 松解髌骨外侧软组织,沿髌骨与髌腱外侧切开髌外侧支持带、挛缩的关节囊。切除部分内侧关节囊和滑膜,重叠紧缩缝合。外侧关节囊不缝合。也可用切除的内侧关节囊修补膝关节外侧部关节囊的缺损。

【术后处理】　石膏托固定患肢 2 周。早期股四头肌功能锻炼,作屈伸膝关节活动。

4. 带蒂肌腱成形术(Campbell 手术)(图 13-3-3)

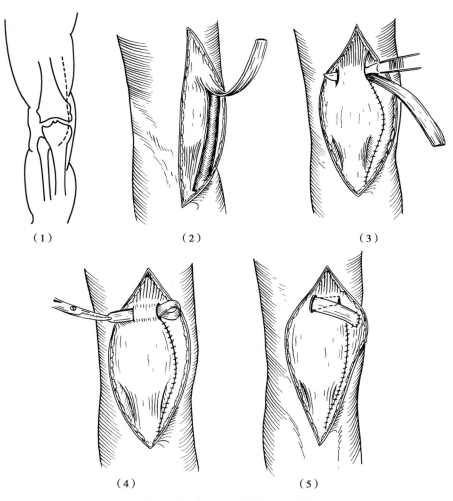

(1)　　　　　　(2)　　　　　　(3)

(4)　　　　　　(5)

图 13-3-3　带蒂肌腱控制带成形术
(1)~(5)为手术步骤

【适应证】 适用于髌骨轻度脱位关节软骨病变较轻的成人。

【术前准备、麻醉和体位】 同前。

【手术步骤】

（1）切口：膝前内侧切口，沿股四头肌、髌骨与髌腱内侧切开。

（2）制作关节囊瓣：自关节囊内侧下部起向上，在内侧关节囊上切取宽 2cm 关节囊条带，切断远端，将条带游离翻向上方。

（3）探查修复膝关节：探查膝关节软骨面，用手术刀修平破损的关节面，切除破裂的半月板，摘除关节内游离体。缝合滑膜，内侧关节囊拉紧缝合。

（4）关节囊成形：在髌骨上方用手术刀在股四头肌腱上作一额状面隧道，将关节囊条带自内向外穿出后返折向内下方，适当拉紧后缝合于内收肌止点处。

（5）缝合：分层缝合切口。

【术后处理】 石膏托固定患肢 2 周。早期开始股四头肌等长收缩。术后 2 周，拆去石膏开始膝关节屈伸活动，术后 3 周扶拐负重。

5. 半侧髌韧带移位术（Roux-Goldthwait 手术）（图 13-3-4）

【适应证】 轻度习惯性脱位患者。

【术前准备、麻醉和体位】 同前。

【手术步骤】

（1）切口：髌骨下缘到胫骨结节正中切口（图 13-3-9）。

（2）髌韧带外侧半移位：髌韧带正中切开，在胫骨结节处切断外侧半，将外侧半韧带穿过内侧半后方，拉紧缝合于缝匠肌止点及内侧软组织上。

（3）缝合：逐层缝合伤口。

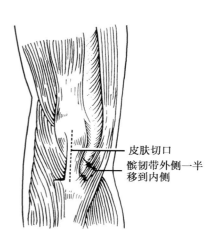

皮肤切口
髌韧带外侧一半
移到内侧

图 13-3-4 半侧髌韧带移位术

【术后处理】 石膏托固定患肢 2~3 周。早期开始股四头肌等长收缩。拆石膏后开始膝关节屈伸活动并扶拐行走。

6. 股内侧肌止点移位术

【适应证】 骨骺尚未闭合的青少年患者。

【禁忌证】 股内侧肌明显萎缩者禁用。

【手术步骤】

（1）切口：膝前内侧切口。与外侧松解与内侧紧缩术同时进行。

（2）股内侧肌止点移位：游离股内侧肌止点，切断后与髌骨外下缘缝合。

（3）逐层缝合切口：将股内侧肌止点游离后向外下方牵引缝合于髌骨外下缘，或将股内侧肌外移缝合于股外侧肌游离缘。

【术后处理】 石膏托固定 2 周，早期开始股四头肌收缩锻炼，术后 2 周扶拐负重。

7. 半腱肌转位术

【适应证】 骨骺尚未闭合的青少年患者。

【手术步骤】

（1）切口：膝前内侧切口。先行外侧松解术。

（2）半腱肌转位：在半腱肌肌腹与肌腱交界处切断，将其肌腱从内下向外上方斜行通过髌骨隧道拉紧后翻折缝合。

（3）逐层缝合切口。

【术后处理】 石膏托固定 2 周，早期开始股四头肌收缩锻炼。术后 2 周扶拐负重。

8. 胫骨结节侧方移位术（Hauser 手术）（图 13-3-5）

【适应证】 Q 角较大者如大于 20° 可考虑施行本手术。

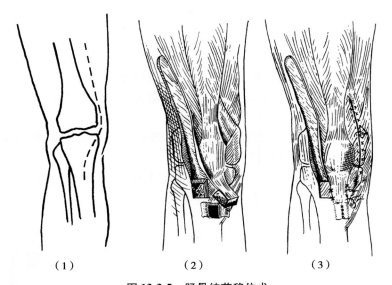

（1） （2） （3）

图 13-3-5 胫骨结节移位术

（1）皮肤切口；（2）股外侧肌腱切开，髌韧带与附着骨片移位；髌韧带附
着骨片嵌入新的位置固定，内侧关节囊与肌腱膜缝合

【禁忌证】 胫骨结节尚未发育完成的儿童禁用此术式，否则可能造成膝反张或低位髌骨畸形。

【手术步骤】

（1）切口：沿髌骨内缘至胫骨结节以远 2.5cm 处纵切口。

（2）凿下髌韧带止点：游离髌韧带靠近止点处，将其止点连同 1.5cm×1.5cm 骨块凿下。

（3）探查修复膝关节内结构：修平破损的关节面，切除破裂的半月板，摘除关节内游离体等。

（4）胫骨结节移位与固定：牵拉髌韧带止点，使髌骨复位于股骨髁间正常位置，髌韧带与股骨长轴方向一致，股四头肌张力合适。确定髌韧带止点在胫骨上的新位置，凿下同样大小骨块，两骨块位置互换后，用螺钉固定。

（5）紧缩缝合内侧关节囊，逐层缝合切口。

【术后处理】 长腿管型石膏固定 6 周。早期开始股四头肌锻炼。6 周后拆除石膏练习膝关节屈伸活动，并扶拐负重。

9. 综合性手术

（1）先天性髌骨脱位的综合手术（图 13-3-6）

【适应证】 髌骨外缘与髂胫束粘连严重，髂胫束挛缩明显，髋膝关节屈曲畸形，膝外翻股骨髁发育不良但骨端基本正常。

【术前准备、麻醉和体位】 同前。

【手术步骤】

1）切口：大腿外下方沿髂胫束纵切口下段向内弯向胫骨结节。

2）松解髌骨外侧挛缩组织：彻底松解髌骨外侧挛缩的软组织，松解髌韧带，切断挛缩的髂胫束及部分股外侧肌止点。

3）探查膝关节并修复关节面：修平破损的关节面，切除破裂的半月板，摘除关节内游离体。

4）切开髌骨内缘软组织，复位髌骨，如股四头肌腱与髌韧带不成直线可行半侧髌韧带内移或胫骨结节移位术。

5）紧缩缝合内侧结构：切除松弛的软组织，紧缩缝合内侧关节囊，用丝线将髌骨内缘与股内侧肌缝合，髌骨外缘与股内侧肌远端缝合。

6）修补外侧组织缺损：用切除的内侧关节囊和滑膜修补外侧组织缺损区。股外侧肌远端缝于股四

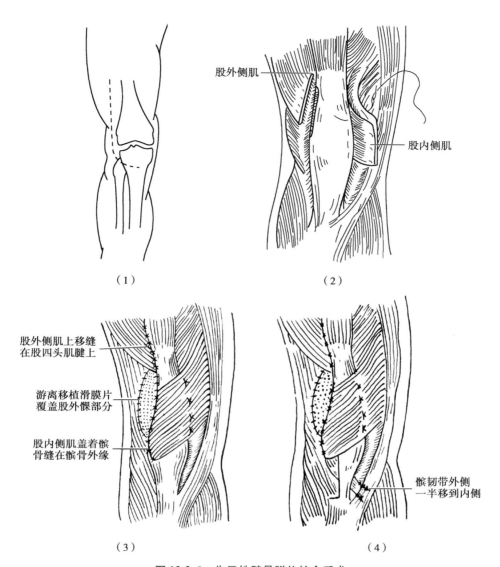

股外侧肌

股内侧肌

（1）　　　　　　　　　　　　　　　（2）

股外侧肌上移缝
在股四头肌腱上

游离移植滑膜片
覆盖股外髁部分

股内侧肌盖着髌
骨缝在髌骨外缘

髌韧带外侧
一半移到内侧

（3）　　　　　　　　　　　　　　　（4）

图 13-3-6　先天性髌骨脱位综合手术
（1）皮肤切口；（2）股外侧肌由止点切开,髌骨内缘软组织先与股内侧肌腹近侧缝合；
（3）综合手术完成；（4）综合手术加髌韧带半侧移位

头肌腱处,髂胫束与股二头肌腱如果过紧,可行"Z"字延长。

　　7）缝合:彻底止血,逐层缝合切口。

　　【术后处理】　长腿管型石膏固定 6 周。早期开始股四头肌等长收缩锻炼。拆除石膏后练习膝关节屈伸活动,并扶拐负重。

　　（2）髌骨切除与股四头肌腱修整综合手术(West and Soto-Hall operation)(图 13-3-7)

　　【适应证】　关节内严重病变,髌骨与股骨下端特别是外髁严重畸形,膝关节功能障碍者。

　　【手术步骤】

　　1）切口:髌骨下方 U 形切口。

　　2）髌骨切除及关节内病变处理:剥离髌骨周围组织,切除髌骨同前探查并处理膝关节内病变。

　　3）外侧软组织内移缝合:将外侧关节囊和股四头肌腱拉向内下方与髌韧带和内侧关节囊重叠缝合,股内侧肌与膝外下方软组织缝合以覆盖外侧的组织缺损区。缝合外侧滑膜,但不缝合关节囊。调整软组织的张力,膝关节能屈曲到 90°。

　　4）缝合:彻底止血后逐层闭合切口。

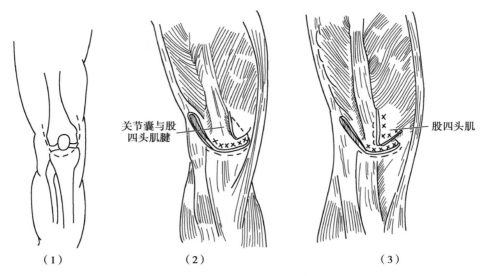

关节囊与股
四头肌腱

股四头肌

（1）　　　　　　　　　（2）　　　　　　　　　（3）

图 13-3-7　髌骨切除与股四头肌修整综合手术

（1）切口；（2）外侧关节囊和股四头肌腱拉到内侧，与髌韧带和内侧关节囊重叠缝合固定；
（3）股内侧肌拉向膝外下方，盖住部分股四头肌腱和髌骨切除后遗留的缺损，与周围软组
织缝合固定

【术后处理】　长腿管型石膏固定6周。早期开始股四头肌等长收缩锻炼。6周后去除石膏，屈伸膝关节并扶拐下地负重。

四、踝关节脱位

（一）分类

踝关节脱位分为全脱位与半脱位。踝关节全脱位常发生在伴有踝部骨折的病例，称为踝关节骨折脱位。不伴有踝部骨折的踝关节全脱位较少见，为踝关节周围韧带较严重的损伤所致；损伤轻微者发生踝关节半脱位。

（二）损伤机制

踝关节的稳定不但由胫骨和腓骨形成的骨性踝穴的保持，更依靠其周围坚强的韧带来完成。踝关节韧带的损伤尤其内外侧韧带的撕脱、断裂性损伤，均可引发踝关节脱位（图13-3-8）。不伴骨折的踝关节脱位是指整个胫骨关节面向内、向外或向前、向后的移位。一般大多数脱位施以对抗牵引、端挤推顶等手法，容易复位；复位后行石膏固定，多可治愈。俞光荣认为踝关节复位的要求较高，应达到如下要求：必须恢复踝穴的正常关系；踝关节的负重线必须与小腿纵轴成直角；关节面轮廓应尽量光滑，最好是解剖复位。

（三）手术治疗的选择

踝关节骨折脱位的手术治疗，已在相关章节中予以详述，在整复固定骨折的同时，脱位即可纠正。对于不伴骨折的脱位，是否需要探查并修复损伤韧带，目前仍有争议。一部分学者认为早期修复软组织对后期踝关节的稳定性具有重要意义，但另一部分学者则认为一期手术探查修复软组织对踝关节的功能恢复并无帮助，保守和手术治疗的效果无明显差别。可考虑手术治疗的踝关节脱位有：手法复位失败；踝关节周围韧带发生严重的断裂；腓骨后脱位至胫骨后方时，闭合复位困难；手法复位后未能缓解严重的神经血管损伤体征，需手术探查减压；向上的暴裂性脱位。

本段重点介绍由踝关节周围软组织损伤引起的慢性踝关节不稳脱位的外科治疗。

1. 外侧副韧带破裂所致踝关节脱位的手术治疗

（1）急性外侧副韧带破裂的早期修复：踝关节外侧副韧带根据损伤的解剖位置分为3度：Ⅰ度为距腓前韧带损伤，Ⅱ度为距腓前韧带及跟腓韧带损伤，Ⅲ度为距腓前、跟腓和距腓后韧带损伤。多数学者认为对于Ⅰ度、Ⅱ度损伤，非手术治疗都可获得满意疗效。对于Ⅲ度损伤，除了部分学者建议早期手

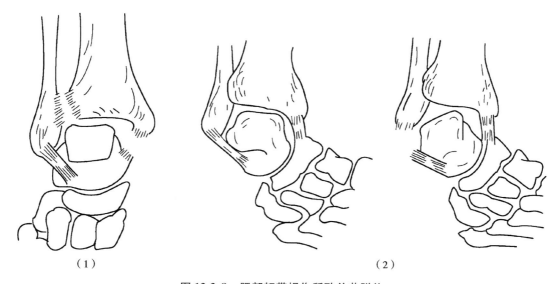

图13-3-8 踝部韧带损伤所致关节脱位
(1)踝关节内侧韧带损伤并发关节脱位;(2)踝关节外侧韧带损伤并发关节脱位

术修复外,另一部分学者认为非手术效果也很满意,即使少部分患者日后出现慢性不稳,再行手术修复也可获得良好的疗效。

外侧副韧带修补加强术(Brostrom 手术)

【麻醉】 腰麻或硬膜外麻醉。

【体位】 仰卧位,或侧卧位健侧在下屈曲膝关节、患侧在上伸直下肢。使用止血带。

【操作步骤】 经腓骨顶点作一弧形皮肤切口,长5cm,切口的近端位于腓骨前缘1.5cm处,切口的远端位于腓骨的后方,止于腓骨顶点和足跟之间的中点。切开皮肤后不作潜行分离,以防皮肤边缘坏死,在皮下组织中分离出腓浅神经并予以保护。切断覆盖在胫腓关节和踝关节囊的腱膜组织。钝性解剖并暴露撕裂的部分。切开腓骨肌腱膜鞘,牵开腓骨肌腱,暴露跟腓韧带和距腓后韧带的前部分。将踝关节复位,用足的外翻稳定踝与距骨下关节,暴露外侧韧带,缝合韧带的撕裂端。若韧带是从骨上撕脱,韧带撕裂端与邻近的腱膜组织缝合,或者通过在骨上钻小孔缝合。当距跟韧带撕裂,而且有距骨下关节不稳定,只需缝合跟腓韧带即可保持距骨下关节的稳定。如果需要,还可将距腓前韧带和伸肌支持带缝合以加强效果(Gould 法)。修补关节囊和腓骨肌腱鞘,缝合创口。从足趾到胫骨结节应用石膏固定,使踝关节维持中立位。

【术后处理】 术后若患者耐受性好,可每半小时小腿下垂30~60秒,数天后可不负重下地活动。2周后更换石膏并拆线。4周后逐渐扶拐负重,6周拆除石膏固定,逐渐增加负重及活动范围,加强踝关节内翻和外翻、背屈和跖屈的对抗性锻炼。

(2)慢性踝关节外侧不稳定的手术治疗:踝关节的慢性不稳定或踝关节复发性脱位,主要来自踝关节外侧副韧带的陈旧性破裂,如有症状,首先考虑保守治疗,主要由腓骨肌力量训练、跟腱牵拉、踝的平衡板和平衡盘练习等康复锻炼组成,训练应不少于10周。若患者治疗后仍有疼痛、跛行和不稳定,则可考虑重建外侧副韧带的手术。手术方式据文献报道有数十种之多,主要目的是重建距腓前韧带和跟腓韧带。最常见的替代材料是自体腓骨肌腱,其他还有部分跟腱、跖肌腱、异体肌腱、人工材料等。

1)改良Watson-Jones 手术(图13-3-9)

【麻醉】 腰麻或硬膜外麻醉。

【体位】 仰卧位,或侧卧位健侧在下屈曲膝关节、患侧在上伸直下肢。使用止血带。

【操作步骤】 自腓骨干中下1/3交界处开始作一踝关节外侧皮肤切口。沿腓骨干前缘向远端延伸,轻微弧形向前,止外踝尖端前5cm处。切开腓骨肌腱鞘,从肌肉部锐性分离腓骨短肌腱,尽量向近

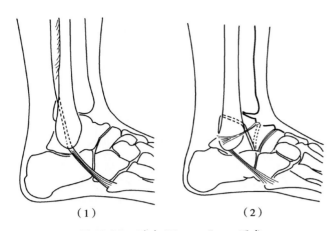

图 13-3-9 改良 Watson-Jones 手术

（1）锐性分离腓骨短肌肌腱至足够长度；（2）用肌腱修补踝关节外侧韧带

端肌肉筋膜延伸解剖,充分保证移位肌腱的长度。然后,切断腓骨短肌肌腱,将其近侧端缝合到腓骨长肌肌腱上。游离切断的腓骨短肌肌腱直至外踝部,注意不可破坏腓侧支持带。

通过骨组织钻两个隧道;隧道要有足够大小,能允许肌腱自由通过,经外踝尖端上方 2.5cm 处,钻第一个前后方向的斜形隧道(图 13-3-54);第二个隧道通过距骨颈的外侧部分,刚好在距腓关节的前面,与小腿纵轴一致,在距骨颈的外上缘钻一个洞,另一个洞在颈的外下方,连接两个钻孔就容易形成隧道。

将腓骨短肌腱从后向前通过第一个隧道,然后由下向上通过第二个隧道,将剩余的肌腱铺开放平,并把它置于后下方横过外踝的表面。此时可在此平面斜形切开骨膜,将铺平的肌腱自身缝合并与外踝后下方的骨膜相缝合。然后将骨膜缝到外踝外侧的肌腱上。

【术后处理】 术后应用小腿石膏管型固定 8 周。术后第二或第三周允许患者带石膏下地行走,并开始逐渐负重。

【注意事项】 术中在距骨颈部作隧道可能有困难,应仔细操作。此外,腓骨短肌腱可能太短;建议将在第 5 跖骨基底的腓骨短肌成直角地牵到跟腓韧带的起始部。以此来加强踝关节及距下关节的稳定。

2）Chrisman-Snook 手术（图 13-3-10）

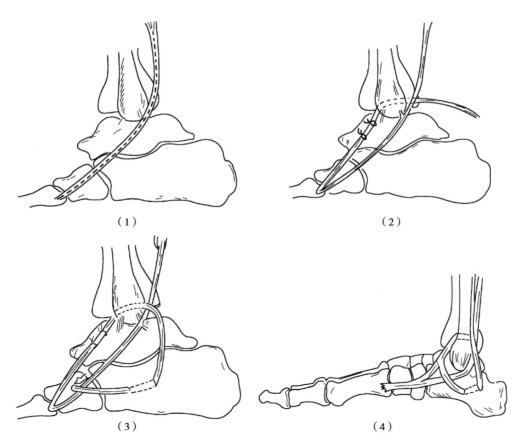

（1）

（2）

（3）

（4）

图 13-3-10 Chrisman-Snook 手术

（1）切开腓骨短肌腱；（2）切取的肌腱绕过外踝；（3）再绕过跟骨；（4）手术完成后

【麻醉】 腰麻或硬膜外麻醉。

【体位】 仰卧位,或侧卧位健侧在下屈曲膝关节、患侧在上伸直下肢。使用止血带。

【手术操作】 从腓骨肌肌肉肌腱连接处止第5跖骨基底,沿腓骨肌腱作一纵行皮肤切口。在腓骨后面的骨槽中分离肌腱的韧带支持部,识别腓肠神经,从上向下解剖,在神经周围保留一些皮下脂肪组织。充分游离神经,允许轻度的牵引腓骨长肌腱;它在槽中位于腓骨短肌腱的上面。暴露腓骨短肌腱。从腓骨短肌腱止点向上纵形劈开腓骨短肌腱到肌肉肌腱的连接处。肌腱的前面一半游离后在其止点切断,另一半仍附着在第5跖骨基底部。切取的一半肌腱应尽量长些,使其包括肌肉肌腱连接部(图13-3-16(1))。从切断的近端完全清除肌肉组织。

从腓骨的前后方向经腓骨钻0.6～0.9cm直径的孔并形成骨髓道。孔要比移植物的直径稍大些。用4号缝线缝扎将要移植的肌腱端,并利用此缝线将移植肌腱通过钻好的骨孔,置踝关节于中立位、足轻度外翻位,用铬制羊肠线将移植肌腱缝合到钻孔前面邻近的骨膜韧带组织上。移植肌腱的这部分重新放回到胫腓前韧带处。假如在距骨上残留部分原韧带,则牢固缝合到邻近的移植肌腱上去。腓骨长肌腱及剩余下的一半腓骨短肌腱恢复到腓骨的骨槽,允许移植肌腱通过浅层,防止肌腱的脱位。

切开远端并稍向后暴露跟骨的外侧缘,推开骨膜,钻2个与腓骨上同样大小的孔,间隔1.5cm,应用弧形刮匙连接2个孔形成隧道,允许肌腱从后向前通过隧道,将隧道两端的移植肌腱与邻近软组织缝合。移植肌腱从腓骨到跟骨后下方与原来的跟腓韧带重复。假如移植物短,可从跟骨的外侧到内侧钻一个简单完全的孔,在足跟的内侧面上作一切口,应用缝线将移植肌腱拉入足跟的孔内,用缝线在足跟内侧有衬垫的纽扣上扎紧。如移植肌腱仍有足够的长度,可将残余部分缝合到第5跖骨基底的腓骨短肌止点上;或缝合到腓骨隧道前端分开的重建移植肌腱上。

为了增加腓骨支持带的约束力,移植肌腱缝合后,应分层缝合腓骨槽上的腱膜、韧带及皮肤。

【术后处理】 应用行走石膏固定踝关节于功能位8周,之后改用弹性的绷带维持至少4个月,然后穿鞋跟外侧的楔形的鞋或靴6个月以上。

2. 三角韧带破裂的修复

(1) 三角韧带破裂的早期修复:足踝强力外翻可引起的踝关节内侧三角韧带撕脱或合并下胫腓韧带分离,损伤的结果造成踝穴增宽,距骨向外侧移位。如距骨复位困难,踝内侧间隙不能恢复正常时,考虑可能有三角韧带断端或游离的肌腱嵌入关节间隙,此时可手术修复。手术方法为:于内踝末端后方2cm处开始向前经过内踝至舟骨结节部作皮肤切口,切开皮肤皮下组织及深筋膜后游离皮瓣,分离出断裂的三角韧带,在足内翻位的情况下缝合修补破裂的韧带。

(2) 慢性不稳定的手术治疗:对踝关节慢性内侧不稳定,极少需要重建三角韧带。除非经保守治疗长期症状不能缓解,严重影响患者工作、生活者再考虑手术修复。

陈旧性踝关节内侧副韧带断裂修复术(Duvries手术)(图13-3-11)

【麻醉】 腰麻或硬膜外麻醉。

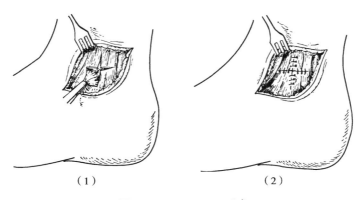

(1) (2)

图13-3-11 Duvries手术

(1)切开踝关节内侧增厚的韧带组织;(2)重叠缝合紧缩内侧韧带组织

【体位】 仰卧位,患侧下肢屈曲膝关节,踝部垫高。使用止血带。

【手术操作】 自内踝后方经内踝向前2cm作一弧形皮肤切口,远端止于舟骨结节部。向两侧牵开皮瓣,显露三角韧带。在三角韧带部作一横切口及另一纵切口,即呈十字形完全切开增厚的韧带从骨的表面游离四个韧带瓣,然后将韧带瓣的边缘再紧缩缝合在一起。

【术后处理】 术后用小腿石膏管型固定踝关节背屈90°、轻度内翻位6周,以后逐渐负重行走。

3. 缝合锚钉技术在踝关节损伤中的应用 韧带重建过程常需较多缝合操作,使用丝线或钢丝不仅繁琐,而且固定效果有限。近年来,锚钉技术也开始应用于踝关节损伤的修复。缝合锚钉是一种末端带尾线的钛钉,其优点是:锚体可完全埋入骨组织内,不会对软组织造成刺激,不需要二次手术取出;手术操作简单,不需要过多切开,创伤小;锚体抓持骨质牢固,使韧带愈合过程不受干扰,其使用的尾线为抗拉伸力强大,固定可靠;不仅修复了韧带的连续性,为韧带的愈合创造条件,而且同时起到重建韧带的作用。

(张保中)

第四节 关节相关软组织损伤的手术治疗

一、膝关节半月板损伤(参见关节镜)

二、急性膝关节韧带损伤的修复(参见关节镜)

三、陈旧性膝关节韧带损伤的重建(参见关节镜)

四、足踝部肌腱损伤

足踝部肌腱损伤虽然不多见,但损伤后对足踝关节功能的影响并不亚于骨和韧带的损伤,近年来越来越引起人们的重视。例如,以往认为胫后肌腱损伤很少见,而今发现其并非罕见,实际上它是成人获得性扁平足的主要原因。

肌腱损伤的原因有直接创伤和间接损伤,前者常见于锐器伤、拉伤和挫伤,后者多源自过度负荷,如突然剧烈的活动。低能量肌腱损伤者,其肌腱伤前多已有病变。下肢力线异常,类风湿关节炎、强直性脊柱炎、糖尿病、痛风性关节炎等一些全身性疾病,局部激素注射,感染,腱鞘炎,腱周炎等都对肌腱的功能有所影响,导致肌腱很容易损伤。足踝部肌腱损伤多见于中老年人,可能和肌腱弹性减低、肌肉收缩速度减慢、机体反应时间延长等因素有关。足踝部肌腱损伤修复的目的是尽早恢复肌腱的抗张力,尽快恢复肌腱滑动功能。

(一)胫前肌腱断裂

1. 分类与机制 胫前肌腱断裂可分为闭合性断裂和开放性断裂,闭合性断裂又有外伤性断裂和自发性断裂之分。外伤性断裂常见于活动较多的年轻人,伤前肌腱本身可能没有病变;常常是突发暴力使足踝急剧跖屈,结果胫前肌腱发生断裂;断裂处一般位于足背侧远近伸肌支持带之间;亦可合并胫前肌腱在内侧楔骨和第一跖骨附着处的撕脱骨折。自发性断裂较为少见,多见于年龄较大的男性患者,肌腱原来就有病变,没有急性外伤就发生断裂。临床上,患者可能有类风湿关节炎、糖尿病病史或局部有过多次激素注射的病史。开放性断裂可见于锐器刺伤、车祸和某些体育运动损伤;尽管有开放伤口,但伤口较小时还是容易忽略。肌腱损伤延误诊断和处理可能造成后期足踝功能障碍,应予警惕。

2. 临床症状与诊断 急性胫前肌腱断裂后,局部疼痛肿胀,足跖屈无力;自发性断裂者,常常提供不出明确的外伤史,局部肿痛也不明显,患者常以足部不适和步态异常就诊。对疑有撕脱骨折者应拍摄足的X线片。

3. 治疗方法的选择 外伤性急性胫前肌腱断裂的年轻患者对功能要求较高,应手术治疗直接缝合肌腱。合并撕脱骨折者,移位不大的可以行石膏固定,否则予手术复位固定。

陈旧性损伤明显影响行走者,亦应手术治疗;因为非手术治疗常常只能改善行走功能,并不能恢复功能。根据肌腱断端缺损的长度,选用肌腱直接缝合、肌腱移植、肌腱移位等手术方式;3个月以内的陈旧断裂一般仍有可能直接缝合。胫前肌腱附着处撕脱骨折的处理方法有两种:骨折块较大并有移位者,切开复位克氏针或螺钉固定;骨块较小无法内固定者,可将肌腱远端直接固定于内侧楔骨上。自发性肌腱断裂者年龄一般较大,且肌腱本身多有病变,不可能直接缝合肌腱,需要行肌腱重建手术;如果患者功能要求不高,也可以采用非手术治疗。

4. 手术治疗的方法

(1) 肌腱直接缝合术

【适应证】 急性损伤,一些陈旧损伤时间在3个月以内的患者。

【麻醉和体位】 硬膜外麻醉或全麻,仰卧位。

【操作步骤】

1) 在足背前内侧作一弧形切口,从伸肌上支持带到内侧楔骨。

2) 切开皮肤、皮下组织,在趾长伸肌腱内侧操作,以避开位于其外侧的足背动脉和腓深神经,可以将趾长伸肌腱和神经血管束一起牵向外侧。

3) 切开踝前伸肌下支持带以暴露胫前肌腱,因为其近侧断端常回缩于踝关节水平;纵形切开腱鞘,找出肌腱断端。

4) 修剪肌腱断端至平整,用2-0或3-0不可吸收缝线缝合肌腱,方法可以是Bunnel、Kessler或Krackow法(图13-4-1)。肌腱外周使用3-0或4-0可吸收缝线间断缝合。

5) 修复肌腱鞘,但一般不缝合伸肌支持带。

6) 关闭切口。

【术后处理】 小腿石膏固定踝关节中立位或轻度背伸位,固定6~8周后去除石膏开始活动。12周后开始体育活动。

(2) 胫前肌腱延长缝合术

【适应证】 肌腱缺损不能直接缝合者。

【麻醉和体位】 同前。

【操作步骤】

1) 切口同肌腱缝合术。

2) 清除纤维肉芽组织,找出胫前肌腱断端,修剪至正常肌腱断面。

3) 沿胫前肌腱近端纵轴斜形切断,切断部分牵向远端并和胫前肌腱远端缝合(图13-4-2)。

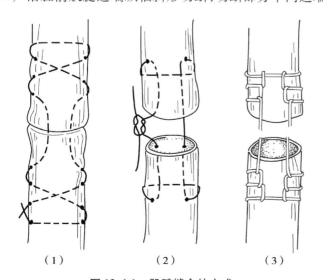

(1)　　　　　　(2)　　　　　　(3)

图13-4-1 肌腱缝合的方式

(1)Bunnel缝合法;(2)Kessler缝合法;(3)Krackow缝合法

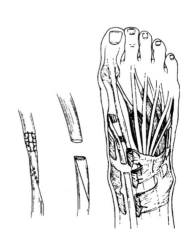

图13-4-2 胫前肌腱延长缝合术

4）缝合肌腱近侧部分。

5）关闭切口。

【术后处理】 同前。

（3）腓骨短肌腱移植术

【适应证】 肌腱缺损不能直接缝合者。

【麻醉和体位】 同前。

【操作步骤】

1）切口同肌腱缝合术。

2）清除纤维肉芽组织，找出胫前肌腱断端，修剪至正常肌腱断面。测量肌腱缺损的长度。

3）作外踝后、下方切口，显露腓骨肌腱，切取相应长度的腓骨短肌腱。

4）将切取的腓骨短肌腱连接缺损的胫前肌腱，远、近端分别以直接缝合的方式端-端缝合（图13-4-3）。

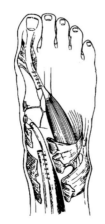

图13-4-3 移植腓骨短肌腱修复胫前肌腱

（1）切取腓骨短肌腱，肌腱远、近端和腓骨长肌腱缝合；（2）腓骨短肌腱移植于胫前肌腱缺损中

5）腓骨短肌腱的远、近端分别与邻近的腓骨长肌腱缝合（图13-3-59）。

6）关闭切口。

【术后处理】 同前。

（4）姆长伸肌腱移位术

【适应证】 陈旧性肌腱损伤，不能直接缝合者。

【麻醉和体位】 同前。

【操作步骤】

1）切口同肌腱缝合术。

2）清除纤维肉芽组织，找出胫前肌腱断端，充分松解肌腱周围粘连，修剪肌腱断端至正常肌腱断面。

3）延长切口或在第一跖趾关节背侧另作一切口。找出姆长伸肌腱，并于第一跖趾关节以远切断肌腱。

4）于内侧楔骨打孔，将姆长伸肌腱近端固定于骨孔中。

5）将胫前肌腱近端缝合于近端的姆长伸肌腱。

6）将切断的姆长伸肌腱远端与姆短伸肌腱缝合（图13-4-4）。

7）关闭切口。

【术后处理】 同前。

（5）肌腱固定术

【适应证】 胫前肌腱在附着部断裂或撕脱骨折太小不能固定。

图13-4-4 姆长伸肌腱移位修复胫前肌腱

【麻醉和体位】　同肌腱缝合术。

【操作步骤】

1）足内侧胫前肌腱远端纵切口。

2）切开皮肤皮下组织,找到肌腱断端和骨折。

3）清除陈旧积血或肉芽组织。

4）如果骨折块较大可以用克氏针或螺钉固定,如果骨折块较小无法固定或肌腱接近止点处断裂,可在内侧楔骨背内侧用钻头打孔后,将肌腱固定于骨孔中(图13-4-5)。

5）关闭切口。

【术后处理】　同前。

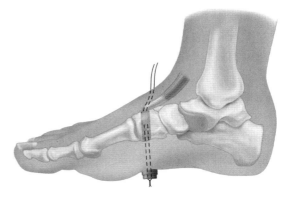

图 13-4-5　胫前肌腱远端固定在内侧楔骨

（二）胫后肌腱损伤

1. 分类与损伤机制　胫后肌腱损伤可分为正常肌腱的急性外伤性断裂和各种肌腱及其附属结构病变所致的慢性损伤。后者包括各种原因引起的急、慢性腱鞘炎,肌腱退变及不同程度的肌腱撕裂和断裂,即现今被称为的胫后肌腱功能不全。

胫后肌腱功能不全是成人获得性扁平足的最常见原因,是中老年人常见足部病变;可以有多种原因引起,如创伤、过度使用、炎症、肌腱退变、感染、激素注射、肌腱解剖结构异常、穿鞋不合适等。胫后肌腱损伤后,足的内翻跖屈功能障碍,久而久之维持足弓的其他韧带(如弹簧韧带复合体)关节囊亦发生撕裂,导致足部出现多种畸形,例如前足外展、内侧纵弓塌陷、跟骨外翻、跟腱挛缩等。

胫后肌腱功能不全病理类型有:①胫后肌腱完全从舟骨上撕脱或副舟骨撕脱导致创伤性关节炎;②胫后肌腱在内踝下完全断裂;③胫后肌腱纵行撕裂而未完全断裂;④腱鞘炎、腱周炎,伴或不伴肌腱炎,但肌腱无断裂。

2. 胫后肌腱功能不全的临床表现及分期　胫后肌腱功能不全临床上分为 4 期,临床症状与病理改变不尽相同。

1 期:为腱鞘炎、腱周炎或肌腱炎,肌腱长度无改变。内踝下肿胀、疼痛,足内翻轻度无力,后足活动正常,无明显畸形。

2 期:肌腱被拉长,内踝下肿胀、疼痛加重,内侧足弓减小,后足出现外翻畸形,内翻无力更明显,患侧甚至不能独立抬起足跟,即提踵试验阳性。前足出现外展,从足后部观看,比正常看到更多足趾,即多趾征阳性。由于后足外翻,可出现跟腓撞击、外踝前下出现疼痛。足弓负重时扁平,非负重时后足仍可正常活动。

3 期:后足出现固定性畸形,跟骨外翻,前足外展,足弓消失。踝外侧结构挤压致使踝外侧疼痛。

4 期:距骨外翻,三角韧带撕裂,最后导致踝关节骨性关节炎。

3. 诊断与检查　患足负重前后位 X 线上可见舟骨对距骨的覆盖不足,距跟角增大,舟骨向外侧半脱位;侧位可见足弓高度减低,距骨轴和第 1 跖骨之间角度减小或反向,距骨轴和跟骨纵轴角度增加。负重位踝关节 X 线片应注意有无距骨倾斜。足踝部 X 线片上还应注意有无跗间关节、距下关节和踝关节的狭窄、增生等表现。MRI 可以发现胫后肌腱撕裂和腱鞘炎等病变。

4. 治疗方法的选择　外伤性急性胫后肌腱断裂可以直接缝合。慢性肌腱损伤的病变多样,应根据不同情况选择治疗方式。非手术治疗包括理疗,非甾体消炎止痛药物,足垫和足踝支具甚至石膏固定等。如果非手术治疗失败,可根据病变类型选用相应手术治疗。

1 期患者,腱鞘炎、腱周炎需要切除发炎的腱鞘和腱周组织,由于手术并不能改变足的其他异常,现已很少单独使用。肌腱因炎症而退变者,切除病变的肌腱直接缝合断端或用屈趾长肌腱加强胫后肌腱。

2 期病变手术治疗方式仍有争议。肌腱自舟骨结节撕脱,或副舟骨关节炎需要切除副舟骨者,重建胫后肌腱在舟骨上的附着处。撕裂或断裂的肌腱,切除病变肌腱后可以直接缝合,不能缝合者,用其他肌腱重建。由于足的畸形是松弛性的,可以通过软组织和截骨手术纠正畸形保留关节活动。也有人认为单纯融合距舟关节可以取得较好疗效。屈趾长肌腱或屈拇长肌腱移位重建胫后肌腱,跟骨内移截骨,跟骰关节植骨融合或跟骨颈部截骨植骨延长足的外侧柱以纠正前足外展等是目前常用方法。单纯胫后肌腱重建手术效果并不满意,需要和跟骨内移截骨结合治疗。另外,弹簧韧带复合体的修复也很重要。

3 期畸形已固定,需要行距下关节融合或结合距舟关节融合,甚至三关节融合,以纠正畸形稳定关节。

4 期病变可能需要行三关节融合、四关节融合或人工关节置换加距下关节融合。

5. 手术治疗的方法

(1) 屈趾长肌腱移位术

【适应证】 胫后肌腱功能不全 2 期。

【麻醉和体位】 硬膜外麻醉或全麻,仰卧位。

【操作步骤】

1) 从内踝后下作一弧形切口,自胫后肌与腱交界处至舟骨结节。

2) 切开部分屈肌支持带,保留约 2cm 宽度的屈肌支持带,以防将来踝内侧肌腱脱位。

3) 切开胫后肌腱鞘,探查腱鞘有无炎性改变,如滑膜炎和积液。检查胫后肌腱有无退变、撕裂、断裂。所有炎性组织都要切除。如果肌腱有磨损,可将肌腱上毛糙组织切除。如果肌腱内有囊性扩大,应清除囊内液体,缝合肌腱。纵形撕裂的肌腱,需要切除双侧撕裂面内的瘢痕组织,再缝合肌腱。肌腱横形断裂需切除断端陈旧组织,修剪肌腱到正常肌腱组织。如果肌腱缺损小于 2cm,可以直接行肌腱端-端缝合。如果肌腱病变范围较长,切除肌腱较多,可以用屈趾长肌腱移位加强替代。

4) 如果需要行肌腱移位术,向远侧延长切口。切开屈趾长肌腱腱鞘,向远端切开腱鞘到 Henry 结节水平,保护好足底神经血管束,切断屈趾长肌腱。由于多数患者屈趾长肌腱和拇长屈肌腱之间有联合,加上屈趾短肌的作用,没有必要将屈趾长肌腱远侧断端缝合至拇长屈肌腱上。如果需要切取更长肌腱,向远端延长切口,在 Henry 结节以远,切断屈趾长肌腱。但需要分离和拇长屈肌腱之间的联合,屈趾长肌腱需和屈拇长肌腱缝合。将切断的屈趾长肌腱近端从内踝下抽出。

5) 如果需要,可梭行切开距舟关节内侧关节囊,重叠缝合。

6) 如果残留的胫后肌腱远端有足够的长度,可以将屈趾长肌腱近端与其做端-端缝合或编织缝合。如果不能缝合,用 6.5mm 直径钻头在舟骨结节跖背侧打孔,将屈趾长肌腱从舟骨跖侧穿向背侧,在踝关节跖屈和前足旋后状态下尽可能拉紧,再返折缝合于距舟关节下方,以加强弹簧韧带的力量(图 13-4-6)。

7) 牵拉胫后肌腱近端,如仍有弹性,可将屈趾长肌腱和胫后肌腱近端侧-侧缝合。如无弹性,可不缝合。

8) 关闭切口。

【术后处理】 短腿石膏固定踝关节中立位 6 周。去石膏后开始功能锻炼。

(2) 跟骨内移截骨术

【适应证】 胫后肌腱功能不全 2 期,联合肌腱移位术一起完成。

【麻醉和体位】 硬膜外麻醉或全麻,仰卧位。

【操作步骤】

1) 切口位于跟骨外侧,腓骨肌腱后方,与足底呈 45°,切口长 4 ~ 5cm。

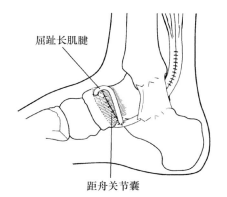

屈趾长肌腱

距舟关节囊

图 13-4-6 屈趾长肌腱移位
重建胫后肌腱

2) 沿切口直接切到骨膜,骨膜下稍向两边剥离,切口近端显露跟腱前方跟骨上缘,切口远端显露跟骨跖侧跟骨结节远侧骨质,注意避免损伤切口近端的腓肠神经。

3) 用 3cm 宽摆锯或骨刀由外向内斜形截骨,截骨面与足底亦呈 45°,截骨时注意勿损伤内侧神经血管束,完全截断跟骨后,用跟骨撑开器插入截骨面反复撑开几下,以使跟骨内侧的软组织松解,方便移位。

4）推挤跟骨远端向内侧平移1cm（图13-4-7）。注意不要使跟骨向上移位。

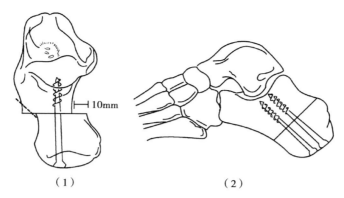

图13-4-7　跟骨内移截骨术
（1）跟骨内移1cm；（2）2枚螺钉固定

5）用一克氏针或导针从跟骨尾部垂直截骨面固定，透视确定克氏针和跟骨位置满意后，测量克氏针在骨内长度，切开克氏针经皮处皮肤，用1枚或2枚合适长度6.5mm或7.3mm直径半螺纹空心螺钉穿入克氏针旋入跟骨固定。注意不要穿透距下关节。移位后切去跟骨近端截骨面外侧尖锐骨质使其圆滑。

6）关闭切口。

【术后处理】　同前。

（3）跟骰关节植骨融合术

【适应证】　胫后肌腱功能不全2期，前足外展。

【麻醉和体位】　同前。

【操作步骤】

1）以跟骰关节为中心，作纵切口，切口长约4cm。

2）切开关节囊，切除跟骰关节两侧关节软骨。

3）用跟骨撑开器撑开截骨面，撑开不同的宽度观察足的位置，测量撑开的宽度，一般为1cm。

4）从髂骨切取2cm×1cm×1.5cm骨块，或切取同样大小的异体骨块。

5）用撑开器撑开跟骰关节使其张开1cm，将骨块植入跟骰关节间隙（图13-4-8）。

6）用一块H形接骨板或一枚3.5mm直径皮质固螺钉固定植骨块。

7）关闭切口。

【术后处理】　同前。

（4）Evans跟骨颈部植骨延长术

【适应证、麻醉和体位】　同前。

【操作步骤】

1）足外侧切口，从外踝前下向前延伸，切口长约4cm。

2）向下拉开腓骨肌腱和腓肠神经，纵形切开趾短伸肌，显露跟骨前外侧部分和跟骰关节，但不切开关节囊。

3）距跟骰关节近侧约1cm跟骨颈处，用两把Homan拉钩上下插入保护，用骨刀或摆锯从外向内平行跟骰关节面截骨，完全截断后，用跟骨撑开器撑开截骨面，撑开不同的宽度观察足的位置，测量撑开的宽度，一般为8~12mm。

4）从髂骨切取合适大小的骨块，一般为2cm×1cm×1.5cm，或切取同样大小的异体骨块。

5）将骨块植入跟骨颈部截骨面之中。用一枚3.5mm直径皮质骨螺钉固定植骨块（图13-4-9）。

6）关闭切口。

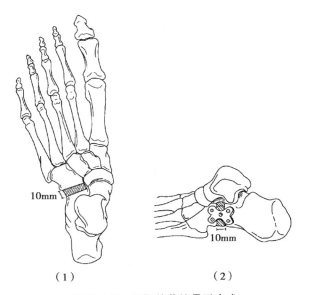

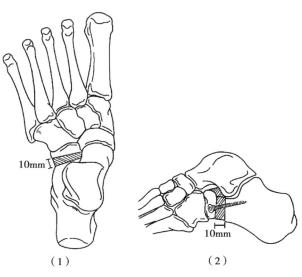

图 13-4-8 跟骰关节植骨融合术
(1)跟骰关节软骨去除后植入 1cm 宽骨块;(2)用
H 形接骨板固定植骨块

图 13-4-9 Evans 跟骨颈部植骨延长术
(1)跟骨颈部截骨面撑开 1cm,骨块植入;(2)用
1 枚螺钉固定

【术后处理】 同前。

(三)腓骨肌腱脱位、半脱位

1. 损伤机制 外踝后的踝沟、纤维软骨缘和腓骨上支持带是稳定腓骨肌腱的基本结构。其中又以腓骨肌上支持带最为重要。当踝关节遭受突然强力背伸和内翻暴力时,腓骨肌猛然收缩导致腓骨肌上支持带的损伤。但腓骨肌支持带完全断裂者很少见,一般为部分撕裂或整个支持带连同相连骨膜从外踝上撕脱,支持带松弛、失去对腓骨肌腱的控制,结果腓骨肌腱发生脱位、半脱位。损伤也可发生于足的其他位置如踝背伸足外翻、踝跖屈足内翻或外翻,极度的踝关节跖屈,足外旋等。直接暴力亦可引起腓骨肌腱脱位不过也有一些患者无明显外伤史。外踝沟较浅和腓骨上支持带缺如或松弛是引起腓骨肌腱脱位的潜在因素;踝关节反复扭伤,腓骨短肌肌腹进入腱鞘管使其内容增加,第三腓骨肌的出现都是引起腓骨肌上支持带松弛的原因。神经肌肉疾病如小儿麻痹等也可伴有腓骨肌腱脱位。Kojima 等报道在 3% 的新生儿有先天性腓骨肌腱脱位,虽然没有治疗,大部分在以后的发育中一般都能自行得到矫正。

2. 分类 Ecket 和 Davis 将腓骨肌腱脱位分为 3 型(图 13-4-10):Ⅰ 型占 51%,支持带和骨膜仍保持联系,骨膜从外踝上撕脱,腓骨肌腱滑向前方使骨膜和外踝分离。Ⅱ 型占 33%,为纤维软骨连同支持带一起和外踝分离。Ⅲ 型占 16%,为纤维软骨连同部分外踝骨质和支持带一起与外踝分离。Oden 发现支持带在接近跟骨部分撕裂的病例,被称为第Ⅳ型。

腓骨肌腱脱位还可伴有踝部的其他损伤,如踝外侧不稳定、距骨外侧突骨折、跟腱断裂、踝关节骨折和胫后肌腱半脱位。

3. 临床表现与诊断 急性脱位时,患者有明确的外伤史,受伤时常可以听到局部的声响,受伤后患者难以再继续行走。外踝后外侧

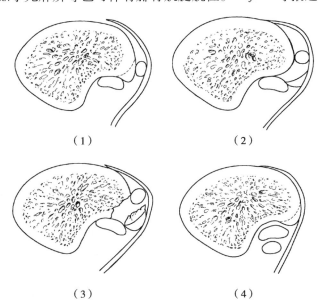

图 13-4-10 Ecket 和 Davis 腓骨肌腱脱位分型
(1)Ⅰ 型;(2)Ⅱ 型;(3)Ⅲ 型;(4)正常结构

可见明显肿胀,局部有压痛。如伴有骨折可在局部触及骨擦音,让患者抗阻力背伸外翻踝关节,局部出现疼痛,或腓骨肌腱出现脱位,但由于肿胀疼痛,肌腱脱位不易出现或被看到。在慢性腓骨肌腱脱位半脱位时,患者常表现为踝关节无力,不稳定,活动时弹响疼痛。患者抗阻力背伸外翻踝关节腓骨肌腱出现脱位,腓骨肌腱部位可触及捻轧音。如果有外侧明显不稳定,可能伴有踝关节外侧韧带损伤。X线检查:可发现外踝外侧撕脱骨折,踝穴位可减少外踝与骨折的重叠,更易发现骨折。CT:可显示腓骨外侧窝的解剖形态及腓骨肌腱的位置。MRI:能更清楚地显示软组织损伤情况,如支持带撕裂和腓骨肌腱半脱位。

4. 治疗方法的选择 对于急性损伤,可采用非手术治疗,用足踝支具或小腿石膏固定踝关节在轻度跖屈位5~6周。但由于非手术治疗有30%~40%的失败率,多数医生认为对急性损伤应手术治疗。将支持带和骨膜通过打孔直接缝合于外踝上,术后用小腿石膏固定踝关节轻度跖屈外翻位6周。

慢性损伤中常常会伴有腓骨短肌腱的磨损和纵形撕裂,非手术治疗不能达到理想的效果。手术治疗是较为一致的意见。手术方法可分为以下5类:①支持带结构的解剖修复。如不合并其他病理改变,可将支持带和骨膜直接缝合于外踝骨质上。②支持带结构的重建和加强。使用跟腱、跖肌腱、腓骨短肌腱等肌腱的一部分加强固定。③外踝沟加深术。④骨阻挡手术。⑤肌腱改道移位术。最常用的方法是用跟腓韧带稳定腓骨肌腱。

大部分急性损伤可以使用直接缝合修复,而对慢性损伤则需根据患者的具体病理改变选择,如单纯的支持带结构损伤,可以直接缝合修复,如果直接修复不够稳定,需用其他组织加强。如果腓骨外踝窝较浅时,就需要使用加深手术。Eckert Ⅰ型损伤只需将前面的筋膜组织缝合于完整的纤维软骨缘即可。Ⅱ型损伤则需要先复位分离的纤维软骨缘,并将其及支持带固定于外踝骨质上。Ⅲ型损伤需要用克氏针固定撕脱的骨片,然后将支持带固定。非负重小腿石膏固定3周后改为负重石膏固定2~3周。

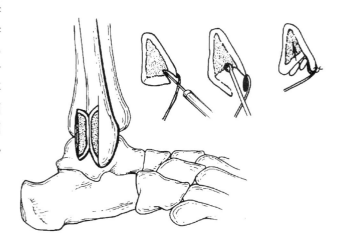

图13-4-11 Thompson外踝沟加深术

5. 手术治疗的方法

(1) Thompson外踝沟加深术

【适应证】 慢性腓骨肌腱脱位、半脱位,影响踝关节功能者。

【麻醉和体位】 椎管麻醉或全麻。患者侧卧位,患侧向上。

【操作步骤】

1) 沿外踝后外侧作一弧形切口,与腓骨肌腱走行一致,切口长5~7cm。

2) 在外踝后缘切开屈肌支持带和腓骨肌腱鞘。探查腓骨肌腱后将肌腱拉向后侧。在外踝后外侧连同骨膜及其下皮质骨作一3cm长、1cm宽骨瓣,保持骨瓣后内侧合页,将骨瓣向后翻开。

3) 刮除骨瓣下的松质骨,使其加深4~6mm,将骨瓣翻回来并叩实在松质骨中。

4) 将腓骨肌腱复位,缝合腓骨肌支持带于外侧骨皮质边缘(图13-4-11)。

5) 关闭切口。

【术后处理】 小腿石膏固定踝关节中立位或轻度跖屈位6周,去除石膏后开始功能锻炼。

(2) Jones跟腱瓣修补术

【适应证、麻醉和体位】 同前。

【操作步骤】

1) 切口基本同前,但稍向后移,以方便切取跟腱。

2) 切开支持带探查腓骨肌腱,检查有无肌腱撕裂。纵形撕裂的肌腱,需要切除双侧撕裂面内的瘢痕组织,再缝合肌腱。

3)从外踝后方向前剥离骨膜,在距外踝尖约2cm处,用4mm直径钻头从腓骨肌腱外侧外踝后方,由后向前钻孔。

4)向后方牵开皮瓣,在跟腱外侧缘切取宽0.5cm、长6cm的肌腱条索,近端切断,远端保持相连。

5)将从跟腱切取的腱条的游离端由外踝后骨孔穿向前方,从前方拉紧穿出的腱条并返折缝合(图13-4-12)。

6)缝合支持带。

7)关闭切口。

【术后处理】 同前。

(3)骨阻挡术

【适应证、麻醉和体位】 同前。

【操作步骤】

1)切口同前。

2)显露腓骨远端。距外踝尖部近侧2cm处,切取2cm×1cm×1cm骨块,骨块占外踝外侧面3/4,完全切下后骨块向后移位0.5cm,用一枚螺钉固定骨块(Du Vries法,图13-4-13)。另一种方法是在外踝矢状面做截骨。长度约5cm,厚约1cm,截骨完成后,骨块平行后移0.5cm或旋转后移,再用两枚螺钉固定(Kelly法,图13-4-13)。

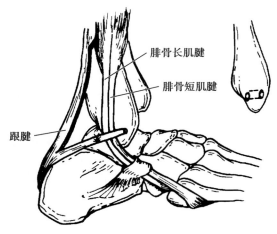

图13-4-12 Jones跟腱瓣修补术

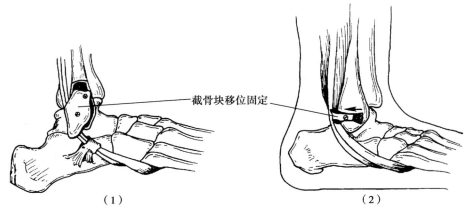

图13-4-13 骨阻挡术
(1)Kelly法;(2)Du Vries法

3)关闭切口。

【术后处理】 同前。

(4)腓骨肌腱改道术

【适应证、麻醉和体位】 同前。

【操作步骤】

1)切口同前。

2)切开腓骨肌腱鞘,拉开腓骨长、短肌腱,找出跟腓韧带。

3)有4种腓骨肌腱改道的手术方法

①Platzgummer手术:从跟腓韧带中央部切断,将腓骨长、短肌腱置于韧带内侧,再将韧带缝合(图13-4-14)。

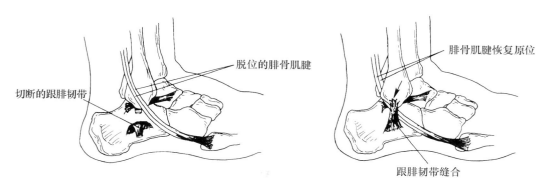

图 13-4-14　**Platzgummer 手术**

②Sarmiento 和 Wolf 手术:从外踝后将腓骨长、短肌腱切断,切断的肌腱远端再从跟腓韧带下向近侧穿回,并和近端直接缝合(图 13-4-15)。

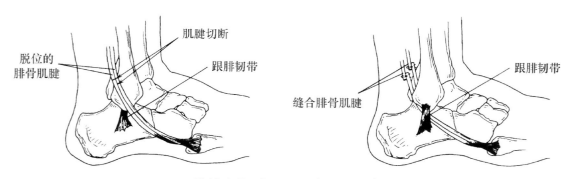

图 13-4-15　**Sarmiento 和 Wolf 手术**

③Pozo 和 Jackson 手术:在外踝尖部预先钻一孔,以方便最后螺钉固定。再将跟腓韧带附着部的外踝远端做截骨,连同韧带向下翻起。将腓骨长、短肌腱置于韧带内侧,用 1 枚螺钉固定外踝远端(图 13-4-16)。

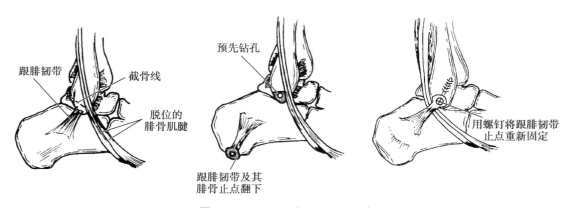

图 13-4-16　**Pozo 和 Jackson 手术**

④Poll 和 Duijfjes 手术:将跟腓韧带跟骨附着部作一截骨,连同韧带向上翻起,将腓骨长、短肌腱置于韧带内侧,截骨块用 1 枚螺钉固定(图 13-4-17)。

4)关闭切口。

【术后处理】　同前。

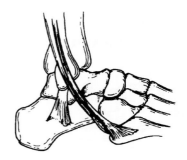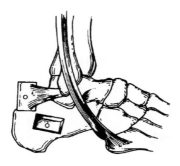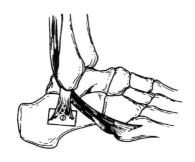

图 13-4-17 Poll 和 Duijfjes 手术

（张建中）

第四篇

关节成形与关节疾病

主编　戴尅戎　裴福兴

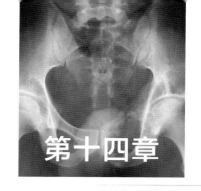

第十四章　人工关节概论

第一节　人工关节的历史

关节伤病是常见疾病,关节因骨关节炎、类风湿关节炎或外伤可造成骨关节损坏,发生疼痛、失稳和功能丧失等症状。

关节成形术是一种恢复关节无痛活动,同时还能恢复控制关节活动的肌肉、韧带和其他组织结构的功能的手术。关节成形术的发展发生了长足进展。以髋关节为例,髋关节成形术可分为5个阶段。于19世纪中叶最早是以关节切除术为主的截骨髋关节成形术,医生对强直的关节在粗隆部单纯截骨来营造一个假关节。以后一些医生为了保持关节的稳定性及活动度,减少疼痛,对股骨上端进行截骨修整成形以保持其支撑力,这些重建关节成形术有 Girdlestone 股骨头颈切除术、Balchalar 叉形截骨术等,术后虽可获得关节处一定的活动度。但其缺点是髋关节的稳定性较差,跛行较重。20世纪50年代我国骨科亦有应用。

为了减少关节切除后截骨面再度融合及增加关节的活动度及稳定性,人们试用各种材料将截骨面阻隔起来,出现了阻隔式髋关节成形术。放置的阻隔材料包括自体关节囊、肌肉、皮肤、膀胱以及各种人造材料,如电木、玻璃、赛璐珞等。这些阻隔式的手术虽然取得了一定疗效,但因结果不够满意,主要是对类风湿关节炎的疗效有限且持久性差,未能得到广泛推广。1923年 Smith-Peterson 等人经过15年的努力,应用 Vitallium 合金(即钴-铬-钼合金)制成金属股骨头杯,在疗效上取得进步。20世纪60年代此种手术在我国也曾开展。

早在1827年 Hey-Groves 等用象牙、橡胶等材料替代切除的股骨头,曾在临床应用。这是半髋关节成形术的开始。早期半髋关节成形术的人工股骨头的固定分短柄式或髓内式两类。前者的代表为 Judet 兄弟人工股骨头假体,以尼龙为材料,柄部插入粗隆间固定。我国在20世纪40年代也曾应用,但因假体折断及松动而失败。1940年 Bohlman 和 Moore 采用髓腔内固定方式固定人工股骨头,在假体稳定性上取得增强。Moore 及 Thompson 人工股骨头应用较广,但由于金属头对髋臼的磨损及松动且使用年限有限,现只在老年体弱患者中应用。

1938年 Wiles 应用金属髋臼及人工股骨头,采用螺钉栓固定,结果不佳,但开启了金属全髋成形术的先河。1951年 Haboush 发表了自固化丙烯酸(骨水泥)固定人工关节的报告。以后陆续出现了McKee 和 Farrar(金属对金属、水泥固定)、Ring(长螺丝钉固定)、Muller(金属对塑料)等各种全髋关节置换成形术。在人工髋关节置换术的贡献方面应特别着重指出 John Charnley 于1954—1974年经过艰苦细致的实验和临床研究,对人工髋关节置换的进展作出了很大贡献。他对正常动物关节的滑润机制进行了深入研究;进行了人工髋关节置换后的头臼摩擦与扭转力矩关系的研究,确定了"低摩擦"原则,采用了厚臼帽和22mm 的金属球头,改善了摩擦扭矩;改用了超高分子聚乙烯为髋臼材料,大大提高了全髋关节假体的耐磨性能。基本确定了"金属—超高分子聚乙烯"的组合;Charnley 采用甲基丙烯酸甲酯作为关节固定材料——骨水泥。证明了骨水泥的固定主要是:"水泥浆渗入填充"作用。将应力均匀传导。水泥技术的正确应用大大提高了人工髋关节的成功率。他的研究成为关节成形术的里程碑。在

1973 年他报道的全髋置换术后 9 ~ 10 年的随访松动率仅为 1.6%，受到全世界的赞誉。Charnley 被誉为矫形外科之父，他设计的这种人工全髋关节置换术被誉为划时代的骨科手术。

当人工关节大量使用后，长期随诊的结果发现感染、假体断裂、松动、磨损及假体周围骨质丢失等并发症成为主要问题，针对这些问题在大量随诊的基础上进行了重要改进，手术室环境及严格无菌技术的研究减少了感染率；改进了假体材料和设计，对假关节的材料组合进行了比较减少了假关节的磨损；对磨损屑引起的骨溶解现象进行了深入了解，减少了松动和磨损。William Harris 倡导的低黏度骨水泥、髓腔清理及远端腔堵塞、加压注射骨水泥、股骨柄中心化等第三代骨水泥技术对骨水泥固定起了重要作用。对人工关节置换失败的病例翻修手术技术的提高，积累了大量经验。这些使人工关节的使用寿命延长，成功率大大提高。

针对骨水泥的副作用及髋臼松动问题，人们开展了生物学固定（无骨水泥）技术。在 1960—1970 年出现了 Judet、Lord、Harris-Galante 等人的金属粗糙面假体，金属表面可分为巨孔型及微孔型两种。对假体材料的生物相容性和假体外形及表面设计进行了大量研究，在临床应用技术上提出了"紧压配合"和"骨内生长"的原则，无骨水泥的人工关节在临床上的应用已逐步展开。

目前，各种新型人工髋关节不断出现，出现了翻修用的人工关节及肿瘤切除骨关节节段缺损的人工关节，还出现了组合式的人工关节。

人工膝关节假体的发展早在 19 世纪开始应用膀胱、阔筋膜等组织充当关节面进行阻隔式膝关节成形术，这些术式都因结果很差而放弃。随着对人工髋关节置换的认识及技术的提高，人工膝关节也出现了很多种假体，包括单髁置换、双髁置换、几何型假体等表面置换型假体和铰链式限制型假体等，其中全髁假体广泛地流行开来，由于对后交叉韧带保留与否及髌股关节是否置换等问题有不同意见，出现了多种膝关节表面置换假体设计。近年来单髁假体在特定患者中取得了成功，而高限制型假体和铰链膝在翻修术和复杂的初次置换中也取得了满意效果。

骨科医生的认知无疑是提高人工关节疗效的关键，若要解决所发生的许多问题必须要掌握生物力学的原理和材料及假体设计方面的知识，才能对各种假体作出较正确的评价。

（卢世璧）

第二节　人工关节的设计和选择

人工关节的发展史也可看作一部生物材料和工程技术发展史，骨科医生在进行人工关节置换手术前，必须对人工关节的设计和假体选择有基本的了解。不同关节的假体设计具有各自的特点，这将在各相关章节内详述。本节将讨论人工关节所共有的一些基本知识，主要涉及假体材料、关节摩擦付、假体固定方法的选择原则、人工关节稳定性与关节活动度。计算机技术的应用使定制型人工关节得以实现，近年来 3D 打印技术的发展和应用进一步推动了人工关节个体化设计、制作和应用，因此本节还将对个体化人工关节的设计原理进行阐述。

一、人工关节的材料

作为永久性植入物，人工关节的材料必须具有高度组织相容性，并同时具有良好的力学相容性，即具备适当的弹性模量、优良的屈服强度、抗腐蚀、耐磨损等性能。而随着假体生物学固定理论的发展，更提出了材料的骨长入和骨整合性能。目前已被广泛采用的关节假体材料有三类：金属、生物陶瓷和高分子有机材料。三类材料各有优缺点，三者间的合理搭配可最大限度提高假体寿命。由于人工关节常涉及多种材料的复合应用，因此材料间的配伍也是一个重要的考虑因素。

1. 金属材料　不锈钢材料具有很高的屈服强度，为 860 ~ 1100MPa，但疲劳强度差，目前在人工关节中的应用已明显减少。钴基合金在组织内接近完全惰性，表面划痕对氯化物的侵蚀有抵抗能力，但有电腐蚀现象。极限强度为 600 ~ 1000MPa，但弹性模量高达 220GPa，因此具有较高的应力遮挡效应。钛具有优良的抗腐蚀性能和较接近骨皮质的弹性模量，但不耐磨损，极限强度较低。因此目前主要采用钛合金,钛合金的弹性模量约为110GPa,极限强度为960MPa。从第一代的Ti-6Al-4V开始,目前已发展到第三代即β钛合金。其进步主要体现在弹性模量进一步接近骨皮质,有毒金属成分更少以及良好的极限强度。由于摩擦系数高,不耐磨损,因此主要用于制作假体的非关节部分。钽为惰性金属,具有很强的抗腐蚀能力,可以制成孔隙率高达75%~85%的金属骨小梁结构,微孔内连接率100%,有利于骨长入。而且其弹性模量在3GPa左右,最为接近松质骨,而强度略高于皮质骨,有利于减少应力遮挡效应。目前在人工关节中主要用于生物型假体表面,以利于骨长入,提高假体与骨的骨整合,也被作成各种形状的骨缺损充填块,代替结构性植骨。

2. 陶瓷 目前主要有氧化铝和氧化锆两种。具有强度极高、可进行良好的表面处理、具有高度的表面亲水性和极度惰性、耐磨损、不释放金属离子、无过敏反应、生物相容性好等优点。陶瓷对陶瓷的离体磨损率是所有人工关节假体中最低的。但陶瓷脆性高、弹性模量高、抗裂纹扩展能力差、陶瓷部件接口处理困难,从而影响了它的使用。目前主要用于制作髋臼、股骨头假体或表面涂层。近年来,随着工艺技术的进步,新一代陶瓷碎裂发生率已非常之低。但个别采用陶瓷对陶瓷人工关节的患者术后出现关节异响,原因尚未明了。

3. 高分子有机材料 如超高分子量聚乙烯、聚砜、聚醚醚酮(PEEK)、硅胶、聚甲基丙烯酸甲酯(PMMA)等,目前在临床中最常用的是超高分子量聚乙烯。使用超高分子量聚乙烯制作关节内衬,具有生物相容性好、质轻、强度较高等优点,通过提高交联率等改性,其塑性变形、表面磨损率较高等缺点已有很大改善。目前仍是金属或陶瓷假体的最佳配对。而硅胶主要用于手指等小关节假体。PMMA主要用于假体固定(表14-2-1)。

表 14-2-1 人工关节常用生物材料弹性模量和极限强度比较

材料	陶瓷(Al₂O₃)	钴合金	不锈钢	钛合金	β-钛合金	复合材料	皮质骨
弹性模量(GPa)	380	220	200	110	80	60	17.6
极限强度(MPa)	4000	600~1000	860~1100	960	600~1000	90~140	100~150

4. 材料的配伍禁忌 两种金属的不恰当组合可产生电腐蚀。一般来说,钛基合金和钴基合金可配合使用,但二者均不能与不锈钢配合。钛合金假体不宜采用骨水泥固定,以免增加假体与骨水泥鞘间的磨损,加速界面失败。

二、关节摩擦付的选择

在假体材料的疲劳强度、感染率和假体固定取得进步以后,人工关节磨损和磨损颗粒产生的生物学反应已成为人工关节远期失败的主要原因。影响关节磨损率的主要因素包括假体材料的耐磨性能以及摩擦付之间的相对摩擦率和摩擦方式,因此材料的耐磨性能和低摩擦设计是选择关节摩擦付的基础。只有解决了人工关节的磨损问题,才有可能从根本上提高人工关节的远期效果。

1. 金属对聚乙烯 自从1961年Charnley将高分子聚合材料引入人工关节制作后,金属对聚乙烯的关节假体已被广泛接受,成为衡量评价其他类型假体的"金标准"。金属聚乙烯具有较低的摩擦率,但聚乙烯不耐磨损,老化和消毒后性能变化大,其较高的表面磨损率(>0.2mm/y)及其磨损颗粒引起的严重骨溶解,仍是困扰临床的难题。通过增加聚乙烯分子量和交联率可明显减少磨损率,但其最终远期效果仍待证实。

2. 陶瓷对聚乙烯 由陶瓷股骨头和超高分子量聚乙烯臼杯组成,陶瓷头可为氧化铝或氧化锆。体外研究显示,与金属对聚乙烯相比,陶瓷对聚乙烯可减少磨损率50%,临床结果也证实体内线性磨损量为0.1mm/y。

3. 金属对金属 由高碳含量的钴铬合金对钴铬合金组成,目前仅在髋关节应用,具有较低的体外磨损率和较高的抗疲劳强度,曾作为一种较佳的关节摩擦付。但钴铬合金关节面对于表面划痕引起的磨损敏感,虽然容积磨损率低,但形成的磨损颗粒较小,因此颗粒总数反而较多,仍可引起严重骨溶解。根据王友、戴尅戎的观察,同等数量的钴铬合金、钛合金与超高分子量聚乙烯颗粒所导致的生物学反应,以钴铬合金最大。而且较小颗粒可随循环系统播散,可能引起全身反应。近年来,关于金属对金属假体术后因金属磨损颗粒或金属离子过敏等可能导致假体早期失败或软组织"炎性假瘤",导致部分假体产品的召回,有必要对金属对金属假体重新进行评估。

4. 陶瓷对陶瓷　陶瓷具有高度的表面亲水性、耐磨损、低摩擦,氧化铝陶瓷对氧化铝陶瓷的离体磨损率是所有人工关节表面设计中最低的,其体内线性磨损量为 0.005mm/y。而且组织相容性极佳,可减少组织对磨损颗粒的反应,因此是最理想的关节组合。而氧化锆陶瓷组合可显著增加磨损,因此只能与聚乙烯内衬组合。陶瓷关节目前仅用于髋关节,对于年轻和活动多的患者,是最好的选择。但陶瓷的高脆性可能导致股骨头假体的碎裂、陶瓷股骨头与股骨柄接口处易磨损,而且在国内的价格比较昂贵。目前陶瓷球头和假体颈间的锥度设计尚未形成国际标准,因此不同品牌的假体不能互换,翻修时如果保留原有股骨柄,一般不再使用陶瓷头,如果需要使用陶瓷球头,则需要有备有专门匹配的锥度套。

三、假体固定方式

1. 骨水泥固定　骨水泥不是粘合剂而是充填剂,在植入物固定中的作用机制为:通过假体和骨之间的骨水泥大块充填以及骨水泥和骨床之间的微观交锁而达到界面的机械稳定。骨水泥碎裂和松动曾一度被认为是人工关节远期松动的主要原因,并提出"骨水泥病"的概念。但随着骨水泥充填技术的进步,骨水泥固定的长期效果得到进一步提高,骨水泥型人工关节仍是用于评价其他新型假体置换术的"金标准"。而且骨水泥植入后能迅速固定而获得较高的界面稳定性,术后能较安全地早期下地活动与负重,因此目前仍然被认为是一种较好的假体固定方式,特别适合于老年或严重骨质疏松患者。

骨水泥的弹性模量低,有利于应力自假体向骨逐步传导。其机械性能类似于混凝土,抗压性能好,而抗张和抗剪性能差。影响骨水泥机械性能的因素很多,包括骨水泥自身因素及使用技术等。目前认为,骨水泥的使用方法正确与否,直接关系到手术的成败。由 20 世纪 50 年代至今,先后出现了三代骨水泥使用技术,这其中也包括了对骨水泥本身和假体的改进。现代骨水泥技术的进步主要体现在:

(1) 骨水泥调制技术:骨水泥本身的孔隙度是影响骨水泥机械强度的十分重要的因素。产生孔隙的原因包括:聚合作用不完全;搅拌过程中混入空气,形成小气泡,并在聚合热的作用下膨胀;单体蒸发形成小孔腔,骨水泥固化时聚合温度上升,这些小孔腔进一步扩大。第一代骨水泥技术通过手工混合搅拌,骨水泥既不均匀又含有大量孔隙,其孔隙率可达 9% ~ 27%。因此第二、三代的骨水泥技术采用单体预冷、真空搅拌、离心及机械搅拌等。研究表明通过 66.4kPa 负压下调和搅拌 90 秒,可使孔隙率下降到 1% 以内,并增加骨水泥的机械强度,延长疲劳寿命。搅拌后的骨水泥以 2500rpm 速度离心 60 秒,可明显消除气孔,使疲劳寿命提高 136%。但有研究发现,离心后的骨水泥在固化后体积回缩更明显。目前比较一致的看法是真空下机械搅拌法最佳。

(2) 填充技术:骨水泥不是粘合剂,是通过填充作用达到固定目的。因此必须做到大块充填和微交锁。在手术中应注意:①清洁松质骨面,包括脉冲冲洗和刷洗以去除凝血块、骨屑、脂肪组织、纤维组织等,充分暴露骨小梁。②减少骨面出血,方法有干纱布填塞、控制性低血压、髓腔栓的应用等。③加压充填,包括髓腔栓、骨水泥枪的应用。此外,均匀一致的骨水泥厚度也非常重要,在股骨侧可放置假体中位器,髋臼侧可采用骨水泥钉,以保证 2 ~ 3mm 均匀一致的骨水泥厚度(参见第 15 章)。④骨水泥添加剂:骨水泥内掺入抗生素可减少术后感染。但抗生素的掺入可能降低骨水泥的强度,也可能引起过敏反应等。水剂抗生素可影响骨水泥聚合,因此只能选用粉剂。选用的抗生素必须满足以下条件:广谱、不引起过敏反应、耐药菌株少、对热稳定、能有效释放到血肿或周围组织内。常用的有庆大霉素、头孢菌素、万古霉素、多黏菌素等。一般认为,每 40g 骨水泥粉剂掺入 0.5 ~ 2g 抗生素粉剂不影响其拉伸和压缩强度,但疲劳强度降低,因此不推荐常规使用。骨水泥中常添加 X 线显影剂如硫酸钡或氧化锆。此外,戴尅戎等按一定比例将无机或低抗原有机骨粒掺入骨水泥后,发现可提高骨水泥的疲劳性能,并具有骨长入的生物学效应,使骨粒骨水泥兼具机械学和生物学固定作用。

（3）生物可吸收型骨水泥：传统的骨水泥均为聚甲基丙烯酸甲酯（PMMA），可能有致敏、细胞毒性等缺点。而且随着植入年限的延长，疲劳断裂或磨损颗粒必将产生。因此近几年有些研究者试图从根本结构上改变骨水泥，以获得假体固定的改善。如研发各种可吸收型 TCP 和 HA 骨水泥等，但技术上尚不成熟。这类骨水泥必须同时满足以下条件：易于成形，并有可注射性；能自凝，低聚合热，并有一定强度；可吸收，不影响骨愈合，能被骨组织替代，且在替代过程中不造成力学性能下降。

2. 生物学固定 在第二、三代骨水泥技术尚未广泛应用以前，人工关节置换术的中远期松动率较高，从而促进了非骨水泥假体的发展。这类假体的核心在于通过假体的压配式置入达到早期的稳定，而通过假体的表面处理，使骨组织长入（ingrowth）或贴附（ongrowth）于假体，达到假体与活骨之间的骨整合，从而获得远期的生物学固定效果。从理论上讲，这种方法具有不可替代的优越性，近中期结果也证明了其良好的效果，目前已广泛用于年轻、骨质条件较好的患者或翻修病例。但远期疗效并未超过使用第二、三代技术的骨水泥固定，对于类风湿关节炎、长期应用激素、老年患者因骨生长能力差，使用价值较小。

常用的非骨水泥假体表面处理包括喷砂、多孔、珍珠面、HA 涂层、钛珠或钛丝涂层等。多孔表面的制造材料可以是金属、陶瓷或有机高分子聚合物。但目前临床应用最多的仍为钴铬合金小珠、钛丝网和羟基磷灰石。一般多孔表面是多层的，厚度 0.8~2mm，孔隙率 30%~60%，最佳孔径为 150~400μm。选择涂层假体时还需考虑涂层的范围：点状或环状涂层，部分、近段或全长涂层，以及涂层材料等。目前推荐选择环形涂层以利于界面封闭效果，有利于防止磨损颗粒的扩散。在常规初次置换术选择近段或部分（单侧或两侧）涂层更有利于应力的传导，而全长涂层主要用于翻修术。HA 增强的涂层技术在近几年得到广泛的应用，目的是进一步提高假体-骨界面的骨整合，从而提高远期效果。试验及临床结果都比较满意，但在涂层的稳定性和力学强度方面还存在一些问题。而生长因子涂层还不成熟，可能是未来的发展方向之一，可与 HA 涂层结合应用。

四、人工关节的稳定性和活动度

关节的稳定性和活动度始终是一对矛盾，关节稳定常意味着关节活动度的限制，而增加关节活动度又常意味着关节稳定性的减少。而且关节的稳定性和活动类型还会影响关节的磨损。因此在人工关节设计中，必须重视稳定性和活动性的平衡，必须因关节、因病情而异。可将假体分成限制型、部分限制型和非限制型假体。每一类假体各有其适应证。

1. 限制型假体 主要用于关节基本稳定结构包括骨性和软组织破坏的情况下，如关节附近肿瘤需行瘤段切除，无法保留关节囊和韧带结构。这类关节的稳定性主要依赖假体的机械结构，由于易形成应力集中，可致磨损发生快且严重，且松动率高。

2. 非限制型假体 关节假体间活动度大，需要有较好的关节周围韧带和肌腱等软组织的制约。其缺点是易出现线性磨损和关节失稳。

3. 部分限制型假体 兼顾假体的稳定性和活动度。通常关节面的匹配度较高，可避免非限制性假体的线性磨损，但可能增加容积磨损量。

五、定制型人工关节

引起人工关节松动的原因有机械学因素和生物学因素，与这两个因素直接相关的问题是假体与骨骼之间的匹配不良。以人工髋关节为例，过去临床上使用的人工髋假体，其股骨假体柄一般仅有数种规格，而人类股骨上段髓腔形状和大小差异显著，在多数情况下，假体柄不能与股骨上段形成解剖匹配，接触面积小，因而难以保证人工关节的长期稳定。其他关节也存在类似情况。目前新设计的人工关节采用的组配式设计，增加了假体的型号和组合，对不同的骨骼解剖形状的适应性已有很大的提高，也取得了良好的临床效果。然而，根据各个患者的骨骼形态特征定制与之相适应的假体，可明显改善假体与骨骼之间的匹配度，对提高其长期稳定性，显著降低人工关节松动的发生率可能具有比较大的意义。

其次，对于肿瘤、关节畸形和日益增多的人工关节翻修病例，由于骨骼大段切除或骨溶解导致严重骨缺损或骨骼的严重解剖变异，无法采用常规标准假体置换，只能因人而异，个体定制。从这一角度看，定制型或个体化人工关节是解决某些特殊疑难病例的唯一有效手段。

定制型或个体化人工关节假体采用计算机辅助设计和制作。其设计和制作流程是首先获取患者的CT扫描和三维重建图像,进行医工讨论,形成概念设计。按概念设计进行计算机模拟手术或必要时应用快速原型技术制作病骨和假体模型,进行体外模拟安装和设计改良,然后完成最终设计并通过工作站进行计算机辅助加工制出假体供临床使用。假体的一部分组件可采用预制型部件,可大大缩短流程,一般只需 1 周左右。近两年,3D 打印制作工艺迅速发展,假体设计和制作的精确度大大提高,并能直接打印出金属假体,制作周期仅需 1～2 天,大大缩短了等待时间。上海交通大学附属第九人民医院、北京大学第三医院等单位,在制作病变模型、截骨导板和假体时均使用了 3D 打印技术,达到了省时、精确、费用降低,取得满意的临床效果。

（戴尅戎）

第三节　关节置换术的适应证与禁忌证

关节置换术是希望通过手术缓解疼痛,改善关节活动与功能。早在 1979 年,当代人工关节先驱、创始人 Sir. JohnCharnley 曾经谈到:"试图发布一个金标准来规范全髋关节置换术患者的选择是不可能的（任务）。"也就是说,对每一个具体患者是否需要手术必须具体分析。

所谓手术适应证是指个体从手术干预中获得利益,而且超过在手术干预中可能带来的风险。与之相反,禁忌证意味着充满风险、手术干预不能获得理想结果或达不到患者及其家属所期望的水平。因此具体掌握手术适应证、避免手术禁忌证是术前评估的重要环节,骨科医生必须仔细倾听患者的申述、深入了解患者全身状况、明确病变部位病理全过程以及全面评估和权衡各种可能性。

本章节着重讨论人工关节置换术一般适应证与禁忌证及其影响因素、手术目的、患者选择和手术干预时机。某一具体关节的相关适应证、禁忌证等可参阅相关章节。

【适应证】

1. 非化脓性关节炎
　类风湿关节炎
　青少年类风湿关节炎
　强直性脊柱炎
　退行性骨关节病（骨关节炎或肥大性关节炎）
　　原发性
　　继发性
　　骨骺滑脱
　　关节发育不良（髋关节结构发育不良、股骨髁发育不良）
　　扁平髋（Legg-Perthes 病）
　　畸形性骨炎（Paget 病）
　　创伤性脱位
　　陈旧性关节或关节周围骨折
　　肢体力线排列紊乱
　　血友病
2. 感染性关节炎（静止期）
　化脓性关节炎或化脓性骨髓炎手术后
　结核
3. 骨、关节及其韧带损伤
　关节内或关节周围骨折
　关节脱位或骨折-脱位

创伤性继发性关节炎(关节骨折-脱位、关节韧带损伤)

4. 缺血性坏死

　　骨折后或脱位后

　　特发性

　　股骨头骨骺滑脱

　　血红蛋白病(镰状细胞病)

　　肾脏病

　　器官移植

　　激素诱发

　　酒精中毒

　　戈谢病(Gaucher 病)

　　红斑狼疮

　　潜水员病

5. 骨骼发育不良(髋臼发育不良、股骨髁发育不良)

6. 关节融合或假关节形成

7. 关节重建术失败

　　截骨术(转子截骨、骨盆截骨、胫骨高位截骨)

　　关节成形术

　　人工股骨头置换术

　　关节表面置换或单髁置换术

　　关节切除成形术

　　各种人工关节置换术

8. 累及关节或关节周围的骨肿瘤、关节滑膜肿瘤

9. 遗传性疾病(如软骨发育不全)

当施行关节置换术时,以下几个因素必须认真思考、充分评估:

(1) 所有人工关节均是一个"时限性"手术。一般认为人工关节使用年限通常与假体固定、材料磨损以及假体机械性失败有关。例如在全髋关节置换术大组病例报告中,其长期疗效相当满意,但这些统计数据主要评估的是老年群体的手术效果,而对一个年轻患者来说,很难想象一个人工关节能无限承受巨大应力而不发生并发症,因此在决定是否手术时,年龄是一个重要因素。手术最佳年龄应在 65 岁以上。尽管目前手术年龄有年轻化倾向,但作为一般规律,年龄因素必须充分考虑,而类风湿关节炎、红斑狼疮激素治疗后股骨头无菌坏死、多关节病变或全身性病变局部表现等可适当放宽年龄限制。

(2) 体重和预期活动水平可明显影响人工关节置换术的手术成功率。例如全身多发性关节炎的年轻患者接受全髋关节或全膝关节置换术,与同样年龄因创伤性关节炎接受该手术的运动员相比,前者关节承受的应力远低于后者,故对年轻患者,尤其是单一关节病变可施行关节融合术或截骨术,其功能恢复、手术效果的有效性和持续性可能远胜关节置换术。

(3) 症状严重程度是一个重要考虑因素。术前疼痛几乎是每个患者寻医的最重要最直接的动力。评估是否手术切忌只看 X 线片等影像学表现。有时影像学显示关节病变严重,但患者可能毫无症状或只有轻微不适,此时仅需采取保守治疗。

(4) 关节功能限制程度是另一个重要因素。骨科医生需了解患者的日常生活要求和个人生活自理能力。若保守治疗后患者仍无法达到日常生活自理能力,则表明关节功能已下降到较严重程度而应考虑手术干预。

(5) 关节疾病治疗原则中,改变患者行为方式十分重要。在考虑实施髋或膝关节置换术前,应行保守治疗,包括减轻体重、改变日常行为方式、适当减少活动或使用手杖等。这些措施常能减轻或解除症状,而暂时不需手术或可延迟手术。若患者在上述治疗后出现夜间疼痛、关节活动或负重时疼痛加重、

加大止痛药物剂量仍无法缓解症状且严重妨碍日常工作或生活时,则具备了关节置换术的手术适应证。

（6）对一些多关节病变患者,例如类风湿关节炎患者四肢多关节常有侵犯,在考虑安排关节置换手术先后次序时,必须根据病患具体情况而定。一般原则是:先近侧后远侧(先髋后膝);先上肢后下肢(上肢手术可改善使用手杖功能,有助于下肢术后功能康复)。

（7）接受人工关节置换手术的患者大致有两大群体:一类是老年人,常为关节退变,因症状严重影响到生活质量而要求手术;另一类是因各种疾病造成关节破坏而需要手术治疗。这两大类患者除了关节需要手术外,还有一个共同点,即他们都合并一些内科疾病,例如心脏病、高血压、糖尿病、激素依赖或风湿活动期等,因此在其接受人工关节置换术之前,必须妥善处理合并的内科疾病。在内科疾病得到有效控制并且达到稳定后,方可安排手术,否则可能会引起严重并发症。

（8）单纯肢体不等长、关节僵直在功能位或X线影像学有病变而无临床症状,不是手术适应证。

【手术目的】　人工关节置换术的目的是消除或减轻疼痛,改善功能。但决定或评估哪些患者能从中受益,有时仍有一定难度。全髋或全膝关节置换术最重要适应证是关节的严重病废疼痛,医生的职责正是要从疼痛症状中区分出哪些患者的疼痛可通过手术干预而得到解除。

偶可遇到有些患者出现严重功能限制但关节无疼痛,例如髋关节强直或关节融合时很少有髋关节疼痛,但腰背部或同侧膝关节可出现症状。若考虑将一个无痛强直的髋关节转换成可活动关节来改善邻近关节症状,这种尝试通常是失败的。若双侧髋关节完全强直,尽管关节疼痛不明显或无痛,但可明显影响患者功能,此时关节置换术可部分改善患者生活质量。在对这类患者手术前,医患之间必须有良好沟通,医生应了解患者日常生活要求、功能限制程度和患者对手术的期望,必须充分评估关节置换术可能获得的受益和其所携带的风险并让患者作出慎重选择。

X线影像学对疾病诊断及治疗起到十分关键的作用,X线影像学只是决定是否手术的诸多因素之一。因此决定是否手术,更应注重临床表现而非影像学资料。若患者症状严重,而X线影像学仅有轻微病变,此时在决定手术方案时有些困难。最好的解决方法是观察、定期追踪复查和深入了解疼痛性质和类型。

若保守治疗失败后,则不得不考虑手术干预以减轻疼痛,改善功能。任何一个有症状的患者术前必须予以保守治疗,这实际上是给患者和医生一次机会,使他们能相互沟通,医生可进一步了解患者病情、生活方式和其对手术干预的期望值,这对是否手术及采取何种手术有着很大的帮助。

【禁忌证】　人工关节置换术绝对禁忌证很少。通常公认有三大类:①局部、其他部位或全身急性感染应视为手术绝对禁忌证;②骨骺尚未封闭;③关节动力肌肌力不足。而相对手术禁忌证包括病态性肥胖、神经性关节病损(Charcot病)、伴有失代偿期的内科疾患和围术期可能出现的并发症,例如有下肢血管病变或曾有下肢静脉栓塞史;老年陈旧性股骨颈囊内骨折伴肢体短缩、旋转畸形,同时伴有动脉粥样硬化,X线平片可显示下肢血管内广泛斑块,如手术将肢体延长、纠正旋转畸形,极有可能引发股动脉血栓形成,或高位静脉栓塞、肺栓塞和脑栓塞。

【手术患者选择】

1.年龄　随着人工关节假体设计、生物材料、制作工艺和医生手术技术等方面不断进步与完善,全髋和全膝关节置换术已取得相当成功。尤其是60岁以上老年患者的活动能力本来已有相当程度下降,因而手术效果十分理想,手术翻修率已下降至可接受的程度,很可能一生只需一次关节置换手术。40～60岁年龄组与60岁以上年龄组明显不同,这一年龄段是人生经历中最为精彩、重要的时段,精力充沛旺盛,社会交往活跃,一旦髋或膝关节出现病损,关节置换术可能是最为有效的治疗方案。但术前必须仔细评估并尽可能推迟手术时间。这一人群可能被关节置换术的良好手术效果所诱惑而一味追求手术,但他们常忽略的是早期手术干预可能导致日后的翻修手术。

40岁以下年龄段,手术干预的利害关系更加明显。随着医学发展,人类预计寿命已达到70～80岁之间,而目前人工关节假体使用寿命还无法满足放在体内长达40余年的要求。即使最佳情况下,40岁以下接受关节置换的病例,在他们今后的岁月里至少会再接受一次手术。因此对这一年龄段还不能完全考虑人工关节置换术,应考虑保守治疗包括改变生活方式、减肥、使用手杖或进行关节融合术或截骨术。关节外科医生必须清醒地认识到人工关节置换并非关节疾患治疗的唯一手段。该年龄段患者若接受关节置换手术,则必须学会改变生活方式。

2. **手术干预时机**　不同年龄段关节置换手术长期效果明显不一样。也就是说选择一个最佳手术时机接受手术至关重要。若所有保守治疗都已作尝试且失败。则应考虑目前症状是否达到需要手术干预的严重程度。一个重要的原则:是否需要手术是由患者自己决定,而不是医生决定,更不是X线影像学决定。在现实医疗实践中,往往患者"求"医生作决定,这是不理智的。医生可帮助患者在两个问题上作出选择:①目前关节状态是否妨碍日常生活;②目前关节功能是否妨碍重要工作的进行。若回答肯定且患者全身情况及重要内脏生理指标稳定,则关节置换术可能会给患者带来利益。

临床实践中偶可遇到一些患者对手术抱有不切实际的期望,归根结底是关节置换手术普教宣传不够到位和患者缺乏了解。这要求骨科医生经验丰富、善于交流,能让患者理解关节置换并不是灵丹妙药,它只影响一个关节功能的康复。步态改善会缓解某些患者的下腰痛,但很少会影响到其他部位骨骼肌肉系统疾患。实际上很多患者通过手术关节功能改善后,其他原先无疼痛的关节反而可因术后活动水平提高而出现症状,且关节置换术后关节功能限制仍会存在,只是关节功能限制有不同程度改善。另一个不可否认的事实是,随着术后时间推移,关节周围挛缩增加,正常关节活动会有所影响,甚至原先无痛的关节出现疼痛。

（杨庆铭）

第四节　人工关节手术的并发症及其处理

【**概述**】　全髋关节置换手术(total hip arthroplasty,THA)和全膝关节置换手术(total knee arthroplasty,TKA)通常都很安全。但即使对最有经验的骨科医生来说,并发症都是不可避免的。如果将所有可能发生的并发症长长地罗列出来告诉患者,患者多半会很害怕并且拒绝手术。好在每一项并发症出现的几率通常都很低,而且并非所有的并发症都会在同一个患者身上发生。

THA和TKA的术中和术后早期并发症包括脂肪栓塞、神经血管损伤、骨折脱位、伤口感染和血栓栓塞等。为安全起见,有必要告诉患者大约5%的THA和TKA会发生如上的并发症。

长期的并发症包括异位骨化、迟发性的血源性感染、假体周围应力遮挡等。然而患者最关心的还是他们是否会因为无菌性松动、磨损或骨溶解等问题而需要接受翻修手术。通常所说的人工关节置换后可以使用10年,其实是一种误解。这样说似乎所有被置换的关节10年后都会失败。随着现代人工关节假体及其植入技术的发展,我们可以充满信心地告诉患者10~15年后最多只有10%~20%的失败病例。换句话说,80%~90%以上的人工关节置换在10~15年内不会发生问题。

在这一节中,我们将简短地讨论THA和TKA十项常见的并发症。

一、脂肪栓塞

THA和TKA手术后都可以发生脂肪栓塞。大多数患者可以承受让脂肪栓子经过右心房右心室进入肺循环而没有后遗症。然而,已有报告大块的脂肪栓子可以引起明显的术中低血压、缺氧,甚至心搏骤停及死亡。在10%的人群中卵圆孔未闭的情况可以让栓塞的脂肪和骨髓反常地进入左侧循环。这种右左分流以及随后的主循环脂肪栓子可以导致术后早期的神经症状,包括局部神经问题、围术期精神错乱,甚至死亡。

在THA中脂肪和骨髓栓塞的形成与股骨髓腔粗暴的扩髓以及骨水泥的强力加压有关。打开髓腔后吸去其内容物,温和地扩髓,髓腔内脉冲冲洗清除脂肪等措施可以预防脂肪栓塞。对老年衰弱患者,并不提倡在股骨侧对骨水泥过分加压。

脂肪栓塞也可以出现在TKA后,这与采用髓内定位杆有关。为预防其发生,可以加大髓内定位杆入口以避免髓腔内压力增加,在插入定位杆之前冲洗并吸取髓腔内容物,使用带有凹槽的髓内定位杆以使骨髓流出。对于一期的双侧TKA,应考虑在胫骨侧使用髓外力线定位杆,避免将其插入四根长骨内。

二、深静脉血栓形成

在 THA 术后的深静脉血栓(deep venous thrombosis,DVT)形成可以累及最多 70% 的患者。如果未能及时处理,有 1% ~2% 会发展成致命的肺栓塞(pulmonary embolism,PE)。DVT 形成的高发期是 THA 术后的第 4 天。针对 DVT 的抗凝治疗可以导致高危险性的出血性并发症。因此注意预防以及防止出现潜在致命的 PE 变得非常重要。究竟什么药物能最有效地减少 THA 术后 DVT 形成和 PE 的风险至今仍有争议。Freedman 等在 2000 年综合分析了 52 个随机对照研究,都以双侧静脉造影作为 DVT 形成的诊断标准,比较某种预防性药物相对于另一种或者安慰剂的效果。结果显示低分子肝素、低剂量肝素、阿司匹林和华法林在减少整体和近端 DVT 发生率方面相对于安慰剂都是有效的。对于有症状的 PE,则只有华法林和低分子肝素有效。用低分子肝素和低剂量肝素则出血性并发症更为常见。除了药物治疗外,气压压迫肢体循环的装置已被证明能减少整体和近端 DVT 以及 PE 的发生率。

TKA 术后的 DVT 形成也比较常见,但其类型和 THA 有很大不同。血栓通常出现在小腿的血管中,85% ~90% 出现在腘静脉分叉处的远端。股静脉血栓则罕见。另一方面,在多达 20% 的患者中小腿血栓可以扩散。Westrich 等在 2000 年综合分析以双侧静脉造影诊断 TKA 后 DVT 形成,和以肺部扫描和血管造影检测 PE 的 23 个研究,其结果显示低分子肝素在预防 DVT 形成方面比阿司匹林和华法林效果好。对于有症状的 PE,因为发生率太低而没有显著性差异。气压压迫肢体循环装置也被证明能有效地减少 DVT 形成的发生率。除上所述,一些其他因素例如硬膜外麻醉,大腿止血带和持续被动活动对 DVT 形成发生率也有影响。然而,真正的效果仍然不清楚。

三、大血管与神经损伤

THA 术后,1% ~3% 的患者可能会有包括坐骨神经和股神经在内的神经瘫痪。原因包括直接损伤、过度牵拉、缺血、神经内血肿、骨水泥挤压及聚合反应中产生的热量、关节脱位以及手术中钢丝和缝线的收缩等。坐骨神经瘫痪发生率在 THA 翻修手术和因髋关节发育不良而行 THA 的患者中发生率比较高,分别为 3% 和 5%。一般提议这些情况下不要过分延长下肢,并要在术中将坐骨神经解剖出来以确保无粘连及可以令医生感受其张力。股神经瘫痪和髋臼前方拉钩的运用有关,插入拉钩时必须确保其紧贴骨面。THA 后血管损伤的发生率是 0.2% ~0.3%。股动脉和闭孔动脉可被累及。在翻修手术中当一个向内突出的髋臼假体被取出时,髂总和髂浅血管可能会被损伤。在这类病例中,血管造影有助于在术前作出评价,突出的假体可能需要通过腹膜后径路取出。经髋臼的螺钉的位置也可能会伤及骨盆内血管(Wasielewski 等 1990),因此必须将螺钉打入安全的后上方和后方象限(图 14-4-1)。

在 TKA 术中腓总神经瘫痪的几率小于 1%。术前的外翻畸形和超过 20° 的屈曲挛缩以及复杂的双平面畸形(外翻和屈曲挛缩)会增加腓总神经损伤的风险。腰椎管狭窄、硬膜外麻醉和糖尿病也和此并发症有关。早期识别很重要。如果有腓总神经瘫痪的症状,所有的敷料必须立即解开以防止过紧的敷料引起局部挤压,膝关节必须屈曲 20° ~30° 以减少腓总神经的张力,并且仔细观察有无压迫性的血肿。如果 TKA 术后 3 个月仍有明显的神经功能障碍,手术行腓总神经减压会有帮助。TKA 术后血管损伤并不常见。腘血管及其分支可被直接伤及(图 14-4-2)。腘静脉在膝关节水平线的正后方,而腘动脉则位于外侧。为避免其损伤,手术刀和电刀必须紧贴骨且和胫骨的后部平行,不能垂直向下,而是应该斜向前方。股腘血管也会有血栓形成。有人认为使用止血带会增加那些患有动脉疾病以及处于高凝状态的患者的风险。

四、感染

THA 术后感染的发生率低于 1%,TKA 术后感染的发生率是 1% ~2%。感染的风险会因为类风湿关节炎、糖尿病、免疫系统损害和翻修手术而增加。凝集素阳性的金黄色葡萄球菌,是术后急性感染最常见的细菌。表皮葡萄球菌和白色葡萄球菌则是晚期感染的常见病菌。在所有可能的预防性方法中,术前使用抗生素对降低感染率是最有意义的。预防性抗生素必须在手术切开皮肤时在组织中达到高浓度。建议使用足量的可杀灭最常见细菌的第一代头孢菌素。首剂在术前 30 分钟给予;这是最重要的单一剂量。自 1993 年开始,笔者的单位只用术前一次抗生素,术后不再用,感染率并无增加。一般来说,

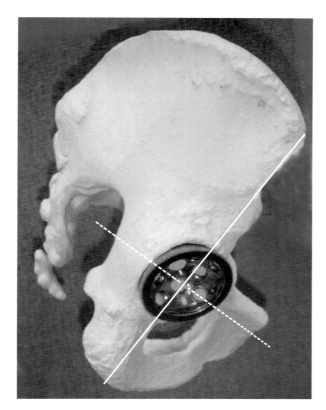

图 14-4-1　髋臼象限

髋臼可以分为 4 个象限,首先画一条髂前上棘和髋臼中心之间的连线(实线),然后再画一条垂直于前线并且经过髋臼中心的连线(虚线)。穿过髋臼的螺钉应当打入上方象限和后方象限。应避免打入前方和下方象限

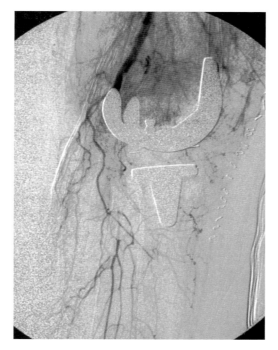

图 14-4-2　动脉损伤

TKA 患者的动脉在松解后方关节囊的时候受损;血管造影中显影剂流动突然终止。后方松解时保持手术刀或电刀位于骨膜下的水平是非常重要的。必须认识到近端胫骨的后方皮质并不是垂直向下,而是斜向前方

术后 24～48 小时可以持续给予抗生素,而 48 小时之后则并不建议继续使用。当然,具体用法可根据医院环境和特殊感染类型而有所变化。其他预防方法包括使用层流系统、人体废气排出系统和紫外线。含抗生素的骨水泥提供了一个可为患者承受的低系统浓度,适用于有高危因素的患者、既往曾经感染以及翻修手术时。通常使用的抗生素包括每 40g 骨水泥中加入妥布霉素 600mg,庆大霉素 0.5～1g。

晚期血源性感染可经口腔、生殖道、泌尿道和胃肠途径传播。对常规预防的必要性仍有争议,通常在起初两年内对所有患者进行预防,其后则针对高危患者。对于牙龈出血的口腔科患者,在治疗前一小时推荐使用阿莫西林 2g 口服或者克林霉素 300mg 口服。对于生殖泌尿系统或胃肠系统的患者,建议用法为术前 30 分钟氨苄西林 2g 静脉注射加庆大霉素 1.5mg/kg(最多 80mg)静脉或肌内注射加甲硝唑 500mg 口服,6 小时之后再用阿莫西林 1.5g 口服加甲硝唑 500mg 口服。

感染的诊断并不一定容易。很重要的一点是必须认识到 THA 或 TKA 一般是没有疼痛的。如果有疼痛,那么就必须考虑感染的可能性。如果在临床上怀疑,可以检查红细胞沉降率和 C 反应蛋白,放射性核素骨扫描,关节穿刺液镜检和细菌培养。术中冰冻切片有诊断价值。每高倍视野下若有超过 10 个多核白细胞则提示感染,其敏感性为 84%,特异性为 99%。

对 THA 和 TKA 术后感染的治疗很具有挑战性。抗生素治疗罕有成功。清创并保留假体有一定的成功率,但手术应在感染发生后的首 2～3 个星期内进行。一些骨科医生建议更换聚乙烯内衬以达到关节内更彻底的清洗。晚期感染,则需要取出假体以根除感染。现今并不常规进行关节切除成形术或者融合感染的关节。多数骨科医生更倾向于翻修,无论是一期还是二期进行。二期翻修的一个改良方法是加拿大温哥华的抗生素骨水泥制成假体(prosthesis made of antibiotic loaded acrylic cement,PROSTA-LAC)。骨水泥中通常加入剂量高于常规假体固定用数倍的抗生素。通常加入的抗生素有庆大霉素/万

古霉素和妥布霉素,因为这些抗生素对热稳定且能够从骨水泥中释放出来。局部高浓度的抗生素能最大限度地根除感染,并尽可能地减少全身应用抗生素所带来的问题。骨水泥被作成假体形状,具备假体的功能,不仅保持了软组织的长度,也通过关节的活动保持了肌肉的良好外形。患者在两个治疗期的间隔期中可以活动,因此功能的恢复也大大地得到提高(图 14-4-3)。

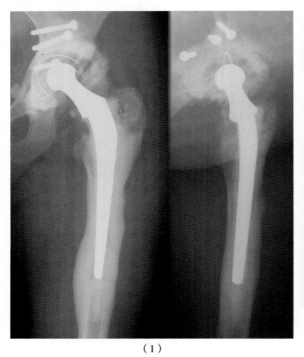
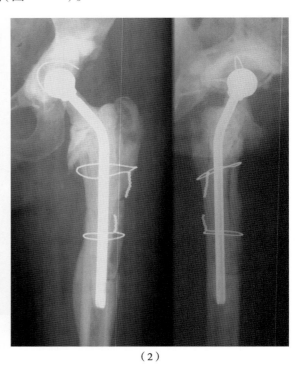

（1）　　　　　　　　　　　　　　　　　　　（2）

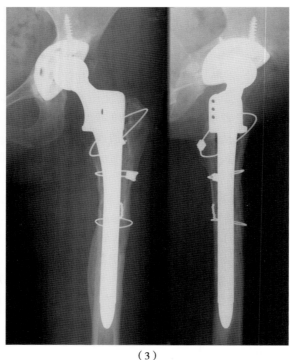

（3）

图 14-4-3　THA 术后感染的治疗

（1）THA 术后迟发性感染　女性,46 岁,患有系统性红斑狼疮。12 年前曾行骨水泥型 THA,主诉大腿疼痛加剧 3 个月。大腿上有一窦道,X 线片显示明显的骨膜反应;（2）深部感染采用二期翻修手术治疗首先将感染的假体移除,然后植入一个由抗生素骨水泥作成的假体(PROSTALAC);（3）植入真正假体:3 个月后再最终植入真正的假体,翻修手术后 4 年没有重新感染,假体固定良好

五、假体脱位

THA 术后假体整体的脱位率据报告为 3%。后侧入路相对于前外侧和转子间入路发生脱位的可能性要高一些。近来对后关节囊和软组织的修补显示在减少后侧入路的脱位率方面有一定作用。脱位在肌力减弱和本体感觉缺陷的神经肌肉疾患的患者中更为常见。患者缺少主诉以及术后的精神紊乱也是重要因素。然而，大部分脱位是由于手术时的技术错误所引起，例如假体的位置不正，由骨赘和骨水泥块所引起的撞击，以及软组织张力欠佳。股骨头假体直径的大小可以影响脱位率，一些骨科医生不主张使用小直径的股骨头，假头-颈比例比股骨头假体自身的直径更重要。比较细的股骨颈可以使髋关节的活动度增加，减少撞击及其所引起 THA 脱位的机会。在一些现代的设计中，股骨颈被作成梯形，在前后平面比较窄以使髋关节屈伸活动度增加，因为怕增加脱位的可能性。不过，直径的确切大小可能不如头-颈比例来得重要。一个粗的颈减少了活动范围，引起了早期的撞击，从而增加了脱位的风险（图 14-4-4）。在 TKA，脱位可以发生在髌股关节和胫股关节。髌股关节的不稳定最常取决于过紧的外侧韧带和较弱的股内侧肌之间的不平衡。原因包括影响关节囊修复的创伤和不合理的假体设计。然而，大部分病例是由于手术时的技术错误所引起，因而是可以避免的。在 TKA 术后成功处理髌骨不稳定的关键在于找出髌骨滑行轨。在中国南方人的股骨中，笔者发现内外上髁间轴线和后髁连线之间的夹角平均有 5°，而不是西方人报道的 3°。在图内的标本，这角度是 6°。如果术者用一个相对于后髁连线外旋 3° 的模块切骨，股骨假体将会相对于内外上髁间轴线产生内旋。后者增加了 Q 角和 TKA 髌股关节半脱位的机会及不良的机会。股骨假体不可以在内旋位植入。尽管现有的全膝手术器械相对于后髁间连线有 3° 的外旋，但重要的是必须认识到这只是适用于西方人的平均值。笔者发现在中国南方人群中，股骨经内外上髁的轴线相对于后髁间连线有 5° 的外旋。因此，3° 的器械会导致外旋不够充分（图 14-4-5）。此外，股骨假体必须靠外侧植入，不能有过度外翻。在胫骨侧，假体必须相对胫骨表面放置于外旋位。笔者采用胫骨结节中内 1/3 的交点作为参考。内侧胫骨面通常轻度缺乏后方覆盖。同样，胫骨假体最好偏外侧放置，避免内侧位植入。在放开止血带后修复关节囊前，在术中测试髌骨的轨迹很重要。运用无拇指技术，在没有术者拇指在内侧进行协助的情况下，髌骨应当不向外侧脱位。如果髌骨向外侧脱位，必须排除假体位置不良；必要时可以做外侧韧带松解。胫股关节脱位和半脱位并不常见，但可以并发于固定负重和滑动垫片的 TKA（图 14-4-6）。可能的风险因素包括屈曲间隙的松弛、副韧带的过度不平衡以及伸膝机制的损坏。

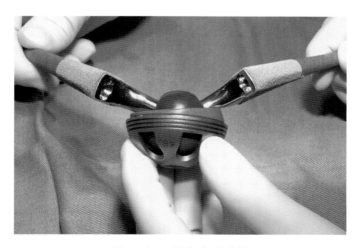

图 14-4-4　假体头-颈比例

头-颈比例比股骨头假体自身的直径更重要。比较细的股骨颈可以使髋关节的活动度增加，减少撞击及其所引起 THA 脱位的机会。在一些现代的设计中，股骨颈被做成梯形，在前后平面比较窄以使髋关节屈伸活动度增加

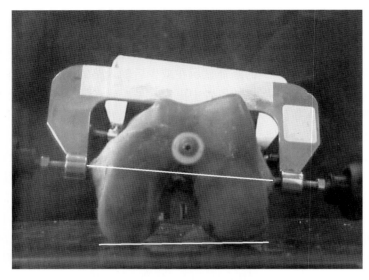

图 14-4-5　中国人股骨

在中国南方人的股骨中,作者发现内外上髁间轴线和后髁连线之间的夹角平均有5°,而不是西方人报道的3°。在图内的标本,这角度是6°。如果术者用一个相对于后髁连线外旋3°的模块切骨,股骨假体将会相对于内外上髁间轴线产生内旋。后者增加了 Q 角和 TKA 髌股关节半脱位的机会

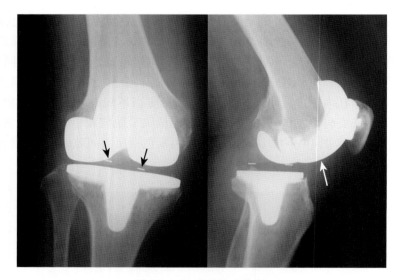

图 14-4-6　滑动垫片位置

患者男性,73 岁,在滑动垫片 TKA 术后 4 周,右膝发生扭转性损伤。膝关节有半脱位。聚乙烯旋转平台(黑色箭头)上的标记显示平台处于一个不正常的旋转位置(左)。其中一个股骨髁(箭头)没有和聚乙烯旋转平台相关节(右)

六、假体周围骨折

　　THA 术中髋臼骨折罕见,通常发生在将过大的髋臼杯压入一个研磨后直径相对较小的髋臼时。术后髋臼骨折通常和严重的创伤,假体松动以及显著的骨溶解有关。约有 1% 的初次 THA 术中并发股骨骨折。在非骨水泥假体为 5%,在骨水泥假体则低于 1%。骨折可发生在当非骨水泥假体被紧密压配入骨髓腔时、翻修手术中骨质比较疏松或者已有损害时或者当一个直柄的假体植入弓形的股骨时。如果发生股骨骨折,需要植入一个能足够超越骨折线的长柄假体,并且术后长时间限制负重。THA 术后股骨骨折的

原因可以是骨量减少、创伤、假体松动、局部骨溶解或者其他引起应力增加的因素比如穿孔或陈旧性螺钉孔。对这些骨折的处理取决于骨折的部位。温哥华分型系统将此类骨折分为 A 型即骨折位于转子区域,B型即骨折在股骨柄周围或刚好在股骨柄的远端,C 型即骨折位于股骨柄的远端。A 型又分为 AG 即骨折涉及大转子,AL 即骨折涉及小转子。在 A 型和 C 型骨折中股骨柄一般稳定性不受影响。多数 A 型骨折可采用保守治疗,C 型骨折则选用内固定。B 型又分为股骨柄稳定的 B1 和不稳定或松动的 B2,如果股骨柄松动且股骨假体周围骨储备不佳则为 B3。B1 骨折最好采用切开复位金属接骨板或者皮质骨支撑性骨板内固定。B2 型最好做长柄假体的全髋关节翻修术。B3 骨折则需要复杂的重建(图 14-4-7)。

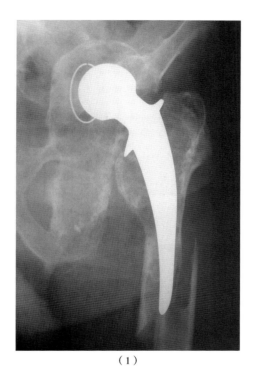
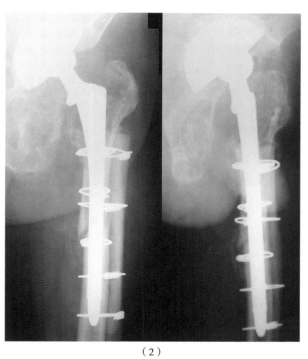

（1）　　　　　　　　　　　　　　　　　　（2）

图 14-4-7

（1）骨水泥型 THA 松动　男性,55 岁强直性脊柱炎患者,15 年前曾行骨水泥型 THA。发生进行性松动且皮质骨变薄已有 2 年,但患者拒绝手术。患者最后因低能量创伤而引起 B3 型假体周围骨折;（2）重建骨的结构使用广泛多孔表面的长柄股骨假体来稳定骨折并且达到与远端优质宿主骨的固定效果。皮质骨支撑性骨板被用来加强骨折的固定并且重建骨的结构

　　TKA 术后约有 1% 发生股骨远端的髁上骨折。相关的危险因素包括骨量减少、类风湿关节炎、长期使用类固醇激素、屈曲受限的僵硬膝关节以及股骨前方的凹槽。骨折可分为三类:骨折无移位,假体无松动为Ⅰ型;骨折出现移位,假体无松动为Ⅱ型;不论骨折移位与否,假体松动或损坏为Ⅲ型。大部分骨折有移位,尤其当骨折对线不良或者为粉碎性时有手术治疗的适应证。方法包括接骨板(图 14-4-8)或逆行髓内钉固定。如果 TKA 是后稳定型设计,逆行髓内钉必须能通过股骨假体髁间盒的宽度;对于位置较低的骨折,远端螺钉可能会因为该处骨量较少而较难固定。如果假体松动,则需要用一个长柄的假体进行翻修,另外也可能需要大块结构性植骨外加支撑植骨。TKA 术后胫骨近端骨折罕见。通常发生在准备胫骨时和将试样假体或植入假体打入时用力过猛。在插入或取出长柄假体和翻修手术时风险较高。TKA 术后髌骨骨折不常见,报告的发生率从 0.5% ~3%。危险因素包括继发于不恰当髌骨切骨后的机械性失败、髌骨滑行轨迹欠佳、髌骨血供差、假体设计如中央位置单一并偏大的固定栓、膝关节屈曲增加、患者活动过度以及创伤。最重要的因素可能是髌骨太薄以及切骨不对称。有人建议切骨后髌骨骨床至少要保留 15mm 厚度。然而这个要求在中国南方人群中不可能做到,因为髌骨在切骨前的厚度只有 20 ~22mm。如果切骨后留下 15mm 厚的骨床,将会增加髌骨置换后的总厚度,进而影响患者膝关节的功能。临床结果显示切骨后留下 12mm 的髌骨骨床厚度是安全的。

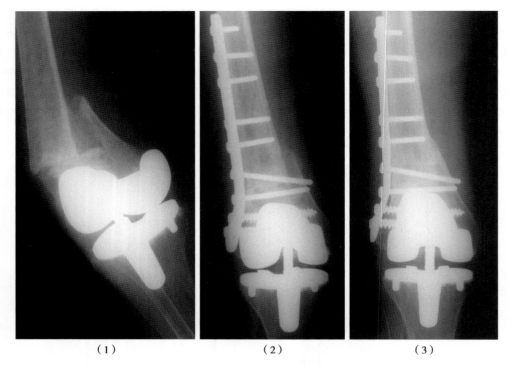

（1）　　　　　　　　　　（2）　　　　　　　　　　（3）

图 14-4-8　接骨板内固定

（1）患者女性,72 岁,患有类风湿关节炎,行后稳定型 TKA 术后 6 周右膝发生扭转性损伤,X 线片显示为 Ⅱ 型髁上骨折;（2）采用外侧接骨板作内固定;（3）术后 1 年骨折愈合良好,膝部无疼痛,活动为 0°~95°

七、假体松动

　　THA 骨水泥型股骨柄的效果随着当代骨水泥技术的运用而显得相当成功,随访 10~15 年无菌松动率低于 5%。当代骨水泥技术包括使用远端骨水泥栓、髓腔脉冲冲洗、用海绵擦拭以保持髓腔干燥、使用骨水泥枪逆行充填髓腔以及近端封闭加压。骨水泥真空搅拌技术可以减少骨水泥中小孔的形成,进而提高骨水泥的抗疲劳特性,但是其提高股骨柄假体使用寿命的效果仍有争议。远端和近端中置器的使用,可以帮助经验较少的骨科医生获得四周均匀的骨水泥层厚度。股骨柄的表面究竟是抛光、磨砂还是预先涂层,仍有争议。然而这些可能都不如手术操作技术来得重要。有一点必须强调,就是不要把所有的松质骨都从骨内膜上去除。一些骨科医生为了获得均匀骨水泥层所需的足够空间,采用与处理非骨水泥型股骨柄一样的方法,积极扩髓锉髓腔,目的在于放入最大的试样假体。这样将会去除松质骨中宝贵的内层,而内层对骨水泥固定又是极为重要的。骨水泥并非一种粘合剂,它需要有松质骨与之互相嵌插,达到"犬牙交错"的效果。这就解释了为什么有一些患者术后 X 线片十分完美并且骨水泥-骨之间的界面有全白化（white-out）的表现,却很快就出现进行性的骨水泥-骨之间的放射透亮线阴影。事实上即使是骨水泥固定在 X 线片上并不完美,只要能达到骨水泥与松质骨之间的初始固定效果,大部分THA 骨水泥型股骨柄都可以使用 15 年以上（图 14-4-9）。笔者曾随访国人于 40 岁前接受用早期技术植入的骨水泥 THA 共 47 例,15 年后超过 80% X 线片中没有松动（Chiu 等 2001）。如果希望 THA 在年轻患者或活动量大的患者身上使用更长时间,一个足够厚度的均匀的骨水泥层很重要。可是我们不可以为了达到后者而不顾及初始固定。我们坚持认为处理股骨髓腔时必须温和地手动扩髓。一些骨科医生甚至建议不进行任何扩髓,而只是紧密地打压髓腔内的松质骨。在髋臼侧,骨水泥假体的表现不及股骨侧。改良的骨水泥技术和设计诸如带裙边的假体都已经显示能减少松动率。然而,髋臼侧骨水泥固定仍然不如非骨水泥固定那样可靠,通常多用于活动少的老年患者。

　　THA 髋臼侧的非骨水泥固定已被证明非常可靠。最流行的设计是一个半球形的髋臼杯,带多孔表面或者羟基磷灰石涂层。髋臼的磨削直径要比真臼小 1~2mm,然后将髋臼杯紧密地压配入髋臼内。

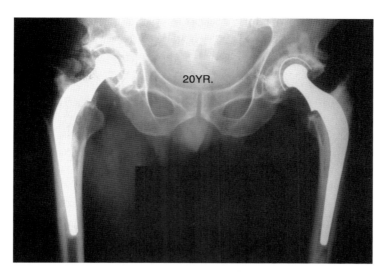

图 14-4-9　骨水泥固定的作用
患者男性,48 岁,28 岁时因股骨头缺血坏死曾行双侧骨水泥型 THA。
20 年后,虽然以现在的标准衡量,骨水泥的固定并不太理想,但双侧股
骨假体仍然固定良好。骨水泥的初始固定即与内膜松质骨之间的相
互嵌插作用十分重要

加用螺钉固定不可以取代良好的初始稳定性。如果假体在髋臼内有摇摆,则加用多少根螺钉也没有帮助。在股骨侧,非骨水泥假体柄同样十分可靠并能提供持久的固定效果。由于大部分松动是因为假体的大小不够,不匹配,继而导致初始稳定性不理想,因此术中植入尽可能大的假体柄非常重要。只有在良好的初始稳定下,才会出现能提供长期固定效果的骨整合作用。

对于 TKA 来说,大部分研究指出随访 10 ~ 15 年的成功率为 90% ~ 95%。早期 TKA 的设计问题主要出现在胫骨侧。最重要的因素可能是由于手术失误导致术后下肢力线不正。一些研究表明,高松动率与胫骨假体的内翻有关(图 14-4-10)。至于骨水泥对松质骨的渗透在全膝关节置换术是否重要仍有

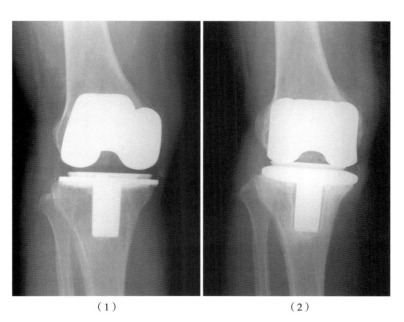

（1）　　　　　　　　　　　　（2）

图 14-4-10　假体移动
（1）患者女性,74 岁,8 年前曾行 TKA。胫骨假体处于内翻位;（2）患者主
诉膝关节疼痛,X 线片显示胫骨假体移动,伴有假体中心柄附近的放射透
亮线阴影

争议。多数骨科医生认为应该有 2~3mm 的骨水泥渗透。是否需要将骨水泥预涂于胫骨假体中心柄的四周取决于全膝关节的设计。虽然这样做对减少松动率有帮助,但大部分骨科医生并不主张采用高压注射且放入很多骨水泥。后者会使日后的翻修手术变得异常困难。股骨假体的松动并不常见。问题通常出现在后方切骨面。可能因为后方骨的质量或者手术技术欠佳,不能对假体有良好的支持,那个部位的骨会被吸收。因此,当植入一个骨水泥型股骨假体时必须注意股骨后方的因素。髌骨假体松动罕见。通常继发于髌骨骨折和假体设计欠佳。

八、应力遮挡性骨吸收

对于骨水泥型和非骨水泥型 THA 术后股骨干的骨塑形已有一些研究。在 THA 术后,髋的受力沿着股骨干传导并转移至股骨的更远端。较近端的股骨受到的应力因此较全髋关节置换术前小,从而发生骨的吸收性改变。后者既可以在 X 线平片,尤其是在内侧的股骨距上看到(图 14-4-11),也可以被双能量 X 线吸收测量仪检测到。很多人对非骨水泥型股骨柄假体植入后应力遮挡增加的原因进行了研究。最重要的因素是 THA 术前骨的质量低下。其他因素包括股骨柄的直径、近端抑或广泛的涂层、钴铬合金抑或钛合金股骨柄、羟基磷灰石涂层还是多孔涂层等。在骨质量优良的年轻患者,当髓腔不是很宽和股骨柄通常不厚的情况下,即使植入一个钴铬合金广泛多孔涂层的股骨柄,一般也不需要过于担心应力遮挡的问题。单独的应力遮挡并不导致临床上的失败。骨吸收的变化通常在 2~3 年内趋于稳定。理论上应力遮挡能导致需要翻修时因近端骨储备欠佳而令第二次手术较困难,以及近端疏松的骨质可能有利于聚乙烯磨损颗粒进入髓腔引起远端的骨溶解。

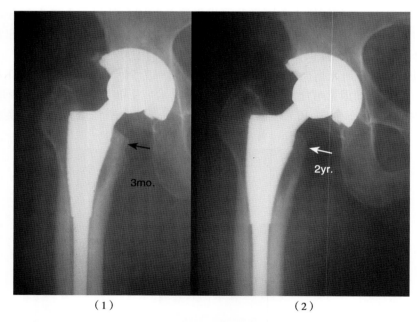

（1） （2）

图 14-4-11 骨吸收性改变
（1）为近端负重设计的非骨水泥型 THA 股骨假体植入后和早期 X 线片;（2）比较股骨颈内侧变圆,股骨距区域的皮质骨看上去变得像松质骨。提示由于远端固定和应力转移,近端部分显示应力遮挡后的骨吸收性改变

在 TKA 术后,由于关节面被坚硬的金属植入物替代,骨自身的负荷显著下降。在应力减低区域可以出现骨丢失。尽管关于全膝关节置换术后骨塑形的研究不多,但已显示在股骨远端的前方和近端胫骨的骨矿物质密度有所下降。对于髌骨假体是否对髌骨有应力遮挡进而导致矿物质密度下降,则几乎没有报道。

九、异位骨化

THA 术后异位骨化的发生率可达 80%。其病因学和发病机制仍然不清楚,但可能与手术时间的长短以及术中软组织损伤的多少有关。此外,异位骨化和强直性脊柱炎及创伤性关节炎有一定关系,在 60 岁以上的男性群体中亦有较高的发生率。预防方面,单一剂量 500rad 或者 2000rad 分多次的照射对预防异位骨化有效。照射能改变正在快速生长的细胞内的脱氧核糖核酸,从而防止间充质细胞分化为成骨细胞。然而照射也可以影响骨长入,因此假体的多孔部分必须要充分地遮挡。此外,照射也有理论上肿瘤形成的风险。术后给予吲哚美辛、布洛芬和二磷酸盐也显示能够防止异位骨化的形成,但也会影响非骨水泥假体的骨长入。异位骨化通常没有疼痛,除非很严重否则也不影响功能,因此很少需要去除。

TKA 术后也可以发生异位骨化,报告的发生率从 4% ~ 26%。最常见的部位是股骨远端的前部。异位骨化的形成显示与关节活动范围差有关。

十、磨损与骨溶解

聚乙烯磨损是 THA 和 TKA 术后的一个主要问题。磨损的颗粒大部分为微米以下(sub-micron)的聚乙烯颗粒,沿着包括骨与骨水泥或与假体之间有效关节间隙移动,刺激产生一系列的异物反应,最后导致巨噬细胞介导为主的骨丢失。磨损可分为 4 种类型。在手术前仔细思考这 4 种模式,尽可能地减少未来的磨损,以及在问题出现之后分析并找出磨损的部位和原因为进一步治疗作准备,显得非常重要。模式 1 的磨损来自两个初始负重表面之间的活动。换句话说,磨损来自 THA 和 TKA 预料之中的活动。模式 2 是指初始负重表面相对于一个预料之外的次级表面的活动。例如,TKA 后股骨假体穿透聚乙烯垫而与胫骨假体金属底板之间的活动。模式 3 出现在外来颗粒与一个或两个初始负重表面之间的活动,所以也叫"三体"磨损。模式 4 则指两个次级表面之间的互相摩擦。例如聚乙烯内衬与支持它的金属底板之间的微动,股骨颈和髋臼聚乙烯边缘的撞击,金属螺钉和金属假体之间的接触腐蚀,THA 股骨头假体和股骨柄假体的颈之连接处的磨损,TKA 长柄与假体间连接处的磨损。

很多因素影响磨损和骨溶解,包括假体的设计和材料、患者因素和医生方面的因素。有一些因素在医生的控制以外,例如患者可以不听指导而过度使用置换的关节。现在认为预测假体的寿命可能并没有什么意义,因为磨损主要取决于关节的使用程度,而非使用时间。骨科医生能够控制的包括假体的选择和外科技术的掌握。手术者应当选择一个足够厚度的聚乙烯衬垫,通常推荐至少 6 ~ 8mm。在 THA 术中,如果患者的髋臼较小,则可能只能使用一个小的例如 22mm 的股骨头。在 TKA,胫骨的切骨不可以太保守,这一点很重要,否则会被迫放入一个较薄的内衬,或是使关节间隙变得太紧。聚乙烯应该有适当的消毒方式,这样就不会有氧化降解的问题。内衬和金属假体之间的扣锁机制必须安全可靠,必须有适当的支持,这样就可以尽可能减少属于磨损模式 4 的后侧磨损。非骨水泥假体的表面应当是四周都有涂层,而骨水泥假体周围好的骨水泥层应当可以防止聚乙烯颗粒进入骨与骨水泥或者骨与假体之间的间隙。手术者对手术技术的运用必须很仔细。假体位置必须正确选择,以尽可能减少股骨颈与聚乙烯之间的撞击,而髋臼假体向外侧张开的角度则不能太大。TKA 术中,应当注意软组织平衡和假体旋转位置的问题,否则运动学上的紊乱可以导致聚乙烯的负荷增加以及磨损加速。不能忘记术中大量冲洗的重要性,在假体植入后切口关闭前必须仔细地清洗关节腔以使"三体"磨损的可能性降至最低。

必须强调磨损和骨溶解大部分都没有症状。假体通常都固定良好。一般不建议患者直到出现症状才回来复诊。有时患者可以有很高的评分和一切如常的生活,然而却在 X 线片上显示过度的磨损和骨溶解。如果不及时处理,骨溶解可以突然引发灾难性的后果,翻修手术也会因为骨储备严重减少而变得异常困难。笔者在 THA 和 TKA 术前会把这些可能性告诉所有的年轻患者,要求他们术后进行持久的定期随访,每次都要拍摄 X 线片。如果 X 线片上发现问题,他们可能需要再次手术。翻修手术可以不做大规模的全翻修,尽可能保留重要的部分,而只更换用坏的部分。例如,在有磨损和骨溶解并发症的非骨水泥型 THA 患者,可以考虑只简单更换聚乙烯内衬或者股骨头,髋臼杯和股骨柄则保留不动。用新的聚乙烯内衬更换磨损的内衬,更换股骨头假体,如果可能应更换成较小尺寸以相应使聚乙烯部分变得更厚(图 14-4-12)。如果可能,骨溶解区域可以植骨。

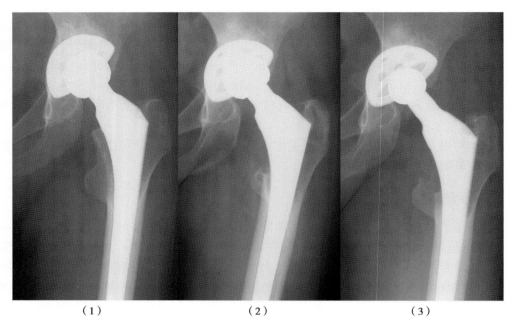

（1）　　　　　　　　　　　（2）　　　　　　　　　　　（3）

图 14-4-12　假体翻修

(1)患者女性,39 岁,患有类风湿关节炎,行非骨水泥型 THA;(2)6 年后 X 线片显示股骨头假体球心外移,提示聚乙烯磨损,在股骨距和小转子区域有骨溶解(中);(3)患者的髋关节没有疼痛,能正常行走。在翻修手术中更换磨损的聚乙烯内衬以减少颗粒的产生,此外将 28mm 直径的股骨头假体换成 22mm,这样新的聚乙烯内衬可以更厚并且更耐用。对肉芽组织进行彻底清创以减少颗粒的残留

（曲广运）

十一、金属过敏

临床上有一小部分因假体置换失败的患者,找不到明确原因。但在翻修手术时病理组织学检查发现假体周围组织有淋巴、巨噬细胞浸润,纤维蛋白渗出,组织坏死等类似过敏和变态反应的特征。这可能由于机体对人工关节所含金属离子过敏所致。关节置换术后金属过敏反应在临床上较为少见,一旦发生往往导致严重的临床后果,为患者带来极大痛苦。在欧洲,所有使用金属相人工关节置换的患者中,有 1% ~2% 发生金属过敏反应,如果人工关节的合金成分包含了钴、铬、钼,那么金属过敏反应的发病率可能上升到 5%。这些病例往往得不到及时诊断,而按照低毒性感染或无菌性松动进行处理,累次治疗,累次失败。目前关节置换术后金属过敏反应的发病机制并不十分明确,通常认为与局部的Ⅳ型变态反应有关。金属相的人工关节假体植入高敏体质患者体内,其中金属成分由于磨损或腐蚀释放出金属离子,形成半抗原,继而与体内蛋白结合成完全抗原,最后产生过敏反应。但由于人工关节植入部位较深,即便发生早期过敏反应,临床上往往较难发现。一旦过敏反应进一步加重,周围组织变性坏死,导致局部疼痛、肿胀、积液,严重者甚至导致骨坏死,此时往往只能再次手术翻修。如翻修时一期或延期再次植入金属假体,将导致再次失败。

对于金属过敏的诊断及其与假体感染的鉴别仍是临床上的难点。对于可疑的对金属敏感的患者,应当建议作金属过敏检测。斑贴试验和白细胞移动抑制试验是目前诊断金属过敏反应的两种最常用方法。另外,皮肤划痕贴敷试验、淋巴细胞转化试验可作为上述两种方法的补充。但上述诊断方法均因敏感度或特异度较低而未被广泛认可。对于金属过敏,最好的办法仍是预防。术前详细问诊十分重要,包

括有无佩戴戒指、耳环、项链、手表发生过敏的历史和其他过敏病史,以及金属过敏检测是鉴别患者金属高敏体质的重要手段。准确鉴别假体感染和金属过敏是翻修手术的先决条件,通过联合检查能够提高诊断的敏感性和特异性。因金属过敏行二次翻修手术时宜选择非金属相人工假体、金属暴露部分作涂层处理、采用非金属摩擦付、骨水泥固定以及术后联合用药,是降低金属过敏发生率的关键。必要时放弃人工关节置换,改用其他治疗方法。

（戴尅戎）

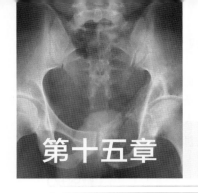

第十五章　人工关节各论

第一节　初次髋关节置换术

一、全髋关节置换术

【适应证】　因以下任何一种疾病,导致疼痛、功能障碍而明显影响生活质量者:

1. 原发与继发性骨关节炎晚期。

2. 股骨头缺血性坏死 Ficat 3、4 期。

3. 髋臼发育不良或先天性髋脱位继发骨关节炎。

4. 强直性脊柱炎或类风湿关节炎。

5. 完全移位的中老年股骨颈骨折,特别是头下型骨折,或患者在内固定术后不能配合保持不负重活动或部分负重活动者。

6. 股骨颈骨折骨不连。

7. 股骨近段肿瘤或髋臼肿瘤。

8. 化脓性或结核性髋关节炎静止期。

9. 髋关节强直,特别是强直于非功能位时,或髋融合术失败者。

【绝对禁忌证】

1. 全身状况差或有严重伴发病,难以耐受较大手术者。

2. 髋关节或身体其他部位存在活动性感染。

【相对禁忌证】

1. 全身或局部严重骨质疏松或进行性骨量丢失疾病。

2. 神经营养性关节病(Charcot 关节病)。

3. 髋外展肌肌力不足或丧失。

4. 年龄小于 55 岁应慎用。

5. 曾有髋关节化脓性感染或结核病史,没有足够的随访依据证实病变已静止 1 年以上。

6. 无法配合术后功能康复,如 Parkinson 病、脑瘫、智力障碍等。

7. 股骨上段严重畸形、髓腔硬化性疾病,以至假体柄难以插入股骨髓腔者,可考虑表面置换或定制型人工关节置换。

【手术入路】　为完成全髋置换术所采用的入路很多(图 15-1-1),习惯上按该入路的设计者或改良者命名。现按切口的部位分述,每一部位只介绍一种代表性的切口,可同时参阅第八章第一节。

1. 前侧入路　经缝匠肌与阔筋膜张肌间隙显露髋关节,以 Smith-Peterson 入路为代表。优点为切口通过肌间隙,不切断肌肉或其支配神经,出血少且显露范围广,可根据需要充分显露髂骨翼、髋关节和股骨上段,并能通过起止点剥离松解髋关节屈曲挛缩。缺点为可能损伤股外侧皮神经、术后较易形成异位骨化、完成暴露时间长。本入路特别适用于伴有髋关节屈曲挛缩的患者。步骤:患者仰卧位,术侧臀部

574

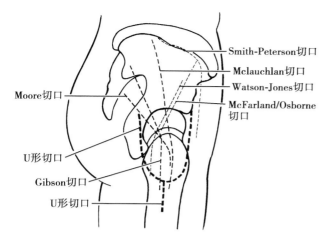

图 15-1-1　髋关节各种切口示意图

Smith-Peterson切口
Mclauchlan切口
Watson-Jones切口
McFarland/Osborne切口
Moore切口
U形切口
Gibson切口
U形切口

以沙垫垫高20°，铺巾后应能允许术侧下肢作各个方向活动。切口起自髂嵴中点，经髂前上棘向下沿股骨干纵轴延伸10cm，外旋下肢，牵张缝匠肌，暴露缝匠肌与阔筋膜张肌间隙（图15-1-2（1）），找出股外侧皮神经并向内牵开，自肌间隙劈开阔筋膜，结扎间隙内血管，用骨膜剥离器自髂嵴掀开阔筋膜张肌的髂骨止点，暴露股直肌及其间隙，结扎并切断旋股外侧动脉的升支，有时需切断缝匠肌的髂前上棘止点以改善暴露，自髂前上棘、髋臼上部及髋关节囊游离股直肌，分离股直肌和臀中肌，注意保护股动脉。暴露关节囊，用 Hohmann 拉钩牵开股直肌及髂腰肌，内收内旋髋关节，以髋臼缘

为基底，T形切开关节囊（图15-1-2（2）），继续外旋髋关节，切断圆韧带，下肢内收、外旋、伸直使髋关节向前脱位。如需扩大暴露或松解髋关节屈曲挛缩，可自髂骨剥离臀中、小肌和阔筋膜张肌的起点，必要时部分或大部横断阔筋膜。分离股外侧肌和股直肌间隙，也可行大转子截骨或在大转子上方切断臀中小肌前部（必须在术毕时认真修补）。

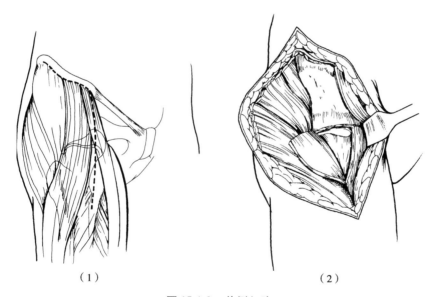

（1）　　　　　　　　　　　（2）

图 15-1-2　前侧入路

（1）经缝匠肌与阔筋膜张肌间隙暴露关节；（2）以髋臼缘为基底，T形切开关节囊

2. 前外侧入路　体位采用仰卧位或健侧卧位。经阔筋膜张肌与臀中肌间隙显露髋关节，有时需将臀中肌前部止点剥离或行大转子截骨。优点为显露快、操作简捷；缺点为髋臼显露不充分。较适合于人工股骨头置换术。

以 Watson-Jones 入路为代表：取仰卧位，臀下垫枕。作一弧形切口，自髂前上棘之外侧下2.5cm处开始，向下后经过股骨大转子之外侧面，直至股骨大转子基底部下5cm处止（图15-1-3（1）），分离臀中肌与阔筋膜张肌间的间隙，将臀中肌向后牵开，阔筋膜张肌向前牵开，外旋髋关节（图15-1-3（2）），在切口的下段将股外侧肌起端向下翻转，或将股外侧肌纵行分开，以显露股骨大转子基底及股骨干的上端，切断臀中肌大转子止点的前部或行大转子截骨，于髋臼上缘及前缘各置一拉钩，顺股骨颈的前上面将关节囊作纵行切开，外展外旋髋关节使股骨头向前脱出。

3. 直接外侧入路　通过牵开外展肌而暴露关节，优点为手术显露较广泛，可用于各种较复杂的人

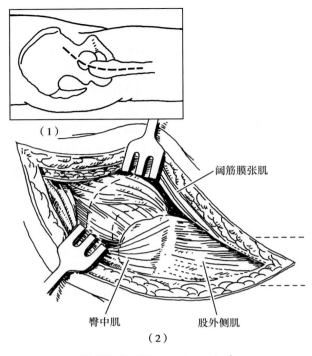

（1）

图 15-1-3　Watson-Jones 入路
（1）皮肤切口；（2）牵开臀中肌，暴露关节囊

阔筋膜张肌

臀中肌　　　股外侧肌
（2）

工髋关节置换术；缺点为大转子截骨或臀中肌剥离后需可靠修复，增加了手术时间和相应的并发症，术后可能并发外展无力或跛行。一般用于髋关节显露困难病例或翻修手术。表面置换术由于不切除股骨头，髋臼显露与操作较困难，也常采用大转子截骨暴露。

以 Hardinge 入路为例：仰卧位，患侧大转子靠手术台边缘。切口通过大转子中点，近端向后上方延长，远段沿股骨干前缘延长（图 15-1-4（1）），沿皮肤切口切开髂胫束后，纵向切开臀中肌肌腱，使其在大转子近端向前翻转，向下延伸切开股外侧肌，将股外侧肌和臀中肌前部一并向前牵开（图 15-1-4（2）（3））。剥离臀小肌止点，暴露并切开关节囊，外旋内收患肢使髋关节前脱位。术毕需重建臀中小肌。

McLauchlan 入路：取仰卧位，以大转子中点为中心行外侧直切口（图 15-1-5（1）），外旋髋关节，顺皮肤切口方向切开深筋膜和阔筋膜张肌，将这些结构向前牵开，暴露臀中肌和股外侧肌，顺纤维方向劈开臀中肌（图 15-1-5（2）），以骨凿

凿下两块相互垂直的大转子骨片，骨片近端仍与臀中肌相连，远端仍与股外侧肌相连，牵开骨块暴露臀小肌（图 15-1-5（3）），分离臀小肌在大转子上的附着点，外旋髋关节，切开关节囊，紧贴髋臼和股骨颈前

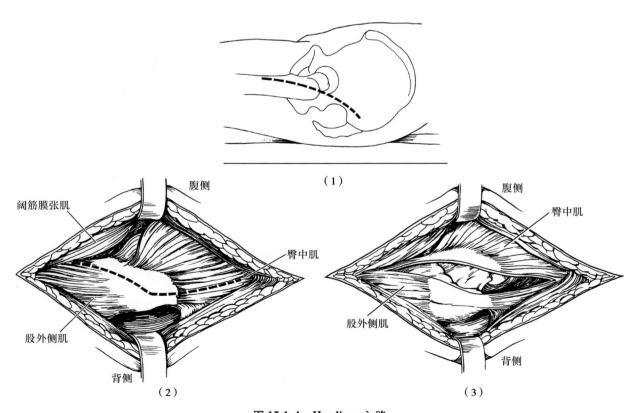

（1）

阔筋膜张肌　　　腹侧

臀中肌

股外侧肌

背侧
（2）

腹侧

臀中肌

股外侧肌

背侧
（3）

图 15-1-4　Hardinge 入路
（1）皮肤切口；（2）臀中肌保持连续；（3）关节囊暴露

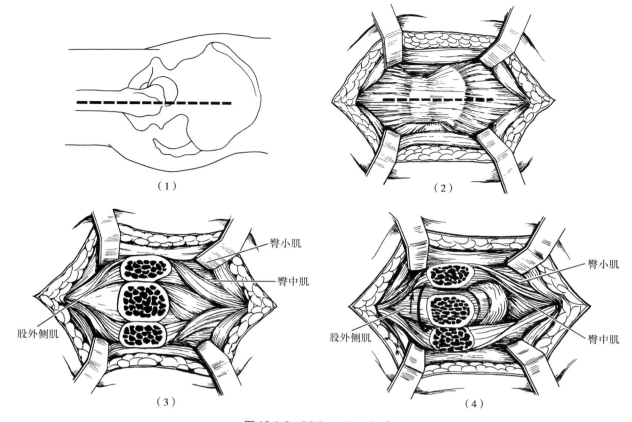

图 15-1-5　McLauchlan 入路
（1）皮肤切口;（2）顺纤维方向劈开臀中肌;（3）骨凿凿下两块大转子骨片,骨片近端
仍与臀中肌相连,远端仍与股外侧肌相连;（4）屈曲外旋髋关节将关节前脱位

后缘插入两把 Hohmann 拉钩,屈曲外旋髋关节即可将关节前脱位（图 15-1-5（4））。此入路可较好暴露髋臼和股骨颈,适用于常规置换术和翻修术。

其他包括 Harris 入路、Hey、Osborne 等改良入路,目的均为尽可能保持臀中肌的连续性。

4. 后侧入路　在不同水平顺臀大肌肌纤维方向分离进入关节。主要优点为不涉及臀中肌,不影响外展功能,且对髋关节后方暴露良好,髋臼显露满意,并可探查、保护坐骨神经;缺点是髋臼前缘暴露和对前方软组织作松解较为困难,有报道认为术后假体后脱位发生率较高。

改良 Gibson 入路:取侧卧位,在骶骨与耻骨联合处安放透 X 线的固定托以严格保持骨盆垂直于手术台,以利于术中定位。手术台与侧胸壁之间垫以软枕,使腋窝不受压迫。于髂后上棘前方 6～7cm 近髂嵴处切开,向远侧经大转子前缘,沿股骨轴线向下 6～18cm（图 15-1-6（1））。作切口时如髋关节处于伸直位,则切口为弧形。如将术侧髋关节屈曲 45°,则皮肤切口为经过大转子、与臀大肌纤维方向平行的直切口。沿髂胫束纤维走向自远向近切开髂胫束到大转子,外展大腿,将手指伸入髂胫束下,触及臀大肌前缘,顺前缘向近侧延伸切开（图 15-1-6（2））。内收内旋髋关节,显露大转子及附着其上的臀中小肌。再将髋关节内旋,保持短外旋肌张力,切断大转子下方的股方肌,结扎旋股内侧动脉,紧贴大转子切断梨状肌、闭孔内肌及上下孖肌（图 15-1-6（3））,连同坐骨神经一起向后内牵开,暴露并广泛切开关节囊（图 15-1-6（4））,如关节囊增厚或瘢痕化,应予切除,以利于安放假体和复位。屈髋屈膝、内收内旋下肢即可使髋关节后脱位（图 15-1-6（5））。术毕时应修复短外旋肌群,以减少术后脱位。

Moore 入路:也称为南方入路。取侧卧位。从髂后上棘远侧 10cm 处,沿臀大肌纤维方向,经大转子后方,再沿股骨干纵轴向远端 10cm 切开（图 15-1-7（1））,切开深筋膜,下段切开髂胫束,上段切开臀大肌筋膜,钝性分离臀大肌,牵开后暴露大转子及附着的肌肉（图 15-1-7（2））,切断短外旋肌群,暴露、切开关节囊（图 15-1-7（3））,屈髋屈膝 90°、内旋下肢,向后脱出股骨头（图 15-1-7（4））。Moore 入路的近

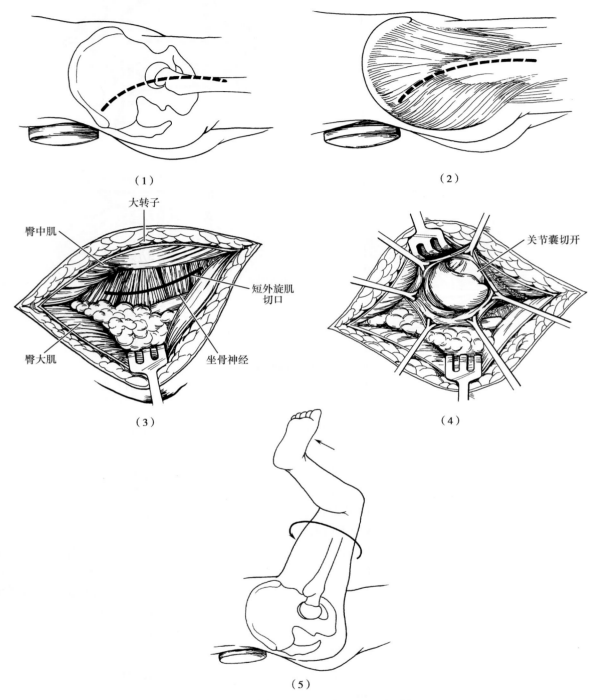

（1）

（2）

大转子

臀中肌

短外旋肌
切口

臀大肌

坐骨神经

（3）

关节囊切开

（4）

（5）

图 15-1-6 改良 Gibson 入路（Marcy 入路）

（1）皮肤切口；（2）沿髂胫束纤维走向自远向近切开髂胫束到大转子，顺臀大肌前缘向近侧延伸切开；（3）短外旋肌的暴露和切断；（4）广泛切开关节囊；（5）屈髋屈膝、内收内旋下肢使髋关节后脱位

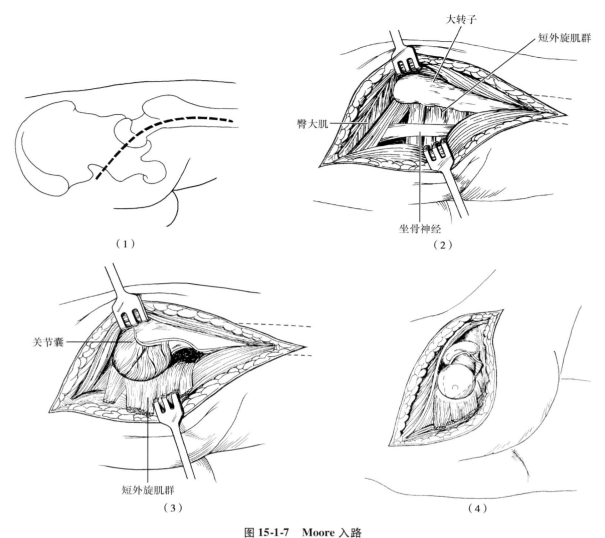

图 15-1-7 Moore 入路

（1）皮肤切口；（2）暴露短外旋肌和坐骨神经；（3）切断短外旋肌，暴露关节囊；

（4）广泛切开关节囊，屈髋屈膝 90°、内旋下肢，向后脱出股骨头

端切口较偏内下，显露坐骨神经和安放假体更为方便。

5. 大转子截骨术 最初的 Charnley 人工全髋关节置换术均采用大转子截骨术，其优点在于：术毕缝合时大转子可向远侧及外侧移位固定在股骨干上，以增加外展肌力臂；术中比较容易脱出股骨头；髋臼显露较好；股骨髓腔扩髓时较少出现皮质穿通；股骨髓腔骨水泥充填方便；股骨假体植入容易且位置较易控制。但缺点也较多：术中出血较多；手术时间延长；大转子固定困难；易形成血肿；可发生大转子移位或骨不连；大转子滑囊炎；外展肌无力等。因此，近年来在初次髋置换术时，这一方法已基本不用。但在一些特殊情况下仍可考虑应用，如髋关节强直、髋臼内陷、股骨近端畸形、严重髋关节发育不良等，大转子截骨有利于改善暴露、髋臼重建及股骨头脱位，股骨需短缩截骨或假体植入后外展肌松弛时也可采用。截骨方法可分为：标准截骨、滑动截骨、斜行截骨、水平截骨、垂直截骨以及扩展截骨（图 15-1-8）。

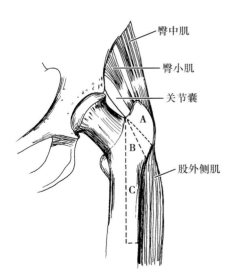

图 15-1-8 常用三种截骨平面示意图

A 线为标准截骨线；B 线为滑动截骨线；

C 线为扩展截骨线

（1）标准截骨:髋关节暴露后,从前向后于臀小肌和关节囊之间插入一把骨膜剥离器(图 15-1-9(1)),截骨面位于股骨颈与大转子基部转折处,骨刀横过臀中小肌止点与骨外侧肌起点交界的沟,至股外侧肌结节以远 1cm 处。截骨时先剥离股外侧肌腱在大转子上的附着点,即可显示股外侧肌起点与臀中、小肌止点之间的沟状界限,骨刀可沿该界限完成截骨。将截下的大转子向近端牵引,切断短外旋肌的附着后即可连同臀中、小肌一起上翻(图 15-1-9(2)(3))。复位时以巾钳钳夹,四道 16～18 号钢丝作横向与纵向相互垂直环扎固定(图 15-1-10),也有采用两道钢丝固定(图 15-1-11),或附加螺钉、Dall Miles 大转子抓持器固定(图 15-1-12)。

（2）滑动截骨:由 Glassman 等首先报道,目前已替代标准截骨,其优点在于保持臀中肌-大转子-股外侧肌联合体的完整性,从而保证大转子原位复位,而且一旦发生大转子骨不连,仍能保证外展肌的一定功能,大转子的血运也得到较好保护,使术后大转子上移、外展肌无力、跛行等并发症减少。截骨操作前,将拟安置骨刀或线锯处的股外侧肌从股骨干前外侧作骨膜下剥离,但保护该肌近端在大转子的腱性附着(图 15-1-13(1)),在此附着点远侧凿断大转子,切断短外旋肌及臀小肌的附着,将臀中肌-大转子-股外侧肌一起向前移(图 15-1-13(2)),这种方法大转子骨块较小,固定通常采用两道钢丝,先在股骨内侧小转子近侧钻两骨孔,再在股骨近端及大转子骨块上钻四个孔(图 15-1-13(3)),钢丝穿好后,将臀小肌缝合于臀中肌深面,钢丝抽紧打结于大转子外侧(图 15-1-13(4))。由于保留臀中肌与股外侧肌的连续性,大转子不可能发生上下移位,笔者一般只使用 7 号丝线缝合,亦可满足固定要求。

以下几种截骨较多用于翻修术。

（3）斜行截骨:主要用于直接外侧入路时扩大暴露并预防脱位,臀中小肌的分离同标准截骨。前

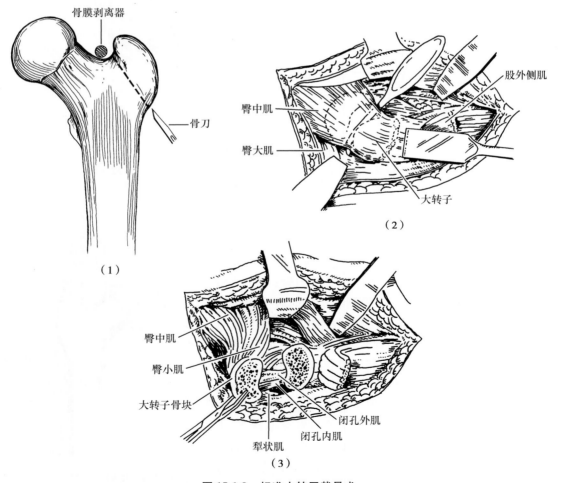

图 15-1-9 标准大转子截骨术
（1）、（2）骨膜剥离器械与骨刀的放置部位;（3）截下的大转子向上翻转

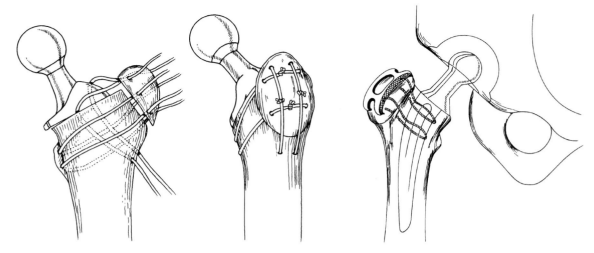

图 15-1-10　标准截骨后四道钢丝固定　　　　图 15-1-11　Dall Miles 大转子抓持器固定

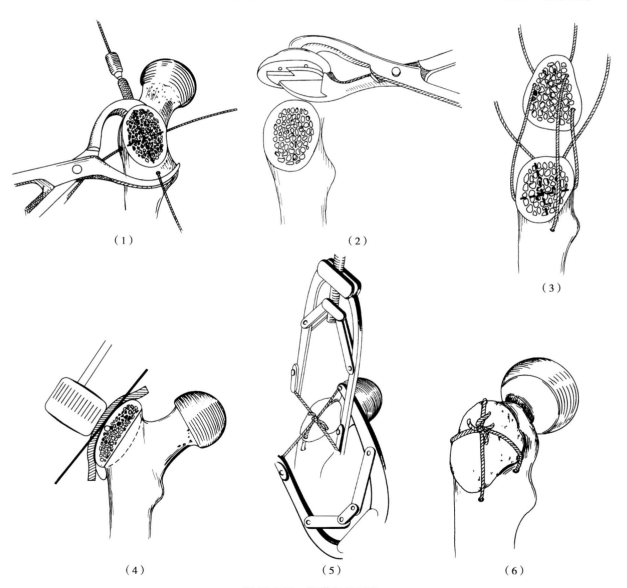

（1）　　　　　　　　　　（2）　　　　　　　　　　（3）

（4）　　　　　　　　　　（5）　　　　　　　　　　（6）

图 15-1-12　两道钢丝固定
（1）截骨端钻孔穿钢丝；（2）大转子骨块打孔；（3）穿好钢丝；（4）、（5）、（6）钢丝打结固定

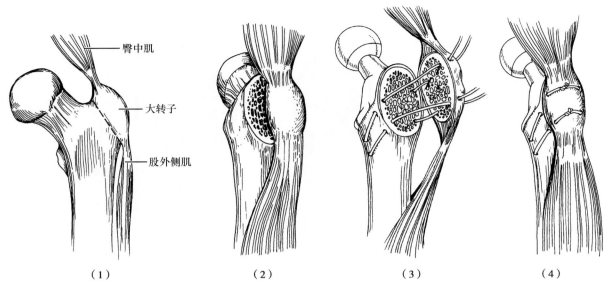

（1）　　　　　　　　（2）　　　　　　　　（3）　　　　　　　　（4）

图 15-1-13
大转子滑动截骨和固定(1)～(4)为手术步骤

半部分截骨较标准截骨偏近侧,方向相同,后半部分截骨线位于短外旋肌附着点和转子间棘的外侧,截骨块前宽后窄(图 15-1-14),但臀中小肌均附着其上,大转子向近侧翻转,切除前关节囊,使关节前脱位。固定采用两道水平3道垂直的钢丝,第3道垂直钢丝位于股骨干外侧,两道水平钢丝通过小转子包绕股骨近端。

（4）水平截骨:在翻修病例需行大转子截骨时,有时由于转子间区局部骨量过少,按常规截骨后无法进行重新固定,此时可采用水平截骨。截骨在不破坏臀中小肌止点的情况下尽可能靠近端进行水平或短斜行截骨(图 15-1-15),固定时下肢外展位,截骨块向骨干方向推移以利于重新附着于较好骨床上,骨块过大可明显影响推进幅度,采用4道钢丝固定或可加钛网以利于应力的均匀分布。

（5）垂直截骨:适用于曾行大转子向远侧推移截骨的病例,术时应充分显露股中间肌、股外侧肌在股骨上的附着直到大转子远侧,截骨必须在股骨外侧皮质外 2～3mm,即在转位的大转子上截骨,以保证截下的大转子复位后可重新附着在松质骨床上(图 15-1-16),3 道水平钢丝加钛网是比较常用的固定方法。

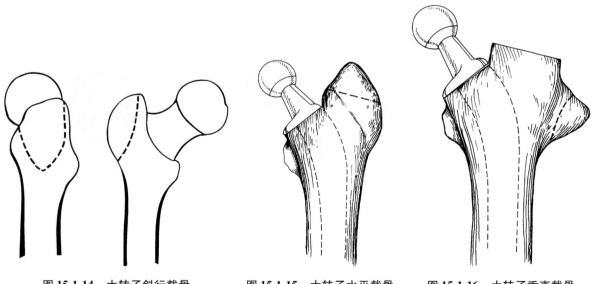

图 15-1-14　大转子斜行截骨　　　图 15-1-15　大转子水平截骨　　　图 15-1-16　大转子垂直截骨

（6）扩展截骨：适用于翻修术，以利于取出固定仍好的假体和水泥鞘。术前必须根据 X 线及模板设计好截骨大小，一般使用前外侧骨膜及软组织为合页，形成包括臀中肌、大转子、前外侧股骨干和股外侧肌的完整骨-肌肉袖。在预计截骨平面的远侧预先捆扎一道钢丝以防劈裂，钢丝可在截骨片复位及固定后去除。截骨片不超过骨干周径的 1/4～1/3，纵向截骨线位于股外侧棘的前方，另一条与之平行，截骨面必须倾斜以保证复位时接触紧密，转子区截骨方向应向内斜以保证包括整个大转子（图 15-1-17（1）～（4））。固定可采用多股钢丝或扎带环扎。对于重新骨水泥固定的假体，可先在截骨面铺上一层吸收性明胶海绵作为衬垫，以防止骨水泥渗漏到截骨间隙，影响截骨愈合（图 15-1-17（5）～（7））。在需要将大转子向远端推移时，可在截骨块的远侧和近内侧分别截除部分骨质以利于推移（图 15-1-17（8）（9））。

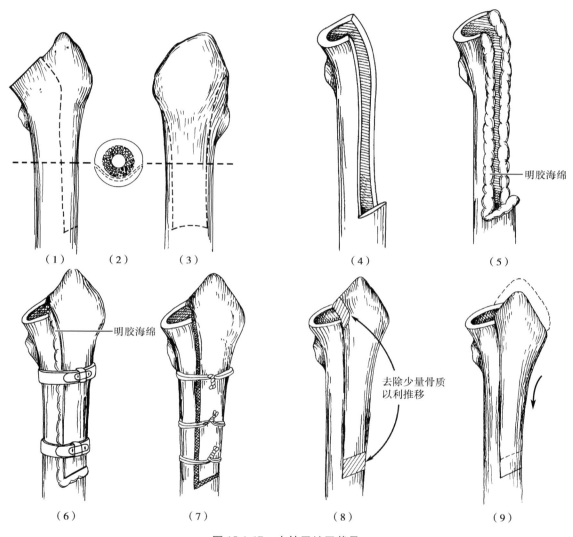

图 15-1-17　大转子扩展截骨

（1）、（2）、（3）、（4）纵向截骨线位于股外侧棘的前方，截骨面必须倾斜以保证复位时接触紧密，转子区截骨方向应向内斜以保证包括整个大转子；（5）、（6）、（7）如采用骨水泥固定，先在截骨面铺上一层吸收性明胶海绵作为衬垫，以防止骨水泥渗漏到截骨间隙；（8）、（9）必要时截骨块的远侧和近内侧分别截除部分骨质，以利于将大转子向远端推移

下文以后方入路为例，介绍初次人工髋关节置换术。

【麻醉】　全身麻醉，也可采用持续硬膜外麻醉。

【体位】　健侧卧位，在骶骨与耻骨联合处安放透 X 线的固定托，以严格保持在手术全程中骨盆和躯干垂直于手术台，手术台平行于地面，以利于术中定位。

【操作步骤】

1. **股骨头脱位及股骨颈截骨** 经后方入路显露髋关节后,切开或切除后关节囊,将患肢置于最大内收内旋位,在髋关节内旋同时用骨钩向外牵拉股骨颈,使股骨头后脱位。使用骨钩(或 Hohmann 拉钩)有利于减少股骨干扭转应力,防止股骨骨折和膝关节损伤。将患肢进一步内旋至胫骨垂直于手术台面,以试模确定股骨颈截骨平面,用电刀或骨刀标记截骨线。截骨线一般应位于转子间线的近侧,截骨面内侧一般在小转子上缘以上 0.5 ~ 1.0cm,而股骨颈的外侧部分不应有任何残留。大转子的内面亦应截除一层,这一步十分重要,否则将妨碍髓腔钻与锉插入髓腔,或导致股骨外侧皮质穿破(图 15-1-18)。

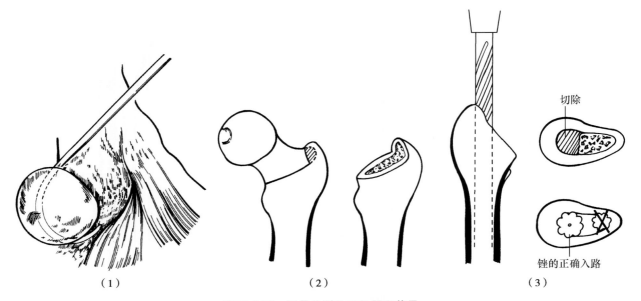

（1） （2） （3）

图 15-1-18 股骨头脱位及股骨颈截骨
(1)骨钩牵引下使股骨头脱位;(2)股骨颈的截骨线;(3)大转子内侧骨质的去除可保证髓腔锉的正确安放

2. **髋臼显露与准备** 股骨颈截骨后,去除股骨头与颈,需要时进一步切除髋关节前方关节囊。用一钝头 Hohmann 拉钩从残留股骨颈下方插入,拉钩顶端越过髋臼前缘进入骨盆,将拉钩柄撬向前方,股骨近端即被推向前方而显露髋臼前缘。拉钩应紧贴髋臼缘骨皮质,以免损伤股神经、血管。在髋臼横韧带深面放置一 Hohmann 拉钩,暴露髋臼下缘。用另一 Hohmann 拉钩牵开髋臼后方软组织(图 15-1-19),适度旋转股骨以获得髋臼最佳暴露。如向前牵开股骨困难,首先应彻底松解关节囊,如仍不满意可切断臀大肌的股骨止点。清理髋臼盂唇、臼窝内的软组织及骨赘等,暴露出髋臼的骨性边缘。彻底切除臼窝内软组织有助于显露窝底骨板,后者是估计髋臼内壁厚度的重要标志,髋臼锉扩大髋臼时应深达臼窝底,以清除所有马蹄形软骨,但不超过窝底骨板。磨锉时应从最小号髋臼锉开始,先磨出臼窝中心与深度,再逐步增加髋臼锉直径,按假体植入方向扩大髋臼(图 15-1-20)。如横韧带肥厚影响髋臼锉的进入,需予切除,切除时应避免损伤闭孔血管分支,此处止血困难。磨锉时,股骨颈残端应向前充分牵开,保证髋臼锉插入髋臼时,不会受到股骨颈残端的限制和挤压而偏向后方,以致过多磨锉髋臼后上方的软骨下骨。磨锉过程应反复检查,保持固定的磨锉方向,保证所有软骨均被去除,直达有细小点状出血的软骨下骨板。磨锉后的臼窝最高点应高于髋臼外缘水平。

3. **非骨水泥髋臼假体植入法** 术前以假体试模测量假体的型号及植入方向。一般假体的直径较所用的对应髋臼锉大 1mm,这样可保证假体有较好的初始稳定性。髋臼假体的正确定位为外展 $40° \pm 10°$、前倾角 $15° \pm 10°$(图 15-1-21(1)(2)),直柄假体前倾角宜稍大些。植入假体前将手术床位置归零,并检查患者体位是否仍牢靠地固定于 $90°$ 侧卧位,以获得准确定位。植入过程中,如假体已接触髋臼底,敲击时会有明显的音调变化,此时可经假体底部小孔检查假体与臼底骨面的贴合情况。如有必要可

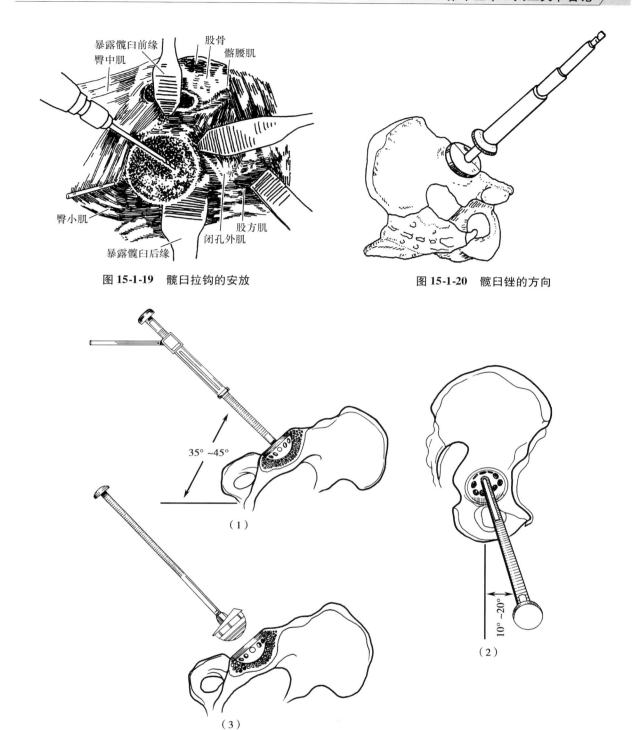

图 15-1-19　髋臼拉钩的安放

图 15-1-20　髋臼锉的方向

图 15-1-21　髋臼假体的正确安放位置和角度
(1)外展 35°~45°;(2)前倾 10°~20°;(3)防脱位内衬的高边位于外侧或外后侧

加用螺钉固定。在螺钉固定时需避免伤及周围血管神经。目前一般采用 Wasielewski 的四象限法,即以髂前上棘和髋臼中点连线及与它垂直的线将髋臼分成前上、前下、后上、后下四象限(图 15-1-22)。前上象限和前下象限应尽量避免安放螺钉,因可能伤及髂外动静脉和闭孔血管神经。后上象限最安全,如在后下象限钻孔及拧入螺钉,术者以示指插入坐骨大切迹附近,以防伤及坐骨神经和臀上血管(图 15-1-23)。一般采用直径 6.5mm 的自攻螺钉,长度应使用测深器确定,一般安放 2~3 枚螺钉。螺钉头部应完全埋入假体上的螺钉孔,否则可导致聚乙烯内衬安放困难。冲洗后安装聚乙烯内衬(图 15-1-21(3))。

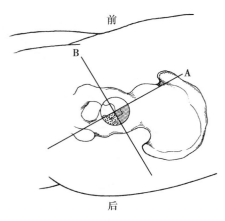

图 15-1-22　Wasielewski 四象限
A 线为髂前上棘和髋臼中点连线;B 线为 A 线的垂直线

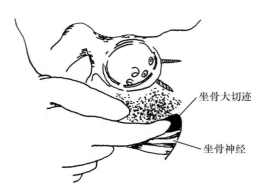

坐骨大切迹

坐骨神经

图 15-1-23　后下方钻孔和置入螺钉时,应以手指伸入坐骨切迹,保护坐骨神经和臀上血管

4. 骨水泥型髋臼植入法　骨水泥固定的髋臼假体分两大类,带金属外壳的聚乙烯假体和全聚乙烯假体,目前认为带金属外壳的假体没有必要,也无任何优越性。植入骨水泥前,在髋臼顶的髂骨、坐骨、耻骨上钻数个直径 6mm 的骨孔,以利于骨水泥的填充(图 15-1-24)。擦干骨面,将湿砂期骨水泥用骨水泥枪注入骨孔,再将面团期骨水泥充填髋臼骨面,可用加压器保持骨水泥均匀(图 15-1-25),用定位器将髋臼假体植入,假体边缘应正好与髋臼骨缘吻合,不能过分加压,以免髋臼假体过度陷入造成骨水泥分布不均(图 15-1-26),维持压力至水泥完全固化。固定后假体周围与骨面间应有 2～3mm 厚的均匀骨水泥。最好能预置 2～3mm 厚的骨水泥钉或采用带突起的假体(图 15-1-27),以保证水泥充填厚度的均匀一致。清除周围溢出的骨水泥。

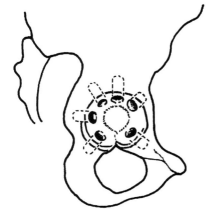

图 15-1-24　髋臼骨水泥填充孔的位置

5. 非骨水泥型股骨假体植入法　在近端股骨下面放置一骨撬,将其撬起,牵开臀中小肌,用矩形开口器切除近端松质骨,矩形骨刀放置时应偏向大转子侧,即需凿除部分大转子内壁,使假体入口与髓腔保持同一轴线(见图 15-1-28(3))。直柄假体需在大转子内侧多切除一些骨质,以利于假体的中位植入(图 15-1-28)。如股骨近

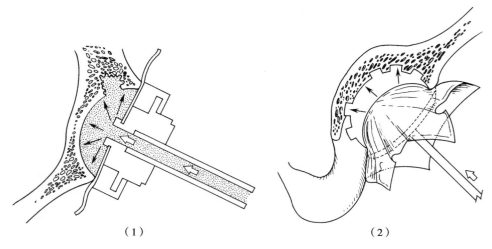

（1）　　　　　　　　　　　　　　（2）

图 15-1-25　髋臼骨水泥的加压充填
（1）水泥枪加压充填;（2）手工加压充填

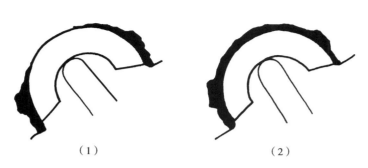

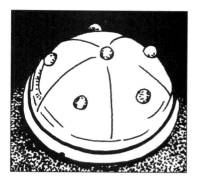

图 15-1-26　适当加压
（1）错误，过度加压，导致臼顶骨水泥菲薄；（2）正确

图 15-1-27　假体表面预制珠状突起以保证骨水泥厚度均匀

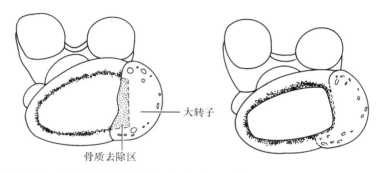

大转子

骨质去除区

图 15-1-28　大转子内侧骨质的去除可保证髓腔钻及假体沿股骨长轴正确插入

端皮质很薄，可在小转子近侧预先绑扎一圈钢丝，以防扩髓和假体植入时造成劈裂骨折。非骨水泥型股骨假体有直柄与解剖柄等不同种类，前者用直的髓腔钻扩大髓腔，后者用软钻以适应股骨干的生理弧度。用柱形髓腔钻进行髓腔扩大，必须按从小到大逐级进行到接近术前模板测量结果。使用软锉扩大髓腔，应使扩出的髓腔较假体大 0.5～2mm，以保证轻度弯曲的解剖柄能顺利植入髓腔。再用锥形髓腔锉扩大修整近端髓腔，从小号到大号逐级替换，髓腔锉击入时应遵循"锉进再击，锉停停击"的原则，不可使用暴力。锉的方向应使拟安装的假体颈与股骨后髁切面一致或前倾 15°～20°，避免颈后倾或柄内翻（图 15-1-29（1）（2））。

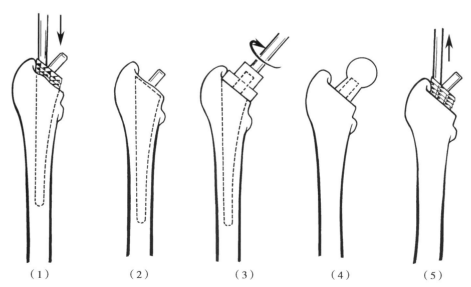

图 15-1-29　试模的安放和调整
（1）插入试模；（2）试模上端与截骨平面平齐；（3）若不平齐，可将其磨平；
（4）安装股骨头，调节颈长；（5）取出试模

587

　　检查髓腔锉是否稳定,透视验证髓腔锉的位置、大小和深度,必要时应作调整。安放股骨头试模,调整试模的颈长,如股骨近段无明显解剖变异,球头的中心应与大转子顶端平齐(图15-1-29(3)~(5))。轻度屈髋,牵引下复位,牵引时应保持膝关节于屈曲位以减少坐骨神经张力。检查关节稳定性、活动度、下肢长度及极限活动时是否出现撞击。屈曲内旋脱出关节,取出髓腔锉,修整股骨颈截骨面,植入股骨假体及股骨头。如假体柄未能完全植入或假体陷入髓腔数毫米,则应重新调整股骨头高度。检查假体稳定性,反复冲洗伤口,牵引内旋复位,再次检查关节稳定性及活动度,在关节深处及皮下放置负压引流管,逐层缝合短外旋肌、深筋膜、皮下组织及皮肤。

　　6. 骨水泥型股骨假体的植入法　扩髓步骤同前,其配套髓腔锉应较假体略大,以利于在假体柄周围留出2mm的骨水泥充填空间。髓腔准备好后,首先冲刷髓腔,清除骨屑、血凝块及脂肪组织,用聚乙烯髓腔栓填塞髓腔,髓腔栓的位置应在假体末端远侧1~2cm处,直径应略大于此处髓腔宽度(图15-1-30(1))。用纱条填塞止血并吸干髓腔,将骨水泥枪伸入髓腔,至枪头接近髓腔栓后注入骨水泥,边注边退,骨水泥注入时可将枪头自然顶出。插入假体柄,保持15°前倾角。清理溢出的骨水泥,在假体近端持续加压至骨水泥干固(图15-1-30(2))。采用手工充填骨水泥时,骨水泥需在面团期置入,应先放置减压管以利于排出气体和血液等髓腔内容物,待骨水泥充满髓腔后拔除排气管(图15-1-31)。为保证骨水泥充填质量,应力争使用骨水泥枪使用带领假体时领部应完全坐于股骨颈内侧骨质上。

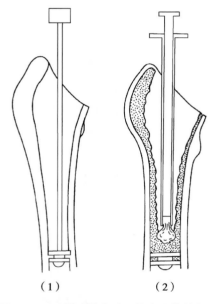

（1）　　　　　　（2）

图15-1-30　髓腔栓安放和骨水泥枪的使用

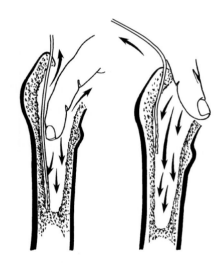

图15-1-31　放置排气管,手工填充骨水泥

　　【术后处理】　负压引流管于术后24~48小时拔除。非骨水泥型全髋置换术术后卧床,患肢置于外展、旋转中立位,可通过摇床调整躯干位置而被动活动髋关节。应在半卧位放置便盆以防髋过伸。1~3天后靠助行器或双拐不负重或部分负重站立和活动,此后逐步增加活动范围和负重程度,一般6周使用单拐或手杖。骨水泥型全髋置换术后1~3天下地练习站立和行走,术后2周由双拐渐改为单拐行走,以后逐渐弃拐。

（戴尅戎）

二、股骨头置换术

　　【适应证】　股骨头置换术,主要用于髋臼状况较好的下列情况:

　　1. 老年股骨颈骨折Garden Ⅲ、Ⅳ型,伤前无骨关节炎症状。

　　2. 单纯股骨头颈粉碎骨折。

3. 股骨头缺血性坏死 Ficat Ⅲ、Ⅳ期,髋臼未明显受累。

4. 陈旧性股骨颈骨折骨不连。

5. 股骨头颈部良性肿瘤。

【禁忌证】

1. 同人工全髋关节置换术。

2. 髋臼有破坏或退变明显者应采用全髋置换术。

【麻醉】　全身麻醉或持续硬膜外麻醉。

【手术步骤】

1. 可采用前外侧入路或后外侧入路。由于不需要充分暴露髋臼,切口近端较短。

2. 常规显露髋关节后,切开关节囊,股骨颈骨折病例取出股骨头,非骨折病例将关节脱位,行股骨颈截骨切除股骨头。由于显露较小,有时关节脱位困难,可先行股骨颈截骨,用取头器取出股骨头。股骨颈截骨线内侧一般在小转子上缘 0.5~1cm,股骨颈外侧部分应全部截除。取出股骨头后,测量股骨头直径大小,用股骨头试件置入髋臼,再次确认假体尺寸,切除髋臼窝内的圆韧带和盂唇。

3. 股骨髓腔准备、假体的定位和安装,与全髋关节置换术相同。

4. 人工股骨头安装完毕后,牵引复位,于关节深部放置负压引流管,修复关节囊,重建短外旋肌群,关闭切口。

【术后处理】　与人工全髋关节置换术相同。

（戴尅戎）

三、髋关节表面置换术

与传统全髋关节置换术相比,髋关节表面置换术仅置换病变部分骨质,较好地保存了股骨颈骨量,而且基本保持了关节原有的解剖形态,使力的分布和传导更符合正常生物力学模式,有效降低了普通全髋置换术中出现的股骨近端应力遮挡。因此表面置换术具有治疗理念上的先进性。但髋关节表面置换术的先进理念并未转化成优良的临床结果,其发展经历了曲折的过程,反映了人工关节在材料、工艺和手术技术等方面的进步。自 20 世纪 90 年代中期开始,表面置换术重新崛起,至 21 世纪初,现代表面置换术得以完善。国内 1982 年戴尅戎创用形状记忆合金双杯型假体,获得较好效果。现代髋关节表面置换术的特点包括:尽可能少的骨切除、大直径的股骨头、高硬度耐磨损的金属对金属摩擦、髋臼侧非骨水泥和股骨侧骨水泥的杂交式固定等。金属对金属摩擦付(钴铬钼合金)的设计改进是表面置换获得新生的一个重要因素,其磨损率是金属对聚乙烯的 1/100~1/40,大大减少了磨损,提高了假体的使用寿命。但近年来,由于金属对金属假体磨损产生的金属离子,可能导致炎性假瘤、金属过敏及可能的致癌、致畸效应,表面置换术的发展再次受到影响。

【适应证】　年龄<55 岁的原发性或继发性髋关节骨关节炎等各种炎症性关节病和范围不大的股骨头坏死等。尤以符合下列情况之一者为最佳适应证:

1. 年轻且对活动要求高。

2. 股骨干上段存在畸形。

3. 石骨症致关节疼痛和活动限制的,带柄假体无法插入髓腔。

【禁忌证】　除与全髋关节置换术禁忌证相同外,还包括:

1. 对金属过敏。

2. 肾功能严重损害的,如肾衰竭、行透析中。

3. 考虑生育的年轻女性。

4. 骨质量差。

5. 股骨头坏死区 Kerboule 角>200°或囊性病灶>1cm。

6. 股骨头变形,股骨颈增宽,头颈比例缩小。

【手术步骤】　体位依入路选择而定。手术入路常用后外侧入路。与普通人工全髋关节置换术相比,由于股骨头颈的保留,表面置换术时髋臼的暴露相对困难。使用特殊拉钩可有助于髋臼的显露。脱出股骨头后,屈髋45°,极度内旋髋关节,以完整显露股骨头颈。清理股骨头颈骨赘,注意避免损伤股骨颈周围的软组织。

1. 股骨头直径和股骨颈的测量　股骨头的处理是手术的关键,股骨假体的型号由股骨颈直径决定。先进行股骨头直径和股骨颈的测量,如果头颈比例<1.2,则可能需要考虑行普通的人工全髋关节置换术。注意测量股骨头的最大径,并与对应的假体尺寸表比较,以便选择相匹配的髋臼假体。

2. 髋臼侧暴露和处理　使用特殊拉钩保护股骨头颈,显露髋臼,髋臼侧处理基本同常规全髋置换术,但磨锉髋臼时必须参照股骨头假体大小,避免过大或过小。表面置换的髋臼假体采用压配固定,髋臼假体较薄,多数公司的假体不能使用固定螺钉,因此对于 DDH 患者,如果假体覆盖明显不足,则也不适合表面置换。髋臼假体植入角度为前倾20°、外展40°。作记忆合金双杯置换时,髋臼的准备与臼杯的安装同前,但目前均使用骨水泥。

3. 股骨颈定位和头颈处理　充分暴露股骨头颈,安装股骨头颈导针定位器,必须确保导针方向正确,以免出现偏心磨锉股骨头(图 15-1-32)。打入导针后再次通过滑动卡尺确定位于头的中心。沿导针扩大中心孔至一定深度,插入中心杠,接平锉磨平股骨头顶部。再用筒锉磨锉股骨头至预定大小(图 15-1-33),磨锉过程中必须反复观察避免股骨颈切迹形成。最后用锥形锉将股骨头顶部锉出锥状外形,试件安放调整(图 25-1-34)。冲洗骨面,调骨水泥,将骨水泥部分打入股骨假体底部,骨面可涂骨水泥,打入假体。再次确认假体位置。待骨水泥干固,复位关节。活动关节,确定活动范围内无撞击。

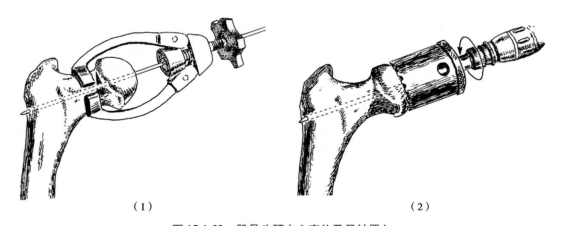

（1）　　　　　　　　　　　　　　　　（2）

图 15-1-32　股骨头颈中心定位及导针置入
(1)安放股骨颈中心定位器后钻入导针;(2)沿导针安放股骨头锉,锉去软骨面

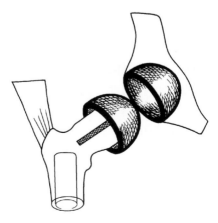

图 15-1-33　试模安放,选择假体

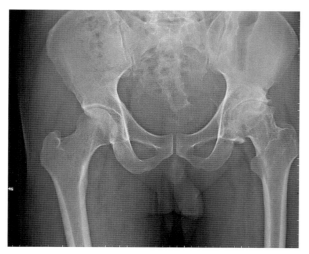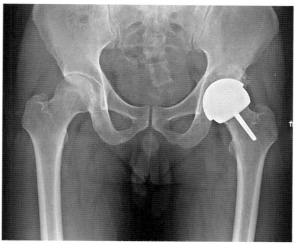

图 15-1-34 男,55 岁,左髋 OA 行表面置换术

【术后处理】 同常规人工全髋关节置换术。

【并发症】 除一些关节置换常见并发症外,与髋关节表面成形术直接相关的主要并发症有股骨颈骨折、股骨头缺血性坏死、体内金属离子浓度升高、炎性假瘤形成等。与全髋置换术的成熟技术相比,表面置换术对假体安放的要求更高,学习曲线长,多数术后并发症与术前、术中的处理有关。

(朱振安)

第二节 特殊病例的髋关节置换术

一、髋关节发育不良和高位脱位的全髋关节置换术

髋关节发育不良明显不同于普通的关节疾患,具有特殊的病理解剖特点,主要表现为:①DDH 髋臼发育浅小,髋臼杯放置后其外上方常有骨缺损;②DDH 的前倾角和外展角较大,术后容易造成脱位或撞击;③严重 DDH 股骨头脱位高,肢体缩短明显;④股骨近端狭窄旋转,存在解剖变异。

针对髋关节发育不良的全髋关节置换术的基本原则是重建髋关节解剖中心和延长肢体至正常长度。根据上述病理特点,髋关节发育不良的全髋关节置换术主要难点在于:真性髋臼确定困难,髋臼杯外上方骨缺损较难处理,安装假体后复位困难,肢体等长重建易发生血管神经损伤,康复锻炼困难。

【适应证】 全髋关节置换术主要针对成人先天性髋关节发育不良或脱位继发严重的骨关节炎,影响患者生活质量。年轻患者单纯的因脱位造成的跛行应谨慎考虑。对高度脱位的患者,如仅有跛行和肢体短缩,不应首选全髋关节置换术。只有在患者因假臼的骨性关节炎致疼痛和关节功能障碍,严重影响其日常生活和工作时,才考虑行全髋关节置换术。

【麻醉】 全身麻醉最佳,也可采用硬脊膜外阻滞。

【体位】 健侧卧位,在骶骨与耻骨联合处安放透 X 线的固定托,以严格保持在手术全程中骨盆和躯干垂直于手术台,手术台平行于地面,以利于术中定位。

【入路】 后外侧入路。

【操作步骤】

1. 经后外侧入路暴露,详见前手术入路章节。

2. 显露外旋肌群后,在近端切断梨状肌、上下孖肌和闭孔内肌的肌腱止点,并沿转子间嵴切开股方肌,此时注意不要直接切开关节囊,而是将股方肌从关节囊上剥离,直至完全暴露后方关节囊。

3. 将后方关节囊完整切除,暴露股骨头,将股骨头脱出。在尽量贴近小粗隆的水平截断股骨颈。

4. 利用 Hofmann 骨撬将股骨近端牵至前方,暴露前方关节囊,将前方关节囊完全切除,注意勿损伤

前方的血管神经。彻底清理髋关节周缘关节囊和软组织后,即可进行髋臼侧操作。

5. 髋臼侧操作技术关键点

（1）确定真性髋臼:真性髋臼常常被覆盖在骨赘下方,此时先找到髋臼横韧带,在其近端用最小号的髋臼锉以相对垂直的方向向下磨锉骨赘。在骨赘和真性髋臼之间必定存在一些纤维脂肪组织,当磨锉到这些组织时即到达真性髋臼。确定真性髋臼后,先去除髋臼下缘骨赘,彻底暴露髋臼下缘,以此为标志,按照预定方向依次扩锉髋臼直至达到满意覆盖。采用压配技术安放髋臼杯。

对于高度脱位的病例,真性髋臼无明显骨赘覆盖,但发育异常浅小,在去除覆盖的纤维组织后,仍以髋臼横韧带为标志,在真臼处从最小号锉开始按照预定方向依次扩锉髋臼,尽可能达到允许范围内的最大尺寸。采用压配技术安放髋臼杯,视情况用螺钉加强固定。

（2）骨缺损的处理:先天性髋关节发育不良的髋臼重建后髋臼杯假体上方的骨缺损是常见问题之一,笔者创新性地利用自体股骨头的颗粒骨与髋臼锉内的骨泥混合植骨充填骨缺损获得满意效果(松动率0.2%)。具体为在安放好臼杯后,将磨锉髋臼时获得的骨泥与自体股骨头制成的颗粒松质骨混合,挤干后徒手填充在臼杯外上方骨缺损处,用骨膜剥离子压实即可。本方法极为简单有效,前提条件是安放的臼杯已获得牢固固定。也有学者采用自体股骨头结构植骨修复骨缺损。

（3）以联合前倾角的概念决定髋臼杯前倾的角度:先天性髋关节发育不良患者的股骨近端多存在旋转畸形,使股骨前倾角变大。而使用普通非组配式假体时能够纠正股骨前倾角的范围较小,此时如果按照常规的角度安放髋臼杯前倾角,将出现联合前倾角(股骨与髋臼前倾角之和)过大的情况,易造成术后髋关节前脱位。因此在安放髋臼杯假体时,应考虑到股骨前倾角的角度,使两者的联合前倾角范围控制在25°~50°之间,以保证髋关节的稳定性。

6. 股骨侧假体按常规开髓,扩锉后按常规安放假体即可,注意联合前倾角的控制(主要靠髋臼假体来调整角度)。

7. 股骨转子下截骨。关于转子下截骨并无统一观点,一般在下述情况下使用:①即使做广泛软组织松解,复位仍存在困难;②肢体延长过多,可能会损伤坐骨神经或股神经;③有些患者因发育异常或以往曾行股骨上段截骨术造成股骨上段畸形,难以插入股骨柄假体,或患侧股骨长于较对侧,为保持肢体均衡;④前倾角过大,单纯依靠控制联合前倾角技术无法达到稳定的范围。但施行缩短截骨术可导致:①肢体短缩不能满意纠正,术后可永久存在跛行;②增加手术难度和时间,存在截骨不愈合的风险;③降低假体的初始稳定性,延缓康复时间。

截骨技术要点:首先要磨锉股骨髓腔,扩锉的深度超过假体预计长度和预计截骨长度之和。对于组配式假体,先扩锉好假体套袖的股骨近端,在此远端2cm进行截骨(图15-2-1)。截骨位置一般位于小转子下方1~2cm,或在成角畸形的顶端。截骨长度在2~5cm,也可先将试模安装在截骨近端骨块,复位后在尽力牵引状态下测量截骨远近端骨块重叠的距离,即为截骨的长度(图15-2-2)。截骨的方式可以选择横行、Z形或V形等(图15-2-3),根据个人喜好而定。横行截骨操作方便,还可以通过旋转纠正股骨前倾角,较为常用。

截骨完成后,按照预定的旋转角度复位截骨端,妥帖控制后置入股骨假体。注意骨折远端要与假体牢固固定,压配密贴,在垂直和旋转方向上都确保稳定,并使截骨端贴合,植入自体颗粒松质骨,保证截骨愈合。也可视情况使用接骨板螺钉或异体皮质骨板加固。

8. 完成上述操作后,进行关节复位,复位困难时可用Hofmann骨撬等工具,注意不要造成医源性骨折或影响假体稳定性。为保护血管神经,复位后应将患肢保持在屈髋屈膝位。

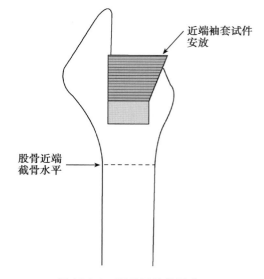

近端袖套试件安放

股骨近端截骨水平

图15-2-1　股骨近端截骨水平

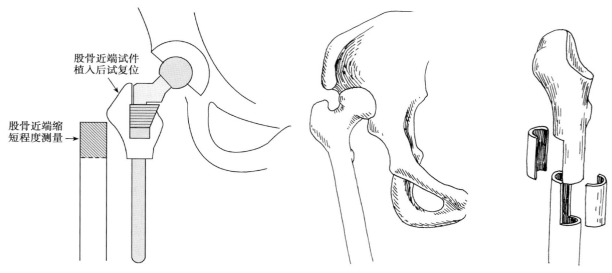

图 15-2-2　股骨近端截骨短缩测量　　　　　图 15-2-3　股骨转子下 Z 形截骨短缩

【术后处理】　术后要始终保持屈髋屈膝位,患者清醒后,检查患肢的血管神经情况。术后第 1 天可试行伸髋伸膝,以肢体出现麻木感之前为度。以后每日进行伸髋伸膝练习,角度逐渐加大,以肢体能够耐受为原则。一般在术后 2~3 周,患肢可完全伸直。

（朱振安）

二、髋关节强直的全髋关节置换术

【术前评估和准备】

1. 一般评估

（1）术前应明确髋关节强直的位置,是屈曲位强直还是伸直位强直,有无髋关节明显外旋等,这对手术入路的选择非常重要。屈曲位强直选择后外侧入路可以获得良好的显露,但伸直外旋位强直、选择后外侧入路显露时难度较大,可选择外侧或前外侧入路,或联合前后入路。

（2）明确是一侧还是双侧髋关节强直,如果一侧强直,可利用对侧正常的髋关节作为假体选择和安装的参照。如果双侧均强直应注意术中可能需要摆放特殊的体位。

（3）注意检查外展肌功能,尽管髋关节处于强直状态,仍嘱患者做外展动作,触摸臀中肌有无收缩。

（4）术前拍摄标准的骨盆平片及髋关节正侧位片,必要时加拍髋关节斜位片以明确骨缺损或畸形情况。有时,严重的髋关节畸形很难通过普通平片进行评估,CT 检查可以帮助更准确地了解病情。

2. 特殊评估　引起髋关节强直的因素很多,包括强直性脊柱炎、类风湿关节炎、髋关节创伤或感染融合术后等。术前应明确引起髋关节强直的原因,针对性的进行评估和准备。

对于强直脊柱炎患者,应明确有无脊柱、髋膝关节同时受累以及脊柱、膝关节强直畸形的程度。如果存在颈椎强直,将对麻醉带来困难,椎管内外麻醉或全麻时头颈的过伸、过屈可能造成颈脊髓的损伤,严重者危及生命,因此术前摄片时应同时拍摄颈椎正侧位片,必要时加拍张口位片,检查寰枢椎有无脱位、半脱位征象。对于颈椎受累明显的患者,必要时采用纤维支气管镜（FOB）引导经鼻气管插管。胸椎受累会影响患者的肺功能,特别是有些强直性脊柱炎患者会伴有弥漫性肺纤维化、肺弥散功能减退等情况,因此术前应评估肺功能情况,并要求患者加强肺活量练习以增加手术耐受性。

合并膝关节强直时,最常面临的问题是先置换髋关节还是膝关节,现在大多数医生认为如果膝关节病变、畸形严重,而髋关节病变轻,限制下肢功能的主要因素源自膝关节,此时可先置换膝关节外,通常先置换髋关节;因为如果髋膝关节都存在严重的畸形,置换膝关节后,髋关节仍旧存在屈曲畸形,足部无法着地,则无法进行有效的功能锻炼和下肢功能康复。另外,先置换髋关节也有利于膝关节置换时确定髋关节旋转中心和下肢力线,避免膝关节置换术后的内外翻畸形和不稳定。

如果强直源于感染融合术后,则应详细了解病史,明确有无局部感染复发迹象,并确保 CRP 和 ESR 在正常范围内。

此外,还应了解患者有无长期应用激素及免疫抑制剂病史。如果患者长期应用糖皮质激素,肾上腺皮质功能会出现减退,围术期应适当补充糖皮质激素。笔者所在单位对于正在服用或停药不足 2 年的患者,围术期予以补充皮质激素的方案是:①术前 1 天予以氢化可的松 50mg 静脉滴注,并维持患者常规口服剂量;②手术日予以氢化可的松 100mg 静脉滴注,术中可予以地塞米松 10mg 静脉滴注;③术后第 1 天,予以氢化可的松 100mg 静脉滴注,并维持患者常规口服剂量;④术后第 2 天,予以氢化可的松 50mg 静脉滴注,并维持患者常规口服剂量;术后第 3 天可根据患者精神状况及生命体征,再减量或停用氢化可的松,仅维持患者常规口服剂量。长期服用免疫抑制剂和细胞毒性类药物如 MTX、CPM 等药物会影响手术切口的愈合、机体抗感染能力、骨愈合能力及肝肾功能及血液系统功能等,术前应进行较全面的评估,术后可酌情适当延长拆线时间及抗生素的使用。

3. 假体选择　如果一侧髋关节强直,可以对侧正常髋关节为参照指导假体型号的选择。髋臼侧通常选择生物型假体。而股骨侧有学者认为根据骨质量决定,如果骨质量差,存在明显的骨质疏松,建议采用骨水泥假体,反之,则采用生物型假体。也有学者认为,随着假体材料学,制造和涂层技术的不断进步,对于骨质疏松患者,即使采用生物型假体也能获得良好的手术效果,特别是关节强直患者年龄往往较轻,生物型假体的使用也为将来的翻修提供便利。笔者对于这类患者基本采用生物型假体,骨水泥假体所占比重不超过 1%,中长期随访效果满意。

【手术技术】

1. 体位　如果采用外侧和后外侧入路,患者常需侧卧位,此时摆放体位时需注意两点:

(1) 对侧髋关节有无强直以及是否强直在外展位,如果强直在外展位,往往需要将整个上身垫高或下折手术床,以便保证上身处于水平状态。

(2) 脊柱有无强直,如果存在脊柱强直,摆放腋枕时切记勿造成骨盆的倾斜,进而造成术中对髋臼假体外展角的误判。

2. 入路选择　由于髋关节强直在畸形位置,而且周围肌肉挛缩,显露时常较困难。有前入路、外侧入路和后外侧入路可供选择,但以外侧入路和后外侧入路较为常用。通常情况下,后外侧入路可以很好地完成手术,特别是如果髋关节强直在屈曲位,后外侧入路可以很好地显露股骨颈和髋臼,方便进行股骨颈原位截骨,但要注意保护坐骨神经,手术最后可能需要辅助内收肌松解。但对于少数的髋关节伸直外旋位强直患者,后外侧入路可能不便于显露,采用大转子截骨的外侧入路是一个很好的选择。

3. 显露　强直性髋关节置换的关键点在于股骨颈原位截骨及两次甚至多次截骨。由于髋关节强直,无法将股骨头脱位,所以在打开关节囊后,需进行股骨颈原位截骨。这对术者经验的要求较高,既不能造成股骨距的过多截骨,也不能伤及髋臼壁。特别是许多患者在关节强直的同时伴有髋臼内陷,外露的股骨颈十分有限,使截骨难度更大。有学者报道,对于屈曲强直的髋关节采用的截骨方向是前高后底,这样在关节松解后,截骨面将与股骨颈纵轴垂直(图 15-2-4)。笔者的方法是截骨方向与预估的髋臼前倾角方向一致,不仅利于判断,而且有助于之后的髋臼处理。对于婴幼儿时期就出现的关节融合,股骨颈前倾角往往较大,特别是髋关节屈曲不明显时,截骨方向可变为前下后上(图 15-2-5)。初次截骨后,可部分旋转暴露股骨颈截面,然后再进行二次截骨(图 15-2-6、图 15-2-7)。

4. 髋臼侧手术　股骨颈经两次截骨后,通常可以有较好的空间暴露髋臼,彻底清理髋臼周围软组织以便充分显露髋臼周缘(图 15-2-8)。无论纤维强直还是骨性强直,不必刻意分离头臼。寻找到髋臼下缘,以明确髋臼位置,可用小号髋臼锉(如 44mm)以髋臼下缘为下切线在股骨头内扩锉,绝大多数情况下,到达一定深度后可看到残余的髋臼软骨、卵圆窝及窝内脂肪组织。清理卵圆窝,卵圆窝底即为预计扩锉的髋臼深度。然后依次扩大髋臼锉,保持前倾 15°～20°,外展 35°～45°扩锉。扩锉过程中应反复检查髋臼前后壁是否完整,髋臼底是否磨锉过深。如果骨质疏松明显,可用最后型号的髋臼锉进行反锉,以压实骨质,也可避免锉穿。扩锉完毕后,再次修整髋臼周围骨赘。如果术中无法准确判断髋臼位置和深度,可在术中进行

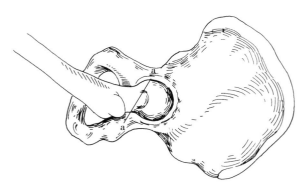

图 15-2-4 对于屈曲强直的髋关节，
截骨方向是前高后底

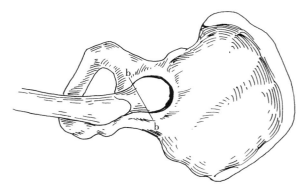

图 15-2-5 股骨颈前倾角较大，特别是髋关节屈曲
不明显时，截骨方向可变为前下后上

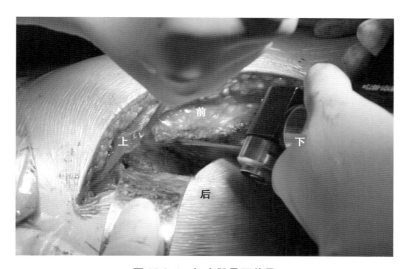

图 15-2-6 初次股骨颈截骨

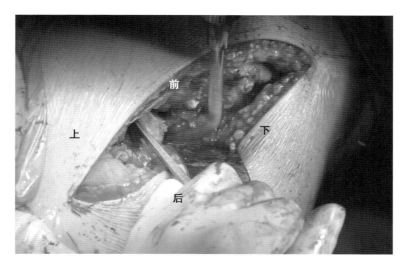

图 15-2-7 二次股骨颈截骨

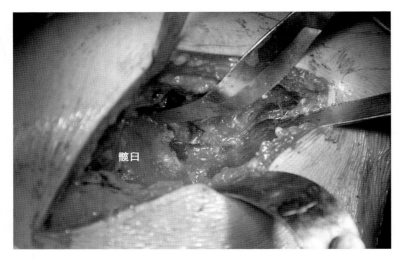

图 15-2-8　二次股骨颈截骨后很好地显露髋臼，髋臼内充填着残余的股骨头

透视。因为髋臼骨质往往较为疏松，安装髋臼假体时，切忌暴力击打以免髋臼骨折或穿透。

5. 股骨侧手术　在计划的截骨平面重新进行股骨颈截骨，截骨后的截面形态往往不规则，可将周缘骨质略作清除，不必一次清除到位，以免损伤股骨距，待髓腔锉扩锉完毕后可再次清理周围骨赘。由于长期缺乏正常的应力刺激，股骨骨质往往较为疏松，操作务必小心，以免发生凿穿或劈裂骨折等。一旦发生凿穿，应确保假体远端超过穿凿部位，必要时更换长柄假体，使假体远端有效固定长度超过凿穿部位 4cm。如果发生劈裂骨折，视假体稳定性和骨折部位而定。Mayo 分型按术中骨折所处平面分：Ⅰ型，骨折不超过小转子下缘平面；Ⅱ型，骨折位于小转子下缘与股骨峡部之间；Ⅲ型，骨折位于峡部以远。对于 Mayo Ⅰ型骨折，骨折线呈斜行或螺旋形，可在股骨近端大小转子之间环扎钢丝或环扎带。如果所选股骨柄有远端固定作用，环扎后不影响患者早期负重活动。对于Ⅱ型和Ⅲ型骨折，同样可以选择钢丝或环扎带固定，也可选择记忆合金环抱器或同种异体骨板加钢丝环扎固定，如果假体稳定性受累，应选择加长柄甚至翻修柄以增加初始稳定性。如果术中发生骨折，建议术后延长负重时间至 6～12 周（图 15-2-9）。

6. 辅助软组织松解　对于长期纤维或骨性强直的髋关节患者，关节周围软组织往往处于挛缩，粘连状态。为了恢复关节正常活动度，需要术中进行髋关节周围软组织松解。多数情况下，髋臼周围的关节囊和瘢痕彻底切除松解可以获得满意的关节活动度，部分患者上述松解后内收肌仍十分紧张，关闭髋

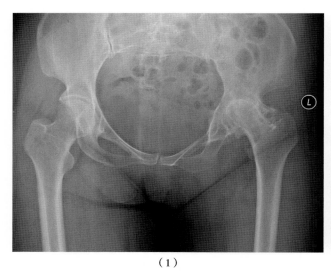

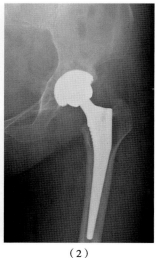

（1）　　　　　　　　　　　　（2）

图 15-2-9　股骨侧手术
（1）左侧髋关节强直 10 年（术前）；（2）人工全髋关节置换术后

关节置换切口后,可更换体位,小切口切断紧张的内收肌。不必追求术中将髋关节完全伸直,残留 15°以内的屈曲畸形可以在术后锻炼过程中得到很好的恢复。对于严重屈曲强直的患者,有时需要更大范围的软组织松解,包括髂腰肌、股直肌、髂胫束及缝匠肌等。这类患者术中及术后应当心股神经牵拉损伤,术后可将髋关节和膝关节均放于适度屈曲位,在之后的训练中逐渐伸直。

【术后康复】 由于髋关节长期处于强直的位置,周围肌肉多已明显萎缩,此外,术中关节周围大量的软组织松解,均使术后关节的稳定性较差,应注意术后脱位的发生。术后第 2 天开始患者可进行髋关节适度屈伸、外展及股四头肌和腓肠肌抗阻力训练,并根据患者恢复情况,逐渐扶助行器部分负重行走。对于残存髋关节屈曲畸形的患者,术后第 2 天开始,在镇痛前提下,开始逐渐被动伸直髋、膝关节,通常 1 周内可达到完全伸直状态。

(朱振安　李慧武)

三、股骨近端畸形的全髋关节置换术

股骨近端解剖形态对于全髋关节置换术股骨侧重建具有重要意义,它的改变可由多种原因引起,总的可分为先天性和继发性两种。先天性主要包括先天性髋关节发育不良和股骨近端缺如。髋关节发育不良本章有专门介绍,此处重点介绍股骨近端缺如。继发性包括感染或代谢性骨病、曾接受股骨近端截骨术、骨折畸形愈合等。这些疾病谱可能导致股骨大转子位置异常、颈干角增大或减小、髓腔畸形、股骨前倾角改变等,而且这些畸形往往不是单一存在,常常是复杂多形态异常。对于这类患者,股骨侧重建困难,技术难度高,若按照常规操作,常常会出现诸如股骨近端开口位置错误、股骨穿孔或骨折、假体柄非中心安置、角度不妥,最终造成撞击、关节不稳、反复脱位等近中期或远期并发症,也将影响假体稳定性与远期松动的发生率。

(一) 先天性股骨近端缺如

1. 股骨近端缺如的分型　先天性股骨近端缺如是髋关节先天性畸形中不常见的畸形,通常在婴幼儿时期就诊。至成年时期,部分患者由于对髋关节功能的更高的期望值,可能求助于关节外科医生,这时,人工全髋关节置换术可能是可以解决问题的一个有效手段。

根据股骨近端缺如的程度和髋关节的有无,分为三型:

Ⅰ 型:股骨近端 1/3 缺如或不完整,无股骨头及进入髋臼的发育骨骺。

Ⅱ 型:股骨中上段(大转子以下)缺如,而股骨头颈部发育也不完整,缺少正常股骨头的关节软骨及滑膜结构。

Ⅲ 型:股骨头颈、大转子基本正常,而股骨大转子以下的股骨上段缺如。

2. 先天性股骨近端缺如的处理　对于先天性股骨近端缺如患者而言,其手术目的和原则是矫正股骨畸形,改善行走步态,最大限度恢复髋关节的功能。外科治疗应该首先考虑根据畸形状况,进行植骨修复和重建,如果植骨修复重建失败,才可以考虑人工全髋关节置换术。

Ⅰ 型:由于股骨上段 1/3 缺如或不完整,难以应用常规的髋关节假体重建髋关节。可以考虑两种方法重建关节:

(1) 首先应该采用同种异体股骨上段骨进行股骨上端与髋臼外上方之间的融合术,以期待一个融合稳定、无痛的髋关节。如果植骨不完全成功,可以行人工全髋关节置换术:异体骨上端不愈合,则可以直接切除股骨头颈,然后按常规人工全髋关节置换的方法操作,进行人工关节置换。

(2) 也可以采用定制的股骨肿瘤特制假体进行髋关节的重建。在重建的过程中要注意避免过度延长肢体长度,导致神经的牵拉伤。

Ⅱ 型:此类型通常在儿童时期已植骨重建股骨,如果至成人期,股骨头颈重建后效果较差,如表现股骨假关节和股骨头坏死等症状,则可以考虑行人工全髋关节置换术。

行人工全髋关节置换术时,股骨侧的处理较为复杂而困难,特别是股骨髓腔的畸形加大了扩髓的难度。扩髓时,一定要注意不要穿通骨皮质,应用小号的扩髓钻进行操作。股骨假体的选择可以选择小号的假体,如 CDH 股骨假体,而且髋臼侧往往存在发育不良,可以选择小号的髋臼杯安装,股骨头可选择

直径22mm,以保证内衬的足够的厚度。

如果股骨头、颈骨质条件许可,则可以考虑行全髋关节表面置换术。这样可以避免股骨髓腔扩髓的风险,并且可以获得更稳定而活动度良好的髋关节。

Ⅲ型:此型也应该首要考虑大块条状骨移植,如带血管蒂的自体腓骨或异体股骨的移植,达到重建股骨的目的。如果此方法失败时,就要行人工全髋关节置换术。

患者健侧卧位,取髋关节后外侧入路,根据股骨缺如的部位适当向远端延长切口。剥离股骨缺损处的瘢痕,如果曾行手术,则瘢痕往往粘连广泛,在切除剥离切除瘢痕时,会有较多出血,而且费时较多。

切除股骨头颈后,安装髋臼杯,方法同常规方法。但是由于常伴有髋臼发育不良,因此必要时行髋臼外上方植骨加盖术或髋臼内壁环形截骨内移术,以增加髋臼的覆盖率。

股骨侧处理时,需要格外注意,应用小号的髓腔锉逐渐将髓腔扩大,注意保护大转子,而且尽可能多地保留原有的自体骨。应用异体皮质骨板贴附股骨缺损处,应用钢丝固定后,试模满意后,应用骨水泥固定股骨柄。

(二) 股骨近端畸形

1. 股骨近端畸形的分型　股骨近端畸形的分型方法较多,包括 D'Antonio、Paprosky、AAOS、Gross、Berry 等。D'Antonio 分类包含了骨缺损、股骨对线、髓腔粗细以及股骨干的连续性等因素,将股骨近端畸形分为6型。Ⅰ型:节段性骨缺损;Ⅱ型:腔隙性骨缺损;Ⅲ型:混合型骨缺损;Ⅳ型:股骨干对线紊乱,包括旋转及成角畸形;Ⅴ型:股骨干髓腔狭窄,包括因骨质增生、骨折或内固定物存在而导致的股骨髓腔部分或完全狭窄;Ⅵ型:股骨皮质骨连续性丧失,主要由骨折不愈合引起。该分类系统偏重于对骨缺损的描述,并逐渐演变为评价人工全髋关节翻修术骨缺损程度的 AAOS 分型系统。Paprosky 和 Gross 分型系统也多适合于翻修手术的骨缺损评估。

Berry 分型则主要偏重于股骨近端的畸形(表15-2-1),包括畸形部位和畸形几何形态和病因几部分,对手术方式及假体选择有较好的指导作用。但对曾行截骨术或骨折不愈合导致股骨近端骨缺损的情况无相关评价,这时结合 AAOS 或 Paprosky 等骨缺损分型正好互补。

表 15-2-1　股骨近端畸形分类

畸形位置	大转子
	股骨颈
	干骺端
	骨干
畸形形态	扭转
	成角
	错位
	大小
病因	发育性(如 DDH)
	代谢性(如 Paget 病)
	截骨后
	骨折后

2. 股骨近端畸形的处理

(1) 大转子畸形常见的大转子畸形有两种,Berry 分型系统将这两种定义为悬突型(overhang)和高骑跨型(high-riding)。

1) 悬突型是指大转子因过度增生或移位,偏向内侧或前后方,一方面阻挡了股骨近端髓腔开口处,另一方面髋关节内外旋时大转子边缘会与髋臼发生撞击。这种类型的畸形,术中应根据股骨髓腔延长线去除大粗隆多余骨质,开口尽量偏外,避免假体内翻位放置;同时注意去除大转子前后方骨赘,避免骨性撞击导致的不稳定。

2) 高骑跨型是指大转子位置高耸(图15-2-10),髋关节活动时容易造成大转子尖与髋臼边缘的撞击。术中需要反复测试,调整好肢体长度和股骨偏心距,如果在肢体等长情况下,撞击仍无法避免,需要考虑大转子滑移截骨。

(2) 股骨颈畸形多见于股骨颈骨折畸形愈合、头骺滑脱和髋关节发育不良患者。

1) 颈干角偏小(<120°):对于髋内翻患者(图15-2-11),建议在暴露关节囊前将梨状肌切开,于股骨近端止点处作一标记,或者在切除股骨头之前,测量股骨头中心与小转子之间的距离,有利于精确判断假体安装完毕后肢体延长的距离,防止过度延长。另外,股骨颈干角偏小同时意味着股骨偏心距较大,有条件者应选用专门的 high-Offset 型假体,以维持外展肌张力。

2) 颈干角过大(>140°):髋外翻多见于先天性髋关节发育不良的患者。处理这一类型的难度在

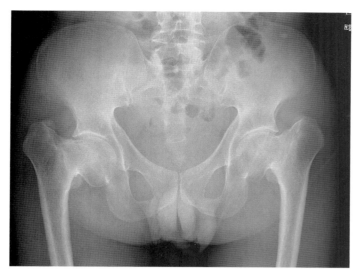

图 15-2-10　高骑跨型大转子畸形

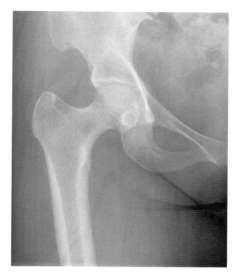

图 15-2-11　髋内翻畸形，颈干角小

于，股骨距内侧皮质常常会阻挡假体完全坐入髓腔，强行打击，多造成股骨距骨折。术中只有采用截短股骨矩及去除部分股骨内侧骨质的方法，才能使假体于中立位放置并完全坐入髓腔，但这又容易导致假体股骨近端固定不牢固，近端固定型的假体慎用。另外安放假体后由于偏心距增大容易导致大粗隆处撕脱骨折，必要时钢丝捆扎。

（3）干骺端畸形转子间骨折畸形愈合后常导致干骺端畸形，干骺端遗留大量硬化骨或髓腔成角，术中需在确认髓腔开口位置后，首选用小骨刀或高速磨钻去除硬化骨，打通髓腔。干骺端畸形还可引起髓腔增宽，骨量减少，骨质疏松，因此不能为近端压配固定型的假体提供良好稳定。对于此类患者更宜选用全微孔涂层远端固定假体。

（4）股骨干畸形股骨干畸形常见有股骨前倾角增大、髓腔狭小、股骨成角畸形三种类型。

1）处理股骨前倾角异常增大这一类畸形时，应特别注意髋臼侧假体安放的角度，有学者建议进行股骨侧操作，安放股骨试模，再根据联合前倾角及各向稳定性决定髋臼的前倾角度，以达到最佳的稳定。

2）股骨前倾角异常增大多见于髋关节发育不良（图 15-2-12），这类患者一般还合并髓腔狭小，所以更适合采用转子下截骨，配合 S-ROM 组配式假体，这种假体在改善前倾角的同时，细长股骨柄还可以与

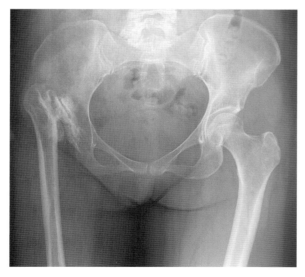

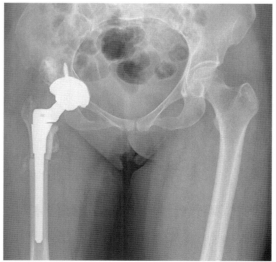

图 15-2-12　示儿童时期化脓性关节炎，致髋关节高位脱位，髓腔发育差，股骨头未发育，
选用 S-ROM 假体，转子下短缩截骨完成手术

狭窄的髓腔形成良好匹配。

3）股骨成角畸形程度较轻，且远离假体安放位置时，可以选用近端固定的短柄假体或选择小号的骨水泥型假体（图15-2-13）；但若畸形严重且靠近假体安放位置，必须行截骨矫正，以获得良好的对线。文献报道，纠正性截骨的要求是：①在畸形最严重的部位纠正对线不良；②最大限度保留骨质；③截骨部位牢固固定；④使用长柄假体跨越截骨端。

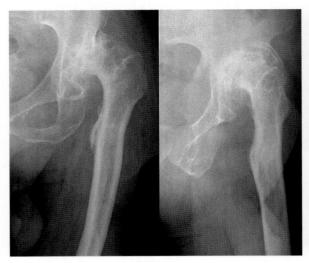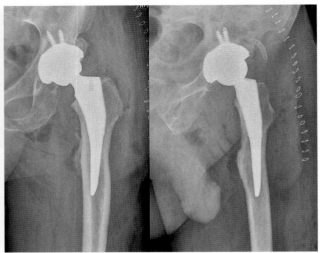

图15-2-13 示股骨近端畸形，普通假体无法通过髓腔，使用短柄假体依靠近端固定

（裴福兴）

四、髋臼骨折后的全髋关节置换术

髋臼骨折治疗失败后可考虑行全髋关节置换术。髋臼骨折治疗理念已得到绝大多数作者认同，对于不稳定髋臼骨折、髋臼负重区有明显移位骨折或股骨头与髋臼不匹配，或髋臼骨折同时伴股骨头骨折均主张采用切开复位内固定，恢复正常解剖关系，达到骨折稳定。然而，仍有一部分患者治疗失败，出现骨不连接、畸形愈合、日后出现创伤性骨关节炎。对于这部分病例是否需要施行全髋关节置换术，应根据病例具体情况而定。

髋臼骨折继发性髋关节骨关节炎，特别是骨折累及壁或柱时，日后常发生骨不连接或畸形愈合或骨性解剖结构排列不齐（malalignment）。如果骨不连接间隙小于10mm，不影响THR手术操作，可取自体骨（股骨头）植骨填塞，或采用髋臼重建接骨板，拉力螺钉将移位骨片固定。如果移位间隙10～25mm，骨折断端间隙瘢痕组织、异位骨片或骨痂必须清除，否则很难达到骨片复位。骨移位间隙内用颗粒骨或结构性骨植入。为了增强髋臼骨性结构，骨缺损区可用钛丝网加固，或用髋臼金属环（cup、cage或ring）内固定。再植入骨水泥型髋臼假体。如果间隙超过2.5cm，必须尽可能恢复髋臼正常解剖关系，作颗粒骨植骨和重建髋臼接骨板固定。

新鲜髋臼骨折即使有明显移位，无施行关节置换术指征。骨折处理后1年或更长时间后出现继发性退行性变化伴有明显疼痛或功能障碍，方可考虑全髋置换手术。

（杨庆铭）

五、髋关节置换术后感染的翻修术

（一）现状

目前在世界范围每年约有数百万人接受人工关节置换手术，在我国每年接受关节置换的患者也越来越多，尽管无菌性松动是关节置换术后最常见的并发症，但无论是对患者而言，还是对手术医生而言，感染才是最受关注的并发症。同时感染也是导致人工髋关节翻修手术失败的最常见原因。尽管随着医疗技术的发展,髋关节置换术后感染率已大幅下降,文献报道在 0.3% ~3% 之间,但由于患者基数大,髋关节置换术后感染者绝对数量依然庞大,而且治疗感染周期长,花费大,美国因感染进行翻修的患者所需的医疗费用人均为 96 166 美元,是初次置换的 4.8 倍,根据我们的经验,在我国治疗关节置换术后感染的花费也超过十万人民币。所以对感染仍需高度重视,认真做好预防,避免其发生。

目前大量髋关节置换术后假体周围感染的研究表明,绝大多数感染发生在术后 2 年内,根据美国医疗保险系统的数据,THA 术后 2 年内的假体周围感染率为 1.63% ,随后的 8 年降至 0.59% 。这提示我们,对于关节置换术后的早期失败,包括假体松动、疼痛等,首先应考虑感染的可能。

（二）预防

尽管由于感染发生率低,严格意义上的前瞻性随机对照研究需要很大样本量,对于髋关节置换术后假体周围感染的危险因素分析更多的是回顾性队列研究,难以获得令人信服的结果,例如糖尿病是否会增加感染发生率在学界就仍有争论。但下列预防措施对于有效降低关节置换术后感染发生率已得到公认。

1. 术前措施

（1）缩短住院时间,减少发生院内交叉感染的几率。

（2）切皮前备皮或不备皮,让细菌来不及在表皮微小损伤处生长繁殖。

（3）术前全面感染筛查,彻底治疗包括皮肤、眼耳口鼻黏膜、呼吸道泌尿道等非感手术部位感染。

2. 手术相关措施

（1）在层流或超净手术室进行手术,减少参观人员和室内人员走动。

（2）术者穿戴空气隔离衣,佩戴双层手套。

（3）减少或避免术中透视。

（4）提高手术技术,减少手术时间。

（5）手术每超过 30 分钟冲洗术区 1 次。

3. 术后措施

（1）预防压疮和血肿形成,必要时手术清除血肿。

（2）减少保留尿管时间,多饮水,预防尿路感染。

（3）THA 术后两年内,若患者拔牙、胃肠镜或膀胱镜操作、上呼吸道感染时预防性口服抗生素。

（三）诊断

髋关节置换术后假体周围感染的诊断目前仍缺乏学界公认的标准,关节穿刺或组织培养的菌源学检查结果曾被认为是诊断假体周围感染的"金标准",研究表明超过半数的假体周围感染的病原菌为金黄色葡萄球菌和表皮葡萄球菌。但是一方面并非所有的细菌培养都能获得阳性结果,另一方面假阳性率却很高,文献报道假阳性结果在 3% ~16% 之间。因此,许多学者不再将细菌培养结果作为确诊假体周围感染的标准,而是综合考虑患者的病史和主诉、临床表现、实验室和影像学检查、关节液培养以及组织病理学检查结果。

1. 病史采集　详细的病史采集尤其是手术相关病史是筛查 THA 术后假体周围感染最简单也是最高效的方法。目前大量 THA 术后假体周围感染的研究表明,绝大多数感染发生在术后 2 年内,根据美国医疗保险系统的数据,THA 术后 2 年内的假体周围感染率为 1.63% ,随后的 8 年降至 0.59% 。因此对于 THA 术后的早期失败,包括假体松动、疼痛等,首先应考虑感染可能。另外通过病史采集可以筛选出感染高危人群,如糖尿病、肥胖、营养不良、慢性肾功能不全、免疫系统疾病或长期皮质激素使用史,为后续进一步检查指明方向。

2. 体格检查　大多数 THA 术后假体周围感染不存在全身的感染中毒表现,例如高热、寒战等,但多数患者都存在夜间或静息疼痛、髋关节局部肿胀、关节积液,尤其应关注局部软组织柔软程度,仔细与健侧对比,可感受到组织柔软程度下降。如果出现髋部窦道并与关节腔相通,将明确诊断感染。

3. 实验室检　C 反应蛋白（CRP）和血沉（ESR）目前是筛查 THA 术后感染的一线指标,它们敏感性很高,常用于排除感染,但特异性不高,很多特定的疾病及近期手术室均可导致上升,所以依靠它们确诊假体周围感染并不理想。近年来,另一些反应全身炎症的指标引起了学者的关注,如白介素-6（IL-6）、肿瘤坏死因子α(TNF-α)和降钙素原等开始用于 THA 术后假体周围感染的早期诊断。

4. 影像学检查 尽管常规 X 线片诊断早期感染的敏感性和特异性均不佳,但是通过 X 线片不仅可以观察到骨膜反应、骨溶解、骨内膜侵蚀等(图 15-2-14),还能了解假体位置、是否存在假体周围骨折等,而且有研究表明于 CT 和 MRI 仅在关节翻修术前评估中有重要价值,但在假体周围感染早期诊断中的作用并不清楚。所以任何怀疑 THA 术后假体周围感染的患者均应接受并首选 X 线片检查。近年来放射性核素显像在假体周围感染早期诊断中也有应用,该类检查较为耗时,花费大,大多数医疗中心并未配备,其广泛应用受到限制。

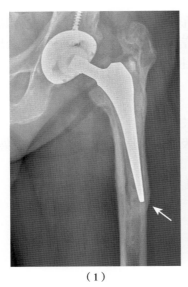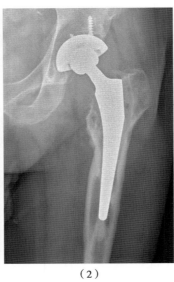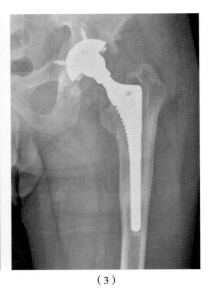

（1）　　　　　　　　　　　（2）　　　　　　　　　　　（3）

图 15-2-14　假体周围感染

（1）见股骨近端骨皮质毛糙,骨水泥鞘松动,箭头所指位置股骨柄远端突向骨皮质致皮质骨畸形;（2）见股骨假体周围骨皮质增厚,骨膜反应;（3）见髓腔内股骨假体周围骨破坏灶,小转子骨吸收,股骨近端骨皮质毛糙

5. 关节液培养和组织病理学检查

（1）关节液或组织培养阳性率不高,为了提高其的阳性率,部分学者推荐将关节液分别注射至需氧和厌氧的血培养瓶中,并延期培养至 10 天(图 15-2-15)。

如果反复培养仍无法获得明确的病原学结果,应考虑真菌或结核分枝杆菌感染的可能性(图 15-2-16),需要进行真菌或结核分枝杆菌培养。但是培养时限长,真菌培养需延长至 10 天,结核分枝杆菌培

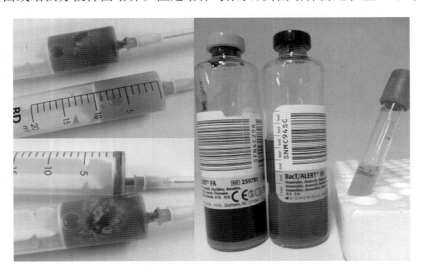

图 15-2-15　关节穿刺液的各种微生物培养

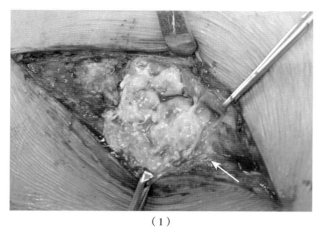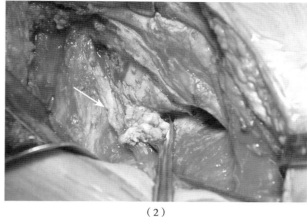

（1）　　　　　　　　　　　　　　　　　　　（2）

图15-2-16　左全髋关节置换术后真菌感染伴窦道形成，窦道从皮肤、皮下、一直延伸至关节腔内
（1）箭头所示皮下窦道；（2）关节腔内坏死肉芽组织

养通常需超过1个月。尽管如此，但若能早期获得菌源学结果，并根据药敏试验选用敏感抗生素，将极大增加治愈感染的筹码。

（2）近年来，学者们致力于寻找一种更可靠更快速的关节液检测方法。最近，关节液中白细胞（WBC）计数和多形核细胞（polymorphonuclear leukocyte，PMN）比例广泛用于区分假体周围感染和无菌性松动。这项检查费用低廉，实施快速，可以在术前，甚至术中进行，在一些迫切需要确诊或排除假体周围感染的临床病例中非常实用。化脓性关节炎的关节液分析一般WBC计数超过50 000/μl，PMN比例超过70%，然而关节置换术后感染的指标往往远低于此。一般认为，THA术后ESR和CRP同时升高时，如关节液WBC计数>3000/μl，PMN比例高于65%即应高度怀疑假体周围感染的可能性。

（四）关节置换术后感染的分类

从关节穿刺、活检或术中获取的组织中培养分离出细菌肯定能确诊关节置换术后感染。

全髋关节置换术后感染根据其感染发生的时间和感染的原因分为三类。Ⅰ期感染：又称急性感染包括典型的术后急性感染，感染性血肿、浅表性感染进展到深部的感染；感染发生在术后1个月以内。Ⅱ期感染：又称延迟感染，术后3～24个月逐渐显露的隐匿的感染；多为术中污染细菌所致。Ⅲ期感染：又称晚期感染，感染发生在术后2年以上并且多数是血源性感染播散的结果。

虽然这种分类的方法有些重叠，但在选择治疗方案时是很有用的。Ⅰ期感染和Ⅲ期感染的病例症状不超过14天，假体固定较牢固的，偶尔可以清创，抗感染保留假体。大多数的病例需要取出假体和骨水泥才能彻底治愈感染。

Ⅰ期感染：如果患者发热，并且切口红、肿，有脓性物流出，诊断术后Ⅰ期感染就很容易。患者通常述髋部及切口周围疼痛剧烈，有全身中毒症状，如发热、精神差、食欲差、脉搏快等，局部软组织肿胀、发红、皮温高，切口周围压痛，切口有渗出。实验室检查：白细胞总数及分类升高，血沉高，C反应蛋白高。根据以上临床表现及实验室检查很容易诊断。经常遇到的困难是怎么区分是浅表的感染还是深部的感染。一般可以进行分层穿刺。如果在浅表抽到脓液，说明浅层已有感染，不能再往深层继续穿刺，如果浅表未抽到脓液可继续往深部穿刺，如果在深层抽到脓液，说明深部已发生感染。但有时仍很难区分是深部感染还是浅表的感染，即使在术后进行清创时也很难决定感染是否来源于深筋膜下。

Ⅱ期或Ⅲ期感染：病史中无发热，手术切口无脓性分泌物的Ⅱ期或Ⅲ期感染诊断较困难，对术后出现的持续性的髋部疼痛应高度怀疑有无慢性感染的存在。关节的疼痛可以由于各种原因引起，包括低度的感染及无菌性假体松动。虽然在股骨侧或髋臼侧假体与骨之间或骨水泥与骨之间可能有透光线，但这些透光线并不能区分是感染性或无菌性松动。

对这类患者应进行详细的病史询问及检格检查，了解患者上次手术时切口愈合的情况，住院期间有无长时间体温升高；近期有无身体其他部位的感染史，如皮肤感染、牙龈感染、泌尿道感染、肺部感染等。

体格检查应注意髋部周围软组织有无肿胀、压痛、皮温是否升高；髋关节活动时疼痛是否加剧。X 线片应了解髋部周围软组织有无增厚，假体有无进行性松动，骨膜有无增厚，骨质有无破坏等。慢性感染患者的血象多数正常；但患者的 C 反应蛋白升高、血沉升高。如果二者均正常，通常感染不存在。血沉正常，C 反应蛋白增高不排除感染的存在。有报道 C 反应蛋白升高诊断感染的敏感性 96%，特异性 92%，阳性预测值 74%，阴性预测值 99%。对 C 反应蛋白升高的患者应行超声检查和关节穿刺。超声检查可以了解关节腔有无积液。关节穿刺应严格无菌操作，防止因穿刺而导致的感染。穿刺前应停用抗生素至少 2 周。穿刺液送细菌培养加药物敏感试验，多余的关节液可送常规检查。术前关节穿刺有 69% 的病例可能培养出细菌。关节液细胞计数如果白细胞数超过 2500/ml，多核细胞超过 25% 常提示感染的存在。术中还可以再次取组织及关节液进行细菌培养。如果关节穿刺液培养阴性，术中还可以作组织液及炎性组织的革兰染色查细菌，但假阴性较高。有报告认为术中细菌革兰染色的敏感性为 19%，特异性 98%，阳性预测值 63%，阴性预测值 89%。如果没有培养出细菌，髋部周围的组织学检查应显示出感染的一些特征性变化。术中炎性肉芽组织冷冻切片查白细胞计数有一定的参考价值。每个高倍镜视野下有 5 个多核细胞即提示感染存在。按这一标准，其敏感性为 84%，特异性 96%，阳性预测值 70%，阴性预测值 98%。术中细菌培养的敏感性为 94%，特异性 97%，阳性预测值 77%，阴性预测值 99%。一项前瞻性研究显示核素碘标记的细胞或用锝-镓扫描的技术对诊断低度的关节置换感染有优越性。如果锝显影是阴性，感染的可能性不大，如果是阳性则用碘闪烁计数。如果碘扫描是阴性，活跃感染的可能很小。但是，不能只依靠碘显像的技术作为排除一个长期持续疼痛的关节慢性感染的可能性。因此全髋置换术后感染的诊断主要应依靠病史、体格检查、关节穿刺及上述这些实验室指标进行综合判断。上述单一指标对确诊关节置换术后感染均有局限性，故应按以下诊断程序进行综合分析（图 15-2-17），逐步确定或排除诊断。

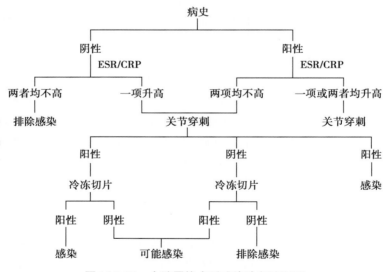

图 15-2-17　全髋置换术后感染诊断流程图

（五）治疗

THA 术后假体周围感染的治疗目标是根除感染和保留关节功能。治愈感染的关键是要明确感染的病原菌，选择适当的抗生素。

从单一标本中分离出细菌就据此决定治疗方案并不恰当。最好的情况是从术前关节液穿刺及术中炎性组织中取出的骨水泥碎屑等标本中行细菌培养获得同样的细菌。在取出假体的时候最好从假性的关节囊、股骨柄、髋臼周围的炎性肉芽组织中取标本，这样可获得 3 个标本进行细菌培养。如果有关节液，应取关节液进行细菌培养。如果有窦道应取窦道与假性关节囊连接处进行培养。因此一个患者在手术过程中可能获得 5~6 个标本并不少见。革兰阴性细菌所致的感染较难治疗，感染的复发率也较高。经常发现很明显感染的病例，但其细菌培养的结果报告为阴性，可能与这些病例在手术取标本之前就用了大量的广谱抗生素有关。

　　每个取下的标本应送一部分进行细菌培养，另一部分送病理组织切片检查。这样做显得很烦锁，但一个医生应认识到很多的临床决策都依赖于这些反馈回来的信息。根据这些标本培养的结果选择使用的抗生素至少要用4周，并且12周或1年后二期再次翻修重建关节时仍要根据培养的结果和这些细菌的敏感性选择所用的抗生素。

　　当然，单纯的应用抗生素治疗假体周围感染成功率极低，只适用于存在严重并发症无法接受手术的患者，手术进行彻底的感染病灶清除才是治疗根本，除极少数临床症状轻，关节置换术后1周内的患者可以尝试进行保留假体的病灶清除手术，术后予抗生素盐水灌洗外，多数患者需要取出假体。目前关于是一期翻修还是二期翻修仍然存在争议，但是由于一期翻修术的整体成功率低于二期翻修，目前主流仍然是一期取出假体，病灶清除，植入临时占位器，待感染治愈后再行翻修术。在某些情况下，尤其是对一些年轻的患者，骨破坏丢失很多的病例，甚至可能需要进行三期翻修术。通常情况下医生可以根据以下情况作出选择：①对假体没有松动的急、慢性感染应先彻底清创，然后大剂量抗生素静滴，保留假体；②对慢性感染伴有假体松动应一期翻修或二期翻修；③对患者全身情况差、感染重，不能耐受二次手术等少数情况，应取出假体，充分清创、引流后，再二期行关节融合或不融合等。

　　1. 一期翻修术　一期完成翻修的优势在于患者仅需要一次手术，总体住院时间短。但考虑到整体成功率与二期翻修之间的差距，术者考虑进行一期手术时需充分评估。尽管目前仍缺乏一期翻修的手术指征，但可大致总结为：感染的细菌为明确的低毒性细菌（非耐药菌）；患者无全身免疫障碍性疾病；外科医生技术成熟，清创彻底；无大面积皮肤、软组织缺损；没有严重的骨缺损，骨量充分，假体固定可靠。我院收治2例表皮葡萄球菌所致全髋置换术后慢性感染伴窦道形成的病例采用一期万古霉素抗生素骨水泥翻修取得成功。

　　2. 二期翻修术　二期翻修是目前THA术后假体周围感染主流的治疗方法，但有研究表明假体取出病灶清除时，骨水泥取出不彻底、革兰染色阴性细菌感染、病灶清除与二期髋关节重建时间间隔太短等因素，均是二期翻修重建髋关节的不利因素，明显降低二期翻修的成功率。病灶清除时不彻底，骨水泥残留与二期重建关节术后感染复发有明显的关系。骨水泥取出不彻底，二期翻修感染的复发率43%，而病灶清除彻底的病例，感染的复发率只有10%。

　　尽管如此，大量文献报道二期翻修整体成功率令人满意，甚至超过90%。所以第一次手术取出假体，彻底清创，植入抗生素骨水泥临时占位器，待感染完全治愈后，再行关节翻修术值得推荐。

　　（1）占位器类型使用占位器可以保持患者双腿长度一致，提供部分关节功能，有利于其早期下床活动，从而减少患侧肌肉萎缩（图15-2-18）。而且占位器的存在减少了髋部软组织挛缩和瘢痕增生，为第二次手术创造条件。占位器有商业型和自制型，考虑到卫生经济学和患者个体差异，多数学者选择术中自制，而且自制占位器可以根据细菌药敏试验搭配不同的抗生素，抗感染效果更佳。

　　（2）抗生素的应用目前已证实从抗生素骨水泥释放出的抗生素在局部组织的浓度远远超过所需要的抑菌浓度，并且比一般的静脉给药浓度还要高出很多。

　　研究表明，抗生素加入骨水泥后，可使骨水泥的力学性能下降，是否会影响假体固定的远期效果，学界仍有争议，需要长期大样本量的研究，其力学性能下降程度主要取决于加入抗生素的量的多少及其理化特征。一般粉剂抗生素对骨水泥的力学性能影响小，水剂抗生素影响较大，所以一般不用水剂抗生素。对热稳定的抗生素在骨水泥固化过程中其化学作用稳定，不影响抗生素药性的发挥。我们常采用的抗生素骨水泥有万古霉素1.0g、妥布霉素2.4g加入40g骨水泥中。扩创术后等待二期翻修者，则可加入较大剂量抗生素于骨水泥中，不用担心其力学性能下降，因为此临时假体固定时间有限，主要作用不是提高长期假体支持，而是控制感染。所以一般是万古霉素2g加入40g骨水泥中，妥布霉素3.6g加入40g骨水泥中，作成骨水泥塞或骨水泥串珠，起到填塞和加强抗感染的双重作用。二期翻修手术中用大块抗生素骨水泥填塞髋臼不仅可以使髋关节局部抗生素浓度大大提高，并且骨水泥团块可起到支撑的作用，防止髋关节局部软组织挛缩，降低二次置入假体手术的难度。国外已有报道用抗生素骨水泥加金属材料制成临时假体在病灶清除术后置入髓腔。术后患者可以行走，防止了术后瘢痕挛缩及长期卧床带来的一系列并发症。四川大学华西医院用2根克氏针或钢棒预变作成股骨柄的形状，再与抗生素

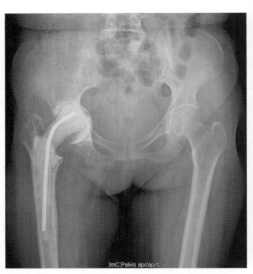
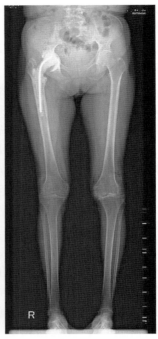

图 15-2-18　使用抗生素骨水泥占位器保持患者髋关节偏心距（offset）及双腿
长度一致，提供部分关节功能，即可早期下床活动，又能保持关节软组织张力，
减少肌肉萎缩，为二期翻修提供条件

骨水泥捏在一起作成股骨柄在成团期插入股骨髓腔，然后再拔出，再塑形，待其干固后插入髓腔，甚至可以保留患者原股骨头假体，这样既可以起到抗生素骨水泥的作用，又经济实用，还能起到术后支撑作用，增加临时假体活动度，术后患者可下地行走，一举多得（图 15-2-19）。

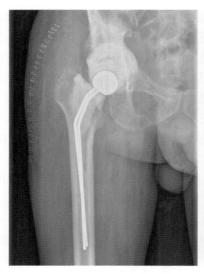
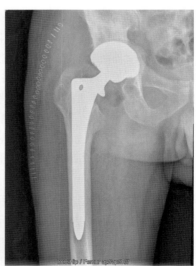

图 15-2-19　骨水泥占位器的使用和二次翻修

总结起来占位器中混合的抗生素应同时具备下列特点：①抗菌谱广，抗菌能力强，低浓度即可杀菌；②呈粉末状，可充分与骨水泥粉混合；③热稳定性，低过敏性；④可长期缓慢释放高浓度抗生素；⑤对水泥强度不影响或影响小。

对髋关节置换术后感染静脉用抗生素的使用时间长短目前没有定论。医生推荐使用至少 4～6 周的抗生素抗感染治疗。有一点是共同的，就是对细菌的毒力较强的感染抗生素的使用至少不应少于 6

周,静脉使用抗生素 3 周,以后改口服 3 周。如果是结核细菌感染,建议规律抗结核治疗 1 年以上。

（3）再次植入假体的选择:非骨水泥的假体作为髋关节置换术后感染二期置换的假体是可行的（图 15-2-20）。非骨水泥假体的优点是操作较简便,如果感染再次复发取出较容易。主要的不足是不能用抗生素骨水泥提供局部高浓度的抗生素。

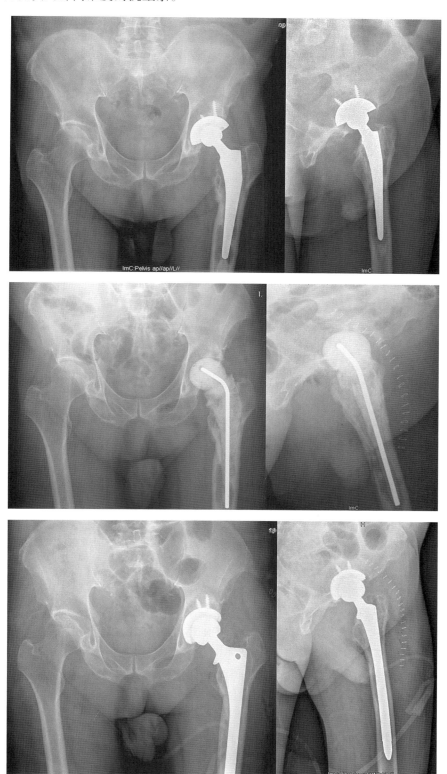

图 15-2-20　患者男性,71 岁,左全髋关节置换术后感染,2[+] 年后取出假体,行一期翻修,抗感染治疗 3 个月后停药,门诊随访 5 个月感染治愈,行二期翻修,使用长柄生物型假体

　　值得注意的是,翻修患者常常合并不同程度的骨缺损,可能需要进行自体骨或人工骨或同种异体骨植骨治疗(图 15-2-21),对用非骨水泥假体二期翻修重建髋关节的病例术中植骨可能会增加感染复发的机会。

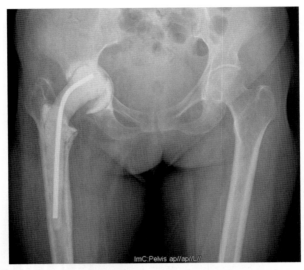

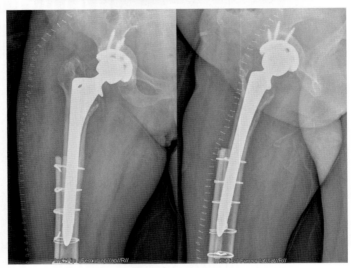

图 15-2-21　一期假体取出术后髋臼及股骨侧骨缺损,二期返修时髋臼同种异体
颗粒骨打压植骨,股骨侧同种异体骨板捆扎

　　(4) 两次手术间隔时间与二期翻修:2 次手术间隔时间的长短目前无统一的标准。理论上第二次手术应该在感染彻底治愈后进行,但临床上要确定感染是否确实得到控制,有时十分困难。一般建议在第一次清创后,静脉给予敏感抗生素 4 ~ 6 周,观察 ESR 和 CRP 变化的趋势,若下降至正常或趋于正常,再改为口服抗生素 4 周;若 ESR 和 CRP 下降趋势不明显,需延长静脉用抗生素时间。通常应用抗生素 2 ~ 3 个月后停药,抗结核治疗应持续 1 年,观察 ESR 和 CRP 有无升高。由于没有值得绝对信服的文献指出两次手术间隔的最佳时间,更多的是依靠医生的经验和判断,但基本原则是:再手术前至少停药 4 周,髋关节没有压痛,没有活动诱发疼痛和夜间静息痛,局部软组织柔软,ESR 和 CRP 正常或升高不超过一倍。我们的经验是感染控制后 3 ~ 6 个月,如果血沉、C 反应蛋白正常,近期髋部无明显肿胀、疼痛的发作,局部软组织柔软,无明显压痛,即可再次手术置入假体行 2 期翻修。如果致病菌为毒力较强的革兰阴性菌或严重的混合感染,二期翻修置入假体的时机应在 1 年以上。

(裴福兴)

六、髋关节翻修时原有假体的取出技术

全髋关节翻修术可分为以下4个步骤:术前规划,手术入路及其闭合,假体和(或)骨水泥取出,新假体置入重建。术前规划是核心,完善的规划可预判难点所在,为后续步骤做好充分应对准备。而假体及骨水泥取出可能是最费时,且最容易产生并发症的环节。

(一) 翻修工具

1. 手工工具　大多数翻修手术并不需要特殊器械。常规工具大多数器械公司都能提供(图 15-2-22)。某些特殊案例则需要术者准备特殊的手术工具。

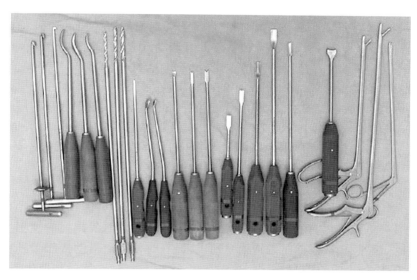

图 15-2-22　假体及骨水泥取出的常规工具

2. 动力工具　除常用的高速手术动力工具外,翻修时常需配备高速、低扭矩的手术动力系统,配备小至针头、大至圆盘刀大小的动力工具终端配件,后者取决于手术医生的个人经验及喜好。

3. 超声工具　研究证实超声工具较传统机械动力工具更安全,在工具头穿出骨水泥、接触骨皮质时,它能提供触觉及听觉的双重反馈。此外,超声工具在打磨骨皮质时将反馈出较打磨骨水泥时大得多的作用力。超声工具可使聚甲基丙烯酸甲酯汽化,但该蒸汽量很低,没有证据证实有不良后果。

4. 特殊假体取出工具　器械公司提供了其生产假体的特殊取出工具。术前充分了解不同特殊器械的设计及功能,根据需要进行选用,将能减少手术时间,提高手术质量。常见的假体取出工具包括:股骨柄取出器、聚乙烯内衬取出器、臼杯取出器、特殊螺丝刀、模块式假体的头颈分离工具等(图 15-2-23)。

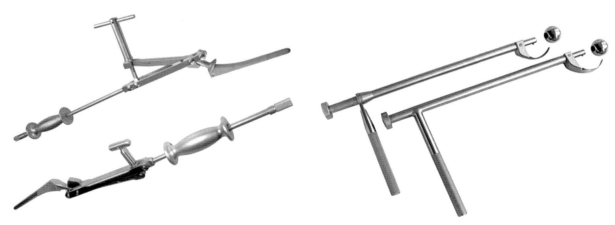

图 15-2-23　髋关节翻修术常用假体取出辅助器械

（二）臼杯假体取出

臼杯假体取出时应注意保留臼杯周围骨量,尤其是骨长入良好的非骨水泥臼杯,杯周围可伴有一定程度的骨量降低,导致邻近骨性结构更易损伤,使重建时关节周围有效骨量不足。此时是否再选择非骨水泥型臼杯就值得商榷。臼杯固定良好的患者翻修时,保留原臼杯可能较其取出重建生存时间更长。目前,对股骨柄翻修患者是否需同期行臼杯翻修存在争议,在下列情况下建议同时行臼杯翻修:臼杯固定界面存在机械性松动;臼杯位置不佳,更换或调节内衬位置无法代偿;聚乙烯内衬磨损明显,或者非组配式臼杯部件破坏。内衬显著磨损的界定较困难,所有翻修部件在显微镜下均能观察到磨损,但若出现肉眼可见的磨损或括痕,宜行臼杯翻修;原内衬内径较小(22mm或者26mm)的患者在股骨柄翻修后可继发髋关节不稳,而此时股骨柄头颈比选择范围较小,只能通过更换臼杯重获稳定。

1. 内衬翻修　在使用组配式假体的患者中进行聚乙烯内衬的直接更换是最简单的。尽管术者都希望能进行单纯内衬置换,但是,其选择必须慎重。如有些老式非骨水泥臼杯的设计并不理想(锁扣机制不牢靠,内衬-臼杯界面匹配度不佳,金属臼杯内面无法提供对内衬的充分支撑,六边形的内衬置入装置造成聚乙烯内衬发生歪曲变形等),此时,简单的内衬置换并不是一个明智的选择。而且某些老式内衬市场上已缺货。因此,可能仅作内衬翻修时,应首先与产品供应商确认是否还有同种产品供应。

厚度是组配式内衬选择的重要参数。内衬厚度的主流观念是不低于8mm。某些特殊情况下(如高龄、活动度低、预期寿命短),内衬厚度要求可降低至6mm,尤其在使用高交联聚乙烯内衬时。当然,也有医生希望通过使用偏心内衬来延长其使用寿命,即在负重磨损区增加厚度。若没有偏心内衬供应,厚度无法保证时,就需要行臼杯完全更换。

一旦确定行内衬更换,则手术医生需明确内衬的类型及尺寸,最好能得到厂家的产品标签,避免出现意外。不同品牌及厂商假体内衬的锁扣机制常存在差异,术前需明确内衬的锁扣机制。尽管多数情况下,通过弯骨刀楔入内衬/臼杯界面足以将内衬翘出,但有时候还需借助特殊工具来避免破坏臼杯的锁扣装置。如设计有顶端螺纹的内衬取出器,首先在聚乙烯内衬钻孔,然后将取出器顺螺纹旋入,当取出器尖端穿出聚乙烯,通过推压金属臼杯内壁的反作用将内衬顶出(图15-2-24)。也有人使用臼杯固定螺钉在内衬-臼杯界面边缘行类似操作,注意尽可能减少对金属臼杯的破坏,避免被损坏的金属臼杯内面加速内衬磨损。

内衬取出前,需充分暴露,避免软组织或者增生的骨性结构阻碍内衬取出。一旦内衬顺利取出,首先重新评估留下的金属臼杯方向。若臼杯位置不佳,可通过调整内衬高边的位置来弥补金属臼杯方位的不佳。若臼杯位置明显欠佳,通过调整内衬高边无法弥补,则需行臼杯翻修。在使用内衬取出器时,有可能破坏锁扣装置,使锁扣强度下降。实验证实内衬反复取出及置入后,内衬-臼杯锁扣强度将逐渐下降。某些假体的锁扣装置可进行更换,但是需与假体生产商提前预定。

关于内衬更换是否需取出臼杯固定螺钉仍存在争议。一般来说,螺钉与臼杯固定界面的微动磨损的确可形成金属碎屑,但其使用可保证臼杯初始稳定,当然长期稳定仍依赖于骨-臼杯界面的骨长入。在内衬更换时,螺钉往往已无实际作用,因而有学者认为可通过去除螺钉来减少金属碎屑。也有学者反对螺钉取出,翻修时,臼杯的固定虽然不再依赖螺钉,但螺钉的取出等同于为磨损碎屑提供了通道,碎屑可到达骨与臼杯界面,造成臼杯松动。另外,也有学者认为即使在翻修时,螺钉仍能提供一定的臼杯稳定性,螺钉取出可影响臼杯稳定性。

此外,对于单纯内衬翻修的效果存在相反的临床结果报道。有学者报道单纯性内衬翻修可造成髋关节不稳。但也有术者认为

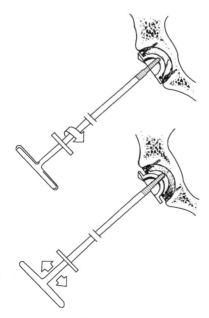

图15-2-24　聚乙烯内衬预钻孔后,将内衬取出器旋入预留孔,通过推压金属臼杯内壁的反作用力,使内衬出

术后髋关节脱位率与行全臼杯翻修患者相当,当然该组患者采用的是髋关节前外侧入路。

2. 应用骨水泥固定内衬及臼杯　当臼杯方位良好、固定确实,单纯锁扣装置或臼杯内表面破坏时,术者可借助骨水泥将内衬固定于原金属臼杯内。当然,聚乙烯内衬的厚度、股骨假体位置及对线关系必须处于合理范围。生物力学测试及临床研究均证实,骨水泥辅助固定内衬的重建强度甚至可超过完好的锁扣装置的固定强度。当然,内衬在尺寸上需额外牺牲 2mm 半径,以满足骨水泥鞘厚度需超过 2mm 的基本要求。此时,可将空螺钉孔或将原金属臼杯内表面行粗糙化处理,强化内衬及骨水泥鞘的连接强度。当然,也可在内衬外表面进行粗糙化处理,如在内衬周边刻画沟槽来强化内衬及骨水泥连接。

3. 非骨水泥臼杯的取出　非骨水泥臼杯取出常包含三个步骤:聚乙烯内衬取出、螺钉去除(若采用螺钉辅助固定)、金属臼杯取出。聚乙烯内衬的取出技术已在前面描述。单块式或未采用螺钉辅助固定的非骨水泥型臼杯先作内衬取出并非必需,取出聚乙烯内衬,可更好地显露金属臼杯,方便其取出。螺钉的取出是骨科常遇到的难题,任何亚专业均可碰到。若手术室没有准备匹配的螺丝刀,术者将面临尴尬的局面。术前必须核查螺钉及产品相关信息。万向螺丝刀能比常规螺丝刀更好地完成相关任务。若螺钉尾部滑丝,或者其他原因造成螺钉无法取出,此时,需使用高速的硬质磨钻打掉螺钉尾部,从而取出臼杯外壳。残留的螺钉体部再通过环钻或其他取钉器械取出。

对于存在明显机械性松动的非骨水泥臼杯,取出比较容易。但当臼杯固定良好,而因其他原因必须取出时,良好的骨长入将成为臼杯取出的大麻烦。此时,需谨慎评估,臼杯是否必须取出。固定良好臼杯的取出可造成邻近骨量的大范围破坏。即使手术医生很小心地取出臼杯,仍难以确保翻修臼杯的稳定重建。

非骨水泥臼杯取出的第一步需要充分暴露金属外壳的边缘。然后进一步向周边扩大,可借助高速磨钻去除臼杯边缘的骨性赘生物,充分暴露到金属外壳多孔涂层的边缘。也有术者偏好采用 2mm 直径磨钻在臼杯周边制造环形的空缺。然后,通过窄的弯骨刀在臼杯边缘逐步分离臼杯与邻近骨质。首先使用短骨刀,然后过渡到长骨刀。使用骨刀时尽可能贴近臼杯表面,需特别耐心,避免通过撬拨来松动臼杯,臼杯周围,尤其是髂、耻、坐骨等骨量丰富的区域,需认真辨认臼杯与骨骼间的界面,避免破坏臼杯固定最为重要的前后缘。一旦臼杯已松动,可通过大号臼杯夹钳将其取出。

此外,Explant 系统是非常便捷的臼杯取出器械之一,是基于弯骨刀而设计的臼杯取出系统。该系统可减少对周围骨质的破坏,提高臼杯取出速度。该系统于内衬在位时,以股骨头为中心,将骨刀紧贴臼杯外表面,旋转切割骨与臼杯界面,避免破坏周围骨质。若内衬存在显著磨损,可先将其取出,置入配套内衬,然后使用 Explant 器械(图 15-2-25)。

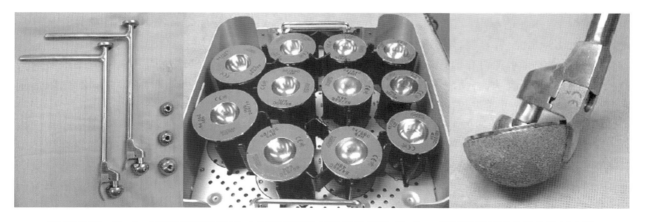

图 15-2-25　Explant 髋臼杯取出器械;内衬取出后的辅助定位组件;Explant 器械联用辅助定位组件示意图

4. 骨水泥型臼杯的取出　骨水泥型臼杯的取出同样可分为三步:暴露、松动骨水泥/臼杯界面、取出臼杯假体及残存骨水泥。髋臼区可在传统髋关节手术入路的基础上作适当延伸而得到充分显露,但为方便臼杯及骨水泥的取出,往往需更广泛的显露。如臼杯假体存在显著移位或微动时,臼杯可移向髋臼深处。此时,髋臼的骨性边缘将阻碍对臼杯的观察,进而阻碍聚乙烯臼杯及骨水泥的取出。因此,可通过咬骨钳和高速磨钻对髋臼周围骨性结构行逐步扩大,方便臼杯及骨水泥的取出。

术中需避免对髋臼周围骨质的破坏。首先,充分显露臼杯上缘,通过窄骨刀凿去少量骨水泥,在臼杯/骨水泥鞘之间制造一个界面,然后改用弯骨刀,顺着界面进一步深入并扩大分离范围,轻柔地转动手柄,直至臼杯从骨水泥鞘上脱落(图15-2-26)。目前,市面上有超声驱动的弯骨刀可实现类似操作。

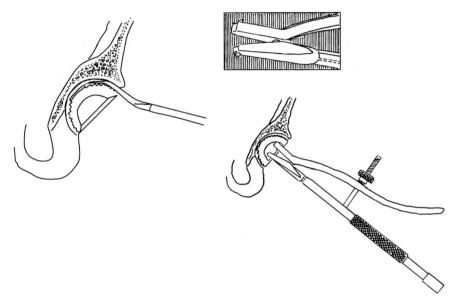

图 15-2-26　借助弯骨刀在界面间精细操作,避免损伤髋臼周围骨质

多数情况下,在臼杯/骨水泥界面行操作是安全的,但是某些骨水泥型臼杯外表面已行加强处理(如预涂层、多孔涂层、纹路涂层),这些新设计可增强臼杯与骨水泥的连接强度。此时,骨水泥/骨界面的连接往往是松动的,可借助骨刀在骨水泥/骨界面进行分离。此时,需注意保护髋臼周围骨性结构。此外,在臼杯取出前,必须仔细阅片,注意观察是否存在骨水泥锚定孔或骨水泥向骨盆内溢的情况并判断其度。当臼杯与髋臼固定良好时,可通过小号髋臼锉,逐步打磨臼杯,最后,使用骨刀取出残存臼杯。手法需轻柔,可通过轻柔地转动弯骨刀使臼杯自骨水泥上分离。若不成功,可在聚乙烯内衬上钻孔后将臼壁取出器旋入,然后连接手柄,通过对手柄轻柔地敲击或打拔,取出臼杯。

5. 髋臼骨水泥的取出　髋臼床上残留的骨水泥常是松散的,即使固定较牢,也可用窄骨刀将其击碎,逐步松动骨水泥/骨连接,取出残存的骨水泥。

锚定孔中的骨水泥可在臼杯取出时造成麻烦。一般情况下,可用刮匙或骨膜剥离器轻柔地转动使其松动脱落。若不成功,可使用窄骨刀将其粉碎或高速磨钻,然后用刮匙将其取出。对于较大、较深锚定孔中的骨水泥,也可通过超声栓子拔出器将其取出。

6. 盆腔内骨水泥及假体的取出　X线片上假体及骨水泥内陷超过髂耻线时,可间接推断其已入盆。多数内陷的假体和(或)骨水泥的取出能通过延长标准髋关节入路来实现。在松动的臼杯假体及骨水泥鞘周围可找到类关节囊结构的一层厚纤维组织,通过小心解剖和松解,一般可顺利取出假体及骨水泥。假体及骨水泥的取出忌用暴力以免损伤盆腔内血管、神经。通过轻柔牵拉,借助骨膜剥离器将假体及骨水泥从周围纤维结构中逐步松解,尽可能保持周围纤维结构的完整。

在前次手术时,如髋臼内壁被穿破,骨水泥可经穿孔进入盆腔。此时骨水泥可能包绕或者毗邻髂血管,若尝试将其取出,可造成邻近血管损伤。如假体系无菌性松动,盆腔内骨水泥没有引起症状,可予留置。

当骨盆内假体及骨水泥必须取出时,可通过腹膜后入路暴露髋臼内壁。径路与传统治疗髋臼骨折的髂腹股沟入路相仿。髋臼内壁常有较多瘢痕组织,可累及邻近膀胱、尿道、神经及髂血管,可作增强

CT 或 MRI 加以明确,必要时可与普外科、血管外科及泌尿外科医生联合手术。

(三) 股骨柄取出

股骨柄及邻近骨水泥的取出可通过常规髋关节入路实现,可出现多种复杂局面,必要时切口可适当延伸,并作大转子截骨术。考虑到翻修大转子骨量较差,为保证固定效果,需借助爪钩-钛缆系统来加强固定。大转子滑动截骨可保留附着于大转子的肌肉结构,保证该区软组织平衡,降低传统大转子截骨后向近端移位及不愈合的风险。

大转子延长截骨是又一选择,可更充分地显露和取出骨水泥及假体。该技术将股骨前外侧 1/3 与大转子成一整体翻开。在术前规划时需确定股骨截骨段的长度,要求既能显示骨水泥及假体全长,同时保证术毕时股骨的完整性能有效重建。将截骨部位小心翻开,避免过度剥离软组织,保证截骨块血运和髋外展肌的功能,截骨块复位后需使用钢丝或者钛缆环扎,或形状记忆环抱夹固定。

1. 单纯更换人工股骨头

(1) 单纯头置换前提:臼杯无松动,且股骨柄为模块化设计,翻修前明确股骨颈锥度。

(2) 头颈置换指征:内衬磨损但臼杯无松动,且无严重骨溶解发生;调整颈长以平衡双下肢长度或增加髋关节活动度;更换股骨头大小来满足对聚乙烯厚度的要求。在翻修前需核实原假体的头颈部连接类型及生产厂家,备好人工股骨头、颈或颈(柄)分离器械,以便顺利取出股骨头。

2. 骨水泥柄取出 骨水泥柄取出一般需两个步骤:破坏骨水泥与假体界面,然后取出假体。股骨柄若无特殊设计或涂层,假体取出一般容易,逆向打拔股骨柄一般足以破坏骨水泥(柄)界面连接。打拔前,需充分清理股骨柄近端所覆盖的骨性结构或者骨水泥。多数股骨柄近端外侧采用曲度设计,若假体近端存在阻挡,直接打拔,可被大转子阻碍,甚至造成大转子骨折。即使假体松动下沉,股骨柄近端仍可覆有阻挡结构,需充分清除。

通过分析假体结构有助于预判假体能否顺利拔出。锥度或无领设计骨水泥柄一般能通过简单打拔取出,而解剖柄或宽领设计假体的取出更具挑战性。在假体骨水泥界面行预处理的骨水泥柄,界面连接紧密。尽管通过选择合适尺寸的骨刀可破坏其连接,但骨刀可造成近端骨性结构的劈裂或穿孔。

一旦骨水泥/假体界面松动,股骨柄的取出将比较容易。若股骨侧是一体式设计,则可直接通过夹具把控股骨头,逆向打拔取出假体。模块式设计假体需借助特殊的打拔装置,因此需提前与厂家联系。若为模块式设计假体,尤其是无领设计,没有特殊把持结构来辅助打拔操作,此时,可借助硬质磨钻来制造把持切迹,然后借助通用打拔装置辅助假体取出,或者也可以使用硬质磨钻在假体上制造沟槽,提供硬质打击器着力点。

而且,往往股骨假体拔出时,大部分鞘状骨水泥仍留城髓腔内并与股骨内壁紧密相连。清除骨水泥费时、费力且易引起骨皮质穿孔或破裂。根据笔者经验,大转子延长截骨充分显露假体柄及骨水泥的全长应该是保证手术安全和顺利的最佳方案。

3. 非骨水泥柄取出 非骨水泥柄取出取决于以下两个要素:股骨柄固定状态及表面(如多孔、粗糙表面)处理的面积。翻修前,需仔细阅片,判断股骨柄是否存在影像学松动。Engh 将股骨柄固定状态分为稳定-骨长入,稳定-纤维长入及不稳定。若影像学上股骨柄已出现机械性松动,假体取出前,只需要确保股骨柄近端没有骨性结构阻挡,然后采用与骨水泥柄同样的拔出技术。若假体打拔超过 4~5 次,仍无进展,需另找原因,避免暴力导致股骨骨折。打拔取出失败,可临床判断股骨柄稳定,此时,柄的取出应参照骨长入股骨柄的取出方式进行。

骨长入良好的股骨柄,其取出往往需借助特殊器械。股骨柄表面处理的位置和面积将影响取出方式。若股骨柄的骨长入区位于近段,一般仅需由近及远破坏近段骨/假体界面可借助弹性薄骨刀或高速笔式磨钻来实现,仅少数需行大转子截骨。股骨近端内侧较难分离,尤其是有领的股骨柄,有时甚至需使用可切割金属的高速磨钻才能有效分离。骨与假体界面成功分离后,开始假体打拔。

4. 断裂股骨柄取出 无论骨水泥柄,还是非骨水泥柄,断裂往往意味着股骨柄远端固定良好,而近端固定不理想。股骨柄从最初的悬垂固定,到疲劳弯曲,直至断裂,尽管假体断裂越来越少,但此类断裂股骨柄远端部件的取出是一种特殊的技术挑战。

Moreland 等曾采用骨皮质开窗技术来取出远段股骨柄。在股骨柄断裂处的前方皮质开窗,然后使用硬质打击器或者高速金属切割磨钻在远端股骨柄处打孔,或在股骨柄的最远端处以下 2～3cm 打孔使用硬质打击器来逆向打击远段股骨柄,将远段股骨柄取出(图 15-2-27)。该技术适用于骨水泥柄的取出。断裂的非骨水泥柄其远端骨长入良好,该技术常无法破坏股骨柄与股骨的连接,此时可采用环钻技术取出远段股骨柄。当然,最为有用的技术是采用大转子延长截骨技术来显露远端股骨柄,然后采用类似 Moreland 的技术取出远端股骨柄。

5. 骨水泥取出技术

(1)原骨水泥取出:骨水泥完全取出常包含以下三个步骤:①取出小转子上方干骺端骨水泥;②取出小转子远端及骨水泥栓近端的骨干区骨水泥;③取出骨水泥栓远端骨水泥。

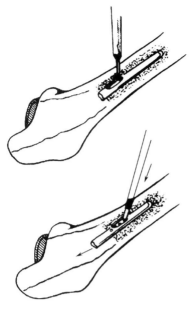

图 15-2-27 股骨皮质骨开窗,股骨柄打孔开槽,硬质打击器逆向取出远段股骨柄

股骨柄取出是骨水泥取出的前提。骨水泥取出主要是"手工活",尽管有不同的工具及技术可供选择,如高速钻头、超声工具及动力髓腔锉,但它们仅能作为补充,无法替代手工工具。充分的术前规划可预判骨水泥鞘的范围及固定质量,需反复确认股骨柄在矢状面及冠状面的轴线关系,避免术中出现方向偏差,最终股骨穿孔。

若股骨髓腔内的整个骨水泥鞘是松动的,可使用手工工具将骨水泥鞘锚定,即可将整个骨水泥鞘顺利取出。例如,可将金属打击器敲入骨水泥腔,连接确实后,完整取出骨水泥鞘。若第一次仅取出部分骨水泥鞘,可重复类似操作,原则上工具与骨水泥的连接强度需大于骨水泥与股骨的连接强度。在术前X线片显示骨水泥鞘周围几乎全部透亮线时,此技术一般能成功。操作前,还需确保骨水泥鞘近端没有骨性结构阻挡,以免造成股骨近端骨折。但该技术得以应用的机会不多,大多数的松动发生于假体/骨水泥界面,而骨水泥鞘/骨界面多数没有显著松动。

充分显露股骨髓腔可减少股骨穿孔率,可通过将无影灯从手术医生肩膀上投照或佩戴头灯,实现髓腔的充分可视。当然,大转子延长截骨是实现股骨髓腔骨水泥充分显露并安全取出的最有效手段。

干骺端骨水泥体积较大,而包绕其周围的骨性结构薄弱。可先采用高速磨钻或 T 形、X 形骨刀将骨水泥鞘分为若干小块,然后逐块取出。同样也可采用超声骨刀进行类似的纵向劈开。

骨干区骨水泥取出可遵循以下步骤:应用 T 形或者 V 形锐口骨刀将周边骨水泥鞘纵向劈裂;使用窄的弯骨刀将骨水泥从皮质骨上剥离,始终保持骨刀在骨水泥/骨界面工作,使用弯骨刮或垂体咬骨钳移除松散的骨水泥及纤维膜。

取出栓子远端的骨水泥往往相当困难。术前应仔细阅片评估远段骨水泥栓的如果远端骨水泥栓和骨内膜之间存在间隙,或在术中采用锐骨刀松动骨水泥/骨界面,尝试使用细长的钩型骨刮穿过间隙,然后旋转 90°,尝试将栓子逆向拔出。最简易的莫过于选用与原植入的骨科假体柄等长或略短的假体柄。

远端骨水泥栓固定良好,且充分充填髓腔时,栓子最难取出。此时,需借助动力工具,对远端栓子进行中心打孔,将其转变为类似骨水泥鞘的结构。然后,将剩余的骨水泥鞘以与骨干区骨水泥类似的取出方式取出。股骨自身的弧度造成中心性打钻的难度加大、风险增加。超声动力工具也能应用于远端骨水泥栓的打孔,优点是可提供触觉及声音上的双重反馈,帮助术者准确判断出钻头打磨的是骨质还是骨水泥,避免损伤邻近结构。

在骨水泥栓平面作股骨干开窗,或从一开始就采用大转子延长截骨是简化手术和减少并发症的选择,应在术前即做好准备,术中发现取出困难时应尽早做手术变更。如仅仅留骨水泥栓难以取出,最简易的对策莫过于在术前作出判断,选用与原植入的股骨假体柄等长或略短的假体柄。除非是感染病例,原骨水泥栓根本不需要取出。

（2）新旧骨水泥再连接：骨水泥取出过程烦琐,取出前需再三确定是否需将其取出。若骨水泥鞘骨界面连接良好时,也可借助新置入的骨水泥将新股骨柄与残留骨水泥直接连接固定。某些情况下,即使界面固定不够确切,也可勉强施行新旧骨水泥连接技术,如股骨骨质疏松明显,强行取出可能造成周围骨皮质的明显破坏时,即使原骨水泥/骨界面较差,也可考虑应用新旧骨水泥连接技术。应用前先尽可能去除界面已松动的骨水泥,并在流动性较大的湿砂期注入新的骨水泥。

（戴尅戎）

七、髋关节置换术后伴有巨大骨缺损的翻修术

【分型】

1. 髋臼骨缺损的分型

（1）美国骨科医生协会（AAOS）分型（图 15-2-28）：AAOS 分型由美国医生 D'Antonio 等人于 1989年提出,并于 1992 年进一步完善,是目前文献中采用最多的分型方法之一。

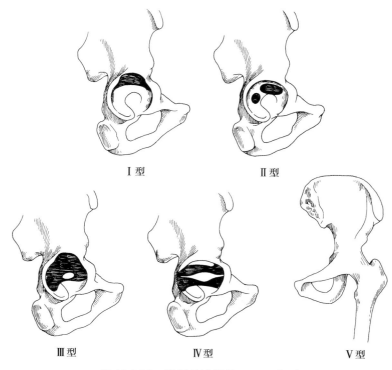

Ⅰ型　　　　　　　　Ⅱ型

Ⅲ型　　　　　Ⅳ型　　　　　Ⅴ型

图 15-2-28　髋臼骨缺损的 AAOS 分型

Ⅰ型：节段性骨缺损,指造成髋臼底或周缘连续性中断的缺损,可发生于髋臼中央或边缘。中央型节段性缺损指髋臼底部骨缺损,周围型节段性缺损指髋臼前方、后方或上方的骨缺损。

Ⅱ型：腔隙性骨缺损,指发生在髋臼内的容积性缺损,髋臼底和周缘的连续性尚存在。发生在髋臼前、后或上方时,髋臼环完整性未被破坏。如果发生在底部,通常表现为髋臼内陷,但内板无穿透。

Ⅲ型：混合型缺损,指腔隙性缺损与节段性缺损合并存在。

Ⅳ型：骨盆失连续,缺损累及整个前后柱,类似髋臼横行骨折,但常因伴有骨缺损,所以处理更复杂。

Ⅴ型：髋关节融合,虽然此型并非真正的骨质缺损,但对髋关节旋转中心的识别造成影响,故将其列为第 5 类。

AAOS 分类优点在于简单明了,缺点在于对骨缺损的量和位置描述不足,因此对手术规划的指导性不够。

（2）Gross 分型：Gross 将骨缺损分为包容性和非包容性骨缺损两类。

Ⅰ型：骨缺损不明显。治疗如同初次置换。

Ⅱ型:包容性骨缺损。如果假体和骨床接触大于 50% ,则可用大直径的生物型臼杯,或采用打压植骨技术结合骨水泥臼杯,或加强环技术。如果接触面积小于 50% ,则多需加强环或打压植骨技术。

Ⅲ型:非包容性骨缺损,节段性缺损累及髋臼前后柱,但缺损面积小于髋臼面积的 50%。通常可采用高摩擦表面巨大髋臼杯假体,也可使用较小的假体在高位植入,但将使髋臼旋转中心上移。部分情况下可能需使用髋臼加强环。

Ⅳ型:节段性缺损累及髋臼前后柱,缺损面积大于髋臼面积的 50%。此类缺损往往无法牢固夹持巨大髋臼杯假体,多需辅助使用增强块重建前或后柱,或采用加强环。

Ⅴ型:骨盆失连续,伴或不伴骨缺损。术中需使用接骨板或加强环重建骨盆连续性。

Gross 分类简单实用,对于手术规划和预后评估均有良好作用,但对严重骨缺损的评判一致性较差,对医生经验的要求较高。

(3) Engh 分型:Engh 分类法将髋臼骨缺损分为轻、中、重度三型。

Ⅰ型:指基本完整的髋臼缘和极少的空腔缺损。

Ⅱ型:包括较多的髋臼缘和较少的空腔缺损。

Ⅲ型:包括较多的髋臼缘和空腔缺损其中包括骨盆不连续。

Engh 分类的优点在于简单易记,缺点在于对手术规划指导性不强。

(4) Paprosky 分型(图 15-2-29):Paprosky 分型由美国医生 Paprosky 等人于 1994 年提出。此分型法对髋臼骨缺失程度、部位进行评估,有利于指导治疗、选择骨重建方式及髋臼假体。Paprosky 分型的主要标志是旋转中心上移程度、坐骨骨溶解、泪滴骨溶解及髋臼相对于 Kohler 线的位置变化。髋臼旋转中心上移提示骨缺损累及髋臼顶及前、后柱;坐骨骨溶解提示髋臼后柱骨缺损同时伴有髋臼后壁骨缺损;泪滴骨溶解和假体越过 Kohler 线提示髋臼内侧骨缺失。

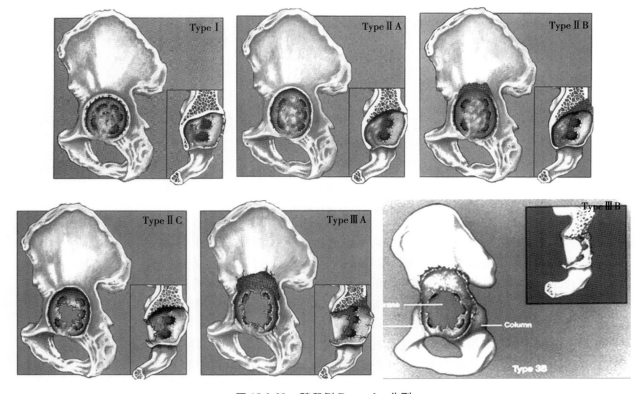

图 15-2-29　髋臼侧 Paprosky 分型

Ⅰ型:边缘完整无明显缺损;髋臼仍呈半球形,有时有小的腔隙性缺损;前柱和后柱完整;无坐骨或泪滴骨溶解征象;无臼杯内移、Kohler 线完整。

Ⅱ型:ⅡA:主要为髋臼外上方缺损,髋关节旋转中心上移小于 3cm(以闭孔上缘连线为基准);前柱和后柱边缘完整;无坐骨或泪滴骨溶解征象;无臼杯内移、Kohler线完整;大部分缺损可以通过微粒同种异体骨移植修复。ⅡB:主要为髋臼内上方缺损,向上移位小于3cm;臼杯有内移但Kohler线完整即臼内壁完整,泪滴和坐骨支少量溶解,提示边缘部分缺损。ⅡC:旋转中心上移不明显,Kohler线中断,泪滴溶解,坐骨支无溶解或少量溶解。

Ⅲ型:ⅢA型:旋转中心向上外移位大于3cm,前后柱有缺失,骨缺损多位于10~2点之间;Kohler线内移但无中断,泪滴溶解,坐骨支轻到中度溶解;杯与骨接触40%~70%。ⅢB型:旋转中心向上内移位大于3cm,严重前后柱缺损,骨缺损多在9~5点之间(顺时针旋转),Kohler线中断,内壁缺失;泪滴和坐骨支均有严重溶解;臼杯与骨接触小于40%;可有骨盆不连续。

臼骨缺损的Paprosky分类:

髋关节中心上移程度:①轻微:距离闭孔横线上方3cm以内;②明显:距离该线3cm以上。

坐骨支骨溶解程度:①轻微:距离闭孔横线下方0~7mm内有骨溶解;②中度:在该线下8~14mm内有骨溶解;③重度:在该线下15mm或更远部位有骨溶解。

髋关节中心内移程度:①Ⅰ级:在Kohler线外侧;②Ⅱ级:移至Kohler线处;③Ⅱ+级:在Kohler线内侧,扩展至盆腔内;④Ⅲ级:移至盆腔内;⑤Ⅲ+级:明显移至盆腔内。

泪滴骨溶解程度:①轻度:外侧缘少量骨缺失;②中度:外侧缘完全缺失;③重度:外侧缘与内侧缘都有骨缺失。

Paprosky分类的优点在于对骨缺损评判的一致性较好,对于手术选择具有良好的指导作用。缺点在于分类略显复杂,不便记忆。对于巨大髋臼骨缺损判断的精确性仍显不足。笔者在髋臼骨缺损中比较喜欢使用Gross分类,在股骨侧通常使用Paprosky分类。

2. 股骨骨缺损的分型

(1) AAOS分型

Ⅰ型:节段性骨缺损。

Ⅱ型:腔隙性骨缺损。

Ⅲ型:混合性骨缺损。

Ⅳ型:对线不良。

Ⅴ型:髓腔闭塞。

(2) Paprosky分型(图15-2-30)

Ⅰ型:股骨近端少量骨缺失,但股骨距有假体支撑作用。

Ⅱ型:干骺端处松质骨严重缺失,股骨距区无假体支撑作用,股骨干缺损不明显。

ⅢA型:干骺端骨质严重缺失丧失假体支撑作用,骨质缺失延伸至股骨干,但是在股骨峡部可以获得4cm以上的假体远端固定。

ⅢB型:股骨峡部或以下无法获得4cm以上假体远端的固定。

Ⅳ型:广泛的干骺端及骨干破坏,股骨峡部的皮质被破坏,假体远端不可能有可靠的固定。

(3) Endo-Klinik分型(图15-2-31):这种分类法源于欧洲,1987年由Engelbrecht和Heinert提出,适用于骨水泥型假体失败翻修的评估。常用于准备采用异体骨填充嵌压股骨近端的病例。此法较易使用,但当放射线表现不典型时,此法就难以应用,而且对骨缺损部位定位不明。目前主要用于打压植骨的翻修术。

1级:骨水泥鞘的近端1/2出现透亮线,有临床松动表现。

2级:有放射透亮线,骨内膜侵蚀导致股骨近端髓腔增宽。

3级:股骨近端膨胀导致髓腔增宽。

4级:股骨近端1/3严重破坏,累及中1/3骨干,连长柄假体都不能使用。

【术前评估】

1. 髋臼侧评估(图15-2-32) X线片是评估骨缺损的主要手段之一,Paprosky分型中评估髋臼骨缺损的主要标志是旋转中心上移程度、坐骨骨溶解、泪滴骨溶解及髋臼相对于Kohler线的位置变化。髋臼

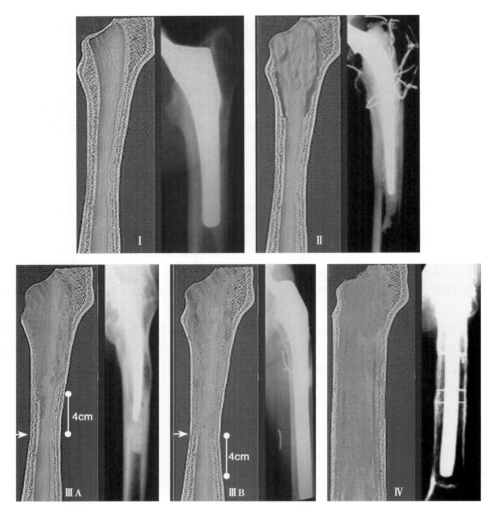

图 15-2-30 股骨侧 **Paprosky** 分型

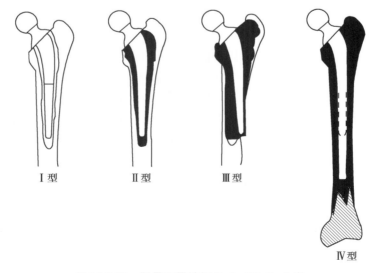

图 15-2-31 股骨干骨缺损 Endo-Klinik 分类

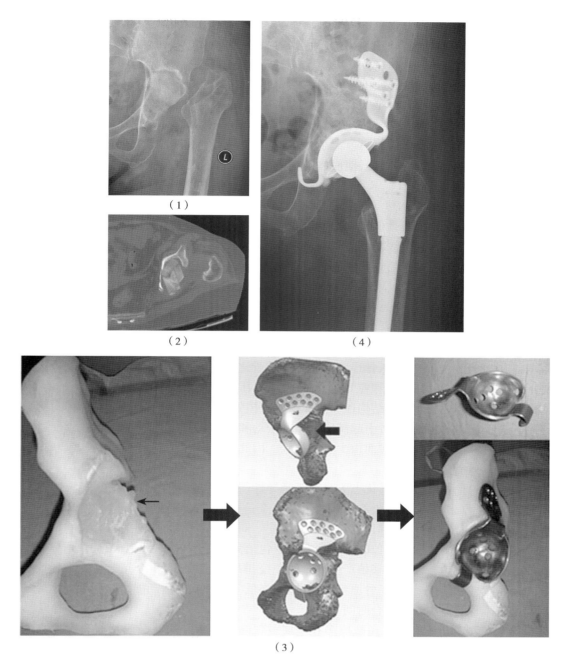

（1）
（2）
（4）
（3）

图 15-2-32　髋臼侧翻修
（1）在 THA 术后 2 年假体松动行假体取出关节旷置术后，X 线片显示骨溶解似乎不严重；（2）CT 显示髋
臼后壁缺损严重；（3）制作 RP 模型，髋臼后方严重骨缺损导致普通 cage 旋转稳定性差，采用固定翼固
定增加 cage 抗旋能力，计算机模拟假体安装，制作假体（尚未行表面处理），然后再次在 RP 模型上操
作、验证 cage 抗旋能力；（4）采用定制固定翼 cage 加同种异体颗粒骨移植翻修

旋转中心上移提示骨缺损累及髋臼顶及前、后柱，坐骨骨溶解提示髋臼后柱骨缺损同时有髋臼后壁骨缺
损，泪滴骨溶解和假体越过 Kohler 线提示髋臼内侧骨缺失。

　　相比 X 线片，CT 能更准确地提供髋关节骨缺损情况，笔者单位对髋关节翻修患者常规进行 CT 扫
描，以观察髋臼前后壁连续性，髋臼上方骨溶解大小，坐骨支及耻骨支溶解情况，以协助制订手术方案。

　　当髋臼骨缺损结构非常复杂时，一些与翻修手术相关的关键信息常常无法通过影像学方法获得，包
括：①植入物（如髋臼杯或加强环等）能否获得足够的宿主骨接触；②植入物能否获得牢固固定，包括可
供固定的螺钉数量、髂骨骨质厚度情况、髋臼闭孔环是否能为带钩的 cage 提供足够的固定；③植入物如

何放置才能保证较为正确的解剖位置等。此时,笔者单位通常采用快速原型(RP)技术辅助评估骨缺损并制订手术计划。RP技术是将普通的CT信息转化为实物模型的技术,在等比例大小的模型上,医生可以进行各种手术模拟和假体设计,具有准确、直观的特点。笔者在进行复杂髋臼翻修手术时,常常借助RP技术帮助制订手术方案、选择髋臼重建方式,如巨大压配臼杯、市售Cage或者定制Cage等。已有病例的中期随访显示该技术可以有效帮助翻修手术的顺利实施,并提高手术成功率。

2. 股骨侧评估　拍摄双侧股骨全长正、侧位片,以了解下肢短缩情况、股骨皮质缺损范围、近端髓腔增宽程度、骨干有无穿孔、骨干前弓弧度大小、假体内翻造成骨干及髓腔变形情况、假体远端髓腔宽度等,以便于预测所需假体长度及柄直径,使假体长度跨过原假体2倍横径长度,植入假体柄远端与髓腔有4cm以上紧密压配。

【手术入路选择】　翻修手术尽可能采用原手术入路。可能的情况下后外侧入路仍是目前最常选用的入路。翻修手术面对的困难是假体和骨水泥的取出,螺钉、钢丝或接骨板的去除,新假体植入,辅助固定和植骨。术时需保护好软组织特别是外展肌的连续性,以及骨骼血供。因此手术入路必须提供充分显露。手术的关键在于通过瘢痕切除和部分肌肉附着点剥离达到软组织松解,有时采用大转子截骨以便于取出假体、扩大髋臼显露。大转子滑动截骨术有利于暴露髋臼的上外侧和股骨干,易于显露假体-骨或假体-骨水泥-骨界面。

【骨缺损的处理方法】

1. 骨移植　骨缺损的重建方法主要有颗粒骨和结构骨移植。颗粒移植骨早期主要起充填作用,支撑作用较弱,新生血管能够较快长入骨小梁之间和颗粒骨之间,新骨形成先于骨吸收,植骨区力学强度随着新骨形成而逐渐增加。在植入颗粒骨过程中,使用打压植骨技术可以增加颗粒骨初始的支持作用。髋臼结构性骨移植能够对假体提供结构性支撑和恢复缺损处的解剖结构。但是随着移植骨再血管化和重塑可导致其被吸收和塌陷,严重者引起髋臼假体的松动和移位。结构性移植骨往往被纤维组织包裹,再血管化程度低,移植骨与假体接触面很少有骨长入。因此,在翻修中应避免依赖结构骨获得假体的支撑稳定。

自体骨为最佳的骨移植材料,其优点为具有骨诱导性、骨传导性,能提供骨基质细胞,能诱导宿主的新骨形成,且无免疫源性,无疾病传染的危险。主要缺点是可提供的骨源有限,其强度和形状常不能满足髋臼骨缺损部位的需要,且取骨部位容易发生并发症。同种异体骨目前应用最广泛,它的优点是容易获得、数量充足,并且可避免取骨部位的并发症。缺点包括免疫源性、骨原细胞缺乏、骨诱导因子减少和疾病传染危险。新鲜的同种异体骨移植产生严重的免疫排斥反应,冷冻和冷冻干燥技术降低了同种异体移植骨的抗原性,但同时也导致了骨原细胞的破坏,降低了骨细胞的活动能力。同种异体骨与宿主骨融合时间要比自体骨与宿主骨的融合时间长。

2. 多孔金属材料　近10年来,高摩擦多孔金属材料陆续问世。这些金属材料具有较高的多孔性(孔隙率60%~75%)、理想的孔径(200~600μm)和较低的弹性模量以及更高的摩擦系数,这些特性提供了更好的骨整合和生物固定性能,可提高骨长入的速度和深度,增加假体初始稳定性,非常适合翻修手术。目前许多大的关节厂商纷纷推出各自的高摩擦多孔金属材料,包括Trabecular Metal(Zimmer公司)、Tritanium(Stryker公司)、Regenerex(Biomet公司)、Stiktite(Smith & Nephew公司)、Gription(DePuy公司)和Biofoam(Wright公司)等。其中Zimmer公司TM的材料为钽金属(图15-2-33),其他为钛金属。利用高摩擦多孔金属材料可以制作各种增强块和假体涂层。制作的增强块不仅可以很好地修复骨缺损,还可为假体提供可靠的支撑,而且不会像结构移植骨那样发生吸收塌陷,目前已被大量应用于严重骨缺损的翻修手术。但利用该种材料后再失败的翻修将是未来需要面对的问题。

3. 其他　最近出现了新的移植材料,包括新的脱钙骨基质、陶瓷材料、自身的血小板浓缩物、重组蛋白和干细胞等,但多处于实验性阶段,尚未在临床普遍使用。

(一) 髋臼侧骨缺损的翻修

1. 轻、中度髋臼骨缺损的翻修　生物压配杯技术:随着材料学和涂层技术的不断进步,生物型臼杯逐渐取代骨水泥臼杯成为翻修术的主要手段,文献报道对于仅有小的包容性缺损的髋臼使用生物型臼

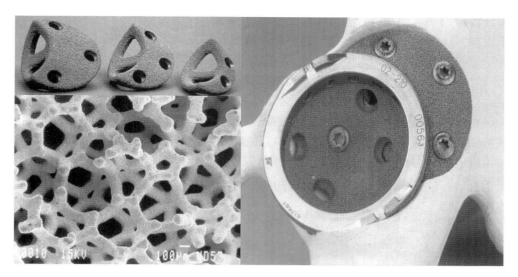

图 15-2-33 钽金属增强块

杯 12~20 年随访,假体生存率超过 90%。即使在部分骨缺损相对明显的病例,只要髋臼前、后柱缺损不大,髋臼宿主骨与髋臼假体接触面积超过 50%,仍然可以选择生物压配杯或 Jumbo 臼杯(通常指男性>66mm,女性>62mm,或使用比初次置换臼杯大 10mm 以上的臼杯)。此时应选择多孔髋臼假体,至少以 3~4 枚螺钉辅助固定。除髋臼顶植入螺钉外,同时要在髋臼下方坐骨甚至耻骨处植入螺钉。目前经常用的翻修杯有两种:半圆形生物压配杯和椭圆形生物压配杯。在术中进行髋臼处理及髋臼锉打磨后,一般有一定量的宿主骨与髋臼假体接触。笔者认为大多数情况下选择半圆形生物压配杯即可,但对于臼底缺损明显的患者,笔者更倾向使用椭圆形压配杯,典型的代表是 Zimmer 的 TM 杯(图 15-2-34)。区别于半圆形臼杯,椭圆翻修杯周缘增厚,当用半圆形髋臼锉磨锉髋臼后,打入椭圆杯可以更好地实现边缘压配的效果。但无论使用何种形态的臼杯,建议尽量使用如前所述的表面高摩擦系数臼杯。

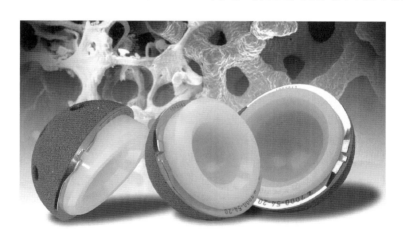

图 15-2-34 TM 金属骨小梁组合式翻修杯

【适应证】 Paprosky Ⅰ、ⅡA、ⅡB、ⅡC 型和部分ⅢA 型髋臼骨缺损或 Gross Ⅰ、Ⅱ、Ⅲ 型骨缺损。

【体位】 侧卧位,腋下垫枕,保证躯体平行地面。

【操作步骤】

(1)手术多选择后外侧或外侧入路,笔者对涉及髋臼的翻修多采用后外侧入路,但术中应注意保护坐骨神经。

(2)术中取出髋臼假体、清除髋臼内纤维肉芽及坏死组织后,再次对髋臼骨缺损程度进行评估。

根据实际骨性髋臼大小选择合适的髋臼锉对髋臼进行磨锉。密切关注髋臼前后壁的骨量,避免锉磨过多进一步损害髋臼环的完整性。有时髋臼内壁存在明显骨缺损但髋臼环结构相对完整,也能获得良好的假体初始稳定。锉磨髋臼后植入髋臼试模,测试髋臼的稳定性及骨性覆盖程度。通常髋臼假体以外展 40°、前倾 15° 植入,髋臼后上方会有 5% ~20% 的髋臼假体未被骨覆盖。此时应切忌为了增加髋臼假体的骨覆盖而过度增加髋臼假体外展角,因为这样可明显增加术后关节脱位的风险。使用半圆形生物压配杯时最终植入的髋臼假体通常较最后磨锉的髋臼锉大 2mm,以实现压配固定。对于包容性骨缺损可以在安装假体前选择同种异体颗粒骨、人工骨打压植骨或金属增强块填充。翻修时尽量选择多孔臼杯并以多枚螺钉辅助固定,包括在髋臼后上方、髋臼后下方坐骨处植入螺钉,最大限度地减少髋臼微动、促进假体表面骨长入(图 15-2-35)。内衬通过锁定机制锁入髋臼杯内,或利用骨水泥固定内衬。

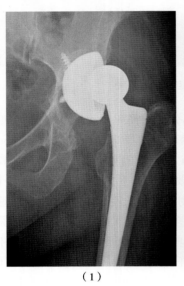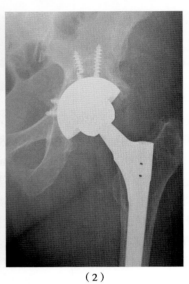

（1）　　　　　　　　　　（2）

图 15-2-35　髋关节翻修术前影像图
（1）术前上后方明显骨缺损;（2）利用 TM 翻修杯翻修

有些医生习惯使用异形髋臼假体,如椭球形 Oblong 髋臼假体,重建髋臼中心并填充骨缺损。由于应用并不广泛,尚缺乏大宗病例的长期随访研究。

【**术后处理**】　术后康复计划因人而异,对于术前骨缺损较小、骨质量较好的患者,术后康复计划同初次关节置换。骨缺损明显和(或)骨质量较差患者,术后可扶双拐不负重或足尖碰地行走,术后 6 周开始部分负重行走,逐渐过渡到 3 个月时弃拐行走。

2. 严重髋臼骨缺损的翻修　Paprosky ⅢB 型缺损和部分ⅢA 型缺损,髋臼旋转中心向上方移位>3cm,髋臼顶部骨缺损同时伴有内侧壁缺损和前后壁的不完整,此时单纯采用半球形生物压配臼杯往往无法获得稳定固定。需要重建修复髋臼的节段性骨缺损,重建方法包括加强环或 cage 技术、半球形非骨水泥臼杯结合多孔金属垫块或髋臼加强环技术、定制型 cage 技术和打压植骨技术等。

（1）普通加强环或 cage 技术（图 15-2-36）

【**适应证**】　髋臼巨大骨缺损或骨盆连续性中断,主要为 Paprosky ⅢB 和部分ⅢA 及 Ⅱ 型缺损。

【**操作步骤**】　术中清除纤维组织后应再次评估骨缺损程度、部位。可采用颗粒骨打压植骨或结构植骨,用加强杯或 cage 加强,加强杯或 cage 上方用螺钉固定于髂骨,下方勾住闭孔上缘或用螺钉固定于坐骨支。确保加强杯或 cage 的稳定固定。将骨水泥臼杯或聚乙烯臼杯用骨水泥固定于加强杯或 cage 内,注意控制臼杯的外展角、前倾角。在整个操作过程中应注意如下几点:①植骨可用结构性植骨或颗粒植骨。结构性植骨因骨块吸收和新骨爬行替代不能同步进行,而容易出现塌陷。颗粒骨移植因爬行替代过程更快而逐渐被广泛应用。将松质骨颗粒植入骨缺损区,用打击器将颗粒骨打紧或用髋臼锉反锉加压成形。植骨时应注意纠正内陷、上移的髋臼中心,使之恢复至正常水平。②植入 cage 时可用打

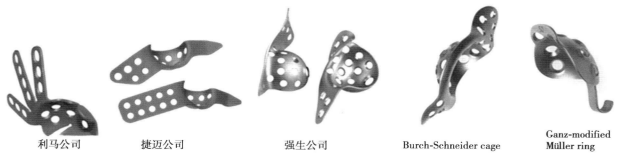

| 利马公司 | 捷迈公司 | 强生公司 | Burch-Schneider cage | Ganz-modified Müller ring |

图 15-2-36 各公司加强环及 cage

击器轻击 cage 使之与骨床紧密压配,如果使用带钩 cage,应先将下钩钩住髋臼下缘,然后坐稳 cage 体部,再折弯 cage 瓣或翼使之与髂骨贴合,用至少 3~4 枚螺钉牢固固定。在拧入螺钉过程中,应使用把持器稳住 cage,以免拧入螺钉时造成 cage 移位。③cage 并不需要与之后植入的髋臼假体角度完全一致,但应尽量保持接近,以免之后植入的假体因为 cage 覆盖不足而造成不稳,或假体植入角度不佳而增加脱位风险。一般臼杯未被 cage 覆盖的直径不应超过假体直径的 1/3。④如果髋臼不连续,需用接骨板固定髋臼后柱,或用加强环连接,此时应选用坐骨螺钉固定或带钩的加强环,而非插入坐骨的加强环。此时加强环起到支撑假体保护髋臼,并桥接固定髋臼的作用。

在利用 cage 进行髋臼骨缺损翻修的 30 多年里,其失败率各方报道不一,中期随访的失败率从 0~50%,目前认为造成巨大的差异的一个关键的因素是安放的 cage 是否获得了宿主骨的有效支撑。由于 cage 依赖机械的方式固定而非骨长入,因此未来将会面临疲劳松动甚至断裂的风险。因此在初次置入时,就应尽量保证 cage 与宿主骨接触并获得可靠支撑,Paprosky 报道了 11 例严重骨缺损使用 cage 翻修的病例中,7 例失败病例均为 cage 未获得有效骨支撑所造成。有研究显示假如 cage 上方负重区大于 60% 的区域由骨水泥或松质骨颗粒填充,cage 将很容易发生松动移位。如果采用同种异体结构骨移植辅助支撑,后期的骨吸收仍然会导致 cage 失败。

另外,即使宿主骨支撑为 cage 提供了早中期的稳定性,长期稳定性还需要依靠移植骨与宿主骨发生的生物性骨整合,从而使髋臼加强环真正稳固的"坐在"髋臼内。因此,利用 cage 翻修时,良好的植骨仍是长期成功的可靠保障(图 15-2-37),宿主骨骨床的正确处理、一定量的活性骨及确实的打压植骨是保证中远期植骨成活及 cage 手术成功的关键。

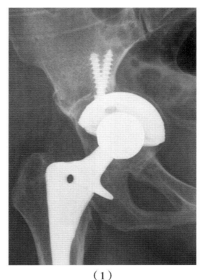
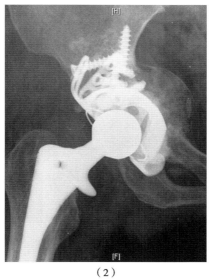
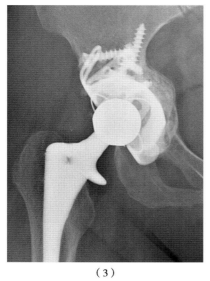

(1) (2) (3)

图 15-2-37 翻修术后影像图
(1)Paprosky ⅡC 缺损;(2)臼底打压植骨,cage 固定;(3)术后 6 年假体稳定,植骨整合

如果骨缺损十分巨大,无法实现对 cage 的有效支撑,通常有两种方法:一种是所谓的 cup-cage 技术。该方法首先将多孔涂层的髋臼假体固定于缺损的髋臼,仅保证实现一般初始稳定性即可,然后将髋臼加强杯或 cage 固定于骨盆髋臼部,以提供临时稳定支撑,最后将髋臼内衬用骨水泥固定于髋臼杯。其远期稳定性是靠髋臼假体与残留髋臼骨获得骨整合,而髋臼内衬则借助于髋臼杯固定于髋臼假体。该方法的近期临床疗效尚令人满意,远期效果尚待观察。在笔者医院通常采用第二种方法,即定制 cage 技术。

（2）定制 cage 技术

【适应证】　髋臼巨大骨缺损或骨盆连续性中断,主要为 Paprosky ⅢB 型髋臼骨缺损。

定制流程(图 15-2-38):CT 扫描,扫描范围包括全骨盆及腰 5 椎体,层厚<1.5mm,扫描的格式为 DICOM;将 CT 扫描数据导入影像处理软件,进行原型重建,并利用快速原型机打印出等比例大小的模型;根据模型设计假体,并在电脑中模拟安装,确定手术方案;制作假体成品,在模型上模拟安装,再次验证手术可行性,并进行适当修改;手术安装假体。

定制 cage 要点(图 15-2-39):

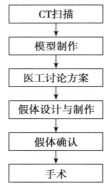

图 15-2-38　定制流程简图

1）重建髋臼正常旋转中心:在确定骨缺损髋臼旋转中心时,我们采用的方法是通过两髂前上棘连线中点,耻骨联合点,第 5 腰椎中点,三点确定一平面。从健侧股骨头中心点做平面的垂线,延长垂线和健侧等长,确定患侧股骨头中心。根据股骨头中心确定定制假体髋臼中心。

2）获得 cage 的良好宿主骨支撑:例如可以通过在 cage 上方增加两个嵴实现 cage 与髋臼上方的骨接触和支撑,两个嵴的位置和大小根据髋臼上方骨缺损的形态设计制作。

3）保证 cage 的牢固固定:cage 上缘通过髂骨固定翼或固定瓣实现 cage 与髂骨间的固定。cage 下方采用钩状设计,术中钩住髋臼下缘以达到控制 cage 高度并承受一定载荷的作用。

【操作过程】　手术多采用后外侧入路,部分采用前入路。假体取出后,彻底清除髋臼及骨缺损区

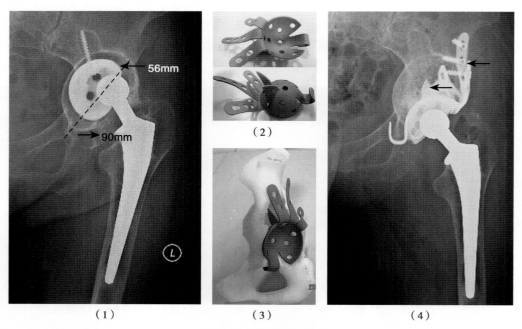

图 15-2-39　翻修病例

(1)患者女性,56 岁,左髋关节置换术后 7 年。髋臼假体 56mm,髋臼上、下缘间距 90mm;(2)、(3)采用 RP 技术体外安装发现使用市售 cage 上方仅有 2 枚螺钉可供固定,遂定制带嵴 cage,并延长固定瓣长度;(4)上方的嵴与髋臼顶接触,获得良好支撑,近端有 3 枚以上螺钉牢固固定

内的假膜组织及周围的瘢痕样组织,直至显露的髋臼骨性形态与快速原型显示的形态相似为止。必要时可用髋臼锉和骨刀修饰髋臼缘和髋臼底的骨质。暴露髋臼下缘,以便安装 cage 固定钩。用骨膜剥离器沿髂骨翼剥离软组织以便安装 cage 髂骨固定翼或固定瓣。参照 RP 模型在预期位置安放 cage,并控制前倾和外展角。同种异体颗粒骨可以在 cage 安装前或安装后充填,充填应尽量密实。如果使用带嵴定制 cage,则在两嵴之间的空隙充填颗粒骨。cage 安装及植骨完成后,用骨水泥固定聚乙烯内衬在正常的前倾角和外展角位置。

【术后处理】 术后康复计划因人而异,需要 cage 重建的骨缺损通常非常严重,所以不负重时间应适当延长,术后可扶双拐不负重或足尖碰地行走,术后 6 周开始部分负重行走,逐渐过渡到 3 个月时弃拐行走。此外,由于术中需进行大量软组织松解和瘢痕清理,搬动、护理患者时应格外小心,避免关节脱位。

(3) 打压植骨技术(图 15-2-40):对于严重骨缺损患者,打压植骨技术是另一种选择。打压植骨技术的优点在于重建髋关节解剖中心的同时修复骨缺损,补充骨量,但缺点是耗时、耗力,需应用大量同种异体骨,这也增加了手术感染的风险。

【适应证】 髋臼巨大骨缺损或骨盆连续性中断如 Paprosky ⅢA 和ⅢB 型髋臼骨缺损。

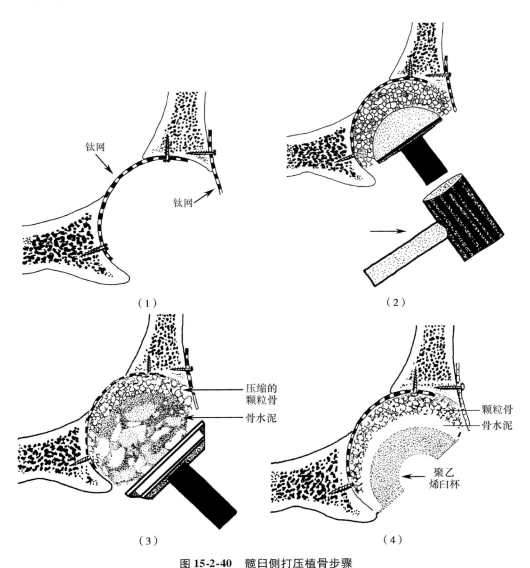

图 15-2-40 髋臼侧打压植骨步骤
(1)底部用钛网预先覆盖形成容积性缺损;(2)逐层植骨逐层压缩;
(3)骨水泥充填;(4)安放假体

【操作过程】　假体取出后,用骨膜剥离器和刮匙将髋臼内的纤维假膜和坏死组织彻底刮除。判断骨缺损情况,对于包容性骨缺损可以直接通过打压植骨予以处理,对于节段性骨缺损则通常需要用金属网将之变为包容性骨缺损后再处理。先用髋臼试模需要重建的髋臼位置,判断需要重建的髋臼边缘,用专用的金属剪刀将金属网修剪成合适的大小和形状,然后覆盖骨缺损部位,用自攻螺钉将之固定于周围骨。用金属网前后缘重建髋臼前后壁是手术成功的关键,这将使节段性骨缺损变为包容性骨缺损。在置入金属网时,可利用髋臼试模帮助大体判断金属网重建的位置和效果。针对髋臼内壁的骨缺损可以将金属网覆盖缺损区,视缺损大小决定是否使用螺钉,此时螺钉应尽量向上方的髂骨和下方的坐骨方向置入。如果髋臼内壁非常薄弱,即使没有破损,也可用金属网预防性覆盖于臼底,以免打压植骨时造成穿透。

髋臼和股骨打压植骨对骨颗粒的大小要求略有不同,股骨侧打压植骨通常要求骨颗粒的直径为3～5mm,以便在较狭小的股骨髓腔内打压密实,在髋臼一侧,理想的颗粒骨直径应稍大一些,有学者建议8～10mm。去除新鲜冷冻股骨头表面的软骨和骨皮质,用咬骨钳或碎骨机将股骨头修剪成大致均匀的骨颗粒,用生理盐水洗去其中的脂肪组织及一些免疫原性物质,然后植入髋臼内,用髋臼打击器用力打压,植入前如果髋臼内壁有骨硬化可钻孔使之渗血,以利骨整合。颗粒骨打紧压实后,再次植入颗粒骨,重复打压过程。打压力度要足,应确保颗粒骨压扁并相互咬合。随着髋臼内侧和上方不断填入颗粒骨,原来内陷上移的旋转中心会逐渐恢复至正常位置。利用髋臼试模测试大小和位置,试模的下缘应平齐闭孔上缘(闭孔完整),必要时可透视证实。植骨完成时,整个髋臼将被打压紧密的颗粒骨所覆盖。应用抗生素骨水泥固定聚乙烯臼杯,在骨水泥处于面团期时植入髋臼内,调整臼杯至外展40°～45°,前倾15°～25°,把持臼杯直至骨水泥硬化。

【术后处理】　如果是腔隙性缺损,包壳完整,植骨密实,术后可早期扶拐足尖着地行走,然后逐渐负重,至术后3个月弃拐行走。若为严重的节段性缺损,则术后6周内避免负重。

(二)股骨侧骨缺损的翻修

Paprosky Ⅰ型缺损:因为缺损很小,处理原则与初次置换相仿;Paprosky Ⅱ型和 Paprosky ⅢA 型缺损:翻修中遇到最多的缺损,多选择广泛涂层远端固定假体,以便在峡部得到4cm以上的固定,或者选择锥度固定假体或组配式锥度固定假体,如 Wagnar 柄、ZMR 柄等。Paprosky ⅢB 型骨缺损:广泛涂层远端固定假体远端无法获得4cm以上的固定,所以多选择组配式锥度固定假体翻修。此外,也可以采用打压植骨技术,但是手术复杂、手术时间长、需要大量异体骨植骨,并发症较多。Paprosky Ⅳ型缺损:最严重,临床少见,处理困难。可采用打压植骨技术,部分病例也可采用组配式锥度固定假体翻修。此外异体骨复合假体置换以及全股骨置换也是一种选择。

1. 广泛涂层远端固定假体

【适应证】　股骨近端骨缺损,股骨干仍有4cm髓腔有效压配固定股骨柄,如 Paprosky Ⅱ型和 Paprosky ⅢA 型缺损。

【操作步骤】　充分显露、切除关节周围瘢痕组织,完整暴露假体髓腔入口处。了解假体松动情况后用弹性薄骨凿清理假体近端骨水泥或瘢痕组织,逐渐取出假体,然后刮匙清理髓腔内残留水泥、瘢痕、肉芽组织。必要时加用冷光源帮助观察髓腔情况。如果存在远端骨水泥封闭情况,视骨水泥栓的长短选择取出方式,很短的骨水泥栓可利用长钻钻入骨水泥中心,利用铰刀破坏骨水泥,然后将之取出,如果骨水泥栓较长,需远端开骨窗将之取出。

彻底清理及冲洗髓腔后行远端扩髓,用手动扩髓钻钻通原假体远端骨硬化带,此时多需要行透视监视,以免骨干穿孔。利用电动髓腔锉扩髓,通常髓腔锉的直径以0.5～1mm的跨度逐渐增大,逐渐扩髓至理想直径,扩髓至最后时通常能感觉到明显的阻力,并需利用较大的力量才能推进髓腔锉。如果扩锉深度较深时,务必注意股骨的生理弧度,必要时透视观察,避免穿透骨皮质。

根据远端4cm以上紧密压配的需要,选择合适长度和直径的假体柄置入。顺畅的插入假体柄至残留4～5cm未插入,需用打击器敲击到位。避免过度暴力,连续敲击3～5次假体不再下沉表示假体已经到位。长度超过25cm的假体柄常带有弧度,当假体顺股骨弧度插入时,假体前倾角调节的余地较小,应安装试模反复验证假体稳定性。若患者采用股骨大转子延长截骨,需在截骨远端股骨干环扎钢丝或钢缆,预防假体打入时造成劈裂骨折。

【术后处理】　在不考虑髋臼侧的情况下,根据假体固定的可靠程度制订康复方案,通常情况下术后可早期扶拐足尖着地行走,然后逐渐负重,至术后 3 个月弃拐行走。

2. 组配式锥度固定假体(图 15-2-41)

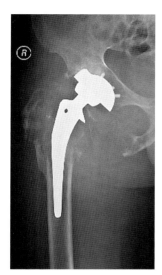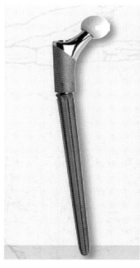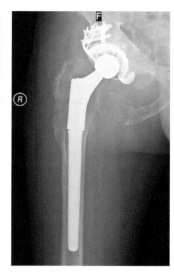

图 15-2-41　股骨近端严重骨溶解,利用组配式锥度固定柄固定

【适应证】　股骨骨缺损明显,特别是股骨髓腔对假体柄的有效压配范围不足 4cm 时首选,主要包括 Paprosky ⅢA、ⅢB 和Ⅳ型缺损。

【操作步骤】　假体取出和清理过程如前所述。首先利用锥形髓腔锉扩髓,从小到大逐渐扩髓,至扩髓时明显感觉到骨皮质阻力为止。扩髓深度即为假体将要到达的深度,通常需要至少 2cm 以上有效的股骨髓腔压配固定。髓腔锉上均标有深度,各个公司标示不同,如有的组配式假体髓腔锉上往往标有远端固定柄和近端可调组件长度,"140+60"意味着深度已达 200mm,可选择 140mm 股骨柄假体和 60mm 近端可调组件。深度通常以大转子尖作参照。扩髓时髓腔锉一旦在髓腔内卡死可用滑锤倒击取出,尽量避免暴力旋转,以免造成骨折。扩髓过程中可借助 C 形臂机透视帮助选择假体直径和深度,对于身材较小、前弓较大或骨皮质菲薄的患者,要格外注意髓腔锉远端勿穿出骨皮质。若患者采用股骨大转子延长截骨,需在截骨远端股骨干环扎钢丝或钢缆,预防假体打入时造成劈裂骨折。按扩髓深度和直径选择对应假体,敲击假体,使假体均匀下沉,当连续敲击 3~5 下假体不再下沉,表示假体已到位,检查深度是否与髓腔锉深度一致。用环钻扩大股骨近端,安装近端可调节组件试模和股骨头试模,复位关节,检查假体稳定性。记录合适的组件长度、前倾角、偏心距、股骨头颈长等指标,据此安装假体。股骨近端骨缺损区植入异体骨颗粒并压实。最后复位关节,再次验证假体稳定性。

对于严重皮质骨缺损患者,可以在股骨周围包绕同种异体皮质骨板,钢丝或钢缆环扎固定。此外,对于皮质骨开长窗、股骨干截骨或大转子延长截骨以及原有假体穿透骨皮质造成皮质缺损的患者,可利用同种异体骨板、记忆合金环抱器或钢缆接骨板加强固定。

【术后处理】　在不考虑髋臼侧的情况下,根据假体固定的可靠程度制订康复方案,通常情况下术后可早期扶拐足尖着地行走,然后逐渐负重,至术后 3 个月弃拐行走。

3. 打压植骨技术(图 15-2-42)

【适应证】　股骨巨大骨缺损,骨髓腔宽大无法有效固定生物型股骨柄假体,主要包括 Paprosky Ⅳ型缺损。

【操作步骤】　假体取出和清理过程如前所述。打压植骨前,如果骨皮质薄弱或缺损,可在股骨外侧覆盖同种异体骨皮质骨板或金属网予以加强。特别是股骨距部位的节段性骨缺损要用金属网包绕,

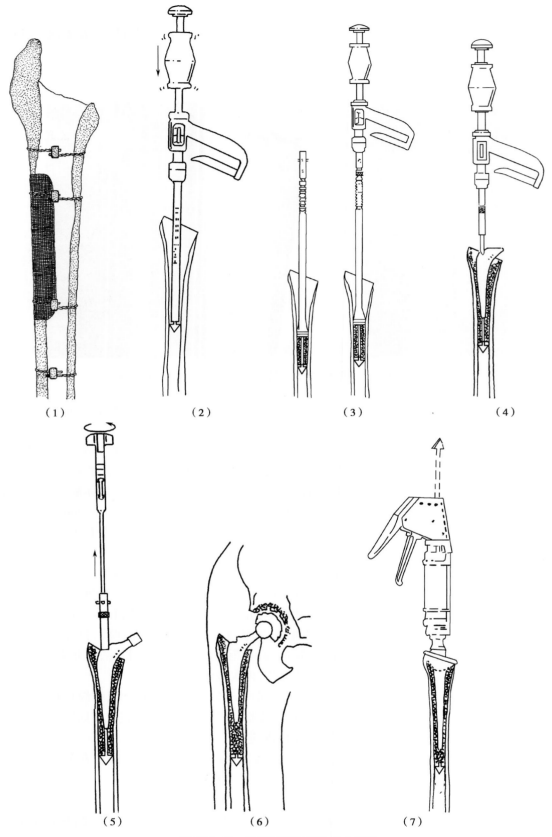

（1）　　　　　　（2）　　　　　　（3）　　　　　　（4）

（5）　　　　　　（6）　　　　　　（7）

图 15-2-42　股骨侧压缩植骨手术步骤

（1）股骨以金属网或钢丝绑扎预防术中骨折;（2）安放髓腔栓;（3）股骨远端髓腔植骨压缩;（4）插入
模拟柄,行近端压缩植骨;（5）取出定位杆;（6）安放试模,试复位;（7）注入骨水泥,安放正式假体柄

通过打压植骨予以重建,这对于假体的长期稳定性非常重要。

打压植骨前,应用髓腔塞封闭髓腔远端,如果需要封闭的部位超过股骨峡部,则可借助远端螺钉固定髓腔塞,将髓腔塞送至预期部位,然后在这一部位钻孔,拧入螺钉固定髓腔塞。术中利用公司提供的特殊器械完成打压植骨。如 Stryker 公司的 Exeter 打压工具。安装髓腔塞后,保留导杆,首先测试远端髓腔打压器在无阻力情况下所能到达的股骨髓腔深度并予以标记。然后髓腔内植入颗粒骨(大小及来源如前所述,通常 4mm×4mm×4mm 大小),沿导杆用远端髓腔打压器压实骨组织,当髓腔塞以上植骨超过 1cm 后,向髓腔内再次植入颗粒骨,换用更大的打击器重复上述过程。每次远端打击器进入的深度不能超过初始测量的深度。远端植骨完成后,改用股骨近端打压器继续打压植骨。股骨近端打压器的外形与所使用的骨水泥假体外形一致,近端打压器打压形成的新的髓腔将决定假体的位置和前倾角度。髓腔内植入骨颗粒,延导杆插入近端打压器,用滑锤用力敲击,可先选择小一号的打压器打压,然后换用大一号的。一旦打压器的标志线低于重建的股骨距,则重新填入骨颗粒,继续上述过程。股骨距 2cm 以内部分可用 8～10mm 直径的颗粒骨填充,然后用扁平的打击器夯实。最终连续击打近端打击器不再下沉,徒手不能将打击器拔出而需借助滑锤回敲,表明打击器稳定,可安装假体试模。试模复位证实关节稳定后,小心吸干髓腔内血液,注入骨水泥,所用骨水泥技术与初次置换相同,低黏度状态下由深至浅在髓腔内注入骨水泥,然后置入带有中置器的假体,假体置入的深度应与近端打压器打入的深度一致,维持假体位置直至骨水泥硬化。

【术后处理】 术后负重时间尚存争议,有学者认为早期负重可以加速植骨的整合,建议术后即可开始部分负重,3 个月后弃拐行走。但也有学者建议延迟部分负重时间。

(朱振安 李慧武)

八、髋关节置换假体周围骨折的治疗

人工全髋关节置换(THA)术中和术后均可发生股骨、髋臼骨折。高龄、骨质疏松、类风湿关节炎、各种原因导致的骨质硬化和髓腔狭窄、关节过度僵硬、软组织严重挛缩以及翻修术等是导致骨折发生的危险因素。

1. 股骨骨折 假体周围股骨骨折的发生率为 0.1%～2.5%,平均在 1% 以下。非骨水泥型假体置换术后骨折多在术后半年到 1 年出现,随时间延长发生率下降。骨水泥型假体常在术后 5 年左右发生骨折,主要发生于假体柄尖端及以远的部位。

【分型】

(1) 术中骨折分型系统:Mallory、Krause 和 Vollen 等根据骨折在股骨干的部位提出术中股骨骨折分型系统:

Ⅰ型:骨折包括小转子和股骨距区域。

Ⅱ型:骨折延伸超过小转子至假体尖近端 4cm 处。

Ⅲ型:骨折包括在上述 4cm 标记以远的骨折。

(2) 术后骨折分型系统

1) Johasson 术后骨折分型

Ⅰ型:骨折位于假体近端。

Ⅱ型:骨折位于假体尖端。

Ⅲ型:骨折位于假体尖端以远。

2) Vancouver 术后骨折分型

A 型:转子区域骨折,A1 型为大转子骨折,A2 型为小转子骨折。

B 型:转子下至股骨柄尖端假体周围骨折。B1 型,假体固定良好无松动,骨质条件良好;B2 型,假体松动,骨质条件尚可;B3 型,假体松动,骨量丢失严重,骨质条件差。

C 型:距离假体柄尖端较远的假体远端骨折。

【预防与处理】

(1) 术中骨折:股骨骨折可发生在 THA 术中多个阶段。脱位股骨头时,如患者伴有危险因素(老年、类风湿或骨质疏松等），较小的旋转力量就可导致骨折。因此对此类患者进行股骨头脱位时，遇到阻力时要充分松解软组织，去除增生的髋臼边缘，减少阻力以利脱位。如脱位确实困难，应先将股骨颈部截断，再将股骨头逆行脱出。对于狭窄的髓腔，用力扩髓或插入假体时可能引起股骨穿凿及骨折；扩髓时力线未平行于髓腔、强行植入型号过大的假体等都可导致骨折。在植入股骨假体时，股骨髓腔要准备充分，扩大髓腔时注意进入的方向，如髓腔锉推进困难，强力敲击易导致骨折，应停止操作，检查分析原因，特别注意进入的方向。

术中发生股骨骨折后，应按一定的原则进行处理。对于非骨水泥型假体的骨折，首先必须完全暴露骨折部位，在显露骨折之前内置物（髓腔锉或假体）保持在原位暂不取出，以免骨折自行复位影响对骨折部位和程度评估，完全暴露骨折后再将内置物取处。

对于稳定性骨折，股骨柄位于远近端骨折块之间，起良好的固定作用，所以一般不需要特殊治疗，只需卧床休息，不用下肢牵引，早期扶拐下床，经 8～12 周骨折可自行愈合。对于假体周围不稳定性的骨折，可用金属丝环扎捆绑固定，仍使用原型号的假体柄或改用长柄假体（假体柄超过骨折线远端至少为该处股骨直径的 2 倍）。对于假体柄尖端的骨折，最好改用长柄型假体，结合金属丝环扎或接骨板螺丝内固定。假体远端骨折内固定不影响假体固定者，可以选用接骨板内固定或环扎固定，如骨折部位距假体柄尖端较近，也可选用长柄假体。骨缺损较多时还需加用植骨。上海交通大学附属第九人民医院骨科采用自行设计的形状记忆锯齿臂环抱内固定器治疗假体周围骨折，固定稳定性好，既适用于术中骨折，也适用于术后假体周围骨折。

（2）术后骨折：股骨张力增高（如螺钉孔）、局部结构变弱（如聚乙烯颗粒磨损导致的骨溶解）、骨质变弱（如骨质疏松）等原因可导致骨的生物力学强度降低，在低强度暴力作用下即可发生骨折，这也是人工关节置换术后骨折最常见的原因。THA 术后股骨的应力状态发生改变，主要集中于假体柄尖端的区域，常导致此处发生应力性骨折。

1）保守治疗：适用于假体固定良好的稳定性骨折，主要指 Vancouver A 型骨折，特别是 A2 型骨折。患者卧床休息，逐渐过渡到扶拐下床活动。累及股骨距或大转子不稳定的骨折，对假体的稳定性有潜在的影响，保守治疗效果欠佳，需要进行翻修治疗。

2）翻修：发生骨折时如已存在假体松动，或骨折破坏了假体-骨之间的界面，需要手术翻修恢复假体的稳定性。取出旧假体，更换长柄假体，假体柄至少通过骨折线以远 2 倍股骨干直径。骨折处常用钢丝环扎、接骨板内固定或贴附植骨来加强。全涂层或有凹槽的非骨水泥型长柄假体可控制远端骨折的

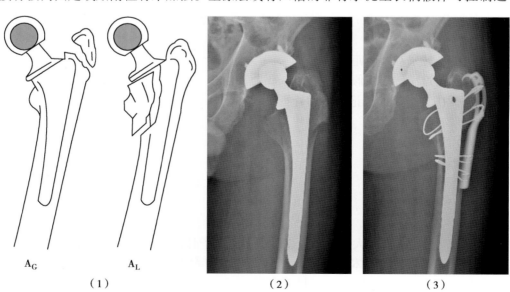

图 15-2-43　大、小转子骨折

（1）A 型骨折位于假体近端，AG 为大转子骨折，AL 为小转子骨折；（2）全髋关节置换术后 6 年，摔倒导致大转子骨折；（3）用钩接骨板及钢缆固定骨折

旋转和防止愈合后股骨缩短。骨水泥型假体适用于骨质较差的高龄患者,注意骨水泥勿进入骨折断端影响愈合,局部可用结构性植骨加强。

3） 切开复位内固定:适用于假体固定良好,无松动迹象的假体柄周围和尖端周围骨折,如Vancouver B1 型和 C 型骨折。常用的方法是接骨板固定骨折部位(图 15-2-43),接骨板要有足够长度,普通接骨板安装螺钉困难,特制接骨板可将螺钉固定于皮质骨内,或带沟槽便于钢丝环扎固定,减少骨水泥的破坏和假体柄的划伤。笔者所在医院利用形状记忆锯齿臂环抱内固定器治疗假体周围骨折(图15-2-44、图 15-2-45),手术简单,疗效确切。骨折处可加用植骨加速愈合,减少疲劳性骨折的发生。对于假体能够起到起良好内固定作用的长斜形和螺旋形骨折,可以采用单纯的环扎固定,骨质较差者可加用贴附植骨。严重的股骨髁上骨折也需切开复位内固定,注意接骨板近端与假体远端要有一定的重叠,以免造成术后两者之间出现新发骨折。

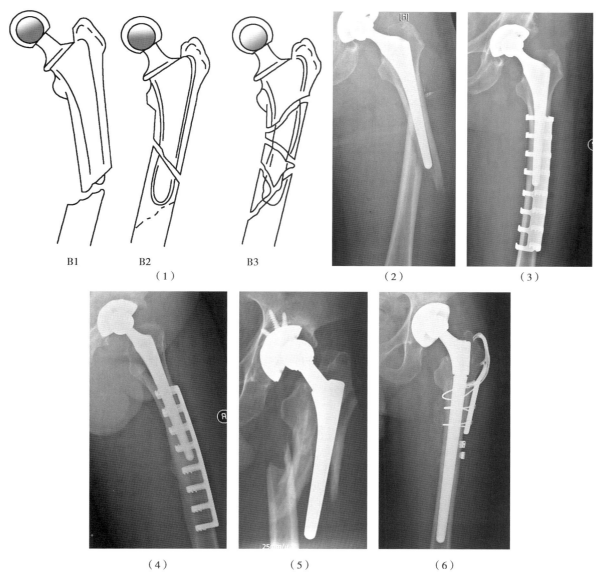

B1　　　　　B2　　　　　　B3
（1）　　　　　　　　　　　　　　（2）　　　　　（3）

（4）　　　　　　（5）　　　　　　（6）

图 15-2-44　B 型骨折

（1）B 型骨折发生在假体柄周围或刚好在其下端,B1 型假体固定牢固,无明显骨量丢失;B2 型假体松动,但无明显骨量丢失;B3 型假体松动并有严重的骨量丢失。（2）B1 型骨折,假体固定牢固。（3）复位骨折环抱器环抱固定。（4）术后 1 年,骨折愈合良好,假体稳定。（5）B2 型骨折,骨折导致假体松动,但无明显骨溶解表现。（6）使用翻修柄假体并结合钩接骨板及钢缆固定

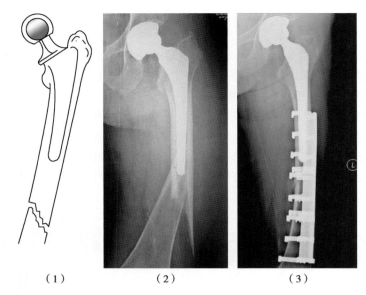

（1）　　　　　（2）　　　　　（3）

图 15-2-45　C 型骨折
（1）C 型骨折发生于距假体尖端较远的部位;（2）C 型骨折,假体稳定;（3）复位骨折后环抱器固定

4）骨移植:外科处理假体周围骨折时对骨血运破坏较大,松质骨移植有助于预防骨折延迟愈合和不愈合。异体皮质骨贴附移植可明显促进接骨板固定后的稳定性和骨折愈合。用松质骨填补异体皮质骨和宿主骨之间的空隙,使骨折加速愈合。THA 翻修术后异体皮质骨愈合率达 90% 以上。对于骨质较差者可采用双侧植骨以防钢丝陷入宿主骨内。

2. 髋臼骨折　THA 术中髋臼骨折常发生在磨锉或修整髋臼以及置入紧压配合的非骨水泥型假体臼时。对于紧压配合型假体,如骨折线不跨越假体,不影响螺钉的稳定性,可在对侧皮质增加螺钉固定,术后拄拐 3 个月。如骨折影响髋臼的完整性,或骨折块较大且有移位,可用多枚螺钉加强固定,接骨板重建后柱,或进行结构性骨移植。

术后早期发生的非骨水泥假体髋臼骨折,如骨折无移位,估计臼假体仍能保持稳定,可采取制动等保守处理。如骨折块移位明显,骨折线跨越假体影响稳定性,需要进行手术翻修,接骨板重建髋臼后柱,植骨支持螺钉固定,术后制动 6~12 周。对于骨水泥型假体,应先等骨折愈合后再考虑用非骨水泥型假体进行翻修。如骨折造成骨盆连续性中断或较大的骨缺损,重建时需用髋臼重建结构支架,必要时行结构性植骨补充缺损。

（朱振安　李慧武）

九、慢性全身性关节疾病的髋关节置换术

（一）类风湿关节炎

整整半个世纪之前,英国著名骨科医生 Sir. John Charnley 首次发表了采用人工髋关节置换术治疗 100 例类风湿髋关节炎病例。良好的早期手术效果在当时骨科界中引起了轰动。这一历史性文献成为日后人工关节发展的巨大推动力。如今,关节置换术已在世界范围内得到极大的普及,手术病种也早已不再局限于类风湿关节炎,手术患者年龄也趋向年轻化,手术效果越来越得到患者和医生的认可。

类风湿关节炎是一种全身性、系统性胶原结缔组织病变。临床通常以对称性、游走性四肢关节受累,尤以侵犯小关节为特征的关节滑膜炎症反应。关节疼痛、肿胀是类风湿关节炎最常见的症状和表现。类风湿关节炎尽管以侵犯小关节为特征性表现,但大关节,如髋、膝、肘、腕等也常被波及。

早在 1967 年美国风湿病协会就制定了类风湿关节炎疾病诊断标准,1987 年又作了修订。临床诊断并无多大困难。但应澄清几个问题,类风湿因子阳性并不能诊断类风湿关节炎。正常人群,尤其是老年人类风湿因子阳性可高达 10%~20%。活动期类风湿关节炎,血沉、CRP 几乎都增高。但这些是非

特异性诊断指标,它可作为疾病是否稳定、是否被控制的良好观察指标。

【治疗】　类风湿关节炎是一种全身性,而且是"终身性"的疾病。治疗目标是减轻疼痛,改善症状,恢复功能,促进康复。类风湿关节炎是以药物治疗为主,而局部手术治疗,包括滑膜切除术、关节融合术、截骨术、关节置换术,仅仅作为一种辅助措施。

类风湿关节炎患者经过内科治疗,相当多病例症状得到控制和缓解,但由于病理性质所决定,关节破坏、僵直、畸形、严重病废给患者带来极大痛苦。这些功能上的病废最终需要手术干预才能得到改善。

1. 围术期评估与处理　类风湿关节炎患者如果需要手术干预,应该选择在最佳状态下进行。也就是在病情较稳定情况下施行手术。病情稳定最好的指标是看患者的全身状况、精神状态、关节疼痛与肿胀,客观的评估,ESR、CRP 是较好的指标。如果每月 1 次检查 ESR,连续 3 ~ 6 个月始终维持在 40 ~ 60mm/h,则可认为病情较稳定。我们不希望看到 ESR 大幅度波动,也不希望 ESR 持续超过 80 ~ 100mm/h。围术期有几个特殊问题需要关注。

(1) 术前 2 周开始停用非甾体类消炎止痛药,包括小剂量阿司匹林。

(2) 皮质激素应用问题:类风湿关节炎患者往往长期使用激素,围术期应注意如下几点:如果皮质激素已停用 2 年以上,该患者应该视为皮质功能正常。停止使用皮质激素已超过 8 个月,手术风险较少,持续服用 3 年以上者,并发症明显增加。术前正在接受激素治疗者,术前应继续使用维持量,术前 1 ~ 2 天氢化可的松 100mg 静脉滴注,术中氢化可的松 100 ~ 200mg 静脉滴注,地塞米松 10 ~ 15mg 静脉滴注。术后 1 ~ 3 天氢化可的松 100 ~ 200mg 静脉滴注。视病情变化、体温、精神状态调整,以后逐渐减量恢复至术前用量。如术前停药不足 1 年,术前一天可酌情补充氢化可的松 50mg 静脉滴注,地塞米松 5 ~ 10mg 静脉滴注,术后 1 ~ 3 天,维持用量,视病情逐步减量至术前用量。

(3) 停止使用免疫抑制剂。

(4) 麻醉问题:全麻应该属最安全的方法之一,便于术中控制与调整。但类风湿关节炎患者有很大一部分可同时夹杂侵犯上颈椎的强直性脊柱炎,因此术前必须认真检查,避免因插管而引起的颈椎过伸,造成 C_1 ~ C_2 半脱位或脱位。此外类风湿关节炎患者往往夹杂弥漫性肺纤维化、肺弥散功能低下、胸廓活动僵硬、肺通气量不足均可对麻醉带来麻烦,应予注意。

(5) 免疫功能低下与感染:类风湿关节炎患者免疫功能低下,再加上长期使用免疫抑制剂或激素,使这类患者处于手术感染高风险之列。

2. 髋关节置换相关问题

(1) 手术程序问题:类风湿关节炎往往全身多关节病变,可同时对称性侵犯髋、膝,甚至踝或上肢关节。因此手术程序涉及哪个关节先手术、哪个后手术的问题。通常原则是症状明显、畸形严重、功能欠佳的关节先手术;先近端,后远端。例如髋、膝同时受累且病废程度相似,则先施行髋关节,后膝关节。笔者不积极主张一次麻醉,双侧同时手术。原因是这类患者抗休克、抗感染能力低下,手术风险大。

(2) 假体选择:类风湿关节炎患者往往伴有骨质疏松、骨质量欠佳、髓腔宽、皮质骨菲薄,因此应首选骨水泥型假体。尽管有时这类患者很年轻。

(3) 髋臼内陷:髋臼内陷是类风湿关节炎患者髋关节受累的特征性表现(图 15-2-46)。髋臼内陷往往引起术中股骨头脱位困难,且过度内陷可引起髋关节力学性能改变,因此对这类患者内陷髋臼应植骨修补,恢复正常的髋臼球心。

(4) 髋关节纤维或骨性强直:这也是类风湿关节炎患者较为常见的病理表现(图 15-2-47),造成术中操作困难。如遇到此种情况,可经大转子截骨的髋关节后外切口暴露,然后截断股骨颈,再将股骨头从髋臼窝内取出。尽管这类患者关节已纤维骨性连接,但卵圆窝内纤维脂肪组织往往均保留,因此当股骨头取出后,修整髋臼窝时找到纤维脂肪组织,表明已到达髋臼底部,不必再加深研磨髋臼。

(5) 康复问题:类风湿关节炎往往多关节受累,再加上疾病本身影响,全身情况差,因此髋关节术后康复问题显得尤为重要。要求术后即刻起实施康复护理。应根据每个患者病废程度制订个体化康复计划,尽可能早下地站立,扶助步器行走,加强置换关节的主动和被动活动。

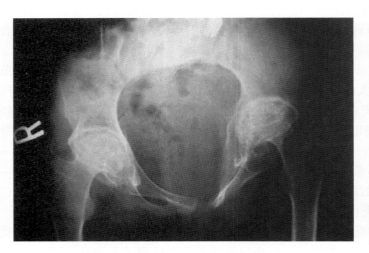

图 15-2-46　类风湿关节炎髋臼内陷

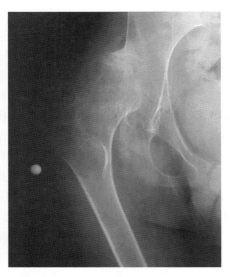

图 15-2-47　类风湿关节炎髋关节纤维强直

（二）帕金森病

帕金森（Parkinson）病是脑干基底核的神经性病变。临床上除了表现出静止性震颤外，还可出现面部表情淡漠、僵硬、不协调、躯干向前俯冲、拖沓步态。由于该病是进行性症状加重、步态不稳、严重的失衡，再加上该病内科治疗的副作用造成姿势性低血压，因此患者常常因低能量生活外伤造成髋部移位骨折。

帕金森病患者并发股骨颈囊内骨折，治疗基本上仍按照常人囊内骨折治疗原则。对于 Garden Ⅰ、Ⅱ型囊内骨折仍主张内固定，而Ⅲ、Ⅳ型患者应接受双极股骨头或全髋关节置换治疗。多数作者认为，尽管患者患有不自主震颤、僵硬，但这并不影响骨折的愈合。为了有利于术后康复，实施内固定必须确切有效，尽早恢复到受伤前健康状态。如果坚强内固定不能获得，或由于骨残端严重骨质疏松，或呈粉碎骨折，应考虑双极股骨头或全髋置换术。但应注意到，部分患者由于外伤或接受外科手术后，帕金森病症状会加重、恶化。

近期文献报道，帕金森病接受关节置换是安全的、有效的。关节置换（单极、双极股骨头或全髋）优缺点争论的焦点集中在术后关节稳定性和死亡率。

帕金森病患者常常伴有髋关节屈曲和内收挛缩。部分严重患者常可因肌挛缩而影响骨折的稳定复位，或影响术后关节活动幅度甚至关节置换术后脱位。因此对于屈曲和内收挛缩病例，应施行关节囊、髂腰肌止点松解术、内收肌止点切断术。术后有时需要支具、皮肤牵引，甚至石膏固定，防止屈髋内收位导致髋脱位。

几乎所有病例，术后早期功能恢复良好。长期疗效很大程度上是取决于帕金森病病情发展。长期随访中70%病例病情发展加重。

帕金森病接受关节置换术是一个安全的、近期效果良好的手术。多数作者选择髋关节前外侧手术切口暴露，对于屈髋、内收肌挛缩病例应施行肌腱松解术，以恢复良好关节活动幅度，减少脱位的发生率。术后要继续监视帕金森病病情的进展。术后早期应防止肺部、尿路感染，注意避免压疮发生。手术长期效果往往取决于帕金森病神经病损的发展与控制。

（三）血友病性关节炎

近年来，由于血友病诊断技术、治疗措施迅速发展和提高，为矫形手术操作提供了安全、有效的技术保证。因此一旦由于髋关节反复出血导致关节结构严重损害、畸形，临床出现髋部疼痛，功能严重障碍，病程晚期不得不考虑手术干预以改善临床症状，对于这一特殊类型出血性疾病患者要获得手术成功，重要的是要有一支由骨科、血液科、检验科、麻醉科等相关人员组成的专业团队共同参与，保证手术完满成功。

【围术期检测】 这是保证手术安全和成功的关键。对于任何有疑似出血性疾病患者,术前除了常规基础性疾病检测外,必须针对性作如下实验检测,以便对血友病甲/乙/丙等患者的诊断、鉴别诊断提供重要依据,尤其是围术期可以提供患者在替代治疗的不同阶段体内的凝血因子水平,有利于临床进行剂量的调整。

1. 筛查试验 活化的部分凝血活酶时间(activated partial thrombinplastin time,aPTT)延长而凝血酶原时间(prothrombin time,PT)正常,是血友病共同表现,但应注意,若 FⅧ:C 或 FⅨ:C 的活性>25%,某些对凝血因子缺陷不敏感的试剂,aPTT 可以正常。

2. 凝血因子活性检测 术前必须检测 FⅧ:C、FⅨ:C 和 FⅪ:C 的活性水平,以确定血友病的类型,严重程度并与因子Ⅺ和因子Ⅻ缺乏症作出鉴别。术中和术后的定期检测,可以为凝血因子制剂的剂量调整提供依据。

临床中最常见的为血友病甲,即 FⅧ缺乏,水平低下或缺陷导致凝血酶原酶生成障碍,此为性联隐性遗传性疾病,根据血浆 FⅧ凝血活性(FⅧ:C)测定结果,可将血友病甲分为重型(<1%)、中型(>1% ~ 5%)、轻型(>5% ~25%)和亚临床型(>25% ~45%)。

除了 FⅧ缺乏或缺陷所致血友病甲外,还可因 FⅨ基因突变、缺失或插入异常片段而引起合成障碍,从而导致血友病乙的发生。临床表现为肌肉、关节腔出血为特性的性联隐性遗传性疾病。

FⅪ是机体内源性凝血激活途径激发过程中的重要因子,一旦 FⅪ缺乏可引起轻重不一的出血症,又称血友病丙。多数在严重创伤或手术时出现明显的凝血障碍而被诊断。

FⅫ缺乏症,又称 Hageman 征,系常染色体隐性遗传性疾病,一般无出血症状,但可因创伤或手术时异常出血增多。

3. 凝血因子抑制物检测 经 aPTT 纠正试验检测患者血浆与正常人等量血浆在 37℃ 不同温育时间后的变化情况,以判断有或无凝血因子抑制物存在,若无此抑制物存在,在积极的凝血因子替代治疗后即可手术,若抑制物为阳性,要给予充分准备后可实施手术。

4. FⅧ抗体检测 由于这类患者长期反复多次接受Ⅷ制剂,如果患者出现 FⅧ抗体阳性,需要由血液科专科处理,能转阴性后手术更为安全。

5. 药代动力学测定 按患者体重给予一定剂量的凝血因子Ⅷ:C 或Ⅸ制剂,在不同的时间段测定患者体内剩余的 FⅧ:C 或 FⅨ:C 活性,有利于在围术期按特定患者凝血因子药代动力学参数给予凝血因子制剂。

【凝血因子制剂的补充】

1. 制剂的选择 血友病甲患者,首选凝血因子Ⅷ(基因重组或血浆源性)制剂,低温冷沉淀或新鲜冷冻血浆可以补充凝血因子Ⅷ含量,但由于不同的献血员之间凝血因子Ⅷ含量差异较多,且制剂本身的容积较大,不适合于手术时的替代治疗。血友病 B 患者,首选凝血因子Ⅸ制剂;次选凝血酶原复合物浓缩剂,血浆含有凝血因子Ⅸ,也因不同献血员含量相差较显著,同样不适合外科手术时的替代治疗。

2. 剂量及使用时间 应按照不同手术类型给予不同的凝血因子剂量,使其达到一定的水平并维持相应的时间(表 15-2-2)。

表 15-2-2 不同手术围术期凝血因子活性推荐水平

手术类型	要求 FⅧ:C/FⅨ:C 达到水平(%)		
	手术第 1 ~ 3 天	手术第 4 ~ 6 天	手术第 7 ~ 9 天(至拆线)
大型手术	40 ~ 50	20 ~ 40	20 ~ 30
中型手术	30 ~ 40	20 ~ 30	15 ~ 20
小型手术	20 ~ 30	15 ~ 20	

血友病甲患者,凝血因子Ⅷ制剂按照每千克体重给予Ⅷ因子可提升 FⅧ:C2% 活性水平标准计算用量。血友病乙患者,凝血因子Ⅸ制剂按照每千克体重提升 FⅨ:C1% 计算用量。

635

以重型血友病甲/乙为例,患者本身的凝血因子水平可以忽略不计,如果一个 50kg 的重型血友病甲患者需要施行关节置换大手术,可以使用凝血因子Ⅷ制剂,剂量按 50×50/2＝1250IU 计算,每隔 8～12 小时给药 1 次,手术当天清晨给予凝血因子一剂量单位,手术开始或术中均可监控调整 FⅧ:C 活性水平。

血友病乙重型患者,则使用因子Ⅸ制剂,剂量为 50×50＝2500IU,每 12～24 小时给药 1 次。

【血友病患者关节置换相关问题】

1. 假体选择　由于血友病患者关节结构受到炎性肉芽组织浸润破坏程度不一,因此术前应该运用影像学资料,认真评估关节及其周围骨组织缺损、破坏程度,并且为此选择合适假体,包括髋臼金属加强杯、钽金属块或 S-ROM 假体,甚至需要计算机辅助定制的个体化假体。此外还可能需要异体骨、粗隆接骨板、钢缆等器材备用。另外血友病患者年轻人占多数,因此更多主张采用生物学固定假体,但最终还是根据患者骨质量、骨缺损程度选择适当假体。

2. 麻醉　麻醉是血友病患者手术过程中及其重要一环节,不宜采用椎管内麻醉以避免椎管内出血,术中生命体征监控,包括出血量、创面出血监视。

3. 药物调整　避免使用 Aspirin、NSAID 制剂、抗组胺类药物,以免影响血小板功能。

（杨庆铭）

第三节　初次膝关节置换术

一、适应证和禁忌证

初次人工膝关节的手术适应证,是指膝关节疾病患者接受人工膝关节置换的条件和标准。这些患者将从人工膝关节置换手术中获利,而且这种利益会超过其他无创或微创治疗,如健康教育、矫形支具、理疗、口服药物、局部药物注射、膝关节镜手术等治疗方法所带来的利益;同时人工膝关节置换术所带来的预期效益要超过关节置换手术可能带来的风险。除此之外,从特定疾病的自然史角度看,即使手术的预期效益与手术的风险相当,但是如果不进行膝关节关节置换,随着疾病的发展,膝关节必会出现严重毁损和严重功能障碍,如长期严重疼痛、生活不能自理、预期寿命将缩短等。对于这些患者,结合患者本人和家属的意愿,可以有选择性地将部分患者纳入到人工膝关节置换的适应范围。

初次人工膝关节置换的禁忌证,是指手术带来的风险远远大于手术的预期收益。它包括以下几方面含义:

1. 人工膝关节置换手术不能有效解决或缓解导致膝关节病损的原发病,如神经源性或关节周围肌力不足,使得原发病对患病关节的不利影响在手术后持续存在,因此手术不能达到近期或远期的理想效果。

2. 人工膝关节置换手术出现严重并发症风险的增加,如感染、严重的脏器功能不全等,这些并发症可能是灾难性的或有导致患者死亡的风险。

3. 即使经过详细的健康教育和有效的医患沟通,人工膝关节置换术的预期效果仍达不到患者或其家属所期望的水平。

掌握初次膝关节置换的手术适应证和手术禁忌证的目的,是为了更准确地选择真正适合这种手术的患者群体。但是在临床工作中,这种判断的界限并不总是清晰明了。因此对膝关节疾病患者的评估非常重要,这种评估过程必须由有资质的关节外科医生进行,且需要由其本人最终决定并实施手术。医生必须仔细地听取患者的病情描述,结合细致的体格检查和 X 线等辅助检查判断患者不适主诉(往往是疼痛)的病因和病理变化,了解疾病的发展过程和既往治疗过程。全面了解可能影响手术安全性疾病的既往史和治疗史,准确判断患者及家属的心理预期。在经过全面评估和权衡各种利弊之后,如果仍不能非常明晰的确定治疗方案,那么组织专业人员进行病例讨论,经过充分医患沟通后征求患者或家属的意见等方法均有助于最终治疗方案的确定并获得更好的疗效。

本部分着重讨论初次人工全膝关节置换术的手术目的、疾病范围、患者选择、手术时机、膝关节置换其他相关问题、人工膝关节置换的禁忌证。而单间室置换、混合间室置换、膝关节周围肿瘤术后肢体功能重建等,由于其手术适应证与初次全膝关节置换的手术适应证存在较多差异,可参阅相关章节。

1. 手术目的 人工膝关节置换术的目的是消除或减轻疼痛、纠正关节畸形、改善关节功能,从而提高患者的生活质量。

一般来说,由于各种炎性、创伤后遗症或非炎性关节炎导致的膝关节明显疼痛、畸形或膝关节功能障碍,经过一系列保守治疗或微创治疗无效,排除了活动性感染、重要脏器功能失代偿等手术的绝对禁忌,均可纳入初次人工膝关节置换的适合人群。

2. 疾病范围 事实上,除了活动性关节内感染或骨髓炎,几乎所有能够引起膝关节骨关节面结构破坏,从而导致膝关节疼痛、活动受限或者畸形的疾病都可以纳入适合膝关节置换的疾病范围。按照临床上常见程度排序,列举下列疾病:

(1)非化脓性关节炎

　　骨关节炎

　　　　原发性骨关节炎

　　　　　　继发性骨关节炎

　　　　　　创伤后关节炎

　　　　　　骨发育不良(股骨髁发育异常)

　　　　　　血友病关节炎

　　　　　　畸形性骨炎(Paget 病)

　　类风湿关节炎

　　强直性脊柱炎

　　结晶性关节炎(痛风性关节炎或假性痛风)

　　银屑病关节炎

(2)静止期的感染性关节炎

　　化脓性关节炎或累及关节的骨髓炎

　　关节结核

(3)骨坏死

　　膝关节自发性骨坏死(spontaneous osteonecrosis of the knee,SPONK)

　　继发性骨坏死

　　　　糖皮质激素诱发

　　　　血红蛋白病(如镰状细胞贫血)

　　关节镜术后膝关节骨坏死

3. 患者选择

(1)年龄:现代人工关节从 20 世纪 70 年代开始多用于 60 岁以上的老年人。这些老年患者的活动能力本来已有相当程度下降,对假体的实际要求并不高,所以中远期随访获得了非常理想的临床效果,手术翻修率也下降至可接受的程度。所以高龄从来就不是膝关节置换手术的禁忌证。已有大量文献报道证实高龄患者接受膝关节置换手术后,其疼痛缓解、假体生存率和患者的主观满意度方面与年轻患者相当或优于年轻患者。

近年来随着人工关节假体设计的改进、新的生物材料的应用以及手术技术等方面不断进步与完善,人工膝关节置换适应证也逐渐放宽,更多的活动水平较高的年轻患者开始接受人工膝关节置换手术。40～60 岁年龄组患者与老年人具有明显不同的特征:因为这一年龄段是人生经历中最为丰富的时段,精力充沛旺盛,社会交往活跃。当膝关节病损经过保守治疗无效后,关节置换术可能是最为有效的治疗方案。但术前必须仔细评估患者,包括膝关节原发病的种类、疼痛的严重程度、病变累及间室的情况、畸形的情况、骨质疏松程度、内科并发症情况、患者的日常活动水平、患者对手术的近期和远期的期望值、患者的预期寿命等。虽然目前膝关节翻修手术技术日渐成熟,但是翻修手术往往带来的是患侧膝关节功能的下降和并发症可能性的增加,所以一定要综合评估推迟关节置换时间和可能后续的翻修手术之间的利弊关系,再结合患者的职业需求、个人意愿等方面情况综合判断。

年龄低于 40 岁的膝关节严重毁损的患者,病因上多为炎性关节炎或继发性骨关节炎导致,患者往往存在明显的骨质疏松、膝关节固定畸形、关节功能的明显受限、生活不能自理等情况。虽然人工膝关节置换手术可以解决多数患者近期的膝关节疼痛、畸形和功能障碍,但是这类患者也往往存在手术耐受力不佳、围术期并发症增多、远期假体生存率差等诸多问题。所以针对这一年龄段的患者应区别对待:对于原发性骨关节炎和症状较轻的继发性骨关节炎患者,应多采取包括健康教育、改变生活方式、外固定支具等保守治疗措施或截骨术、关节融合术等治疗方法;而对于关节严重毁损的炎性关节炎患者,人工膝关节置换并不应该是禁忌证。这是因为这些患者原有活动能力就处于较低水平,同时患者的预期寿命也短于正常人群。

(2)性别:虽然性别对于全膝关节置换术的患者选择和术后疗效的影响还没有明确定论,但是由于导致寻求膝关节置换的疾病发病率存在性别差异,使得目前接受膝关节置换的患者女性要多于男性。值得注意的是,有研究调查发现女性患者在围术期疼痛、肿胀、止痛药物的使用以及关节功能受限程度方面要高于男性,但是若以术前的膝关节评分作为基线,女性患者在 WOMAC 评分、SF-12 评分方面却要高于男性,而在 KSS 功能评分方面要低于男性。另外,由于下肢力线和股骨远端形态在男女之间存在差异,所以目前已经有性别差异性假体的出现,但是目前性别差异性假体还没有得到关节外科医生的广泛认可。

(3)体重:目前关于肥胖对于全膝关节置换术的影响还没有明确结论,有些医生将病态肥胖作为全膝关节置换术的相对禁忌证,是出于对病态肥胖发生假体机械松动或假体周围感染并发症的担忧。另有研究证实,肥胖患者之所以术后并发症有所上升是因为肥胖患者往往合并有更多的内科并发症,如果去除肥胖患者对体重正常患者术前内科并发症的差异,结果则显示肥胖并不显著影响全膝关节远期并发症的发生率。所以研究者的观点是:身高体重指数(body mass index,BMI)虽然会影响术后膝关节的功能状态,然而对膝关节置换术的疗效没有其他的不利影响,所以不应该作为全膝关节置换手术的禁忌证。但是目前国内的专家意见是,BMI 超过 30 以上的患者属于手术假体松动并发症危险性高的组群,对这类患者进行膝关节置换手术时,应选用稳定性更高的植入式假体。

(4)疼痛:膝关节疼痛几乎是每个患者寻求治疗的最重要、最直接的原因。不仅如此,手术后膝关节疼痛缓解的程度也是影响患者主观满意度最重要的影响因素。因此目前主流的膝关节评分系统均将疼痛列为主要评价指标,并占有相当大的权重。有报道证实患者术前疼痛越明显,手术后疼痛缓解越明显;与术前疼痛程度较低的患者相比,疼痛较重的患者术后满意程度更高。所以,对于术前膝关节疼痛不是很严重的患者,决定膝关节置换手术一定要慎重。有人认为,不应该对没有疼痛的僵直型膝关节进行置换手术。

在决定膝关节置换手术前,一定要明确膝关节疼痛的病因,即疼痛来源。这项工作通常由手术医生在门诊通过详细的问诊和细致的体格检查完成。问诊过程应该包括疼痛的发作情况、有无外伤或其他诱发因素、持续的病程、疼痛有无季节性或昼夜规律性、其他伴随症状(如发热、红肿、晨僵、关节交锁、不稳定等)、疼痛是否影响或限制了特定活动(如平地行走、上下楼、蹲起等)、既往疼痛的治疗措施及有效性、是否存在已经确诊的风湿类关节疾病等。体格检查应该强调患者指明疼痛部位和明确压痛部位的重要性,因为明确疼痛部位最有助于鉴别诊断。当放射影像学上有明确的各类关节炎或骨坏死表现的情况下,在患者选择过程中应该排除下列常见的引发膝关节疼痛的疾病:

1)膝关节外伤:多伴有明确的外伤史,常累及韧带、半月板和关节软骨,可能出现膝关节积液。对于原有膝关节非化脓性关节炎的患者同时合并半月板或韧带损伤时,治疗方案的确定应取决于疼痛来源是否源自于关节炎的症状加重。

2)韧带炎、肌腱炎:临床上常见髌韧带炎、股四头及肌腱炎、髂胫束综合征(跑步膝、骑行膝)和内侧副韧带炎,疼痛部位的确定有助于鉴别诊断。

3）滑囊炎:以鹅足滑囊炎最为常见,症状明显的患者可出现局部肿胀,可与内侧间室关节炎混淆,压痛部位有助于鉴别。髌前滑囊炎由于多伴有明显积液并且多疼痛较轻,在临床上较易鉴别。

4）肌腱末端病:常见于胫骨结节、髌骨上下缘的固定压痛点,症状与髌股关节炎类似,压痛部位有助于明确诊断,X线平片偶可见肌腱止点部位的软组织内钙化影像。

5）滑膜病变或滑膜炎:多种疾病可以侵及膝关节滑膜组织,而且有些疾病不但会侵犯滑膜组织,还会进一步侵蚀骨关节组织,如类风湿关节炎、痛风性关节炎等。在没引起关节软骨破坏之前,这些疾病应着重原发病的治疗,而不应考虑关节置换术。其他较常见的引起滑膜病变的疾病包括创伤性或运动性滑膜炎、滑膜皱襞综合征、色素绒毛结节增生性滑膜炎、滑膜骨软骨瘤病、其他系统性疾病导致的反应性滑膜炎等。

6）髌骨不稳定或脱位:髌骨不稳定可导致髌股关节软骨损伤或髌股关节炎,由于髌骨不稳定存在较多影响因素,并常见于较年轻的患者,本节不做讨论。对于晚期多间室关节炎合并了髌骨不稳定或脱位情况,则可以通过膝关节置换手术进行矫正。

7）关节内感染:关节内低毒感染可以导致膝关节疼痛、积液和活动受限,关节液穿刺细菌学检查会有助于鉴别。

8）放射痛或牵涉痛:单侧的膝关节疼痛应该排除同侧的髋关节病变所致的膝前牵涉痛,以及腰椎病变所致的神经放射痛。

（5）活动范围:一般来说,正常行走步态需要膝关节至少65°的屈曲活动度,而正常从椅子站起来则需要膝关节至少105°的屈曲活动度。由于膝关节正常的活动范围对于参加日常活动非常重要,所以几乎每个接受全膝关节置换术的患者都希望膝关节术后能达到正常的活动范围。多项临床研究表明,如果膝关节术后屈曲活动度能达到130°,那么患者的疼痛缓解、功能恢复和主观满意率会非常理想,多数患者能恢复原来的运动水平。虽然术前屈伸活动度明显受限的患者术后改善程度高于术前屈曲受限不明显的患者,但是膝关节手术前活动范围的受限程度仍是影响膝关节置换术后活动范围最为重要的影响因素。所以对于手术前即存在明显活动受限的患者,应该进行充分的医患沟通,了解患者对手术后膝关节活动度的期望值。

（6）畸形情况:细致评价患者术前膝关节的畸形情况有助于制订手术计划,常见膝关节畸形有内翻畸形、外翻畸形、屈曲挛缩畸形和僵直畸形,膝关节过伸畸形较少见。评价膝关节畸形应该检查畸形是固定畸形还是应力状态下可复性畸形,另外应明确这种畸形是关节内畸形还是关节外畸形。

（7）X线影像学的价值:X线摄片检查对于明确诊断、制订手术方案均有重要意义。对于膝关节疾患,除了膝关节正位、侧位X线片以外,髌骨轴位片、下肢全长负重位X线片对于治疗方案的确定也有非常重要的作用。在一些特定情况下,拍摄应力位X线片对于评价股骨与胫骨的生物力线关系,以及评价膝关节侧副韧带的功能都具有重要意义。对于临床上最为常见的骨关节炎,往往仅凭借X线平片即可明确诊断,但是评估是否需要行膝关节置换手术切忌仅仅参考X线片表现。有时X线显示关节病变非常明显,但患者可能毫无症状或仅有轻微不适,此时应首先考虑保守治疗;还有一种情形就是X线表现关节病变明显,同时关节疼痛症状或功能受限明显,但是疼痛部位没有指向病变最为明显的关节间隙,这时应该首先明确致痛的确切病因,再决定下一步治疗;临床上还可以见到多种关节炎同时存在的情况,如类风湿关节炎合并骨关节炎、骨关节炎合并晶体性关节炎等,这时应该判断关节疼痛或功能受限是由于关节面骨软骨破坏引发,还是由于较严重的滑膜炎引发,当这种鉴别存在困难时,在决定人工膝关节置换手术前先行关节镜检查和镜下滑膜清理的试验性治疗可能是一种行之有效的手段。

（8）磁共振成像检查:虽然膝关节磁共振成像检查对于评价膝关节软组织结构具有独特的优势,但是我们不推荐对于常见的骨关节炎患者常规实施磁共振成像检查。在一些特定情况下,需要评估膝关节关节软骨损伤范围和程度、韧带结构的完整性、半月板损伤的部位和程度、骨坏死的位置和范围、关节滑膜的病理状态时,膝关节磁共振成像检查具有明显优势。

（9）运动水平评估:如前所述,人工膝关节置换的目的不仅仅为了消除或缓解患者的疼痛,还应该改善患者膝关节的功能。随着全膝关节置换手术适应证的扩大,越来越多的相对年轻、体力充沛的患者开始接受人工膝关节置换手术,而手术后膝关节是否能够达到患病前膝关节的功能状态,对患者术后的满意程度、膝关节的功能恢复和良好的手术效果有着直接影响。换句话说,年轻患者对手术后膝关节的功能状态恢复的期望值要超过老年人。到目前为止,人工膝关节置换手术仍然是一个"时限性"的手术。因此对一个年轻患者来说,很难想象膝关节假体能长时间承受巨大应力而不发生并发症。现代人工膝关节假体超过20年的生存分析显示有加速失败的风险,所以手术前评估患者原有的运动水平对于假体使用寿命的判断是有帮助的。目前还没有针对人工关节置换术前运动水平评估的标准化方法,但是临床上应该着重评估患者的日常活动水平、职业相关的运动或体力活动等,对于膝关节运动要求颇高的患者,应该着重分析患者的体力劳动或体育运动的类型、频率和强度。对于体力充沛、运动水平很高的年轻患者,必须权衡截骨术、关节融合术和人工关节置换手术的利弊关系。高运动水平的患者选择人工关节置换手术,需接受可能的生活方式和运动类型的改变,以推迟由于假体失败导致翻修手术的时间。

(10) 内科并发症评估:由于接受人工膝关节置换的患者多是中老年人,所以多数患者存在内科基础病。临床上较常见的内科基础疾病包括高血压病、冠心病、糖尿病、脑血管疾病等,有报道80%的全膝关节置换患者存在内科并发症。内科并发症对于人工膝关节置换手术的影响主要存在于以下几方面:①使麻醉和手术的过程更加复杂化;②围术期药物治疗需要考虑更多影响因素;③影响患者的术后康复训练;④严重的内科并发症可能会导致手术无法实施。所以手术前充分评估和治疗内科并发症可以有效地降低手术风险、促进患者的功能恢复。

(11) 心理状态评估:由于人工膝关节置换手术在围术期需要医生和患者的密切配合,而有心理疾病的膝关节病患者可能对自己疾病的客观认识、手术治疗的利弊、术后功能康复的作用等方面的认知存在偏差,这将使得在治疗中和康复期的医患配合实施难度增加,因此多数医生将精神疾病视为手术治疗的相对禁忌证。然而轻度精神障碍或药物控制良好的的患者,如轻度的焦虑、轻度的抑郁患者并不会影响手术的安全实施。即便如此,目前较公认的观点认为:手术前精神健康状态会影响患者手术后对疼痛的感知、整体满意度和膝关节的功能状态。

(12) 患者的心理预期:人工膝关节置换手术属于择期手术。对于骨科的择期手术,手术前的心理预期是影响患者手术后主观满意程度的非常重要的因素。患者对症状缓解、功能恢复、参加社交活动等心理预期会因膝关节疾病的具体诊断不同而有所差异,一般类风湿等炎性关节炎患者的术前心理预期要远低于骨关节炎患者。绝大多数接受人工膝关节置换的患者都期望手术能够缓解疼痛和膝关节僵硬,纠正膝关节畸形和改善膝关节的功能。有研究证实,患者的主观满意度主要取决于手术后的效果是否达到了其术前的期望值,而与手术后患侧膝关节真正的功能状态无关。所以对于人工膝关节置换手术而言,通过术前充分的医患沟通和健康教育,充分把握患者的心理预期,或使患者重新建立一个合理的心理预期对于改善患者的术后满意度是非常重要的。

4. 手术时机 人工膝关节置换手术既属于择期手术,同时它又是一个有"使用年限"的手术,所以选择合适的手术时机非常重要。一般来说,选择人工膝关节置换手术之前,所有的无创或有创的各种保守治疗措施应均告失败,同时考虑膝关节疾病的严重程度是否达到需要人工关节置换的严重程度,即手术的合理性和必要性。如果上述前提条件均得到满足,在临床实践过程中,往往以下几个问题会有助于快速决定是否患者适合人工膝关节置换手术:①目前膝关节疾病所带来的不适是否妨碍了您的日常活动;②膝关节疾病是否妨碍了您的正常工作;③您希望通过治疗能达到怎样的状态。

在选择合理的手术时机时,应该充分考虑到患者的膝关节疾病的诊断、所处年龄段、膝关节疼痛、畸形和功能受限程度、膝关节疾病和内科并发症的发展状态、预期寿命、近期和远期期望值等方面因素。当关节外科医生根据上述各种因素综合判断认为人工膝关节置换手术可以给患者带来切实利益时,需要和患者进行充分沟通。阐明接受手术的必要性和合理性,同时应该说明手术的利益和目前存在的弊端,一定要充分掌握患者的实际心理预期,并判断手术是否能满足患者的心理预期,最终让患者自己决定是否接受人工膝关节置换这样一个目前技术上尚成熟但还不算"完美"的治疗方案。

5. 初次人工膝关节置换的相关特殊问题

（1）双侧一期置换问题：临床上双侧膝关节同时存在严重病变的病例非常常见，而且两侧都满足膝关节置换的适应证要求。针对这种情况，目前有多种治疗方式：一次麻醉双侧一期置换、一次住院双侧分期置换、两次住院双侧分期置换。

与分期置换相比，一期置换的优势在于单次麻醉、住院及康复时间较短、经济效益比高。双侧一期置换的主要争议在于手术的安全性，高质量的临床研究和专家共识均认为，一期手术会增加围术期并发症和死亡的风险，建议双侧一期置换的病例筛选标准应该更加严格：Lee 改良心脏风险指数≥3 的患者不应双侧同时置换。如果患者不符合筛选标准而行分期手术，那么分期手术的时间间隔不应少于 3 个月。但是国内常见双侧下肢严重畸形的患者，单纯施行一侧膝关节置换会严重影响康复过程。尤其是强直型膝关节畸形患者，如果不在近期接受另一侧膝关节置换手术，手术后关节再次出现僵直的可能性会增加。因此，对于这类患者，可考虑尽早（最好是 1 个月之内）进行另一侧的膝关节置换手术。

（2）合并其他部位骨关节病变：膝关节疾病如果合并了需要行髋关节置换的同侧髋关节疾病时，一般应该先行髋关节手术再行膝关节手术。这是因为髋关节手术可以通过改善了髋关节的活动度对膝关节体位摆放有利，更有利于术中对下肢力线的确认，另外还可以避免髋关节置换手术过程中对置换后的膝关节过多的扭转不良应力。如果膝关节疾病同时合并了腰椎病变，需要注意的是：与髋关节病变合并了腰椎病变相比，膝关节置换手术后患者腰痛症状的改善不如髋关节置换明显。膝关节置换患者如果存在腰椎病变，会导致其术后功能恢复和满意程度的下降。

6. 禁忌证 人工膝关节置换的禁忌证分为绝对禁忌证和相对禁忌证两类。

（1）绝对禁忌证主要包括：①全身或局部的活动性感染；②可能导致术后严重并发症或死亡的内科并发症。

（2）相对禁忌证包括：①严重周围血管性疾病导致的膝关节周围皮肤营养障碍。②既往创伤、烧伤或其他疾病导致的膝关节周围皮肤严重挛缩或覆盖不良。③神经性疾患导致的下肢共济运动失调或肌力控制能力差。神经性关节病损（Charcot 关节）由于有应用铰链关节治疗的成功报道，故也归为相对禁忌证。④严重的伸膝装置功能不良。⑤精神性疾患。

二、初次膝关节置换的假体选择

关节外科医生在进行初次人工膝关节置换手术前，必须对人工关节的设计和假体选择有基本的了解。关于人工关节的历史、假体的设计和通用选择标准、假体材料、假体摩擦面和固定面、定制型假体等请参阅人工关节概论部分，单髁假体请参阅相关章节。本部分将着重讨论初次人工全膝关节置换的假体选择。

1. 假体选择的一般原则 人工膝关节置换假体选择的一般原则是：在保证假体初始稳定性和远期可靠性的前提下，使用限制性最小的假体。一般来说，根据病变间室的位置和数量、韧带结构和功能的完整性以及骨缺损的严重程度，可以选择单髁假体、非限制性或低限制性全髁假体、高限制性假体或铰链膝假体。在某些极端的初次置换病例，还可能需要用到组配垫块或假体髓内延长柄。

2. 关于后交叉韧带的保留和替代的评价 在说明后交叉韧带保留型膝关节假体（CR 假体）和后交叉韧带替代型假体（及后稳定型假体，即 PS 假体）的区别之前，有必要对后交叉韧带的功能做一介绍：后交叉韧带的起点偏离膝关节旋转中心，所以膝关节屈曲时，后交叉韧带张力增加，加之股胫关节面的低形合度和低摩擦阻力，后交叉韧带的张力会转化为前后方向的平移力，牵拉胫骨近端相对于股骨髁的前移（即股骨的后滚运动）。后交叉韧带是限制胫骨后移的主要约束结构，可提供 95% 的约束力（限制胫骨后移的次级约束结构是后关节囊、腘肌、内侧副韧带和后斜韧带）。另外后交叉韧带还是限制膝关节内、外翻以及外旋的次级约束结构。膝关节屈曲运动过程中，由于后交叉韧带张力增加所引发的股骨髁后滚运动有如下三种益处：

（1）有助于维系正常步态，已有研究证实后交叉韧带功能不全会导致上台阶时身体的前倾。

（2）有利于膝关节的高角度屈曲，因为股骨髁后滚运动减小会导致高屈曲状态下胫骨平台后缘和股骨后侧皮质的撞击，因而妨碍膝关节的进一步屈曲。

（3）有利于伸膝装置的功能,股骨髁后滚运动可以增加伸膝装置的力臂,并同时降低髌股关节的压力。

鉴于后交叉韧带功能的重要性,目前主流膝关节表面置换假体分为两大类:后交叉韧带保留型和后交叉韧带替代型假体,而后交叉韧带牺牲型假体则逐渐被淘汰。20 世纪 70 年代开始应用的 IB 型假体是第一个使用轮轴装置(Cam-post)替代后交叉韧带的全膝关节假体。到目前为止几乎所有的后交叉韧带替代型假体均采用轮轴装置的设计,由于轮轴装置能够有效地限制胫骨在膝关节屈曲时的后移,所以后交叉韧带替代型假体又被称为后稳定型假体,即 PS 假体。

虽然 CR 假体和 PS 假体都无内外翻应力的限制性,但是相对于 CR 假体而言,PS 假体属于全髁假体的低限制性类型,因为在膝关节屈曲运动过程中,假体的特殊设计限制了胫骨向后方的自由运动。两种假体具有各自的设计特点:CR 型假体保留髁间窝结构,为了增加股骨假体的稳定性,多在股骨假体部件内外侧髁增加固定栓,胫骨假体部件和聚乙烯衬垫在后方预留切迹以容纳后交叉韧带及其止点。PS 型假体因为采用轮轴机制而不能保留股骨髁间窝骨质,股骨假体部件髁间窝部位设计为槽状结构以容纳聚乙烯垫片上的柱状凸起,胫骨假体部件和聚乙烯衬垫则不必预留后方切迹。

（1）CR 型假体具有以下潜在优势:

1）由于保留髁间窝结构,可以减少手术中自体骨损失。

2）保留后交叉韧带的本体感受器。

3）为了使后交叉韧带发挥应有的功能,CR 型假体要求等量截骨,恢复正常关节线位置和股骨后髁偏心距,等量截骨可使术后关节表面形态更接近于术前的自然状态,有利于膝关节的功能恢复。

4）保留了后交叉韧带的应力传导功能,膝关节屈曲时交叉韧带张力转化的前后方向的剪切力直接作用于股骨和胫骨,而不是关节假体,因此可以避免向假体固定界面传递不良剪切应力的风险。

5）平衡良好的后交叉韧带可能会使术后膝关节的运动更加接近于自然膝关节。

6）避免了 PS 型关节假体轮轴装置导致的额外聚乙烯磨损或失败的风险。

（2）PS 型假体则具有以下特有优势:

1）与 CR 型假体相比,手术显露和韧带平衡更加容易。

2）术后膝关节运动学表现更加均衡(由于存在轮轴装置,高屈曲时股骨后滚运动是强制性的,因此可以避免 CR 型假体由于后交叉韧带松弛导致的股骨反常前移现象)。

3）更好的术后膝关节平均屈曲度(轮轴装置消除了股骨反常前移,避免了屈曲时股骨的后方撞击)。

4）有人认为,当术中发现后交叉韧带损伤或后交叉韧带平衡困难时,可以作为 CR 假体的替换假体。

5）PS 型假体更容易矫正膝关节固定畸形,这是因为使用 PS 型假体除了软组织平衡容易外,对等量截骨的要求也不如 CR 型假体高。

在全膝关节置换术中,关于 CR 假体和 PS 假体的争议由来已久。客观地说,评价一种假体是否优于另外一种假体,手术操作难度和假体的适用范围应该不在讨论之列。例如我们不能把后交叉韧带功能不全或者后交叉韧带平衡困难的病例纳入到 CR 和 PS 的对比中来。同样,也不应该将医生对不擅长的假体手术结果纳入评价,比如擅长 PS 假体手术的医生进行其所不擅长的 CR 假体操作,然后将两种不同的假体进行对比也不切实际。所以应该把 CR 和 PS 假体都适合的病例进行分析,将擅长不同假体操作的医生手术临床效果进行对比。对比的指标应该包括术后疼痛、膝关节功能、患者主观满意度、手术并发症以及假体的生存率等方面。CR 和 PS 假体之所以有争议,是因为在很多焦点问题上二者不分伯仲,2013 年 Cochrane 数据库中更新了关于 CR 和 PS 假体治疗骨关节炎的系统评价,本次共纳入 17 个随机对照试验结果,包括 1810 例患者,2206 例膝关节。在该系统评价中,关于术后膝关节疼痛,采用 KSS 疼痛评分标准的荟萃分析结果显示,两组患者术后疼痛评分均为 48.3 分,没有显著性差异;PS 型假体术后关节活动度比 CR 型假体多 2.4°(118.3°:115.9°),但是该系统评价对此差异持保守态度,因为该差异性结果是异质性的;在假体生存率方面,由于缺乏长期随访的随机对照试验,所以并不能做荟萃分析;两组患者翻修例数均为4例;WOMAC评分两组之间没有显著性差异(CR组16.6∶PS组15);有一项RCT对患者满意度进行比较,采用0~10分的评价方法(10分为非常满意),结果显示两组之间也没有显著性差异(CR组7.7∶PS组7.9);两组之间并发症的分布情况也非常接近;PS组KSS功能评分比CR组高2.3分(PS组81.2∶CR组79),而且KSS功能评分的结果是同质性的,这也是两组之间唯一有意义的差别;而在其他临床结果方面,诸如伸直角度、疼痛、临床调查问卷评分、KSS临床评分、放射监视下的后滚运动、放射透亮线、股骨-胫骨假体对线和胫骨后倾角度等方面,均没有显著性差异。

在全膝关节置换假体选择方面,根据目前的临床证据,我们不能对后交叉韧带的保留还是替代型假体给出明确的推荐意见,关节外科医生应该根据患者后交叉韧带的实际情况结合自己的手术操作习惯,作出自己的假体选择。需要说明的是,CR型假体对韧带平衡技术要求较高,人工膝关节置换的初学者使用PS型假体可能会更好地保证术后效果的一致性;但是对于膝关节畸形程度不重的患者,如果后交叉韧带结构和功能完整,保留后交叉韧带可能是更有利于患者的选择。

3. 关于活动平台与固定平台假体的评价 20世纪60~70年代传统的固定平台全膝关节置换的随访结果是令人鼓舞的。但是当时患者多为活动水平很低的老年人,相对而言,这些患者对假体的要求很低。后来由于全膝关节置换手术适应证的扩大,使得更多的相对年轻的患者被纳入全膝关节置换术的适应范围,这就对假体设计提出了更高的要求。

过去的临床和试验结果均证实:假体的长期在位率有赖于假体-骨界面的良好固定,所以假体的内在限制性应最小化以避免不良应力向假体-骨固定界面传导。在固定平台假体的设计中,假体限制性的减小意味着关节接触面积的缩小和接触应力的增加,这样会增加聚乙烯衬垫磨损的风险。"任何固定平台假体都不能解决低接触应力和自由旋转之间的矛盾"(Insall,1998),于是假体的设计者们试图通过增加关节面的形合度并允许假体一定程度的轴向旋转来减少机械松动和磨损的发生,活动平台类型假体即基于上述的设计理念。

事实上,活动平台假体并不是后于固定平台假体出现的崭新概念。早在1976年,Goodfellow和O'Connor就设计了允许半月板衬垫自由活动的Oxford双髁假体。但是由于其远期假体的高失败率,目前仅保留了Oxford单髁假体,仅应用于前后交叉韧带完整的内侧单间室病变的患者。现代的活动平台全膝表面置换假体设计多对聚乙烯衬垫的活动自由度进行部分限制,以避免假体部件脱位、不稳定和早期松动的发生。以Gemini MK-Ⅱ和PFC Sigma RP为代表,活动平台假体为部分限制衬垫平移运动的自由旋转设计。

与经典的固定平台假体相比,活动平台假体有其固有的优势和缺点。

(1) 活动平台假体的潜在优势如下:

1) 由于增加了假体关节面的形合度,传导到假体固定界面的不良应力将减小,因此可降低假体松动的机会。

2) 关节面的高形合度可以增加接触面,减少聚乙烯磨损的发生率。

3) 矢状面上关节面形合度的提高,可以在行走时更加稳定,可控制股骨髁的前向反常移动。

4) 在发生股骨髁lift-off的可能时,冠状面上的关节面高形合度可以避免应力集中。

5) 旋转平台假体可以补偿术中股骨-胫骨假体旋转对线不良。

6) 旋转平台假体还可以优化伸膝装置的居中排列,减少髌骨轨迹不良的发生率。

7) 后交叉韧带替代型活动平台假体还可以有效地增加轮轴装置的接触面积,减少聚乙烯立柱侧方的磨损。

(2) 活动平台假体特有的缺点:

1) 聚乙烯衬垫背侧磨损。活动平台由于允许衬垫和胫骨部件间的自由旋转或平移运动,所以增加了一个摩擦界面,有可能造成聚乙烯衬垫下方的磨损。已有取出的假体分析研究证实,活动平台假体在下关节面的磨损明显高于固定平台假体。

2) 界面骨溶解风险增加。有学者报告:活动平台假体聚乙烯磨损颗粒较小且均匀,可能会由此导致骨溶解发生率的上升。

3）对术后稳定性的担心。活动平台假体有关节不稳定、衬垫与胫骨部件失去结合而导致脱位的风险。

在临床证据方面，2015 年 Cochrane 数据库中更新了 2004 年关于活动平台和固定平台假体对比的系统评价，共纳入 19 项 RCT 和 1641 例病例。结果如下：在膝关节疼痛方面，二者没有显著性差异；在临床和功能评分方面，无论是采用 KSS 评分还是其他评分方法，两组病例没有显著性差异；使用 SF-12 调查表进行的生活质量评分方面，两组无显著性差异；同样在翻修手术、死亡率、再手术率以及严重并发症方面，二者均无显著性差异。所以根据现有的临床证据，还不能得出任何肯定性结论。英国的一项纳入 2352 例膝关节置换的多中心 RCT 试验结果表明，活动平台假体并无任何优势。另外还有多项研究显示，活动平台假体在优化膝关节运动学、增加屈曲活动范围、假体生存率以及在年轻患者中的应用等方面与固定平台相比均无明显优势。

4. 关于其他较新的假体设计的评价

（1）运动引导的假体设计：所谓运动引导设计即希望通过假体的特殊设计达到预期的膝关节运动轨迹。事实上，PS 型假体就是一种运动引导设计，因为其在轮轴装置接触后会导致股骨部件的强制后滚运动。目前运动引导设计主要包括两方面内容：一种是从伸直到屈曲 90°时，股骨髁的矢状面采用单曲率半径设计，而不是原来的 J 形设计；另一种即在膝关节屈曲时保持内侧髁旋转运动而增加外侧髁的后滚，以模拟正常膝关节屈曲-旋转偶联运动。

原有的股骨髁 J 形曲率设计是为了达到更易屈曲的目的，但是这种设计会导致随着膝关节屈曲角度的增加，假体接触面的减小，随之可能带来聚乙烯磨损的增加；除此之外，随着屈曲角度的增加，股骨髁曲率半径逐渐减少，会导致侧副韧带松弛，随之而来的是屈曲中期不稳定。鉴于上述原因，一些假体（如 Stryker 公司的 Triathlon 假体和 Scorpio 假体）开始采用屈伸 90°~100°范围的单曲率设计，并在高屈曲度时再减小曲率半径以改善假体在高屈曲时的表现。中度屈曲之前的单一曲率设计除了能改善屈曲中期不稳定以外还有一潜在的好处，即增加屈曲时伸膝装置的力臂，有利于减轻髌股关节的压力和减少膝前痛的发生。

另一种运动引导设计是为了模拟正常膝关节的运动学表现，以 Wright 公司的 Advance Medial Pivot Knee 假体为代表。其主要特点是内髁单一曲率半径设计，通过内外侧关节面限制性的不同，引导内侧股骨髁在屈曲时原地旋转，而外侧股骨髁行旋转和后滚运动，以期望达到接近正常的屈曲-旋转偶联运动。

需要说明的是，由于除了 PS 假体的轮轴装置外，其他的采用运动引导设计的假体还缺乏足够的临床证据。所以对于初次膝关节置换手术的患者，我们不常规推荐运动引导型假体。

（2）关于高屈曲设计的评价：传统的膝关节表面置换假体虽然在术后随访中表现优异，但是随着寻求膝关节置换患者的期望值的升高，尤其在亚洲国家，由于当地生活习惯和宗教信仰的原因，患者期望在全膝关节置换手术后能够达到 140°甚至更高的屈曲角度。于是，高屈曲假体的设计应运而生。高屈曲假体一般具有如下设计特点：

1）股骨后髁的加厚和关节面延长设计，以避免高屈曲状态下假体部件接触部位的应力集中。但随之而来的是，采用了这种假体将不得不在术中增加股骨后髁的截骨量。

2）聚乙烯衬垫前侧中央的斜坡设计，这是为了避免高屈曲状态下对髌韧带产生可能的撞击。

3）PS 型假体轮轴装置的改进，以避免高屈曲度下轮轴装置的脱位以及 post 前侧可能与髌骨的撞击。

高屈曲度设计假体在多个假体生产商均有提供。但是截止到目前，其临床研究结果仍然存在争议，因此我们也不常规推荐对于国人使用高屈曲度设计的假体。

（3）关于性别差异设计的评价：由于解剖形态学研究证实膝关节表面形态存在性别差异，所以出现了性别差异型假体的设计概念。当前性别差异假体的设计主要在股骨侧，主要设计特点为缩小股骨远端内外径/前后径的比值，以适应女性患者股骨远端解剖形态特点。除此之外，在股骨部件前翼以及滑车沟的对线、厚度等方面也有所调整。代表性的性别假体为 Zimmer 公司的 Gender Solution 系列假体。然而目前性别差异假体的使用还存在争议，临床研究结果也不足以证实其优于传统假体。所以我们对于初次膝关节置换的患者，不常规推荐性别差异假体。

5. 关于高限制性假体、组配式垫块与延长柄在初次置换中的应用　为了解决在膝关节置换术中可能遇到的各种复杂情况(如副韧带损伤、骨缺损等),目前多数膝关节假体制造商均提供了可以任意组配的整套的膝关节假体解决方案(即"假体家族"),这一整套的假体被称为是"组配式膝关节假体",包含不同限制型假体以及组配件。包括 Depuy 公司的 PFC Sigma TC3、Smith + Nephew 公司的 Legion,Zimmer 公司的 LCCK 等都是这种假体家族。高限制性假体、组配式垫块与延长柄多应用于翻修手术,在合并严重骨缺损、韧带功能不全的初次置换患者也需要使用高限制性假体或相关组配件,具体的应用原则与翻修手术相同,请参阅膝关节翻修手术章节。

当需要选择能够提供更高稳定性的高限制型假体的时候,应该配合使用髓内延长柄,以分散传导至假体-骨界面的不良应力。

6. 关于髌骨置换的评价 在人工膝关节置换术中是否需要同时置换髌骨,是一个学术界一直在争论的问题。我们认为,究竟是否需要置换髌骨,主要取决于术者所选择的假体来决定。对于一些滑车沟偏狭窄和沟槽锐利且直的假体,选择置换髌骨会有效规避髌骨应力增加和髌骨跳跃而导致的髌前疼痛。然而目前市售的绝大多数假体,都对股骨部件的前翼和滑车沟做了优化设计,可以更好地适应自然状态下的髌骨,我们也将之称为"髌骨友好型"假体。因此,现今选择置换髌骨的医生越来越少。加之在过去的 10 年中,虽然有研究提示髌骨置换可能会减少由于髌股关节并发症所导致的翻修手术,但是还没有得到高质量临床试验的证实。因此我们不推荐对于初次人工膝关节置换常规置换髌骨。尤其是对于临床上常见的以下几种情形,我们不推荐做髌骨置换:

(1) 髌骨形态正常(Ⅰ或Ⅱ型髌骨)、关节软骨完整。

(2) 经过髌骨成形后,髌骨可以恢复到Ⅰ或Ⅱ形状态者。

(3) 病态肥胖的患者。已有研究证实,肥胖患者行髌骨置换术后出现疼痛和其他髌股关节并发症的几率增加。

(4) 髌骨太小、太薄(<18mm)或髌骨骨质严重侵蚀者。

(5) 活动量较大的年轻患者。因为理论上发生假体松动和磨损的几率增加,也不推荐髌骨置换。

(曲铁兵)

三、单髁膝关节置换术

【适应证与禁忌证】 对于仅有单髁病变的骨关节炎患者来说,选择单髁置换术(UKA)比胫骨近端高位截骨(HTO)和全膝置换术(TKA)更好。其成功率高于 HTO,而且并发症少。双侧病变时,可在同一麻醉下同时进行双侧手术。术后完全康复的时间平均约为 3 个月。与 TKA 相比,UKA 优点是保留了交叉韧带、对侧髁骨质以及髌股关节的完整,而患者的本体感觉及术后的步态也更加接近正常。理论上,UKA 失败后的翻修手术要比 TKA 失败后的翻修手术更容易。

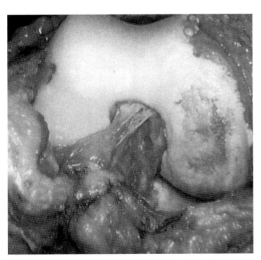

图 15-3-1 股骨内侧髁软骨下骨裸露

在决定采用 HTO 还是关节置换术时,需要考虑的因素包括年龄、体重、职业、膝关节活动范围(ROM)、畸形以及是否存在半脱位等。对于年轻、体重大、活动量大而关节活动度好的患者,通常选择 HTO;而对年龄大、体重较轻或中年妇女则更适宜 UKA。一般而言,HTO 更适合男性,因为过度矫正时可能会引起难以接受的外观改变。对于存在严重畸形或严重半脱位的患者,最好选择 TKA,以便更好地恢复下肢对线和膝关节平衡。

一旦决定采用关节置换术时,需要根据术中情况选择 UKA 或是 TKA。仔细检查膝关节,一般受累的髁会出现骨质硬化,而对侧髁的关节面应当完整,没有软骨软化灶,更不应当有裸露的软骨下骨质(图 15-3-1)。膝内翻畸形加重时,会出现早期的半脱位,在股骨外侧髁的内缘会出现继发改变,包括软骨局部受损以及骨赘形成等。小的病灶行清理后,可进行单髁置换;较大的病灶表明胫骨外侧半脱位严重,通常伴有前交叉韧带受损。

髌股关节的受累机会和程度常比对侧髁多而严重,但通常不影响单髁置换。髌骨的病灶比股骨滑车病灶更容易接受。但是,大多数学者把髌骨出现软骨下骨质硬化作为单髁置换的禁忌证。

另一个要注意的问题是滑膜的受累情况。长期随访结果表明下列病变行单髁置换时,常会因对侧髁室病变加重而导致手术失败,如炎症性关节炎、痛风、假性痛风等。因此,对这些类型的关节炎不应当采用单髁置换术。关节渗出严重的病例常提示炎症病变的存在,其对侧髁室较易受损。

屈曲受限不是单髁置换的禁忌证,但被动伸直受限,而且手术不能完全纠正时,则不宜行单髁置换术。

外侧髁室受累的膝外翻畸形合并内侧副韧带松弛时不宜行单髁置换。韧带松弛超过2mm,在被动矫正畸形时会被进一步拉长,因而容易导致关节后期失败。

决定是否行单髁置换需要考虑的最后一个问题是术中对下肢力线、关节稳定性以及假体对合情况的评估。如果术中不能获得满意的下肢对线、关节不稳定或者假体对合不满意,则不宜行单髁置换术。

单髁置换手术时,如果不满足上述标准,则应放弃单髁手术。

【术前计划】　拍摄标准的膝关节前后位和侧位以及双下肢全长相,这对于术前计划非常重要。如果X线显示胫骨向外侧半脱位,则单髁置换难以获得膝关节的稳定性(图15-3-2);下肢力线异常超过15°时(应力位拍片是有效方法,必须能被动矫正到中立位),不宜行单髁置换。下面以内翻膝为例说明如何在X线片上进行术前计划。

在外侧髁关节线远侧10mm处垂直于胫骨长轴画一条胫骨截骨线(图15-3-3),这与双髁置换时胫骨截骨线相近,后者的胫骨假体厚度通常为10mm。膝关节内翻时,这条线可与内侧皮质相交,这提示胫骨内侧截骨最少要0～2mm,后者与胫骨边缘测量结果相同。术中可参照术前计划进行合理截骨。

【操作步骤】　不管是内髁或外髁置换均可通过前内侧切口进行暴露,外翻膝可采用外侧入路,内翻膝可通过股直肌下或股四头肌肌间入路。内侧髁置换手术要注意保留中线外侧的冠状韧带以及外侧半月板前角;同样,外侧髁手术要保留内侧冠状韧带和外侧半月板前角。

外翻髌骨、屈曲膝关节,彻底检查以证实单髁置换是否适宜。完整的韧带表面通常表示仅存在单髁病变。前交叉韧带应当完整。对侧髁大体上应当正常,或没有明显的软骨软化表现。内翻膝可能会存

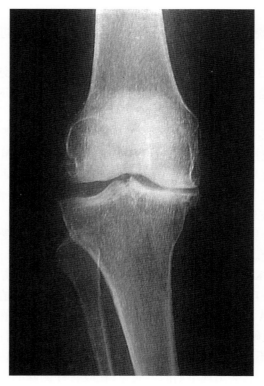

图 15-3-2　X 线示胫骨向外侧移位

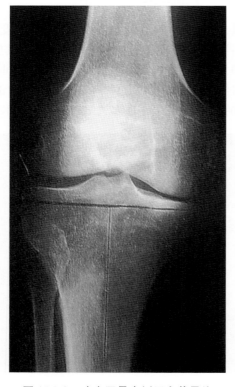

图 15-3-3　确定胫骨内侧平台截骨线

在胫骨向外侧半脱位的早期征象,这通常是股骨外侧髁的内侧部分软骨面受损的表现,常伴有髁间骨赘形成。如果软骨面损害范围不大(不超过2~3mm),可连同骨赘一同清理后进行单髁置换;如果损害范围大而深,外侧半脱位严重,则不适宜行单髁置换。

只要手术侧的股骨滑车面及其对应的髌骨关节面没有较大的骨质硬化灶,一般的髌骨软化表现是可以接受的。内翻膝的髌骨内侧的小关节面周缘会有轻度磨损,或伴有周缘的骨赘形成,同髁间的磨损一样,也可在手术时进行清理。

对于滑膜病变应当排除全身疾病,否则,就不能进行单髁置换术。

最后,术中安装试模后,如果下肢对线、膝关节稳定性或者假体对合不够满意,则应当放弃单髁置换,改行双髁置换。上述各种原因导致最终放弃单髁置换的几率可高达50%。

膝关节暴露并彻底检查后,术者可将一湿巾缝至关节囊上以保持软组织湿润,另将一湿巾覆盖对侧髁和髌骨以保护软骨并防止截骨时的碎屑进入。清理髁间的受损软骨面以及增生骨赘,股骨与胫骨周边的骨赘也一并清理以缓解对内侧副韧带和内侧关节囊的膨隆效应,与纠正膝内翻进行的内侧松解一样,后者也可起到松解的作用。

1. 股骨截骨　大多数单髁假体的设计要求股骨远端的截骨量很少或不截骨,以使股骨假体能固定于坚硬的软骨下骨上,从而防止假体下沉或松动;不需要股骨远端截骨的单髁假体通常需要增加胫骨近端的截骨量以便容纳合适厚度的胫骨假体。最恰当的办法是股骨远端截骨4mm,为将来可能需要的翻修手术预留4~6mm的截骨量。而且,股骨远端截骨4mm,代之以6mm的金属假体(假定软骨厚度为2mm),可很好地保持股骨关节线高度。

股骨假体大小需根据"潮标"(股骨远端髁裸露的骨质与正常的滑车软骨面的交接)与股骨后髁之间的距离来确定(图15-3-4)。股骨假体要求恢复膝关节的前后径,因此其前侧缘的位置应保证膝关节在完全伸直时金属-塑料的良好接触。

髓内定位系统是保证股骨远端正确截骨最精确的方法。当然,许多器械也有相应的髓外定位系统。髓腔入点位于后交叉韧带止点前侧几毫米处(图15-3-5),缓慢插入髓内定位杆至股骨峡部。股骨远端外翻截骨角度的选择通常是外翻膝为7°,内翻膝设定5°(图15-3-6)。截骨角度选择的原则是宁肯矫正不足,不可矫正过度,以使假体能多分担一些负荷,从而减少非置换侧的磨损。安装股骨远端截骨模具并设定4mm的截骨量(图15-3-7),固定好截骨模块后即可进行截骨。

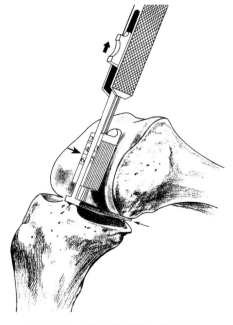

图15-3-4　测定股骨髁大小(单髁)

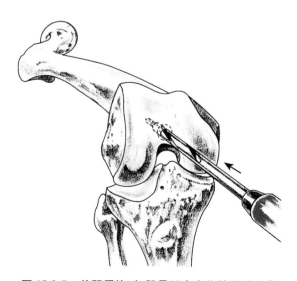

图15-3-5　单髁置换时,股骨髓内定位的髓腔入点

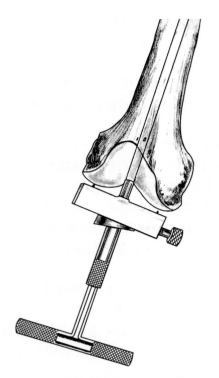

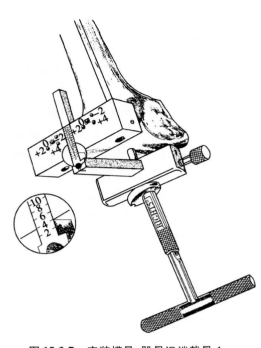

图 15-3-6　单髁置换股骨远端外翻截骨(5°)　　　　**图 15-3-7　安装模具,股骨远端截骨 4mm**

2. 胫骨截骨　胫骨截骨的高度和角度与股骨截骨相关。为保证胫骨不过度截骨,可在术前 AP 位 X 线片上估计截骨线位置,截骨线应在正常侧关节线下 8 ~ 10mm 处,并与胫骨长轴垂直。对于胫骨截骨为了获得良好的支撑防止塌陷,可采用(miminum tibia bone cut MBC)理念,通常的计算公式为:假体的最小厚度-下肢力线畸形角度=MBC。这通常也是双髁置换时截骨线的位置,选择这样的截骨线有利于术中或以后向双髁置换转化。内髁边缘的去除量可根据内侧髁关节线相对于胫骨长轴的倾斜度确定,一般在内侧髁边缘内侧 0 ~ 3mm(图 15-3-8)。屈曲膝关节 90°,安装胫骨截骨模具,设定 0° ~ 3° 后倾,调整截骨模具使之轻微内翻或外翻并与已确定的胫骨假体的长轴垂直(图 15-3-9)。胫骨截骨的内

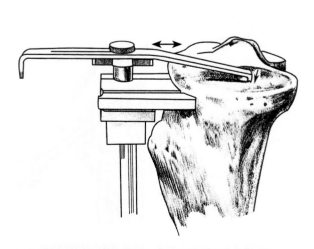

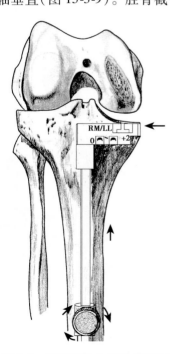

图 15-3-8　单髁置换,胫骨平台截骨平面定位　　　　**图 15-3-9　安装胫骨内侧平台截骨模块**

外侧方向的参考位置是：位于内侧髁间棘的内侧斜坡上但不要超过，并与平台磨损的软骨-骨面的位置相对应（图15-3-10）。胫骨假体旋转位置可在安装试模测试时进行调整。

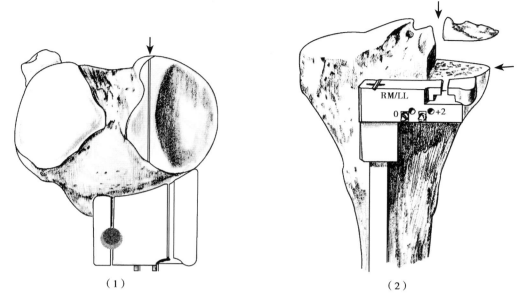

（1）　　　　　　　　　　　　　　　　　　（2）

图 15-3-10　胫骨截骨平台
（1）胫骨内侧平台截骨；（2）截除内侧平台

3. 屈伸间隙的评估　将膝关节伸直并轻度外翻，即可测试伸直间隙（图15-3-11），要容纳6mm厚的股骨假体和8mm厚的胫骨假体，伸直间隙至少应为14mm，如果小于14mm，可增加股骨远端或胫骨近端的截骨量，但要注意保持关节线高度。

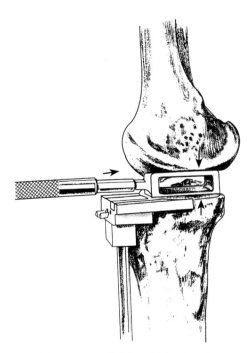

图 15-3-11　伸直位测定伸膝间隙

最终的韧带平衡需要使屈曲间隙等于或稍大于伸直间隙。单髁置换时，应避免屈曲过紧，而屈曲稍松弛是可以接受的，因为交叉韧带和对侧髁是完整的。因此，在确定股骨假体的大小及其最终的前后位置前，需要先将膝关节屈曲90°确定屈曲间隙。将一比伸直间隙薄6mm的测试模块插入胫骨截骨面与未截骨的股骨后髁之间（图15-3-12），如果按照解剖位置进行股骨后髁截骨并测试股骨假体的大小，那么测试模块插入上述间隙的容易程度就反映了屈曲紧张度。如果屈曲间隙过小，可适当增加股骨后髁的截骨量，此时股骨假体将前移与截骨量相同的距离，这样可选择性地增加屈曲间隙。一般情况下，不需要减小事先已确定的股骨假体型号。

屈伸间隙平衡后，即可进行股骨后髁以及斜面截骨（图15-3-13）。股骨截骨完成后，用同一个测试模块测试屈伸间隙应能够获得同样的稳定性。

4. 胫骨假体大小测量以及试模的安装　合适的胫骨假体应能够最大限度地覆盖胫骨截骨面。将一大小和厚度合适的胫骨假体试模和股骨假体试模分别安装于相应截骨端。最大限度地屈伸膝关节使髌骨能通过滑车并测试假体的稳定性和对合情况。膝关节完全伸直时，假体应当有良好的旋转以及内外侧对合，必要时，可在内侧髁间棘上适当垂直截骨。如果存在矫正过度或怀疑存在髌股关节半脱位，而且难以通过进一步截骨或

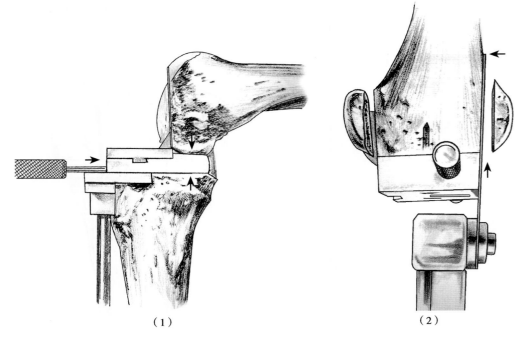

（1）　　　　　　　　　　　　　　　　（2）

图 15-3-12　屈膝 90°测定屈膝间隙（1）及并行术后髁切骨（2）

更换假体矫正时,可术中拍片以明确原因。如果对力线、韧带平衡以及假体的对合情况不满意,则应放弃单髁置换,改行双髁置换。

5. 骨水泥固定假体　冲洗截骨面并拭干,调和骨水泥。先固定胫骨假体,注意平台后侧的骨水泥不要过多,以免骨水泥向后方溢出后去除困难。股骨后髁不要涂抹骨水泥,而应涂抹在股骨假体的骨水泥槽内,以免假体安装后残余骨水泥去除困难。假体安装后,清理边缘溢出的骨水泥,伸直膝关节以便在骨水泥凝固时保持一定压力。骨水泥凝固后,可活动膝关节观察假体的吻合情况,尤其注意髁间棘处是否存在假体撞击。观察髌骨的活动情况,髌骨与股骨假体的边缘不应有撞击。检查并去除残余的骨水泥碎屑。

放松止血带,彻底止血,常规放置引流并关闭切口。术后即可开始 CPM 锻炼。

目前大量的研究表明,UKA 固定平台和活动平台在长期随访中没有本质的区别,但是活动平台不能用于外侧间室的置换。

【术后处理】　如果病情允许,手术当天晚上即可开始持续CPM 锻炼。常规给予抗生素和抗凝剂。观察伤口引流量。双侧手术者可一侧使用 CPM,另一侧暂时制动,每隔 12 小时交替。

术后第一天,一般可拔除引流。CPM 每隔数小时间断使用,其间患者开始股四头肌锻炼,晚上可用一支具将患膝固定于伸直位。酌情使用镇痛药。

术后第二天,更换伤口敷料;拔除尿管。患者开始在辅助下进行主动锻炼,仍可继续使用 CPM,并增加关节活动范围。

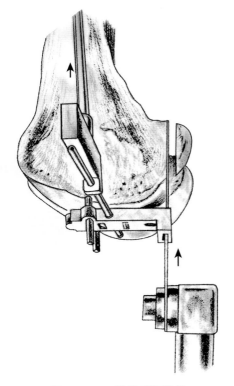

图 15-3-13　股骨后髁截骨

术后第三天,拍摄膝关节正侧位 X 线片。患者可扶助行器行走,并逐渐过渡到扶双拐行走。教会患者如何进行日常活动练习。

术后 4～6 周患者第一次随访,此时,患者可在家里自由行走,但户外活动时最好扶手杖。之后的随访时间为术后第 3、6、12 个月以及每隔 1 年。随访内容包括正侧位 X 线片评价骨-骨水泥界面,以及膝关节功能评分。

【并发症】

1. 早期并发症　单髁置换术后第一年内很少出现并发症。主要可能出现的并发症包括:

(1) 疼痛缓解不明显,发生率为 1% ~2%。

(2) 深静脉血栓形成,静脉超声的检出率为 1% ~5%;但临床肺栓塞的发生率不到 0.5%。

(3) 早期感染的发生率为 0.1% ~0.3%。

(4) 鹅足滑囊炎,这是单髁置换术后最常见的有明显临床表现的并发症,其发生率在早期的病例中约为 10%,但最近报道的发生率明显下降。患者主要表现为膝关节线下内侧疼痛、肿胀、压痛明显。疼痛呈烧灼样,休息和负重时均可出现。口服消炎镇痛药或局部封闭通常可缓解,适当休息也可逐渐缓解。

2. 晚期并发症　单髁置换术后前 10 年内由于各种并发症而需行翻修手术的发生率平均每年约为 1%。第二个 10 年内,对于早期设计的假体和手术技术而言,晚期并发症的发生率明显上升。翻修常见的原因包括假体的松动或下沉、对侧髁的继发退变、聚乙烯磨损以及继发于其他部位的关节感染等。这些并发症的发生率(感染除外)因患者选择、手术技术以及假体选择的不同而异。例如,假体松动和下沉常发生于体重大、活动多而畸形矫正不够和假体型号偏小的患者。对侧髁继发退变常发生于体重大、活动多但畸形矫枉过正或患未能明确诊断的炎症性疾病(如软骨钙化症或风湿病等)的患者。聚乙烯磨损最常见于带有金属底座但聚乙烯厚度不足 6mm 以及假体对合不佳的患者。

四、初次全膝关节置换术

【适应证和禁忌证】　全膝关节置换术(TKA)的适应证是由于类风湿关节炎(RA)、骨关节炎(OA)或其他类型的关节炎导致的膝关节疼痛、畸形和活动受限并严重影响生活的病例。但只有在正规保守治疗(包括理疗、药物治疗以及改变日常生活方式)无效时,才可考虑手术。另外,膝关节疼痛和畸形应同时存在。如果仅有疼痛,应考虑其他可能的原因和治疗方法。单独的结构性畸形也不应当作为手术指征,因为只有畸形而没有严重的疼痛或对生活无较大妨碍的情况,可见于许多种情况,尤其是老年患者。患者的期望也应考虑,因为无论多么成功的 TKA 也不会具有正常膝关节那样的功能和感觉;对较年轻的患者,应告诫他们不要过度使用膝关节以及不要进行不适当的活动,以免损害膝关节。对老年患者,应让他们认识到膝关节置换可能不会明显改善全身的功能情况。

如果膝关节仅存在单个髁室的病变,应考虑其他的手术方式,胫骨高位截骨或单髁置换术可获得良好的效果,而且骨量的丢失和致残率要比 TKA 低。对于只有单髁病变而活动量又大的年轻患者,这些手术方式尤其合适。

对于双膝关节病变的病例,TKA 可一期或分期进行。对于年轻且一般情况较好的患者,可一期进行置换,因为这些患者不仅脂肪栓塞综合征的发生率较低,而且同时进行双膝关节的康复也较容易。而对于老年患者,一般应分期进行手术,同时应严密观察患者,以防发生脂肪栓塞综合征或大量的体液丢失,这在一期双膝置换的患者较常见。

TKA 的绝对禁忌证较少,包括活动性或潜在的感染;屈肌功能障碍,无症状的膝关节僵直。相对禁忌证包括夏柯关节,皮肤条件差,有过高的生理或职业要求,一般情况差,严重骨质疏松或过度肥胖等。

【术前准备】　在确认患者是否具备 TKA 的适应证时首先需要详细地询问病史和认真地体格检查,这听起来简单,但仍是最有效的方法。适应证确立后,就需要考虑手术的具体细节。

站立前后位 X 线片通常是评估膝关节病变的最重要的术前检查,但侧位和髌骨轴位片也很重要。一些医生把下肢全长相作为常规,但另一些学者则持不同意见。如果患者有髋或下肢的外伤或手术史,则应拍摄相应部位的 X 线片以排除没有发现的病变。通过站立前后位 X 线片可了解病变膝关节是否存在严重的骨质缺损以及手术中是否需要植骨或进行其他处理。以胫骨平台相对正常侧为标准,画一条垂直于胫骨长轴的水平截骨线(图 15-3-14)。一般而言,如果骨质缺损高度相对于正常胫骨平台不

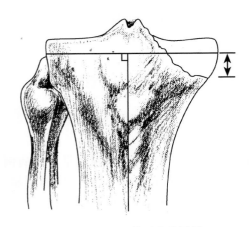

图 15-3-14　胫骨平台截骨线

超过 15mm，通常不需要特殊处理。通过站立位 X 线片还可了解膝关节是否存在半脱位或韧带松弛及其程度，另外，还可了解术中需要去除的骨赘的大小和位置。

侧位和髌骨轴位 X 线片对术前准备也很重要。通过髌骨轴位可了解髌骨的厚度以及存在的病变，膝外翻时髌骨通常变薄并可能有腐蚀改变。侧位片对于评估是否存在由于截骨手术或关节镜手术等原因造成的低位髌骨非常重要，更重要的是了解膝关节后髁是否存在较大的骨赘，以便术中去除。

术前检查应了解皮肤的情况以及以往的瘢痕的部位。牛皮癣不是手术禁忌证，但术前应改善皮肤情况。既往的手术切口和瘢痕非常重要，在计划手术切口时应尽可能利用原切口，一般而言，应选择最长的瘢痕，必要时将其延长。应尽可能避免平行瘢痕切口。

【麻醉】　一般采用连续硬膜外麻醉，近年来随着麻醉学科的进步，也可采用区域神经阻滞麻醉。

【体位】　一般采用平卧位。

【操作步骤】　大腿最近端绑止血带，细心准备、消毒。膝前正中皮肤切口，起自髌骨上极近侧约 5cm，止于髌骨下极远端约 3cm，切开皮肤、皮下和深筋膜，辨认股四头肌腱，沿其内侧缘并顺着纤维方向，离开肌纤维约 1cm，切开关节囊，向远端沿髌骨和髌韧带内侧缘切开，暴露关节后，沿胫骨干骺端近侧分离软组织袖，有些学者喜欢通过鹅足滑囊内而不沿骨膜下进行分离。一般应分离至后内侧角。分离内侧软组织袖时应小心以保持其完整性。通过髌后脂肪垫下滑囊切开外侧关节囊，外翻髌骨，屈曲膝关节，检查软组织紧张度，尤其是髌韧带附着处是否存在较大张力，必要时延长切口。在外侧半月板外侧缘置一把 Homan 拉钩，切开髌股韧带，去除部分髌下脂肪垫有助于暴露，并可避免术后撞击。同时切除外侧半月板，辨认位于胫骨后内侧角、外侧半月板外侧缘的血管并电凝，切断前交叉韧带以及半月板后角，外旋并前抽屉将膝关节半脱位，此时可充分暴露胫骨平台和股骨髁。

TKA 手术包括 5 个截骨步骤。不管采用骨水泥固定还是非骨水泥固定，这 5 个步骤是相同的（图 15-3-15（1）~（6））。而且，不管采用后交叉韧带保留型还是后交叉韧带替代型假体，TKA 的基本步骤也是相同的，所不同的只是后交叉韧带替代型假体需要进行髁间截骨。在进行这些基本的截骨操作时不必考虑骨质的缺损量、韧带的不平衡以及关节边缘的骨赘。对于常规的 TKA，可使用"可测量的截骨技术"，即截骨并去除骨赘后，评估韧带的平衡情况并根据需要决定进一步的处理。一般而言，在去除骨赘并进行了正确的截骨之后，不必再进行特殊的软组织松解。但是，如果存在严重畸形，或者存在严重的韧带不平衡时，应特殊对待（详见本章第二节相关部分）。

TKA 的 5 个基本截骨步骤包括：①胫骨近端的水平截骨；②股骨远端呈 4°~6° 的外翻截骨；③根据假体的合适尺寸进行股骨前后髁截骨；④股骨远端的前后斜面截骨，以适应假体内面的形状；⑤髌骨截骨。

对于后交叉韧带替带型假体，需进行行髁间截骨并去除后交叉韧带。

股骨与胫骨的截骨相互独立，因此两者之一均可先行截骨。如果膝关节比较松弛而且畸形轻微，前抽屉容易，则可先行胫骨截骨，此时可参考胫骨的截骨面确定股骨假体的外旋度。如果膝关节紧张或膝关节后侧存在较大骨赘，难以获得胫骨平台的充分暴露时，先行股骨截骨可使部分软组织获得松解，因而可更好地暴露胫骨平台。

1. 胫骨近端截骨　尽管髓外定位系统可获得较满意的效果，但髓内定位系统操作更容易、结果可重复性高。髓内定位系统的关键之一是准确选择髓腔入点，其确定方法为一条通过胫骨长轴的假想直线与胫骨平台的交点（图 15-3-16）。入点通常在前交叉韧带止点的外侧缘。将钻头置于此点，确认方向正确后，即可钻孔开髓。接着，去除一些脂肪和骨髓组织以便减少发生脂肪栓塞的危险。开髓口应比髓内定位杆的尺寸略大，以利于髓腔引流。髓腔定位杆的插入应当很容易，否则应检查入点是否正确。髓

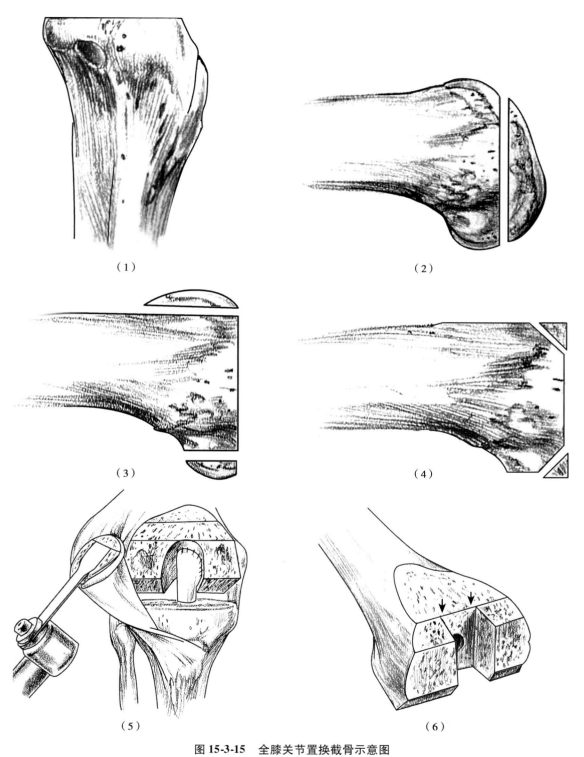

（1）　　　　　　　　　　　　　　　　（2）

（3）　　　　　　　　　　　　　　　　（4）

（5）　　　　　　　　　　　　　　　　（6）

图 15-3-15　全膝关节置换截骨示意图
（1）胫骨近端截骨；（2）股骨远端截骨；（3）股骨远端前后面截骨；（4）股骨髁前后斜面截骨；
（5）髌骨关节面截骨；（6）股骨髁间截骨

腔定位杆插至合适位置时,即可固定截骨模块,后者应与胫骨长轴垂直并位于髌韧带下方。此时,取出定位杆,但保留截骨模块。胫骨截骨的厚度应与胫骨假体的厚度相等。一般情况下,对于大多数患者,胫骨垫片的厚度可选择10mm,因此,截骨的位置约在正常胫骨平台下10mm(图15-3-17),这可通过标尺粗略测出,由于胫骨平台自身的马鞍形状以及可能存在的畸形,因此非常精确的截骨厚度通常难以做到,但一般可作出可靠的估计。存在骨质缺损时,一般不应为了消除缺损而任意加大截骨的厚度,残余的缺损应作相应处理。如果残留的缺损仅有1~2mm厚时,可增加截骨厚度以消除缺损;但对较大的缺损,应先按10mm厚度截骨,然后根据残留缺损情况决定进一步处理方法。

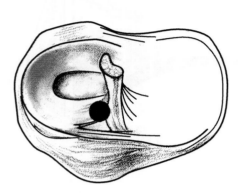

图 15-3-16 胫骨髓内定位髓腔入点

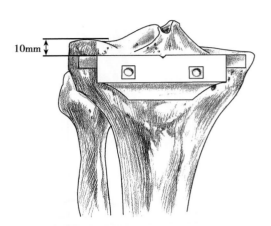

图 15-3-17 安置胫骨平台截骨模块

截骨通常采用动力摆锯完成,内侧副韧带下置一Z形拉钩,外侧副韧带下置一弯的Homan拉钩,摆锯由前向后,当剩下最后几毫米时停住,以宽骨刀翘起将其折断。再置一拉钩将胫骨平台推向前,去除剩余的外侧半月板后角等残余的软组织以及关节边缘的骨赘等,需要保留后交叉韧带时应注意保留其完整性。接着,可进行下一步的截骨。

当然进行胫骨近端截骨时,也可采用髓外定位法,其截骨定位参照点通常以踝关节中央及胫骨结节为标志,固定截骨定位模块后,截骨方法同上。

2. 股骨远端截骨 股骨截骨一般选用髓内定位系统,也可选用髓外定位,但不如髓内定位准确。髓腔入点位于股骨髁间切迹中点、后交叉韧带止点前缘约10mm处。将手指放在股骨干前方有助于估计钻孔的方向。安装髓内导向器并固定于外翻4°~6°。一般情况下,对于内翻或中立位膝关节,可选择5°外翻截骨(图15-3-18)。将股骨远端截骨模块固定于股骨前表面,去除髓内导向器。以外侧髁为基准,远端截骨的厚度应等于假体的厚度,通常为8~12mm,一般而言,截骨水平位于髁间切迹最低点,与髓内入孔处平齐时即可获得合适的截骨厚度(图15-3-19),截骨合适时,截骨面一般呈8字形。两个卵圆形截骨面表明截骨偏远端;完全连续的截骨面表明截骨偏近端。后两者均可导致屈伸间隙不平衡。截骨模块的作用是保证截骨时锯的方向正确,但在骨质硬化时应注意锯容易偏离正确方向(图15-3-20),因为骨质硬化时锯片有折弯而偏离硬化骨面的趋势,并因此会导致对线不良。这一点对于保证精确截骨非常重要。

3. 股骨前后髁截骨 股骨前后髁截骨对于保证假体良好的功能非常重要,因为它们决定了假体的型号和旋转度。股骨前髁的截骨应当与股骨前侧皮质平齐(图15-3-21),前髁截骨面过高会增加髌骨支持带张力、阻碍膝关节屈曲或导致髌骨半脱位;截骨面过低会引起股骨前侧假

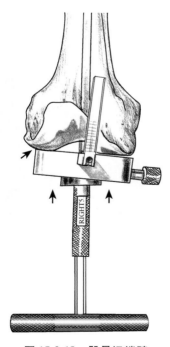

图 15-3-18 股骨远端髓内定位,外翻5°

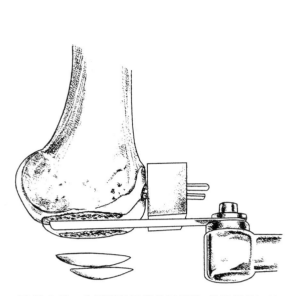

图 15-3-19　安置股骨远端截骨模块,截除股骨远端

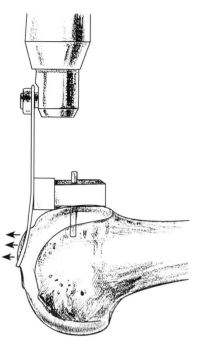

图 15-3-20　骨质硬化时,截骨时锯片可能翘起,造成截骨量不够

体切割,造成局部应力增加导致骨折的发生。股骨后髁截骨应使用股骨假体旋转导向器,要准确设定旋转度,避免假体内旋放置,后者可导致髌骨位置偏外并增加脱位的危险。

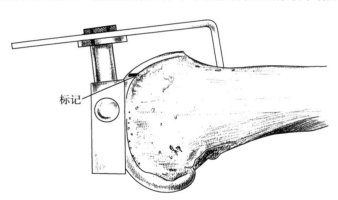

标记

图 15-3-21　确定股骨远端前面截骨平面,股骨髁前面截骨时应与股骨干前缘皮质平齐

对股骨假体旋转及其对髌骨轨迹影响的重要性的认识大大改善了 TKA 的效果,并降低了髌骨的并发症。目前有 4 种评价股骨假体外旋的方法,但每一种都存在一定的局限性,因此熟悉所有的方法非常重要。这 4 种方法为:①3°外旋测定法;②张力下获得四方形屈曲间隙技术;③经股骨内外髁上连线;④垂直于滑车切迹线的 Whiteside 线(图 15-3-22)。以股骨内外髁上连线为参照,正常膝关节股骨后内髁要低于后外髁,因此,股骨后髁截骨时后内髁的截骨量要多于外髁。但由于股骨内、外

后髁的大小可能存在变异,因此,每个髁的截骨量通常难于作出精确的测量。一般而言,后内髁截骨量可比后外髁多 2~3mm。因此,股骨前后髁截骨时,截骨导向器应设定在外旋 2°~3°位置,此时,内后髁的截骨量要多于外髁,当其中一髁存在异常时应进行相应调整,这在外髁存在异常改变时尤其重要,因为此时内后髁的截骨量可能会过大。

股骨远端截骨模块按预计的外旋角度固定后,张力下检查屈曲间隙。屈膝 90°时分离股骨和胫骨,如果屈曲间隙呈长方形(图 15-3-23),即可进行下一步的截骨;否则,检查股骨髁上连线。如果膝关节存在畸形或软组织受到过度牵拉或游离,则上述的外旋参考标准会出现不一致。因此,必须确定最佳的参考标准。所幸的是,这些情况不常出现,多数情况下,3°外旋测定法与张力下获得四方形屈曲间隙技术这两种方法的结果比较一致。

股骨远端截骨完成后即可确定股骨假体的大小。将一测量器置于股骨远端截骨面,测量并选择最佳的假体,与截骨后的股骨远端相匹配的假体即为最佳的假体,但这种情况并不总是出现,多数情况下

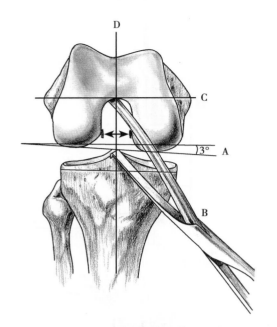

图 15-3-22　屈曲间隙平衡的 4 种方法

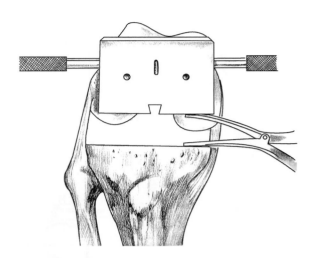

图 15-3-23　用椎板撑开钳检查屈曲间隙张力

假体型号与实际大小差别仅有 2～3mm，通常选择小号以避免髌骨轨道过高或屈膝过紧。

如果需要保留后交叉韧带，增加后髁截骨量会使后交叉韧带松弛；相反，后髁截骨量过少会使后交叉韧带过紧，需行进一步的平衡处理。但对于后交叉韧带替代型假体，则不存在此类问题。

在确定了股骨假体的型号以及股骨前侧皮质平面（即截骨平面）之后，固定相应的截骨模块，先固定一侧髁，然后确定其合适的外旋位置。当截骨模块与股骨前侧皮质截骨平面平齐，而且后髁截骨后的屈曲间隙呈长方形时，即为截骨模块的最佳位置和外旋度，此时，后外侧髁的截骨量约为 8mm。

截骨时用一 Z 形牵开器牵开内侧副韧带以避免损伤。

4. 股骨前后斜面截骨　要使股骨假体与远端匹配，这两个截骨是必需的步骤。安装截骨模块，其型号应与前后髁截骨模块相同。截骨的角度因不同类型的假体可能会有差别。

5. 髌骨截骨　翻转髌骨，去除其边缘的滑膜和脂肪组织以确定其边界，去除髌骨上极的滑膜和脂肪组织尤其重要，否则容易出现"弹响综合征"——即残余的滑膜增生卡在假体的髁间切迹。必须注意要使置换后髌骨的厚度接近于其自身厚度。大多数髌骨的厚度约为 25mm，一般常用的髌骨假体的厚度约为 10mm。因此，截骨后的髌骨厚度应保留 15mm。当然，后者会因髌骨的大小、形状以及厚度等不同而有差异。截骨前以及安装假体后可用一卡尺进行测量比较（图 15-3-24），髌骨过厚会使支持带紧张，增加外侧半脱位的危险；髌骨过薄则会增加其骨折的风险。技术娴熟者可用徒手髌骨截骨方法，它分两部进行：第一步截除中央嵴，然后调整髌骨厚度；第二步截骨面应与髌骨前面以及股四头肌腱止点处平行，同时应检查股四头肌肌腱止点与髌骨上极的关系，截骨面应在股四头肌肌腱止点上 1mm 并与之平行。修整髌骨边缘骨赘，钻孔，如果髌骨厚度允许，髌骨位置应略偏内放置。

6. 后交叉韧带——切除还是保留　上述截骨步骤完成时，后交叉韧带尚得以保留。如果需要保

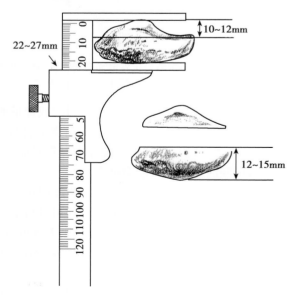

图 15-3-24　髌骨高度测量与截骨

留后交叉韧带,则可进一步清理股骨后髁以匹配假体并平衡后交叉韧带张力。一些学者发现,后交叉韧带替代型假体的术后膝关节活动度要优于后交叉韧带保留型假体,而且前者的临床效果的一致性较高。

7. 软组织清理与平衡　TKA 手术的最困难之处在于如何获得恰当的软组织平衡。这可在截骨完成后进行。第一步是去除骨赘,获得正常的解剖轮廓。截骨后骨赘很容易去除,正常的解剖轮廓可通过皮质骨边缘的滑膜边界确定。用一弧形骨凿很容易去除髌骨、胫骨以及股骨远端的骨赘,最困难的部位是股骨后髁,可用一椎板撑开器帮助暴露,但存在骨质疏松时应小心不要将松质骨压陷。将椎板撑开器撑开暴露股骨后髁,用骨凿修整小骨赘,以骨刀去除大骨赘,同时去除膝关节后方残余的半月板和增生滑膜。同样方法处理膝关节内侧,将椎板撑开器置于膝关节外侧间隙,暴露内侧,夹住内侧半月板前角拉向前,暴露内侧髁,修整内侧半月板内侧,保留其边缘以保留内侧副韧带。去除骨赘后,即可插入假体试模以确定软组织平衡。

8. 试模安装　在完成截骨并清理了膝关节周围的骨赘和软组织后,即可进行试模的安装测试。从理论上讲,股骨远端的截骨量应等于股骨远端假体的厚度,胫骨近端的截骨量应等于胫骨平台假体的厚度;而且理论上,不需要过多的平衡。股骨假体安置于股骨远端,不必使用任何螺栓等即应获得牢靠固定。在安装不保留后交叉韧带的股骨假体时,假体髁间部分的尺寸要足够,而且方向要垂直,以防止髁间劈裂。如果安装时阻力太大,应当增加假体髁部的尺寸同时插入胫骨假体。屈伸膝关节时胫骨平台应当稳定,既不要张开亦不能有超过几度的旋转。通过内外翻应力试验,可确定膝关节的稳定性以及垫片的合适厚度。如果术前存在严重的膝内翻,则膝关节外侧副韧带可能会有一定程度的拉长,此时,需要确定外侧副韧带是否过松。一般而言,只要下肢力线正常、内侧副韧带完整、膝关节活动轨迹满意并且伸直时没有明显不稳定,外侧副韧带可允许有几个毫米的松弛。

如果术前存在严重的膝外翻,而且内侧副韧带有一定拉长,则需要沿着外侧关节囊松解外侧紧张的软组织,并获得内侧副韧带的正常张力,因为内侧结构不允许有任何的松弛。严重膝内外翻畸形和韧带平衡的处理参见本章第六节。

检查胫骨假体的旋转度,如果胫骨假体内旋而且胫骨结节位于胫骨假体中部的外侧,则髌骨存在半脱位或脱位的趋势,因此必须保证胫骨假体外旋放置并使其中部正对髌韧带。一般情况下,应使胫骨金属托的中部对准胫骨结节的内 1/3(图 15-3-25)。胫骨假体的外旋不够的最常见的原因是膝关节的后外侧角暴露不充分,因为此时股骨髁会推挤胫骨假体,使其内旋。因此,充分的暴露,尤其是胫骨后外侧角的充分暴露对于保证胫骨假体足够的外旋非常重要。胫骨金属托安装合适后,依次插入中心钻和髓腔锉在胫骨假体中心开槽以便插入胫骨假体柄。

检查髌骨的稳定性时需要将膝关节屈曲并确认髌骨轨迹位于中央。如果股骨假体外旋合适,髌骨应位于髁间窝正中。另一方面,如果外侧支持带过紧,则髌骨会出现倾斜或脱位,此时需行外侧支持带松解。也可在膝关节过伸位,将髌骨拉向前,感觉外侧支持带的紧张度。外侧支持带松解可分次进行,首先,去除滑膜紧张增厚的部分,然后是外侧支持带的远端部分,必要时在向近端延长。

9. 假体的固定　假体的固定可通过压配方式(具有骨长入表面)或骨水泥固定。采用骨水泥固定时,首先要加压彻底冲洗骨面并拭干,调和骨水泥至面团样时,用手指用力将骨水泥涂在胫骨表面,安装固定胫骨金属托,修整溢出假体边缘的骨水泥。接着将胫骨推至股骨端下方并在股骨远端表面涂抹骨水泥,安装固定股骨假体并修整溢出假体边缘的骨水泥。插入胫骨假体临时垫片,分次伸直膝关节同时用刮勺和刀子去除假体周缘溢出的骨水泥,膝关节伸直时,股骨和胫骨端的骨水泥将受到很大的压力。在膝关节伸直时,涂抹髌骨表面骨水泥并以一夹子固定髌骨假体。仔细修整所有假体周缘多余的骨水泥后,安装真正的胫骨垫片。屈伸膝关节并检

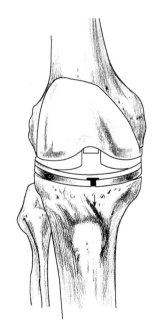

图 15-3-25　胫骨平台假体外旋定位,即平台假体中央对准胫骨结节内 1/3

查其稳定性和髌骨滑行轨道,准备关闭切口。

10. 关闭切口　彻底冲洗术野并确认没有骨或骨水泥碎屑残留后,关闭切口。用1号可吸收线或7号丝线间断缝合股四头肌和内侧支持带。皮下缝合要非常仔细,尽量准确对合,而且缝线不要过紧,否则可能导致脂肪组织坏死影响伤口愈合。伤口近端的深筋膜要分2~3层进行缝合。如果患者不很胖,皮下组织一般作一层缝合。采用缝合钉缝合皮肤可节省手术时间。多数学者主张应在屈曲45°~60°位闭合切口,有利于术后膝关节屈曲功能。

【术后处理】　手术当天晚上即开始CPM锻炼,设定屈曲范围70°~100°,这对术后前几天获得良好的活动功能特别有效,但对膝关节最终的屈曲功能没有影响。如果没有CPM,术后第二天即开始屈曲90°锻炼。不管采用上述哪一种方法,术后第二天上午要更换渗湿的敷料并鼓励患者活动。当然,术后第一天,患者不会有太多的活动,但术后第三天或第四天,患者即可进行锻炼。一般情况下,在患者出院前要拆除伤口缝线或缝钉,然后用特殊的绷带再保护7~10天。这样,患者不必再为拆线而复诊,而且伤口不会遗留明显的缝线痕迹。

建议患者扶拐或使用步行器至少4~6周,逐渐增加活动量,这样有助于假体部位的骨组织适应新的应力变化或者有助于骨长入。6周后,患者可换用手杖,酌情继续增加活动量。一般建议术后10~12周逐步恢复正常活动。但是,必须注意置换膝关节的完全康复至少要在术后9~12个月。

TKA术后膝关节的功能不可能达到正常膝关节的功能,其平均的活动范围约为115°,低于正常膝关节的屈曲度,而且长时间活动后,患者会感到膝关节发紧或疼痛,因此应当限制一些剧烈的活动。但是,TKA的主要目的是缓解疼痛,大多数患者可达到此目标。多数60~65岁的患者可进行正常同龄人的所有活动,后者包括跳舞、游泳、打高尔夫球、长距离散步以及打乒乓球等。但应当避免需要下蹲或下跪动作的活动。如果能遵循这些要求,90%以上的患者的膝关节可望获得20年以上生存率。

【康复】　TKA术后的康复计划存在一些争议。一般可采用自由的方式,即鼓励患者锻炼置换膝关节的活动,在可耐受的情况下,逐渐增加活动量。但要避免术后早期进行剧烈的或特意增加肌肉强度的锻炼。过度锻炼后会出现膝关节肿胀和僵硬并因此会导致较多的问题;而肌肉无张力活动后则很少出现问题。

理疗师对于指导监督TKA术后康复非常重要,但是,应避免过度的活动和应力。与稍年轻的患者相比,平均年龄近70岁的老年人接受TKA手术的目的有所不同。后者只需在日常生活的活动中没有症状即可,因此,应鼓励他们尽早作日常生活锻炼。

五、初次全膝关节置换并发症及治疗

【并发症】　TKA手术复杂,可能出现的并发症很多。以下为TKA常见并发症:

1. 对线不良　由于对下肢对线的重要性的普遍认识以及手术器械的改进,目前,对线不良的发生率较以前减少。很明显,严重的对线不良会导致假体磨损增加和松动,因此,对所用手术器械要特别熟悉,力求获得最佳的下肢对线。当然,对线不良出现的机会很多,即使使用很精良的手术器械也可能难以避免。因此,手术时必须获得充分的暴露,并能够确认截骨确实按照截骨模具的方向进行;必须保证最后假体的位置与试模的位置相同;避免对肥胖患者等骨性标志的错误判断。不断积累经验并留心手术细节能够防止对线不良及其相关并发症的发生。

2. 假体旋转不良及髌骨半脱位　TKA术后由于髌骨问题需要再手术的病例高达50%以上。在过去的10年中,对股骨假体旋转问题的认识大大减少了髌骨的并发症。获得良好的髌骨轨迹的一个最重要的原因就是对股骨远端后髁正确外旋截骨重要性的认识。与后外髁相比,后内髁更低于股骨髁上连线,因此,后内髁的截骨量应多于后外髁才能使股骨假体置于正确的外旋位置并防止髌骨半脱位。另外,股骨前髁的截骨线与股骨前侧皮质平齐可避免髌骨支持带过大的张力,从而减少脱位的趋势。如果能注意上述两方面的细节,真正需要髌骨支持带松解的病例可能不到15%。

3. 髌韧带撕脱　髌韧带撕脱对TKA手术是一个灾难性的并发症。因此,在整个治疗及康复过程中均要注意保护髌韧带,避免从胫骨结节撕脱。在获得充分的暴露前很容易出现将膝关节过屈的倾向,这很可能会导致髌韧带撕脱。而且,在没有充分暴露之前,置于胫骨平台外侧的Homan拉钩也容易使髌

韧带撕脱。充分的暴露有助于防止此并发症的发生。胫骨外旋可使胫骨结节外旋,因而可降低髌韧带的张力并减少其撕脱的危险。必要时,可采用胫骨结节截骨。

4. 下肢深静脉血栓 与 THA 术后容易发生下肢深静脉血栓(DVT)一样,TKA 术后也容易出现 DVT。国外文献报道 TKA 术后 DVT 发生率可高达 70% ~80% ,而国内多中心临床研究结果,THA 或 TKA 术后 DVT 发生率约为 30% 。但绝大多数是无症状性 DVT。如果 TKA 术后发生 DVT,轻者可影响手术效果,导致术后功能差,严重时可引起肺栓塞,甚至可造成死亡。因此对 TKA 术后 DVT 必须予以足够的重视。目前常规给予低分子肝素,如速碧林 0.3 ~0.6ml 或克赛 20 ~40mg 皮下注射,每日 1 次,一般术后当日晚给药,持续 7 ~10 天。此外可使用足底静脉泵或下肢脉冲加压装置以促进静脉血回流,以减少 DVT 的发生。术后尽早鼓励患者活动下肢也可有效预防 DVT 的发生。

5. 感染 文献报道 TKA 术后感染发生率为 2% ~4% ,一旦发生感染,将给患者带来灾难性的后果。因此必须高度重视。一般 TKA 手术应在层流手术间进行,术前、术中及术后早期需注意无菌操作。患者其他部位的感染,如牙周炎、脚气等均需处理。抗生素的使用应在麻醉起效后,静脉输注广谱抗生素,以便手术时血液中药物浓度达到峰值。术后抗生素应用 5 ~7 天。术前几天即开始应用抗生素不可取。此外,伤口引流应充分,一般引流管需保留 48 ~72 小时。总之,TKA 术后积极预防感染是非常重要的环节。

6. 伤口愈合 伤口愈合问题与手术技术直接相关。许多患者是肥胖或老年人,或存在营养不良或免疫抑制。因此,留心手术细节以及仔细关闭切口特别重要。一般而言,应注意:避免伤口缝合过紧,缝合材料要适合相应的组织,切口边缘要整齐以便于对合并尽量恢复组织的解剖层次。很显然,良好的手术技术可明显减少术后伤口问题。

7. 假体松动与磨损 假体的松动与磨损是一个长期的并发症,并与手术技术直接相关。如果使用多孔骨长入假体,截骨面需要力求完美。如果骨-假体界面不能获得极好的匹配,就要考虑使用骨水泥固定,而后者要求采用脉冲冲洗装置对截骨面进行充分准备。当然,正确的截骨角度有助于防止松动与磨损。相反,如果截骨不当或软组织平衡不好,必定会导致对线不良,增加松动与磨损。

(翁习生)

六、膝关节置换术中的软组织平衡

人工膝关节的最佳功能活动,有赖于膝关节内外和前后稳定结构在伸屈运动中保持良好的张力平衡。然而,许多病理因素可导致膝关节稳定结构的不平衡,其中尤以关节周围骨赘形成、关节囊-韧带挛缩和韧带松弛最为多见。骨赘可使周围韧带或关节囊变形,造成韧带或关节囊过度紧张;关节表面磨损或塌陷可使关节囊或韧带起止点距离缩短,长久后必然形成关节囊或韧带挛缩,二者均可造成软组织不平衡。关节囊-韧带挛缩或紧张除可阻止韧带正常滑动、造成关节伸屈活动受限以外,也可使下肢力学轴线由原来的直线变为小腿向挛缩或紧张侧偏移,形成膝内翻或膝外翻畸形,而位于畸形关节凸侧的韧带则可因胫股关节面的分离而被拉松弛。这种一侧紧张、一侧松弛的病理状态会进一步加重软组织的不平衡,最终导致严重的膝关节力线偏移、畸形和功能丧失。

后关节囊在膝关节伸直时紧张,膝关节屈曲时松弛。后方关节囊挛缩或过度松弛是造成膝关节伸屈间隙不平衡的主要原因。后关节囊挛缩主要妨碍膝关节完全伸直,或在切骨后形成伸膝间隙小于屈膝间隙。相反,后方关节囊过度松弛则可导致膝关节过伸。

(一)膝关节软组织的生理稳定作用

膝关节内侧的主要稳定结构为内侧副韧带,内后方关节囊、半膜肌腱和鹅足肌腱为内侧稳定的次要结构。内侧副韧带起自股骨内上髁,止于胫骨内侧的关节线以下 8cm 以内。在膝关节伸屈活动过程中,内侧副韧带始终起着作用,但不同纤维束的作用时机各不相同。次要稳定结构的作用时机也不尽相同。在伸膝位时,内侧副韧带后束和内后方关节囊紧张,半膜肌腱和鹅足肌腱也处于最佳动态稳定状态,内侧副韧带前束则相对松弛(图 15-3-26)。膝关节屈曲位时,内侧副韧带前束紧张,此时,由于内侧副韧带后束和内后方关节囊止于股骨髁后方而变为相对松弛,半膜肌腱和鹅足肌腱也因平行于关节面水平而失去其动态稳定作用(图 15-3-27)。

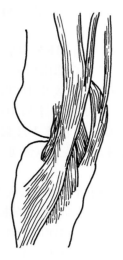

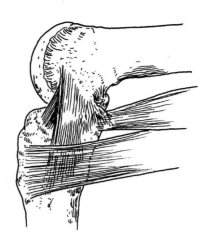

图 15-3-26 伸膝位的内侧稳定结构
内侧副韧带后束和内后方关节囊紧张,
半膜肌腱和鹅足肌腱也处于最佳动态
稳定状态,内侧副韧带前束则相对松弛

图 15-3-27 屈膝位的内侧稳定结构
内侧副韧带前束紧张,内侧副韧带后束和内后方关
节囊相对松弛,半膜肌腱和鹅足肌腱因平行于关节
面水平而失去其动态稳定作用

　　膝关节外侧稳定结构较为复杂,主要稳定结构为外侧副韧带,其他稳定结构包括有外后方关节囊、腘肌腱、弓状韧带、腓肠肌外侧头以及髂胫束等。膝关节伸直时,上述结构均参与膝外侧稳定作用。膝关节屈曲位时,除髂胫束和外后方关节囊因处于平行于关节面水平位置或处于股骨髁后方位置而失去其稳定作用外,其余结构仍发挥着各自的稳定作用(图 15-3-28)。膝关节外侧稳定结构中不同成分的作用也不尽相同,腘肌腱由于其股骨止点较外侧副韧带止点略偏前,在屈膝位时更易紧张,因此是屈膝位的主要稳定结构之一。同时腘肌腱也是阻碍膝关节外旋的主要稳定结构。髂胫束除了参与伸膝位外侧稳定外,也是阻碍膝关节内旋的主要稳定结构。

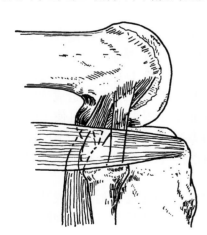

图 15-3-28 屈膝位的外侧稳定结构
主要稳定结构为外侧副韧带,其他
稳定结构包括腘肌腱、弓状韧带、腓
肠肌外侧头

　　后十字韧带是膝关节后方的主要稳定结构,在膝关节伸直时松弛,膝关节屈曲时紧张。后十字韧带同时也是膝关节内外侧的次要稳定结构。在切除前十字韧带时,膝关节后方关节囊对膝关节伸直位的稳定也起着重要作用。有别于后十字韧带的是,后关节囊在膝关节完全伸直时紧张,膝关节屈曲时松弛,为此,对屈膝位的稳定无贡献。

　　(二)膝关节软组织平衡原理

　　膝关节软组织平衡主要指通过松解术使紧张侧的韧带或关节囊解除挛缩状态、恢复这些结构的正常长度,在矫正下肢力线畸形的同时,达到和对应侧韧带的张力平衡。对应侧韧带明显松弛时,也可同时采用松弛韧带紧缩术来获得平衡。在人工膝关节置换术中,恢复假体关节面与下肢力学轴线的正常位置关系是软组织平衡成功的基础。膝关节假体关节面应与下肢力学轴线垂直,以此标准获得股骨和胫骨关节表面对线正确的切骨。切骨完成后,再经过挛缩韧带的松解术和(或)松弛韧带的紧缩术平衡两侧软组织,使上方的股骨切骨面和下方的胫骨切骨面在外力牵拉时相互平行,两者所形成的空间间隙在膝关节伸屈过程中均为矩形,且伸膝间隙和屈膝间隙大小一致。由于股骨和胫骨关节切骨面与它们的力学轴线垂直,切骨面在应力下的相互平行也为下肢力学轴线的恢复正常(接近直线)提供了保证。

　　(三)内翻膝的软组织平衡

　　膝关节骨关节炎到后期绝大多数有不同程度的膝内翻畸形,双侧内翻的可表现为典型的下肢 O 形腿

660

畸形,此外可伴或不伴膝关节屈曲挛缩。关节内膝内翻畸形的形成机制包括骨性和软组织两大因素。在骨性结构上,相对于正常的股骨远端,内翻的胫骨近端是内翻膝骨骼畸形的主要特征。为使假体关节线平面垂直于力线,胫骨切骨时外侧平台常需切除较厚骨块,造成伸膝位内外间隙严重不一致。在软组织方面,软骨磨损致使关节间隙狭窄、骨赘挤压、关节囊挛缩均可促使内侧副韧带扭曲、紧张并且最终纤维化,进一步加剧伸膝位内外间隙的不平衡。而屈膝位内外间隙较少受影响,并且可通过调整股骨假体旋转对线角度(通常为外旋3°)来达到平衡。膝内翻的软组织平衡原则上可通过以下三步完成:

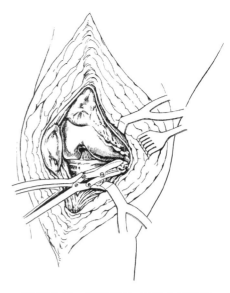

图 15-3-29　切除股骨、胫骨内侧骨赘

1. 在解剖学水平去除所有骨赘　对股骨远端和胫骨近端的内侧边缘的骨赘去除较为容易,可在截骨前或截骨完成后用鹰嘴咬骨钳或骨刀即可完成(图 15-3-29)。而股骨髁后方的骨赘处理是严重膝内翻软组织平衡的手术要点之一,也较困难,应用薄形椎板撑开器有助于对该部位骨赘的显露。屈膝 90°位,将椎板撑开器放置在股骨与胫骨截骨面之间,随着撑开器张开距离增大,即可以清楚地看见膝关节的后方,较小的骨赘可用咬骨钳去除,较大的骨赘需用骨刀凿除(图 15-3-30)。

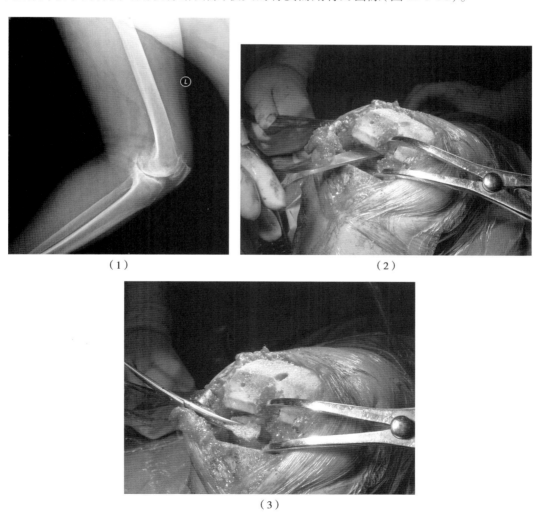

（1）

（2）

（3）

图 15-3-30　膝关节置换术前 X 线及手术
（1）术前 X 线显示后方较大骨赘;（2）屈膝位椎板撑开钳显露后方骨赘;（3）并予以切除

2. 松解紧张的内侧副韧带、关节囊或周围肌腱 内侧副韧带的松解需紧贴骨表面,松解范围取决于膝内翻畸形程度。松解时紧贴骨膜下剥离,对内侧副韧带前半部分(前束)的松解仅需在关节线水平下2cm以内进行(图15-3-31),后半部分(后束)的松解可向后下达较大深度。严重膝内翻时,常需彻底剥离内侧副韧带后束止点,松解范围深达6~8cm,同时切断半膜肌在膝关节内后角的所有止点(图15-3-32)。注意保护好内侧副韧带前束附着点及前下方鹅足(半腱肌、股薄肌、缝匠肌肌腱)止点(图15-3-33)。严重内翻畸形时多合并关节屈曲挛缩,存在后关节囊紧张,此时可沿股骨内髁后方以及髁间窝后上缘向上剥离后方关节囊,注意剥离时极度屈曲膝关节,紧贴股骨后表面,防止损伤后方血管(图15-3-34)。后内侧关节囊尚可在胫骨平台后内方松解。松解或切除后交叉韧带,也有利于改善内侧结构的紧张,在膝关节屈曲挛缩时尤其需要。总之,使内侧结构充分得到松解而又不至于过度松弛,是膝内翻软组织平衡的关键点。

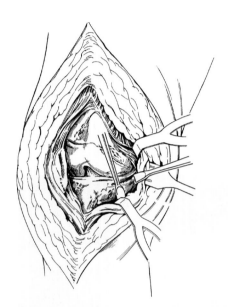

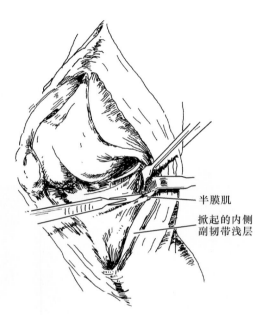

半膜肌

掀起的内侧
副韧带浅层

图 15-3-31　沿胫骨内上关节边缘剥离
　　　　　　松开软组织,向后达胫骨内后角

图 15-3-32　松解半膜肌止点

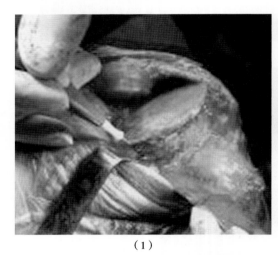

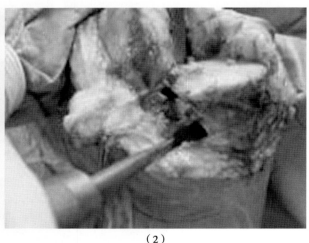

(1)

(2)

图 15-3-33　后内侧结构包括半膜肌止点的广泛松解(1)及鹅足肌腱的保护(2)

3. 胫骨平台修整纠正残余不平衡 通常,通过前述两步处理,只要纠正了内翻力线不良并且内侧副韧带功能完整,应用固定平台假体可以接受外侧小于3mm的松弛。此时,安装假体试件,通过施加内

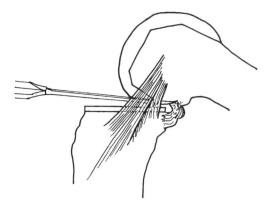

图 15-3-34　在股骨内髁后方紧贴骨面作后内关节囊剥离

外翻应力,可以确定膝关节的稳定性和胫骨垫片厚度是否合适。当内侧侧副韧带偏紧导致内外不平衡大于3mm 时,可通过以下技术缓解内侧侧副韧带张力:在可选范围内选用较小胫骨假体,同时尽可能外移胫骨假体,切除胫骨平台内侧裸露骨质(图 15-3-35)。该技术在严重膝内翻软组织平衡中常被采用。如通过上述方法仍未能达到平衡,在确保切骨和力线正确,侧副韧带无医源性损伤(无韧带修复或重建指征)时,则应考虑选用限制性较大的髁限制型假体(如 TC3、CCK 等),以增加关节稳定性。

上述松解步骤需遵循循序渐进的原则,松解一点、检查一次,直到达到平衡点的为止,松解完毕后应保持一个完整的软组织套袖。传统上,通过使用切骨导块、间隔物、椎板撑开器、假体试件,医生手工判断软组织平衡情况。这种方法精确程度有限,与医生的经验相关。而且无法实施定量评估。近年来,通过导航技术的引入可望实现对软组织松解范围的较好控制。笔者设计开发了一种软组织平衡实时导航系统,目前已用于临床,发现该系统能实时定量观测膝内翻人工全膝关节置换术中内侧软组织松解的效果。

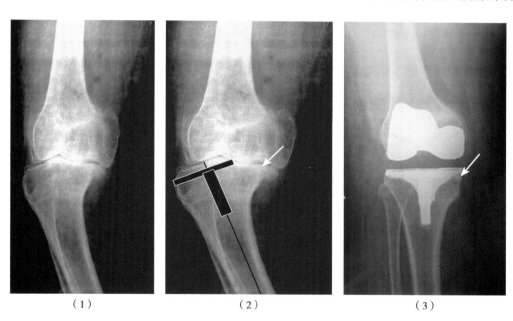

（1）　　　　　　　（2）　　　　　　　（3）

图 15-3-35　术前 X 线显示严重膝内翻畸形(1);通过胫骨假体外移纠正力线,显露并切除内侧骨赘及部分平台骨质(箭头所示),以松解内侧副韧带(2);术后力线纠正,箭头显示切除的平台边缘(3)

(四) 外翻膝的软组织平衡

与内翻膝的高发生率相比,外翻膝仅占人工全膝关节置换术的 10% ~ 15%。外翻膝常见于类风湿关节炎、股骨外髁发育不良及创伤引起的膝外翻。这类患者的临床表现更为复杂,可合并有膝关节过度松弛如过伸膝,类风湿关节炎的患者可合并屈曲位关节强直等畸形。外翻膝的畸形包括两个方面:在骨性结构方面,胫骨侧多正常,畸形通常位于股骨侧,表现为股骨外髁发育不全或破坏,髌骨外侧脱位,因此在切骨时需尽量保守切骨,避免股骨外髁的过度切除,以免造成切骨间隙过大、关节线抬高以及 MCL 损伤等;在软组织结构方面,由于外翻畸形的持续发展,可出现内侧副韧带明显松弛、外侧结构包括髂胫束、外侧副韧带、腘肌腱、后外侧关节囊、腓肠肌外侧头等的挛缩,以及髌旁外侧支持带挛缩。通常膝外翻在伸膝位表现比屈膝位更明显,因此,后关节囊和髂胫束是最主要的挛缩结构,其次是外侧副韧带、腘肌腱则较少有影响。在进行软组织平衡时,屈曲间隙较易通过股骨假体外旋等获得平衡,而伸直间隙的平衡则需通过逐步松解进行。外翻膝的软组织平衡步骤:

1. 切骨前的软组织松解　主要是髌旁外侧支持带的松解。如果选择外侧入路,则通过关节囊冠状面的 Z 字成形可达到良好的外侧支持带松解,这个入路还有助于后期关节囊的闭合(图 15-3-36)。如果

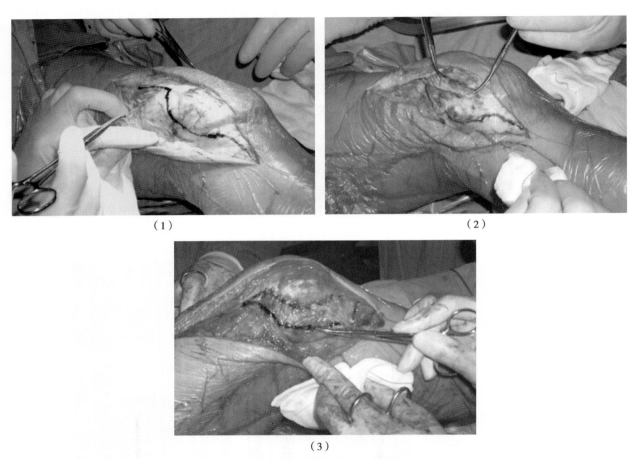

（1）　　　　　　　　　　　　　　（2）

（3）

图 15-3-36　外翻膝外侧入路,关节囊冠状面 Z 字成形
(1)关节囊切口设计;(2)关节囊冠状面 Z 字分层切开;(3)外侧关节囊缝合

采用髌旁内侧入路,则需要广泛松解外侧支持带,充分伸直膝关节,向前牵拉髌骨,体会外侧支持带的紧张结构以后,完成外侧松解,松解分阶段进行,首先去除紧张的厚滑膜条带,然后松解外侧支持带的远侧部。可结合髌骨外侧行骨膜下松解技术(图 15-3-37)以减少张力、避免皮肤坏死。显露关节后,清理外侧间室周围的骨赘以减少软组织张力。

2. 切骨后的软组织松解　包括松解紧张的侧副韧带、关节囊或腘肌腱等,常采用撑开器撑开切骨间隙进行。对于伸膝位外翻而屈膝位平衡的,则主要松解后外侧关节囊和髂胫束,常用横断法(图 15-3-38)或点状打孔法(pie-crust)达到松解目的(图 15-3-39),松解后外侧关节囊时需注意避免损伤腓总神经。伸膝和屈膝位都存在外翻的,则依次松解后外侧关节囊、髂胫束和外侧副韧带后部,少数情况下需进一步松解腘肌腱。外侧副韧带和腘

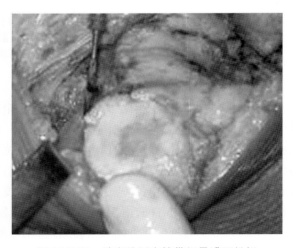

图 15-3-37　髌旁外侧支持带行骨膜下松解

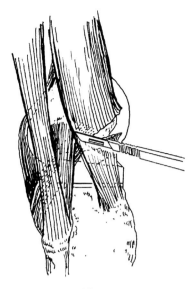

图 15-3-38 横断法松解髂胫束

肌腱的松解通过骨膜下剥离股骨外髁止点来达到。后交叉韧带位于膝关节中心偏内侧,在膝外翻时是内侧稳定结构的重要部分,除非有明显膝关节屈曲挛缩,一般不需要松解。

3. 紧缩或重建松弛侧软组织结构 大多数外翻膝通过松解外侧紧张结构的,增加垫片厚度使内侧副韧带获得一定的张力多能达到软组织平衡(图 15-3-40)。对于个别仍然存在内侧副韧带松弛的病例,可在股骨侧或胫骨侧止点行内侧副韧带紧缩术,或可应用内上髁止点上移,或半腱肌加强术以恢复其张力。此类手术难度较高,必要时需应用限制性较大的髁限制型假体(如 TC3、CCK 等)以增加关节稳定性。

(五)膝关节存在屈曲挛缩时的软组织平衡

膝关节屈曲挛缩可发生于骨关节炎、类风湿关节炎及创伤性关节炎。导致膝关节屈曲挛缩的主要原因包括骨性阻挡和软组织挛缩两个方面。骨性阻挡如骨赘形成等以及由于骨赘导致关节囊等软组织张力高是导致骨关节炎和创伤性关节炎关节屈曲受限的主要因素,后期也可出现关节囊等周围软组织的挛缩。而类风湿关节炎的屈曲挛缩主要原因在于软组织挛缩。软组织挛缩包括后关节囊和侧副韧带。膝关节屈曲挛缩的人工全膝置换手术较通常无屈曲挛缩的人工全膝更具挑战性。术中为使膝关节伸直需要作较广泛的软组织松解,部分患者尚需进行股骨远端二次截骨。软组织松解步骤:

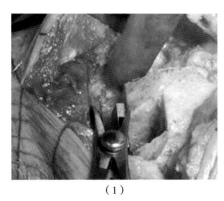

(1)

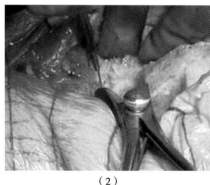

(2)

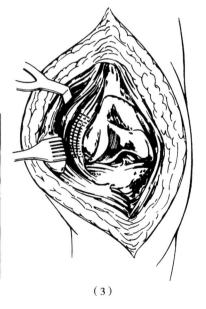

(3)

图 15-3-39 膝后外侧关节囊和髂胫束挛缩结构松解(pie-crust 法)
(1)松解前外侧间隙较小,软组织张力大;(2)松解后外侧间隙明显张大,软组织获得平衡;(3)髂胫束 pie-crust 松解示意图

1. 首先平衡膝关节内侧或外侧软组织 松解紧张侧侧副韧带,使膝关节在可活动范围中(未能完全伸直)冠状面力线达到基本正常。在内翻畸形的骨关节炎患者,侧方松解常需延续至内侧后角,膝关节侧方平衡后,原来的屈曲挛缩也可获得明显矫正。

2. 松解后方挛缩结构 在切除两侧半月板和前后交叉韧带后,极度屈曲膝关节,沿股骨内外髁后方以及髁间窝后上缘向上剥离后方关节囊,注意剥离时紧贴股骨后表面,防止损伤后方血管。内侧后关节囊尚可在胫骨平台内后方松解(图 15-3-41),然而,外后方关节囊的胫骨侧松解应注意避免腓总神经

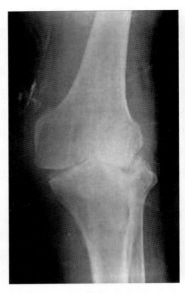
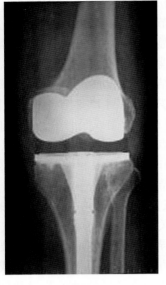

图 15-3-40　膝外翻的全膝关节置换术

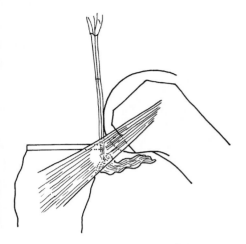

图 15-3-41　松解后方关节囊

的损伤。

3. 评估软组织平衡质量,设计胫骨、股骨的截骨平面　完成第一、第二步程序后,术中作膝关节伸屈运动,并测量伸直和屈曲位关节间隙。若膝关节能完全伸直,且伸直和屈曲间隙相同,说明软组织已达到良好平衡,可按照常规技术做胫骨、股骨截骨。若膝关节能完全伸直,但膝关节屈曲间隙超过伸直间隙达 4mm,说明软组织平衡已基本达到,可按照常规平面做胫骨截骨,但股骨远端需较常规多切 2 ~ 4mm。若屈曲间隙大于伸直间隙达 6mm 以上,提示软组织未能达到基本平衡(图 15-3-42),此时,需进一步在股骨及胫骨后方行后关节囊的松解,并在股骨远侧多截骨 4 ~ 6mm(图 15-3-43)。此类患者胫骨切骨应尽量偏低位,并切除较多前方骨量(胫骨假体放置后倾 0°),以增大伸膝间隙,同时股骨侧选用偏大号假体,以减少屈膝间隙,最终获得最佳伸屈平衡。经过上述处理屈伸间隙仍不平衡,屈曲位关节仍然明显松弛的,应当考虑高限制假体的使用(如 TC3、LCCK 假体等)。

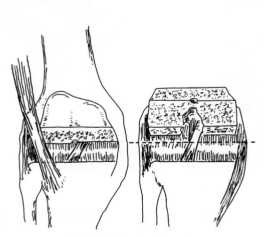

图 15-3-42　屈曲间隙大于伸直间隙达 6mm 以上,
提示软组织未能达到基本平衡

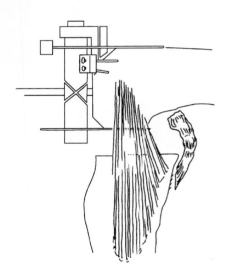

图 15-3-43　在股骨及胫骨后方行后关节囊的
松解,并在股骨侧多截骨 4 ~ 6mm

4. 注意事项　松解后方关节囊时,有较高的血管神经损伤风险,需注意避免。高度屈曲挛缩畸形的,术中、后伸直膝关节时可能出现腓总神经牵拉损伤可能。因此,需在术中、后保持膝关节轻度屈曲,待患者麻醉完全清醒后再逐渐伸膝。

（六）膝关节存在过伸活动时的软组织平衡

膝关节反屈（或膝关节过伸）较少见，但一旦出现却较难处理。对于伸膝、屈膝总体松弛者，可通过加厚聚乙烯垫片来增加总体稳定性。膝关节屈膝位稳定、伸膝位松弛，提示伸膝间隙大于屈膝间隙，其病理状况与膝关节屈曲挛缩时正好相反，处理时应遵循股骨远端减少切骨量、胫骨切骨增加后倾度并选用较小股骨假体等原则。

软组织平衡具体程序：

第一步，屈膝90°，保证前参考位置不变前提下，选用较小股骨假体，同时将股骨切骨导块放置于略远端处（少量离开股骨远端），使股骨远端切骨量小于股骨后方切骨量（图15-3-44）。

第二步，胫骨切骨设置在较大后倾位，有利于增大屈膝间隙。保持伸膝间隙与屈膝间隙相等后，选用合适聚乙烯垫片。

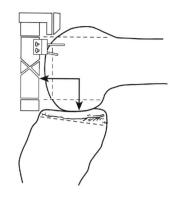

图15-3-44　股骨切骨导块放置于略远端处，使股骨远端切骨量小于股骨后方切骨量

（王友　严孟宁）

七、导航技术辅助的全膝关节置换术

相对全髋关节置换而言，全膝关节置换（total knee arthroplasty，TKA）难度更大，对术者要求更高。影响TKA的主要因素包括准确的截骨、良好的软组织平衡、准确的假体安放和下肢力线的恢复。传统手术方法通过机械导向装置进行髓内外定位后截骨，通过术者肉眼、手感和经验来判断假体的位置和力线恢复，难免会造成一定的误差。计算机辅助手术导航系统是将经典立体定向技术、电子计算机技术、人工智能技术和外科手术技术等精确结合的手术系统。在导航技术辅助下行TKA手术，可以指导术者正确选择假体的大小，协助术者精确地安装股骨和胫骨假体，同时获得良好的力线。

计算机辅助膝关节置换手术的研究开始于20世纪90年代，1997年开始用于临床，截至2000年已有大约1500例计算机辅助膝关节置换手术获得成功。从2000年开始，计算机导航辅助下的全膝关节置换手术已经在北美和欧洲广泛用于临床，初步结果已经表明，导航技术能够显著提高假体安放的准确性，同时能够更好地恢复下肢力线，提高假体的远期生存率。

（一）导航系统的分类和组成

计算机导航系统的工作原理是将医学影像技术、计算机技术和空间示踪技术结合起来，通过计算机计算出相关的数据解剖位点，利用示踪技术进行信号输出和接收，进而得到符合人体生物力学的最佳曲线和角度，指导术中截骨和假体安放。计算机导航系统类似于全球定位系统（GPS），可以使得抽象的人体参数转变成为直接的形象化动画图像，并提供相应的参数，提高医生手术操作的客观性。

按照是否使用影像学资料可将计算机导航系统分为两种类型：不需要CT的导航系统和依据CT的导航系统。不需要CT的导航系统利用手术过程中的相关信息提供参数，不需要术前进行CT扫描。依据CT的导航系统需要将CT图像导入到导航系统中，利用重建的图像资料进行导航。按照导航系统与手术操作人员和手术环境的交互方式不同可将计算机导航系统分为另外三种类型：被动式导航系统、半主动式导航系统和主动式导航系统。被动式导航系统是目前用得最多的一种类型，即计算机仅提供相关参数，手术医生对相关参数继续判断，手术完全由手术医生完成。主动式导航系统即机器人系统，即手术完全由机器人进行操作，手术医生不进行干预。半主动式导航系统则介于两者之间。按照导航信号的不同还可以分为光电子定位系统、磁场定位系统、超声波定位系统和机械手定位系统。

对于计算机辅助导航系统而言，尽管各个厂家或公司生产的导航系统各不相同，但归根到底其原理和组成都大同小异。常见的导航系统通常由4个部分组成，包括导航工具、信号接收器、监视器和工作站。

1. 导航工具　即信号发射器或定位装置，包括定位工具和三维数字转换器，主要为光电子系统和发光二极管发出红外线信号。光电子系统信号发射器有主动和被动之分，文献中提到的标志物、示踪器、定准体、定位星、导航夹等均是指此物。在 TKA 手术中,信号发射器可固定在股骨、胫骨、骨盆和截骨工具上。

2. 信号接收器　又称为定位器,主要功能为接收并跟踪光学信号。通过接收信号来监视跟踪手术器械的位置,监视手术工具和患者的位置关系。常见的接收器包括光电子定位器、电磁定位器、超声波定位器和机械定位器。目前在骨科应用最广的是光电子定位器。

3. 监视器　即各种高分辨率的电脑液晶显示器,用于实时显示手术器械的位置和相关参数。

4. 工作站　处理显示图像资料和数据、计算手术工具的位置,通过重建过程产生新的图像资料,根据需要在监视器上显示出来。工作站一般要求内存记忆>64 兆字节,硬盘空间足够大,内转速度快。

（二）导航下 TKA 的目的和原则

精确安装关节假体,使关节与骨匹配更加完美,尽可能恢复接近正常的生物力学结构,降低术后并发症,延长人工关节的使用寿命。另外,通过术中精确定位,使手术操作微创化和精确化。

（三）手术适应证

几乎所有适合传统 TKA 手术的患者均可在导航下完成 TKA 手术,尤其对于膝关节在冠状面上存在严重畸形的患者。因为术中无法通过活动髋、踝关节做下肢动态分析测算股骨头中心,因此导航辅助的 TKA 手术唯一的禁忌证就是术前存在髋关节或踝关节强直畸形。

（四）手术操作及要点

计算机导航辅助膝关节置换的工作流程主要包括:建立人机导航环境、标记位点、手术操作和手术评估。

1. 建立人机导航环境　即通过导航工具、信号接收器、工作站等相关导航设备建立三维坐标系统,手术空间内的各个位点都可以在坐标系统内得到反映(图 15-3-45)。

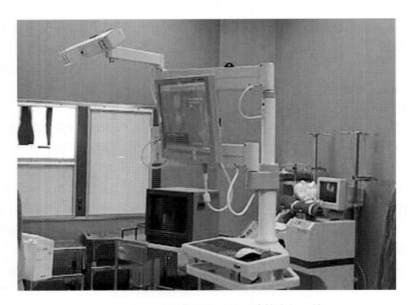

图 15-3-45　膝关节置换导航系统的人机环境

2. 标记位点　这个步骤也被称为注册,即将患者的影像资料与手术床上的患者进行准确连接。通过这个步骤可以将患者个体化的解剖位点和计算机系统内的几何学模型位点对应起来,匹配完成后可以实时地将数字化图像准确地反映在计算机屏幕上,便于后续的手术操作。

3. 手术操作　目前普遍采用的是被动式导航系统,即根据导航系统提供的参数,由医生自己进行手术操作。需要注意的是医生不能完全按照导航系统提供的数据进行操作,而是需要将自己的经验与系统提供的数据进行结合(图 15-3-46)。

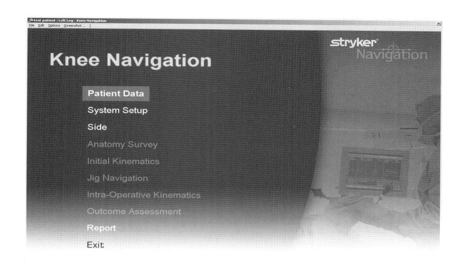

图 15-3-46 基于 Stryker 公司的不需要影像资料的计算机导航全膝关节置换系统主界面

4. 手术评估 包括手术前后的评估,主要根据膝关节解剖位点和功能状态进行评估。评估内容包括下肢力线、关节角度、关节活动度等。

具体手术操作步骤包括:

1. 暴露膝关节 通常采用与常规 TKA 相同的手术入路,即前正中切口+内侧髌旁入路。依次切开皮肤、皮下,充分暴露膝关节。

2. 固定股骨和胫骨信号发射器 于股骨远端和胫骨近端分别固定皮质骨螺钉 1 枚。股骨远端螺钉的安放位置一般距膝关节关节线 6 ~ 10cm,胫骨近端螺钉的安放位置一般距膝关节关节线 6 ~ 8cm。螺钉的固定主要用来安放信号发射器,因此需要将螺钉牢固固定在皮质骨上,避免移位(图 15-3-47)。

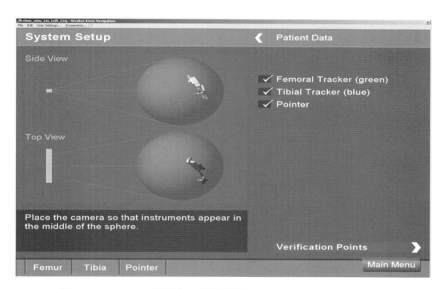

图 15-3-47 固定股骨和胫骨发射器后激活,建立导航坐标系统

3. 确定关节中心 即确定髋关节、膝关节和踝关节运动中心。普遍采用动态标记技术来确定运动中心。如髋关节,术中通过对髋关节做屈曲、伸展、内外旋等动作,可以在计算机上形成一系列的球形散点图,股骨头的中心即可通过计算机进行计算得出。三处关节运动中心的确定有利于后续在冠状面和矢状面下测量下肢机械轴线。

4. 定位股骨和胫骨的解剖标志 TKA 中的骨性标志点主要包括股骨内外上髁、股骨内外髁、股骨远端前后骨皮质、股骨滑车上方骨皮质、Whiteside 线、胫骨髁间嵴、胫骨平台、胫骨结节内 1/3 处、后交叉韧带止点。主要由术者徒手点画患者的局部解剖标志和下肢轴向标志。截骨标志定位的目的在于：确立与膝关节力线有关的股骨和胫骨截骨水平；计算假体尺寸；确定股骨截骨块的旋转；确定股骨和胫骨在内外侧间室的正确安放位置。

5. 下肢力线测定　在监视器上测试下肢在冠状面和矢状面上的力线，同时测定膝关节内外侧的稳定性和关节活动度。

6. 安放截骨导向器　确定假体的内外翻和前后倾角度后，根据所选不同厂家的假体设计要求来调整切割厚度至最佳范围，可精确到 1mm，角度控制可精确到 0.5°~1°。用发光二极管定位标志器连接的探针找出股骨髁上轴或通过股骨内外髁的后方来测定股骨假体的旋转，最终在导航引导下完成股骨及胫骨的截骨（图 15-3-48 ~ 图 15-3-50）。

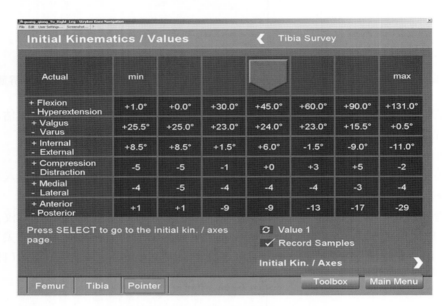

图 15-3-48　截骨前初始运动学参数设定

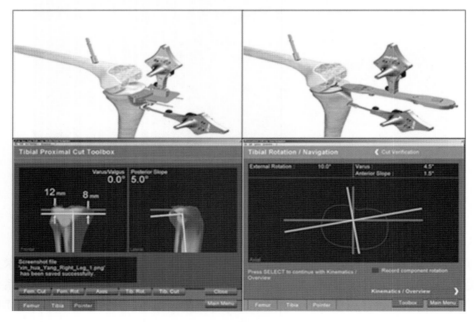

图 15-3-49　导航下胫骨截骨：内侧平台截骨厚度 8mm，外侧平台截骨厚度 12mm，
后倾角度 5°，胫骨假体外旋 10° 安放

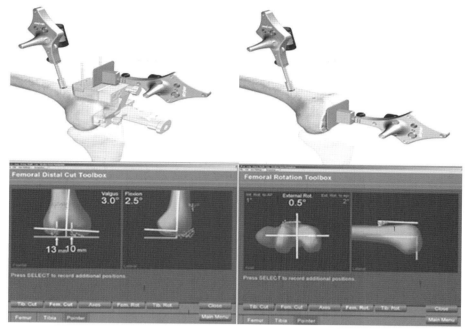

图 15-3-50 导航下股骨远端截骨：外翻 **3°** 截骨，内侧髁截骨厚度 **10mm**，外侧髁截骨厚度 **13mm**

7. 测定和调整软组织平衡 截骨完成后安装假体试模，同时进行膝关节被动屈伸、内外翻和内外旋等运动。通过导航系统实时监控膝关节运动轨迹，动态观察关节间隙的改变情况，并提供准确的数据进行参考，以评价膝关节软组织平衡的情况（图 15-3-51）。

8. 安放假体和切口关闭同传统 TKA 手术。术后相关数据报告分析的评估（图 15-3-52）。

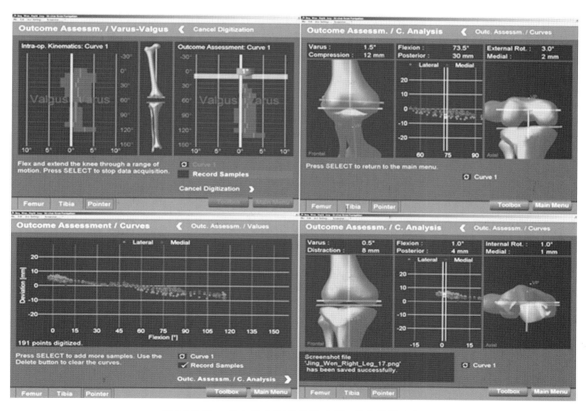

图 **15-3-51** 术中动态评估下肢力线、关节线等参数

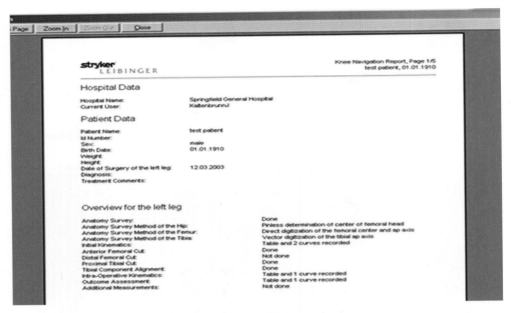

图 15-3-52 术后结果报告分析

（五）影响手术效果的因素

尽管导航系统的出发点是为了提高手术操作的准确性，但鉴于其增加了手术的步骤，提高了手术的复杂程度，因此可能增加手术的风险。影响手术效果的因素主要包括：

1. 导航系统的建立　即导航坐标的稳定性。导航技术所提供的准确性是基于导航坐标稳定性基础之上的，如果术中导航坐标参数发生了变化，则手术的准确性明显下降。导航系统的稳定性来源于良好的术前影像学资料、信号发射器牢固的固定。

2. 解剖标志物的确定　即注册的准确性。如果不能很好地对解剖标志物进行注册，则导航系统很难准确反映患者的解剖学特点，导航失败也在所难免。

3. 计算机因素　包括了图像显示的窗宽和窗水平、图像失真、图像漂移、匹配运算法则等因素。这些都与导航系统本身的设置和功能有关，需要一定的学习曲线和熟悉过程。

（六）注意事项和缺点

1. 信号发射器的固定应该尽量牢固，以免影响后续的截骨。

2. 确定髋、膝、踝运动中心时，各关节活动范围不应太大，同时动作不应太快，以免出现误差。

3. 导航技术的掌握需要一定的学习曲线，同时需要术者对于传统 TKA 手术有深入的了解。

4. 导航辅助 TKA 会延长手术时间，术者应尽量控制手术时间，以免增加术后并发症。

5. 导航仪器较为昂贵，可能会增加科室和医院的经济负担。

6. 导航辅助 TKA 手术的远期效果还有待进一步的研究。

（裴福兴）

第四节　特殊病例的膝关节置换术

前文所述的膝关节置换手术操作方法仅适用于解剖结构基本正常的膝关节，但不少情况下，手术关节存在严重的关节不稳、畸形、挛缩等特殊问题，以及类风湿关节炎、强直性脊柱炎、血友病等疾病带来的特殊问题。随着膝关节置换术数量的迅速增长，感染、松动等引起的膝关节翻修病例也逐年增多，以下主要就这些特殊病例以及翻修的膝关节置换术分别进行讨论。

一、重度屈曲畸形的全膝关节置换术

重度屈曲畸形常见于类风湿关节炎晚期,多合并有关节强直。膝关节骨性强直于屈曲位的患者,行人工膝关节置换术的难度非常大。20世纪70年代有学者认为膝关节骨性强直的患者行人工膝关节置换术后,增加的活动度并不明显,无法与常规患者的膝关节置换相比。随着膝关节置换技术和康复手段的不断提高,此类患者的手术效果有了明显的好转。本节作者自1987年开始用自创的髌旁内侧入路、二次截骨加软组织平衡方法对此类患者进行人工膝关节置换,经长期随访疗效满意。

获得较好效果的关键有如下几个方面:

1. 首先将强直的膝关节进行截骨,形成活动关节。然后再彻底松解软组织,这样才能有空间操作,进行骨的假体床成形,安放假体,这就是第一次截骨。截骨的位置、角度以及截骨量大小非常关键,一定要掌握好。

2. 术中对屈曲畸形的矫正不要求一次到位,尤其是大于60°的高度屈曲畸形,否则很容易引起术后腓总神经麻痹及下肢循环障碍。

3. 术中残留的屈曲角度,可通过术后前后石膏托固定、各种牵引以及长期的康复锻炼来纠正。Schurman等认为术中矫正屈曲畸形至关重要,而Tanzer和Miller等则认为术后康复仍可提高关节的伸直及屈曲度。本节作者的病例均通过术后康复增加了患膝的活动度。在20世纪80年代以后,关节的持续被动活动(CPM)受到重视和康复手段有了很大提高,人们得到了比较好的手术效果。

4. 术中外翻髌骨的操作,方法不一。Naranja等以及Henkel等许多作者采用胫骨结节截骨术的方法,这种方法虽然暴露膝关节比较容易,但胫骨结节的螺丝钉固定会影响伤口的关闭,而且固定也不是绝对可靠。而其他一些作者则采用股四头肌V-Y成形术,该种方法多应用于伸膝位强直畸形。本节作者采用髌旁内侧入路,切开并游离髌骨,充分松解髌韧带在胫骨结节上的止点以及行股四头肌腱、髌骨边缘松解及髌旁支持带松解的综合方法外翻髌骨,均获得了成功,无一例发生如胫骨结节撕脱骨折等并发症,术后伤口愈合良好。对于髌骨与股骨髁已骨性融合者,用薄锯片将髌骨水平位切断,保留髌骨床15mm以上,有时宁可切掉薄薄一层股骨髁的前部骨质。

5. 对于膝关节屈曲小于15°的患者,功能接近于伸直位强直,应严格掌握手术适应证,如果没有疼痛,一般情况下不作人工膝关节置换。只有以下情况的患者强烈要求时才予考虑:①女性生活中尤其上厕所不方便的患者;②身高在180cm以上的男性有生活不便的患者,如穿裤子等。本节作者手术的膝关节屈曲强直在15°的患者均为强直性脊柱炎,同时伴有双髋关节的强直,故手术中一并解决。这对手术后髋关节的锻炼也有很大的帮助。

只要掌握好手术适应证,选择好合适的手术方法,术后辅以正确持久的康复锻炼,骨性强直于屈曲位的膝关节通过人工膝关节置换术,可以得到比较满意的功能,从而明显提高患者的生活质量。

二、严重膝外翻畸形的全膝关节置换术

对膝关节外翻畸形的患者,施行人工全膝关节置换术的难度比较大,尤其是外翻畸形超过20°的严重畸形患者,在手术难度上要大于膝内翻畸形的患者,术后效果也较差。其手术难度涉及人工全膝关节置换术的各个方面,包括手术入路、术中截骨、术中软组织平衡以及选择什么类型的假体等。国内外许多专家对以上方面都有不同或相反的见解。本节作者采用髌旁内侧入路、常规截骨加单纯外侧软组织松解术,以及采用后稳定型假体的方法,对膝关节外翻畸形的患者施行人工全膝关节置换手术,经中期随访获得了良好的疗效。

1. 膝关节外翻畸形的手术入路 有两种不同选择,即髌旁内侧入路和髌旁外侧入路。髌旁内侧入路在20世纪80年代以前被认为是最经典的膝关节置换术入路,至今在各种关节置换术(包括内外翻畸形、屈曲畸形等)中仍为大多数骨科医生所采用,优点是能提供良好的暴露,并很少有胫骨和股骨的并发症,手术难度小。但其缺点在于膝关节外侧暴露受限,尤其在膝外翻的患者中,如果不得不行外侧膝关节囊的松解或髌骨外侧支持带的松解时,内侧血运已在切开内侧关节囊时破坏,会严重损害髌骨外侧

的血运,从而引起髌骨和髌股关节并发症的发生。20 世纪 80 年代以后人们开始尝试髌旁外侧入路,尤其应用于膝关节外翻畸形的患者,其优点是将关节囊和外侧软组织松解的切口合二为一,减少了对髌骨血运的不利影响。同时外侧面皮瓣较窄,可直接进入膝关节外侧室,此处也是膝外翻进行韧带平衡时最常涉及的部位。该入路不足之处为手术技术要求高,外科医生往往对此切口不熟悉,并且由于胫骨结节靠外侧而使髌骨内翻较为困难,同时这种切口也限制了关节内侧的暴露。近几年,国内外许多医生对两种入路进行了临床对照,并对髌旁外侧入路进行了各种改进,以求其实用和简化,认为膝外翻时内侧入路效果差于外侧入路。本节作者仍采用髌旁内侧入路,主要改进了髌骨的松解方法,避免了外侧支持带及外侧关节囊的松解,减少了髌骨并发症的发生;同时使手术达到良好的暴露,操作简单,降低了手术的难度。术中外翻松解彻底,术后无伤口不愈合,也无髌骨并发症发生。

2. 外翻膝行截骨术的要点 ①行股骨远端截骨时加大切模的股骨外翻角;②行股骨前髁截骨时,根据外翻的严重程度可适当加大外旋角的度数,从 3°~6°不等;③注意股骨外髁发育异常,故股骨后髁的截骨时,内外侧的截骨量有不同,应适当加以调整,避免由截骨量不同导致的内外侧结构的进一步不平衡;④胫骨平台的截骨尽量以外侧为基准进行切割。在手术操作时均注意满足上述各方面的要求。另外,作者建议胫骨平台假体的安装要以胫骨平台的内后缘为参考标准,并彻底清除胫骨平台外后缘的骨赘和游离体。

3. 在膝外翻畸形的人工关节置换术中,最重要的就是软组织松解及平衡,其手术技巧要求很高,手术难度也大于内翻畸形,手术方式各种各样,争议较大,互有利弊。

(1)膝关节的外侧结构解剖上分三层:第一层包括浅筋膜层、髂胫束、股二头肌筋膜连同其后侧的扩张部;第二层由前面的股四头肌韧带和后面不完全的两条髌股韧带组成;第三层由外侧关节囊组成,在髂胫束后面的后侧关节囊又可分成深浅两薄层,浅层是原始关节囊包括外侧副韧带(LCL)及豆腓韧带,深层则是后期发育而成,包括弓状韧带和冠状韧带。也有医生的分法与此不同,认为第二层由 LCL、豆腓韧带和弓状韧带组成,第三层是真正的关节囊,还包括后侧髁间的腘斜韧带。

(2)外侧结构的松解都应该从最紧张的地方开始,其中 LCL 大多数情况下都需要松解,而且松解先从股骨髁开始。尸体上实验发现 LCL 松解后使关节间隙在伸屈位得到均衡的松解,但加上其他韧带如腘肌腱等的松解后,则会导致外侧伸屈间隙的不对称,临床上的研究也证实了这一点。本节作者则与此有相反的看法。

(3)外翻膝软组织的松解方法:基本上分两种:一种是单纯外侧结构松解;另一种是松解外侧结构的同时,进行内侧结构的紧缩。①对于单纯外侧结构的松解以及松解顺序也有不同的看法,Engh 认为轻、中度的外翻畸形只松解 LCL 就可,在严重的外翻畸形中,如果 LCL 的松解不足以矫正畸形,则还要依次松解弓状韧带、豆腓韧带及髂胫束,而在松解 LCL 后,不建议松解腘肌腱,因为只有这两个韧带提供了膝关节外侧在屈曲位的稳定性。但是 Whiteside 等在对 231 个外翻膝关节行关节置换的研究中认为,膝关节外侧在屈伸位都紧时,行 LCL 和腘肌腱的松解,只在伸直位紧时可以只松解髂胫束,必要时才松解后关节囊的结构包括弓状韧带和豆腓韧带,经如此松解后不用安置任何内外侧限制型假体,随访临床上未发现任何膝关节不稳。也有作者在外侧结构松解时采用截骨移位松解术,也得到了良好的结果。②也有部分作者采用了松解外侧结构的同时,进行内侧结构的紧缩的方法,获得的临床效果也非常好。

本节作者则是采用单纯松解外侧结构的办法,先松解 LCL,然后行后关节囊骨赘清理和籽骨切除,也就相当于松解了弓状韧带及豆腓韧带,必要时还可行髂胫束的松解。外翻畸形小于 20°时可保持腘肌腱的完整,必要时行部分松解。当外翻大于 20°时或膝关节固定性外翻畸形非常的严重时,作者行腘肌腱切断,术后长期随访未出现膝关节反张与不稳。作者未进行任何内侧结构的紧缩以及截骨移位松解术,虽然严重膝外翻的患者术后有一些侧方不稳,但随访 1 年后仍然得到了良好的临床效果,无膝关节不稳发生。

(4)安装什么类型的假体:众说纷纭,有人认为应使用限制性假体才能在术后保证膝关节的稳定,如铰链型假体。也有人认为根据外翻的程度以及外侧结构松解的部位和方法来选择假体。近来有不少作者认为,只要软组织松解达到平衡,用限制性小的假体或仅用非限制型假体就能达到良好的效果。

作者在临床实践中几乎未采用任何限制型假体,大部分使用了后稳定型假体,有几例患者应用了保留后交叉韧带的表面假体,经多年随访,均得到了良好得临床效果,未出现任何膝关节不稳。

综上所述,膝关节外翻畸形的患者行人工全膝关节置换术,无论在手术技巧和术后恢复上均有很大的难度,尤其同膝关节内翻的患者比较,方法不一,手术后效果也比不上膝关节内翻患者。但对于膝关节外翻畸形的患者只要掌握好手术适应证,采用髌旁内侧入路、常规截骨加单纯外侧软组织松解以及安装后稳定型假体的方法,几乎所有患者术后膝关节仍能保持相当的稳定性,得到比较满意的临床效果,从而明显改善患者膝关节的功能,提高患者的生活质量。

（吕厚山）

三、严重内翻畸形的全膝关节置换术

膝关节内翻畸形常见于骨关节炎患者,严重内翻通常指的是大于 20° 的内翻畸形。与外翻畸形多发生于股骨侧不同,内翻畸形主要发生在胫骨侧,可合并膝关节外侧半脱位。其存在的病理问题包括:内侧结构的严重挛缩、外侧结构松弛、胫骨内侧平台骨缺损,以及可能同时存在的屈曲挛缩畸形。一些病例还可存在股骨或胫骨的关节外畸形。其处理步骤包括以下几个方面。

1. 畸形评估

（1）术前注意评估关节外畸形存在,对于干骺端的关节外畸形,部分可通过关节内切骨代偿,结合软组织松解可获得解决。而远离关节的骨干严重畸形则处理上更为复杂和困难,可能需要通过同期或分期截骨来纠正。

（2）麻醉下手法评估内翻畸形是否可纠正,如果可以纠正,说明内翻畸形主要由于内侧间隙骨软骨磨损或骨缺损造成,术中通过切骨、去除骨赘即有可能获得平衡,不需要太多的软组织松解;如果完全无法纠正或改善很少,即属于固定性内翻畸形,此类患者可能需要广泛的内侧软组织松解,甚至需要截骨纠正。

2. 软组织平衡　严重的内翻膝内侧软组织挛缩明显,但外侧软组织多数正常或轻度松弛。因此,软组织平衡的重点在于内侧软组织松解,具体步骤见本章第三节第六小节内翻膝的软组织平衡。合并屈曲挛缩的,通过后方骨赘清理及后内侧结构的松解处理可以一并获得纠正。虽然 Scott 认为对于严重内翻畸形的,仍可以保留后交叉韧带并获得良好的平衡,但作者倾向于切除后交叉韧带以减少内外侧软组织的不平衡。

3. 切骨　严重膝内翻畸形的病例在股骨有比较明显的前弓或前外侧弓存在,因此在采用股骨髓内定位时注意外翻角度设定可能需要加大,或通过髓内进针点适当外移以保证股骨截骨力线的恢复。股骨侧截骨量的设定需要参考内髁磨损量和外侧软组织松弛程度,内髁磨损明显的或外侧软组织明显松弛的,股骨远端切骨量需要适当减少,以免出现伸直位外侧间隙过大。合并屈曲挛缩畸形超过 15° 的,则股骨远端可能需要多切数毫米。

由于严重内翻畸形的主要病变在于胫骨侧,因此胫骨侧切骨要求比较高。由于内侧平台的磨损或骨缺损造成关节面倾斜,采用髓内定位时,髓腔定位点需适当外移以免偏出髓腔中心。平台切骨量参照外侧平台,一般切骨 6～8mm,而内侧平台可能切除极少或完全切不到。避免为了保证内侧平台切骨而导致外侧平台的过量切除,导致外侧过度松弛无法平衡。

4. 胫骨内侧平台骨缺损的处理　严重内翻畸形的病例,都存在内侧平台不同程度的骨缺损。如果内侧平台仅少量缺损,则可以通过增加平台切骨 1～2mm 以提高平台假体的骨覆盖面。对于骨缺损高度在 10mm 以内的,根据患者年龄、骨质情况可以采用植骨或仅用骨水泥充填;骨缺损超过 10mm 以上的,则应当采用植骨或楔形垫块重建,此时胫骨侧假体必须带有髓内延长柄,以提高固定稳定性,保证植骨愈合。

（严孟宁　王友）

四、膝关节强直的全膝关节置换术

膝关节骨性强直畸形包括疾病病程自然造成的骨性融合,以及治疗化脓性和结核性等关节炎所采用的手术人为造成的骨性融合,后一种多融合于膝关节的功能位即膝关节伸直位,由于伸膝装置的失用性挛缩等原因,其手术难度大,并发症多,从而使其手术效果有争议。而前一种骨性融合在各种晚期风湿性疾病的患者中十分常见,特别是那些病程长、不能行走而长期卧床或依靠轮椅的患者,因膝关节于屈曲位时容量较大,可减轻关节肿胀引起的疼痛,其强直畸形多融合在屈曲位,可达90°甚至更多,合并严重屈曲畸形的手术技术见前文。也有少部分患者在医生的指导及非手术治疗下强直在膝关节功能位即伸直位。而强直性脊柱炎患者出现的强直多为非功能位,有时同时出现髋、膝、踝的融合,处理上更为困难。

本节作者以及 Montgomery、Kim 等近年来对骨性强直的膝关节作了更深一步的研究,认为人工膝关节置换术治疗强直性膝关节疗效肯定,可提高活动度并减少疼痛。

1. 膝关节伸直位强直的人工膝关节置换　人工膝关节置换术治疗关节强直病例有一定的技术困难,尤其是伸膝位强直。多数患者患肢稳定、无痛,而且均有较好的行走功能。此类患者要求行人工关节置换术的目的主要是希望能有一个能够屈伸活动、功能较为正常的关节。作者认为,长时间的伸膝位强直,股四头肌多严重纤维变性,退化无力,伸膝装置严重挛缩,特别是部分患者伸膝强直的原因是由于骨折等创伤引起,伸膝装置严重粘连或破坏,人工膝关节置换术后,功能康复非常困难,给患者带来的疼痛较大,多数患者很难坚持训练,有时由于训练过猛、过度,又造成血肿或水肿,一般术后活动度均不理想。因此,作者对伸膝位强直的患者要求行人工关节置换术取非常慎重的态度,尤其是男性患者更应谨慎。

2. 晚期强直性脊柱炎患者同侧髋、膝、踝三关节非功能位骨性强直的关节功能重建　在风湿病下肢关节畸形患者进行人工关节置换治疗中,常常遇到一些严重的强直性脊柱炎等疾病导致的下肢多发关节骨性融合畸形的患者,严重的幼年型强直性脊柱炎患者双侧下肢髋、膝、踝六个关节均骨性强直,这些患者的髋、膝、踝关节,往往强直于非常特殊的非功能位。因此单纯手术置换一个关节不仅解决不了患者的站立及行走问题,并且由于同侧其他关节畸形的存在,使手术关节不能得到有效的康复锻炼,甚至再发生强直。国外同侧髋膝关节同时置换的报道较多,但对于双侧六关节同时骨性融合伴屈曲畸形甚至关节半脱位的病例如何手术,如何进行围术期处理等尚未见详细报道。本节作者的经验如下。

(1) 手术顺序选择:许多学者主张分次手术,但国内这种长期卧床、多关节骨性融合的患者,没有信心及经济条件接受多次手术。而单纯行双髋或双膝关节置换,术后不仅不能立即开始功能训练,更不能使患者尽早恢复站立及行走功能,而由于踝关节处于严重跖屈内翻融合位,单纯的同侧髋膝关节置换或双侧髋膝关节同时置换均不能使患者站立起来。因此,只有同时置换髋、膝、踝三关节方可解决患者的站立、行走和在术后进行有效的康复锻炼。

(2) 围术期处理及康复:由于患者长期卧床,体质较差,全身肌肉萎缩,术前康复锻炼主要进行肌肉的等长收缩锻炼及上肢可动关节的锻炼以增强体力及手术耐受力。术后同侧下肢髋、膝、踝三关节相互配合,进行肌肉及关节协调性锻炼及正常步态练习。实践证明三关节同时康复可以相辅相成,既可增强下肢关节肌肉运动的协调性,又可通过站立活动解决骨质疏松等问题。

(3) 手术适应证及并发症防治:对于严重的幼年型强直性脊柱炎长期卧床的患者,一次手术进行多关节置换必然带来较单次手术更大的手术创伤,手术并发症发生的几率也会增高。多关节置换的手术效果问题尚存争论,其争论焦点主要是术后感染率增高等问题,随着现代无菌术的广泛应用,而目前大多数作者更趋向于一次麻醉下多关节置换。本案作者的病例通过手术前后预防感染、手术采用现代无菌术条件,无感染发生。短期随访结果表明,患者关节功能保持良好,随访期间关节活动度较术后又有所提高。因此作者认为同侧髋、膝、踝三关节同时置换术针对于下肢髋膝踝骨性融合并伴严重畸形的患者不失为一种有效的手术方法。

(4) 关于踝关节置换:有关踝关节置换的问题,文献报道有不同见解。有人认为踝关节置换的技

术还不成熟,假体设计也不完善,不如行踝关节融合术。但根据作者4例患者的手术经验及术后观察,患者的踝关节都是强直在非功能位,如果不手术,人工膝关节和人工髋关节置换后,患者仍不能走路。如果把双踝关节融合在功能位,除了不融合率为10%以外,完全融合时间2~3个月,即使行人工膝关节和人工髋关节置换,患者仍不能早期下地活动,功能锻炼的时间也晚,将来各关节功能恢复会受到影响,而且术后对患者爬坡功能将带来严重限制。而行人工踝关节置换后,只要患者的踝关节能有一点活动,对术后的功能锻炼及爬坡功能均会有很大帮助。何况临床上并非全部踝关节置换术后效果均不理想。作者本人曾有1例人工踝关节置换术后10年追访,虽然X线片发现有部分透亮线,但10年来踝关节不痛、功能好,患者本人强烈要求再换对侧。再者人工踝关节置换后,如果后期出现踝关节松动,仍有机会再行踝关节融合术。权衡利弊,在这类患者中应行人工踝关节置换术。

（吕厚山）

五、胫骨高位截骨术后的全膝关节置换术

胫骨高位截骨(HTO)是治疗膝关节单间室骨关节炎的一种成熟的手术方式,常作为一种延缓手术以推迟最终行TKA的时间。HTO术后的手术疗效和症状缓解程度随着时间而逐渐降低,部分患者最终需要接受TKA手术。目前许多研究已经表明HTO术后行TKA难度明显增加,手术时间延长,手术效果相对普通患者有部分差距。其主要原因在于HTO术后膝关节的解剖结构会出现部分改变,主要包括胫骨平台后倾角变小、胫骨旋转畸形、胫骨结节内旋或外旋、胫骨上段髓腔狭窄、髌骨半脱位、低位髌骨等。

HTO术后患者在接受TKA时,存在比普通患者更多的问题。主要包括:①切口选择。先前的皮肤切口可能会影响TKA手术的切口选择,特别是存在贴骨瘢痕时更应该注意,术后可能会出现皮肤愈合不良、皮缘缺血坏死等问题。②手术显露困难。由于是二次手术,行TKA时可能会由于瘢痕挛缩、软组织粘连等问题导致术野显露困难。③髌骨轨迹不良。HTO后常常发生低位髌骨和髌骨外侧半脱位,尤其在内侧开放式HTO时更为明显。④存在骨缺损和骨硬化。HTO术后常导致胫骨平台骨缺损和截骨愈合处骨硬化,加重TKA手术难度。⑤内固定的取出。根据HTO内固定植入物的不同,部分情况需要取出内置物,使得手术难度增加。同时,内固定取出后存在局部骨组织强度降低、骨折风险增加等可能。⑥TKA术中软组织平衡。HTO术后软组织粘连、瘢痕形成,伴有胫骨近端解剖结构异常,都会使得TKA术中软组织平衡更加困难。

（一）手术原则

1. 皮肤切口选择要慎重。
2. 胫骨外侧和后方截骨量要少,存在骨缺损时须修复。
3. 胫骨内侧偏移时,可采用偏心距假体。
4. 胫骨托安放需小心,避免内旋引起髌骨轨迹不良。
5. 髌骨置换要慎重。
6. 软组织松解要慎重,切忌过分松解。
7. 尽量选择后叉韧带替代型假体;关节不稳时,可采用半限制性或限制性假体。

（二）术前准备

术前应常规拍摄膝关节正侧位X线片,明确膝关节有无畸形、截骨部位愈合情况、有无骨缺损等。有条件时可加行下肢全长X线片,便于更加准确测量下肢力线;同时可拍摄髌骨轴位X线片,明确股骨髁、髌骨的关系和髌骨轨迹。有骨缺损时可加行膝关节CT,明确骨缺损的类型和大小。

（三）手术操作及要点

1. 切口选择 HTO的手术切口常位于胫骨近端的外侧,多呈水平位置,偶尔呈垂直位。TKA手术切口选择需根据HTO术后瘢痕而定:横行手术瘢痕不需要过多考虑,采用标准的膝前正中纵向切口不会与之冲突。纵行手术瘢痕需要考虑皮肤血供问题,主要的选择包括:①切口偏向原纵向切口的内侧,则需要保证新的开口与原瘢痕之间的皮瓣宽度至少在7cm以上。②采用原纵向切口。如采用原纵向切口可以完成TKA手术,则尽量采用此种入路。③采用原纵向切口,适当改进。即利用原切口的远侧

部分,向近端延伸时折向髌骨内侧。采用第二种方法无法满足 TKA 手术暴露要求时可采用此法,是第二种入路的改进。膝关节周围血供主要来自内侧,因此不建议选择原纵向切口的外侧作为 TKA 手术切口。

2. 暴露　在切开关节囊时,可根据外翻和显露的难易程度选用内侧髌旁入路或外侧髌旁入路。HTO 术后常常伴有低位髌骨,致使术中髌骨外翻困难。这种情况可选择胫骨结节截骨或股四头肌 V-Y 成形术,前者可通过适当内移胫骨结节以纠正髌骨半脱位。为了防止髌韧带从胫骨结节止点撕脱,可在髌腱止点处钉入 1~2 枚固定钉保护髌韧带,同时也起到提醒作用。髌骨翻转后将膝关节屈曲,同时适当外旋小腿,以免增加髌腱止点的张力。术中需切断髌股韧带,有利于胫骨外侧平台的显露而不会增加髌腱的张力。

3. 内固定取出　根据情况决定是否取出 HTO 内固定材料。如需取出内固定,需要注意:①注意尽量保留骨量,不破坏胫骨近端骨质,尤其是皮质骨,否则会增加术后骨折风险;②注意保护皮瓣,避免过度暴露影响皮瓣血供,造成术后切口愈合不良;③对于内固定物位置较深、对 TKA 手术操作无明显影响、取出时可能造成骨量丢失的内固定植入物,可以放弃取出。

4. 截骨方法　截骨前需要注意既往膝关节有无截骨矫形过度或膝关节严重不稳的情况。由于既往行 HTO 的原因,小腿机械轴线与解剖轴线可能存在差异,截骨仍坚持垂直于小腿机械轴线的原则。如胫骨高位截骨过度,术中如单一按照胫骨解剖轴线进行截骨,则可能出现胫骨内侧截骨量多、外侧截骨量少的现象。如胫骨高位截骨后前倾角增大,则术中应尽量控制截骨的后倾角度,避免后倾过大造成屈曲间隙过大。如术中发现屈曲间隙大于伸直间隙,可以选择大一号股骨假体或采用增加股骨远端截骨的方法来平衡两个间隙。但后者可能造成关节线上移和低位髌骨。

5. 软组织平衡　HTO 术后可能造成软组织粘连,进而影响膝关节周围的软组织平衡。软组织松解方法同初次 TKA 手术,但要更加注意逐步松解,不要过度。

6. 假体选择　通常选择后叉韧带替代型假体,比后叉韧带保留型假体在韧带平衡方面更有优势。HTO 术后胫骨近端髓腔变窄,胫骨髓腔向外侧偏移。因此,胫骨假体的中心相对胫骨髓腔向内侧偏移。为了适应这一畸形,安放胫骨假体时可以适当偏外侧,或者使用有偏心距的假体柄。同时,HTO 术后胫骨近端存在旋转变形,安放胫骨托时需要注意,避免内旋,引起髌骨轨迹不良。根据情况决定胫骨假体是否带延长杆。如原 HTO 手术使用了接骨板、螺钉等内固定材料,取出内固定后,则最好使用胫骨延长杆,同时延长杆应足够长,超过原先的钉孔,避免术后发生应力性骨折。术中发现膝关节不稳时,可选择限制性较高的假体。

7. 骨缺损修复　对于膝关节骨缺损的患者,需要积极修复缺损。通常 HTO 术后常引起胫骨平台外侧骨缺损,缺损较大时需要通过植骨或金属垫块来修复骨缺损。

8. 髌骨置换　术后是否行髌骨置换需要根据具体情况慎重决定,特别是在低位髌骨的时候。这是由于髌骨低位行髌骨置换后,在膝关节屈曲时髌骨假体可能与聚乙烯垫片前方发生撞击。术中在髌骨截骨前,先将股骨和胫骨假体安装后屈曲膝关节,模拟置换后膝关节运动轨迹。如发生撞击,则不进行髌骨置换或选择小号髌骨假体。

9. 注意事项　HTO 术后行 TKA 时,手术时间一般较普通患者更长,并发症也更多,因此更应该注意手术操作。

(四) 术后并发症

并发症包括:皮肤坏死、切口延迟愈合、假体位置不佳、下肢力线不良、膝关节不稳、关节活动度下降、髌骨脱位、髌骨坏死等。术后随访发现,这类患者在聚乙烯磨损方面明显高于普通患者,但目前缺乏对假体远期生存率的相关报道。

(裴福兴)

六、股骨远端或胫骨近端畸形的全膝关节置换术

股骨远端或胫骨近端畸形是关节外畸形的一种,是指各种原因引起的膝关节外股骨或胫骨的畸形,

包括成角畸形或旋转畸形。这种畸形可以是一个平面的,如冠状面的畸形(内翻、外翻)、矢状面的畸形(屈曲、伸直畸形)或横截面上的畸形(旋转畸形),也可以是上述多个平面畸形的总和。与股骨远端或胫骨近端畸形相对应的是膝关节内畸形,即膝关节本身的畸形。关节内畸形通常是由终末期的关节疾病本身引起的,如骨关节炎、类风湿关节炎等。这类关节疾病所造成的无菌性炎症反应可以引起关节内软骨的侵蚀和软骨下骨的破坏,造成膝关节出现内外翻或屈曲畸形。关节内畸形无论多么严重,都不会改变截骨的参照轴(下肢解剖轴和机械轴的关系),通过合理的截骨和软组织平衡,基本上可以同时解决下肢力线和膝关节稳定的问题。而股骨远端或胫骨近端畸形往往造成下肢解剖轴和机械轴之间的关系变化,手术中往往不能按部就班地使用标准的 TKA 截骨原则和韧带平衡原则,以免造成术后下肢力线不良和软组织失平衡。因此,对于合并有股骨远端或胫骨近端畸形的膝关节疾病患者,行 TKA 手术最重要的一点就是尽量恢复下肢力线和机械轴线,这也是面对这类患者选择手术方式的主要考虑点。

股骨远端或胫骨近端畸形产生的原因包括 4 类:①先天性解剖畸形;②后天发育性畸形;③代谢性疾病引起畸形,如佝偻病、骨软化症等;④获得性畸形,如截骨矫形失败。

(一)　手术方式的选择

手术方式主要包括以下三种:

1. 分两期进行手术,先行关节外截骨矫正畸形,截骨愈合后再进行 TKA 手术。

2. 一期手术,即关节外截骨矫形手术和 TKA 手术同时进行。

3. 只进行 TKA 手术,通过关节内截骨来矫正下肢力线,不进行关节外截骨矫形(图 15-4-1)。

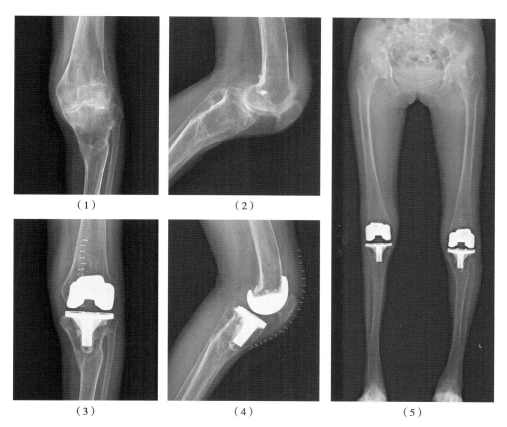

图 15-4-1　通过关节内截骨矫正下肢力线

(1)、(2)术前 X 线片:胫骨近端骨折畸形愈合,骨折端向外向后成角;(3)、(4)术后 X 线片:全膝关节置换术后,通过关节内截骨进行下肢力线矫形;(5)术后双下肢全长片提示下肢力线恢复

上述三种手术方式如何选择往往困扰着临床医生。总体来说,对于畸形程度较小或远离膝关节的畸形可以只单纯行 TKA 手术,通过垂直于下肢机械轴线的关节内截骨来恢复下肢力线,不需要进行关

节外截骨矫形。这种方法不需要额外的截骨手术,也不用担心截骨处骨折愈合的问题,但对膝关节软组织松解技术要求较高,同时需要避免损伤侧副韧带止点。如果畸形程度较大且靠近膝关节,如冠状面畸形角度超过 10°或矢状面超过 20°的患者,单纯通过关节内截骨或软组织平衡处理,会导致侧副韧带止点损伤,从而引起膝关节不稳定。因此,对于畸形程度较大、靠近膝关节的股骨远端或胫骨近端畸形,在 TKA 手术前或术中进行截骨矫形是必要的,固定方式可选择接骨板或髓内钉。如果关节外畸形离关节面较近,截骨后也可以通过膝关节长柄假体来固定截骨块。先截骨矫形后 TKA 手术或同时行截骨矫形和 TKA 手术这两种方法,可以最大限度地保证下肢力线的恢复,比较安全,对于畸形角度很大的患者尤其适用,但存在感染风险增加、骨折不愈合等问题。

(二)术前准备

关节外畸形的矫形手术不再赘述。对于合并股骨远端或胫骨近端畸形的 TKA 手术而言,术前准备和术前计划尤其重要。除常规的正侧位膝关节 X 线片以外,术前需要拍摄站立位的下肢 X 线片:如合并股骨远端畸形,则需要拍摄包含髋关节和膝关节在内股骨全长片,要求股骨在旋转中立位,避免股骨外旋时增加内翻畸形角度;如合并胫骨近端畸形,则需要拍摄包含膝关节和踝关节在内的胫骨全长片,要求胫骨在旋转中立位。必要时最好拍摄双下肢全长片(图 15-4-2)。在 X 线片上标出下肢轴线:股骨的机械轴线仍然为股骨头中心至膝关节中心的一直线,解剖轴线为畸形远端的股骨髓腔中心至膝关节中心的一直线;胫骨的机械轴线仍然为膝关节中心至踝关节中心的一直线,解剖轴线为膝关节中心至畸形近端的一直线。

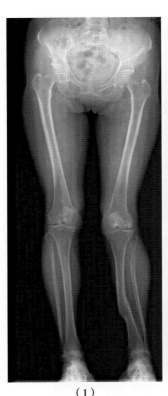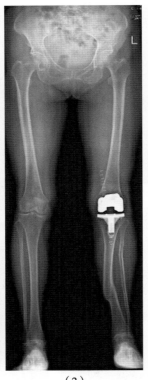

(1)   (2)

图 15-4-2 双下肢全长片对于判断下肢机械轴和解剖轴的关系十分重要

(1)术前 X 线片:胫骨骨折畸形愈合,胫骨机械轴和解剖轴不在同一直线;(2)术后 X 线片:全膝关节置换术后,下肢力线恢复,胫骨平台假体与胫骨机械轴垂直

画出下肢机械轴线和解剖轴线后,可以计算出通过关节内截骨可以获得的畸形矫正度数和预期矫正结果。若发现截骨水平超过干骺端,应将截骨水平相应调整,防止伤及侧副韧带。通过模板测量使用假体的大小及安放位置,预计通过胫骨近端或股骨远端的补偿性截骨是否会引起侧副韧带损伤。模板测量同时可以评估术中是否需要加用金属垫片或骨移植。如果需要加用延长杆的话,需要评估延长杆的位置以及是否需要使用偏心延长杆。

(三)手术操作及要点

需要通过截骨矫形再行 TKA 的手术实际上就是截骨矫形手术和 TKA 手术的结合,截骨矫形后下肢力线恢复,TKA 手术可以按照常规方法进行。这里不再赘述。下面主要讲解通过关节内截骨技术来矫正畸形的 TKA 手术中需要注意的几点。

1. **计算截骨的量和位置** 通过关节内截骨来矫正畸形,恢复下肢力线,需要计划好胫骨近端或股骨远端的补偿性截骨的量和位置。主要由两方面的因素决定:畸形的角度和畸形的位置。畸形的角度越大、畸形的位置离膝关节越近,补偿性截骨的量就越大。如胫骨近端畸形部位越靠近踝关节方向,对

胫骨截骨的影响就越小,但位于胫骨干骺端的畸形可能就需要截去大块的外侧或内侧平台。需要明确:下肢的解剖轴和机械轴之间的 5°～7°夹角已经发生变化,因此应按照新的关系进行截骨(图 15-4-3)。

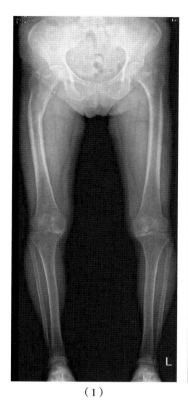
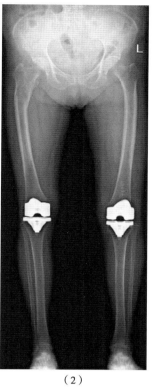

（1）　　　　　　　　（2）

图 15-4-3　术前 X 线片:右侧股骨骨折畸形愈合,愈合处向外成角,原有的下肢机械轴和解剖轴之间 5°~7°的夹角发生变化（1）;术后 X 线片:全膝关节置换术后,下肢力线恢复,按照新的夹角进行股骨截骨,股骨假体外翻截骨度数更大,以适应术前更大的下肢外翻角度（2）

同时由于关节外畸形的存在,髓内定位器常常无法使用,因此术中往往使用髓外定位的方法。截骨部位确定后,需要明确是否会引起医源性韧带不稳,即由于截骨量过大损伤韧带止点引起的膝关节不稳。

2. 膝关节稳定性处理　由于长期关节外畸形和截骨的内外侧不平衡,这类患者常常会在截骨后出现内外侧韧带不平衡。胫骨侧的关节外畸形和股骨侧的关节外畸形施行补偿性截骨后所引起的韧带不稳情况是不同的,前者往往引起伸膝和屈膝间隙都不平衡,而后者往往只引起伸膝间隙异常。股骨远端或胫骨近端的内翻畸形往往造成膝关节外翻畸形,需要对胫骨外侧平台做补偿性截骨,由此引起的轻度膝外翻不稳能够被膝外侧的软组织,如髂胫束、股二头肌腱、腓肠肌等所代偿。而股骨远端或胫骨近端的外翻造成膝关节呈内翻畸形,需要对胫骨内侧平台做补偿性截骨,由此引起的轻度内翻不稳缺少相应的软组织进行代偿。因此,股骨远端或胫骨近端的外翻畸形更适合做关节外截骨矫形,或采用关节内截骨矫形后使用限制性高的假体。

截骨后如发现内外侧软组织不平衡,则可先松解紧张侧软组织。对于膝内翻患者,软组织松解后肢体才能保持在旋转中立位,浅层和深层的韧带应在骨膜下松解,适当情况下可松解关节后内侧角的半腱肌和后关节囊。部分严重情况还需要松解腓肠肌内侧头。膝外翻时需要松解外侧韧带,按照由浅入深、适当松解的方法逐渐松解。这里不再赘述。

3. 假体的选择　术中需要对膝关节进行广泛松解,同时关节的松弛会增加后交叉韧带的紧张度,因此最好切除后交叉韧带,选择后交叉韧带替代型假体。如膝关节不稳,还可以选择部分限制性高的假体。

4. 骨缺损的修补　在畸形严重的情况,截骨只能截到一侧胫骨平台或股骨髁,另外一侧根本截不到骨。这时可能需要通过金属垫块来修补骨缺损。另外,为了提供较好的假体初始稳定性,常常需要使用延长杆。延长杆的使用可能会造成皮质骨撞击,特别对于邻近关节的畸形。这种情况可使用偏心型延长杆。

5. 伤口的关闭　严重的膝内翻或膝外翻患者矫形后可能存在伤口张力较大的问题,可考虑行软组织扩张、转皮瓣或肌瓣的方法来闭合切口。

（四）术后并发症

除 TKA 手术相关并发症以外,还包括骨折不愈合、延迟愈合等截骨矫形后的相关并发症。严重的膝内外翻畸形矫正后常常面临伤口张力过大的情况,可能会造成切口愈合不良等问题。

（裴福兴）

七、血友病性膝关节病的全膝关节置换术

血友病最常见的临床表现之一是关节内反复出血和慢性滑膜炎性导致的关节退变(haemophilic arthritis)。慢性滑膜炎侵蚀关节面可导致关节较早即出现间隙狭窄等晚期关节病变。最常累及的关节包括膝、髋、肩、肘及踝关节。血友病是性染色体连锁隐性遗传的，因而只侵犯男性。本病主要分为两类：甲型血友病：凝血因子Ⅷ缺乏所致，占85%，为典型血友病；乙型血友病：缺乏凝血因子Ⅸ，约占15%。由于凝血因子Ⅷ和因子Ⅸ替代疗法的出现，针对血友病性关节病的骨科手术介入变得安全和有效，也在一定程度上减缓了关节破坏的进程，但多数患者最终发展到关节退变晚期，导致关节疼痛、畸形和功能障碍，从而需要接受关节置换术。对于血友病骨科手术，尤其是全膝关节置换术，治疗的成功取决于骨科和血液科、检验科、康复科等多科室的密切配合，术前需要进行多学科协作讨论，检测凝血因子活性水平，储备足够的凝血因子替代剂，围术期凝血因子的检测和应用需要在有经验的血液病科医生的指导下进行。

1. 适应证和禁忌证　血友病性膝关节病关节置换术适应证为严重关节畸形、关节疼痛功能障碍者，影像学表现为 Arnold-Hilgartner 分级 Ⅲ ~ Ⅳ 级，即关节间隙明显狭窄者。如为双膝关节或多关节的应在一次实施尽可能多的手术，以减少凝血因子的使用，降低费用和凝血因子抗体出现的几率。禁忌证同常规膝关节置换术。

2. 围术期凝血因子替代与检测　所有患者以 APTT、Ⅷ因子活性水平/Ⅸ因子活性水平和Ⅷ因子抑制物/Ⅸ因子抑制物测定作为调节剂量、观察疗效和判断预后的客观指标。

甲型血友病患者术前 1 天补充Ⅷ因子，补充凝血因子量 =（目标值−基础值）×体重/2，使患者的Ⅷ因子水平>50%，输注后 1 小时检测患者血浆Ⅷ因子活性水平，判定其输注效果。术前 1 小时输注Ⅷ因子，将患者的Ⅷ因子活性水平提升到 80% ~ 100%（通常需要 50IU/kg），术中继续补充Ⅷ因子，动态监测Ⅷ因子活性水平，使其保持在 80% 以上；术后 1 ~ 3 天，每日复查Ⅷ因子活性活性，按照 25IU/kg 每 8 ~ 12 小时输注 1 次Ⅷ因子（Ⅷ因子的半衰期为 8 ~ 12 小时），使其活性 60% ~ 80%；术后 4 ~ 14 天，15IU/kg 每 8 ~ 12 小时输注 1 次Ⅷ因子，使其活性水平维持在 30% ~ 60%；以后根据出血情况和Ⅷ因子活性水平减少凝血因子补充量。

乙型血友病：术前活化的部分凝血酶原时间（APTT）需达到正常范围（35 ~ 45 秒），凝血因子Ⅸ活性水平>40% 时便可进行手术。与Ⅷ因子比较，Ⅸ因子的半衰期更长为 18 ~ 24 小时，所以术前 1 ~ 2 天和手术当天予以凝血酶原复合物制剂（PCC），40 ~ 50IU/kg 每 12 小时输注 1 次；术后 1 ~ 3 天，30 ~ 40IU/kg 每 12 小时输注 1 次；术后 4 ~ 7 天，20 ~ 30IU/kg 每 12 小时输注 1 次；以后根据出血和Ⅸ因子水平减少凝血因子补充量，使Ⅸ因子活性水平>20%，APTT 维持在 50 ~ 60 秒。

3. 假体选择与手术技术　由于这类患者常存在软组织尤其是肌肉血肿破坏、关节僵硬、骨质疏松等，假体选择应以后稳定 PS 假体为主，骨缺损或骨质疏松明显、合并严重畸形的需要结合长髓内柄假体应用，软组织损害严重的需考虑限制程度高的假体。

膝关节置换手术的技术遵循常规。麻醉选择全麻，手术应在止血带下进行，手术结束前应松开止血带进行细致的止血，逐层严密缝合，并使用引流。关节僵硬的患者常需要软组织广泛松解，关节滑膜需完全切除，骨缺损的需要植骨或金属垫块增强，髌骨多需要置换。

4. 术后血栓形成的预防　由于血友病的出血倾向，关于其骨科术后血栓形成的预防很少被关注，但仍有少数报道血友病关节置换术后出现血栓形成的个案，推测可能与凝血因子替代治疗有关。血友病围术期应用凝血因子替代治疗，基本恢复了正常的凝血机制，从理论上说需要按正常的抗凝预防，但目前这方面仍缺乏充足证据。从目前已有的报道看，血友病膝关节置换术后血管栓塞的预防仍然非常重要，主要集中在物理方法预防，如早期活动、踝泵及间断充气减压的使用，而抗凝药物的预防使用缺乏依据。对于术后下肢肿胀，有明确依据深静脉血栓形成的，在凝血因子活性纠正后可以使用低分子肝素治疗。

5. 术后康复　由于血友病性关节病的患者术前关节多较僵硬，膝关节置换术后需要积极康复，有作者报道术后因关节僵硬需行手法松解的比例可高达 15%。对于术后 2 周仍需进行高强度康复训练的或需要手法松解治疗的，则需将Ⅷ因子活性水平维持在 30% 以上。

6. 特殊问题　在凝血因子的替代过程中要注意：①发热时，凝血因子代谢会加快，所以使用间隔可以稍减少。②凝血因子抑制物的产生。凝血因子抑制物的产生与大剂量凝血因子的替代治疗、先天易感有关,这类血友病患者需要手术治疗时,围术期若予以输注Ⅷ因子,则由于Ⅷ抗体的存在而使Ⅷ因子活性消失,从而出现大量皮下出血。所以治疗此类患者应采取另一种凝血因子替代治疗,如重组Ⅶa因子,但效果明显不如真正缺乏的因子。也可以应用凝血酶原复合物、去氨加压素、冷沉淀或加大凝血因子输注量,使用激素、免疫抑制剂如环磷酰胺等以降低抗体的滴度。③对于术后患者出现不明原因高热,在排除关节感染后,应考虑是否产生抗体或由于凝血因子浓度过低造成出血倾向。④复发关节内出血的处理。对于术后复发关节内出血的,需即刻通过输注凝血因子使其活性水平提高到50%,同时关节穿刺抽出积血病短期制动48小时,凝血因子每48小时输注1次直到关节症状缓解。

7. 临床效果　血友病性膝关节病的关节置换治疗总体疗效比较好,明显增加关节活动度,缓解疼痛,患者满意度高。虽然其假体存留率等长期效果接近常规膝关节置换,但也存在并发症发生率高、费用高昂等问题。文献报道其感染发生率平均在5%左右,个别高达17%,远高于常规关节置换的感染率。其次是关节纤维化导致的关节僵硬也常见,需要术后积极康复训练。

（王　友）

八、膝关节置换术后感染的翻修术

全膝关节置换术后感染是一个灾难性的并发症,不仅给患者带来多重的手术打击,而且耗费了巨大的医疗资源。由于膝关节位置表浅,周围缺少大量的肌肉和软组织覆盖,故感染治疗起来非常困难。文献报道用于治疗 TKA 术后感染的医院资源消耗是初次 TKA 的 3~4 倍,也是无菌性松动翻修的 2 倍。虽然目前采用很多预防措施,但初次手术感染发生率仍在 1%~2%,而随着我国社会人口逐渐老龄化,其绝对数字正逐年增高,因此如何更加合理有效地治疗全膝关节置换术后感染是骨科医生亟待解决的一个难题。

明确诊断膝关节假体周围感染后进一步对其分型非常重要,这有助于选择恰当的治疗策略,提高治愈率,重获无痛、稳定、功能良好的人工关节。

目前最被广泛认可和采用的感染分类方法是由 Tsukayama 在 1996 年提出的。他将人工关节假体周围深部感染分成 4 类。Ⅰ型:仅术中标本培养阳性(缺乏其他直接证据);Ⅱ型:术后早期感染(发生于手术以后 1 个月以内);Ⅲ型:急性血源性感染(假体功能良好);Ⅳ型:术后晚期慢性感染(手术 1 个月以后发病,并呈隐匿发病)。这种感染分类法较好地将发病时间和感染病因进行了综合考虑,临床判断容易并能有效地指导治疗,是一种实用的分类方法。根据这个方法,对于术后晚期感染可以行一期翻修术或者二期翻修术。与二期翻修术相比,一期翻修术的优点是只需一次手术、住院时间缩短、治疗费用降低、骨丢失减少、瘢痕少、术后关节功能恢复较好,但多数学者对其治疗效果存在争议,认为一期翻修术并不是在感染控制稳定的情况下实施的,所以存在不能彻底清除感染的隐患,因此目前并未被广泛应用。二期翻修术仍然是治疗膝关节置换术后晚期感染的"金标准"。

（一）膝关节置换术后感染翻修的手术适应证与禁忌证

1. 适应证

（1）晚期慢性人工全膝关节置换术后感染,周围软组织条件可,伸膝装置未受损。

（2）未及时处理的术后早期深部或急性血源性感染(超过 4 周)。

（3）病原体对药物敏感。

（4）医疗条件能满足需要。

（5）能够耐受手术。

2. 禁忌证

（1）持续或反复发作病原菌不明确的顽固性膝关节感染。

（2）广泛的膝关节周围软组织及伸膝装置受损,膝关节翻修已经无法恢复功能。

（3）患有自身免疫系统疾病或免疫能力很低。

（二）临床检查

1. 膝关节置换术后晚期感染的诊断标准　采用美国肌肉骨骼感染协会推荐的人工全膝关节置换术后慢性感染诊断标准，即有与假体相通的窦道形成（图15-4-4），或至少两次独立从病变关节采集的组织或液体标本培养得到同一种病原菌，或符合以下6条标准中的4条：

（1）ESR>30mm/1h 或 CRP>10mg/L。

（2）关节液白细胞计数升高，一般认为 $1760/\mu l$。

（3）关节液中中性粒细胞比例升高，一般认为>65%。

（4）感染关节内出现脓液。

（5）组织或关节液标本中分离出病原微生物。

（6）假体周围组织冷冻切片镜检时5个高倍镜（×400）视野中的中性细胞数均大于5个。

2. 病原菌培养/药敏　在翻修术前能准确培养鉴定出病原菌并使用广谱敏感的抗生素对提高翻修手术成功率至关重要，传统的细菌培养方法阳性率较低，建议采用 BacT/ALERT 3D 血培养瓶，该瓶是一个密闭的营养丰富的细菌增殖系统，与外界不相通，没有污染机会（图15-4-5）。可适当延长培养时间。延长培养时间有标本被污染的可能，但一般7~10天内第一个培养出的细菌常就是致病菌。如果培养阴性则采用万古霉素加左氧氟沙星。

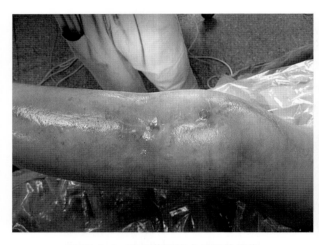

图15-4-4　膝关节置换术后慢性感染，
有与假体相通的窦道形成

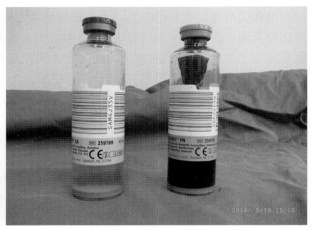

图15-4-5　法国梅里埃生物技术公司血培养瓶

（三）膝关节置换术后感染翻修的方式

膝关节置换术后感染的手术治疗主要分为一期翻修和二期翻修，一期翻修手术是指在同一次手术中取出感染的关节假体及所有异物，彻底清创，并再次植入新的假体。二期翻修是指整个治疗过程分为两个阶段，第一阶段以感染治愈为主要目的，通过手术去除假体，清创，放入含抗生素的间置器，经过长时、足量的抗生素治疗一段时间，在感染治愈的基础上，经过二次手术，安放膝关节假体的治疗方式。目前二期翻修手术被视为"金标准"。

1. 二期翻修的手术步骤与要点

（1）体位：患者取仰卧位，患侧大腿近端预制止血带，常规不适用驱血带，患肢抬高、屈膝后止血带充气。

（2）手术入路及显露：皮肤切口沿用原来的手术切口入路进入，可适当延长（图15-4-6），如果已经有2个以上的手术瘢痕，应尽量选择外侧的切口，因为膝关节内侧的表浅血供更丰富一些。切除原有皮肤切口瘢痕及窦道。

关节囊切口一般采用内侧髌旁切口，慢性感染后关节囊增厚明显，需要将增厚的部分关节囊削除，切除伸膝装置下方增生瘢痕组织，以便于翻转髌骨，显露膝关节。切勿强行翻转髌骨造成髌腱撕脱，否

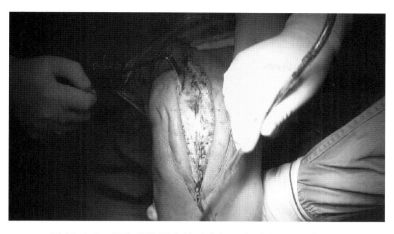

图 15-4-6　翻修术沿原来的手术切口入路进入,适当延长

则将极大地影响术后膝关节功能,必要时可以在胫骨结节内侧髌韧带处钉一钉子,以防髌韧带撕脱。如果仍然显露困难,可以在术中根据需要对股四头肌腱进行广泛松解,松解方式有股四头肌腱近端斜行切断、股四头肌的 V-Y 成形术、胫骨结节截骨术、股四头肌翻折术等(图 15-4-7)。

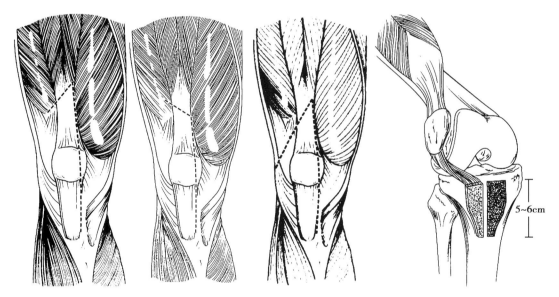

图 15-4-7　股四头肌成形以及胫骨结节截骨术

　　(3) 去除假体、清创:我们倾向于去除假体的顺序一般是聚乙烯垫片、股骨、胫骨。显露清楚后,应该仔细检查假体、骨水泥与骨的界面,即使术前 X 线片已经提示假体明显松动,也应该仔细地用相应的器械如骨刀、线锯、往复锯等将假体与骨水泥界面进行分离(图 15-4-8),这样可以避免骨量的过多丢失。在敲打股骨假体的时候要沿着股骨纵向敲击,避免股骨髁骨折。分离胫骨假体平台界面后,可用一斯氏针斜行钻入平台下方,将其敲击顶出,可避免骨折,最大限度保留骨质(图 15-4-9)。堵塞股骨、胫骨髓腔的骨水泥可以先不去除,等冲洗消毒后再去除,以免污染髓腔。

　　清创需要完全清除坏死组织、滑膜、增生的炎性瘢痕组织,切除增生、挛缩的瘢痕组织,可以最大限度恢复关节的功能,更为重要的是可保证血中和骨水泥中抗生素能"覆盖关节腔周围所有组织",以消灭残留的病原微生物。完成清创同时,取多份软组织标本进行细菌培养。

　　(4) 冲洗、"消毒":伤口大量生理盐水脉冲冲洗,再次仔细清除残留坏死组织及异物,黏膜碘,过氧化氢溶液分别浸泡 3 分钟后再次大量生理盐水脉冲冲洗干净(不少于 3000ml)(图 15-4-10)。然后,伤口内填塞黏膜碘附纱布,更换手术器械、手套,重新消毒铺单(图 15-4-11)。

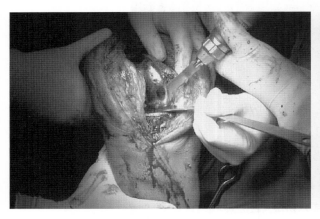

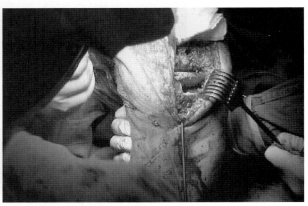

图 15-4-8　矢状锯对股骨假体骨水泥与　　　　图 15-4-9　用斯氏针斜行钻入胫骨假体平台
　　　　　　假体界面进行分离　　　　　　　　　　　　　　下方,将其敲击顶出

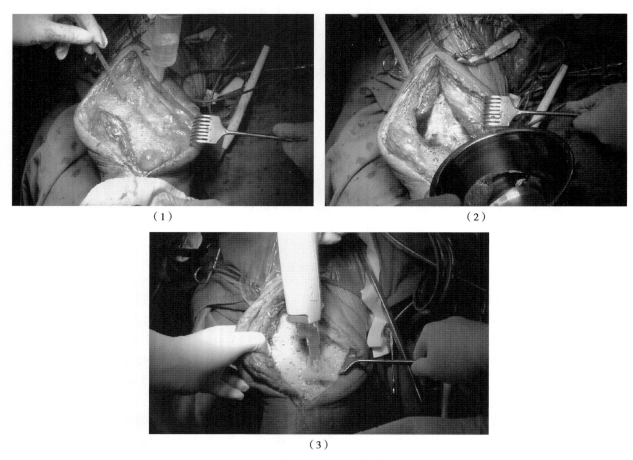

（1）　　　　　　　　　　　　　　　　　　　　　（2）

（3）

图 15-4-10　清创后对创面冲洗、"消毒"
（1）双氧水浸泡；（2）黏膜碘浸泡；（3）大量生理盐水脉冲冲洗

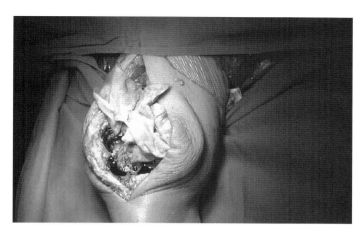

图 15-4-11　伤口内填塞黏膜碘伏纱布,更换手术器械、手套,重新消毒铺单

（5）植入含抗生素的骨水泥型间置器:间置器的种类很多,这里我们使用含庆大霉素或妥布霉素的骨水泥,并每 40g 骨水泥中加入 1～2g 万古霉素混合后,使用间置器制作模具制作骨水泥间置器(图 15-4-12)放置于关节间隙内;放置引流管,缝合切口。

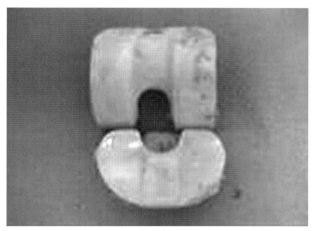
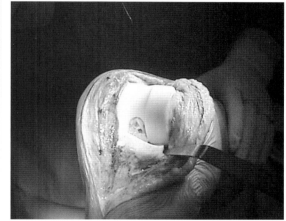

图 15-4-12　混入抗生素的骨水泥型间置器在清创后的使用

（6）术后给予静脉注射抗生素治疗:一般根据细菌培养结果使用敏感抗生素,若未检出病原菌,则目前推荐使用万古霉素 0.5g,每天 2 次,同时联合口服左氧氟沙星+利福平;待细菌培养及药敏结果调整抗生素;抗生素治疗共持续 6 周,其中包括至少 10～14 天静脉注射用药,然后口服敏感抗生素或者使用左氧氟沙星+利福平 4 周;二期手术前停药至少 4 周时间。

（7）再次手术前,化验炎症指标:如血沉、CRP 等均正常,患膝局部无红肿、窦道、皮肤愈合良好,体征上均未见可疑感染征象,准备行二期手术。体位与手术显露与第一次相同。术中注意小心取出骨水泥间置器,避免骨折及减少因间置器黏附的骨量丢失,取出方法同第一次取出假体相同,但应更为容易,需要注意的是对骨量的保护(图 15-4-13)。再次取组织

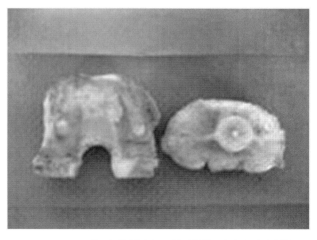

图 15-4-13　取出的骨水泥型间置器,注意保留骨量

标本进行细菌培养及药敏检查,并重新清创,尤其注意清除关节内骨水泥碎片;根据骨缺损的情况适当选用植骨或者金属垫块。

根据不同的情况选择合适的假体,除非骨缺损不严重且内外侧稳定性良好,一般需采用带延长柄髁限制型假体(图15-4-14)。通过股骨以及胫骨的髓腔作为参照,恢复正常的下肢力线。正确处理骨缺损,保留健康的骨质,重建的关节线应该尽量接近其原来的解剖位置,骨缺损尽量用抗生素骨水泥填充而减少异体骨和金属垫块的使用,避免异物过多(图15-4-15)。在固定假体前分别在胫骨、股骨髓腔内倒入0.5g敏感抗生素(若未检出敏感抗生素,推荐使用万古霉素粉剂)。关闭切口前大量生理盐水脉冲冲洗(不少于3000ml)后,关节腔内撒入1g敏感抗生素或万古霉素粉剂。局部关节内直接应用敏感抗生素可大幅提高假体周围局部抗生素浓度,杀灭残余生物膜细菌,但选择局部应用的抗生素需应具有细胞内杀菌作用、细胞毒性小、组织穿透性差、持续时间长的特点,例如万古霉素。放置引流管(术后夹闭24小时后打开)后关闭切口,使用宽且厚的纱布加压包扎。

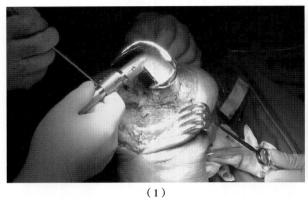
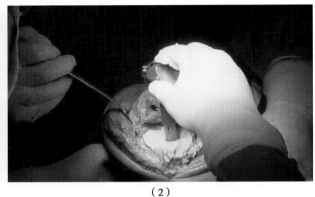

（1）　　　　　　　　　　　　　　　　　　（2）

图15-4-14　采用带延长柄髁限制型假体
(1)安放股骨假体;(2)安放胫骨假体

(8)术后使用敏感抗生素或万古霉素静脉注射至细菌培养结果显示为阴性。期间注意监测患者肝肾功能及血糖、白蛋白水平。

(9)术后康复锻炼:术后1周主要是患侧下肢肌肉的等长收缩锻炼,CPM机活动膝关节,1周后逐步主动开始膝关节屈伸锻炼。

(10)术后随访:CRP和ESR是判定治疗效果和预后的重要参数,出院后2周、6周、3个月、6个月、1年进行随访,复查患者的X线片、CRP、ESR和血常规。1年后,每年随访1次(图15-4-16)。

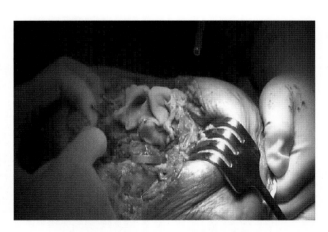

图15-4-15　骨缺损用抗生素骨水泥填充,
克氏针起支撑加强作用

2. 一期翻修的手术要点　一期翻修的优点是只需一次手术、住院时间短、治疗费用较低、瘢痕少、术后关节功能恢复较好等优势,但是与二期翻修不同,一期翻修并不是在感染控制稳定的情况下实施的,所以有不能彻底清除感染的隐患,其治疗效果存在争议,文献报道也结果不一,因此目前并未被广泛应用,仅在欧洲部分医院应用较多。作者所在的新疆医科大学第一附属医院关节外科在国内首先开展一期翻修手术,自2005年开始采用一期翻修治疗晚期慢性人工全膝关节置换术后感染及部分延迟未及时处理的急性血源性感染,取得了令人满意的治疗结果,治愈率达87.5%(图15-4-17)。

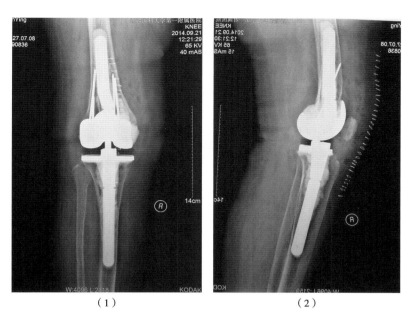

图 15-4-16　翻修术后膝关节正位及侧位 X 线平片

（1）膝关节正位 X 线平片；（2）膝关节侧位 X 线平片

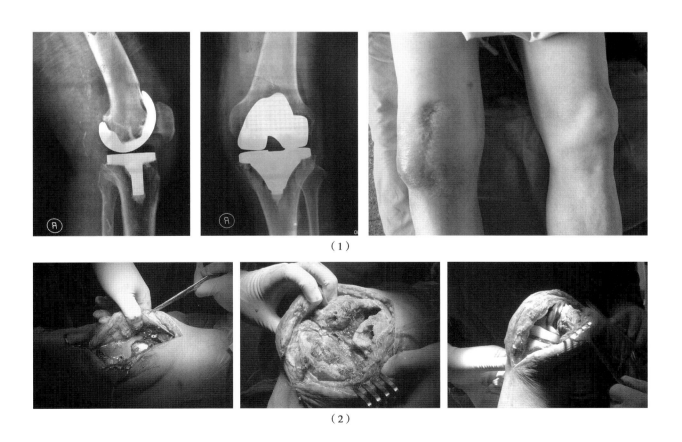

（1）

（2）

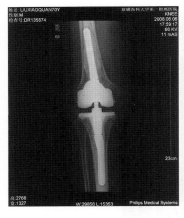
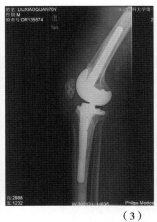
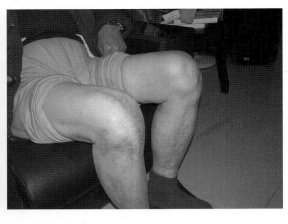

（3）

图 15-4-17　膝关节翻修

（1）患者,男性,70 岁,术后感染 2 年,培养表葡。术前 X 线片及局部皮肤状况;（2）术中所见大量脓液,彻底
清创后一期置换安装假体;（3）术后 4 年随访感染控制,膝关节功能良好。X 线片提示假体位置良好

（1）一期翻修手术操作与二期基本相同,但是要通过一次手术完成感染的治疗以及重建关节功能的任务。所以清创需要更为"激进",完全清除坏死组织、滑膜、增生的炎性瘢痕组织,直至正常的肌肉、肌腱和前后关节囊（图 15-4-18）。要求去除所有骨水泥、缝线等异物材料,特别是在去除假体后注意再次对残余病灶,尤其是后关节囊等"死角"的清创（图 15-4-19）。在清创完毕后,要更换所有的手术器械以及敷料,重新消毒铺单后完成假体植入手术。

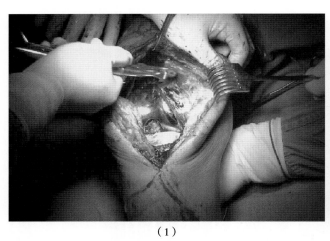
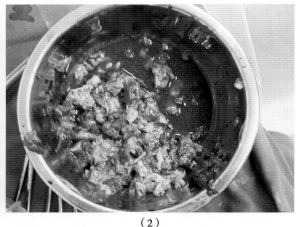

（1）　　　　　　　　　　　　　　　　　　　（2）

图 15-4-18　彻底的清创

（1）完全清除坏死组织、滑膜、增生的炎性瘢痕组织,直至正常的肌肉、肌腱和前后关节囊;
（2）去除的坏死组织、缝线等异物

（2）术后抗生素的使用:术前通过细菌培养找到病原菌是一期翻修手术成功的关键,如果培养阴性或者为 MRSA、MRSE 等耐药菌,一期翻修手术是不提倡的。静脉抗生素应根据药敏结果选择敏感抗生素静点,如培养阴性则采用万古霉素+左氧氟沙星,可覆盖绝大多数相关病原菌,研究显示同时对这两种抗生素耐药极其罕见。静脉抗生素一般应用为 2 周左右,研究显示没有证据支持静脉抗生素需用到 6 周,静脉停药后仍需继续口服敏感抗生素或广谱抗生素 2~3 个月。口服抗生素一般选择利福平（革兰阳性球菌敏感）与左氧氟沙星（革兰阴性杆菌敏感）联用,抗生素使用时间长短根据 CRP、ESR 是否正常决定。术后膝关节腔内局部穿刺注射敏感广谱抗生素（通常为万古霉素,0.5g 溶于 10ml 生理盐水）,隔天 1 次,共 5~7 次（图 15-4-20）。穿刺前需先抽出关节腔内积液。

（3）术后康复锻炼与二期翻修相同。

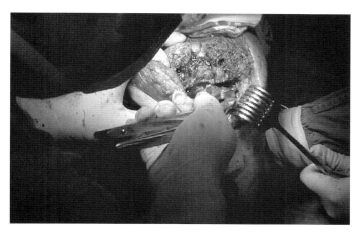

图 15-4-19　注意对后关节囊等"死角"的清创

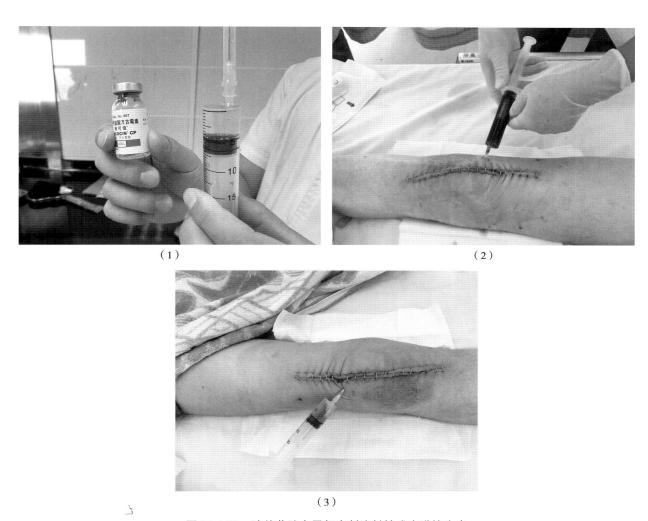

（1）

（2）

（3）

图 15-4-20　膝关节腔内局部穿刺注射敏感广谱抗生素

（1）万古霉素,0.5g 溶于 10ml 生理盐水;（2）穿刺前需先抽出关节腔内积液;（3）注入万古霉素溶液

（曹　力）

九、全膝关节翻修术

全膝关节置换术(TKA)在骨科领域已成为一种效果可靠、方法标准的外科技术,而广泛用于临床。在初次全膝关节置换术时,由于骨质相对完好,韧带没有损伤,皮肤完整无损,可以很好地覆盖重建后的膝关节。而全膝关节翻修术则完全不同于初次 TKA。初次 TKA 失败后,对医生及患者均不是件好事。因此在翻修手术前应该仔细探究失败的原因,包括为什么疼痛、假体为什么会断裂、为什么关节不稳。如果对这些问题不能作出很好的解释,那么这个患者即使作了翻修术,可能也得不到什么益处。

确定作翻修手术后,最重要的是仔细地术前计划。术前计划包括了解初次 TKA 失败的原因;有没有感染可能,膝关节周围结构缺损情况,采用哪种切口显露关节,取出原来假体所需的器械,翻修假体的选择。初次 TKA 术后失败的原因包括感染、假体松动、关节不稳、关节僵直、假体断裂/骨折、胫骨垫片磨损或髌骨假体磨损等。当然,假体设计不良、患者选择不当或外科手术技术方面的错误也可导致初次 TKA 术后失败。

【术前计划与评估】　翻修术前必须对患者的健康状态作全面的评估,由于这些患者大多年龄偏大,合并多种内科疾病,不仅对麻醉而且对手术均有不同程度影响,另外同侧髋关节或踝关节及肢体的血管等均需评估。

X 线检查包括摄双下肢负重位全长前后位片,髌骨轴位相,普通正侧位片。实验室检查应包括白细胞计数、血沉、C 反应蛋白、^{99m}Tc 扫描和 ^{111}In 骨扫描。必要时作关节穿刺。

【操作步骤】

1. 切口　TKA 翻修时,首先要设计手术切口,良好的手术入路与暴露对翻修术尤为重要。为了预防皮肤坏死,应尽可能利用原切口,然后于髌骨前内切开关节囊。但对于膝关节僵直,且活动范围小者,翻开髌骨非常困难,若强力翻开有可能撕裂髌韧带。在这种情况下通常可选用股四头肌 V-Y 成形可以很好地显露关节内结构,但这种方法有时可致伸膝力弱。另外一种方法即胫骨结节截骨术或股直肌切断术,这样将髌韧带及髌骨向上或向下翻起,保留了髌骨血运,截骨愈合后不影响伸膝装置,但截骨后可能难以获得满意的固定,与之相关的并发症可高达 23%。

理想的切口是正中直线切口。如果原切口即为正中切口,应该仍从正中入路,然后经髌内侧旁切开关节囊,显露关节结构。若选用髌骨外侧切开关节囊则比较困难,即使原来的切口为外侧髌旁切口,选用外侧切开关节囊也无多大益处。除非选用外侧皮肤切口,然后游离内侧皮瓣后,再作髌骨内侧切开关节囊。

2. 假体取出　TKA 翻修时假体取出一般不会太困难,特别是对于已经松动的假体。首先应充分显露假体,清除假体周围所有软组织,然后用一薄、窄骨刀在骨-假体或假体-骨水泥之间轻轻敲击。为了尽可能保存骨质,可选用高速磨钻或线锯,一般先取出股骨假体,然后用骨凿轻轻撬起聚乙烯垫片,最后再取出胫骨金属假体,切忌用力撬打假体,否则可致骨折或进一步破坏骨质,最好用滑锤沿轴向方向打拔出假体。

对于非骨水泥固定良好的假体,取出并非易事,即使用高速磨钻也很困难。此时应在股骨假体远端两侧各凿一小孔,并使两侧贯通,然后穿入线锯。

(1) 股骨假体取出:对骨水泥固定的假体通常是在假体-骨水泥界面用薄、窄骨刀轻轻敲击至股骨假体完全松动后,沿轴向方向打拔出假体,然后再用小薄骨刀或磨钻或超声装置等去除骨水泥。

骨水泥固定的股骨假体小突起,有时取出困难。如果松动当然容易,如果没有松动,则沿轴线方向打出假体,然后取出骨水泥。取骨水泥应在直视下使用不同的工具直至将所有骨水泥完全去除干净。

非骨水泥固定的股骨假体去除原则上同骨水泥固定的股骨假体,即首先在假体-骨界面用动力锯、薄骨刀、线锯等凿开,然后用与取骨水泥股骨假体相同的方法,用专业工具将股骨假体沿轴向方向打拔取出。

(2) 胫骨假体取出:与股骨假体一样,如果骨水泥固定的胫骨假体已明显松动,则只要显露清楚,一般困难不大。若骨水泥固定胫骨假体很好,则应用各种不同的工具在胫骨假体-骨水泥界面之间逐渐凿开或磨削,直至胫骨假体松动取出;若用骨刀凿切法,则可采用叠加骨刀法,松动并取出胫骨假体。但需注意,不要将胫骨平台松质骨压缩。若胫骨平台中央柄固定好,则可用线锯将其锯断,先去除平台,然后再取出中央柄。由于中央柄光滑,一般情况下可脱除骨水泥;若为非骨水泥固定的中央柄,则可按图示方法,取出中央柄。

(3) 髌骨假体取出:TKA 翻修时,应特别注意髌骨假体的取出。因为取髌骨假体既危险又困难,这是由于髌骨较小,即使很注意,也可致髌骨骨折。所以术中取髌骨假体,应特别有耐心、仔细,尽可能减少损伤髌骨骨床。对全聚乙烯髌骨假体,应首先用摆锯在骨水泥-骨界面处锯开,然后用高速小磨钻清除骨水泥及嵌入髌骨的固定柱。若为骨水泥或非骨水泥固定的金属托的髌骨假体,其取出方法同股骨或胫骨。

总之,翻修术中失败假体的取出,是翻修术的重要部分。良好的显露、适当的工具、精湛的技术及极大的耐心十分重要。

3. **骨缺损的处理** TKA 翻修术常常伴有明显的骨缺损和软组织结构不全。因此术前应仔细计划,以便决定骨缺损通过植骨、假体金属配件、骨水泥,还是多孔钽金属锥形垫块来重建骨缺损。

(1) 腔隙性骨缺损:TKA 翻修术中,最常遇到的是囊性骨缺损。由于初次 TKA 时,骨水泥注入到软骨下面,取出假体及骨水泥后即留有囊腔性骨缺损,有时硬化骨的去除,也会产生囊腔性骨缺损,这种囊腔性骨缺损即可出现在股骨,也可出现在胫骨。另外骨溶解也可产生囊腔性骨缺损,对于这些囊腔性骨缺损,处理比较容易,通常可用截骨获得的自体松质骨充填骨缺损,然后打压;若骨缺损较大,则可用自体骨结合异体骨植骨。有时也可用骨水泥充填这些缺损。但植骨对于获得牢固的假体稳定及骨贮备更有益。

(2) 胫骨平台及股骨髁缺损:TKA 翻修术中,骨缺损发生于胫骨平台,这常常由于假体排列不良、不对称负荷传导导致平台负荷不均匀所致。如果因此而出现骨缺损,可采用金属垫片处理骨缺损,因为这种缺损常伴有皮质骨缘缺损,一般直径大于 2cm,对于这种缺损,在翻修时用自体骨移植几乎难以完成,因此采用与其缺损形状相近的金属垫片是常用的方法。常用的金属垫片有不同的形状和厚度,以适合充填不同类型的缺损。这种方法特别适用于没有皮质骨支撑的骨缺损。胫骨近端截骨通常用改进后的胫骨截骨模具。若截骨后,缺损基底部骨硬化,应在其表面钻多个小孔,以便用骨水泥固定。如骨缺损边缘有皮质骨支撑,则可取自体髂骨作颗粒骨植骨,然后选用一长柄假体以传导应力。

股骨骨缺损通常也是因为假体位置不良,导致其下方的骨质塌陷,尤其是伴有骨质疏松时更易发生。股骨髁骨坏死也可引起缺损,一般 TKA 术后股骨假体松动不多见,一旦发生,常伴有假体下沉,导致股骨髁缺损,这种缺损一般较大,理想的治疗方法是用有限的结构性异体骨移植,或用股骨假体金属垫片,或两者结合使用。由于远端股骨髁骨缺损常局限于一个髁,所以可用远端股骨髁金属垫片来处理。通常也使用长柄股骨假体,以便将应力通过髓腔传导到股骨。

金属垫片的应用多数情况限制在 10~12mm,若缺损较大,则应考虑作结构性植骨。

(3) 中央腔隙性骨缺损:中央腔隙性骨缺损既可发生在股骨远端,也可发生在胫骨上端,尤其当假体的中央柄取出后,即出现中央腔隙性骨缺损。缺损主要位于髓腔部分,边缘骨质硬化。由于股骨近端和胫骨上端呈喇叭形,因此缺损类似一个漏斗状。处理这种骨缺损的目的是获得结构性稳定,同时恢复髓腔部分丢失的骨质。此时可采用大块异体骨结合颗粒骨移植处理这种骨缺损,但用颗粒骨打压植骨更为常用。

另外将异体股骨头修整后,去除软骨适应充填这种缺损,也是常用的方法,这是由于股骨头的外形与骨缺损形状近似,植入异体股骨头后再用颗粒异体骨或自体骨充填于大块植骨周围的小缺损。

(4) 骨皮质穿破或骨折:TKA 翻修时,胫骨上端或股骨远端骨折或骨皮质穿破可发生于骨质疏松患者。多数发生在取出假体或去除骨水泥的过程中。在这种骨缺损中,必须使用长柄假体,而且假体柄必须超过穿孔或骨折部至少 3cm 以上;如果发生股骨远端或胫骨上端严重骨折,则应先作内固定,然后再选用长柄假体,且在骨折周围用异体骨或自体骨移植以加强骨折部位,在这种情况下,使用骨水泥固定假体时,应尽量避免骨水泥漏至骨折块之间而影响骨愈合。

(5) 节段性骨缺损:TKA 翻修术时,节段性骨缺损指股骨一侧髁或平台缺损,常常发生于多次翻修的病例或假体部位的骨损伤。这些骨折常常位于股骨髁上或胫骨干骺端,此时试图获得假体固定是可能的,但其上方或下方的骨因缺血最终会坏死,在这种情况下,采用切开复位、内固定常常可导致骨不愈合,并可出现明显的畸形和关节不稳,对于这种情况,处理非常棘手,需要周密的术前计划。

对于大的节段性缺损的修复,有两种常用的方法,即大块异体骨移植或定制组配式假体,通常为铰链式关节,特别是骨缺损范围大,缺乏韧带支持结构时,必须采用铰链式关节。对于这些患者,快速恢复行走功能十分重要,特别是老年人,应避免制动而引起的并发症。采用组配式铰链膝关节来替代节段性缺损,可获得相对良好的稳定性,术后患者可尽早活动并可负重,特别适用于老年患者。若为年轻人,则选用异体骨重建股骨远端和胫骨近端更合适。选用异体骨移植时,先在残端的股骨或胫骨上可作阶梯状截骨,然后在异体骨上作与之相扣锁的阶梯状截骨,并两者相对合为一体,假体可用骨水泥直接固定在异体骨上,而假体柄则需用骨水泥或压配式固定于宿主骨上,通常还需在异体骨与宿主骨交界面周围用异体骨加固。采用这种异体骨移植也有潜在危险,最常见的危险是感染,其次是骨不愈合或异体骨骨折,对于这些患者,康复训练和负重应大大延迟。

针对较大骨缺损采用打压植骨或异体骨重建带来的植骨不愈合、骨吸收、假体固定不良、感染等多种潜在危险,近年来出现的多孔钽金属锥形垫块为临床医生提供了更好的解决办法,是处理大块腔隙性骨缺损的一个有效选择(图15-4-21)。钽金属具有很多重要特征:带负电荷、相互连续的孔隙;这些特征为成骨细胞介导的骨长入提供了一个合适的环境。低弹性模量(3MPa)和高的孔隙率(70%～80%)使应力传导更均匀并减少应力遮挡。同时基础研究表明,相比其他骨科金属植入材料,多空钽金属细菌黏附少,并能促进白细胞活化,这可能是与钽金属的多孔结构和负电荷相关。在应用多孔钽金属锥形垫块时,需要注意根据骨缺损的大小来选择,必要时可采用高速磨钻打磨骨性突起使TM锥形垫块与宿主骨达到最佳匹配及接触,从而通过压配来获得良好的初始稳定性并为骨长入提供条件(图15-4-22)。

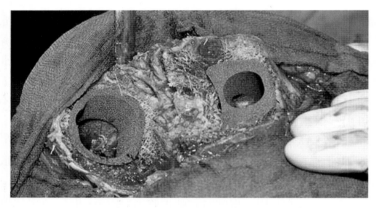

图15-4-21　多孔钽金属锥形垫块充填股骨和胫骨骨缺损

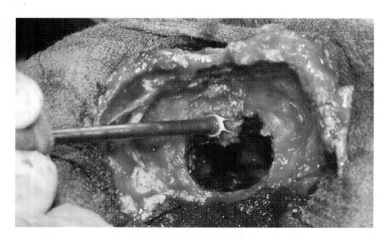

图15-4-22　高速磨钻打磨骨床,使TM锥形垫块与宿主骨
达到最佳匹配及接触

4. 假体固定 若残留的胫骨端能够允许标准胫骨假体覆盖,则翻修术可获得极大的成功。虽然目前完全非骨水泥固定 TKA 翻修假体可以选用,但选用长柄骨水泥固定假体仍占多数。

无论在胫骨什么部位截骨,置于髓腔内的柄均可影响假体的位置。所以,术前仔细地计划非常重要,首先要在胫骨近端仔细选择中央孔,它可影响假体的位置,选用长而宽柄的假体较为合适。

(1) 胫骨平台:首先应重建胫骨平台,因为它是构成屈伸间隙的一部分,若没有胫骨平台,则无法确定股骨假体的大小及位置。虽然胫骨应尽可能保存,但硬化或软弱的海绵状骨很容易塌陷,应倍加小心。用带有髓腔柄的胫骨试模,沿胫骨纵轴插入并置于正确的位置作为重要的参考,在获得胫骨平台髓腔内固定稳定的同时需要达到假体对胫骨平台良好的覆盖,必要时可选择带有偏距的假体。由于在初次 TKA 时,胫骨试模最高点与胫骨近关节面相适应,这个面即是屈曲和伸直间隙的一个边。胫骨平台的理想高度可以根据髌骨确定。需注意金属托的厚度。金属垫片的厚度,不要抬高胫骨平台,造成低位髌骨,这样可增加髌股关节接触应力,减少活动范围,引起前膝痛。

(2) 屈曲间隙:仔细评估屈曲位内侧、外侧、后方软组织结构。如果后交叉韧带已切除,则屈曲间隙最终要靠股骨假体的后方和胫骨关节面获得稳定。因此应仔细选择假体以稳定屈曲间隙,不要简单根据残余的股骨远端来选择与之相配的假体,如果后髁不具备支持功能,则应选用后髁垫片,填补股骨后髁与假体之间的间隙。若屈曲间隙紧张,则选择较小的股骨假体;如果选用前后径大的假体或股骨假体固定于相对屈曲位,或后置或股骨远端骨不足以作固定,应采用带髓腔柄的股骨假体,通过髓腔内的柄可帮助确定假体的前后位置。

(3) 伸直间隙:安装股骨及胫骨假体试模后,伸直膝关节,用椎板撑开器帮助确定韧带的完整性和伸直间隙大小,放置胫骨垫片试模,比较屈伸间隙。如果重建后的屈伸间隙满意,则股骨假体的大小及位置不用改变。如果伸直位膝关节间隙较紧,则可能为股骨假体前后径较大所致,通过少量截除股骨远端调整伸直间隙,不要轻易改变胫骨侧截骨位置及使用过薄或厚的垫片,以保持膝关节正常的关节线,维持屈曲位稳定。

(4) 重建稳定性(韧带):由于关节内侧所有结构挛缩可引起内翻畸形,翻修手术时,松解应更广泛,包括胫骨后内侧半膜肌腱止点及内侧副韧带深层和浅层部分。由于畸形凹侧软组织挛缩,而对侧软组织被拉长,所以恢复韧带平衡与张力比较困难,至今尚无理想的方法。铰链式膝关节特别是旋转铰链膝关节,不仅可以恢复获得良好的稳定性,而且还可获得较好的功能。

(5) 重建髌股关节:如果全聚乙烯髌骨假体固定良好,应予以保留。若髌骨假体已松动或需去除,则残留的髌骨床不适合再做置换或截骨,此时,采用双凸形设计舟状髌骨假体,并将其置于髌骨缘下面,以抵抗股骨与髌骨之间的剪力。如果髌骨太薄,不能做任何翻修,则应将其修整保留,同时可以行髌骨去神经化,这样可以增加伸膝装置力臂,而减少前膝疼痛,不要轻易切除髌骨。

5. 缝合切口 缝合切口时,切勿使伤口张力太大,以防康复训练时而将伤口撕裂。如果做胫骨结节截骨,应将其固定于原位,然后逐层缝合伤口,伤口内放置引流,处理同初次 TKA。

【康复训练】 TKA 翻修术后的康复训练原则上同初次 TKA。但由于翻修时常常有骨缺损的修复,韧带结构的修复,及特殊假体的使用,以及切口显露时的不同情况,所以翻修术后的康复训练必须因人而异,即个体化设计。所制订的康复训练一定要考虑翻修术中的具体情况,做到既能达到康复训练的目的,又不至于因不适当的康复训练而损坏关节结构。

(翁习生)

十、膝关节置换术后假体周围骨折的翻修术

全膝置换术后假体周围骨折虽然发生率不高,但一旦发生将给患者带来很大的痛苦并导致功能障碍。假体周围骨折的治疗比较棘手,无论保守还是手术,文献报道有 25% ~77% 的并发症。Mayo 关节中心统计的 19 810 例初次膝关节置换和翻修的患者中,发生假体周围骨折 573 例,发生率 2.8%。初次膝关节置换的骨折为 2.3%,翻修患者的假体周围骨折为 6.3%。这其中股骨远端骨折发生率为 0.3% ~2.5%,胫骨骨折的发生率稍低,为 0.4% ~1.7%。髌骨置换患者的髌骨骨折率为 0.2% ~

21%,而髌骨不置换患者的髌骨骨折发生率为 0.05%。

发生假体周围骨折的易发因素包括:畸形、骨质疏松、类风关、使用激素、神经肌肉疾病、有手术史、翻修手术、手术技术、假体位置、螺钉孔的应力集中和骨溶解。在治疗这些骨折时要注意:骨折的部位(髁、髁间、髁上骨折)、假体固定的稳定性、患者的活动量和全身情况。

1. 股骨近端和中段骨折 股骨近端骨折并不常见,主要包括股骨头、股骨颈和粗隆间骨折,在对骨质疏松患者安装股骨假体时进行敲击容易发生,如果不注意,很容易被漏诊。如果术后关节活动的恢复比较迟缓,或者负重时有大腿或腹股沟区的疼痛,就要高度怀疑股骨近端的骨折。术后在某些外伤情况下也可以发生这些部位的骨折,因为远离假体,所以只有根据这些部位骨折的特点,采取相应的方法处理骨折,就能使膝关节功能得到较好的康复。

在打入股骨侧的髓内定位杆时可能引起股骨干骨折。将股骨髁的口开大,仔细地慢慢地置入定位杆可以避免将股骨捅破。术前仔细阅 X 线片,观察有无股骨的畸形,合适的股骨远端开口位的选择是很重要的。如果没有发现将股骨干捅破,那么可能会影响术后的力线,并增加局部的应力,导致应力性骨折。对骨质疏松患者在安放较粗的股骨柄时特别要注意摄片或者透视,观察股骨干有无破口或者骨折。对于这个部位的骨折,可以采用接骨板、记忆合金环抱器等方法进行固定,维持稳定性。

2. 股骨远端骨折

(1) 术中股骨远端骨折:全膝置换术后发生股骨髁和髁上骨折往往和手术技术、骨量以及假体设计有关。股骨髁上的切迹会降低髁部 29% ~ 39% 的抗扭转强度。骨质疏松也会进一步降低股骨髁的抗扭转能力。但是对于股骨切迹是否会增加股骨远端骨折的发生率还存在争议。

后稳定型假体在行髁间截骨时可能会导致骨折。如果截骨的深度和宽度都不足够,那么在安放股骨试件或者假体的时候会引起骨折。股骨假体内移更多的是引起内髁的骨折。如果没有扩到足够的深度,却置入需要更大深度的限制性假体,也容易发生骨折。

治疗这类骨折需要影像学的证实,充分的暴露骨折部位,并给予稳定的固定。在膝关节翻修手术中发生的骨折对医生来说是个挑战,需要使用跨干骺端的接骨板。髁或者髁间无移位的骨折可以用加压螺钉固定。对有移位或粉碎骨折可以用带柄的股骨假体来固定。股骨柄必须足够长度和直径,到达股骨的狭窄部,同时可以有抗旋转的能力。用骨水泥可以加强稳定性,但也会影响骨折的愈合,在使用骨水泥时要谨慎。术后早期康复应该在保护下有限地负重锻炼。

(2) 术后股骨远端骨折:大部分术后股骨远端骨折和创伤有关。骨质疏松患者往往在跌倒或扭转等低能量损伤后发生骨折。而活动量大的年轻人则多在高能量外伤后骨折。膝关节屈曲受限,会增加术后股骨远端骨折的风险。

假体周围股骨远端骨折的 Lewis-Rorabeck 分类:Ⅰ型为无移位的骨折,假体位置良好;Ⅱ型移位的骨折,假体位置良好;Ⅲ型无论移位与否,假体已经松动不稳定或衬垫磨损(图 15-4-23)。

治疗的目的是获得无痛功能良好的膝关节。良好的骨折愈合,冠状面对线在 5° 以内,矢状面在 10° 以内,屈曲活动度到达 90° 以上,意味着治疗获得了成功。股骨短缩在 2cm 内是可以接受的。

假体是否稳定是选择治疗方法的极为重要影响因素,所以必须认真评估。影像学检查十分重要。如果假体是稳定的,则主要治疗骨折。如果假体不稳定,和股骨的结合不好,那么在固定骨折的同时要进行翻修,如使用肿瘤型假体或限制型假体。

Lewis-Rorabeck 分类Ⅰ型骨折可以用支具或石膏固定保守治疗。患者必须在保护下进行负重训练直到骨折愈合。在合适时间开始关节功能锻炼是获得较好疗效的关键,但是有时会导致畸形愈合或者不愈合。必须进行密切的影像学随访。有文献报道对 30 个膝置换后Ⅰ型股骨远端骨折行保守治疗,83% 获得满意的疗效。

如果在 Lewis-Rorabeck Ⅰ型骨折的保守治疗过程中发现骨折发生明显的移位,或者患者无法进行保护性负重,或者是 Lewis-Rorabeck Ⅱ型骨折,则需要手术干预。固定的方法包括髓外接骨板、髓内钉和外固定。结合植骨或骨水泥来增强骨折部位的强度。如果同时需要翻修,则可以用接骨板结合长柄的股骨假体来重建膝关节。

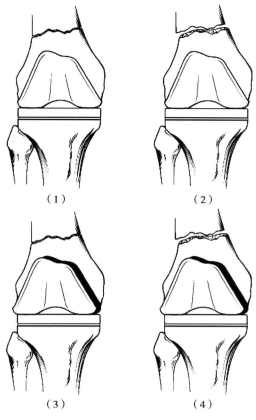

图 15-4-23 假体周围股骨远端骨折的 Lewis-Rorabeck 分类

（1）Ⅰ型：无移位的骨折，假体位置良好；（2）Ⅱ型：移位的骨折，假体位置良好；（3）、（4）Ⅲ型：无论移位与否，假体已经松动不稳定或衬垫磨损

切开复位内固定可以对骨折进行解剖复位，同时获得稳定的固定，允许术后早期功能锻炼，获得满意的疗效。安放髓外接骨板的时候，因为会干扰骨折块的血供，影响骨的愈合。手术入路和骨折的复位对骨愈合是十分重要的。固定方法包括普通接骨板、髁接骨板螺钉、髁支撑接骨板和髁锁定接骨板。髁的支撑接骨板比较容易塑性，允许多方向的螺钉打入；但是从稳定性来说，它比不上固定角度的接骨板，骨折部位会发生微动，而导致失败。双接骨板能增加骨折部位的稳定性，但是会过多破坏血供。动力髁螺钉的生物力学强度最大，但对老年骨质疏松的患者而言，股骨远端的骨量低，螺钉的把持力不足。角接骨板拥有固定的角度，接骨板不是很厚，适用于股骨远端骨折，同时它和骨面有较大的接触面积，对骨质疏松患者较有利。但是插入接骨板的时候在技术上会比较困难。髁锁定接骨板结合支撑接骨板固定也是比较好的方法。近端和远端的螺钉和接骨板都能锁定。LISS 接骨板是更为先进的固定系统。能够通过很小的微创切口将接骨板放入，可以减少血运的破坏和手术的时间。可以通过体外的定位器，经皮将螺钉依次打入，远端有多个角度可以选择，近端可以单皮质固定。但是，LISS 系统对骨折的复位比较困难，需要在固定前先牵引并用手法恢复肢体力线和骨折的对位。

股骨远端的假体周围骨折对手术技术的要求比较高。如果股骨远端的骨量不足，无法维持很好的复位，那么可以在股骨髁部开窗，植入骨或者骨水泥。可以从前往后打拉力螺钉来加强骨块的固定强度。接骨板螺钉治疗骨折的并发症包括固定失败、畸形愈合、不愈合、内固定移位、活动度差和感染。

对于Ⅰ型和Ⅱ型的骨折可以用交锁髓内钉进行固定。这种技术和切开复位接骨板螺钉固定相比，更为微创。和在创伤手术中的逆行交锁髓内钉技术很相似，不干扰骨折端的血运，骨膜的剥离少，损伤区域采用桥接的固定方法，获得理想的生物愈合。在插入髓内钉的时候可以帮助进行骨折的复位和对线。如果近端和远端的锁定是很牢靠的，那么可以获得轴向、侧方和旋转的稳定性。如果是更为靠近股骨远端的髁间骨折或者是骨质疏松严重的患者，则不适合采用髓内钉固定。近来有些交锁孔的设计作了改进，远侧交锁孔更靠近髓内钉远端，这对治疗是有帮助的。对骨质疏松患者，在股骨远端使用螺钉闩可以增加骨折固定的稳定性。在采用交锁髓内钉固定之前，手术者必须对股骨假体的设计和安放位置十分熟悉。后交叉韧带保留型假体的髁间距离决定了所安放的髓内钉的尺寸。一个固定牢靠的后稳定型假体，股骨髁间金属会影响髓内钉的插入。用特殊设计的金刚钻可以在金属上钻孔，然后插入髓内钉。髓内钉固定后，可以允许早期功能锻炼和在部分负重的情况下进行行走训练。对于骨质疏松患者，可以早期功能锻炼，但负重要晚些。髓内钉手术的并发症包括：内固定失败、畸形愈合、短缩、髓内钉退至关节腔和感染。禁忌证包括：髋关节长柄假体和十分靠近远端的骨折。

外固定支架也是治疗股骨远端假体周围骨折的治疗方法。但由于有通皮外的钉杆带来感染的风险，以及钉杆穿过股四头肌会影响关节活动，所以并不是一个很理想的治疗方法。

在治疗Ⅲ型骨折的时候还面临着假体松动和失败的问题。骨折可以是稳定或者不稳定的。如果骨折能够获得固定并愈合，那么可以二期处理假体的松动问题。这样处理的好处在于骨折愈合后翻修比较方便、骨量丢失少、不需要异体骨植骨和使用限制型假体。但是很多Ⅲ型骨折都是很靠近远端，而且是老年骨质疏松患者。如果因为股骨远端假体松动或失败而无法得到稳定的固定,那么必须同时进行膝关节翻修手术。

股骨远端假体周围骨折的患者进行翻修手术难度很大。必须注意胫股关节的对合以及股骨假体的旋转。胫骨和髌骨的假体如果稳定而且和翻修使用的股骨假体相匹配,则可以保留。翻修的方法取决于股骨远端的骨量。粉碎性骨折或者在取出股骨远端假体时导致的骨缺损很大时,要考虑选择异体骨移植假体。尽可能采用股骨干压配型的假体,而不要使用骨水泥,因为会影响骨折的愈合。对大的骨缺损必须进行植骨。伴随着骨和软组织损伤的增加,必须要注意骨折治疗后的关节的稳定性,必要时可以选择限制型或者旋转铰链式假体。对于严重骨缺损的病例,可以使用铰链式假体。骨水泥适用于高龄和对活动需求极低的患者,能够让他们早期进行关节活动和负重。

总而言之,假体周围的股骨远端骨折,如果骨折线在良好固定的股骨假体 4cm 以上,可以采用髓外接骨板固定或者髓内锁定钉。如果股骨的骨折十分靠远端,或者累及股骨假体,或者不适合用髓内固定,那么可以用髁接骨板固定。目前比较新的技术是 LISS 接骨板,值得推广。如果伴随股骨假体松动,则在治疗股骨骨折的同时要进行翻修手术。

3. 胫骨近端骨折　Mayo 医学中心根据骨折部位和胫骨结节的解剖位置关系、骨折的时间(术中还是术后)以及胫骨假体是否松动,将膝关节置换术后胫骨近端骨折进行分型。1 型是胫骨平台的骨折,2 型是胫骨假体柄邻近的骨折,3 型是柄远端的骨折,4 型骨折累及胫骨结节。骨折的亚型是依据骨折的时间和假体是否稳定。亚型 A 和 B 为胫骨近端骨折是发生在术后。亚型 A 为假体稳定,亚型 B 为假体松动。亚型 C 发生于术中。

(1) 术中胫骨近端骨折:术中胫骨近端的假体周围骨折可能在骨橇用力过猛、翻修术中取出骨水泥、在预锉胫骨髓腔、用试件复位、敲击胫骨假体或者在过度扭转下肢时发生。1C 型胫骨平台骨折和 2C 型干骺端骨折可以用长柄的胫骨假体来固定骨折。1C 型骨折也可以用 1 枚松质骨螺钉来固定。2C 型骨折多发生于取出骨水泥和安放胫骨假体时。这些骨折一般是垂直无移位的。如果没有移位,可以在保护情况下负重,早期进行有或无支具保护下进行关节活动度锻炼。3 型骨折发生于假体柄远端,根据部位的特点选择治疗方式。这些患者一般需要手术治疗。无移位的骨折可以用支具固定不负重,或者在髌韧带支具的保护下负重锻炼。如果是 4 型的胫骨结节骨折,则需要用螺钉或者钢丝固定,并伸膝位保护 6 周。翻修的病例可能伴随严重的骨溶解,可以用同种异体的伸肌腱移植来加强。

(2) 术后胫骨近端的骨折:Rand 和 Coventry 在 1980 年报道了胫骨的应力骨折。15 例患者在接受假体置换后发生了 1B 型的内侧胫骨平台骨折,他们都伴有因为假体安放位置不佳所导致的轴向的力线问题。这些患者需要翻修手术。无论在旧的假体还是一些现代的髁假体设计,都有患者发生胫骨近端的骨折。膝外翻或者力线尚可的骨质疏松女性病例,进行 LCS 压配型假体置换术后有些患者出现了应力性骨折。在治疗上可以翻修胫骨柄,有必要时可以植骨或者加强。

2A 型干骺端骨折可以发生于胫骨柄附近。一般与摔倒和外伤事件有关。骨折的移位比较小。无移位的骨折可以用石膏进行固定,直到骨折愈合。移位的骨折治疗比较棘手,一般需要切开复位内固定。轴向和旋转的移位必须得到纠正。如果施行翻修手术,在取出胫骨近端的假体时可能会导致骨量的丢失。

2B 型是干骺端骨折合并假体松动。需要对胫骨侧的假体进行翻修。骨量的丢失比较多,往往需要同种异体骨进行结构性植骨。对于老年患者的另一种选择是肿瘤型的铰链式假体,采用骨水泥固定,允许早期锻炼。

3 型胫骨干骨折往往是外伤所致,一般假体的稳定性比较好。这些患者可能伴有力线的不良,或者先前做过胫骨结节的截骨,导致局部的应力的增加,而发生骨折。治疗上应该根据患者骨折的特点,稳定的骨折可以保守治疗,比如石膏固定和限制性的负重锻炼可以取得较好的疗效。

3B 型的骨折是指胫骨干的骨折同时合并假体的松动。一般需要同时行翻修手术。但治疗上应该根据患者的个体性,有些需要先治疗骨折,然后二期行翻修。

4 型骨折累及了胫骨结节,可能是由于外伤或者截骨后不愈合所导致。没有移位的骨折可以用伸直位石膏固定,移位的骨折可以用张力带钢丝技术进行固定,也可以用半腱肌肌腱移植来加强。

总而言之,如果假体稳定,胫骨骨折无移位,或者经处理后骨折复位良好且稳定,可以行保守治疗。如果膝关节假体松动,或者骨折的类型不稳定,可以用长柄的胫骨假体。在翻修的同时,可能需要切开复位,用接骨板进行固定,并进行植骨。最后,移位的胫骨结节骨折,需要切开复位内固定来恢复伸膝装置的完整性。

4. 髌骨骨折

(1) 术中髌骨骨折:术中的髌骨骨折可以发生在初次的膝关节置换,髌骨切骨过多或者钻孔过深。一般是边缘的和垂直方向的骨折,不会影响伸膝装置。垂直方向的骨折可以观察,而边缘的小骨折块可以切除。

在翻修手术中试图取出固定良好髌骨假体的过程中,也容易导致骨折。在膝关节翻修术中,垂直方向的骨折往往是稳定的,不需要特别处理。横行的骨折因为影响了伸膝装置,所以必须固定。张力带固定可以允许早期功能锻炼。如果在翻修手术中要修补伸膝装置,一般不建议重新安放髌骨假体。如果无法获得稳定的固定,则可行髌骨切除,用肌腱移植的方法来加强伸膝结构。

(2) 术后髌骨骨折:髌骨假体周围的骨折一般和创伤或者疲劳应力有关。跌倒、股四头肌的剧烈收缩,会引起髌骨横断或者上下极的撕脱骨折。疲劳骨折可以是多因素的,可以偶尔在摄片的时候发现有垂直方向或者横向的骨折线。一些和手术技术有关的因素,是可以预防的。髌骨的截骨会降低骨强度,如果截骨后髌骨厚度小于15cm,则髌骨的前方会遭受很大的应力,导致骨折。髌骨中心一个大孔的假体设计比几个小孔的设计,更容易发生骨折。髌股关节厚度过大,也会引起骨折。髌骨截骨不足、股骨髁假体前后径过大、股骨假体安装屈曲度太大都会增加髌股关节的应力和股四头肌的张力。截骨不对称,特别是外侧关节面截得太多,更容易引起骨折。其他的易发因素包括过度屈膝、骨水泥导致骨的热坏死和全膝翻修。

髌股关节对合不良和假体的位置不合适也会增加髌骨骨折的机会。生物力学研究发现髌股关节对合不良会增加接触应力,与髌骨骨折具有相关性。

髌骨的血供受损和继发性的骨坏死是引起骨折的不利因素。髌骨的血供有两套系统,髌骨内和髌骨外。在做髌骨内侧入路时会牺牲髌骨内上和下方的血管。在切除脂肪垫和外侧半月板时会损伤髌骨外下血管。而髌骨外上血管容易在切开外侧支持带的时候被损伤。最后,在钻髌骨假体孔的时候,可能会损伤骨内的血供。外侧支持带的松解对血供的和骨折的影响是存在争议的。Scuderi 等发现外侧支持带松解后,骨扫描证实髌骨 56.4% 的血供被破坏。Ritter 等无法重复这个研究,他们发现没有行外侧支持带松解的患者发生髌骨骨折的发生率反而更高些。对发生骨折的髌骨进行组织学检查发现有骨坏死。是否这足以引起骨折还未得到证实,但很显然这是很重要的影响因素。

髌骨假体周围的骨折分类有很多种。Insall 将髌骨骨折分为:垂直、横行或者粉碎的和移位(<2cm)。Hozak 报道了 21 例髌骨假体周围骨折,他根据部位、移位和伸膝滞后将骨折进行分类。Le 等人观察了 22 例非创伤性的髌骨骨折,根据影像学表现(硬化和碎块)和移位程度进行分类。Goldberg 进行分类的依据主要是考虑治疗的因素:伸膝机制连续性的破坏、髌骨假体的固定、剩余骨的质量。1 型为髌骨假体和骨水泥不受累及,伸膝装置完整;2 型是骨折累及假体和骨水泥,伸膝装置完整或受累;3A 型为髌骨下极撕脱骨折,髌腱断裂;3B 型为髌骨下极撕脱骨折,髌腱完整;4 型为伴有髌股关节骨折脱位。

治疗髌骨假体周围骨折的方法还存在争议。可以根据分型选择治疗方法,但同时应该考虑个体差异性,患者的肢体功能情况和全身状况都是必须重视的因素。1 型骨折髌骨假体稳定和伸膝装置完整,这类患者最多,在 Mayo 中心占 49%。这些患者可以无症状,可能是在随访时发现应力骨折,移位很小(<2cm),为垂直或横行。无症状患者可以进行观察。其余的患者可以用石膏或支具制动,6 周后才可以负重。大部分患者经过保守治疗都能获得良好的疗效,但有报道少量患者的膝关节评分降低,行走时需要辅助,但对膝关节活动度影响很小。

2 型骨折伴伸膝装置破坏和 3 型有症状的骨折伴假体松动,大部分是要手术治疗的。如果假体固定和骨量情况都很好,则可以用张力带技术,术后允许早期活动。3 型骨折如果骨量多,可以尝试进行翻修。如果骨量很少,或者无法固定,则只能进行髌骨成形术或髌骨切除术。

髌骨假体周围骨折手术治疗的疗效比较差,并发症也多。Ortiguer 和 Berry 报道 2 型骨折的患者手术并发症达 50%,再手术率达 42%。文献上没有看到关于采用保守疗法治疗这些复杂骨折的结果,但是可以估计到由于伸膝装置的破坏,会严重影响功能。只有对假体稳定的 2 型骨折才考虑保守疗法。4~6 周的制动休息可以较好地恢复伸膝装置的功能。

总之,对于髌骨假体周围骨折的患者,如果假体稳定,伸膝装置完整,可以采用保守疗法。对于伸膝装置被破坏但假体还稳定患者的治疗,还存在争议。手术治疗的目的是防止伸膝的迟滞,但并发症也很多。一旦假体松动,且剩余的骨量还比较好,则必须进行翻修。

（王　友）

第五节　踝关节和全距骨置换术

一、踝关节置换

（一）适应证和禁忌证

1. 适应证

（1）年龄在 55~60 岁以上,但因踝关节疼痛影响生活和学习者,即使小于此年龄者,亦可以考虑手术,但宜阐明有多次翻修可能。

（2）胫、距骨和患足各骨大体良好,无严重影响功能重建者。

（3）踝关节骨关节炎、退变关节炎、创伤性关节炎终末期等,非以关节置换不足以缓解功能障碍者。

（4）类风湿性踝关节炎,同侧髋膝关节功能基本良好。

（5）距骨周边性骨缺血坏死,两年以上无进展者。

（6）强直性脊柱炎累及踝关节者,而同侧髋、膝关节功能大致良好或可重建功能者。

（7）患足无内外翻畸形、无感染,或胫骨远端、距骨虽有畸形仍可截骨矫正者。

2. 禁忌证

（1）踝足部骨和皮肤感染病灶。

（2）年轻的患者。

（3）胫、距骨缺血坏死。

（4）对金属有异常反应,有溶骨倾向者。

（5）未经治疗有出血倾向疾病者。

（6）疑有恶性肿瘤转移倾向者。

（7）胫、距骨严重畸形难以一次矫正,不适宜踝关节置换者。

（二）踝关节假体选择

人工踝关节假体经过五十余年的研究和改进已有长足发展,其疗效亦日显提高,15~20 年生存率达 84%~94%,其中假体的设计和改进是重要因素。目前,世界上人工踝关节的假体有四十余种,多数已经在应用中淘汰,优秀的仍在广泛使用并成为现代主流。现就世界各国应用报告频率高和肯定疗效的常用几种假体作一简要推荐。①STAR 假体（图 15-5-1）,是 Scadinavia Total Ankle Replacement 的缩写简称,由瑞典 Kofoed 教授发明,其应用已超过 25~30 年,笔者临床应用已近 20 年,两竹节柱前后位插入胫骨孔,距骨内以舵板插入,以骨小梁长入固定,设计巧妙,合理化解了步行、活动时的多向剪力,植入后成功率高,国内、外应用广泛,目前国内应用近千例,国外应用约 6 万例;②HINTGRA 假体,由瑞士 Hintermann 教授发明,世界各国应用约十年余,成功率高且耐久,是一种简约有效成功应对踝部各种剪力的设计;③Salto 假体,系法国专家设计使用,前瞻性研究和临床报告 15 年以上成功率 87%;④Agillity 假体,由美国专家设计改进,正式临床应用近 10 年,综合早期试用报告成功率高。上述几种假体在世界各地应用广泛,即使翻修时,常交互替换,或稍事修改后应急。当前第三代人工踝关节设计和应用取得三点重要共识（图 15-5-2）:①三件套设计;②有一个活动衬垫,两个关节面;③采用生物学固定术。在未来临床与假体设计研究中,还会有进一步改进和研究成果。除此之外,已进入我国市场的 Inbone 假体,由于要破坏胫骨远端赖以完成各种运动和对抗多重剪力的胫骨长段松质骨,而不被看好,除非作出重要改进。

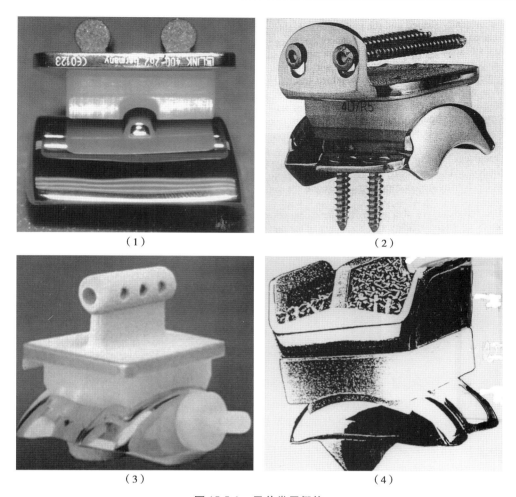

图 15-5-1　目前常用假体

（1）STAR 假体；（2）Hintgra 假体；（3）Salto 假体；（4）Agillity 假体

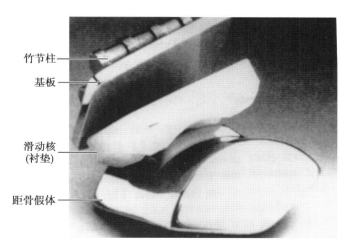

竹节柱
基板
滑动核
（衬垫）
距骨假体

图 15-5-2　STAR 踝假体三件套构成及名称

（三）人工踝关节置换术（STAR 假体）

核查两下肢长度差异和踝关节正侧位 X 线片（图 15-5-3）。

术前 30 分钟静脉滴注抗生素，口服吲哚美辛（消炎痛）50mg，术后继续服用 1 周。气囊止血带大腿根或小腿中段结扎，抬高下肢 5 分钟或驱血带驱血后充气施压，施压时间 60 分钟，到时未完成手术，宜松止血带 5 分钟后再次加压继续手术。

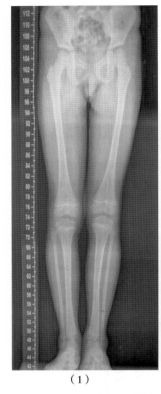
（1）

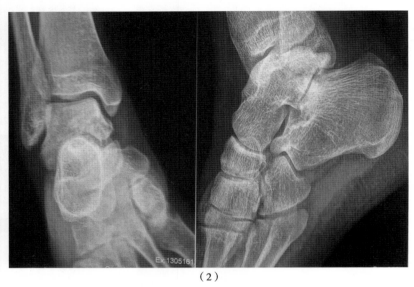
（2）

图 15-5-3　双下肢站立位 X 线像下肢长度和踝关节正侧位像

【手术步骤】　核对手术侧踝关节,还应与工具和假体侧别相符。

1. 切口　于胫骨前嵴在踝关节平面以上 5~6cm 起,向下向第 1、2 趾间方向,作长 5~6cm 切口,至踝关节水平切口向外侧倾斜全长 12~14cm(图 15-5-4)。

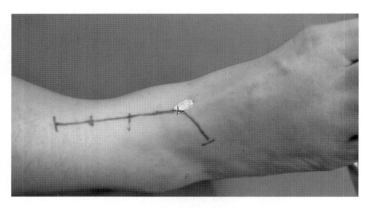

图 15-5-4　切口

2. 分离　纵向切开皮下脂肪和踝前支持带,将胫前肌腱和姆长伸肌腱牵向内侧,趾总伸肌腱和足背血管一并牵向外侧。纵行切开胫骨骨膜,分离显露胫骨远端,向深层切开关节囊(图 15-5-5)。

3. 置标杆　用牵开器或手力牵开切口,将标杆纵向固定在对准胫骨前嵴前方,下缘与胫骨远端水平的胫骨前唇以上约 5mm 位置。

4. 显露　分离并切除踝关节前关节囊,清楚显露胫骨远端、距骨关节面和内侧踝距关节间隙和外侧踝距关节间隙。

5. 胫骨远端切骨　于标杆下端套插胫骨切骨导板,电锯贴紧导板恰好对准胫骨下端前唇以上 4~5mm 水平(图 15-5-6),旋紧固定插件和切骨导板,先纵向切除内踝内侧上 1/2 关节面厚约 3mm,再紧贴

702

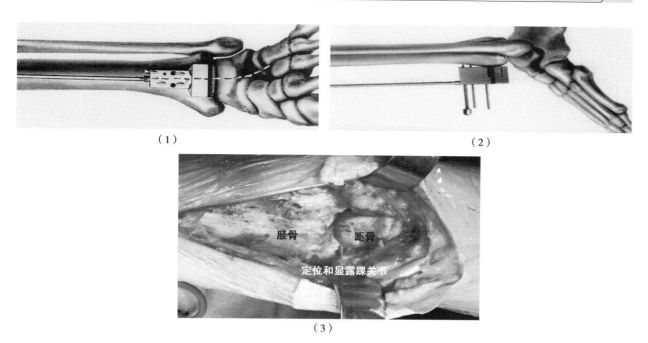

（1）　　　　　　　　　　　　　　　　（2）

（3）

图 15-5-5　标杆定位和显露
（1）切口位置；（2）胫骨标杆位置务须正前方与胫骨嵴平行；（3）显露胫骨下段 5～6cm 和距骨体，踝关节暴露

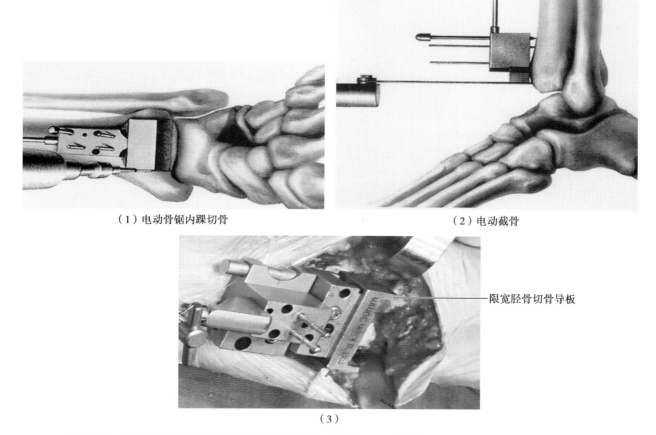

（1）电动骨锯内踝切骨　　　　　　　　　　（2）电动截骨

限宽胫骨切骨导板

（3）

图 15-5-6　胫骨截骨标杆远端套接限宽胫骨远端切骨导板，于胫骨关节面以上 4～5mm" □ "形截骨
（1）往复骨锯先锯入内踝上段骨壁，然后换电动摆锯截除胫骨水平段关节面；（2）胫骨前嵴定位标杆下，
水平位截骨位置；（3）胫骨切骨即将完成

限宽胫骨导板下缘的平面,作垂直胫骨纵轴的横行截骨厚4~5mm(图15-5-7),务求一次切除穹顶部的软骨下骨质,保留尽可能多胫骨长度。

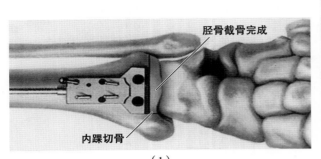
胫骨截骨完成

内踝切骨
(1)

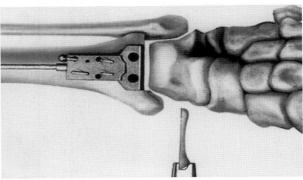
(2)

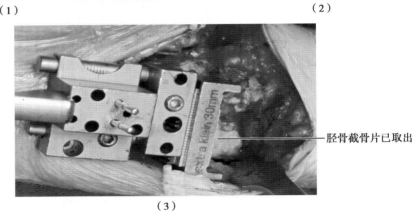
胫骨截骨片已取出
(3)

图15-5-7 完成胫骨截骨
内、外侧旋移胫骨切骨导板,使正对胫骨前壁固定,并预估一次完全切除胫骨远端关节面(<6mm 厚)

检查切骨面是否适当:①垂直胫骨纵轴切骨;②刚能把关节面包括穹顶关节面在内尽皆切除,宜切除最少的骨质,尽可能多地保留胫骨远端骨质为度;③从切骨后空间可以看到胫骨后方的软组织;④亦可保留胫骨后缘皮质骨少许作为后阻挡器(图15-5-8)。避免术中内、外踝骨折。

6. 距骨切骨 助手将足背伸至0°位,并牢稳维持此位置,套接(适当厚度)距骨切骨导板,沿距骨切骨导板紧贴导板上缘作距骨水平切骨,厚度不超过4~5mm(图15-5-9)。

检查切骨完善与否,距骨关节球面确认水平切除,并与胫骨纵轴垂直,与胫骨切面平行。切下的碎残骨剔取松质骨备用。

拆卸标杆和所有切骨导板。

7. 距骨内外、前后方切骨 按踝关节前宽、后窄,依距骨切骨面上套接距骨切面正中大小,选择适当大小内外侧切骨导板置于距骨中心,不要偏内或偏外固定,作距骨内、外两侧2~3mm厚切骨(图15-5-10);在导板指引下完成距骨前、后方切骨厚2~3mm(图15-5-11)。

8. 开距骨舵槽 使足跖屈位,用与距骨切骨后顶面大小一致的开舵槽导板,套在有五个切骨面的距骨上,用开槽限深钻头钻磨舵槽,并用成形器锤击2~3下使舵槽成形(图15-5-12)。

全面清理胫、距骨切骨面,检查各切骨面合理与否,是否与活动轴要求相一致,清除碎屑。

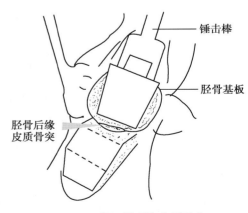
锤击棒

胫骨基板

胫骨后缘
皮质骨突

图15-5-8 留胫骨后缘皮质骨突—基板后阻挡器

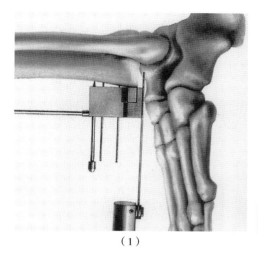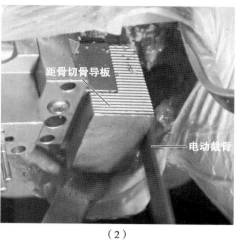

（1）　　　　　　　　　　　　　（2）

图 15-5-9　截距骨顶部骨面
换装距骨顶切骨导板，并切除距骨体顶部关节面厚度约<4～5m
（1）依平距骨切骨导板下沿，切除距骨顶足 90°位（0°位）；（2）距骨顶切骨中

导板锯槽

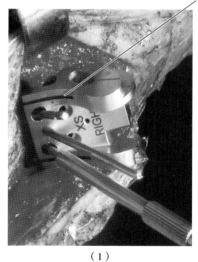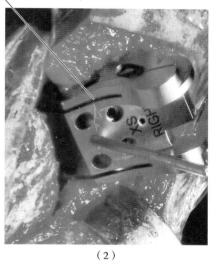

图 15-5-10　切距骨内外侧骨软骨面（切骨导板引导下）

（1）　　　　　　　　　　　　　（2）

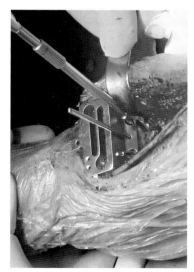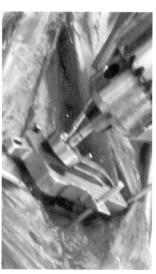

图 15-5-11　距骨前后方截骨
（1）固定钉和短螺钉固定距骨前、后方切骨导板；（2）磨钻（限深）磨除距骨前方骨面

（1）旋入螺钉　　　　　（2）限深磨钻

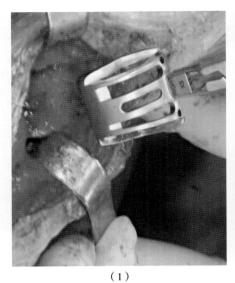
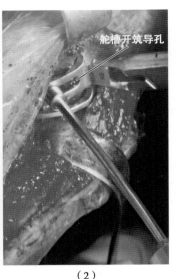

舵槽开筑导孔

（1）　　　　　　　　　　（2）

图 15-5-12　舵槽开筑
（1）铊槽导板；（2）限深磨钻舵槽开筑

9. 钻胫骨假体竹节柱固定孔　重新安装标杆和胫骨竹节柱钻孔导板,其下缘与胫骨远端切骨平面平齐并作固定,用专用打孔钻依测深器测得胫骨切骨面前后径深（图 15-5-13）,以调节打孔钻深度限制旋钮,依次经导板上的大圆孔钻筑 2 个前后向垂直骨孔。留骨屑备用。

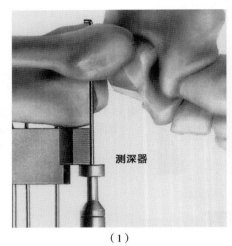
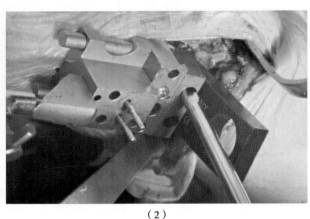

测深器

（1）　　　　　　　　　　　　　（2）

图 15-5-13　钻胫骨竹节柱孔两个
标杆远端套接胫骨远端钻骨孔导板,同时用黑色塑胶隔板牵张胫距
切骨间隙至有明显张力后,用电动粗骨钻（直径 10～12mm）钻骨孔
（1）胫骨前后径测深；（2）用粗的限深钻在胫骨切面以上 3mm 钻两竹节柱骨孔

取出标杆,用穿破器在骨孔内插入,轻锤,穿破胫骨孔跖侧壁。

10. 按装胫骨侧假体　上下切骨间腔插入一隔板,令足背伸直持续挤紧隔板（图 15-5-14）。持选定规格的胫骨侧假体即胫骨基板,依前宽、后窄作为确认插入方向,由胫骨骨孔自前向后插入胫骨基板的两个竹节柱于骨孔内,用双柱锤击棒锤击两竹节柱,使该两柱前端深陷胫骨内,而假体基板前缘恰与胫骨前皮质平齐。万一骨孔破裂坍陷,可在竹节柱旁植入松质骨后再轻击锤入。植骨覆盖两骨孔至与胫骨平。

11. 距骨假体植入　将术中切除骨内剔取优质骨和术中骨泥塞入选定距骨假体舵板的两腋部和穹顶（图 15-5-15）,令足充分跖屈显露距骨切骨面,取术中选定的贴合距骨五向切骨面相匹配假体规格,将

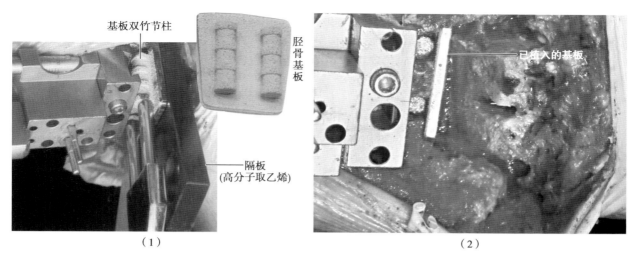

基板双竹节柱

胫骨基板

隔板
(高分子取乙烯)

已植入的基板

（1）

（2）

图 15-5-14　安装胫骨基板

在挤紧胫距切骨间隙（用黑色隔板撑紧）下，将胫骨基板两柱对准胫骨孔，用双柱锤击棒轻轻锤入至仅露
两骨孔 3～5mm，植骨遮盖两孔
（1）用双柱锤击棒锤击纵向对准胫骨基板骨孔双个竹节柱；（2）双竹节柱基板已深埋胫骨远端二骨孔内

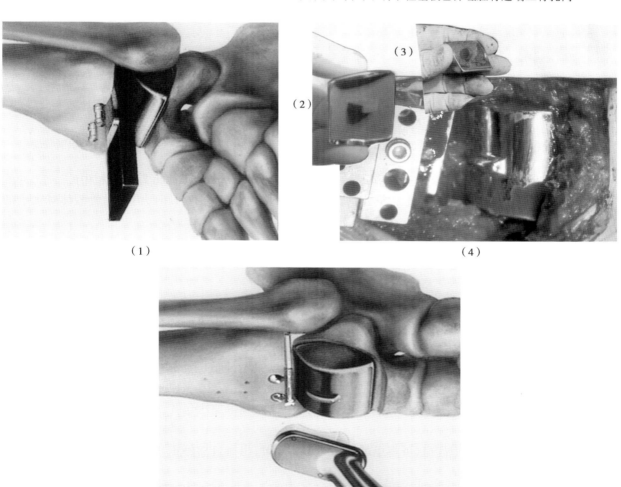

（1）

（2）

（3）

（4）

（5）

图 15-5-15　距骨假体植入

取测定规格的距骨假体（A，B，C）其穹顶和腋部植入细骨粒（C），然后将假体插入舵槽（D，E）
（1）基板植入，再插入距骨假体，其中间置隔板；（2）距骨假体距面和舵板；（3）植入骨粒于舵板二侧穹顶和腋部；
（4）胫骨基板植入，距骨假体置妥；（5）用距骨假体植入时采用专用锤击棒距骨假体舵板插入舵槽内,套嵌距骨假体于五面切骨床上,并用专用锤击棒锤击几下,使假体舵板正确深嵌舵槽内,而假体内侧各面与距骨切面能密切接触。

若发现舵槽过于狭小或深度、方向欠理想,仍可取出假体重新钻磨、安装至满意。必要时距骨侧假体的骨接面和穹顶部涂少许骨屑后再事安装贴合。

12. 滑动核试模测高并植入滑动核(图 15-5-16)　专用夹持钳夹持滑动核试模,平面向胫骨基板,凹弧面向距骨假体凸弧面,力使患足跖屈开大上下假体间隙,试模塞入该间隙"啪"响后,被动伸屈踝关节检查其松紧度,以稍松滑为度,依此试模高度评估并选择滑动核高(厚)度。

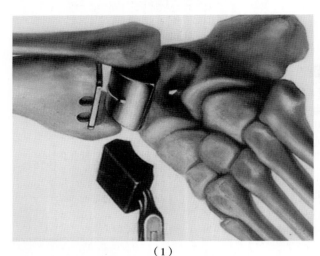
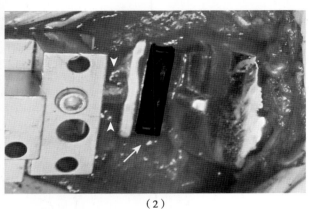

（1）　　　　　　　　　　　　　　　　　（2）

图 15-5-16　测滑动核高度
长白箭头指测高滑动核试模(小白箭头指基板骨孔已植骨封闭),被动伸屈足检视其松紧度
(1)基板和距骨假体植入后,夹持滑动核试件测高;(2)插入滑动核试件后,被动伸屈足,测试踝关节松紧程度

取出滑动核试模,依松紧度,选择厚 6mm、7mm、8mm、9mm、10mm 和 11mm 厚滑动核中的一个,冲洗假体间腔后,牵开并将滑动核塞入假体间,其背面适与胫骨基板平面相对,跖面恰与距骨假体球面上的凸弧相合(图 15-5-17 和图 15-5-18)。

令足背伸、跖屈活动,评估松紧度与补高满意后,冲洗。

术中即刻投照,正侧位踝关节 X 线片证明假体位置适当,即可结束手术(图 15-5-19)。位置欠佳,仍可修正。

13. 分层缝合切口　须让牵开的肌腱复位、理顺后,首先缝合踝前支持带 5～6 针,使伸腱获得良好功能而不致粘连。再缝合皮下和皮肤层。一般不作引流。若认为手术时间偏长或易于出血,也可作行皮管引流术。

为避免切口皮肤坏死,术中不宜用机械力长时间过度紧牵,同时须注意不使皮肤与皮下脂肪层分离,妥善分层缝合。

【术后处理】　厚无菌棉垫包扎踝足部和小腿,外用弹力绷带加压包扎。若用引流物,不可压轧引流管,1～2 天拔除。

为减少切创骨和软组织渗血,可将患足抬高到 45°～50°,出血自然停止。24 小时后恢复下肢平置、自由伸屈位。

禁忌石膏固定,除非术中有踝部骨折。若采用石膏固定,亦应留有患足少许能跖屈、背伸 20°～30° 活动空间。否则,待骨折愈合,踝关节也骨性强直,难以达到活动踝关节的目标。

术中照片可以从影像学上观察,防止距骨假体过于前移、后移、侧倾问题,若有异常,拆开切创宜立即纠正。

抗生素应用 3～5 天。

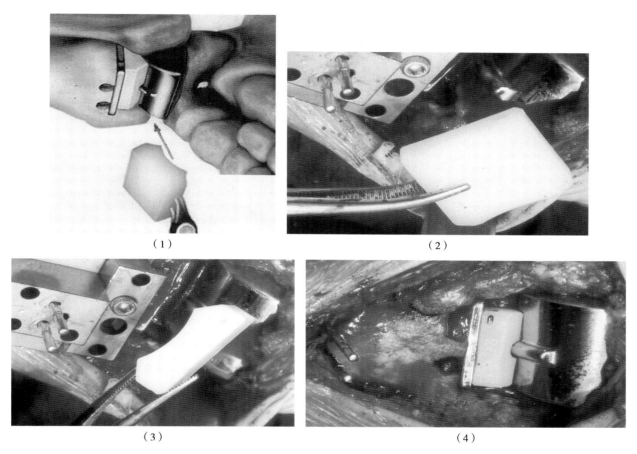

（1）   （2）

（3）   （4）

图 15-5-17 插入滑动核
（1）上下假体三维位置正确,夹持滑动核;(2)(3)这种夹持法错误;(4)正确插入滑动核

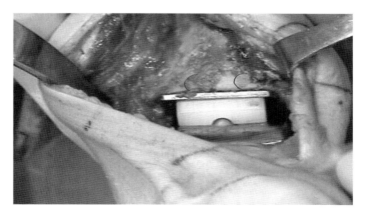

图 15-5-18 安装假体完成

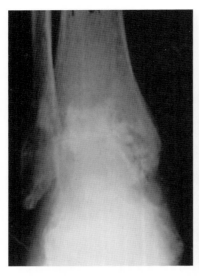
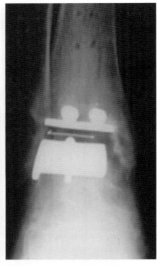
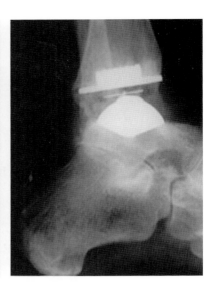

图 15-5-19　术中投照

　　术后第 2 周用助行器,部分负重,于第 12～14 周后 X 线摄片证明已愈合固定,可完全负重步行且无痛。

　　术后练习跖屈、背伸功能后,伸屈范围一般在 11°～24°,即可以满足平步、上下楼梯和慢跑的需要;若坚持练习下蹲—站立,可伸 15°～18°,屈 25°～30° 是可能的,步态分析几近正常。

　　(四) 如何正确安装假体避免失败提要

　　1. 术前仔细阅读基本影像资料,甄选适应证,并术前设计切骨(图 15-5-20)。

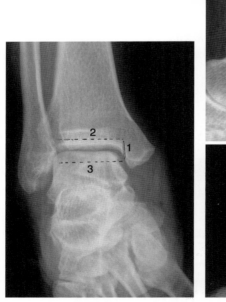
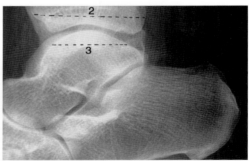
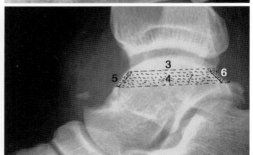

图 15-5-20　锯胫距骨 7 个面设计

　　2. 尽量少切骨,切除最少的软骨下骨和病灶(囊灶)。

　　3. 胫骨竹节柱孔构筑和胫骨基板插入时,巧用并挤紧隔板,避免骨孔异常穿破。万一穿破骨孔坍塌,陷入术中尴尬。

　　4. 先装胫骨基板,再装距骨假体,避免安装距骨假体时顶破竹节柱骨孔和切骨面。

5. 清洗踝关节后方间隙,以减少术后异位骨化的发生率。

6. 遇到切骨、安装假体障碍,学会不增加创伤前提下克服或绕过障碍的办法。例如再切骨、植骨、重置等方法,不轻言放弃。

7. 巧植骨。在距骨假体舵板两腋及穹隆部,在胫距骨囊变部,在踝关节发育不良距骨体高度不足时等,需要植骨(图15-5-21),视情况,用非结构骨或结构骨植入。

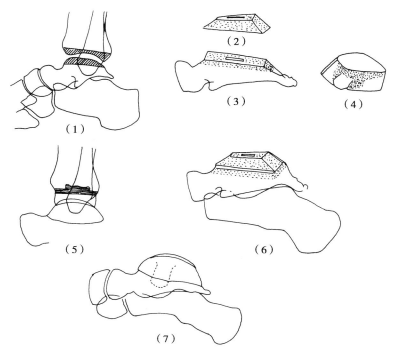

图 15-5-21　结构性植骨重建距骨的人工踝关节置换
(1)踝关节切骨设计;(2)结构植骨块修琢后;(3)距骨顶五面切骨;(4)距骨假体内植入非结构骨粒;
(5)胫骨基板插入后;(6)结构植骨块盖上距骨切骨面;(7)植入距骨假体插入舵板固定

8. 妥善把握 7 个切骨面,各切面间的成角或与纵轴垂直或钝角等要求于术前、术中成竹在胸。

9. 距骨假体舵槽开筑定位无疑十分重要,舵槽延长线必与足纵轴线一致,方能使距骨关节球面的圆心通过或接近胫骨纵轴线维持稳定踝关节各向功能(图15-5-22)。

10. 胫腓骨远端畸形(图15-5-23),宜先行胫骨截骨矫正足外(内)翻畸形后再行人工踝关节置换。

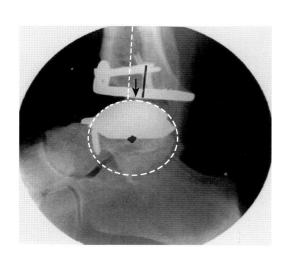

图 15-5-22　距骨侧假体的正确位置

(五)并发症及其防范

1. 切口皮肤坏死　是最常见的一般并发症,防范着眼于:①最好手力牵开切创;②机械牵开避免长时间应用;③切缘组织避免分层分离;④妥善分层修复。

2. 防范术中骨折　把握电动骨锯空击致内踝、外踝骨折常见,也是造成这种骨折最多见的环节,骨折内固定会延长踝部制动时间,影响早期功能练习。术中锤击粗暴也会造成距骨体骨折,宜即予前方进入螺钉交叉固定。

3. 胫骨远端切骨易切成斜面,以致胫骨基板安置倾斜,踝关节功能受到影响。

4. 距骨假体纵轴未与足纵轴保持一致　以致患足疼痛,无法正常穿鞋行走,每需穿矫形支具才能行走,非翻修不足以矫正这种并发症。

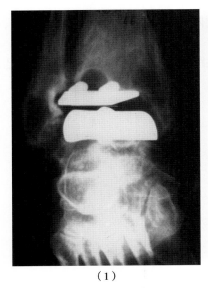
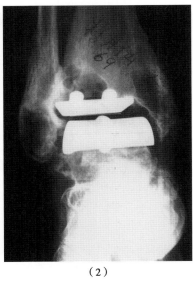
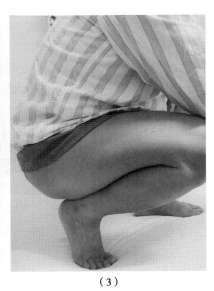

（1）　　　　　　　　　　　　（2）　　　　　　　　　　　　（3）

图 15-5-23　胫骨基板上骨溶解
（1）术后 3 年;（2）术后 6 年;（3）行走下蹲功能良好

5. 骨溶解　系假体周边的骨吸收和骨囊变（图 15-5-24）。这是较难处理的并发症,学界认为严密观察到需要翻修时,行刮除-清洗-植骨-新假体更换,不宜早期翻修。

6. 假体倾斜、滑动核脱位（图 15-5-25）　这类并发症发生率很低,多在术侧踝关节扭伤、摔倒、碾压等创伤后。但无外伤偶有滑动核滑脱、距骨假体陷入距骨（图 15-5-26）。早翻修是唯一措施,必要时先融合踝关节,成功 2 年后重行人工踝关节置换。

7. 术后 2~3 年踝关节疼痛,X 线无异常,找不到病因,这是最感棘手的问题,一般认为需对症处理严密观察,待有明确原因才予针对性处理。

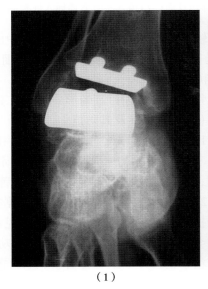
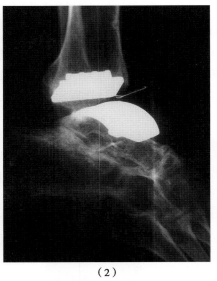

（1）　　　　　　　　　　　　　　　　（2）

图 15-5-24　假体倾斜和滑动核滑脱
（1）距骨假体脱位;（2）滑动核滑脱

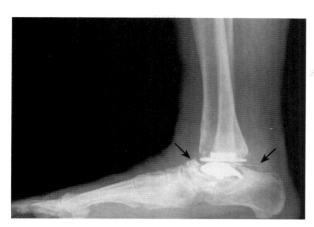

图 15-5-25　滑动核在术后 17 年滑脱和
距骨假体陷入距骨

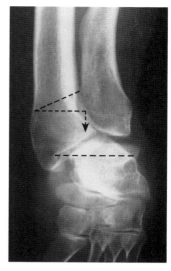

图 15-5-26　胫骨外翻足外翻畸形
胫骨踝上截骨+植骨矫正后再行踝关节置换

（毛宾尧）

二、全踝及全距骨置换术

对于距骨肿瘤、缺血性坏死或粉碎性骨折脱位患者,如行距骨切除、胫-跟融合术可能带来下肢长度丢失、较高关节融合失败率以及步态不正常且伴疼痛等缺点。这类患者多较年轻,胫-跟融合术对生活质量和工作能力影响巨大。上海交通大学医学院附属第九人民医院戴尅戎等研发了替代全距骨的全踝、全距骨假体,在维持踝关节高度的同时,可保持较好的踝关节行走和负重功能(图 15-5-27)。

【适应证】

1. 距骨肿瘤需作全距骨切除。

2. 距骨缺血性坏死。

3. 粉碎性骨折脱位等。

【禁忌证】

1. 有近期局部或全身感染史。

2. 局部皮肤与软组织血液循环差或有广泛瘢痕。

【假体设计】　全踝+全距骨假体由两个部件组成,胫骨侧假体由超高分子量聚乙烯制成,骨水泥固定。距骨侧假体用钛-6 铝-4 钒制成,并有两个短柄分别插入跟骨与舟骨中,也用骨水泥固定(图 15-5-28)。经过近 20 年的应用及改进,目前假体采用了计算机辅助设计及制作(CAD/CAM)。

1. 麻醉　椎管内麻醉。

2. 体位　仰卧。足跟上方即跟腱部以折叠的无菌巾稍垫高,使足跟略脱离床面,以便术中活动和调整踝关节位置。于大腿下段置止血带。

3. 切口　踝前方纵向 S 形切口,起于踝上约 5cm,止于舟骨远端。依次切开皮肤、皮下组织,浅、深筋膜,小腿横韧带和十字韧带,将趾长伸肌腱向外侧牵开,胫前动脉连同其他背侧肌腱向内侧牵开。纵行切开关节囊,连同骨膜一并向两侧推开,直至充分显露胫骨远端、内踝、外踝和舟骨。

4. 连同胫骨、内外踝的关节软骨面、舟骨关节软骨面和跟骨上表面的软骨面一并切除全部距骨,并在胫骨正中、舟骨正中的跟骨背侧正中以骨刀开槽以分别容纳假体柄(图 15-5-29)。将胫侧假体与距骨假体试插入间隙和骨槽中,并适当修整截骨面,使假体位置无偏斜或扭转、与截骨面密贴、胫侧假体能与胫骨截面的前后骨皮质接触、被动活动幅度可达 35°且旋转中心正好位于胫骨的中轴线上(图 15-5-30)。

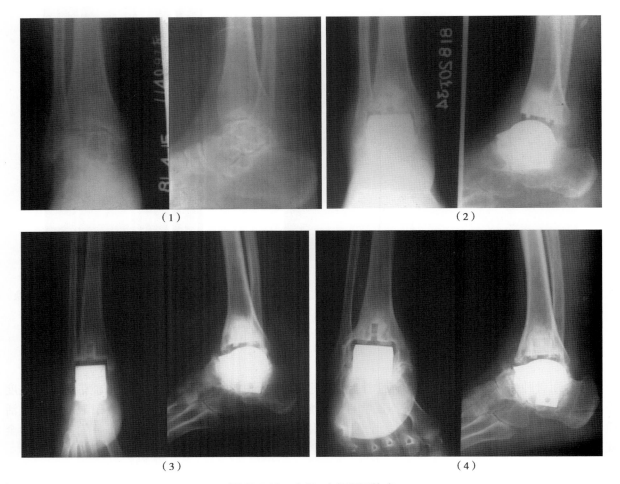

（1） （2）

（3） （4）

图 15-5-27　全踝+全距骨置换术

（1）左距骨骨巨细胞瘤；（2）全距骨+全踝关节置换术后 5 年，假体位置良好；（3）术后 15 年，假体位置良好；
（4）术后 24 年，假体无明显松动。术后半年起一直做较轻农活，行走时无明显跛行，无痛

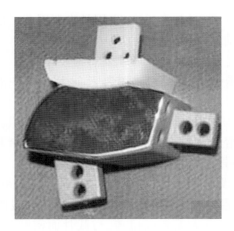

图 15-5-28　全踝全距骨假体

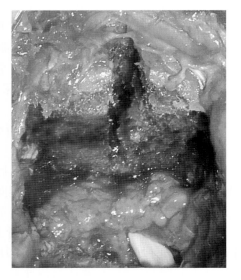

图 15-5-29　距骨切除+踝关节截骨后

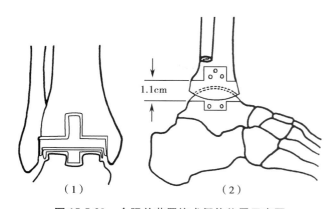

图 15-5-30　全踝关节置换术假体位置示意图
(1)正面;(2)侧面,腓骨远端在侧位图中未绘入。短柄假体、总厚度为 1.1cm,有利于必要时改行关节固定术

取出假体,于截骨面上用小刮匙挖成若干小孔穴,并使孔穴口小底大,以容纳骨水泥和增强骨水泥的锚固力。冲洗伤口,冲尽血块和骨屑,拭干骨面,于截骨面和假体的锚固面涂以骨水泥,骨水泥应充分进入骨面和假体上的孔、槽中。置入假体,做踝关节被动伸屈活动数次,证实假体位置满意后,即将踝关节保持与中立位并适当加压。刮去溢出的骨水泥,待骨水泥固化后缝合切口,留置橡皮片引流 1～2 根。

【注意事项】

1. 全踝全距骨假体位置表浅,任何切口上的小缺陷都可能造成深部感染而导致失败。应特别注意切口皮缘的保护。切开时手术刀应与皮肤垂直,并注意保护皮肤、皮下组织和筋膜的连续性,勿使分层。术中如使用骨撬,应注意勿重压皮缘。缝合应逐层进行并使切缘对和良好。

2. 截骨后关节间隙应与胫侧与距侧假体合拢后的厚度相同,如使用第九人民医院假体,应在 1.1cm 左右(用专制的模块测量)。假体置入后踝关节应无内外翻,软组织张力适中,如两侧侧副韧带张力过大,会引起疼痛和活动限制。如侧副韧带松弛、踝关节将失稳。

3. 骨水泥应充分填入骨面和假体锚固面的孔、槽中,但又不宜过多,否则可溢入假体后方而无法取出,可能影响活动功能。

4. 凿除内、外踝关节面时,应注意防止内、外踝骨折。

5. 假体的旋转中心,在矢状面与冠状面上均应位于胫骨的中轴线上。

【术后处理】　术后 24～48 小时去除引流。术后即用短腿石膏托或弹性绷带固定踝关节于功能位 2～3 周。外固定去除后立即加强主被动锻炼,并在双拐帮助下行走。术后 6 周去拐。

(戴尅戎)

第六节　肩关节置换

本节中的肩关节可更准确地称为盂肱关节,为滑膜关节,是人体所有关节中运动范围最大的关节。肩关节缺乏骨性稳定因素,关节稳定性主要取决于关节周围的肌肉。肩袖不仅起到很大的稳定盂肱关节的作用,而且还具有上肢活动时使肱骨头紧压关节盂而获得的支点,使三角肌依靠这一支点外展、上举肱骨。许多手术方法被用来治疗肩盂肱关节炎损伤与疾病所导致的肩关节疼痛。其中肩关节置换术被证明是一种有效的方法。

近代人工肩关节发展可以认为是从 20 世纪 50 年代开始的。早期的肩关节假体以半肩置换为主,最初用于治疗肱骨近端粉碎骨折。以后 40 年肩关节假体经历了很大的革新,手术的适应证也逐步扩大到骨关节炎、类风湿关节炎及肱骨头坏死、肩袖损伤等肩关节病变。1974 年,Neer 利用聚甲基丙烯酸甲酯,重新设计了骨水泥固定型假体。同时,针对有严重破坏的关节盂表面,使用高分子量聚乙烯制成关节盂假体,这种被称为全肩关节的假体,成为近代非制约型肩关节假体设计的典范。1991 年,法国医生 Walch 和 Bioleau 首先设计了第 3 代"解剖型"人工肩关节假体并应用于临床。近十年以来,随着第三代肩关节假体技术的不断改进,肩关节置换数量迅速增长,美国 2008 年的肩关节置换已经超过 3 万例,目前正以每年 10% 的数量递增。目前肩关节盂假体可以通过锁定螺钉和骨水泥技术提供即时和长期有效的固定,临床可以根据不同患者特点选择不同偏距(offset)肱骨头假体和不同颈干角的假体柄,尤其是 Depuy 公司提供的第三代肩关节假体可以提供完全个性化、可调式颈干角的假体,尽管调整颈干角的手术工具较复杂,初学者较难掌握,但是可以取得较好的长期效果。

假体的类型和种类繁多,一般的假体可以分为非制约型、半制约型(盂缘突出型)、制约型(球-窝型)。根据假体头(球形部分)是位于肱骨侧或肩胛盂侧而分为顺置式或逆置式。非制约型人工肱骨头假体的设计,经历了第一代整体型(Monoblock)和第二代模块型(Modular),现在主流应用的第三代解剖型(Anatomical)假体具有与所替代的肱骨头相同直径、倾斜角、后倾角等特征,能更大限度地符合正常解剖结构,重建肱骨头解剖旋转中心,从而恢复肩袖肌的杠杆力臂。近年来,无柄肱骨头表面置换术等新技术应用于临床,具有第三代假体的优点,同时能够更好地保留骨量,手术简单,为翻修手术留下足够的余地,尤其适用于中青年患者。

制约型或球窝假体在20世纪70年代以后逐渐被应用于肩袖功能不全但三角肌功能保留的患者,可以为肩关节的运动提供稳定的支点。但是在使用过程中可出现脱位、部件分离、骨折或无菌性松动。为此一些学者设计了半制约型假体,这一系统包括了一个有罩盖的或增大的盂假体,可以提供较好的稳定性。然而在应用过程中仍然出现了不少并发症。1982年国内戴尅戎等研发逆置制约型人工全肩假体,主要用于肱骨上段和肩胛盂区肿瘤以及需作全肩置换又同时伴有肩袖功能丧失的患者,收到较好效果。20世纪90年代后,人们更注重通过解剖定位和盂肱关节表面的定向来恢复关节的运动力学功能,恢复软组织的平衡和关节生理上的稳定性。同期出现的肩袖损伤型(CTA型)肩关节假体和逆置式肩关节假体,使长期困扰临床的肩袖损伤型肩关节置换获得了缓解疼痛、改善功能的良好效果,目前在欧美逆置式肩关节假体置换已经成为高龄伴肩袖巨大损伤患者的主流术式,配合术后正确、有效的康复锻炼,已经取得良好的中长期疗效。但对于关节盂骨缺损型的肩关节置换和如何进一步提高关节盂假体的使用寿命仍是今后很长一段时期内肩关节置换术的两大挑战。

一、肱骨头置换术

【适应证】

1. 肱骨头坏死。
2. 新鲜肱骨近端四部分骨折或肱骨头经解剖颈骨折脱位。
3. 老年人新鲜的肱骨近端三部分以上骨折。
4. 肱骨近端肿瘤。
5. 肱骨骨折畸形愈合和陈旧性骨折骨不连,伴严重骨关节疼痛的活动障碍。

【禁忌证】

1. 新近感染。
2. 伴有肩胛盂或肱骨大结节严重病变。
3. 神经性关节病。
4. 关节的麻痹性病变。
5. 肩袖和三角肌功能欠佳。
6. 患者不合作。

【麻醉】　全身麻醉或高位硬脊膜外阻滞。

【体位】　平卧或沙滩椅位。使用 McConnell 头架,可以保证良好地暴露肩关节上方区域,同时让患肩可以在手术床一侧充分后伸(图 15-6-1)。用布带固定头部。

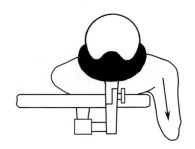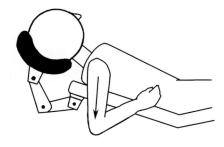

图 15-6-1　肩关节置换术的体位和头架

【操作步骤】 以人工肱骨头置换治疗肱骨近端粉碎骨折为例。

1. 切口　起自锁骨,越过喙突,向下延伸到上臂的前方(图15-6-2),注意保护胸大肌和肱二头肌之间的头静脉(图15-6-3)。必要时可部分游离肱二头肌在肱骨干的止点。外展外旋上肢,Richardson 拉钩将二头肌拉向外侧,联合肌腱拉向内侧。有些特殊情况如陈旧性骨折脱位,肱骨头脱向联合肌腱的前方或后方时,可以作联合肌腱松解或分离喙突。

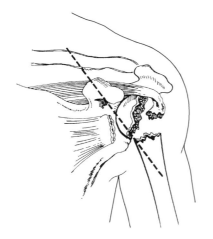

图 15-6-2　三角肌-胸大肌入路的皮肤切口

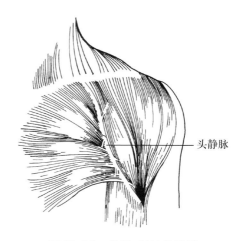

图 15-6-3　辨认、保护头静脉

2. 松解胸大肌肌腱　用电刀松解胸大肌在肱骨上止点的上部,以显露肩关节的前方。结扎肱骨前方的血管(图15-6-4)。

3. 保护肌皮神经和腋神经　肌皮神经起自臂丛,行走于联合肌腱的内后方,一般情况下该神经在喙突下方3~4cm进入肌肉,有时会在更高一些位置进入联合肌腱,在牵拉联合肌腱时更加要注意(图15-6-5)。在肩胛下肌前面仔细辨认并保护腋神经(图15-6-6),牵开小结节骨折块后更易识别。陈旧性骨折时,神经会和肩胛下肌发生粘连,此时腋神经定位会比较困难。

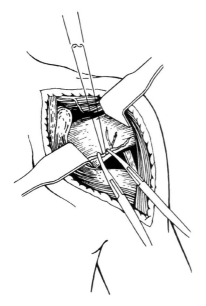

图 15-6-4　结扎旋肱前动、静脉

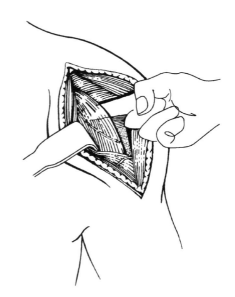

图 15-6-5　辨认、保护肌皮神经

4. 分离大小结节骨折块(图15-6-7)　二头肌腱是识别小结节和大结节的解剖标志。剪开肱二头肌腱鞘,直到该腱在盂上结节的止点处。如果有肱二头肌断裂,可沿结节间沟,分离肩胛下肌和冈上肌

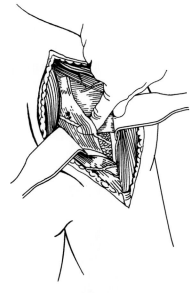

图 15-6-6　辨认、保护腋神经

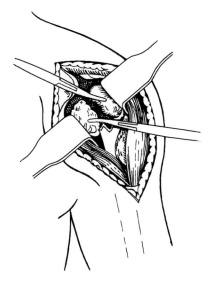

图 15-6-7　分离大、小结节骨折块

腱,然后暴露小结节。在分离过程中注意保护腋神经。然后暴露大结节。有时,大小结节可碎成几块,此时可以用较粗的不可吸收线缝合主要的骨块,以利于肌腱的修复。适当分离这些碎骨块,以利复位并在以后将其固定在假体周围。

5. 切除肱骨头　牵开大小结节,用骨钳和取头器取出肱骨头(图 15-6-8)。然后用不同的肱骨头假体试模作测量比较。对于肱骨头粉碎性骨折,可以使用肩盂试模来测量肩盂的大小,再据此来帮助选择合适的肱骨头。将肱骨头内的松质骨取出备用(图 15-6-9)。

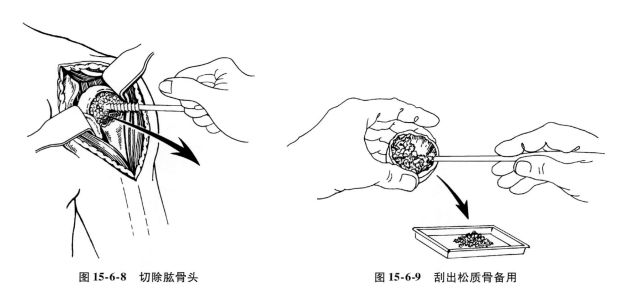

图 15-6-8　切除肱骨头

图 15-6-9　刮出松质骨备用

6. 肱骨干的准备　将患肩外展后伸于手术床一侧,充分暴露肱骨干近端,用咬骨钳修整肱骨干近端皮质骨的锐缘(图 15-6-10),使用髓腔钻和锉扩髓,清除髓腔内的碎骨块和凝血块。在大、小结节和肱骨干近端钻孔,并穿好缝线,留待假体安置完毕后缝合、结扎、复位合拢大小结节等所有骨折块(图 15-6-11)。

7. 恢复肱骨干的长度　选择合适的肱骨试件或假体,插入肱骨干髓腔。助手保持肩关节于中立位(屈肘 90°时前臂指向前方),并维持轻度牵引,使肱骨头假体位于肩盂水平。仔细测量和标记假体插入的深度,注意保持肱骨干的正常长度(图 15-6-12)。

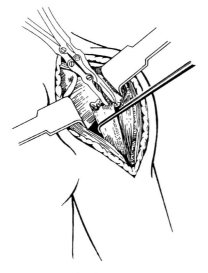

图 15-6-10　修整肱骨远骨折端边缘

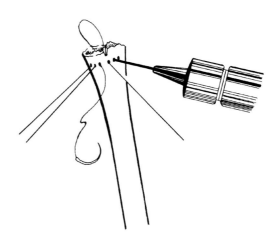

图 15-6-11　在大、小结节和肱骨干近端
钻孔,并穿好不可吸收缝线

8. 调整假体旋转度　在肩关节中立位保持牵引,向后旋转假体,使头正对盂窝。正常的情况下假
体后倾角度为 25°~30°。用骨凿在骨皮质处凿一痕迹,以作为正式假体置入时的标记(图 15-6-13)。

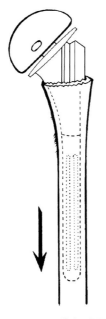

图 15-6-12　恢复肱骨
的正常长度

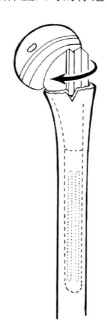

图 15-6-13　调整假体旋转度,在骨皮质处凿一
痕迹,作为正式假体置入时的标记

9. 骨水泥固定假体　将患肩外展外旋后伸在手术床一侧,这样比较容易安装假体。彻底冲洗髓
腔,去除血和碎屑,然后用骨水泥枪将骨水泥缓缓注入髓腔。将选择好的假体柄插入髓腔,注意按标记
调整假体的旋转位置以及假体露出肱骨近端的距离。

10. 复位并固定大小结节　骨水泥固化后,将关节复位。将先前取出的松质骨填入到骨干和假体的
颈领之间,以促进大小结节之间和结节与肱骨干之间的愈合(图 15-6-14、图 15-6-15)。将原已穿过大小结
节和肱骨近端钻孔的缝线打结,将大小结节骨折块牢固地连接到在肱骨干近端。部分缝线在打结前可穿
过假体上的小孔,使骨折块可更好地包绕在假体上(图 15-6-16)。但缝合的主要目的,是为大小结节与肱
骨近端的愈合创造条件。用不可吸收缝线修补撕裂的肩袖,固定肱二头肌长头腱(图 15-6-17)。

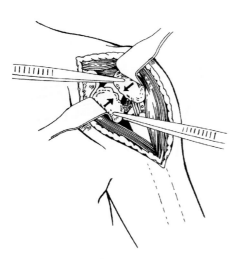

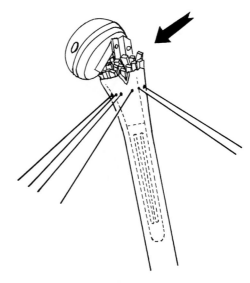

图 15-6-14　松解大小结节,保证能覆盖
假体,能相互缝合并与肱骨缝合

图 15-6-15　于假体和骨的间隙植骨

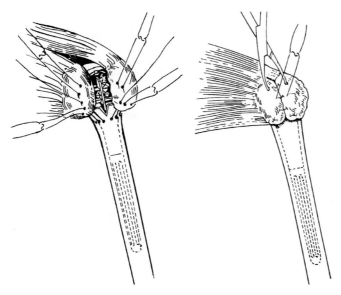

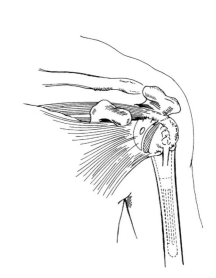

图 15-6-16　缝合固定大、小结节及肱骨远
断端,部分缝线穿过假体上的预留孔

图 15-6-17　修补肩袖固定
肱二头肌长头腱

11. 关闭伤口　冲洗伤口,留置负压引流。仔细缝合各层组织皮肤。

【术后处理】

1. 术后次日可坐位靠起,在患者能够承受的范围内进行术肩被动活动。

2. 术后第二天拔除引流。可离床坐在椅子上,在康复治疗师指导下用健肢帮助患肩进行康复锻炼,也可以采用床架上的滑轮吊绳装置进行训练。进行关节屈曲、外展、后伸、旋转,每个动作持续5秒钟,每天锻炼4~6次。

3. 患者能够站立后即应弯腰进行术肢钟摆式锻炼,每天4~6次。

4. 锻炼间隙应用肩关节吊带或肩关节外展架保护,以防止缝合固定的大小结节在肩袖的牵拉下移位,影响肩关节功能恢复。

5. 手术4日后开始主动活动锻炼。

6. 鼓励患者在术后尽早恢复生活自理,如自己进食、刷牙、喝水等。

7. 如果活动度进步缓慢,可在2周后增加爬墙、过顶滑轮训练等。

8. 术后3周渐进性加强三角肌力量的训练。同时加强稳定关节肌群的训练,如耸肩运动锻炼斜方肌,推墙运动锻炼前锯肌和菱形肌等。

9. 术后4~6周可以在适当保护下增加三角肌和肩袖力量的训练。

10. 术后6~8周可以在一定阻力下(例如克服重力)增加三角肌和肩袖力量的训练。

11. 术后8~12周可以在抗阻力下增加三角肌和肩袖力量的训练。

12. 术后半年左右可以恢复肩关节正常功能。

【其他半肩关节置换】 除传统的人工肱骨头半肩关节置换手术外,临床还会用到表面置换的半肩、双极头半肩和肩袖损伤型半肩(cuff tear arthropathy,CTA型)关节置换术,基本操作技巧与要点与人工肱骨头置换术类似。其中双极头半肩效果较差,临床已较少使用;肩袖损伤型半肩可以提供更大、低摩擦系数的关节面,使肩峰下肱骨头在外旋及外展时有更大的活动度。

二、非制约式顺置型全肩关节置换术

【适应证】 病变同时累及肱骨头和肩胛盂。手术以解除疼痛为主要目的,疼痛消除后,肩部功能有望部分恢复。

【禁忌证】

1. 新近感染。

2. 三角肌或肩袖功能完全丧失。

【麻醉】 全身麻醉或高位持续硬脊膜外阻滞麻醉。

【体位】 30°~40°沙滩椅位。患侧肩胛骨垫高,使患肩前突。用McConnell头架来代替原来手术床的头架。使患者上臂能够外展、外旋,方便手术时扩髓和安装假体。将头部固定在支架上,避免过伸和侧弯对颈神经根造成压迫。

【操作步骤】

1. 切口 Neer等推荐的长三角肌胸大肌入路至今仍然得到广泛使用,成为肩关节置换术的标准入路,手术后康复较好。

肩外展30°时作直切口,起自锁骨上方,越过喙突一直到上臂的前方。切开皮肤后,先要找到头静脉,并向三角肌一侧牵开加以保护,以引流三角肌区静脉回流,减少手术后上肢的肿胀疼痛。将三角肌从深面钝性分离同时从锁骨处锐性切开一直到肱骨的止点。将头静脉和三角肌一起拉向外侧。Neer认为有时可以部分剥离三头肌在肱骨干的止点。

2. 逐层暴露关节囊 三角肌深层分离后,将三角肌拉向外侧。联合肌腱拉向内侧。找到胸大肌肌腱的上部并用电刀切开,以暴露肩关节的下半部分。可以切除肱二头肌长头肌腱,以免术后粘连或疼痛。如果患者有明显内旋挛缩,可松解胸大肌肌腱。在肩胛下肌的下后方可以找到旋肱前动脉,予切断结扎。在联合肌腱内侧可找到肌皮神经,于喙突下4~5cm进入肌肉,该神经有时会穿入联合肌-肌腱复合体,注意不要损伤。然后沿肩胛下肌找到并保护腋神经。在松解和切除关节囊前下部时同样也要注意神经的保护。

将肩关节外旋,以评估肩胛下肌肌腱的松紧程度。如外旋受限,可从肌腱在小结节的止点处开始松解(图15-6-18),并用粗的不可吸收缝线编织穿过该肌腱(改良Kessler法或W形缝合法)。以此缝线牵引该肌腱,分离其下的关节囊与瘢痕,在关闭伤口时,将肌腱缝回原处。如果患者肩关节有明显外旋受限,可作冠状位Z形肌腱延长术。每延长1cm,大约增加外旋20°。松解肩胛下肌腱后,使其与关节囊和前方盂唇分开,并与周围组织成为一个动力性肌肉-肌腱复合体,对于修复很重要。

3. 关节囊松解 在肩胛下肌背面分离关节囊,切除前方关节囊,避免残留的关节囊在盂和肱骨头处形成瘢痕而限制外旋。将前下方关节囊从肩盂处切除(图15-6-19)。然后使用骨撬和拉钩并配合手法将肱骨头脱出盂窝。如果脱位困难,说明下方的关节囊仍松解不够。将肩部伸展于手术台一侧并外旋,以利于充分暴露肱骨头。

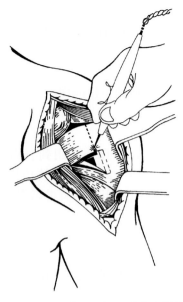

图 15-6-18 肩胛下肌肌腱止点松解
时在靠近肌腱止点处切开

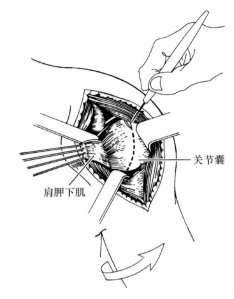

图 15-6-19 切除前方关节囊

4. 切除肱骨头 肱骨头切除是很重要的一个步骤。如果 CT 证实盂后方没有缺损,则应该在屈肘 90°肩关节外旋 20°～25°时截除肱骨头(图 15-6-20)。可使用截骨板确定截骨时的内外翻角,以保证假体正确安放。将截骨板平行于肱骨干放置,截骨面的上外侧起于大结节和关节面的交界处,下方止于肱骨头下方骨赘的内侧(图 15-6-21)。该处骨赘可以提前用咬骨钳咬除,以免影响截骨与截骨平面判断。

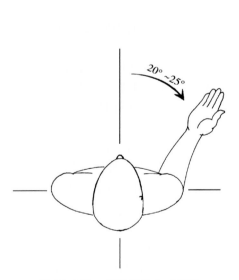

图 15-6-20 截除肱骨头时保持
肩关节外旋 20°～25°

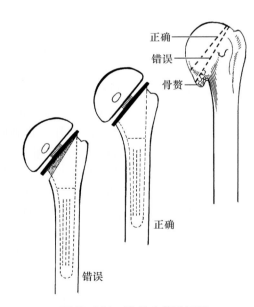

图 15-6-21 肱骨头截除面及
残端与假体的关系

如果术前 CT 发现盂后部有缺损,有几种方法可以处理:锉除盂的前半,然后在盂后部植骨;或在上臂外旋小于 20°～25°时切除肱骨头。例如,盂后方有 10°缺损,那么在上臂外旋 10°～15°时切除肱骨头。如果盂后方缺损超过 25°,则一般用锉去除盂前部的骨质。

截骨时要注意保护肱骨近侧冈上肌、冈下肌、小圆肌的止点。在骨撬保护下用电锯按预先设计的方向进行截骨。在截骨过程中,上臂必须在图 15-6-20 的位置平行于地面,电锯必须垂直于地面。

5. 髓腔准备 肱骨头截除后,用扩髓器逐级扩髓,直到最后的扩髓器尺寸就是假体的尺寸(图 15-

6-22）。扩髓时上臂必须保持在外旋位。

小心地插入假体锉,继续扩髓,待假体锉插入到合适位置后,可暂留在髓腔内,防止肱骨近端骨折,清理头颈部残余骨赘(图15-6-23)。

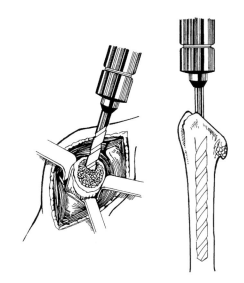 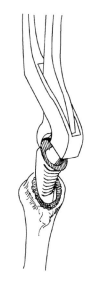

图 15-6-22　肱骨髓腔扩髓,注意　　　　　图 15-6-23　保留假体锉,清理
髓腔钻的进入位置　　　　　　　　　　　　　　　头颈部残余骨赘

6. 关节盂准备　手臂外展位以充分暴露关节盂,用拉钩将肱骨牵往后方,切除盂唇和前下方增厚的关节囊,使用拉钩保护腋神经。关节囊和关节盂唇应切除干净,以免术后与盂粘连,限制肩关节的外旋。于关节盂中心钻孔(图15-6-24),插入骨锉,磨去关节盂软骨(图15-6-25),选择合适的假体试模,插入导钻模块,中央孔用长钻头、边缘用短钻头钻孔(图15-6-26)。插入合适的假体试件(图15-6-27)。

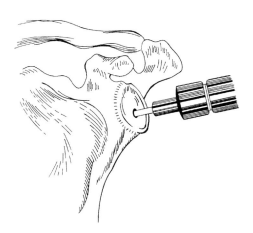 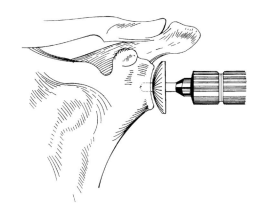

图 15-6-24　于关节盂中心钻孔　　　　　　　图 15-6-25　磨锉关节盂软骨

选择与盂窝匹配的假体,假体应与盂窝大小相同或略小。假体过大会影响肩袖功能。正常肩关节的肱骨头可有前、后方向各6mm的移动度。盂假体比相应肱骨头的曲率直径大6mm,从而允许肱骨头在盂假体上移动。

7. 安装假体　依次试装肱骨柄、盂假体和肱骨头试件,检查及调整试件的尺寸和位置(图15-6-28),至满意为止。

合适长度的肱骨侧假体有利于保持肩关节周围软组织的张力。合适大小的肱骨头,可以避免关节前方或后方不稳定。肱骨头假体应该可以向后移位达到盂窝的50%,而且在该位置松开牵引力量后股骨头可以自行复位。肩胛下肌肌腱应该在保持足够的张力下进行修复,并保证使肩关节至少有30°～

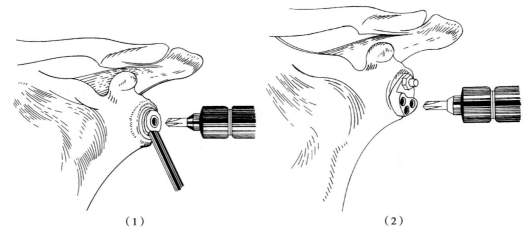

（1）　　　　　　　　　　　　　　　　　　　　　（2）

图 15-6-26　插入导钻模块
（1）中央孔用长钻头；（2）边缘用短钻头钻孔

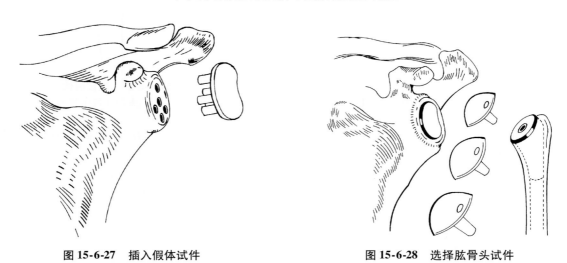

图 15-6-27　插入假体试件　　　　　　　　　图 15-6-28　选择肱骨头试件

50°外旋。患者能在张力不大的情况下将患侧的手搭到健侧肩上。如果肱骨头太紧，内外旋不满意，那么必须松解后方关节囊或使用短头。如果有明显的前、后方不稳定，可以使用长颈的肱骨头。取出假体试件，将肱骨向后牵，暴露盂窝，先安装盂假体。大多数盂假体均需使用骨水泥加固，骨水泥不要太多，夹在假体和肩盂之间。假体用手指加压并保持位置直到骨水泥硬化（图 15-6-29）。

　　在安装肱骨假体前，必须先将肩胛下肌肌腱缝回肱骨近端。肌腱的松解部位位于小结节止点处，将其止点内移可以获得更多的外旋。用一直径较小的钻在肱骨颈前方钻 3~4 个小孔，使用穿孔器将缝线穿过这些小孔（图 15-6-30（1）），这些带襻缝线可以将手术开始时缝入肩胛下肌肌腱的编织线引过小孔，并将肌腱固定在肱骨近端（图 15-6-30（2））。

　　将肱骨假体插入髓腔，注意假体柄的位置要和试件的位置一致。肱骨头内取下的松质骨可以用来填塞肱骨近端的骨缺损区。骨水泥固定或压配固定均可。骨质量好的年轻人可用非骨水泥压配型假体，在部分骨质量较好的老年人也可使用。以下情况应使用骨水泥：①无法进行很好的压配固定；②骨质量较差；③翻修病例；④肱骨近端退变明显，有囊性变；⑤肱骨近端

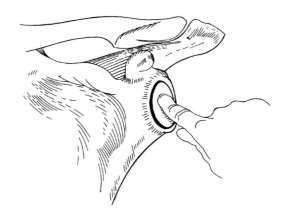

图 15-6-29　骨水泥固定关节盂假体

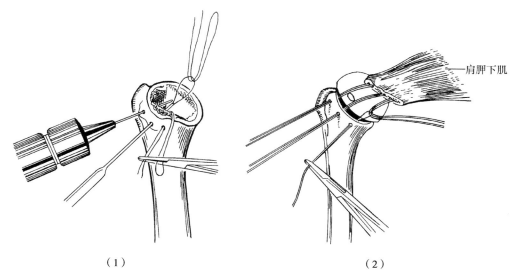

（1）   （2）

图 15-6-30 肩胛下肌腱修复固定于肱骨近端
（1）安置带袢线；（2）将肩胛下肌缝线穿过肱骨近端的小孔

骨折且无法维持假体旋转稳定性。

最后安装选定的肱骨头假体。轻柔地牵引、内旋,用手指压住肱骨假体,将头复入盂窝内,冲洗关节。

如术中行肩胛下肌肌腱 Z 形延长,需用牢固的不吸收线缝合,以保证在术后有足够的强度立刻开始功能锻炼。

8. 关闭切口 在关闭切口前,再次检查腋神经,确保其未受损伤。冲洗伤口,安放 1～2 根负压引流后缝合切口。

【肩关节表面置换】 肩关节表面置换的适应证主要是年轻人,肩袖功能佳,无肩峰下撞击综合征的患者;或者因肱骨近端畸形无法进行常规肩关节置换患者。肩关节表面置换的禁忌证主要是肱骨头骨缺损塌陷、急性肱骨头颈骨折、骨不连、活动性感染、肩袖无力;肩关节表面置换的相对禁忌证主要有肱骨头内骨囊肿、肱骨头骨质疏松等。

无柄肩关节表面置换为采用短柄金属罩和超高分子量聚乙烯罩分别置换肱骨头和肩胛盂(图 15-6-31),其手术操作关键在于清理增生的肱骨头骨赘以明确解剖颈位置,从而精确定位肱骨头旋转中心,确保假体植入位线良好(图 15-2-32)。

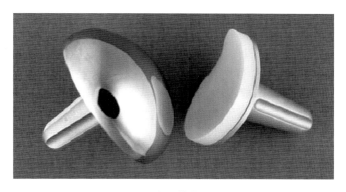

图 15-6-31 肩关节表面置换假体

【术后治疗】 术后外展架固定术肩 3 周。术后 1 周可定时去除上臂与前臂的固定带,开始在架上作被动活动操练。术后 2 周增加主动操练。术后 3 周去除外固定,仰卧或休息时,可用枕头支托患肢,并开始肩关节外旋和屈曲操练。术后 6 周,逐渐恢复日常活动,继续增加活动度,主动操练三角肌和肩胛下肌。肌肉有足够强度后,增加抗阻力操练,且应坚持 1 年以上,以获得最大的功能恢复。

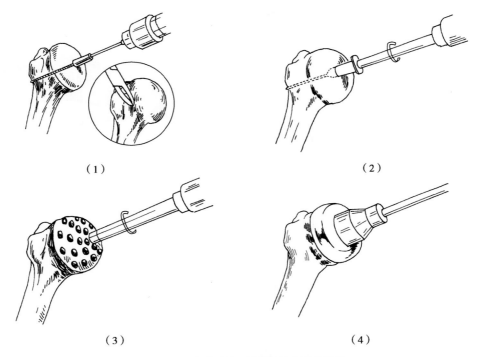

（1） （2）

（3） （4）

图 15-6-32 肩关节表面置换中肱骨头的处理
（1）~（4）手术步骤

【并发症及其防治】

1. 肌肉修复不当引起的并发症 术中需切断肌肉时,应在其起止部留下足够长度以供缝合。关节置换完成后应对原已损坏或术时切开的三角肌、旋转袖、肩胛下肌作认真修复并固定术肩在上述肌肉的减张位。上述肌肉术后如有断裂,将导致肩关节活动无力、肩关节失稳、粘连或感染。

2. 神经血管损伤 主要为臂丛神经、旋肱血管、腋神经、肌皮神经等。手术中应做到解剖关系清楚,避免暴力牵拉和正确的使用骨撬。

3. 肱骨假体安装不当 肱骨侧假体旋转位置不当,可导致术后旋转受限且易导致半脱位或脱位。

4. 术后锻炼不当所致的并发症 锻炼过激过早,可导致软组织修复部位的松弛或断裂。术后最初3周应避免过度的被动锻炼。术中如曾修补肩关节的主要稳定肌,则术后必须防止增加该肌张力的活动。3周后逐渐增加主、被动活动范围,6周后可允许和鼓励患者作较用力的主动活动,但3个月内禁止做投掷活动。在国内更多见的是锻炼不足,导致肌肉萎缩、关节粘连。

5. 假体松动是最常见的中后期假体失效的原因,以盂侧松动较多。关节盂骨量较少,随年龄增加骨量丢失,关节盂形态改变明显致解剖重建困难,是关节盂假体易磨损、松动的主要原因。基于此,假体材料和形状设计不断改进,例如在假体-骨界面使用羟基磷灰石涂层或钽金属更利于骨长入。另外,近年来在人工肱骨头置换基础上,将关节囊、阔筋膜、跟腱或半月板等移植物固定于关节盂的"关节盂生物表面成形术"开始应用于临床。虽然短期随访效果满意,但移植材料的来源和耐用性等问题尚未解决,组织工程学的发展或成为解决这一问题的有效途径。

三、组合式逆置型全肩关节置换术

（一）组合式逆置双球型人工全肩关节置换术

由戴尅戎设计并于1982年起在临床上开始使用,近年又经两次改进,可提供360°回旋活动,可满足肩关节严重毁损、肩袖功能丧失和肱骨近段与肩胛骨肿瘤的治疗需要。目前国外已有针对肩袖无功能的逆置型肩关节假体,主要区别在于其肩胛侧的假体设计。

【适应证】

1. 肱骨近端与肩胛骨肿瘤,肩袖无法保留。

2. 肩关节毁损肩袖损伤严重。

3. 肩关节置换术后假体松动翻修。

【禁忌证】

1. 新近感染。

2. 三角肌麻痹或功能完全丧失。

【假体构成】

主体部分:包括盂侧假体和肱骨头假体。盂侧假体由钛合金制成,关节端呈球形,靠两片金属板夹持固定于肩胛骨冈下区,即使肩胛骨需要部分切除,仍然可以牢靠固定。超高分子量聚乙烯肱骨头假体呈中空球臼状,借金属杆夹持后插入肱骨髓腔,以骨水泥固定。将盂侧金属球纳入肱骨侧聚乙烯臼内,锁合即形成制约式球型铰链(图 15-6-33)。这种假体的优点是旋转中心可以调整到生理位置,活动时不与肩峰碰撞,且可以减少假体周围的无效腔。

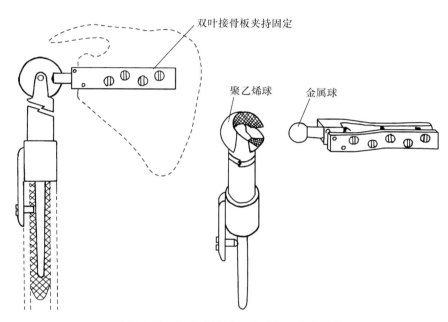

图 15-6-33　组合式逆置双球型人工全肩关节

人工肱骨上段:钛合金制成。与主体部分合用于需要切除肱骨上段的病例。假体柄插入到远段肱骨髓腔,以骨水泥固定,骨皮质外加用侧方金属板防止旋转。

人工肩胛骨:超高分子量聚乙烯制成,与主体部分组合,用于需要作全肩胛骨切除的病例。假体多处开孔以利于肌肉附着。

【麻醉】　全身麻醉。

【体位】　患者取 90°健侧卧位。

【手术方法】　如果仅安装全肩关节的主体部分,采用后侧入路。此入路对需要作肩胛骨部分或全部切除者更为合适。切口起自肩峰外缘,沿肩峰后缘和肩胛冈向后延伸,至肩胛冈中内 1/3 处折向腋窝后褶,止于后褶上 5cm 处。将皮瓣连同深筋膜向外翻转,切断三角肌在肩峰后外缘和肩胛冈上的起点并将其向外翻开。分离冈上肌和冈下肌间隙并向上下拉开,显露后关节囊和肩胛盂基底部。必要时可以切断冈上肌、小圆肌或冈上肌止点,以扩大显露。切开后关节囊,沿肱骨头软骨缘作与肱骨干长轴呈 45°、后倾 35°的截骨术。切除肱骨头,修整截骨面。凿除肩胛骨的病变部分并加以修整,以便安装球体的两叶接骨板。骨膜下剥离肩胛骨的冈下区,紧贴肩胛冈下缘将两叶接骨板分别插入肩胛骨的浅面和深面,合拢接骨板,调整球假体的位置至接近正常肩关节的旋转中心,以 3~5 枚螺钉贯穿接骨板和肩胛骨固定。然后将肱骨侧假体安放在已扩髓的肱骨髓腔内,用骨水泥固定。将盂侧球假体纳入肱骨侧球假体中,合上制约块。检查假体的活动与稳定性。创口置负压引流管一根后逐层缝合伤口。

如果手术需要同时截除肱骨上段,则改作前侧入口。切口起于起于肩峰外缘,经肩峰前缘达锁骨中外 1/3 处,改沿三角肌前缘折向下外。近附着处切断三角肌的锁骨和肩峰前缘起点,向外翻转三角肌,切开肩关节囊前壁,按病情需要切断和剥离各肌肉附着点后截除肱骨近段。同上法在肩胛骨上安放球假体。将术前定制的肱骨假体柄插入肱骨髓腔,调整方向至臼假体安装后处于后倾 35° 位。放上侧方接骨板,以螺丝钉贯穿接骨板、肱骨皮质及假体柄作固定。假体安装完毕后试作各方向活动,观察其活动范围和稳定性。

【术后治疗】 术肢以三角巾悬吊固定于体侧,负压吸引管一般于术后 24 ~ 48 小时拔除。拔管后开始被动活动。以外展和伸屈活动为主,范围逐步扩大,避免旋转活动特别是外旋活动。术后 3 周开始主动锻炼。鼓励患者尽早使用术肢完成日常活动,但半年内避免激烈运动,如用力投掷、提、拉重物等。

(二) 逆置非制约型人工全肩关节置换术

【适应证】

1. 巨大肩袖关节病伴肱骨头上移位。

2. 老年肱骨近端骨折不愈合,延迟愈合伴肩袖纤维化无功能。

3. 老年患者(年龄大于 70 岁)巨大肩袖损伤,无法修复或多次修复失败。

4. 肩关节炎伴肩袖巨大损伤难以修复。

5. 全肩置换后肩袖无法修复的翻修。

6. 巨大肩袖损伤无法修复,同时存在肱骨头上移位或肩关节前后不稳定。

【禁忌证】

1. 新近感染。

2. 三角肌功能完全丧失。

3. 严重的臂丛神经损伤。

4. 骨质不足以固定假体或有畸形。

5. 严重并发症或对于肩关节假体不能耐受的其他疾病。

6. 医生预计患者年龄、活动水平因素会使假体过早失效。

7. 患者不愿或无法配合术后康复。

8. 患者巨大肩袖损伤,无法修复但上举活动基本正常(上举大于 120°)。

【麻醉】 全身麻醉或高位持续硬脊膜外阻滞麻醉。

【体位】 30° ~ 40° 沙滩椅位。患侧肩胛骨垫高,使患肩前突。用 McConnell 头架来代替原来手术床的头架。使患者上臂能够外展、外旋,方便手术时扩髓和安装假体。将头部固定在支架上,避免过伸和侧弯对颈神经根造成压迫。

【操作步骤】

1. 切口 逆置式人工全肩关节置换术可通过两种手术入路实施。肩关节外侧入路需要切开三角肌,类似于肩袖手术。这种入路更加直观,便于关节盂器械置入。然而,关节盂基座下方定位可能更难,为降低腋神经受损风险,应注意避免三角肌过度切开。以前进行过肱骨近端骨折内固定等手术时,采用三角肌-胸大肌入路,将更容易进入肱骨近端及关节盂下方部分。

手术入路取决于外科医生的习惯,但是对于翻修手术,通常建议采用三角肌-胸大肌入路。

(1) 肩关节外侧入路:切口从肩峰前外侧边缘开始,向下约 4cm。分离皮下组织后,分开三角肌前束和中束,正对肩峰外侧缘,并通过肌腱隙。注意避免损伤腋神经,后者位于肩峰远端 5 ~ 7cm 处。切除带有瘢痕的炎性肩峰下囊。通过肩袖缺损处脱出肱骨头,需要最大限度暴露时,可松解上方肩袖的其余部分。

(2) 三角肌-胸大肌入路:从喙突外侧边缘开始做直线式皮肤切口(图 15-6-2),起自锁骨,越过喙突,向下延伸到上臂的前方。在三角肌与胸大肌之间寻找头静脉(图 15-6-3)。可从内侧或外侧拉开头静脉,以打开三角肌-胸大肌间隔。在喙肱肌外侧边缘切开锁骨-胸大肌筋膜。在肩胛下肌肌肉肌腱交界处的内侧,可扪及腋神经。通常三角肌下滑囊已经形成瘢痕,为暴露需要将其大部分切除。松解肩胛下肌其余部分,标记以便修补。然后松解关节囊下方,便于在上臂内收、外旋转与伸展后,肱骨头能够脱位便于操作。

2. 肱骨准备 肱骨头脱位之后,在肱骨头-关节盂之间的内侧,以及肱骨头-三角肌之间的外侧安放牵开器。为达到脱位,需要从肱骨颈下面适当松解关节囊。在肱骨扩髓之前,重要的是清理掉所有前下侧骨赘,以便确定真正的解剖颈(关节软骨与皮质骨接合处)。

(1) 远端肱骨准备:扩髓器尖端后方正对着肱二头肌间沟,并位于肱骨头最高点上,以便沿肱骨髓腔轴线直接扩髓。注意剥离大结节上的正常肩袖,以免误导进入肱骨侧方起始点。对肱骨髓腔先行手动扩髓(图15-6-34)。长扩髓器带有钝头,以便引导其向下进入髓腔,防止刺穿皮质骨。逐渐使用尺寸变大的扩髓器,直至感觉到髓腔内骨皮质阻力,继续扩髓到合适深度,如扩髓器轴所示(图15-6-35)。拆除T形手柄,但在髓腔内留置最后一个扩髓器,以连接肱骨头切割模具。

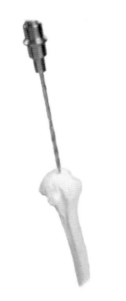

图 15-6-34　扩髓器尖端位置

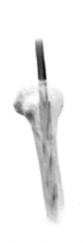

图 15-6-35　扩髓合适深度

(2) 切除肱骨头:组装逆置式肩关节截骨导向器,在肘关节屈曲90°位置时确定截骨导向器后倾在0°～20°之间,从肱骨髓腔内取出扩髓器,使用摆锯切除肱骨头。

(3) 肱骨近端准备:首先选择适当的肱骨近端锥形扩髓器,其与植入假体尺寸相匹配。连接远端试模(与扩髓后的肱骨髓腔匹配)与锥形近端扩髓器。在锥形扩髓器轴上安放后倾控制手柄(图15-6-36)。可在后倾控制手柄中拧入校正棒,以便精确使用校正棒并控制锥形扩髓后倾在0°～20°之间。对肱骨近端进行扩髓,直到扩髓器与髓腔开口的近外侧边缘平齐(图15-6-37)。

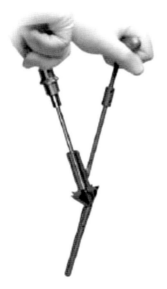

图 15-6-36　肱骨近端锥形扩髓器

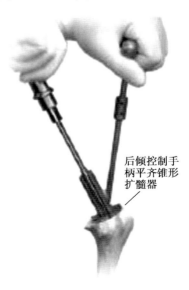

后倾控制手柄平齐锥形扩髓器

图 15-6-37　扩髓器与髓腔开口近外侧平齐

（4）肱骨试模柄组件的放置：将适当的远端试模与相应尺寸的近端试模相连（图15-6-38）。压配时，为精确判定最终假体柄的尺寸，采用与最终假体柄匹配的远端试模。采用远端骨水泥固定时，髓腔扩髓器可大于远端柄，且应使用较大的远端试模。在肱骨近端截骨面安放截骨保护器，以避免在进行关节盂侧手术时损坏肱骨近端骨皮质与试件。对于骨质疏松患者也可在关节盂侧准备前仅行肱骨头截骨。

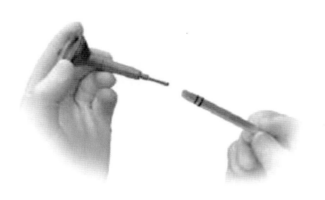

图15-6-38　远端与近端试模相连

3. 关节盂准备　采用外侧入路时，在关节盂下方安放叉形牵开器，用以牵开肱骨头。如果暴露受限，重新评估肱骨截骨水平。

选择三角肌-胸肌入路时，向后向下牵开肱骨近端。如暴露受限，重新评估肱骨截骨水平，确保关节囊下方彻底松解。两种入路都需要切除关节盂唇，以环形暴露关节盂。必须暴露关节盂下方，并对关节盂基座进行下方定位（图15-6-39），使关节盂基座钻导向器位于关节盂下方，且位于关节盂前后方向的中央，向下倾10°~15°，沿有深度限定的导向器小心磨除关节盂软骨，保留足够的软骨下骨，以便将基座固定在关节盂下方（图15-6-40），以减少肩胛骨撞击可能性。

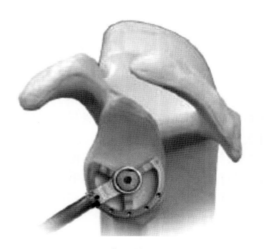

图15-6-39　关节盂基座进行下方定位

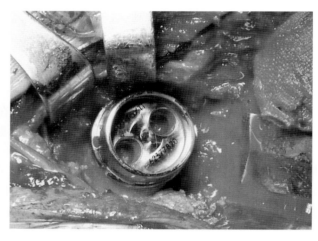

图15-6-40　基座放置在关节盂下方

4. 关节盂侧部件放置

（1）关节盂下方固定基座：先拧入关节盂下方锁定螺钉，再拧入上方锁定螺钉，保证基座的准确倾斜角度以及与关节盂软骨下骨面的良好接触（图15-6-41）。

（2）盂球组装：通常在肱骨组件最终置入前放置盂球，以便最大限度暴露关节盂并方便置入（图15-6-42）。确保基座周围所有软组织已清除干净，用打击器敲击盂球，使盂球能够完全入位，拉动盂球，确认盂球锥形是否被锁定。

5. 肱骨柄采用骨水泥技术或压配技术置入　在插入最终肱骨柄组件之前，利用肱骨侧内衬试件并复位肩关节，根据三角肌张力调整聚乙烯内衬试件厚度，如果太紧，可以重新进行肱骨近端截骨与扩髓，直至三角肌及肩关节周围软组织张力合适。

拔出肱骨试模柄，在肱骨近端钻3~4个预期的缝合孔。根据患者骨质情况确定肱骨柄采用骨水泥或压配技术进行置入，注意通过放置器/取出器手柄插入校位棒以便控制肱骨柄后倾（图15-6-43）。

6. 假体安装完毕复位后试作各方向活动，观察其活动范围和稳定性，并拍X线片确定位置良好（图15-6-44）。

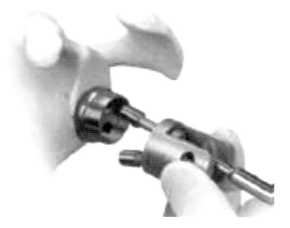

图 15-6-41 关节盂下方基座固定

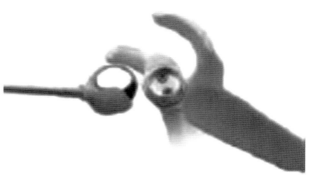

图 15-6-42 盂球组装

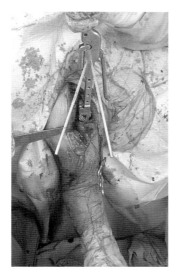

图 15-6-43 插入校位棒以便控制肱骨柄后倾

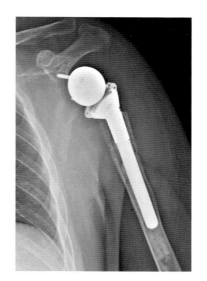

图 15-6-44 拍 X 线片确定位置良好

7. 关闭伤口 如果采用肩关节外侧入路,可利用不可吸收缝合线穿肩峰牢固缝合前方三角肌与喙肩韧带;如果采用三角肌-胸大肌入路,可以利用 3～4 股不可吸收缝合线通过肱骨近端预留骨孔缝合固定肩胛下肌止点。

冲洗伤口,留置负压引流。仔细缝合各层皮肤组织。

8. 术后处理 重度肩袖损伤且采用逆置非制约型人工全肩关节置换术后,前 6 周上臂通常置于肩外展架上,而肘部靠近身体中线或内旋位置。特别是存在三角肌分离或者实施肩关节外侧入路时,睡觉时也应采用外展位抱枕。被动钟摆运动是最初康复的重点,早期应避免上肢做内旋或外旋运动。

6 周后可以不用外展架或抱枕开始主动活动,不断增加肩关节活动范围并进行肩胛骨稳定性训练。随着肩关节活动范围的不断增加,逐渐进行肩关节肌肉力量训练,加强拉伸和平衡运动。术后 3～4 个月后可以逐渐开始抗阻力训练。

【并发症及其防治】

1. 肩关节假体不稳定 由于患者肩袖损伤后关节上移,三角肌纤维出现功能性短缩和肌张力降低,同时肩关节结构改变,术后早期又缺乏本体感觉训练等因素会造成肩关节早期失稳。多数病例可以通过术中良好的软组织平衡和术后功能训练而避免。

2. 肩峰疲劳骨折 关节置换患者年龄均较大,存在骨质疏松,同时逆置非制约型人工全肩关节会引起三角肌牵拉力量增大,临床常常碰到肩峰疲劳骨折造成的三角肌肌力突然下降。

3. 肩胛骨槽痕征(Notch) 肱骨侧或盂球假体位置不当,可导致盂球假体下缘肩胛骨外侧柱与肱骨侧假体发生撞击,产生所谓肩胛骨槽痕征。利用较大盂球以及尽量下移盂球的位置有助于减少肩胛骨槽痕征。

4. 假体松动 是最常见的中后期假体失效的原因,关节盂侧松动主要系缺乏早期骨长入以及肩胛骨槽痕征等引起。肱骨侧假体松动主要见于压配技术固定的假体,因此我们对于骨质疏松患者多提倡采用骨水泥固定。

(戴尅戎)

第七节 肘关节置换术

一、全肘关节置换术

Verneuil 和 Olier 等于 19 世纪初首先开展了肘关节成形术,目的是使僵硬、强直或畸形的肘关节重建成无痛的、功能正常的关节。此后,肘关节成形术历经关节切除、解剖成形、金属对金属铰链式置换以及目前广泛使用的完全限制型、半限制型和非限制型金属对聚乙烯肘关节置换等四个发展阶段。目前肘关节的假体设计类型已经超过 20 余种。

【解剖和生物力学】 肘关节依靠骨骼、关节囊、韧带和肌肉系统维持其稳定性。肱二头肌、肱肌、肘肌以及肱三头肌组成肘关节重要的动力结构。内侧副韧带复合体由前、后和横向三部分组成(图 15-7-1),外侧副韧带复合体由桡侧副韧带、外侧尺骨副韧带、辅助性外侧副韧带和环状韧带组成(图 15-7-2),是肘关节主要的稳定装置。环状韧带起止于尺骨的小乙状切迹的前后缘,将桡骨头牢固的稳定在尺骨上。有实验研究表明,内侧副韧带的前斜纤维断裂可导致肘关节的后外侧不稳和脱位。肘关节的运动大部分产生外翻应力,因此,内侧副韧带和桡骨头的完整对防止肘关节的后外侧脱位至关重要。肱骨远端由滑车和肱骨小头构成双髁关节面,滑车轴和肱骨长轴呈 6° 外翻角,和髁间轴呈 5° ~ 7° 内旋。肱尺关节为铰链式关节,尺骨环绕肱骨完成肘关节的屈伸活动。近尺桡关节为枢轴关节,与肱桡关节完成前臂的旋转活动。两个独立的单轴关节共同完成了肘关节的运动。

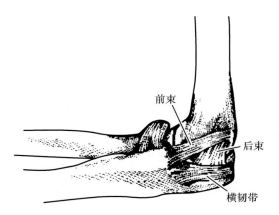

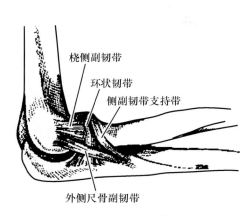

图 15-7-1 内侧副韧带复合体　　　　图 15-7-2 外侧副韧带复合体

肘关节置换术成功与否,取决于能否将肘关节恢复成无痛、活动、稳定、耐用且能承受巨大的压力和扭转力的关节。

【肘关节假体设计的进展】 人们从近 20 年的肘关节置换临床实践中获得了许多经验和教训,从而对肘关节假体的设计进行了诸多改进,使得肘关节置换临床效果获得极大改善,目前 10 年的临床在位率能够达到 80% 以上。

在假体固定方面,骨水泥技术获得改进。早期的结果表明非骨水泥固定假体有更高的失败率,因此目前绝大多数肘关节假体采用骨水泥柄固定,由于现代的骨水泥流动性更加优良,从而可以用更细的骨水泥枪或注射器将骨水泥注入髓腔内,从而获得质量更好的骨水泥层。

对假体柄的截面设计加以改进,使得假体柄在骨水泥壳内固定更牢固。在肱骨假体远端前侧增加一前翼,前翼与肱骨骨皮质之间植入截下来的骨块,当骨块与肱骨骨皮质愈合后会增加假体的稳定性。

铰链式假体所受的应力最终会传导到假体与骨之间的界面上,最终引起松动,为减少假体所传递的应力,铰链关节设计为松弛型,增加7°左右的内外翻和旋转。

以上改进极大地提高了肘关节置换假体的长期在位率。采用以上改进技术的Coonard-Morrey肘关节假体随访25年,松动率低于10%。

目前还没有统一的肘关节置换术疗效评价标准。临床常用的Morrey等的标准采用三项指标,即X线影像表现、疼痛的程度和关节活动度,根据这三项指标将疗效分为好、中、差三个等级。

【肘关节假体的类型】

1. 完全限制型全肘关节假体 完全限制型肘关节假体于20世纪70年代初期起源于欧洲,为骨水泥固定型铰链式假体。仅能完成关节的屈伸活动,无侧向松弛度。代表性的假体有Dee假体、GSB（Gschwend-Scheier-Bahler）假体和Swanson假体。这类肘关节假体的应力直接传递到骨-骨水泥界面,因此,松动率高达8%,目前已经很少使用。仅在肘关节骨性或软组织广泛损伤造成关节严重不稳时使用。

2. 半限制型全肘关节假体 半限制型肘关节假体为金属和高分子聚乙烯材料组配而成。为目前临床应用最多的假体类型。代表性假体有Mayo假体、Pritchard-Walker假体、Tri-Axial假体、GSB Ⅲ假体和Coonrad-Morrey假体。这些假体有一定的松弛度,有利于外力的消散,能完成内外侧方和旋转活动。

3. 非限制型全肘关节假体 非限制型全肘假体的特点是肱骨和尺骨两部分假体间不需要咬合匹配、锁针等连接,这些假体大部分是无连接的,为解剖型假体,力图模仿肘关节的正常解剖关系。它要求肘关节具有完整的韧带和前部关节囊结构。代表性假体有Kudo假体、Suoter假体和Ewald肱骨小头-肱骨髁假体。骨与软组织严重缺损和关节严重畸形时,效果不佳,肿瘤患者不宜使用。

【适应证】

1. 疼痛是人工肘关节置换术最重要的指征,无关节疼痛的关节畸形和功能丧失,均不是肘关节置换的绝对适应证。

2. 双侧肘关节非功能位强直,严重影响肘关节功能者。

3. 创伤性关节炎。

4. 类风湿关节炎。

5. 肘关节成形术失败而行翻修术者。

6. 肘关节不稳为手术的相对适应证。

【禁忌证】

1. 感染。

2. 神经源性骨关节病。

3. 同侧肩关节强直。

4. 屈、伸肘肌瘫痪。

5. 不伴疼痛的肘关节畸形。

不同类型的肘关节假体还有各自的特殊禁忌证,如骨组织缺损严重,将影响假体的稳定性,不宜行表面肘关节置换。营养不良、异位骨化、局部软组织条件差以及并发糖尿病等内科疾病为相对禁忌证。

【术前准备】 认真询问病史,仔细查体,明确手术适应证。有尺神经损害者,应告知患者,并说明尺神经减压或前移的可能性。肘关节如有红、肿、热等表现,术前应行肘关节穿刺、细菌培养,排除感染。可能出现骨缺损者,应做好植骨准备。根据X线片、CT等影像资料,选择适当的人工肘关节。术前应用抗生素,准备皮肤。

【假体安放要求】 假体安放的基本要求,一方面是恢复肘关节的旋转中心,另一方面是保证假体的稳定性。肘关节的旋转中心大致位于肱骨小头中心,侧位观与肱骨前方皮质在同一平面上,与肱骨内外上髁连线成5°～8°内旋。因此,肱骨假体应沿肱骨长轴内旋位安放。假体的稳定性也非常重要,术中安放试模后屈肘90°,前臂完全旋前,纵向牵引,关节间隙不应超过2mm。

【麻醉和体位】　可选择全身麻醉或臂丛神经阻滞麻醉。患者仰卧位,患肘置于胸前,同侧肩下垫一沙袋。患肢消毒,铺手术单,必须暴露整个肘部和前臂,便于假体正确植入。亦可采用健侧卧位,术侧肩外展90°,屈肘90°,前臂置于支托架上。使用气囊止血带,压力通常为250mmHg。

【手术步骤】　手术入路可以取肘后正中、后内或后外侧切口,多数学者推荐后内侧切口,该入路显露充分,能保存肱三头肌的连续性,利于早期功能锻炼。

取肘后正中直切口,以尺骨鹰嘴为中心,上下各延长7～9cm。依次切开皮肤和皮下组织。在肱三头肌内侧缘辨认并解剖尺神经,游离至第一运动支,皮下前置(图15-7-3(1))。将肱三头肌内侧部分从肱骨上剥离,至后关节囊平面。向远侧切开前臂浅筋膜,于尺骨近端和尺骨鹰嘴骨膜下剥离肱三头肌,保留肱三头肌的完整性。从内上髁松解内侧副韧带,尺骨近侧骨膜下翻转肘肌,显露桡骨头及整个关节腔,切除病变的关节囊、瘢痕和增生的骨赘。

多数假体要求在环状韧带平面切除桡骨头,部分假体对此无要求。如果桡骨头与假体发生碰撞,则必须切除桡骨头。桡骨头切除时应注意保护桡神经深支,并保持环状韧带的完整性。

将前臂外旋显露肱骨远端,用摆锯切除肱骨滑车中部,用球磨钻于鹰嘴窝的顶部打开肱骨髓腔,扩大髓腔至髓腔锉插入为止,保留肱骨髁上内外侧柱的完整性(图15-7-3(2))。以肱骨髁上内外侧柱为参照,用T形手柄将导向杆插入肱骨髓腔(图15-7-3(3)),去除手柄,安装切割导向架并将其边臂恰好置于肱骨小头上,以保证骨质的切割达到合适的深度(图15-7-3(4))。电锯按导向架在肱骨滑车和肱骨小头上截骨。如骨质疏松,则以切割导向架为引导,用骨凿在骨皮质上刻痕,再用咬骨钳咬除适当的骨组织。操作时应避免损伤肱骨髁内外侧柱,以防骨折。反复插入试模,修正骨组织,直至假体的边缘恰与肱骨小头和滑车髁上关节面的边缘平齐。去除肱骨远端扁平区域的骨质,便于容纳肱骨假体柄的肩部,使骨水泥固定的效果更好(图15-7-3(5))。

去除尺骨鹰嘴的尖端,确认尺骨髓腔,系列插入髓腔锉,扩大髓腔(图15-7-3(6))。当肱骨和尺骨均准备好后,插入试模,完全屈伸肘关节,判断假体是否合适。如假体与桡骨头发生撞击,应切除桡骨头。尽可能选择长柄和型号较大的假体。脉冲装置冲洗肱骨和尺骨髓腔并擦干。用骨水泥枪将骨水泥注入髓腔,假体可分别插入或同时固定。假体分别插入时,应首先插入尺骨假体,并尽可能达到尺骨冠状突以远,使尺骨假体的中心与尺骨鹰嘴大乙状窝的中心保持在一条直线上(图15-7-3(7))。肱骨假体插入后应与截骨面匹配并能置入枢轴和锁环。去除假体周围多余的骨水泥。骨水泥完全固化后将枢轴穿过肱骨和尺骨假体,以建立肱、尺两个部位间的关节连接,再用一个锁环固定关节的连接(图15-7-3(8))。

如果将假体的两部分在体外先装配好,形成关节后一次植入体内,则需要植入假体时屈曲肘关节(图15-7-3(9))。保持肘关节伸直状态至骨水泥固化。注意清除假体前侧可能阻挡关节屈伸活动的多余的骨水泥。

松开止血带,彻底止血,冲洗关节腔,置胶管引流。在尺骨鹰嘴横向钻孔,经孔洞缝合、修复肱三头肌的伸肘装置(图15-7-3(10))。尽可能缝合内侧副韧带,并注意内外侧副韧带的张力平衡。逐层关闭伤口,棉垫加压包扎,肘后石膏托将肘关节固定于45°屈肘位。

术后患肢抬高4～5天,保持肘关节高于肩关节。24～36小时拔出引流条。颈腕带悬吊4周,每天定时进行肘关节非负重锻炼。术后3个月内避免用患肢提携重物。

【并发症及处理】

1. 感染　感染是肘关节置换失败的常见原因,发生率为2%～10%。预防感染的要点是保护局部软组织、围术期抗生素预防以及术后仔细地伤口护理。可采用抗生素骨水泥固定假体。有时肘关节置换术后感染的诊断较困难,应结合临床症状和实验室结果进行综合判断。肘关节置换术后感染确诊后,应根据感染的分期、假体固定方式以及感染的细菌类型决定治疗方案。只有极少数感染可经保留假体清创治愈,多数患者应选择二期翻修或切除成形术。在二期翻修中,一期彻底清除所有异物,包括假体、骨水泥和磨损碎屑,彻底切除假体周围的假膜和肉芽组织,局部放置抗生素骨水泥占位器。经过6周静

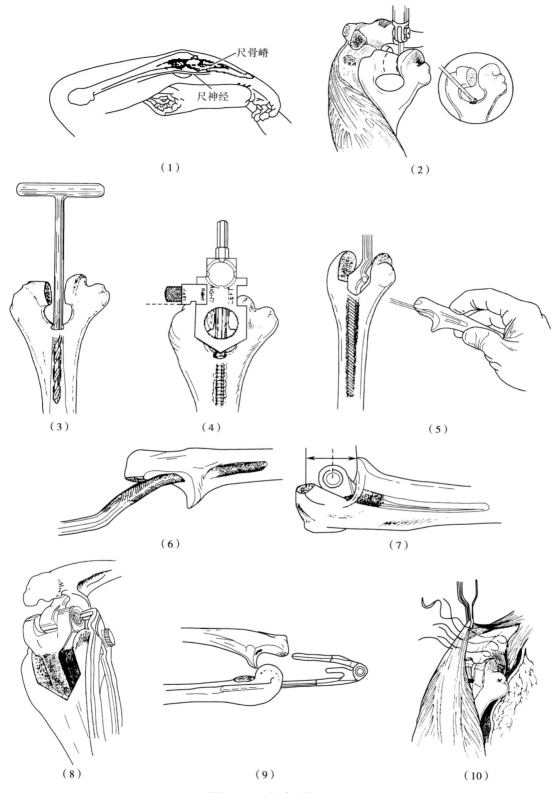

尺骨嵴

尺神经

（1）

（2）

（3）

（4）

（5）

（6）

（7）

（8）

（9）

（10）

图 15-7-3　全肘关节置换术

（1）切口及尺神经保护；（2）髓腔开口；（3）置入 T 形柄；（4）安装切骨导块；（5）肱骨扩髓；
（6）尺骨扩髓；（7）尺骨试件安装；（8）肱骨试件安装；（9）植入假体；（10）修复伸肘装置

脉抗生素治疗,细菌培养为阴性,骨与软组织无明显缺损,可再次手术植入假体。如感染未能完全控制,或局部条件不允许,可行关节切除成形术。一般不考虑肘关节融合术。

2. 脱位和不稳 肘关节置换术后不稳和脱位主要发生在非限制性假体,通常与软组织结构丧失局部张力或术中未能充分恢复软组织平衡有关。因此,术中保持软组织合适的张力和假体的正确安放对防止脱位至关重要。如软组织失代偿应改用铰链式肘关节假体进行翻修,软组织重建通常难以成功。

半制约型假体的脱位主要因为关节对线不良以及假体设计不合理等因素所致。判断脱位的原因非常重要。由于聚乙烯等假体部件损坏而导致的肘关节不稳或脱位,可更换假体的部件。如因假体位置不佳、旋转中心偏离、关节线对位不好而造成聚乙烯部件破坏或脱位,应行翻修术重新安放假体,恢复旋转中心的位置。

3. 松动 是限制性和半限制性假体的最主要并发症,通常见于肱骨假体。限制性假体由于应力集中更易导致松动,现在已不常应用,主要用于骨质严重缺损或软组织破坏严重的病例。半限制性假体中肱骨假体松动曾是最主要的翻修原因,目前由于假体设计、固定得改进,松动率已大幅下降。患者感觉肘部疼痛,运动范围减少,运动轨迹异常。一经确诊,应行翻修术,防止松动的假体进一步破坏周围的骨质。如肱骨的内髁或外髁与骨干分离,手术时应重建肱骨髁,以恢复韧带的附着点,改善内外翻负荷的动力性限制。如尺侧副韧带遭到破坏,必须选用限制性假体以防止脱位。

【注意事项】

1. 人工肘关节置换术的最终目的是能让患者最大限度地发挥手部的功能。因此,术前应全面了解患者的腕关节、掌指关节和指间关节的功能。

2. 如手部功能良好,而肩肘同时患病时,应先处理肘关节。但当肩关节严重或完全丧失旋转功能时,应先处理肩部问题,因为强直的肩关节可使肘关节假体承受巨大的内外翻应力,导致肘关节假体过早松动与破坏。

3. 术中仔细处理肱三头肌肌腱。肱三头肌止点与浅筋膜、尺骨骨膜形成的内侧结合部是肱三头肌瓣的最薄弱处,应注意保持肱三头肌机械装置在该处的完整性。

4. 术中将尺神经直视下游离,术毕将尺神经前移。

二、桡骨头置换术

肘关节脱位伴桡骨头粉碎性骨折时,通常要切除桡骨头。但桡骨头切除可造成肘关节不稳,桡骨头假体植入不但可以帮助稳定肘关节,而且可以改善肘关节的运动、减轻疼痛、防止肘关节内翻畸形的发生。当桡骨头骨折伴随下尺桡关节脱位时,桡骨假体植入也可减轻因桡骨头切除后发生的桡骨向近侧移位引起的并发症。但桡骨头假体的长期疗效并不确定,假体常因磨损、碎裂、畸形、移位而又需去除。

【适应证】

1. 桡骨头切除或病损引起的肘关节不稳。

2. 桡骨头粉碎性骨折伴远尺桡关节脱位。

【禁忌证】

1. 儿童骨骺未闭者。

2. 上尺桡关节脱位者。

3. 伴有桡骨颈骨折者。

【手术技术】 患者仰卧位或侧卧位。患肢消毒,铺手术单,置于胸前。使用气囊止血带。切口始于肱骨外上髁,于尺侧伸腕肌和肘后肌间隙通过肘关节向远侧延伸,长约6cm。从这两块肌肉之间隙向深处分离,显露肘关节外侧关节囊,纵向切开环状韧带并在靠近肱二头肌结节处切断桡骨颈,注意保留桡骨的长度和厚度。用磨钻或骨挫修整桡骨近端髓腔,以适合假体植入。假体柄在髓腔内应达到紧密相贴,并确保假体与肱骨小头之间合理接触。通过肘关节的屈伸和前臂的旋转运动来观察肱骨小头与假体之间的关系,避免假体承受过大的压力。通过试模证实肱骨小头与假体之间接触满意以及假体与桡骨髓腔的大小相适合后,采用无接触技术或钝性锤击技术将假体植入。缝合环状韧带,彻底止血、冲洗伤口,置负压吸引管,逐层关闭切口。肘关节屈曲90°,加压包扎,肘后石膏托固定。

术后24~48小时拔除引流。3~5天后开始肘关节屈伸锻炼,但应避免剧烈活动。如伴有下尺桡关节脱位、肘部韧带损伤等,肘关节应固定3周,然后开始功能锻炼。

【并发症及处理】 假体碎裂或移位是最严重的并发症,此与假体的设计和材料的性能相关,如引起肘部不适及疼痛,应行翻修术。

【注意事项】 桡骨截骨面应光滑平整,以防刺裂硅胶假体。硅胶吸附性强,植入时不可用手捏持假体,应该用钝性清洁器械轻轻钳夹送入髓腔。

(郝立波 王继芳)

第八节 腕关节与腕骨置换术

一、全腕关节置换术

腕关节即指桡腕关节,由桡骨远端的凹面与近排腕骨的舟状骨、月骨和三角骨共同形成的凸面所构成。腕关节具有屈、伸、内收和外展活动功能。腕关节的活动,特别是屈腕,即使是有限的,对手的功能也很重要。腕关节几度的活动,就能使手指所能达到的距离增加5~6cm,以改善其功能。而腕关节的稳定性和活动性对手指外部肌的正常功能也很重要,特别是当肩关节和肘关节有功能障碍时。

全腕关节置换术(total wrist arthroplasty)与四肢几个大关节的人工关节应用要少得多,但对某些患者,全腕关节置换在改善腕及手的功能方面可能还有一定的作用。

人工腕全关节的种类很多,有铰链式Swanson硅胶全腕人工关节、Volz半环式全腕人工关节、Meuli球臼式全腕人工关节和Biaxial全腕人工关节。

铰链式Swanson硅胶全腕人工关节,由Swanson于1967年所创用,用以填充近排腕骨切除后的腔隙。为了防止骨-假体界面的剪力和尖锐的骨端,于1982年又在硅胶人工关节近端柄的掌侧和远端柄的背侧加上金属钛的衬托(图15-8-1),从而减少了磨损微粒的形成,增加了耐用性。1970年,Meuli和Volz同时研制了由金属和塑料构成的人工腕关节,并用骨水泥固定。原始设计其远端为两个金属柄,以插入第二、三掌骨(图15-8-2),以后在其柄的设计上有所变化,其远端为单柄或双柄,或柄的位置有不同。Biaxial全腕人工关节为横向椭圆形半限制性,更接近腕关节的自然活动(图15-8-3)。

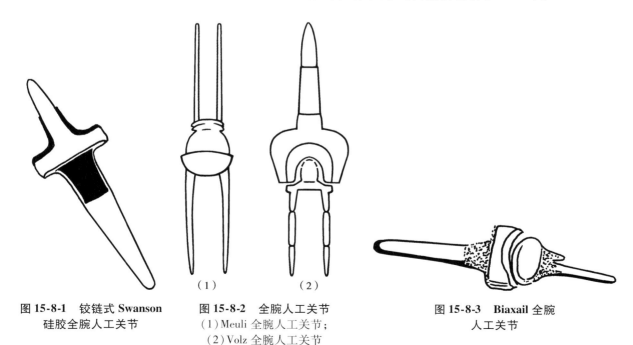

图15-8-1 铰链式Swanson
硅胶全腕人工关节

图15-8-2 全腕人工关节
(1)Meuli全腕人工关节;
(2)Volz全腕人工关节

图15-8-3 Biaxail全腕
人工关节

20 世纪 90 年代以来,不断吸收现代关节假体设计的最新概念,对人工腕全关节不断改进,各种新型的人工腕全关节应用于临床。如第 2 代 MWP Ⅲ型全腕关节、第 3 代 Biax 全腕关节、第 4 代无水泥 Univesal 2 全腕关节伴有多孔的表面以利骨长入(图 15-8-4)。Maestro 全腕关节是借鉴髋、膝、肩关节置换的经验,设计为金属部件为凸面,聚乙烯部件为凹面,成为目前最新的全腕人工关节(图 15-8-5、图 15-8-6)。

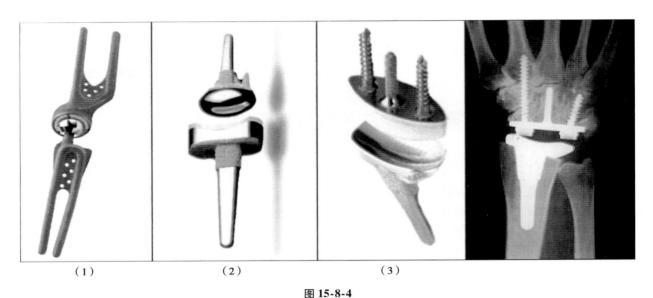

（1）　　　　　　　　　（2）　　　　　　　　　（3）

图 15-8-4

（1）第 2 代 MWP Ⅲ型全腕关节;(2)第 3 代 Biax 全腕关节;(3)第 4 代无水泥 Univesal 2 全腕关节

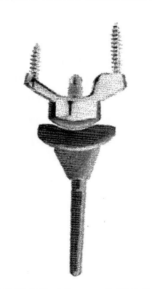

图 15-8-5　Maestyo 全腕关节

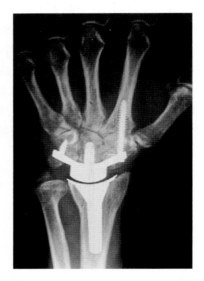

图 15-8-6　Maestyo 全腕关节置换术后

【适应证】

1. 桡腕关节因骨折或脱位引起的腕不稳定或创伤性关节炎,有明显疼痛和功能障碍者。

2. 腕部严重偏斜导致手指肌肉肌腱不平衡。

3. 腕关节非功能位强直和融合。

4. 腕关节已经融合而需要恢复活动功能者。

5. 严重类风湿关节炎,肘、腕、手部功能障碍,改善腕部活动可改善手部功能者。

【禁忌证】

1. 从事重体力劳动者。

2. 近期局部有感染史,术后有感染危险者。

【**麻醉**】 臂丛神经阻滞麻醉。

【**体位**】 仰卧位,患肢外展置于手术台旁的手术桌上。

【**操作步骤**】

1. 铰链式 Swanson 硅胶全腕人工关节置换术

（1） 切口:腕背部正中纵形或弧形切口,从掌背部至前臂远端。

（2） 切开皮肤及皮下组织,分离并保护桡神经和尺神经的皮支,尽量保留手背浅静脉,必要时可予结扎。从尺侧腕伸肌腱背侧纵形切开伸肌支持带,并使其向桡侧分离翻转,形成一个以位于第 1~2 伸肌间隙之间为蒂的伸肌支持带瓣,保留一狭长的尺侧伸肌支持带瓣分离后向尺侧翻转,显露伸肌腱（图15-8-7）。如为类风湿关节炎,则需进行滑膜切除。

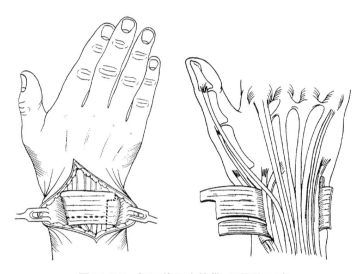

图 15-8-7 切开伸肌支持带,显露伸肌腱

（3） 于近桡骨附着处横形切开关节囊,将其形成一个以远端为蒂的瓣,向远端翻转。显露尺、桡骨远端和脱位或已破坏的近排腕骨（图15-8-8）。

（4） 仔细辨认并逐个切除舟状骨、月骨、头状骨和三角骨的近侧部分,切除桡骨和尺骨远端,一般情况下桡骨远端仅需将关节面修整平整即可,只有在切除以上诸骨后,关节间隙仍嫌过小时,才需再切除部分桡骨（图15-8-9）。

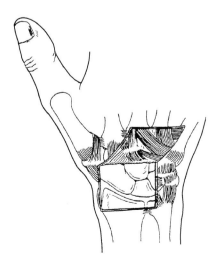

图 15-8-8 切开关节囊,形成远端为蒂的瓣,显露近排腕骨及桡骨远端

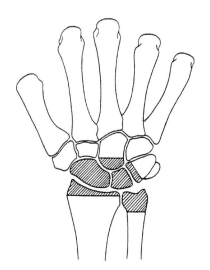

图 15-8-9 切除近排腕骨及尺、桡骨远端

（5）扩大并修整桡骨骨髓腔，以便能接纳人工关节近端的柄。修整头状骨的远端部分，使其通至第三掌骨的骨髓腔，以接纳人工关节远端的柄。修整尺骨远端以便接纳尺骨头假体。

（6）选择大小合适的 Swanson 硅胶全腕人工关节，将其近端柄插入桡骨髓腔内，远端柄经头状骨插入第三掌骨髓腔内。矫正腕关节的活动轴心，调试腕关节的活动状况。将硅胶尺骨头假体套在尺骨残端上（图 15-8-10）。

（7）将向远端翻转的关节囊回复，通过桡骨背侧边缘的钻孔，将关节囊的近端固定于桡骨背侧。重建的腕关节应允许其有屈曲 45°、伸展 45°、尺、桡偏各 10° 的活动范围（图 15-8-11）。

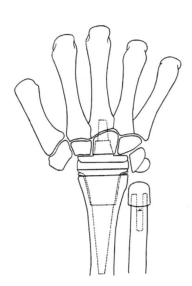

图 15-8-10　套上尺骨假体，置入 Swanson 硅胶全腕人工关节

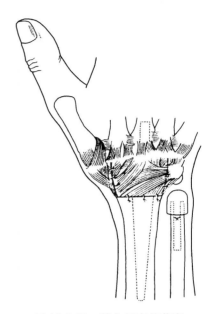

图 15-8-11　缝合固定关节囊

（8）于拇长伸肌和指总伸肌腱的深面将桡侧的伸肌支持带瓣牵向尺侧，尺侧的伸肌支持带瓣通过尺侧腕伸肌腱深面，将两者予以缝合，并用一小片伸肌支持带瓣固定尺侧腕伸肌（图 15-8-12）。必要时可行伸肌腱缩短。

（9）仔细止血，冲洗伤口，缝合皮肤，伤口内放置引流管，包扎伤口。

2. Meuli 球臼式全腕人工关节置换术

（1）切口：腕背侧 S 形切口，从腕背近端桡侧越过腕关节至前臂背面远端尺侧（图 15-8-13）。

（2）切开皮肤、皮下组织，分离并保护桡神经和尺神经的皮支，尽量保留手背浅静脉，必要时可予结扎。斜形切开伸肌支持带，并向尺、桡两侧翻转（图 15-8-14）。显露腕骨和桡骨远端。

（3）切除桡、尺骨远端和部分腕骨，其范围同 Swanson 硅胶全腕人工关节置换术。扩大桡骨骨髓腔，并经远排腕骨打通第 2、3 掌骨骨髓腔，以便接纳假体的近、远端柄。

（4）选择适当的假体，适当调整其柄部，使其适应假体安放位置的需要。分别将近、远端的假体柄插入桡骨骨髓腔和经远排腕骨插入第 2、3 掌骨骨髓腔，套上假体头，将关节复位，观察假体的大小、位置和活动范围是否合适，否则需作适当调整（图 15-8-15）。再将假体取出，冲洗和拭干骨髓腔，填入骨水泥后，再将假体置入，保持于所需的位置至骨水泥固化、假体被固定为止。

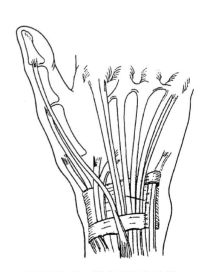

图 15-8-12　缝合伸肌支持带，固定伸肌腱

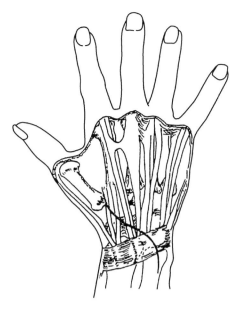

图 15-8-13 腕背侧枪刺形切口

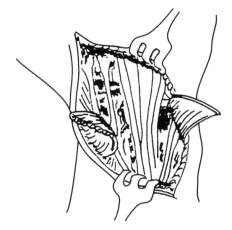

图 15-8-14 斜形切开并翻转伸肌支持带，桡侧瓣远宽近窄，尺侧瓣远窄近宽

（5）缝合固定关节囊韧带，将伸肌支持带的桡侧半于伸肌腱深面，尺侧半于伸肌腱浅面分别予以缝合。

（6）仔细止血，冲洗伤口，缝合皮肤，伤口内放置引流，包扎伤口。

3. Volz 半环式全腕人工关节置换术 手术方法与 Swanson 硅胶全腕人工关节置换术基本相同，不同的是 Volz 人工腕关节为金属制成，在将关节柄插入骨髓腔时，应根据其在骨髓腔内的稳定程度，决定是否需用骨水泥固定，并且在尺骨头切除，但不需要安装尺骨头假体（图 15-8-16）。

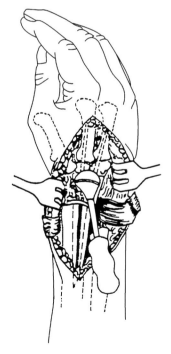

图 15-8-15 安放远侧腕假体

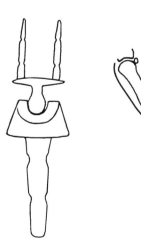

图 15-8-16 Volz 半环式假体及安装示意图

4. Biaxial 全腕人工关节置换术

（1）腕背正中纵形切口，切开皮肤、皮下组织，分离并保护皮神经支，尽量保留手背浅静脉，必要时

可予结扎。从第四背侧间隙正中切开伸肌支持带,并向尺、桡两侧翻转。

（2）打开拇长伸肌腱鞘,牵开肌腱,以免在切除桡骨远端时损伤肌腱。骨膜下切除尺骨远端。

（3）显露并 T 形切开关节囊,将其翻转并予以保护（图 15-8-17）。显露腕骨和桡骨远端。

（4）切除桡骨远端和近排腕骨,扩大并修整桡骨骨髓腔,以便能接纳人工关节近端的柄。修整头状骨远端残留部分,使其与第 3 掌骨的骨髓腔相通,以接纳人工关节远端的柄（图 15-8-18）。

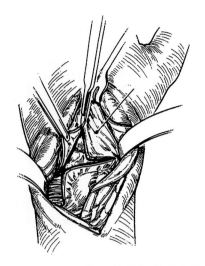
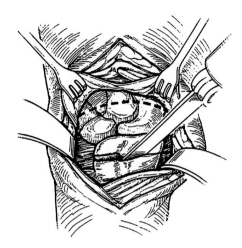

图 15-8-17　T 形切开关节囊,将其翻转,
显露腕骨及桡骨远端

图 15-8-18　切除近排腕骨与桡骨远端

（5）选择适当的假体,分别将近、远端的假体柄插入桡骨骨髓腔和穿过头状骨插入第 3 掌骨骨髓腔,将关节复位,观察假体的大小、位置和活动范围是否合适,否则需作适当调整。将假体取出,冲洗和拭干骨髓腔,填入骨水泥后,再将假体置入,保持其于先前确定的位置至骨水泥固化、假体被固定为止（图 15-8-19）。

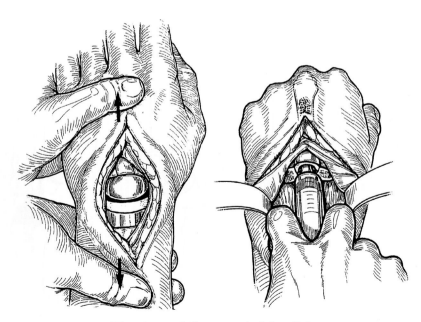

图 15-8-19　安装 Biaxial 全腕人工关节

（6）缝合关节囊,复位肌腱,缝合伸肌支持带。放置引流,缝合皮下组织和皮肤。

5. Maestro 全腕人工关节置换术

（1）腕背侧纵形切口，自桡腕关节近侧4cm，至第3掌骨中点。切开皮肤、皮下组织，分离并保护桡神经和尺神经的皮支，尽量保留手背浅静脉，必要时可予结扎。

（2）显露并切开第3伸肌腱鞘，将拇长伸肌腱和桡侧腕长、短伸肌牵向桡侧。并将第4、5伸肌腱鞘连同其中的伸肌腱一起向尺侧分离、牵开。

（3）显露并纵形切开关节囊，显露尺桡骨和腕骨。

（4）安装腕骨截骨导向器，使头状骨的截骨厚度为2～3mm，用2根克氏针维持导向器与第3掌骨纵轴平行。导向器的尺侧翼接近三角骨和钩骨的关节面，桡侧翼平舟骨远端1/3。

（5）安装桡骨截骨导向臂，标记桡骨截骨线。取下桡骨截骨导向臂，固定腕骨截骨模具，行腕骨截骨。舟骨、头状骨、钩骨和三角骨的截骨角度与前臂纵轴垂直。取出腕骨截骨，去除截下的近排腕骨。在导针引导下钻磨头骨髓腔。

（6）安装腕骨假体试模，要求桡侧螺钉置入第2掌骨，尺侧螺钉置入钩骨。必要时进一步调整截骨面。

（7）导针置于桡骨髓腔中心，Lister结节沟下方。用空心钻扩髓达4cm。用髓腔锉逐号增大扩髓直至有阻力为止。安装桡骨截骨导器，其近端与已标记的截骨线平齐，用克氏针固定，行桡骨远端截骨。插入桡骨髓内导向杆，安装成形骨凿导向装置，行桡骨远端髓内成形。

（8）安装腕骨假体和桡骨假体试模。直到使关节间隙在2～3mm为宜。取出桡骨假体试模，安装桡骨假体，复位关节（图15-8-20）。

（9）缝合关节囊、伸肌支持带，放置引流，缝合手术切口。

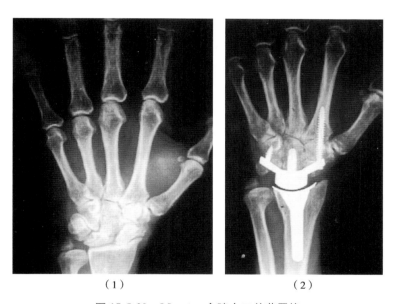

（1）　　　　　　　　　　　　　　（2）

图15-8-20　Maestro全腕人工关节置换
（1）57岁男性舟骨骨不连伴进行性骨萎缩；（2）Maestro全腕关节置换术后

【并发症】　人工关节置换术的并发症，如感染、假体松动和断裂、假体脱位等均可在腕关节置换术后发生。全腕关节置换术后还可能出现肌腱张力平衡失调，如有必要可作适当调整。

【术后处理】

1. 腕关节于中立位用前臂掌侧石膏托固定，48小时拔除引流条。抬高患肢，以利减轻和消除肿胀。

2. 石膏托固定3～4周，拆除外固定后开始进行腕关节伸、屈功能锻炼。由于稳定性和活动性是一对矛盾，关节太松就可能不稳定，比较恰当的是术后腕关节的屈伸活动度为正常活动度的50%～60%。

二、月骨置换术

月骨脱位或骨折脱位虽经治疗，仍有可能引起月骨坏死和创伤性关节炎，导致腕部活动受限、活动时疼痛、握力下降,影响手的正常功能。理想的治疗应是既减轻疼痛,又保留腕关节的稳定、活动和力量。人工月骨置换术(lunate replacement, lunate implant arthroplasty)有可能在一定程度上达到以上要求。

【适应证】

1. 月骨无菌性坏死(Kienbock 病)。

2. 月骨局限性创伤性关节炎改变。

3. 陈旧性月骨脱位或骨折脱位。

【禁忌证】 月骨陈旧性脱位和 Kienbock 病,月骨间隙严重狭小;全腕关节的关节炎病变;不可修复的关节囊、韧带损伤等,不宜进行人工月骨置换术。

【麻醉】 臂丛神经阻滞麻醉。

【体位】 仰卧位,患肢外展置于手术台旁的手术桌上。

【操作步骤】

1. 切口 腕背 S 形切口,从腕背远端桡侧越过腕关节至前臂背面远端尺侧,或作腕部横切口。如为月骨陈旧性掌侧脱位,则可采用腕掌侧切口。

2. 切开皮肤及皮下组织,分离并保护桡神经和尺神经的皮支,尽量保留手背浅静脉,必要时可予结扎。切开部分伸肌支持带,将伸拇和伸指肌腱分别牵向桡侧和尺侧,显露腕背侧关节囊。

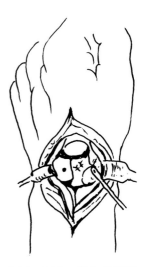

图 15-8-21 缝合掌侧关节囊破损,三角骨桡侧钻孔以接纳假体柄

3. 横形切开腕背侧关节囊,摘除月骨,注意保护腕掌侧的韧带。掌侧关节囊如有破损,应予以缝合。在三角骨的桡侧钻一个小孔,以便接纳人工月骨的柄,以帮助固定置入的人工月骨(图 15-8-21)。

4. 人工月骨一般为左、右侧各有 5 种型号,应根据具体情况认真选择大小合适的人工月骨,将其置入关节内,将人工月骨的柄插入三角骨的小孔内。轻度屈伸活动腕关节,观察人工月骨的大小和位置是否合适。一切均良好后,缝合腕背侧关节囊。亦可将远端的关节囊,通过桡骨上的钻孔,缝合固定到桡骨上(图 15-8-22)。如背侧关节囊薄弱,可采用部分桡侧腕短伸肌的肌腱或部分伸肌支持带予以加强。

5. 可用一细克氏针将假体通过钩骨作临时固定(图 15-8-23)。

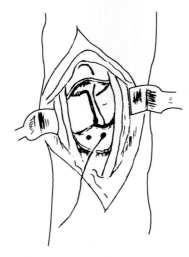

图 15-8-22 缝合固定关节囊

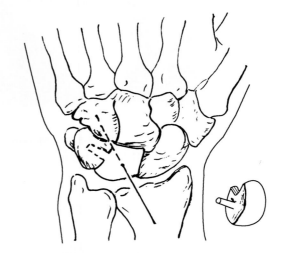

图 15-8-23 假体用克氏针临时定固

6. 仔细止血,冲洗伤口,缝合皮肤,于伤口内放置引流,包扎伤口。

【术后处理】

1. 应用前臂石膏托将手于功能位予以固定,术后 24 ~ 48 小时拔出引流条,抬高患肢以利肿胀消退。

2. 拍摄 X 线片,了解人工月骨和腕骨的位置关系。

3. 2 周拆除缝线,3 周拔出临时固定的克氏针。改用前臂管型石膏固定至术后 6 周,然后开始进行腕关节屈伸活动,12 周可完全恢复腕关节的活动。

三、舟骨置换术

舟骨骨折较为多见,大多数舟骨骨折可通过适当的外固定或手术复位内固定治疗。仅在一些较为特殊的情况下才需要行人工舟骨置换术(scaphoid replacement,scaphoid implant arthroplasty)。

【适应证】

1. 舟骨骨折伴严重移位或粉碎性骨折。

2. 舟骨骨折不连接、假关节形成,特别是舟骨近侧骨块很小。

3. 由于创伤或骨折所致舟骨的骨质疏松和萎缩而不能固定(Preiser 病)。

4. 舟骨骨折段缺血性坏死。

【禁忌证】　舟骨陈旧性骨折脱位,舟骨间隙严重狭小;全腕关节的关节炎病变;不可修复的关节囊、韧带损伤等,不宜进行人工舟骨置换术。

【麻醉】　臂丛神经阻滞麻醉。

【体位】　仰卧位,患肢外展置于手术台旁的手术桌上。

【操作步骤】

1. 切口　腕部背外侧纵形切口,从腕背远端桡侧越过腕关节至前臂背面远端桡侧。

2. 切开皮肤及皮下组织,分离并保护桡神经皮支、腕部头静脉和桡动脉。沿第 1 和第 2 伸肌腱鞘之间解剖,切开部分伸肌支持带,将伸拇和伸指肌腱分别牵向桡侧和尺侧,显露腕背侧关节囊。

3. 纵形切开腕背侧关节囊,保留远侧关节囊瓣。摘除舟骨,注意保护腕掌侧的韧带。腕掌侧韧带如有破损,应予以修复。以保证对人工舟骨的支持和腕部的稳定。在大多角骨钻一个小孔,以便接纳人工舟骨的柄,以帮助固定置入的人工舟骨(图 15-8-24)。

4. 根据患者具体情况认真选择大小合适的人工舟骨,将其置入关节内,并将人工舟骨的柄插入大多角骨的钻孔内。轻度屈伸活动腕关节,观察人工舟骨的大小和位置是否合适。可用一细克氏针将人工舟骨固定到头状骨上(图 15-8-25)。

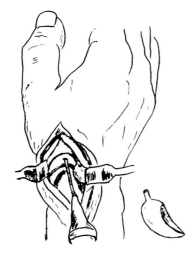

图 15-8-24　大多角骨钻孔,
以接纳人工舟骨的柄

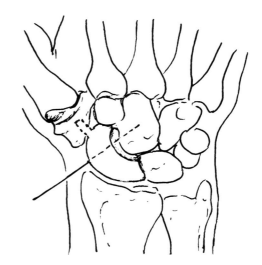

图 15-8-25　克氏针定固舟骨

5. 取部分桡侧腕屈肌腱加强关节囊。采用部分桡侧腕短伸肌的肌腱加强腕背侧韧带。

6. 仔细止血,冲洗伤口,缝合皮肤,于伤口内放置引流,包扎伤口。

【术后处理】　术后处理与人工月骨置换术相同。

第九节　手部关节置换术

手部关节置换术主要是掌指关节置换术（replacement of metacarpo-phalangeal joint）和近侧指间关节置换术（replacement of proximal interphalangeal joint）。理想的人工关节成形，应使被置换的关节无痛、能活动、稳定、耐用，而且在出现并发症时能进行手术补救。手指关节的重建有多种方法，即关节切除成形术、机械人工关节置换术及硅胶人工关节置换术。关节切除成形术是通过缩短骨结构、相对延长软组织，而形成新的滑动面和新的纤维性关节囊，其效果难以预测。机械人工关节置换虽然在膝关节和髋关节效果良好，但在指关节虽有临床报告，由于骨吸收和关节松动，效果并不满意。硅胶人工指关节在临床上应用较多、效果较好。通过骨切除、假体置入和关节囊修复而形成一个新的关节。关节囊韧带系统能使新的关节达到稳定和活动的平衡。临床应用的硅胶人工指关节有多种（图15-9-1），以Swanson硅胶人工指关节应用较多。

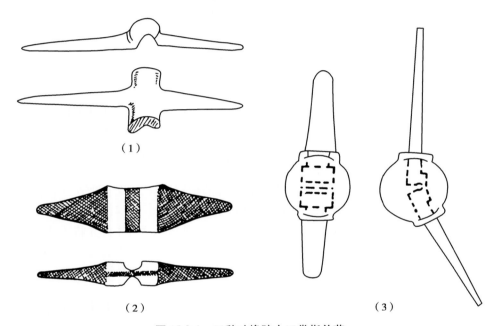

图 15-9-1　三种硅橡胶人工掌指关节
（1）Swanson 式；（2）Niebauer 式；（3）Calnan-Nicolle 式

【适应证】

1. 晚期类风湿关节炎，关节软骨破坏、关节脱位、严重的尺偏畸形，尤其以掌指关节为重；骨关节炎所致的关节强直；创伤性关节炎所致的关节半脱位、强直。

2. 患指的软组织条件良好，如足够的皮肤覆盖、良好的神经血管状况、恢复功能所必需的肌肉肌腱、良好或可修复的关节囊韧带、指掌骨骨质足以接受和支持所置入的人工关节。

3. 创伤性关节炎所致的关节强直，由于常同时伴有关节周围的软组织如皮肤、肌腱、关节囊、韧带的损伤，一般难以进行人工关节置换，即使在软组织条件较好者，施行了人工关节置换，效果也较差。因此，在创伤性关节炎较少应用。

【禁忌证】

1. 一般情况差，严重骨质疏松。

2. 软组织条件不良，如皮肤覆盖不足、肌腱功能不全。

3. 类风湿关节炎进展期。

4. 掌指关节和近侧指间关节中，仅一个关节强直，手指功能良好者。

【麻醉】　臂丛神经阻滞麻醉。

【体位】　仰卧位,患肢外展置于手术台旁的手术桌上。

一、掌指关节置换术

【操作步骤】

1. 切口　手术切口应根据人工关节置换的数量而定,单个掌指关节人工关节置换时,采用掌指关节背面偏桡侧纵形切口。若为多个掌指关节同时手术,如多个掌指关节受累的类风湿关节炎,可于掌指关节背侧作横形切口,从示指掌指关节桡侧至小指掌指关节尺侧(图15-9-2)。

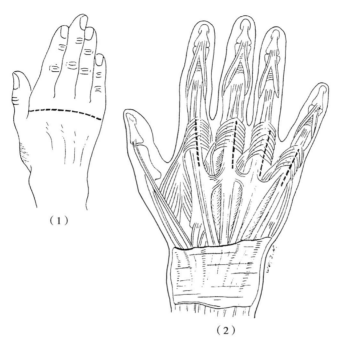

（1）　　　　　　　　　　　　　　　（2）

图 15-9-2　手术切口
（1）多个掌指关节置换手术切口;(2)单个掌指关节置换手术切口

2. 切开皮肤、皮下组织,分离并保护浅静脉和皮神经。示指和小指从指总伸肌腱和指固有伸肌腱之间、中指和环指可从掌指关节尺侧、指总伸肌腱与骨间肌肌腱之间纵形切开指背腱膜,显露掌指关节背侧关节囊。在类风湿关节炎,其掌指关节有明显的尺偏,可切断掌指关节尺侧的骨间肌肌腱,切开尺侧的指背腱膜,松解掌指关节的尺侧偏斜(图15-9-3)。

3. 纵形切开掌指关节背侧关节囊,向近、远端分离关节囊,分别显露掌骨头和近节指骨基底部。用小骨凿或电动摆动锯,分别截除近节指骨基底部的关节软骨面和掌骨头,使其掌骨截骨面略微从背侧向掌侧倾斜,其骨切除的范围以能容纳人工关节的体部为宜(图15-9-4)。如有关节周围软组织挛缩,应予以松解。类风湿关节炎患者,掌指关节均有尺偏畸形,常需切断紧张的尺侧侧副韧带,紧缩桡侧的关节囊和侧副韧带,以矫正掌指关节尺偏畸形。

4. 用电钻或髓腔扩大器适当扩大掌骨和指骨的骨髓腔,使其与所选用的人工关节柄的形状、大小和长度相适应,将两端的骨髓腔修整成为略呈长方形,以防止人工关节发生扭转(图15-9-5)。

5. 于掌指关节屈曲位,先将所选用的适当大小的人工关节近端的柄插入掌骨的髓腔内,再用镊子将其远端的柄插入近节指骨的髓腔内。然后轻轻牵拉手指远端,并逐渐将手指伸直,观察所置入的人工关节大小和位置是否合适。如果有不合适之处,可再适当修整骨髓腔或更换人工关节,直到完全合适为止(图15-9-6)。

6. 为纠正掌指关节的尺偏,可紧缩桡侧关节囊和侧副韧带,或在缝合关节囊后,将切开的尺侧指背腱膜向桡侧翻转,缝合到桡侧的指背腱膜上(图15-9-7)。

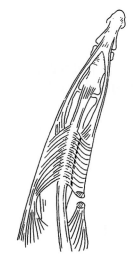

图 15-9-3 切开尺侧指背腱膜,
松解掌指关节尺偏

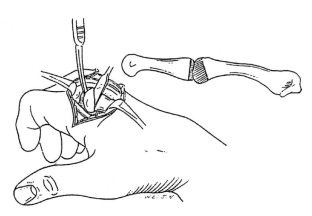

图 15-9-4 切除近节指骨基底部及掌骨头

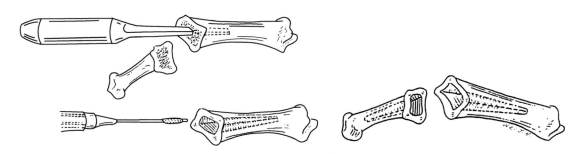

图 15-9-5 扩大髓腔,使其截面呈长方形

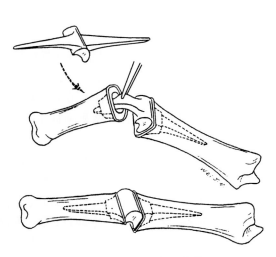

图 15-9-6 置入人工关节

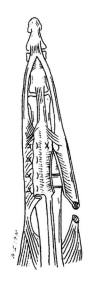

图 15-9-7 缝合指背腱膜

7. 仔细止血,冲洗伤口,缝合皮肤,必要时可于伤口内放置引流,包扎伤口。

【并发症】

1. 皮肤坏死和感染 发生原因可能为术前有软组织挛缩,术后张力较大,或手术对软组织损伤较重。因此,术前应对局部软组织状况予以正确的评估,术中采用无创操作,减轻组织损伤,仔细止血,避免血肿形成。

2. 人工关节老化、断裂 硅胶人工关节可能因安装位置不当、力线不正或材料老化而发生断裂。为此在手术中应充分矫正关节的畸形,并选择大小合适的人工关节,调整好人工关节的位置。术后应对患者进行定期复查,如发现有人工关节断裂,应取出断裂的人工关节,重新更换新的人工关节或行关节成形术,仍可获得一定的关节活动功能。

【术后处理】 术后用石膏托于腕关节功能位、掌指关节微屈、指间关节轻度屈曲位固定。抬高患肢,防止患肢肿胀。如放有引流条,应根据具体情况于术后24~48小时拔除。术后14天拆除缝线,3~4周后去除石膏托,开始进行手指屈伸功能锻炼,逐渐增加功能锻炼的幅度和强度,并辅以适当的物理治疗。

手术前有明显掌指关节尺偏畸形,术中予以矫正者,需辅以支架进行功能锻炼。

二、指间关节置换术

【操作步骤】

1. 切口 近侧指间关节背侧纵向轻度弧形切口(图15-9-8(1))。

2. 切开皮肤、皮下组织,适当保护和尽量减少指背静脉损伤。显露近侧指间关节背侧的伸肌腱,将中央腱束从中央纵形切开,注意保留其止点,将其向两侧牵开(图15-9-8(2))。尽量保留侧副韧带在近

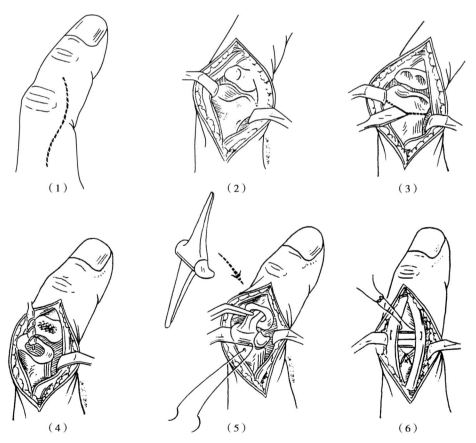

(1) (2) (3)

(4) (5) (6)

图15-9-8 近侧指间关节人工关节置换术
(1)手术切口;(2)纵形切开中央腱束和关节囊,显露关节;(3)切除中节指骨基底部和近节指骨头;
(4)扩大髓腔;(5)置入人工关节;(6)缝合关节囊及中央腱束

节指骨上的止点。

3. 显露和纵形切开关节囊,充分显露近侧指间关节。用小骨凿或电动摆动锯分别截除近节指骨头和中节指骨基底部的软骨面(图 15-9-8(3))。

4. 用电钻修整近节指骨和中节指骨的骨髓腔,使其与所选用的人工关节柄的形状、大小和长度相适应,将两端的骨髓腔修整成为略呈长方形,以防止人工关节发生扭转(图 15-9-8(4))。

5. 于近侧指间关节屈曲位,先将所选用的适当大小的人工关节近端的柄插入近节指骨髓腔内,再用镊子将其远端的柄插入中节指骨的髓腔内。然后轻轻牵拉手指远端,并逐渐将手指伸直,观察所置入的人工关节大小和位置是否合适。如果有不合适之处,可再适当修整骨髓腔或更换人工关节,直到完全合适为止(图 15-9-8(5))。

6. 缝合关节囊,将切开的中央腱束采用褥式缝合法予以缝合,其远端一针固定于中节指骨基底部上(图 15-9-8(6))。

7. 仔细止血,冲洗伤口,缝合皮肤,必要时可于伤口内放置引流,包扎伤口。

【术后处理】

1. 术后用石膏托将手于功能位予以固定,抬高患肢,防止肿胀。如放有引流条则根据具体情况于术后 24 ~ 48 小时拔除,术后 14 天拆除缝线。

2. 术后 3 ~ 4 周后去除石膏托,开始进行手指屈伸功能锻炼,并辅以物理治疗,以便尽快恢复手指的活动功能。

(洪光祥)

第十节　肿瘤保肢假体置换术

影像学、新辅助化疗、放疗和外科手术理念与技术的进步,促使骨肿瘤保肢治疗迅速发展。骨肿瘤的保肢治疗首先着重于全身情况的改善和综合使用化疗或放疗,在此基础上手术完整切除肿瘤(达到无瘤边界),然后进行肢体的结构与功能重建。重建的方法主要包括瘤段的灭活再植、同种异体骨与关节再植、带血管的骨与软组织移植以及人工假体置换等。随着假体设计、制作与置换技术的不断提高,假体置换已成为肿瘤切除后肢体功能重建的重要方法。用于肿瘤保肢治疗的假体,至少包括一个关节和构成该关节的一段长骨的假体,例如人工髋关节+股骨上段、人工肱骨上段+肩关节等,少数病例假体涉及整根长骨及其上下关节,如人工全股骨+髋、膝关节,半骨盆假体设计更为复杂,除了连接下肢和躯干外,髋关节也需重建。假体可以是预制型的,即一组大小不同的关节假体外加长短可调的组合式长骨假体(图 15-10-1),术中根据需要,将不同部件组合成患者所需的假体。假体也可以是定制型的,即在术前根据患者的影像学资料,定制个体化的人工假体,后者更加符合个体要求,但价格昂贵,且需时较多。目前,国内已有相应定制产品,并已产业化,在时间和价格上,较国外产品更能满足患者的需要。尤其是 2014 年始,上海交通大学医学院附属第九人民医院骨科等率先将 3D 打印技术及金属假体应用于骨肿瘤的保肢重建中,即使定制假体高度个性化,也使假体生产成本及时间大大节约,是未来个体化肿瘤假体应用的发展方向(详见第十四章第五节)。

保肢手术的人工假体置换手术,是由三个部分组成的:肿瘤切除、假体植入、软组织重建与覆盖。肿瘤保肢治疗的指征与反指征、

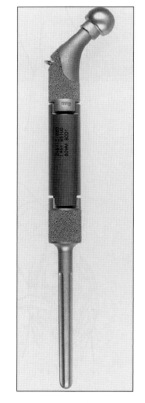

图 15-10-1　组合式可调节的股骨近端肿瘤假体

各部位肿瘤切除的原则与手术步骤,分别在第三十二章的第二、三、四节作详细介绍。本节讨论包括骨盆肿瘤的四肢肿瘤保肢治疗中假体置换和软组织重建的技术要领。肿瘤保肢治疗的上述三个部分是相互连贯的过程,如切除肿瘤时,必须为假体的植入与固定创造条件,而假体移植时,必须有利于重要肌肉、韧带的附着点与功能重建,以及血供良好的软组织覆盖。

一、股骨近端肿瘤

【操作步骤】

1. 切除范围　股骨头、颈、股骨干近端及肿瘤周围软组织。

2. 假体　包括全髋及向下延伸的股骨假体,臼假体可以是非骨水泥型或骨水泥型,股骨假体借假体柄插入股骨残余段髓腔固定,一般需使用骨水泥,股骨残端附近另用侧板加固。

3. 臀中肌止点重建　是肿瘤切除后功能重建的关键。任何软组织是不可能与金属"愈合"的,因此,如在肿瘤切除时横断臀中小肌在股骨大转子处的止点,必将导致该肌的回缩,即使止点处带有大转子骨块,也难以有效地缝至假体相当于大转子的部位。手术的关键,在于显露与剥离肿瘤时,应始终保持臀中肌、臀小肌肌腱与大转子外侧的筋膜(如有可能,最好连同其下的骨膜及部分骨质)和股外侧肌的连续性,在上述结构的前方作纵形切口,然后向后翻转,或在其后方作纵形切开,向前翻转。由于上述结构始终保持连续性,臀中肌、臀小肌不致回缩。手术结束时,可将上述翻开的软组织翻回原位,再用带齿的压片将其压在假体相当于大转子的部位。上海交通大学医学院附属第九人民医院设计的定制型假体(图 15-10-2),在上述部位备有凹槽,在槽内植入松质骨,然后将上述软组织束复位,并用压片以螺钉固定。术后逐渐愈合的松质骨与凹槽锚固又与软组织愈合,从而达到臀中肌、臀小肌止点重建的目的。

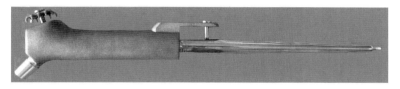

**图 15-10-2　定制型股骨近端假体,近端带有凹槽及压片,
与残余股骨的衔接部带侧板**

4. 股骨干在中段前弓,假体柄应符合该弯曲,方能顺利插入髓腔。一般需使用骨水泥固定。

5. 股骨干截除范围超过其全长的 1/3 时,假体最好能有侧板加固(图 15-10-2)。侧板的作用是防旋并加强假体在股骨残端处的强度,防止疲劳折断。可在该处加用自体或异体骨植骨。

【术后处理】

1. 术后 48~72 小时拔除负压引流。

2. 术后次日即可进行术肢被动活动,可配合使用 CPM(连续被动活动器),并鼓励随着被动活动节奏进行主动活动。

3. 体力许可后即可下床用双拐作部分负重活动。

4. 术后继续化疗,根据病理报告如肿瘤细胞坏死率或肿瘤化疗药物敏感实验结果调整化疗方案,或放疗。

二、股骨远端肿瘤

【操作步骤】

1. 切除范围　股骨远端包括内外髁及肿瘤周围软组织,髌骨一般均可保留。

2. 假体　制约型或半制约型全膝假体连同股骨远段假体。股骨远假体可使用预制的组合式部件,也可使用个体化的定制假体。如股骨远段截除较长,应用侧板加固并作植骨,假体插入股骨髓腔部分应符合股骨的生理性前弓。一般需使用骨水泥固定。

3. 小于 13 岁的小儿患者,因股骨远端骨骺被一并截除,日后可发生双下肢不等长,假体最好能具备延长装置(图 15-10-3)。若股骨远端骨骺与肿瘤尚存安全距离,可设计个体化的保留骨骺的假体,术中应在 C 形臂机监视下或使用按手术规划设计的截骨导板精确截骨、安装假体;因完整保留了膝关节及周围韧带,膝关节功能不受影响。

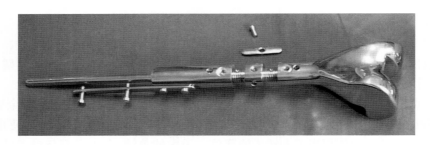

图 15-10-3　可延长的定制型股骨假体

4. 如肿瘤周围肌肉组织的切除较多,股四头肌的缺损可用腓肠肌内侧头向上翻转,与股四头肌的残存部分以及髌腱缝合,既可充填软组织缺损,又可增强四头肌力量(图 15-10-4)。如仅仅为了填补软组织缺损,亦可翻转、前移缝匠肌肌腹(图 15-10-5)。

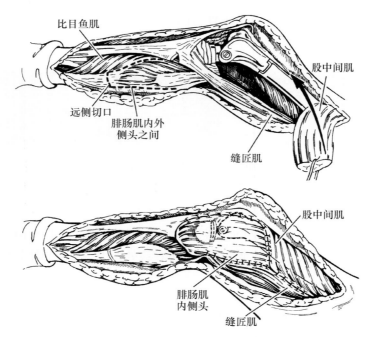

图 15-10-4　腓肠肌内侧头肌瓣转移覆盖假体

5. 术毕时安放两根负压吸引管。闭合切口前应放松止血带止血,以减少术后出血量。

【术后处理】

1. 如负压管血性引流液较多,可暂停负压数小时。术后 48 ~ 72 小时拔除负压管。

2. 手术次日开始膝关节被动活动。如肌肉切除较多或曾作肌肉移位,活动范围限制在 30°以内,如软组织完整性尚好,缝合时无过大张力,CPM 的活动范围每日增加 5°,至术后 1 周为 60°,保持 4 天不变,至术后第 11 天再次每日增加 5°,并随同被动活动节奏,作肌肉收缩活动。

3. 引流管拔除后即可用双拐下地作部分负重行走。

4. 经常检视切口。切口的任何轻微红肿和哆裂,均应重视处理。

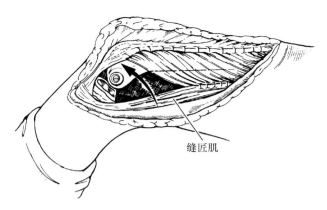

缝匠肌

图 15-10-5　缝匠肌旋转推移覆盖假体

5. 术后继续化疗,根据病理报告如肿瘤细胞坏死率或肿瘤化疗药物敏感实验结果调整化疗方案,或放疗。

三、胫骨近端肿瘤

【操作步骤】

1. 切除范围　胫骨近端连同肿瘤周围软组织。腓骨与髌骨一般不需要切除。

2. 假体　制约或半制约式全膝及胫骨近段假体。可以使用预制的组合式假体或个体化定制假体。假体的胫骨部件借假体柄插入胫骨残余部髓腔,一般使用骨水泥固定,如胫骨截除量超过全长 1/3,应加用侧板及植骨加固。

3. 在解剖上胫腓关节附近时,应注意保护胫前血管。

4. 髌韧带止点重建是手术后功能恢复的重要保证。显露肿瘤时,切口沿髌骨内侧、髌韧带内侧至小腿深筋膜,作连续纵向切开,然后在保持髌骨、髌韧带与小腿深筋膜(如病情允许,最好带有骨膜甚至胫骨粗隆)连续性的前提下,将该部分软组织一并向外翻转,从而可避免髌骨上移,对重建髌韧带止点和保持股四头肌张力极为有利。在上海交通大学医学院附属第九人民医院设计的定制性假体上,相当于胫骨粗隆处设有凹槽,在槽内铺置股骨侧截下的松质骨并夯实,术毕时将外翻的软组织翻回,使髌韧带止点正好覆盖在植有松质骨的凹槽上,然后用压片固定(图 15-10-6)。术后患者一般均能在 3 个月内恢复较好的伸膝、站立和行走功能。

5. 有软组织覆盖困难者,可作腓肠肌内侧头转位。

6. 术毕时留置负压引流 1～2 根。

【术后处理】

1. 48～72 小时拔除引流。

2. 引流拔除后开始膝关节活动活动,使用 CPM,屈曲活动限制在 30°以内。1 周后随被动活动节奏同时进行主动伸屈膝关节活动,每日增加 5°,至 90°为止。以后根据复查情况进一步增加肌力与活动度训练。

3. 注意观察伤口,伤口的任何问题均应高度重视。

4. 术后继续化疗,根据病理报告如肿瘤细胞坏死率或肿瘤化疗药物敏感实验结果调整化疗方案,或放疗。

四、定制型半骨盆置换术

原发性恶性骨肿瘤中骨盆部位占 15%,传统采用半骨盆截除术(hemipelvectomy),将半侧骨盆与同侧下肢一并截除,一般被称为后 1/4 截肢术(hindquarter amputation),手术将给患者带来永久性的残疾和严

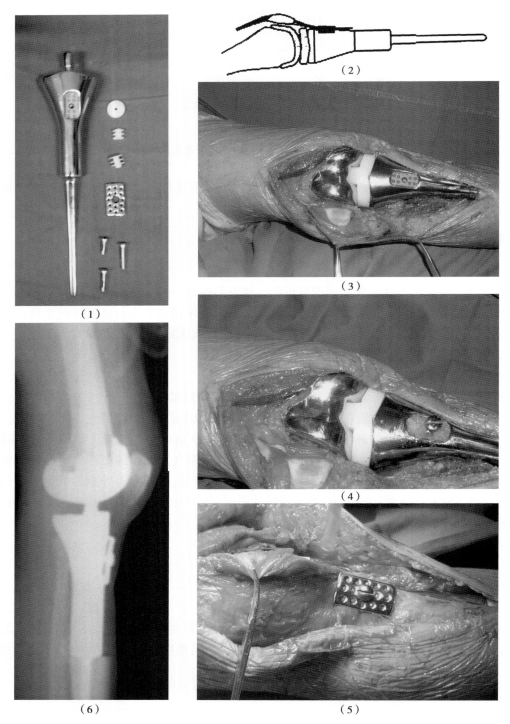

图 15-10-6 胫骨近端肿瘤切除及人工假体置换
（1）定制假体组件；（2）髌韧带止点重建示意图；（3）植入假体；（4）在相当于胫骨粗隆处的凹槽内植骨并夯实；
（5）髌韧带止点覆盖于凹槽上，压片固定；（6）术后 X 线片

重的心理障碍。随着骨肿瘤治疗理念的发展,保存肢体的骨肿瘤综合治疗观念逐渐被广泛认可,手术只截除肿瘤而保留肢体,这种技术被用于骨盆肿瘤,即称为半骨盆内切除术(internal hemipelvectomy)。如能及早手术并重视术前后的综合治疗,可在部分患者中获得比较满意的治疗效果。骨盆截除后的结构与功能重建,是骨盆肿瘤或严重毁损(如大范围骨溶解)病例重获行动和端坐功能的唯一途径,其中半骨盆假体的应用占十分重要的地位。

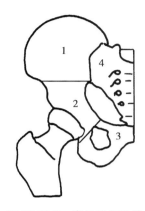

图 15-10-7　半骨盆切除的 Ennecking 分型

1 型为骶髂关节下缘水平以上的髂骨区;2 型指的是髋臼周围;3 型是耻骨和坐骨区;4 型是半侧骶骨

一般采用 Ennecking 分类将骨盆切除分成 4 型(图 15-10-7):1 型指的是骶髂关节下缘水平以上的髂骨区;2 型指的是髋臼周围;3 型是耻骨和坐骨区;4 型是半侧骶骨。不涉及髋臼的髂骨、耻骨或坐骨病损,在病变切除后的重建一般比较简单。本节讨论的半骨盆置换,是指截除范围包括髋臼但不包括骶骨的半骨盆大部缺损病例的假体置换(图 15-10-8)。对于这类病例,除半骨盆置换术外,其他的选择还有马鞍型假体,但马鞍型假体要求保留足够的髂骨,且术后髋屈曲范围一般均小于 50°。应用假体重建骨盆环、传递下肢与躯干间的载荷,并且重建髋关节的活动与负重功能,从生理学与力学需求角度看是比较理想的,但经过近 30 年的发展,至今的实际效果仍欠理想。

传统的半骨盆假体在设计上难以在可靠地重建髂骨残端(或骶骨)、耻骨与坐骨残端三个固定面的正常空间联系的同时,确保髋臼假体的合理位置。这是由于骨盆在解剖上的巨大个体差异,使用统一的骨盆假体绝大部分难以满足个体患者的上述要求。早年为解决这一关键问题,出现了各种组合式假体,目的是通过手术中调整各部件的相对位置来满足解剖匹配的需要,但这种调整必须是三维的,这将使假体结构明显复杂化,备件数量以及价格将显著增加,而且假体的整体强度和稳定性将受到威胁,手术时间也将延长。个体化设计与制作技术可能是解决这一困难的更好办法,其基本原理是基于 CT 扫描建立患者骨盆的三维图像,并使用快速原型技术制出与患者骨盆完全一致的模型,在该骨盆模型上进行模拟截除手术和假体设计,制作出假体模型后再在模型上进行模

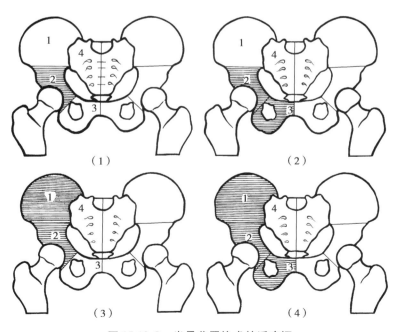

（1）　　　　　　　　　　　　　（2）

（3）　　　　　　　　　　　　　（4）

图 15-10-8　半骨盆置换术的适应证

（1）2 型切除;（2）2+3 型切除;（3）1+2 型切除;（4）1+2+3 型切除

拟安装与设计改良,然后通过计算机辅助设计技术完成最终设计,最后应用计算机辅助加工技术制出专供该患者使用的个体化假体,并对其力学性能和安装后的应力分布进行计算。使用上述技术制成的假体安装简便,锚固面与髋臼空间位置的准确性和可操作性能够得到保证。1986 年起上海交通大学医学院附属第九人民医院即开始采用体内半骨盆切除及半骨盆假体置换术治疗骨盆肿瘤,所用的假体是按照平片(1990 年后还参考 CT 片)"定制",但手术时假体的安装因难以达到解剖匹配而十分困难。1999 年起,采用快速原型技术和计算机辅助设计与加工技术,制成定制型人工半骨盆假体,情况明显改观,显著缩短了手术时间,提高了假体安装质量(参阅第十四章第二节)。2014 年上海交通大学医学院附属第九人民医院在个体化人工半骨盆假体方面又有了历史性突破,将采用金属 3D 打印机制作的半骨盆假体应用于临床治疗骨盆肿瘤患者,大大节省了术前假体等待时间及生产成本,假体安装更加精确、简洁,提高了手术安全性。

【适应证】 人工半骨盆置换术原则上适用于所有累及髋臼区、需行包括 2 区在内的切除术的病例(图 15-10-8)。

1. 原发性低度恶性肿瘤,或对化疗、放疗敏感的恶性程度较高的肿瘤。

2. 导致周围重要组织结构压迫、病理骨折、髋臼破损的巨大良性肿瘤,难以在截除后植骨重建的病例,以及良性肿瘤恶变。

3. 孤立性转移肿瘤。

4. 髋关节置换术后髋臼周围及髂骨、前后柱大范围骨溶解,无法用常规髋翻修假体重建。

【禁忌证】

1. 存在局部或全身活动性感染。

2. 多发或广泛转移的肿瘤。

3. 肿瘤巨大,难以完整切除。

4. 肿瘤累及主要神经血管。

5. 局部软组织条件差,影响假体覆盖。

6. 全身状况差,难以耐受手术。

【术前准备】

1. 假体设计和制作 术前先根据骨盆 CT 扫描所获数字化数据,使用快速原型技术(rapid prototyping technique,RPT)制成与病变骨盆一致的 1:1 精确模型(图 15-10-9(1)(2))。然后在骨盆模型上作模拟半骨盆切除,在余下的骨盆模型上设计假体(图 15-10-9(3)(4))。要求假体应能同时固定在对侧耻骨支(或同侧耻骨支的残留部分)、骶髂关节的骶骨关节面(或髂骨的残余部分),如坐骨可部分保留,则同时固定在坐骨上,否则需加设聚乙烯坐骨结节部件。在上述三处都能满意匹配固定的同时,应能保证髋臼假体与对侧髋臼在同一平面,与中线保持同等距离,且髋臼的方向与对侧对称(图 15-10-9(5))。半骨盆假体并不需要与其所替代的骨盆在外形与体积上完全相同,而是要确保三个固定面与髋臼方位之间的正常空间位置关系,否则将在手术安装时发生巨大的甚至无法克服的困难。在三个固定面与髋臼之间的部分,更多的是考虑载荷的承担与传导,即加强髋臼至骶髂关节下部之间以及坐骨至骶髂关节下部之间的强度。髂骨翼过大,将导致难以用臀肌与髂肌覆盖,过小将使臀肌与髂肌张力减弱,两者均能影响髋关节和躯干的稳定性。同时,对坐骨切迹的设计应注意为坐骨神经和臀上血管留下宽松的通道,使坐骨神经和臀上血管能松弛地离开盆腔而进入臀部。

2. 半骨盆截除与置换术的术中出血量和术后引流量可以非常大,笔者的病例术中失血量均在 1000ml 以上,个别病例达 10 000ml。这不仅显著增加了手术风险,而且有作者认为大量输血将导致患者免疫机制的进一步损害,进而可增加术后肿瘤复发的机会和速度。为减少失血量除了在手术中细致操作并提高手术技术与配合水平之外,术前 24 ~ 48 小时应常规应用介入技术作肿瘤血管栓塞,并在术中应用控制性低压麻醉。近年来,腹主动脉球囊导管暂时性阻断术已应用于骨盆肿瘤的手术,可显著减

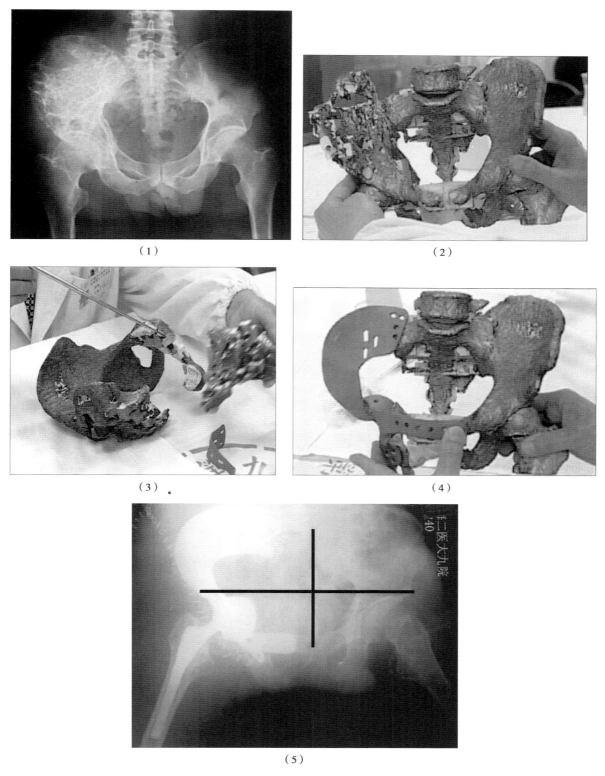

（1）　　　　　　　　　　　　　　　　　　　　　　（2）

（3）。　　　　　　　　　　　　　　　　　　　　　　（4）

（5）

图 15-10-9　计算机辅助定制型半骨盆的流程图
（1）右骨盆纤维肉瘤，累及整个髂骨和髋臼；（2）快速原型制成与病变骨盆一致的 1:1 精确模型；（3）在模型上作模拟半骨盆切除；（4）在余下的骨盆模型上设计假体；（5）术后髋臼假体与对侧髋臼在同一平面，与中线保持同等距离，且髋臼的方向与对侧对称

少术中出血量,一般单次阻断时限不能超过90分钟。

3. 患者按肠道手术作肠道准备。

4. 麻醉完成后先经膀胱镜安放双侧输尿管导管,同时安置导尿管。

【手术技术】

1. 体位和切口　健侧卧位,用于保持体位的腹侧与背侧托架应较松,允许术中适当改变侧卧角度。消毒铺巾后可将患侧下肢外展置于一托盘上,以减少助手的疲劳,有利于操作。切口一般采用髂腹股沟联合髂股入路(图15-10-10)。

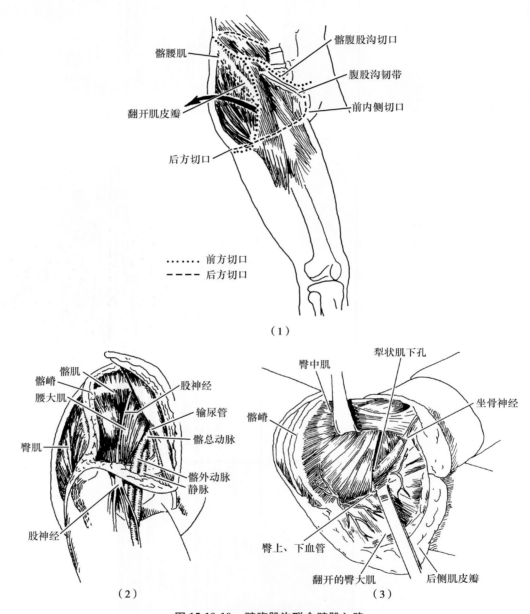

（1）

（2）　　　　　　　　　　　　　　　（3）

图 15-10-10　髂腹股沟联合髂股入路
（1）皮肤切口;（2）前侧显露,注意股神经、血管的保护;（3）后侧显露,注意坐骨神经的保护

2. 肿瘤切除　遵循肿瘤切除手术的操作原则,对肿瘤进行合理的边缘显露与剥离,根据术前设计的切除平面进行截骨(上海交通大学医学院附属第九人民医院根据骨盆CT扫描及增强MRI所获数字化数据确定肿瘤切除边界,应用3D打印技术制作截骨导板,在手术中帮助精确切除肿瘤;近年来,将手术导航技术应用于骨盆肿瘤的肿瘤切除及假体安装,大大提高了肿瘤切除及假体安装

的精确性），连同肿瘤表面一层肉眼观察无肿瘤浸润的肌肉组织一并切除，并切除同侧髋关节囊和股骨头。对肿瘤较小的病例，应做到广泛切除。对超过盆腔中线的良性肿瘤可考虑分块切除。切下的股骨头去除软骨，制成条状和块状，供植骨用。肿瘤的切除原则与方法，见第三十二章第二、五节。

3. 假体安装　彻底冲洗和止血后，植入定制假体。假体与残余骨盆的连接区有三：①髂骨近段或骶骨。可用螺栓连接假体与髂骨。如髂骨完全截除，必须使假体与骶骨间的界面应力从剪切或张应力转化为压应力，否则当患者下地和坐起时，巨大且反复的剪切或张应力将导致假体的松动或移位。为此假体的骶骨面有钩状凸起，在相应部位的骶骨上凿槽，将钩状凸起嵌入槽中固定。②耻骨水平支。假体置于耻骨水平支表面，股血管与股神经深层，使用 2～3 枚螺栓固定，并将假体上的支托结构插入水平支的下方以增强承重能力。③坐骨支。生物力学研究显示，坐骨支的载荷转导作用在坐位与立位时均不可忽视，一般应用螺钉将假体固定于坐骨支上。需将坐骨支与坐骨结节一并截除时，假体应包括坐骨部分。在以上三个部位均能有效固定的同时，应确保髋臼假体的位置与对侧完全对称，而且臼面呈外展 40°、前倾 15°。

假体安放完毕后，再次检视假体的稳定性、位置，以及股血管、股神经、坐骨神经和闭孔神经是否受压或张力过大。

半骨盆假体固定完成后，使用传统全髋假体重建髋关节，其臼假体为骨水泥型，借骨水泥固定于半骨盆假体的臼窝中，固定时可再适当调整臼假体的方向。股骨假体一般使用非骨水泥型。

将截下的股骨头制成的植骨条或块，铺在假体与骶骨或髂骨之间。

4. 软组织修复和切口闭合　仔细将残留的髂腰肌、臀大、中、小肌肌腹回复原位，并相互缝合，覆盖骨盆假体的髂部，既可避免假体外露，又可保持髋部肌肉的张力，以防止脱位和有利于恢复运动功能。再次清洗伤口，留置两根负压引流后闭合切口。

【术后处理】

1. 保持两根负压引流管的通畅。如引流液较多，应及时输血补液。48～72 小时后拔除引流管。

2. 输尿管导管保持 24 小时，导尿管保留 3～5 天，女性患者导尿管可保留较长时间，以免尿液污染伤口。

3. 术侧下肢保持于外展 20°～30°、屈曲 30°、旋转中立位，可轻微翻身。换药时助手应保持髋关节于上述位置，并在膝部对髋关节施加轻度轴向压力以防止髋关节脱位。

4. 严密观察术肢位置，疑有脱位时应立即床边摄片，证实脱位后可稍加牵引后复位，手术 4 周后，再发生脱位的可能即明显减少。

5. 术后即可通过摇床不断更换躯干位置，鼓励膝、踝、跖趾关节主动、被动活动。术后 4～6 周离床作部分负重活动。

【注意事项】

1. 与身体任何其他部位的关节置换相比较，半骨盆置换术的术中与术后风险显然要大得多。由于病变绝大多数为巨大的肿瘤，患者全身情况一般较差，术中创伤大、出血多、盆腔脏器损伤的可能也较大，因此，术中及围术期死亡风险较大，术后康复与护理也较困难。手术风险主要产生于肿瘤切除的过程中，但如假体设计不良，势将增加手术时间、难度和附加创伤。

2. 范围较大的骨盆恶性肿瘤，往往难以彻底切除，术后肿瘤复发率远较四肢恶性肿瘤高，也是半骨盆置换术效果不佳的重要原因。因此，严格掌握置换术的适应证，是提高手术疗效的重要关键。恶性程度高、范围大的病例，已不属局部截除的手术指征，如果勉强手术，常导致早期复发而得不偿失。

3. 至于骨盆良性肿瘤，只有在其病损已严重影响髋关节功能、压迫尿路或重要神经血管、严重疼痛或发生病理骨折时，才考虑行肿瘤截除与假体置换。

　　4. 另一种"良性"疾病为全髋置换失败后的巨大骨溶解,其范围涉及大部分髂骨和几乎全部髋臼周围骨结构,一般的翻修假体和植骨术已无法重建骨盆环和髋臼,而只能采用个体化半骨盆假体置换。由于可以通过搔刮去除各种炎性肉芽肿和残余的异常骨组织,出血和附加损伤将明显少于肿瘤切除,而且骨盆环的内壁有可能保持连续,因而手术效果显著优于肿瘤病例。

(郝永强　戴尅戎)

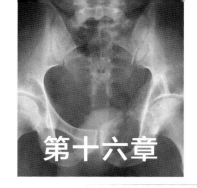

第十六章　关节融合术

第一节　概　　述

关节融合术(arthrodesis),又称关节固定术,是通过手术将严重病变的关节永久骨性融合于功能位,以获得控制疾病发展稳定关节、缓解疼痛和部分恢复肢体功能,从而提高患者劳动能力和生活质量。换句话说,关节融合术是以丧失关节活动功能为代价,来换取治愈关节疾病、消除关节不稳和疼痛的一种治疗方法。

关节融合术已有百余年历史,尤其在关节置换技术尚未成熟之前,关节融合术在治疗关节疾病和恢复肢体功能方面占有一定的地位。主要用于无法通过其他治疗手段治愈,并已出现关节功能丧失的关节疾病,如类风湿关节炎、创伤性或退行性骨关节炎、慢性化脓性感染、结核、严重关节创伤、神经肌肉麻痹性疾病(如臂丛损伤及小儿麻痹后遗症)、顽固性关节不稳和脱位、无法修补的重要软组织损害如肩袖破裂,以及肿瘤切除后或创伤所致关节及关节附近的骨缺损等。经过长期的发展,关节融合技术不断完善。早期融合技术主要包括单纯融合、植骨融合、克氏针或斯氏针固定融合,术后均辅以长时间石膏固定。随着内、外固定技术水平的提高,接骨板螺钉、加压螺钉、加压接骨板以及髓内钉也被应用于融合手术,并且出现了多种专用于关节融合的外固定和内固定系统。同时关节内镜技术和微创技术也被应用于关节融合手术。如今,关节融合术的成功率较以往明显提高,石膏等外固定时间显著缩短,并发症也显著下降。

随着关节置换技术的出现和成熟,关节融合术遭遇极大的挑战和质疑。应该说,人工关节的出现是骨科治疗技术的一项重大突破。它的应用不仅可解除病患关节的疼痛,而且能在维持关节稳定的同时,保持关节的大部分活动功能。因此,很多以往的关节融合术适应证已不再适用。当然,人工关节置换术也有其局限性,如费用昂贵、使用期限有限。对于神经肌肉麻痹导致的极度关节不稳、化脓性感染或结核患者,以及因职业、年龄和经济状况不适宜人工关节置换的患者,仍有关节融合的需要。例如,对于体力劳动者,往往更强调术后关节的稳定性。因此,关节融合术作为一种最后的补救治疗手段,仍具有一定的临床应用价值。

【适应证】

1. 外伤、炎症、结核及退行性病变等引起的严重关节破坏、功能障碍伴有明显疼痛,影响正常生活与工作,经保守治疗无效,又不适合实行其他手术者。

2. 创伤和各种原因导致的肌肉麻痹性关节严重不稳和功能障碍。

3. 久治不愈的复发性关节脱位,其他治疗方法失败者。

4. 因创伤或肿瘤切除造成的关节附近骨缺损,不适合作关节置换者。

5. 人工关节置换术失败又不宜施行翻修手术的病例。

【禁忌证】

1. 患者一般情况差,重要脏器功能不全,不能耐受手术者。

2. 病变关节邻近的关节已存在骨性强直,不宜再施行关节融合术者。

3. 如一侧关节强直,对应关节一般不宜再行融合术。

4. 由于儿童的关节大都由软骨构成,融合不易成功,且可能影响肢体发育,最好推迟到 12 岁以后施行关节融合术。

【分类】 关节融合手术方法可大致分为 4 种:关节内、关节外、关节内外融合术和加压融合术。

1. 关节内融合术 凿除关节面软骨和部分皮质骨,使粗糙的健康松质骨表面能相互匹配并紧密接触,同时还可通过修整截面以矫正畸形。空隙处可采用自体松质骨或异体骨移植,以促进关节的融合。

2. 关节外融合术 于关节外跨越关节植骨,通过相邻骨性结构的融合而达到关节融合的目的。

3. 关节内、外融合术 联合应用上述两种方法进行关节固定,增加融合的骨接触面,提高融合效果。

4. 加压融合术 通过外固定的加压装置对所融合关节进行加压,使融合骨面紧密接触,提高融合率。在临床中,有些病例往往需联用两种或多种方法。

第二节 肩关节融合术

随着脊髓灰质炎和结核病发生率的下降,以及人工肩关节置换术的发展,肩关节融合术的适应证范围明显缩小。即便如此,对于肩关节成形术失败或不能进行成形术的病例,仍是一种重要和有价值的治疗手段。对于合适的病例,融合术能明显改善患者的生活质量。

肩关节的融合位置直接影响术后患肢功能,但尚缺乏统一认识。首先,上臂外展和内外旋的定义有不同理解。Gill 定义的外展角是指上臂与肩胛骨脊柱缘之间的夹角多数文献以上臂与体侧的夹角作为外展角,后者虽较简单,但欠精确(图 16-2-1)。Barr、May 等定义内外旋是在受检者站立时,肩外展 90°、屈肘 90°、前臂旋前位时,前臂以肘为支点自水平面上抬或下降的角度(图 16-2-2(1))。而 Charnley 的内外旋是指屈肘 90°、前臂旋转中立位时,前臂以肘为支点在水平面上的内移或外移角度(图 16-2-2(2))。这种认识上的不同往往会造成误解。事实上没有一个适合于一切患者的标准融合位置。术者应根据患者的不同年龄、性别、职业和肌肉情况,选用合适的融合角度。本节作者推荐在一般情况下肩关节融合术的适当位置是外展 40°~50°(上臂与体侧的夹角),年龄越大,角度越小。前屈 35°~45°,外旋(站立、肩外展、屈肘时前臂自水平面上抬的角度)25°~30°。

【适应证】

1. 慢性肩关节感染导致关节功能丧失,如结核或化脓性感染。

2. 不可恢复的臂丛神经损伤或小儿麻痹后遗肩肱间肌肉瘫痪。

3. 肩关节置换手术失败后。

4. 肩关节顽固的复发性脱位和不稳。

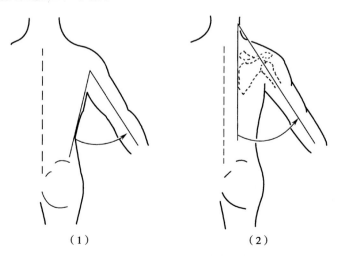

图 16-2-1 肩关节外展角两种测量方法
(1) 上臂与体侧的夹角;(2)Gill 外展角是指上臂与肩胛骨脊柱缘之间的夹角

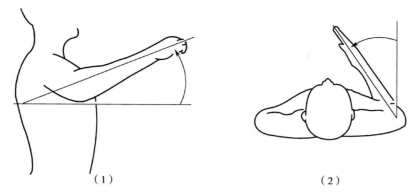

图 16-2-2 肩关节内、外旋角的不同测量方法

（1）肩外展 90°、屈肘 90°、前臂旋前,前臂以肘为支点自水平面上抬的角度为外旋角度;

（2）屈肘 90°、前臂旋转中立位,前臂以肘为支点在水平面上的内移角度为内旋角度

5. 严重的肩袖破裂,修复失败。

6. 因创伤或肿瘤切除所造成的关节附近骨缺损,且不适合关节置换者。

【禁忌证】 由于肩关节融合后的上肢活动主要由肩胛胸廓活动和肘关节运动来实现,因此术前要考虑肩胛提肌、菱形肌、斜方肌和前锯肌的功能,同时肘关节的功能也是能否进行肩关节融合术的关键因素。同侧肩胛骨不能沿胸壁活动或同侧肘关节强直是肩关节融合的禁忌证。

【分类】 肩关节融合术可分为关节内融合（如 Carroll 法）、关节外融合（Watson-Jones 法和 Putti 法）、关节内外融合（Gill 法）和加压融合术（图 16-2-3～图 16-2-6）,同时还可以进行坚强的内固定或外固定。抗生素的使用可显著降低关节内融合导致结核扩散的风险,单纯关节外融合已不再使用。关节内融合可以辅以内外固定。但由于外固定存在钉道感染等问题,一般只适用于有活动性感染的病例,主要通过在锁骨、肩峰、肩胛冈和肱骨颈进行穿钉固定（图 16-2-7）。内固定是目前进行肩关节融合比较理想的手段,能够提供坚强的固定,有效地维持融合位置,而且能够明显缩短石膏或支架的固定时间,术后护理更为方便,患者也更易接受。

【麻醉】 全身麻醉。

【体位】 患者取坐位,术侧上肢应可在术中任意移动。

【操作步骤】 以重建接骨板肩关节融合术为例。

1. 切口 取胸三角肌延伸切口,由肩胛冈内侧 2～3cm,经肩锁关节、肩峰的前方,然后沿肱骨干的前部向下至三角肌的止点。这种切口可避免接骨板直接位于切口下方,肩部肌肉如三角肌麻痹或萎缩的病例,软组织覆盖差,本切口更有利。

2. 关节暴露和处理 从锁骨和肩峰的前外侧部将三角肌起点切开,注意保护头静脉,与胸大肌一起牵向内侧,将三角肌翻向外侧。直接将前方和上方的旋转袖从肱骨附着点上切断,显露关节并将肱骨头向前外侧脱位,暴露肩胛盂。凿去肩胛盂、肩峰下方和肱骨头的软骨面和皮质骨,并将其凿成相匹配的融合面。

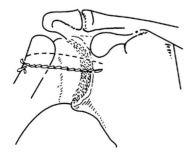

图 16-2-3 Carroll 肩关节关节内融合术

去除肱骨头及肩盂软骨面,然后对合固定

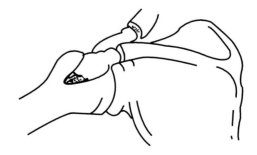

图 16-2-4 Watson-Jones 关节外融合术

在锁骨和肩胛冈外侧造成不全骨折,使其远端下斜,插入肱骨大结节处向外掀起的骨瓣下

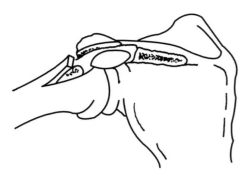

图 16-2-5　Putti 肩关节关节外融合术
凿下肩胛冈及肩峰后半,将其嵌入肱骨干上
掀起的骨瓣下方,不吸收线缝合固定

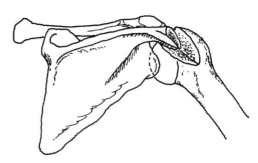

图 16-2-6　Gill 肩关节内外联合融合术
去除肩胛盂与肱骨头的软骨面,劈开肱骨头并截除一
楔形骨块,将去除皮质的肩峰嵌入劈开的肱骨头内

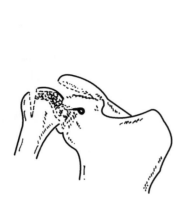
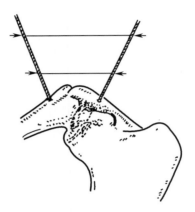

图 16-2-7　Charnley 肩关节加压融合术

3. 关节融合和内固定　将上臂维持于屈曲 30°、外展 30°(上臂与体侧夹角)和内旋 30°,使肱骨外
展和屈曲 30°时,将肱骨头同时与肩峰下方和肩胛盂紧密接触,维持住所欲融合的肩关节位置。按肩胛
冈、肩峰和肱骨干的轮廓折弯重建接骨板,使其与界面能紧密贴合。采用 3 枚螺钉经接骨板、肱骨头穿
入肩胛盂,另 3 枚螺钉分别经接骨板穿入肩胛冈和肱骨干,通常另外再用 1 枚螺钉由肩峰经过融合面打
入肱骨近端(图 16-2-8)。

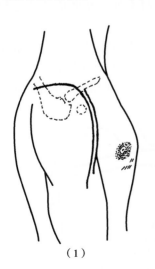
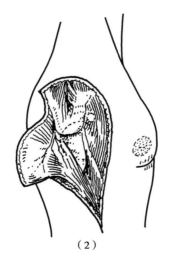
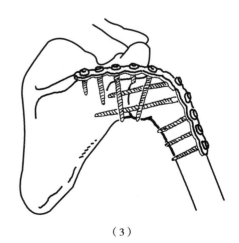

(1)　　　　　　　　　　　(2)　　　　　　　　　　　(3)

图 16-2-8　重建接骨板螺钉内固定肩关节融合术
(1)延长的胸大肌三角肌切口;(2)切开三角肌在锁骨和肩峰外侧的附着点,并向外牵开;(3)重建接骨板固定

4. 关闭切口和术后处理　修复所切断肌腱后,安放负压引流,逐层缝合切口。根据固定的坚强度来决定术后肩人字形石膏或支架的使用时间。约 6 周后 X 线证实无内固定松动的迹象,即可去除外固定,采用吊带悬吊,并进行被动、主动锻炼。

第三节　肘关节融合术

肘关节融合术是一种较为少用的补救性治疗方法,由于肘关节成形术尤其是人工关节置换技术的提高,肘关节融合术的应用有所减少。肘关节固定于屈曲位时杠杆力矩的显著增加,使肘关节成为全身最难融合的关节。肘关节在任何位置的融合都将不可避免地导致一些上肢活动的丧失。在决定融合角度时往往要依据患者对工作和生活的要求。融合屈曲角度越大(伸直位为屈曲 0),越有利于上肢在头面部的活动,但不利于上肢在身体下部的活动。通常进行单侧肘关节融合术时,较多选择屈肘 90°。应尽可能避免双侧肘关节融合。必须作双侧肘关节融合时,往往将非优势手侧的肘关节融合于屈肘 65°左右,以便于患者大小便;而优势手侧肘关节则融合于屈肘 110°左右,以便该侧手可以触及面部(肘伸直位为 0°),但这并不能绝对化。最佳的办法是于术前采用夹板或支架进行模拟固定,在不同的"融合"角度进行测试,以寻找出最佳融合位置。

有多种肘关节融合方法被沿用至今,包括单纯肘关节融合、部分内固定、接骨板固定、外固定以及内外固定相结合的方法。其中,较为经典的如 Steindler 法、Arafiles 法、Brittain 法和 Staples 法等(图 16-3-1 ～图 16-3-5)。但这些方法由于缺乏足够的固定强度,往往于术后需要长时间的石膏外固定,以确保达到骨性愈合。现代大多数的观点认为,对于无活动性感染的病例,接骨板内固定是最佳的选择。

【适应证】

1. 不能施行成形术或人工关节置换的严重骨折或创伤性关节炎。

2. 肘关节化脓性或结核性关节炎,邻近骨骼的慢性骨髓炎。

3. 神经肌肉性肘关节严重失稳。

4. 成形术或人工关节置换术失败病例。

【禁忌证】

1. 同侧肩、腕关节或手的活动明显受限。

2. 双侧肘关节融合为相对禁忌证。

【麻醉】　臂丛或全身麻醉。

【体位】　仰卧位,患肘置于胸前。

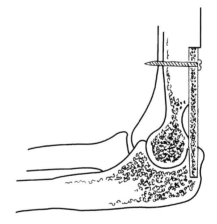

图 16-3-1　Steindler 肘关节融合术

【操作步骤】　以加压接骨板肘关节融合术为例。

1. 切口　取肘后直切口或 S 形切口,起自肘上 10cm,止于鹰嘴下 3cm。

2. 显露和处理肘关节　切开皮肤和深筋膜后,于上臂下 1/3 肱三头肌内侧缘前方游离尺神经,向下分离至神经分支的上方,以橡皮条牵开并予以保护。纵行切开肱三头肌,并将其在鹰嘴上的止点进行剥离。显露肱骨下段和尺骨近段,并将屈肌总腱和伸肌总腱自肱骨内外上髁剥离,即可显露肘关节后部。切开关节囊,屈曲肘关节并使其脱位,充分暴露肘关节内部结构。清除增生的滑膜组织,将肱骨滑车、鹰嘴半月切迹的软骨面及病变组织凿除。为保持术后前臂的旋转功能,可切除桡骨头,修整残端后用周围组织筋膜包绕覆盖。

3. 关节融合及接骨板内固定　将肱尺关节面进行修整,使之能置于术前所设计融合位,并相互匹配紧密接触。用一或两枚螺钉倾斜穿过融合面进行加压,但要注意不能影响以后接骨板的安置。采用合适厚度的 10 ～ 12 孔动力加压接骨板,将其弯曲成与融合区骨骼匹配的轮廓,用螺钉固定。如果关节间隙没有预先拧入螺钉加压,可利用 AO 的紧张器进行加压(图 16-3-6)。

4. 缝合和术后处理　缝合肱三头肌腱膜,必要时加以延长。将尺神经移至肘关节前内侧皮下,留置负压吸引管,逐层缝合。术后可用石膏托固定 1 个月,或仅用三角巾保护。早期开始手、腕、前臂旋转和肩部活动锻炼。术后 3～6 个月,X 线摄片证实肘关节已融合后方能逐渐持重。

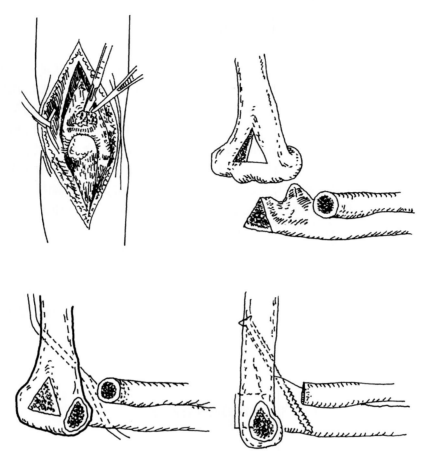

图 16-3-2　**Arafiles** 肘关节融合术

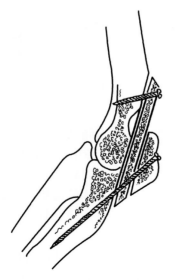

图 16-3-3　**Staples** 肘关节融合术

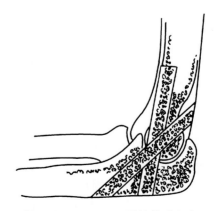

图 16-3-4　**Brittain** 肘关节融合术

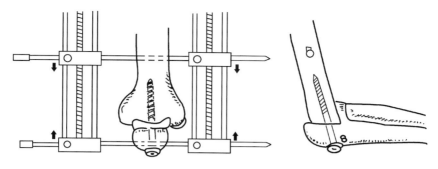

图 16-3-5　**Müller** 肘关节融合术

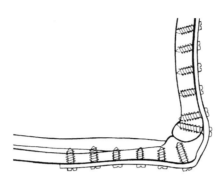

图 16-3-6　加压接骨板肘关节融合术

（戴尅戎）

第四节　腕关节融合术

　　腕关节融合术分为全腕融合和局限性融合,全腕关节融合术包括桡腕关节、腕中关节和腕掌关节的融合,局限性腕关节融合,也称部分融合,融合范围仅针对病变关节,其优点是可以保留部分腕部活动和灵巧性,同时有效地解除疼痛。近来动力型加压接骨板螺钉用于腕关节融合术,并且不断有特殊接骨板和螺钉被专门设计用于腕关节融合手术。术后仅需短时间外固定,有些病例甚至不需要外固定。使腕关节融合术的效果大为提高。

【**适应证**】
1. 舟状骨骨不连、月骨缺血性坏死严重塌陷。
2. 桡骨远端骨折所致严重桡腕关节创伤性关节。
3. 结核、感染、类风湿、创伤等引起的腕关节破坏及疼痛。
4. 神经肌肉性的关节不稳或畸形。
5. 局限性腕关节融合和全关节置换术失败者。

【**麻醉**】　臂丛麻醉。
【**体位**】　仰卧位,患肢外展、旋前,放于手术台旁的小桌上。
【**操作步骤**】

1. 桡骨下端骨片滑行融合术和 Haddad 腕关节融合术

（1）切口:以腕关节为中心,行腕关节背侧正中纵形或 S 形切口,长 6~8cm。

（2）显露关节:切开腕背伸肌支持带,显露出第三伸肌间隔,切开后将拇长伸肌腱向桡侧牵拉,于第二和第四伸肌间室之间纵形切开腕关节囊,暴露桡腕关节。

（3）显露桡骨远段、腕骨和第 2、3 或第 3 腕掌关节基底部。

（4）将第 2、3 掌骨基底部和腕骨凿一条约 1cm 宽的纵形骨槽。从桡骨背侧凿取一条 1cm 宽 6cm

767

长的骨板将其向远端滑行置于腕部的骨槽内(图16-4-1)。

（5）或将第2、3掌骨基底部、腕骨和桡骨远端凿一条约1cm宽的纵形骨槽,从髂骨切取同样大小的骨块(haddad腕关节融合术,图16-4-2),置于骨槽内。亦可在植骨后,用一接骨板在桡骨远段和第三掌骨间固定。

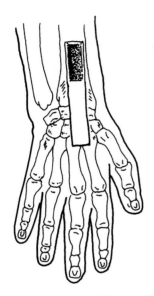

图16-4-1　桡骨下段骨片滑行融合术

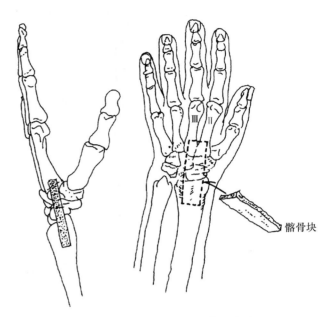

髂骨块

图16-4-2　Haddad腕关节融合术

（6）放松止血带,仔细止血。缝合关节囊、腕背韧带和伸肌支持带,闭合伤口。术后短臂石膏固定至骨愈合。

2. AO接骨板腕关节融合术

（1）切口:以腕关节为中心,行腕关节背侧正中纵形或S形切口,长约10cm。

（2）显露关节:切开腕背伸肌支持带,显露出第三伸肌间隔,切开后将拇长伸肌腱向桡侧牵拉,于第二和第四伸肌间室之间纵形切开腕关节囊,暴露桡腕关节。

（3）关节融合及植骨:切除桡骨Lister结节,清除所有病灶,用咬骨钳和刮匙清除远端桡骨、腕骨和第三腕掌关节的软骨面,暴露出松质骨面。所遗留较大空隙用,取自局部或髂骨嵴的松质骨进行填充,同时填入桡腕关节(桡舟关节和桡月关节)、舟头关节、月舟关节、小多角骨头状骨关节和第三腕掌关节中。用骨刀对桡骨远端、月骨、头状骨和第三掌骨的背侧表面修整,使其与接骨板紧密贴合,避免残留空隙。将腕关节维持于背伸

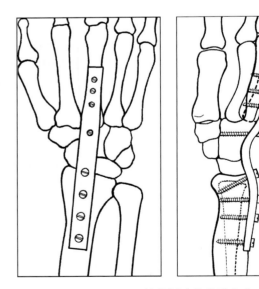

图16-4-3　AO接骨板腕关节融合术

10°~15°位,将已预弯的接骨板放置于合适位置后,用3枚皮质骨螺钉固定于第三掌骨上,远端桡骨也应用3枚皮质骨螺钉进行固定,并用1枚松质骨螺钉将接骨板固定于头状骨(图16-4-3)。

（4）缝合及术后处理:关闭关节囊,缝合腕背韧带和伸肌支持带,闭合伤口。短臂石膏固定2周,术后即可进行手指的功能锻炼。

（洪光祥）

第五节　髋关节融合术

世界上第一例成功的髋关节融合术是由德国的 Husener 于 1894 年报道的。后来发展出许多种髋关节固定的手术方法,早期是关节内手术,需要手术后大范围的固定,通常是使用髋人字石膏固定,后来有人尝试使用髂股骨移植的关节外固定术。而 Farkas 是通过股骨转子下截骨来预防下肢运动时力通过较长的股骨力臂传到髋关节,从而减少了不愈合的发生率。Watson-Jones 等人于 20 世纪 30 年代引入了内固定方法。Charnley 尝试过使用螺丝钉从股骨头顶部加压固定的同时,通过使股骨头中心性脱位到骨盆内来增加其稳定性。这些早期的内固定方法不愈合率仍然很高,并且需要长期外固定制动。1966年 Schneider 设计了一种使用蛇形接骨板固定的方法,明显地提高了髋关节的融合率。

一、适应证和禁忌证

近 30 年人工髋关节置换术取得了巨大的成功,髋关节置换术具有缓解疼痛、保持关节活动和稳定性,以及双下肢等长等优点,能够获得很高的长期在位率,可以治疗几乎所有的髋关节疾患,因此已极少有患者适应或需要做髋关节融合术。但是作为一个曾经的髋关节疾病主要治疗方法,对该手术还应有所了解。而且因为髋关节融合后可以得到一个稳定的可负重关节,对于年轻患者或某些特殊患者仍有使用价值。例如 40 岁以下需要重体力劳动者,如患有严重单侧创伤性关节炎,可以将髋关节融合术作为一种治疗选择。但是同侧膝关节、对侧髋关节和腰骶部功能需要正常,否则会影响融合髋的代偿功能。双侧髋关节病变者,不宜两侧均行髋关节融合术,同侧膝关节已经强直者不宜做髋关节融合。

髋关节融合术的绝对禁忌证是髋关节的活动性化脓性感染,在控制感染 12 个月后才可以行关节融合术。

相对禁忌证包括严重骨质疏松、医源性骨量稀少、神经源性髋关节疾患如夏科病等。

二、髋关节融合的角度

髋关节融合术在操作上有一定难度,其固定角度不当可导致手术失败或造成患者行动不便,故准确掌握髋关节固定角度十分重要。

髋关节融合的角度因人而异,对髋关节屈曲角度一般主张在 30° 左右;而外展位置有人主张 5° ~ 10°,但是多数人认为以外展中立位为佳,或有 5° 以内的内收;对内外旋转角度一般认为以是旋转中立位或 15° 以内的外旋为佳。儿童期间行髋关节融合术,因髋关节屈肌及内收肌力较伸展、外展肌强,故易出现髋关节屈曲内收畸形,不宜采用成人的固定角度,而应置于髋关节伸 0° 位及轻度外展位。

三、融合方法

(一)　使用松质骨螺丝钉固定的关节融合术

这是 Benaroch 等为青年患者设计的一种简单的髋关节融合方法。

手术入路:通过前外侧入路,从前方切开关节囊,将股骨头脱位,去除关节两侧关节面上的关节软骨和坏死的骨组织,至骨表面渗血。

固定方法:将下肢放在能够使股骨头和髋臼达到最大接触的位置上,从髂骨内侧骨板的内表面剥离软组织,从髂骨内侧表面向外通过髋臼旋入一枚或两枚松质骨螺丝钉将股骨头衔住,在拧紧螺丝钉使股骨头与髋臼窝接触面间加压之前,先作股骨转子下截骨,以减小长股骨杠杆臂所传导的力。这种手术术后内收平均进行性增加约 7°,大多数是发生在术后 2 年中。因此,髋关节应该融合在屈曲 25°、外展中立或 1° ~ 2° 的外展位上。术后使用髋人字石膏固定,至 X 线显示有牢固的骨性融合为止。

(二)　髋关节加压螺丝钉固定的关节融合术

使用髋关节滑动加压螺丝钉固定,并在加压螺丝钉的近端使用 2 ~ 3 枚松质骨螺丝钉辅助固定。这种方法最能满足以下原则:①确保髋关节融合于合适的位置,以达到最大限度地延迟下腰痛的出现并使其严重程度减小到最低;②使术后制动时间最短且能加快愈合;③如果患者有要求还可以将其改变为全髋关节成形术;④保留外展肌群而又不明显地改变髋关节的解剖;⑤避免使用大的可能损伤外展肌群的内固定物。

手术入路:采用髋关节 Watson-Jones 切口,在臀中肌与阔筋膜张肌之间分开,从股骨大转子上将臀中肌前 1/3 剥离以增加髋关节的显露。从关节囊上剥离下股直肌的返折头。从前侧切开关节囊,将髋关节脱位。股骨头脱位后,用刮匙和髋臼锉将髋臼窝表面上所有残留的软骨和软组织清除掉,并使关节面制成出血的松质骨面。切除股骨头的软骨,尽量保留其健康骨质同样使其表面渗血。

固定方法:两侧关节表面处理完后,将股骨头复位入髋臼中,将髋关节置于需要的固定位置上。如果头、臼之间未能完全密合,有间隙存在,可以从髂骨切取松质骨碎片填塞间隙并将其锤紧。显露股骨近端的外侧部分,在外展肌止点下 2.5 ~ 3cm 处将股骨外侧皮质钻一个孔,在 X 线控制下,通过股骨头中心穿一根导针经过头臼界面进入髋臼上方髂骨区域,通常选用 150°角的加压髋螺钉。然后像治疗股骨转子间骨折一样选择合适的加压髋螺丝钉和相应的接骨板,在加压髋螺钉近端再安放 2 ~ 3 枚松质骨螺丝钉以增加固定的稳定性。常规缝合切口,单侧髋人字石膏固定。

术后点地负重 8 ~ 10 周,在 X 线显示有骨性愈合的征象时,改换膝上髋人字石膏,以解放出膝关节并进行膝关节功能锻炼。在术后 4 ~ 6 周开始从负重逐渐过渡到完全负重。12 ~ 14 周后重新拍摄 X 线片复查愈合情况,如果仍然不能确定有稳定的愈合,则换另一个膝上髋人字石膏,或使用支具固定 4 ~ 6 周。在术后 18 个月去除内固定。

(三) 使用眼镜蛇形接骨板固定的髋关节融合术

自从将 Schneider 发展的眼镜蛇形接骨板用于髋关节融合术以来,这种方法不断被改进,使用眼镜蛇形接骨板的髋关节融合术需要较复杂的手术操作,但却有术后可以立即离床和部分负重的优点。与其他手术相比,这种手术的不愈合率很低。但有一个缺点就是产生了一个垂直向远端的应力,以致较小的创伤就可以引起股骨骨折。

手术入路:在大腿外侧沿股骨干走行方向作一个直的纵形切口,下方到大转子远端 8cm 处,打开阔筋膜张肌(图 16-5-1(1))。将股外侧肌的起点行人字形切开,并行骨膜下剥离,使该肌向下翻转 6cm,分辨并显露臀中肌的前后边缘,用摆动锯作大转子外侧截骨,使近端骨块带有臀中肌和臀小肌止点(图 16-5-1(2))。借助股骨大转子端的骨块将外展肌群向上拉开,并用 2 枚大的斯氏钉穿过大转子并固定到髂骨翼维持其位置(图 16-5-1(3))。

固定方法:在髂耻隆起与髋臼上端的坐骨切迹之间作横行髂骨截骨,用骨凿和刮匙清除股骨头上方负重表面和髋臼上所有残留的软骨和硬化的骨皮质。用钝的弯骨凿放在截骨处将半骨盆远端部分和股骨近端部分向内侧错开一个髂骨厚度的距离,并将远端半骨盆撬起 1cm。在每个髂前上棘上穿入 1 枚斯氏钉,用量角器确定下肢的内收和外展。将髋关节置于 25°屈曲、内外旋中立位及内收和外展中立位上。将一个 9 孔眼镜蛇形接骨板适当折弯与相应部位骨的轮廓一致,近端用 1 枚 4.5mm 的皮质骨螺丝钉将接骨板固定到髂骨上,将 AO 加压器固定到接骨板的远端,加压以确保髋关节处有满意的骨接触后(图 16-5-1(4)),将接骨板固定在股骨上。在股骨大转子近端骨块中心钻一个 4.5mm 的孔,在近端股骨钻孔并通过眼镜蛇形接骨板的第三或第四个孔拧入 1 枚 3.2mm 的双侧皮质骨螺丝钉,用 1 枚带垫圈的 4.5mm 皮质骨螺丝钉将股骨大转子复位固定(图 16-5-1(5)(6))。在髋关节周围填塞所剩下的带皮质骨的松质骨,拍摄前后位骨盆 X 线片检查接骨板、螺丝钉和髋关节的位置。彻底冲洗伤口后逐层缝合切口,留置引流管。术后不需要制动。

在术后第二天或第三天鼓励患者部分负重活动。使用双拐部分负重行走 6 周。

(四) 股骨头缺失的髋关节融合术

1. 大转子与髋臼融合的髋关节融合术(Abbott 髋关节融合术) 1931 年 Abbott 和 Fischer 为髋关节感染后股骨头和颈完全破坏的患者设计了一种髋关节固定的手术方法。这种方法也被用于股骨颈不愈合、股骨头坏死、股骨头置换术失败的患者。手术一般包括矫正畸形、在完全外展条件下固定髋关节以及通过股骨转子下截骨确定最后的位置几个阶段。

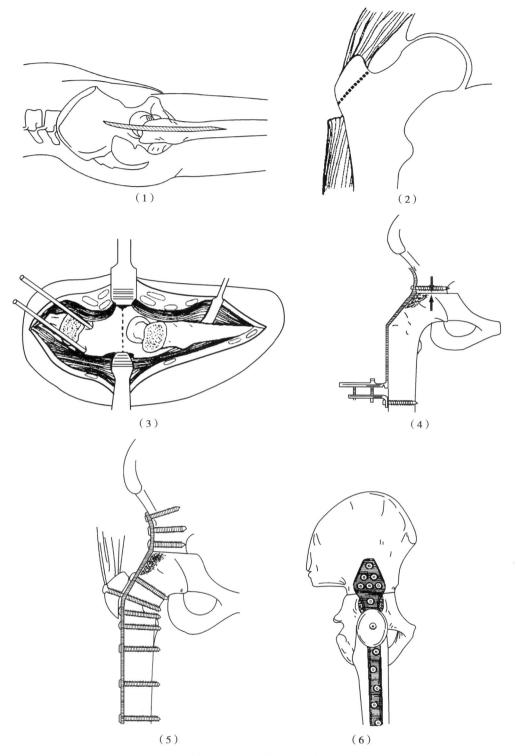

（1）　　　　　　　　　　　　　　　　（2）

（3）　　　　　　　　　　　　　　　　（4）

（5）　　　　　　　　　　　　　　　　（6）

图 16-5-1　髋关节融合术
（1）外侧纵行正中切口；（2）股骨大转子外侧截骨；（3）用两枚斯氏针固定大转子以便显露；
（4）加压固定后使髋关节有满意的骨接触；（5）固定后的正面观；（6）固定后的侧面观

　　矫正畸形：为矫正严重的畸形，首先从髂骨上将股骨大转子游离下来，用穿过股骨远侧干骺端的斯氏钉强力牵引股骨，逐渐将下肢牵引到完全外展位置上，这样使得大转子与髋臼接近，由此在固定时两者可以相互接触到。

在完全外展位固定髋关节:通过前侧髂股入路暴露髋臼和股骨近端,从前上方切开关节囊,行髋关节清理,清除所有的髋臼窝内软骨到出现正常的松质骨,加深髋臼以利于更好地容纳股骨大转子。从股骨颈基底切除颈残留部分,去除大转子表面的软组织和骨组织直到有出血的松质骨。使下肢完全外展,将大转子插入准备好的髋臼中,用自体髂骨移植填满大转子与髋臼窝接触面间任何残留的间隙。这一术式与一般髋关节融合术相比,髋关节外展固定角度大,为保证髋臼窝与大转子间骨面准确对合,一般需要外展45°,某些患者则需要外展70°~90°,然而,外展的角度必须充分以使相对的骨面获得牢固的加压。术后用髋人字石膏固定。

通过转子下截骨确定最后的位置:当临床和X线证实融合牢固后,切开髂股切口远侧部分,在股直肌和股外侧肌之间切开骨膜。在小转子下5cm处横行截骨,截断股骨干的3/4,小心使股骨内侧皮质骨折。内收并使股骨干轻度向内侧移位,以使骨折近端部分的内侧皮质能嵌入骨折远端的髓腔中,通常不需要内固定。Abbott等喜欢将髋关节固定于5°~10°外展、35°屈曲及10°外旋的位置上。

双侧髋人字石膏固定,如果石膏的X线通透性可以令观察满意的话,患者可以制动到截骨处愈合牢固为止。

2. 股骨近端与坐骨融合的髋关节融合术(Bosworth 髋关节融合术) 这是 Bosworth 于1942年发表的一种用于股骨头严重病损或缺失的髋关节融合方法,它是将股骨近端与坐骨融合。

通过髋关节外侧入路暴露股骨近端,在刚好位于坐骨结节水平近端截断股骨干,使远端内上方形成一个尖端。牵开股骨,钝性分离显露坐骨结节的远外侧部分。在坐骨结节适当的部位剥离表面,用大刮匙刮出一个沟槽。然后屈曲髋关节约90°,在坐骨沟槽中放一块大的骨块垫,伸展髋关节到约30°将股骨端插入坐骨槽中,将原来覆盖坐骨剥离部位的骨膜和纤维组织如袖套样包裹股骨干的末端。

术后使用双侧髋人字石膏固定到X线显示有骨性融合为止。

(五) 全髋关节置换术失败后的髋关节融合术(Kostuik 和 Alexander 髋关节融合术)

1984年 Kostuik 和 Alexander 报道了成功地使用蛇形接骨板和前侧AO动力加压接骨板为14例全髋关节成形术失败的患者进行了髋关节融合术。

通过外侧入路暴露髋关节,取出移植假体,清理髋臼和股骨颈到露出出血的松质骨面。向头侧翻开外展肌群,暴露髋臼上方的髂骨。将股骨残端置入髋臼中,用蛇形接骨板固定骨盆和股骨,术中调整接骨板形状使其近端与髂骨、远端与股骨外侧皮质相贴附。使髋关节位于5°~10°外展、旋转中立位和15°屈曲的位置上。为适当地安放股骨,也可以按AO小组推荐的方法作骨盆截骨。与通常的内收位置相反,可以通过轻度外展髋关节来克服因股骨头缺失引起的双下肢肢体不等长。接骨板固定后在固定部位周围放一些髂骨松质骨植骨。用松质骨螺丝钉将大转子固定到要融合的部位再行加压固定,然后在股骨干前方安放AO动力加压接骨板,并将上端预弯成与髂骨轮廓一致的形状。安放负压引流管后关闭切口。

从术后1周开始用单髋人字石膏固定,到X线提示固定部位有牢固的融合为止。

四、髋关节融合术后的全髋关节成形术

将关节融合术转换成全髋关节成形术的最常见原因是疼痛或者是因为制动或固定位置不正确引起术后的严重功能丧失。这种手术对术者的技术要求较高,并发症和失败的发生率也较高,并且功能改善不确切。Reikeras、Bjerkreim 和 Gundersson 在他们做的46例手术中,效果最好的病例是患者作关节融合时年龄较轻,并且关节融合的时间较短。这46位患者在做改换手术之前无一人使用拐杖,作完关节成形术后有10人使用双拐、24人使用单拐。但是大多数患者对他们获得的功能改善、灵活性的提高和就座能力的提高是满意的。具体手术方法见髋关节成形术章节。

(郝立波 王继芳)

第六节 膝关节融合术

膝关节是人体内结构复杂、患病机会较多、对功能影响较大、治疗困难的关节之一。对某些严重疾病,常采用关节融合作为治疗手段,术后虽失去了关节活动功能,但可获得稳定。这一手术首先由维也纳的 Albeert 教授于 1878 年用于治疗脊髓灰质炎引起的膝关节不稳,之后 Hibbs 于 1911 年将该手术用于治疗膝关节结核。为达到膝关节牢固融合的目的,许多作者对该手术进行了改进,先后有膝关节加压外固定融合、髓内固定融合等方法。目前,膝关节融合术在骨科临床应用较少,但对某些疾病或某些具体患者仍不失为一种有效的治疗方法。

一、适应证

1. 严重的单关节关节病,但不适于膝关节成形术或不能承受膝关节成形术的患者,特别是青年人、体重过大、体力活动要求高者,更适合做关节融合术。

2. 经保守治疗失败的急性或慢性膝关节感染、感染后疼痛性膝关节僵硬、膝关节结核、难以修复的严重创伤膝关节、脊髓灰质炎等造成的膝关节不稳或严重的畸形。

3. 股骨远端和胫骨近端恶性骨肿瘤,为保肢而行膝关节融合术。

4. 目前膝关节成形术已广泛开展,其中失败的病例常以膝关节融合术作为补救措施。Kohn 指出有 2% 的初次膝关节置换术患者和 8% 的膝关节置换翻修术患者需膝关节融合治疗。Kohn 复习了 1984—1994 年的文献,在 533 例用膝关节融合术治疗的病例中,403(75.6%)例是全膝关节置换术失败的病例。

二、禁忌证

膝关节融合术融合成功率一般在 80%~98% 之间。手术成功后可获得稳定而无痛的关节,如果全身和局部条件允许的话,一般来说无绝对禁忌证。但某些疾病的融合率仍有一定的问题,例如神经性关节病等,故选择关节融合术应慎重。

因患者术后的步态可对社交活动和公众形象有所影响,自己驾车、乘坐公共交通工具、跌倒后站起等均有困难,术前应向患者解释清楚。

为慎重起见,也可在术前用管型石膏或夹板做下肢制动试验,以便患者实际了解能否适应关节融合后所带来的不便。Harris 等比较了膝关节周围肿瘤患者作截肢术、融合术和关节成形术三组患者的术后功能,发现这三种手术的术后走路速度和效率相近。关节融合术患者肢体最稳定,可以完成绝大多数体力活动和娱乐活动,但关节融合术患者入座困难,社交活动中承受的精神压力大。

三、手术方法

膝关节融合术有很多方法,可以按所用的融合方式进行分类。骨量的多少和骨的质量对选择适当的固定方式和确定是否需要植骨非常重要。手术方法的选择也取决于患者的情况和术者的经验。

(一) 加压外固定膝关节融合术

适用于膝关节周围骨质丢失较少,保留的松质骨表面积较大并有足够的皮质骨以保证融合面间有良好的骨接触,同时能耐受外固定所施加的加压应力的患者。

加压外固定膝关节融合术的优点包括:使用简便、融合部位可获得稳定的加压,特别是感染性或神经病性关节疾患,实施固定更加确实。加压外固定膝关节融合术的缺点有:可能发生外固定针的针道感染、外固定架使用期间活动不便。

加压外固定膝关节融合术的术后融合率各家报告不一,各组中使用的外固定器械不同,其融合率相差较大,从 30%~98.5%,甚至有人报告达 100%。

【手术方法】 可使用前纵切口或横切口。关节成形术后的关节融合术可以使用正中线切口,如果原切口适合也可以使用原切口。

用电锯与胫骨纵轴垂直横行切除胫骨上端软骨面下 1cm 厚骨质。依据病变情况切除适当厚度的股骨远端骨质,使股骨和胫骨截骨面在固定位相接触。膝关节固定位置以屈曲 0°~15°、外翻 5°~8°和外旋 10°为好。

全膝关节成形术失败后以关节融合术作为补救措施时,因成形时已切除较多的股骨和胫骨骨质,故在彻底进行病灶清除时不要再从股骨和胫骨上切除过多的骨质,应在获得尽可能多的接触基础上做加压固定。

经股骨、胫骨穿入固定钢针,连接并旋紧外固定架(图 16-6-1)。逐层缝合伤口并包扎。

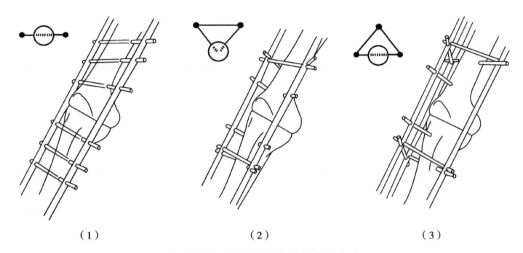

（1） （2） （3）

图 16-6-1 加压外固定膝关节融合术
（1）平行穿针;（2）三角形半侧穿针;（3）三角形全长穿针,这种方法可以提供多平面稳定性

【术后处理】 完成加压外固定膝关节融合后,是否应用管型石膏,应视外固定架固定的牢固程度而定。外固定架一般可在术后 6~8 周去除,再用长腿管型石膏固定。待膝关节达到牢固融合后拆除石膏。

（二）髓内钉膝关节融合术

适用于肿瘤切除术后或全膝关节成形术失败、股骨或胫骨骨质缺损广泛、截骨后的松质骨不能承受加压应力者。本法优点包括:术后可以立即负重。宜于康复锻炼、无钉道感染并发症、融合率高等。Vlasak、Gearen 和 Petty 对外固定架固定和髓内钉固定行关节融合术的疗效做了比较,发现髓内钉固定的融合率(100%)比外固定的融合率(38%)高很多。髓内钉固定的缺点为:手术时间较长、失血较多、严重并发症较多和难于获得正确的对线。

近年来,发展了专为膝关节融合固定的短型带锁髓内钉,在融合面的近、远端用螺丝钉锁住髓内钉。其优点为避免插入长髓内钉,不需做辅助切口。

【手术方法】 可选择膝关节前侧直切口或按原手术切口显露。常规做关节清创术,尽量减少骨组织的切除,切除髌骨以备需要植骨时使用。在股骨近端大转子水平做一斜行切口,找到转子间窝并在其上用弯锥开孔,用钝头扩髓钻扩大股骨近端髓腔。沿髓腔通入一根球形头的导针到膝关节水平。在胫骨截骨面上用钝头扩髓钻扩髓并将球形头的导针插到胫骨远侧干骺端。逐渐扩大胫骨髓腔,扩髓量以术前的胫骨和股骨正侧位 X 线片上的测量结果为准,并按使用的器械进行调整。将髓内钉套入导针,从转子间窝开孔处顺行插入。术中应持续保持关节固定部位的压力,避免当髓内钉穿入胫骨时融合断面分开。髓内钉在胫骨髓腔内应到达胫骨远侧干骺端。钉头如终止于骨干处,可引起应力集中,造成胫骨疼痛或骨折。髓内钉钉尾应在大转子尖下,避免刺激外展肌。将切取的自体骨[髌骨和(或)髂骨]充填在关节融合处周围。术毕,在髋、膝部分别放置负压引流管,缝合两处切口并加压包扎。术后从髋到足趾用后侧石膏夹板固定。

【术后处理】　引流管术后 2～3 天拔除,可以扶拐行走,术侧下肢可以部分负重。如果 6 周时融合处有明显的愈合,可以逐渐加大负重。在临床和 X 线愈合之前,应该扶拐或用助行器辅助行走。

（三）　全膝关节成形术失败后使用带锁髓内钉的膝关节融合术

全膝关节成形术失败,如果难以用翻修术进行治疗,在某些情况下常常采用膝关节融合术作为补救措施。有条件者用带锁髓内钉进行膝关节固定较为合适。

用于膝关节融合固定的带锁髓内钉长度为 65～75cm 不等,直径为 11cm 和 12cm 等几种规格。髓内钉插入患肢的长度应该从大转子尖到踝关节的关节线上方 2～6cm 处。术前最好有患肢全长 X 线片（包括髋关节、股骨、胫骨和踝关节）,选择髓内钉长度时应注意将拟切除的股骨和胫骨长度减去。

【手术方法】　从大转子尖起向近侧做一长 5cm 的切口,将患肢内收和内旋,在透视下确定大转子和梨状肌窝。在梨状肌窝处向股骨髓腔插入尖端有螺纹的导针。将 9mm 的空心扩髓钻套入导针并顺导针扩大髓腔,至小转子水平,然后将导针和扩髓钻一并拔出。换一根球形头导针插入髓腔,至膝上水平,暴露膝关节时导针要留在原位。

另做一髌骨旁切口显露膝关节,显露时关节内的假体可暂时保留,以便以假体位置为参照在股骨和胫骨表面做标记,使之在髓内钉穿过膝关节时保持正确的旋转对线。

取出膝关节内的假体,彻底清创,但要尽可能多地保留骨质。做膝关节融合术时应备有原膝关节置换时的截骨导向器,以达到截骨少、截骨面接触好的目的。

胫骨髓腔的准备:将一根球形头导针通过胫骨峡部插入胫骨髓腔,从膝关节截骨面水平分别扩大股骨和胫骨髓腔。取出导针,选择直径和长度均合适的髓内钉逆行插入股骨髓腔。髓内钉插至股骨前弓水平时,应将其内旋 45°,以保证下肢适度的屈曲和外翻。髓内钉在股骨髓腔上行经梨状肌窝并穿出股骨时,可按原来在股骨和胫骨表面所做的标记线将胫骨与股骨对位（图 16-6-2）。仔细地将髓内钉穿入胫骨近端,使钉尾在大转子水平,钉的远端位于胫骨峡部与踝关节之间。膝关节融合面如果有骨缺损间隙,可行适当的加压或用移植材料充填,达到消灭无效腔、保持稳定的目的。用锁钉将髓内钉近端和远端锁牢,充分止血并常规缝合伤口（图 16-6-3）。

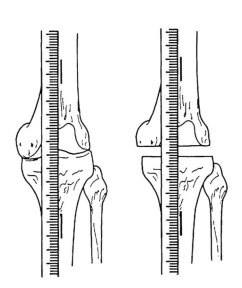

图 16-6-2　使用髓内钉的膝关节融合术
将长尺放在股骨远端和胫骨近端的前方,在两根骨上划线,用于确定旋转对线

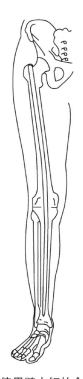

图 16-6-3　使用髓内钉的全膝关节感染后的膝关节融合术

【术后处理】　术后早期开始髋、踝关节活动的训练，早期离床扶拐行走并可部分负重。术后 4～6 周逐渐增加患肢负重。如果术后 6～12 周 X 线片显示融合间隙明显，可将近端或远端锁钉去掉，以产生动力性加压作用。如果骨缺损明显，可再行植骨，一般不需要拔出髓内钉。

（郝立波　王继芳）

第七节　踝关节融合术

1878 年，奥地利医生 Albert 对一名患有严重下肢瘫痪的儿童进行了膝关节和踝关节的融合并首次提出"arthrodesis"这一术语。19 世纪末 20 世纪初，足踝部的融合术主要应用于瘫痪的畸形足。在 20 世纪 30 年代，有学者提出对于有症状的畸形愈合的足踝部关节行融合术可作为重建外科的一种选择。从此，多种足踝部关节融合的固定方法被提及并应用。

踝关节融合术（arthrodesis of ankle joint）至今仍是骨科常用的手术之一。踝关节融合后对患者外观无甚影响，对其日常生活的障碍远比髋、膝关节融合后的为小，而且能获得持久稳定和无痛，丧失的功能还可由跗中关节部分代偿，故术后效果满意，容易被患者所接受。

踝关节损伤所致的创伤性关节炎，是当前进行融合术的主要适应证。其次为骨性关节炎、踝关节结核及人工踝关节置换术失败后施行的融合处理等。Shibata（1990）对踝关节神经性关节病用关节融合术来治疗，73% 获得满意结果，扩大了踝关节融合术的适应证。

踝关节是否融合在功能位，对关节日后功能的满意程度有重要意义。假如将踝关节固定在背伸 5° 位，就会造成患者行走如木制假腿样步态和严重病废。过于跖屈位融合会造成尖足、小步的跛行步态，并会导致跗间、跗跖关节的骨性关节炎。一般男性使踝关节固定在功能位，即为直角中立位。女性可适当跖屈，一般为 95°～100°。为能达到准确的功能位融合角度，有报道术中在患足足底沿纵轴置一钢针并固定，融合后摄 X 线片。测量钢针与胫骨纵轴所形成的角度，据此角度来调整足的位置，有其实用价值。

踝关节融合术方法较多。其显露途径可分为前路、侧路（内、外侧）和后路。其植骨融合方式，临床常用关节内融合及关节外融合两种。近年来有采用骨栓式踝关节融合者，术式简单，疗效尚好。另有不少作者在融合踝关节时采用外固定加压器，以加强稳定和促进愈合。

踝关节融合方法几经改进，疗效不断提高。Maurer（1991）、Aaron（1990）、Holt（1991）分别报道用 2～3 枚松质骨螺丝钉经关节交叉内固定，使愈合率提高到 86%～100%，优于加压融合的结果。Patio（1992）报道用可吸收的自增力聚合物螺丝钉内固定融合有慢性化脓性感染的踝关节，平均 9 周即可达骨性愈合，效果显著。Carrier（1991）用纵轴骨圆针穿过踝关节内固定和融合骨质疏松症患者，获得 100% 的愈合率。

踝关节融合失败，多由于不愈合和感染两大原因，应在治疗过程中注意预防。踝关节融合的远期效果较好，根据 Aaron（1990）长期随诊患者的结果，优良率可达 78%，恢复原来工作。但也要注意到有 29% 的患者逐渐发生距下关节炎，为仍需研究解决的课题。

一、前路踝关节融合术

1. 滑槽植骨融合术

【适应证】

（1）有严重疼痛的踝关节创伤性关节炎。

（2）踝关节骨关节炎或类风湿关节炎。

（3）踝关节晚期全关节结核，原发骨病灶偏前或偏侧方者，适合前路融合。

（4）陈旧性距骨骨折并缺血性坏死。

（5）人工踝关节置换术失败者。

【禁忌证】　骨骺未闭的儿童禁忌。

【麻醉】 椎管内神经阻滞麻醉,儿童用全身麻醉。

【体位】 仰卧位。

【操作步骤】

(1) 切口:采用踝关节前外侧手术途径。自踝关节上10cm的胫骨外侧起,纵形向下直达第3楔骨止(图16-7-1(1))。

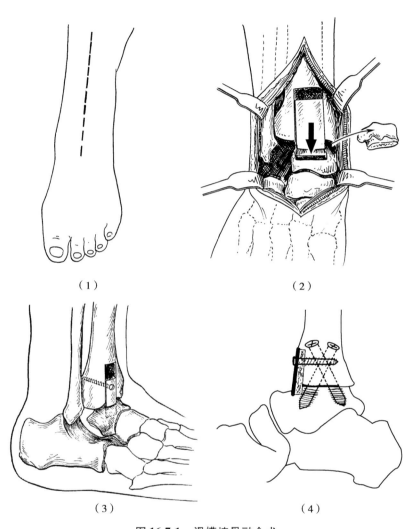

（1） （2）

（3） （4）

图16-7-1 滑槽植骨融合术

(1)切口;(2)滑槽植骨;(3)螺钉固定;(4)加压螺钉固定胫距关节

(2) 显露:切开皮肤、皮下组织,按切口方向切开小腿横韧带和十字韧带,分开趾长伸肌腱和拇长伸肌腱并向两侧牵开,即可显露胫骨下段和踝关节前方关节囊。

(3) 清除病灶:切除关节软骨,横行切开关节囊,切除滑膜,清除关节内病灶。在跖屈及背伸踝关节时切除关节软骨面、硬化骨质直至正常渗血的松骨质。如为距骨骨折,距骨体已缺血性坏死,则应将体部切除,但对无感染者可试以保留。注意勿损毁距骨头、颈部的血供。

(4) 修整关节面:置关节于中立位。如踝关节有内翻、外翻畸形,应楔形切除距骨或胫骨予以矫正。轻度的跖屈畸形,一般经软骨面清除后即可被矫正,严重者需将跟腱切断延长才能纠正。

(5) 植骨融合:内固定切开骨膜剥离胫骨下端前面骨膜,在胫骨远端前侧凿取长5cm、宽2.5cm的全厚胫骨皮质骨。置踝于功能位,在于胫骨取骨片处相对应位置的距骨上凿一隧槽,将胫骨片滑入槽中(图16-7-1(2)),以螺丝钉固定。也可在胫骨和距骨上凿开一槽,另取髂骨或胫骨块植入骨槽,再用螺丝钉固定(图16-7-1(3))。所有骨间空隙用松质骨紧密填充。近年来,国外足踝外科医生为了防止踝关节融合术后并发延迟愈合与不愈合,主张在固定滑移植骨片后,再用加压螺钉固定胫距关节(图16-7-1(4))。

(6) 缝合:松止血带,止血,冲洗切口。分层关闭切口。皮下可放橡皮片引流。

【注意事项】　显露时防止损伤腓浅神经的分支。手术结束前应缝合修补下肢支持带。

【术后处理】　术后3~5天更换无菌敷料,防止切口感染。如应用引流条,术后24~48小时拔除之。术后用长腿石膏托固定踝关节于功能位。两周后去石膏拆线,更换为短腿石膏固定4周;再更换为可行走的管型石膏,扶拐下地逐渐负重行走。

【术评】　该术式显露比较简单,探查既能顾及前方,又能顾及两侧,能消除关节的大部分病灶。但后方病灶需要消除时,要另由后路切开显露和消除。术中在滑槽植骨固定后,还可再用1~2枚加压螺钉固定胫距关节,以利于骨愈合。

2. 踝关节加压融合术

【适应证】

(1) 有严重疼痛的踝关节创伤性关节炎。

(2) 踝关节骨关节炎或类风湿关节炎。

(3) 踝关节晚期全关节结核,原发骨病灶偏前或偏侧方者,适合前路融合。

(4) 陈旧性距骨骨折并缺血性坏死。

(5) 人工踝关节置换术失败者。

【禁忌证】　骨骺未闭的儿童禁忌。

【麻醉】　椎管内神经阻滞麻醉,儿童用全身麻醉。

【体位】　仰卧位。

【操作步骤】

(1) 手术前半部的操作,与上一手术操作中的(1)(2)(3)(4)步骤相同。

(2) 下半部的操作,不在胫骨远端切取滑动骨块,而是在把胫骨远端关节面,内、外踝关节的骨间膜和距骨凸面关节面的软骨面凿掉后,注意距骨顶部凿成平面状(图16-7-2(1))。从髂骨切取合适大小的骨块置于胫距之间。在其他间隙植于松质骨,然后用外固定器加压融合。

(3) 加压融合:因外固定器的不同而有以下不同的固定方法。

1) 单平面框架式外固定器加压融合:分别在踝关节上方4cm和20cm处的小腿前方由内向外各穿1枚直径3.5mm的骨圆针,使穿过胫骨并相互平行。再在距骨体横轴的前部穿同样粗的骨圆针,使与上两针平行(图16-7-2(2))。注意:距骨穿针稍向前方,强调在距骨体前部进针(图16-7-2(3)),是为了在加压时可对抗跟腱的牵拉力,使关节面均匀受压,更具稳定性。然后装上外固定加压器,此时应置踝关节于功能位,并尽量将距骨向后方推移,以保留跟部外形。然后进行加压。一般加压达到使远端的两枚骨圆针稍有弯曲即可。

2) 三角形框架式外固定器加压融合:此类外固定器,因为是多平面结构,故较前者稳定。如图16-7-3所示,小腿穿针如前,距骨需在水平面内穿2枚平行的骨圆针。然后,安装外固定器进行加压如前。

(4) 缝合:放松止血带,彻底止血,冲洗伤口后逐层缝合。切口内可放橡皮片引流。

【注意事项】　穿针时要避开重要神经血管,以防损伤之。骨圆针针道感染是加压融合术常见的并发症,术后要经常对针道口处进行消毒、换药,以防针道感染。

【术后处理】　如果应用引流者,一般术后24~48小时拔除之。术后3~5天更换无菌敷料,防止切口感染。术后不需要石膏固定,5天后可扶拐下地不负重行走。术后2周拆线,一般8~10周视骨折愈合情况可去除外固定器。

术后每天用碘酊、酒精擦拭针道,每5天左右更换针道的无菌敷料;防止针道感染,如发现有针道感染征象时,应及时应用必要的抗生素治疗。

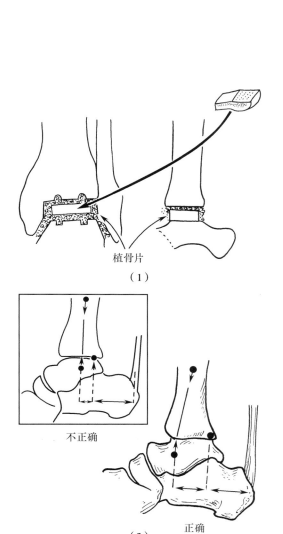

植骨片

（1）

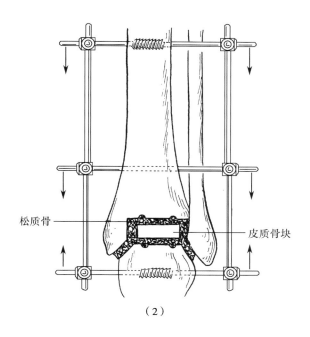

松质骨

皮质骨块

（2）

不正确

正确

（3）

图 16-7-2　应用单平面框架式外固定器加
　　　　　压融合踝关节
（1）切除关节面植骨；（2）安装外固定器；
　　　　（3）距骨的穿针位置

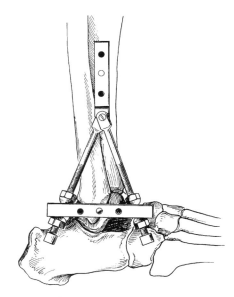

图 16-7-3　应用三角形外固定器加压融合踝关节

二、外侧路踝关节融合术

此处介绍踝关节外侧入路利用腓骨植骨的踝关节融合术（arthrodesis of ankle by the lateral approach）。

【**适应证**】 适应于主要病灶在外方的踝关节结核，如需清除内侧病灶，可在踝关节内侧另作小切口清除。也适应于非结核性的踝关节病，如创伤性关节炎、骨关节炎等。

【**禁忌证**】 骨骺未闭的儿童禁忌。

【**麻醉**】 椎管内神经阻滞麻醉，儿童用全身麻醉。

【**体位**】 向健侧侧俯卧位，与手术台成45°角，患肢屈髋、内旋、腓骨向上。

【**操作步骤**】

1. 切口与显露踝关节　显露采用踝关节外侧长弧形手术途径。沿腓骨下端后下缘弧形切开。起自踝上8cm，绕过外踝直至骰骨前缘（图16-7-4（1））。牵开腓骨肌腱，骨膜下剥离腓骨但不剥离下端的胫腓、跟腓韧带附着处，在踝上6～7cm锯断腓骨，将其下翻，踝关节外侧及胫骨外侧面即可被显露。

2. 切除病灶与软骨面　将跟部内翻，全部踝关节面均可被显露。清除病灶，切除软骨面：先在骨间

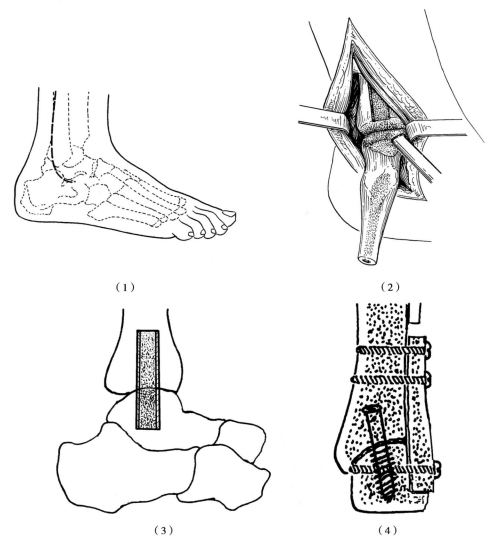

（1）　　　　　　　　　　　　　　（2）

（3）　　　　　　　　　　　　　　（4）

图16-7-4　利用腓骨植骨的踝关节融合术

（1）切口；（2）翻下腓骨远端处理病灶；（3）挖好骨槽；（4）植骨固定

膜处纵形切开胫骨骨膜,骨膜下剥离其外侧面,用骨凿将其凿一与截下的腓骨宽度相等的浅槽以备承受植骨用(图16-7-4(2))。然后,沿胫骨下端前、后面切开关节囊,内翻足部使胫距关节间隙扩大,清除病灶,切除关节面软骨,凿毛软骨下骨面。再于距骨外侧壁上,相对应于胫骨凿一与腓骨宽度相等的浅槽(图16-7-4(3)),以备承受腓骨植骨用。此术式关节内侧显露较差,需用相应器械清除病灶。需要时,在踝关节内侧另加小切口辅助显露和清除内侧病灶。

3. 关节内、外处理 修整关节面,切除凸起多余的骨质,纠正内翻或外翻畸形,直至可将踝关节置于功能位。如有跖屈挛缩畸形者,应松解挛缩,可作跟腱延长术。关节间的残留空隙取松质骨填充。由助手维持踝关节于功能位或所需融合的位置。

4. 植骨、加压融合、内固定 将翻开的腓骨下端的胫侧面凿毛糙,切除胫腓软骨面。确认踝关节于功能位或所需要的位置,即将腓骨嵌入已凿好的胫骨与距骨上的骨槽内。然后,有两种固定融合方法:①分别在胫骨与距骨上用2枚螺丝钉固定,使螺丝钉穿过腓骨直至胫骨、距骨对侧的骨皮质。然后,用石膏固定。②用外固定器加压融合。先如前路融合所叙,在胫骨、距骨上分别穿骨圆针,上加压器,在踝关节上下加压,使胫距关节面紧密固定。继之用1~2枚螺丝钉将腓骨下段内固定于距骨槽,1枚固定腓骨下端于距骨上,关节内的间隙辅用松质骨填充。近年来,国外足踝外科医生为了防止踝关节融合术后并发延迟愈合与不愈合,主张在固定滑移植腓骨后,再用加压螺钉固定胫距关节(图16-7-4(4))。

5. 缝合 松开止血带,彻底止血,冲洗创口,逐层缝合。伤口内可放置橡皮片引流。

【术后处理】 如果应用引流者,一般术后24~48小时拔除之。术后3~5天更换无菌敷料,防止切口感染。术毕需用长腿石膏托外固定维持关节融合的位置2周,2周后拆线并更换短腿石膏管型继续固定4周;之后更换为可行走的小腿管型石膏开始下地逐渐负重行走。后者,同前路踝关节外固定器加压融合术式。对腓骨固定后再用2枚加压螺钉固定者,由于固定较牢靠,拆线后即可开始部分下地负重活动(图16-7-5)。

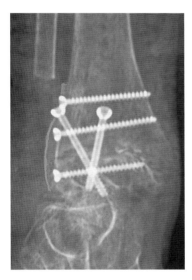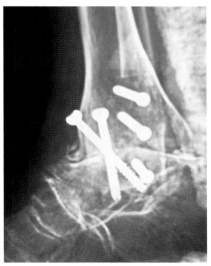

图16-7-5 腓骨植骨固定后再用2枚加压螺钉固定

【术评】 外侧入路可以清楚地显露和清除踝关节前、后、外侧的病灶,又无重要神经血管,因而应用较广泛。有时距骨内侧关节面的病灶显露困难;必要时,可在踝关节内侧另加小切口辅助显露和清除内侧病灶。

三、后路踝关节融合术

【适应证】 适应于有跟腱挛缩或同时融合踝关节与距下关节的踝关节病,也适应于非结核性的踝关节病,如创伤性关节炎、骨关节炎等融合。

【禁忌证】 不适用于需清除病灶的关节结核患者。

【麻醉】 椎管内神经阻滞麻醉,儿童用全身麻醉。

【体位】 向健侧侧俯卧位,与手术台成45°角,患肢屈髋、内旋、腓骨向上。

【操作步骤】

1. 切口、显露 采用踝关节后侧手术途径显露。在跟腱下端内缘纵形切开约8cm长,将跗长屈肌肌腱牵向内侧,即可显露出踝关节后方。

2. 关节内、外融合 切除后关节囊和距骨后突,背伸踝关节,扩大胫距和跟距关节间隙,配合踝关节的内翻、外翻,切除其关节的软骨面。如有跟腱挛缩,应先行跟腱延长。置关节于功能位,随之从胫骨远端后面与跟骨后上面用骨凿凿成带蒂的长鱼鳞状骨片上下翻转,并相互叠层紧贴于距骨后方的骨凿面上(图16-7-6)。取部分松质骨填充空隙与植骨周围以促进融合。助手保持踝关节于所需要的位置。

3. 缝合 冲洗伤口,彻底止血,缝合皮下组织和皮肤。包扎后用长腿石膏托固定踝关节于功能位。

【注意事项】 本术式由于不行内固定,增加了不愈合的发生机会。为了防止发生不愈合,近年来,国外大都采用2枚松质骨螺钉或加压螺钉交叉固定胫距或胫距、距跟关节(图16-7-7)。

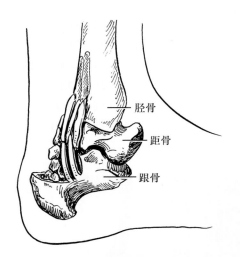

图16-7-6 后路踝关节融合术

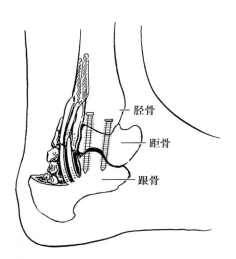

图16-7-7 改良后路踝关节融合术——加用螺钉固定

【术后处理】 术后3～5天更换无菌敷料,防止切口感染。术后两周拆线,换无垫、短腿管形可行走石膏外固定8～12周,此间可扶拐部分负重行走,待骨性愈合后足部方可完全负重。

【术评】 该术式有其一定优点,后方结构简单,显露容易,软组织较少,术后反应小,可同时矫正跟腱和后关节囊挛缩,一并融合胫、距、跟骨间关节。

四、骨栓式踝关节融合术

【适应证】 适合于踝关节没有畸形和骨缺损的骨性关节炎及严重疼痛的创伤性关节炎者。

【禁忌证】 不适用于需清除病灶的关节结核患者。

【麻醉】 椎管内神经阻滞麻醉,儿童用全身麻醉。

【体位】 仰卧位,大腿部应用充气止血带。

【操作步骤】

1. 切口与显露 经内踝作5cm长皮肤切口。切开皮肤、皮下组织,骨膜下显露内踝(图16-7-8(1))。

2. 植骨融合 直视下确定踝关节的正确位置,将直径19mm带柄的颈椎病手术用圆锯的中心对准踝关节的内侧间隙,自内踝经关节间隙钻到外侧。取出中间带关节软骨面的骨芯(图16-7-8(2)),旋转90°,由原口插入填塞骨隧道(图16-7-8(3));也可去掉骨芯,用圆锯从髂骨处切取同样大小的骨芯植入,代替原骨芯植骨。

3. 缝合　切口放松止血带,彻底止血,冲洗切口,分层关闭切口。

【注意事项】　在用圆锯旋转截骨时,要均匀用力循序渐进中间不要中断,直至钻透对侧的骨皮质。再慢慢旋出"骨芯"。防止骨芯折断。

【术后处理】　术后3~5天更换无菌敷料,防止切口感染。术后用短腿石膏管型固定,疼痛反应消失后,即可扶拐下地逐渐负重行走。2周拆线,更换合适的可行走的短腿石膏靴继续固定,直至X线片证实已骨性愈合为止,一般需3~4个月。

【术评】　骨栓式踝关节融合术术式简单,术后反应少,住院时间短,易于被患者接受。最适合踝关节没有畸形和骨缺损的骨性关节炎及严重疼痛的创伤性关节炎患者。

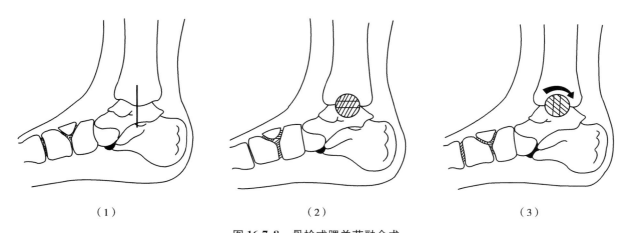

（1）　　　　　　　　　　　　（2）　　　　　　　　　　　　（3）

图 16-7-8　骨栓式踝关节融合术
（1）切口;（2）取骨芯;（3）骨芯旋转90°后再植入原骨洞内

（王正义）

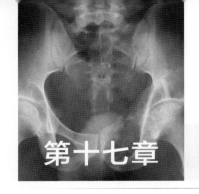

第十七章　慢性非化脓性关节炎的手术治疗

第一节　手术适应证与术式选择

慢性非化脓性关节炎的病种繁多,多数就诊于风湿免疫科,需要骨科介入的多为病情的晚期阶段。但其中比较特殊和典型的为类风湿关节炎,除了需要通过内科治疗外,在病情不同阶段通过不同的手术方式介入可有助于控制病情和改善功能。因此本章即以类风湿关节炎为主介绍这类疾病的手术治疗。

类风湿关节炎病程中异常增生的滑膜组织可以侵蚀周围肌腱、韧带、软骨和骨骼,从而造成关节进行性破坏、畸形,最终出现不同程度的功能障碍。目前认为手术直接切除过度增生的滑膜组织,去除大部分释放炎性介质的炎性细胞和生成滑液的滑膜组织,可减少滑液和各种炎性因子的分泌,打破恶性循环,从而阻止炎症的迅速发展,缓解疼痛,中断或延缓关节破环过程(图 17-1-1、图 17-1-2)。

滑膜切除术的适应证:

1. 类风湿关节炎经严格系统的内科药物治疗 6 个月无效,仍有滑膜肥厚及关节肿胀。

2. 间歇性或者持续性关节积液,临床上可触及肥厚的滑膜。

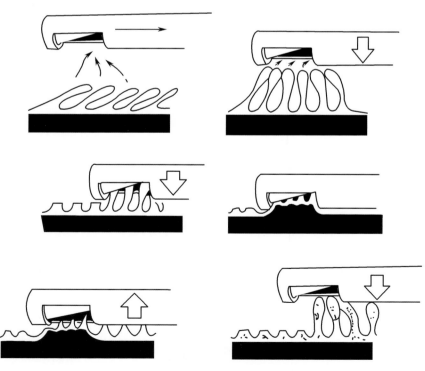

图 17-1-1　使用刨削器切除滑膜的方法

784

3. X 线片显示关节骨质有早期侵蚀现象。

关节清理术适用于不愿或不能做人工关节置换,而又需要治疗使关节免于强直的病例。多用于髋、膝和肘关节。近期疗效均很满意。

【适应证】

1. 患者一般情况较好,病情相对稳定。

2. 受累的四肢关节比较局限。

3. 关节疼痛及功能障碍。

4. 病变已经达中期,关节有中等度破坏。

5. X 线或 CT 检查显示关节软骨面破坏不超过 1/3。

类风湿关节炎患者的一般情况往往较差,常常伴有贫血、白细胞计数增高、血沉增快及免疫指标异常。部分患者长期使用消炎镇痛药物或者免疫抑制剂,因此类风湿关节炎患者术后容易出现消化性溃疡、感染或者伤口延迟愈合。这些都是类风湿患者接受外科手术的常见危险因素。类风湿关节炎患者的治疗涉及多科室,需要风湿内科医生、外科医生和康复理疗师以及护理人员的共同努力。类风湿关节炎患者常常意志消沉,意志薄弱,必要时还需要为患者作心理疏导治疗。

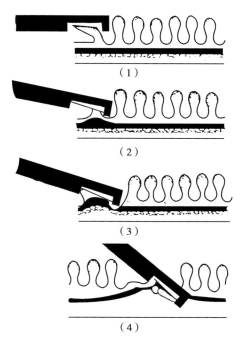

图 17-1-2　滑膜切除层次示意图
(1)绒毛切除;(2)浅层切除;(3)全层切除;
(4)滑膜下组织切除

第二节　滑膜切除与关节清理术

（一）肩关节滑膜切除术

1. 开放性肩关节滑膜切除术

【麻醉】　高位硬脊膜外阻滞或颈丛和锁骨上臂丛阻滞。患者紧张、神经阻滞麻醉有困难者,行全身麻醉。备血 200 ~ 400ml。

【体位】　患者仰卧位,肩下方垫薄枕,使肩突出于手术台约成 30°角。消毒皮肤,臂及手用消毒敷料包好,便于术中活动患肢。

【操作步骤】

（1）切口:常用肩前 L 形切口。切口上段起自肩锁关节前方,沿锁骨外 1/3 下缘向内至喙突,转向三角肌与胸大肌沟向外下方走行,止于上臂前方中、上 1/3 交界处。

（2）手术入路:切开皮下组织,浅、深筋膜,于三角肌与胸大肌间分离出头静脉,将属支切断结扎,用橡皮条或钝性钩拉向内侧。从三角肌前上缘距锁骨下 1cm 处切断,将切断的三角肌连皮瓣向外拉开,即显露横韧带、肱二头肌腱长头、肩胛下肌腱及其下方的旋肱前动脉。结扎该动脉,将肱骨外旋,使肩胛下肌紧张,在该肌终点距肱骨小结节约 1cm 处切断,充分显露盂肱关节前关节囊。

（3）滑膜切除:于肩胛下肌附着处纵行切开关节囊及滑膜,显露滑膜内面,将肩袖和关节囊切口上下延长,切除关节前方增厚的滑膜,脱出肱骨头,切除关节后方的滑膜,并将肱骨头和肩胛盂周围的肉芽组织和软骨面附着的血管翳刮净。因肱二头肌腱长头周围的滑膜组织同时受累,沿肱二头肌腱沟纵行切开横韧带和长头腱鞘,切除腱鞘内的滑膜组织。

（4）缝合切口:生理盐水冲洗切口,将肱骨头复位,局部注入复方倍他米松 1ml,将切断的关节囊、肩胛下肌腱和三角肌缝合,逐层闭合切口。

【术后处理】　术后加压包扎,并用皮牵引将患肢固定在上举外展位。5 ~ 7 天后更换敷料,患肢三角巾悬吊,开始上肢悬垂画圈运动,2 周后开始做抬肩和手爬墙运动。以后逐渐加大活动量或配合体疗器械进行肩关节功能锻炼。

2. 关节镜下肩关节滑膜切除术

【手术指征】　类风湿肩关节炎经内科治疗失败,关节破坏轻微,关节活动度正常,未侵犯肩袖和肩锁关节。

【麻醉】　全麻。

【体位】　患肩朝上,侧卧位。患肢牵引,牵引重量5～8kg。

【手术方法】　从标准前方和后方入路进行肩关节的检查,了解滑膜病变情况的范围。由于类风湿患者增生的滑膜常常出血,可能会影响对关节内疾患的评估,所以需要适当扩张关节以清楚地观察关节内结构,必要时可以使用专用的注入泵。也可以在灌注液中加入低剂量的肾上腺素。对肩关节作全面的评价后,将刨削器插入关节腔内,刨削器的开口贴向滑膜,然后开动刨削器切除滑膜。

术后24小时内加压包扎,上肢功能位固定。术后第一天即开始作关节的活动度练习,术后一周内开始进行上举锻炼和正规的物理治疗。

（二）肘关节滑膜切除术

1. 开放性肘关节滑膜切除术　对于肘关节类风湿关节炎早期,有肘关节肿痛、活动障碍的可以作肘关节滑膜切除术。

可以采用后正中切口或者外侧切口暴露肘关节(图17-2-1)。切开关节囊后,切除肱桡关节和上尺桡关节的滑膜,再将肱尺关节前方和后方的滑膜切除。清除肱骨下端、桡骨头和尺骨鹰嘴软骨面边缘的肉芽组织。软骨面上的血管翳应刮除干净。如果桡骨头破坏严重,应该将其切除。放松止血带后仔细止血。缝合切口后加压包扎,上肢功能位固定。

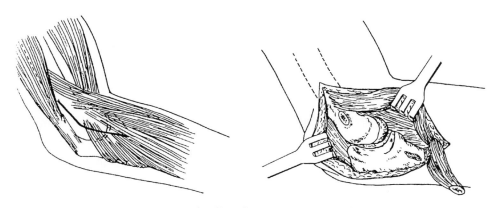

图 17-2-1　肘关节滑膜切除术手术入路示意图

2. 关节镜下肘关节滑膜切除术　传统的开放式滑膜切除术后疼痛较重,术后早期康复有一定的困难。而关节镜下滑膜切除术创伤较小,其手术效果和开放式滑膜切除术相当。

关节镜滑膜切除的适应证为:滑膜炎引起的严重疼痛或者肿胀,保守治疗无效(包括疾病调节的抗风湿药物、避免过度活动),症状严重,影响日常工作、生活或睡眠,病程至少6个月以上。

【手术技术】　患者侧卧,患侧在上。上肢托起,前臂可任意悬吊,屈肘90°。使用气动止血带,注入20ml生理盐水,使肘关节充盈。选择4个入路:外中间入路、后外、前外和前内入路。外中间入路位于尺骨鹰嘴、外上髁、桡骨头形成三角形的中心,是诊断和手术入路,对后侧间室特别有用,利用这一入路可以观察鹰嘴、鹰嘴窝、肱骨头后侧面和桡骨头后侧面。后外侧入路在关节间隙沟内,位于外侧中间入路后方,可插入器械如探针、篮钳、刨削器等。前外侧入路位于沟中,前方位于桡骨头和肱骨小头之间。

切开皮肤,从前外侧入路插入关节镜进入关节前方,从内侧观察滑膜组织。可以从前外和前内入路插入关节镜,进入关节腔,观察关节前方的结构,如滑车、内髁、肱骨头、桡骨头和喙突。在前方切除滑膜时,必须小心,避免损伤内侧的神经和血管。

可以用篮钳和刨削器切除滑膜。旋转前臂可看清桡骨颈后方残留的滑膜组织。因为有的关节间隙滑膜难以在关节镜下切除,所以关节镜下滑膜切除的量一般少于切开术。严格的讲,关节镜下的肘关节滑膜切除术是次全滑膜切除术。

(三) 腕关节滑膜切除术

1. 开放性腕关节滑膜切除术　腕关节滑膜切除术多采用臂丛阻滞麻醉。手术在气囊止血带下进行。

【手术步骤】

(1) 患者仰卧,患手侧伸,置于手术台旁的小桌上操作。

(2) 切口:沿腕背侧皮横纹切口,从桡侧茎突略向近侧弯至尺骨茎突止。

(3) 手术入路:切开皮肤和皮下组织,腕背侧浅静脉主干分离牵开,小的属支切断结扎。显露深筋膜及腕背韧带,将韧带纵行切开拉向两侧,将拇长伸肌腱拉向桡侧,指总伸肌腱和示指固有伸肌腱拉向尺侧,其下方为桡侧伸腕长、短肌腱和背侧关节囊。拉开腕伸肌腱并将关节囊周围软组织剥离开,充分暴露腕背侧关节囊。

(4) 滑膜切除:横行切开关节囊,将腕背侧关节囊内滑膜切除干净,刮除各腕骨边缘的肉芽组织,松止血带止血,冲洗切口,注入复方倍他米松 0.5ml。缝合腕背侧横韧带,逐层闭合切口。

腕掌侧明显肿胀者,经掌侧手术方法:

1) 切口:沿腕掌侧横纹切口。从桡骨茎突至尺骨茎突。

2) 手术入路:切开皮肤、皮下组织,从掌长肌腱与桡侧腕屈肌腱之间进入,纵行切开掌侧腕横韧带,将桡侧腕屈肌腱和拇长屈肌腱向桡侧拉开,将指浅、深屈肌腱和正中神经拉向尺侧,显露腕掌侧关节囊。在切开关节囊前先将其周围的软组织钝性分离,充分显露关节囊。

3) 滑膜切除:将滑膜切除干净,搔刮腕软骨面边缘的肉芽组织,松止血带,止血,冲洗切口,放入复方倍他米松 0.5ml,缝合腕掌侧横韧带及切口。

对掌、背侧滑膜均存在严重肿胀者,则一侧采用腕掌横纹横切口,一侧采用纵切口或两侧都采用纵弧形切口,手术方法同上。对合并腱鞘滑膜炎者,则采用纵弧形切口,清除腱鞘内滑膜组织,如有肌腱断裂,则修补肌腱,如合并下尺桡关节破坏和尺骨小头脱位时,可在尺骨远端另作纵向切口,切除尺骨小头。

【术后处理】　用厚辅料包扎,患肢三角巾悬吊,3 天后开始腕关节功能锻炼。

2. 关节镜下腕管综合征松解术

【麻醉】　臂丛麻醉。

【操作步骤】　腕横纹近侧作 5~10mm 皮肤切口,将穿刺器从掌长肌肌腱桡侧插入腕管后,撤回穿刺器,插入透明塑料管,然后将关节镜插入塑料管内进行观察,活动患肢手指,确认腕横韧带、正中神经和肌腱。注意掌浅弓的位置,检查腕横韧带的切割处有无神经或者肌腱通过。若没有神经穿行,将长柄钩刀沿塑料管尺侧插入,监视下将刀刃钩在腕横韧带尺侧,同时回撤关节镜和钩刀,监视下切断腕横韧带。

【并发症】　关节镜下腕管综合征松解术的常见并发症包括腕横韧带松解不完全、正中神经/尺神经损伤、屈肌腱损伤、掌浅弓撕裂伤。

(四) 掌指关节滑膜切除术

【麻醉】　臂丛麻醉。

【体位】　仰卧位,手伸在手术台旁小桌上。

【操作步骤】

1. 切口　肿胀多在背侧,以患病关节为中心作凸向桡侧的弧形切口,若相邻多个关节发病,可作跨越关节的横切口(图 17-2-2)。

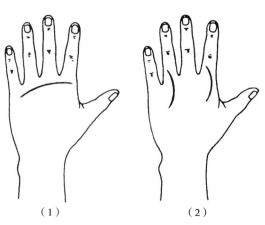

图 17-2-2　掌指关节背侧手术入路
(1)横切口;(2)纵的弧形切口

2. 手术入路　于指伸肌腱桡侧约 0.5cm 处纵行切开腱膜扩张部，钝性分离伸肌腱和背侧关节囊。

3. 滑膜切除　将背侧滑膜切除，刮净软骨边缘的肉芽组织，屈曲牵引患指，加大关节腔隙，清除关节侧方和掌侧面的滑膜，将切开的桡侧腱膜扩张部重叠缝合。

4. 合并尺偏畸形的治疗　尺偏畸形者可将尺侧腱膜扩张部纵行切开减张（图 17-2-3）。若减张后仍不能纠正尺偏畸形者，可将指外展肌切断，或同时将小指伸肌腱的近端移植于桡侧扩张部。松止血带，止血，冲洗切口。注入复方倍他米松 0.5ml，缝合切口。

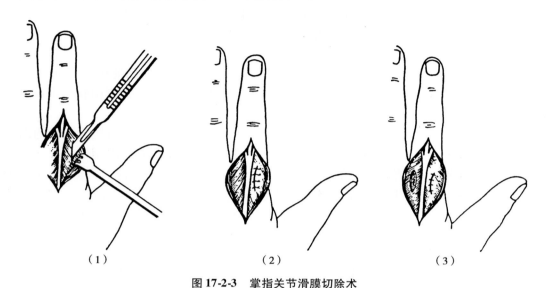

图 17-2-3　掌指关节滑膜切除术
（1）掌指关节尺偏畸形的矫正：在指背桡侧腱膜扩张部作一纵切口；（2）将桡侧扩张部重叠缝合；
（3）切开尺侧腱膜扩张部减压

桡偏畸形者少见。处理方法与尺偏畸形相反。

【术后处理】　无尺、桡偏畸形者，不需要外固定。术后 3 天开始练习掌指关节活动。尺、桡偏畸形者，术后腕掌关节功能位石膏托固定 1 周，间断固定 2~3 周。术后 6 周去除外固定开始功能锻炼。

（五）近侧指间关节滑膜切除术

在近侧指间关节背侧作凸向桡侧的弧形切口。切开皮肤时勿损伤指背静脉。从中央腱条与侧副腱条之间或从指背腱膜的桡侧进入，将指背腱膜与关节囊分离后，中央腱条拉向尺侧，桡侧腱条拉向桡侧，或将指背腱膜拉向尺侧，即可显露背侧关节囊。横行切开背侧关节囊，肥厚的滑膜组织即膨出。将背侧滑膜及软骨表面的肉芽组织清除干净，屈曲牵引关节，扩大间隙，清除掌侧与侧方的滑膜。松止血带止血，缝合腱膜扩张部及切口。

（六）髋关节滑膜切除术

髋关节滑膜切除术对于解除由类风湿关节炎导致的髋关节疼痛有一定作用。适合于年轻患者，疗效可以维持几年，需要时择期行其他重建手术（如人工髋关节置换术）。可以采用常规的髋关节暴露方法（如髋关节后外侧入路或者髋关节前侧入路）。详细的切开手术入路见相关章节。关节镜下滑膜切除的最大优势在于避免髋关节脱位，减轻了手术创伤和股骨头坏死的可能性；而较深部位的滑膜切除，开放手术往往暴露困难，关节镜操作可方便彻底地切除这些部位的滑膜组织。

（七）膝关节滑膜切除术

1. 开放性膝关节滑膜切除术　充分的外科显露对膝关节滑膜切除术至关重要。取髌旁内侧或正中纵形皮肤切口，起于髌骨上极近侧约 6cm，向下延伸至胫骨结节远端约 2cm。由髌旁内侧切开关节囊进入关节，将切口向近侧延伸，部分切开股四头肌腱，向远端延伸至胫骨结节内侧，以便更充分地显露髌骨并屈曲膝关节。为了便于缝合，应该保留足够的股内侧肌和髌骨内侧缘。注意不要伤及髌腱。完全暴露膝关节后，将髌上囊及内、外侧间沟内的滑膜切除，并刮除关节面的血管翳。清除髁间窝的滑膜。

2. 关节镜下膝关节滑膜切除术　大量的临床实践证明,关节镜下滑膜切除对膝关节类风湿的治疗和症状控制是一种有效的方法,镜下滑膜切除较开放手术更能减少其因滑膜切除导致的关节活动度的丧失。由于类风湿关节炎的滑膜病变常累及全膝关节滑膜,包括膝关节后方、半月板表面及滑膜软骨移行处,而且滑膜是类风湿病变直接侵犯的靶器官,因而为获得更好和更长期的疗效,应争取对全关节滑膜作全层切除。但全面的滑膜切除对关节镜操作技术有更高的要求。应在严格控制出血的前提下,按照髌上囊-髌周-内外侧沟-踝间窝-后腔室的顺序刨削滑膜。为了彻底切除膝关节后侧腔室的滑膜,增加一个后侧入路往往是必要的。滑膜切除必须在关节镜监视下完成,以免损伤半月板或者关节软骨。由于在关节镜下进行了大面积的滑膜切除,为避免术后出血和粘连,术毕时可以在关节腔内注入0.2mg肾上腺素、1%透明质酸钠3ml,加压包扎。术后使用持续被动活动装置以防止关节粘连,避免关节活动度的丧失。

(八) 踝关节滑膜切除术

【体位】　仰卧或斜卧位,患肢在上,小腿和足垫高。

【手术技术】

1. 前方显露　以踝关节为中心,在胫骨前肌与长伸肌腱之间作凸向内侧的弧形切口(图17-2-4),长10～12cm。切开皮肤、皮下组织及筋膜。切开伸肌支持带,将胫骨前肌拉向内侧,长伸肌拉向外侧,分离胫前动、静脉和胫前神经,并一起拉向外侧,可显露关节囊前方。将关节囊前方周围软组织作钝性剥离,整个前关节囊可充分显露。横行切开关节囊,肥厚的滑膜即可膨出。将滑膜组织与关节囊的纤维层一并切除。踝关节充分跖屈,显露胫骨下端和距骨滑车关节面,把软骨边缘肉芽组织和血管翳一起刮净。

2. 侧方显露　切口起自外踝顶点上5cm,跟腱与腓骨后缘之间,向下绕外踝顶点下0.5～1cm弧形向前至足舟骨外缘(图17-2-4)。切开皮肤、皮下组织、筋膜、腓骨肌支持带及腓骨长、短肌腱鞘。将腓骨肌支持带拉向两侧,腓骨长、短肌腱拉向后方,将腓浅神经、第3腓骨肌及趾总伸肌腱拉向前方,踝关节的前、外、后关节囊均可显露。切开关节囊,使足充分内翻,切除关节前、后滑膜,刮净肉芽组织及血管翳。如腱鞘滑膜增厚,也应切除。

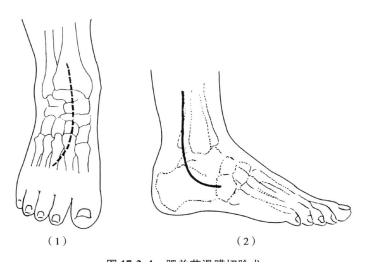

图17-2-4　踝关节滑膜切除术
(1)前方入路切口示意图;(2)侧方入路切口示意图

(九) 滑膜切除术的并发症

最常见的为疼痛和滑膜炎复发,不提倡反复的滑膜切除。不稳是常见并发症之一。神经损伤是滑膜切除,尤其是关节镜下滑膜切除的并发症之一。

(十) 关节清理术

关节镜清理术可去除关节内产生撞击症状的游离瓣和边缘,在短期内改善症状。关节镜清理灌洗术的目的是减少关节内的炎症反应及机械刺激。清理术包括刨平毛糙的关节面、修整半月板边缘、去除骨赘、切除炎性滑膜。关节灌洗术可将软骨碎片冲出关节腔,从而减轻滑膜炎症和疼痛。据报道该手术具有姑息效应,尤其对于那些年龄较大、要求较低的患者,但不应将其作为长期的治疗方法。

【手术方法】 关节清理术的手术方法基本上和滑膜切除术相同,同时还需要做到以下几点:

1. 切除纤维化或骨化的关节囊。
2. 刮除软骨内或骨内被侵蚀的病灶。
3. 切除或凿除影响关节功能的骨赘。
4. 肘关节清理术常需切除桡骨头;腕关节常需切除尺骨小头以改进关节功能。
5. 对关节屈曲畸形较重的患者,常同时作关节周围的肌腱切断、延长和关节囊切开松解术。

第三节 截 骨 术

（一）胫骨近端截骨术

手术旨在免除或减轻关节面破损引起的疼痛,矫正膝关节的畸形,特别是膝关节一侧的软骨严重破坏而另一侧仍维持比较完好情况下产生的症状,例如内侧破坏严重,而外侧较完好,则构成膝内翻畸形;相反,如外侧破坏严重,则构成膝外翻。可以通过在胫骨上端作一楔形截骨(底部在外侧)矫正膝内翻,使负重力线移向外侧,以解除或减轻疼痛。同样,膝外翻时楔形切除的底部在内侧,可收到相同效果。截骨平面在胫骨近端距离膝关节面约 1.5cm 处,截骨后用金属 U 形针内固定。但由于类风湿膝关节炎的关节软骨的破坏常不是局限于内一半或外一半,而多是整个关节面的破坏,胫骨近端截骨术治疗类风湿关节炎膝外翻和膝内翻的疗效远不如治疗同样畸形的骨关节炎。

（二）转子间或转子下截骨术

对类风湿髋关节炎合并骨性强直的患者,前屈、内收或外展畸形较严重者,施行转子下股骨截骨术对于改善畸形有一定的效果。近年来由于人工关节置换术的进步,截骨术的地位已不再重要。

第四节 软骨、骨软骨或细胞移植术

保守治疗,如减轻关节的载荷。嘱患者减轻体重,改变活动方式,加强跨关节肌肉的锻炼等方法无法缓解疼痛和机械症状,应选择针对软骨缺损的手术治疗。手术治疗包括骨髓刺激、软骨移植以填充缺损、以细胞为基础的治疗、应用生长因子或其他药物。治疗措施的选择应参考软骨缺损的大小以及患者对运动的要求。使用任一手术的同时,应纠正对线不良、韧带不稳定、髌骨不稳定或其他合并的髌股关节病理改变,以改善临床结果。

（一）骨髓刺激技术

病损小于 2cm 低要求的患者可以接受磨蚀软骨成形术或微骨折术,以刺激产生修复程序。这些手术穿透无血管的软骨层进入有血供的软骨下骨,从而刺激产生外源性修补,这一点在文献中获得广泛支持。磨蚀软骨成形术或微骨折后 60% ~ 70% 的患者的症状可获改善,但是纤维软骨修复会随着时间而恶化。Gobbi 等报道最初 70% 的患者可获改善,但在随访 72 个月以后发现,80% 的患者在活动量水平下降。Kreuz 等使用微骨折技术治疗了 85 名患者,发现术后 18 个月开始出现恶化。他们还发现,40 岁以下的患者结果明显优于 40 岁以上的患者。微骨折技术的优点包括操作简便,较低的费用,风险较低。它并不影响随后其他更为复杂的操作。Gill 等列出影响软骨缺损行微骨折术后软骨修复组织质量的 5 个因素:①在清理过程中,必须去除钙化的软骨层,但是应避免损伤软骨下骨;②穿刺孔之间应相隔 1 ~ 2mm,以便结缔组织填充缺损并黏附在缺损的基底部;③术后应早期使用 CPM 机维持膝关节功能;④应根据病损的部位,严格的避免负重;⑤在微骨折术时应纠正任何机械轴上明显的异常。将在第 48 章介绍该技术。

（二）骨软骨移植

对于较大的病损以及同时出现的多个病损，尤其是要求较高的患者，通常需要重建手术如自体骨软骨移植、异体骨软骨移植和自体软骨细胞移植。可在股骨髁的非负重区域获取自体骨软骨移植物，作为单独的骨栓或多个小骨栓，种植于病损区域，最大可为 2cm。可在大小匹配的新鲜骨关节半髁上获取异体移植物治疗更大的病损（2～3.5cm）。据报道在移植术后 4 周软骨细胞的活力可达 80%。新鲜异体骨移植最大的缺点是患者必须处于"待命"状态，一旦获取合适的移植物之后，必须马上接受手术。

（三）自体软骨细胞移植

对于 3.5～10cm 的病损或多个病损来说，自体软骨细胞移植是一种有效的重建措施。该程序分为 2 个阶段。首先，在关节镜下获取少量关节软骨或软骨，用于培养自体软骨细胞。随后，通常是 3～6 周后，实施开放手术将软骨细胞植入软骨缺损处。将骨膜移植物缝在缺损表面，然后将软骨细胞注入缺损内。再在注射部位缝合 1～2 针，使用纤维蛋白胶封口。应在自体软骨细胞移植术前或术中纠正对线不良、韧带不稳定以及半月板缺损。据报道术后 2～9 年优良率为 80%～89%。Minas 和 Chiu 报道 235 例患者接受自体软骨细胞移植成功率为 87%，Gillogly 报道 112 名患者的优良率为 91%。自体软骨细胞移植最常见的并发症是关节面粘连（2%）和关节面分离或分层（小于 1%）。Henderson、Gui 和 Lavigne 对 170 膝进行研究，其中 97 膝在自体软骨细胞移植术后需要再次手术，发现移植术后 2 年内需要再次手术的患者 74% 存在封包相关的问题，软骨相关的问题在术后 2 年后变得突出。

为避免过多的手术步骤，Peterson 建议采用"三明治"技术进行自体软骨细胞移植，使用松质骨移植物填充骨缺损，将骨膜缝合于移植骨的软骨下骨水平，钙化层朝向关节，更多的骨膜缝合于软骨缺损和朝向关节的钙化层之间，使用纤维蛋白胶产生一个防水的封口，将软骨细胞注入骨膜之间。Bartlett 等改进了三明治技术，使用猪的 Ⅰ～Ⅲ 型骨膜替代骨膜。他们还描述了基质诱导的自体软骨细胞植入技术，使用胶原蛋白胶将种植有软骨细胞的双层猪胶原直接种植于已处理好的软骨缺损处。

由于骨膜肥厚的发生率较高，获取并正确缝合骨膜的难度很大，目前已开发出一种可吸收的胶原覆盖物。目前暂缓了自体软骨细胞移植术的使用，包括使用骨膜和使用胶原覆盖物，主要是担心缺损处软骨细胞分布不均，以及可能的细胞泄露。为了避免这一问题，可将软骨细胞种植在可降解的胶原支架（Verigen，Leverkusen，德国）或透明质酸支架（Hyalograft C，Fidia Advanced Biopolymers，Abano Terme，意大利）上。这些膜性支架具有天然的"黏性"，可以通过关节镜直接置于缺损处，而不需要附加的固定或覆盖。欧洲已有这些材料与标准自体软骨细胞移植结果相比较的文献。其他的研究者（NeoCart、Histogenics、Northampton、Mass）在生物反应器内培养种植有自体软骨细胞的支架，该生物反应器可为支架持续提供流体静力压。一家比利时公司（ChondroCelect，Tigenix，Inc，Leuven，Belgium）明确并发展出一种方法，可以选择性培养更有活力的软骨细胞用于移植。为了避免二期操作，Lu 等将搅碎的供者软骨置于可吸收支架上，随后将其钉在软骨缺损处。尽管目前仅完成了动物实验，已证实该系统（CAIS、DePuy-Mitek、Norwood、Mass）具有以下优点：避免获取软骨和软骨细胞移植分步操作的多次手术；使用钉合技术而不是缝合技术固定骨膜，外科技术简单；降低了目前自体软骨细胞所需的昂贵费用。目前这些技术均在研究制种，但可能在将来改善自体软骨细胞移植术的疗效。

不管使用哪种技术，自体软骨细胞移植的缺点都是术后康复时间延长，需要患者严格限制负重及活动量。

另外一项最近发展的策略是在修复过程中在细胞和分子水平进行处理，将一种新的遗传信息转移入细胞内，协助愈合过程，即所谓的"基因治疗"。研究热点集中在寻找最有效的遗传信息载体，以及最有可能改进软骨修复和更新的基因序列。

第五节　特殊病例的手术治疗

（一）鹅颈样畸形

1. 指间关节成形术　当掌指关节及其近端关节均接近正常时，可进行环指、小指近侧指间关节的关节成形术。有些人认为中间的两根手指更适宜采用近侧指间关节成形术,因为术后手指的侧方稳定性可得到两侧手指的支持。关节融合术通常能带来更好的功能,手指远侧指间关节或拇指指间关节成形术通常是不必要的。同一手指很少同时进行掌指关节和近侧指间关节的成形术,甚至分期手术也很少进行。目前尚无合适的关节假体能在桡侧指间关节置换术后为其提供足够的侧方稳定性。关节融合术仍是治疗示指近侧指间关节炎的主要选择,偶尔治疗影响侧方夹持动作的中指近侧指间关节炎(图17-5-1)。

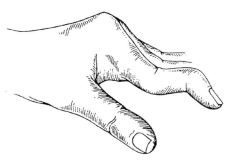

图 17-5-1　类风湿关节炎导致的鹅颈畸形

2. 近侧指间关节过伸畸形矫形术

【手术方法】　跨越近、中节指骨作 Z 字形切口,注意不要损伤指神经。通过向内、外侧游离神经血管束可显露滑车系统。显露 A2 滑车,在中央滑车中部切开,显露指屈肌腱。将指深肌腱牵开并松解所有的粘连处。然后显露指浅屈肌腱及其附着部,并行滑膜切除术。将指浅屈肌腱向远侧牵开,切开肌腱交叉部,把肌腱劈为两半。如果需要,可向近侧延长切口,并在 A1 滑车水平松解粘连,以便肌腱能够转至远侧。将切开的指浅屈肌腱拉向远侧,并切断其尺侧部分,留下 5cm 长游离的肌膜,其断端附着于中节指骨尺侧。用力牵拉肌腱断端以确认止点未因滑膜炎而变薄弱。由于小指的指浅屈肌腱太小,因此在小指手术中要将肌腱的两束均切断。在距 A2 滑车远侧缘 3~4mm 处刺穿滑车。用一把小弯血管钳经开口向远侧穿入腱鞘,夹住指浅屈肌腱断端尖,经过 A2 滑车拉向近侧。然后,将指浅屈肌腱近侧断端拉向远侧,以 4-0 不可吸收缝线自身缝合。调整肌腱的张力,以使手指维持于近侧指间关节屈曲 5°位。这样,通过将肌腱的一部分跨过关节固定来完成肌腱固定术。如果有可能,应修复十字形的滑车。切口内留置小引流条,关闭切口。可在一次完成数个手指的手术。

【术后处理】　在去除敷料后第 3 天可开始手部的功能锻炼。夜间用夹板保护 6 周,维持掌指关节于伸展位及近侧指间关节于轻度屈曲位。如果远侧指间关节固定于屈曲位,可采用手法矫正,并将此关节穿针固定于伸展位 3 周。

3. 指伸肌腱外侧束松解术及皮肤松解术

【手术方法】　切口开始于近节手指中部的背侧,略呈弧形,向远侧延伸,越过近侧指间关节的背外侧部分,并跨过手指中节的中部,然后向背侧斜行横跨,形成类似于"J"的尾端。连同必需的静脉袢一道,小心地游离皮肤。在指伸肌腱外侧束和中央束之间作一长切口,将它们由背侧固定的位置上松解。被动活动近侧指间关节,可观察到指伸肌腱外侧束向掌侧滑动,并滑过关节的髁部。接着进行滑膜切除术,此时,常可建立良好的关节被动活动度,除非屈肌腱发生肿胀性滑膜炎。近侧的切口可直接缝合,由于远侧斜行横跨手指中节的切口不一定能直接缝上,因此,应保留切口皮肤间的间隙,以保持皮肤的松弛。假如对远侧切口进行常规的直接缝合,可能再一次造成关节过伸。切口开放的部分在不应用组织移植修复的情况下,术后大约 2 周愈合。术后要通过检查指深屈肌和指浅屈肌引起的关节主动屈曲活动来确认手指主动活动的建立。如果不能证实主动的屈肌功能,应在掌部作一切口,通过牵拉经过于掌的肌腱来检查是否有粘连或受到类风湿结节的阻碍。用一根克氏针穿过近侧指间关节,让关节在术后维持于屈曲状态约 3 周。在此期间,切口的开放部分应达到愈合。

(二) 钮孔畸形

Nalebdf 和 Millender 根据关节 X 线表现及关节的主动和被动活动度将钮孔状畸形进行分级(图17-5-2)。最轻度的畸形,关节有满意的活动度,X 线影像正常;治疗时可将指伸肌腱侧束复位,从而部分地恢复伸肌机制,同时进行近侧指间关节滑膜切除术和手指中节的伸肌腱切断术。对于中度畸形,其近侧指间关节的畸形可被动矫正,屈指肌腱功能正常,X 线片显示关节间隙保存满意;手术治疗可选择应用指伸肌腱侧束或肌腱移植来重建中央束。对于伴有关节强直的严重畸形,中指、环指和小指畸形可采用指伸肌腱重建术和硅橡胶假体植入成形术;示指的畸形采用近侧指间关节融合术。

在轻度的钮孔状畸形中,近侧指间关节有屈曲畸形,并伴有远侧指间关节完全屈曲功能的轻度受

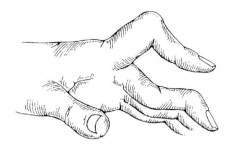

图 17-5-2 类风湿关节炎导致的钮孔畸形

限,但关节不需要固定于过伸位。当屈曲15°时,近侧指间关节的屈曲畸形可被动矫正。在治疗畸形时,可将侧副韧带在其远节指骨的附着部松解。

对于中度的钮孔状畸形,其近侧指间关节有40°的屈曲挛缩,其中大部分的畸形可被动矫正。远侧指间关节经常处于过伸位,并且掌指关节通常可被动矫正到完全屈曲位。指伸肌腱侧束由于横支持带挛缩而固定于掌侧半脱位位置。为了矫正这种畸形,必须将指伸肌腱中央束的功能恢复并矫正侧束的半脱位状态。X线片显示这些关节应该无严重的破坏,如果掌指关节破坏且固定,而指间关节得以保存,那么就需要采用掌指关节成形术或融合术。已发生固定的钮孔状畸形通常在X线片上显示有关节的改变,并且近侧指间关节的屈曲挛缩不能被动矫正。此时,必须进行所有病变关节的联合手术,通常采用掌指关节成形术或融合术以及指间关节松解术或融合术。指伸肌腱中央束的重建结果难以预测,建议对严重的钮孔状畸形采用关节融合术。

1. 轻度钮孔畸形的矫形术

【手术方法】 于手指中节的远侧1/3,作一指背横行或斜行切口,显露指伸肌腱。斜行切断肌腱,使其能被延长,并在远侧关节屈曲时,肌腱能保持部分对位。然后,小心地牵拉远侧指间关节至屈曲位,有时可因过度牵拉造成槌状指畸形而需要应用夹板固定。不缝合指伸肌腱。关闭切口,数天后活动手指,要确认患者能完成手指的主动活动。只有在出现槌状指时,才使用夹板固定。

2. 中度钮孔畸形的矫形术

【手术方法】 于近侧指间关节,作一弯的背侧纵向切口,向远侧延伸至远侧指间关节。通过纵行切开横行支持带并在发生移位的部分侧束下方进行解剖松解侧束。于远侧指间关节的近端切断两侧束,当肌腱的中央束已被拉长时,将肌腱切断后进行短缩缝合,注意不要造成近侧指间关节的伸直位挛缩。在手指中节的近侧部分将指伸肌腱侧束移位恢复与中央束的关系。要确认近侧指间关节有80°的被动屈曲活动度,以防止产生关节伸直位挛缩畸形。这一手术的关键是肌腱的平衡。在指伸肌腱侧束松解后,进行滑膜切除术。在关节处斜行穿过一根较细的克氏针,将关节固定于伸直位。术后3~4周,去除钢针,如有需要,可将关节固定于动力性伸直夹板中,并及时开始主动关节活动,以防止关节屈曲动作的丢失。

3. 重度钮孔畸形的矫形术

【手术方法】 当近侧指间关节有关节融合术指征时,要在远侧指间关节的近端斜行切断指伸肌腱侧束,从而松解远侧指间关节,然后进行关节融合。

如果屈曲挛缩严重,可选择将关节切除成形或关节置换,详见有关章节。

远侧指间关节畸形的矫正术:远侧指间关节畸形包括远侧指间关节的槌状畸形以及远侧指间关节的过伸畸形,可用指间关节融合术来治疗,对于已接受近侧指间关节融合术的患者其远侧指间关节的畸形可不予治疗。因为远侧指间关节残留的少许运动对指端功能有重要意义。

(三) 手指的尺偏和偏移畸形

1. 轻到中度的尺偏畸形 在轻到中度手尺偏畸形的外科治疗中,只有在对引起畸形的力量进行仔细地分析后,才有可能取得手术的成功。这种类型尺偏畸形是指脱位的关节没有关节面的严重破坏,但经常可发生屈肌腱和伸肌腱向尺侧偏移、手内在肌失衡和关节肿胀。可采用外科手术进行手内在肌的松解或转移以恢复其平衡、恢复伸肌腱的正常力线方向和进行掌指关节的滑膜切除。目前尚没有一个手术能轻易地将已发生尺偏的屈肌腱及其腱鞘恢复到正常力线方向。

【手术方法】 保护手背主要静脉,作一跨越掌骨头的背侧横行切口,辨认并保护背侧静脉。经伸肌腱腱帽桡侧的纵向切口进入每个掌指关节。从腱帽下方的关节囊进行解剖,松解已发生尺偏的伸肌装置。在关节囊上作一切口,使其不直接处于肌腱切口的下方。如有可能在滑膜和关节囊之间进行解剖,就可切除滑膜组织,特别是其经关节囊突出并位于掌骨颈背侧的部分。在严重的病例中,通常要切除大部分背侧关节囊。注意滑膜通常在掌骨头侧副韧带的下方,可用止血钳尖部包绕2~3层湿纱布将滑膜自侧副韧带下方挫去。在指伸肌腱中央束的尺侧另外作一切口,将发生移位的伸肌装置复位,尺侧切口保留开放。间断缝合或用4-0的单股尼龙线或4-0的单股钢丝进行抽出缝合,以维持指伸肌腱行走于掌指关节的上方。当示指发生明显尺偏时,将示指固有伸肌腱转移至桡侧。此外,可将手内肌腱从手指尺侧转移至邻近关节的桡侧。

【术后处理】　术后2周拆除缝线,患手以夹板保护,避免尺偏复发。继续用夹板固定4~6周。

2. 严重的尺偏畸形及掌指关节脱位　此类尺偏畸形,手术应重点处理掌骨头及其周围的韧带和肌腱。植入性关节成形术能改善脱位的掌指关节的功能,在这种手术中要切除部分骨质。掌指关节的植入性关节成形术可以缓解疼痛、维持关节稳定性和关节正常的对线关系和获得可以接受的关节活动度。

(吴海山)

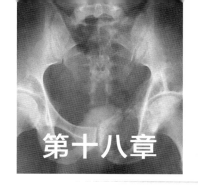

第十八章　关节僵硬、强直和畸形的手术治疗

第一节　肩　关　节

一、肩关节挛缩松解术

肩关节粘连和关节挛缩一般起因于冻结肩或创伤,以及手术后的继发性关节挛缩,常常导致关节功能受限和生活活动的严重障碍。肩关节粘连的松解有助于肩关节功能的康复和生活质量的改善。

松解方法分成三类:手法松解、手术切开松解和关节镜下松解。

（一）手法松解

【适应证】

1. 冻结期的冻结肩患者,肩关节外展和前举均不足70°,旋转0°,无骨质疏松表现。

2. 创伤性或手术后的肩关节挛缩症,外展少于70°,前举不足70°,无旋转功能。无严重的肩关节继发性骨质疏松现象。

3. 作为切开松解术或肩关节镜松解术的辅助松解方法。

【麻醉】　全身麻醉,要求肌肉充分放松。

【体位】　平卧,置患肩及患臂于手术台外侧。

【操作步骤】　当麻醉完成,肌肉充分松弛状态下:

1. 首先由助手推压肩峰固定肩关节。

2. 术者从肘后部位托起患臂,试行伸、屈、内收、外展的徐徐晃动。

3. 手法松解分为三个步骤,先行矢状位的肩关节伸、屈方向松解,屈曲应超过150°,后伸>80°,在此过程中可闻及或触及关节的粘连撕裂声。

4. 第二步行内收与外展方向的冠状面松解,同样可以闻及粘连剥离声,要求达到内收外展最大活动范围。

5. 最后行轴位方向松解,先内旋,后外旋肱骨,并在下垂位与外展90°位重复松解,达到与健侧相同的活动范围为止。

6. 松解完毕,自肩前方穿刺,在抽除关节腔内血性渗出液(一般5~10ml)后,注入皮质激素和透明质酸钠注射液。

【术后处理】　可在卧床位做外展、前举各150°位的皮牵引3天,或采用外展支具固定患臂。术后24小时开始物理疗法。术后3天后即开始肩关节功能训练,用CPM机作被动功能练习,或在颈腕吊带保护下,弯腰位做患臂的前、后、左、右钟摆样运动,防止粘连再发。逐步过渡到主动运动肌肉的等张与等长收缩功能练习。

为确保早期功能练习的顺利进行,可在无痛条件下早期开始功能练习。松解术后3个月一般能达到与健侧功能范围接近的水平。

【注意事项】

1. 严格掌握松解术适应证,对冻结肩的急性炎症期是不宜用此方法的。急性期的关节功能受限源于疼痛刺激引起的肩周肌肉挛缩所致。对于已有肩关节严重骨质疏松者禁忌用手法松解,否则易致医源性骨折。

2. 创伤后或手术后的肩关节挛缩症,手法松解效果稍差。在松解过程中往往不能达到健侧关节活动范围水平。

3. 术后的肩关节早期康复训练十分重要,否则易导致粘连复发,关节功能再度受限。一般松解术后 3~4 周关节活动范围有所减退,坚持关节功能锻炼,仍可使活动范围不断改善,最终接近健侧活动范围水平。

（二）　切开松解术

【适应证】　同手法松解术。

【麻醉】　全身麻醉。

【体位】　半坐卧位(沙滩椅位)。

【操作步骤】

1. 入路,前方经肩峰入路。

2. 切开皮肤,顺三角肌纤维方向切开肌膜,分裂三角肌至三角肌下滑液囊,用手指钝性剥离三角肌下滑囊和肩峰下滑囊内粘连。可以利用肩关节的旋前、旋后不同位置,充分分离滑囊内粘连。

3. 可以切断喙肩韧带,并剥离肩袖间隙部位的粘连。同时用手法依次作被动伸、屈、内收、外展及轴向内外旋活动,以松解盂肱关节腔内的粘连。

4. 如喙肱韧带有挛缩,影响外旋松解效果,可以予以分离后切断。

5. 如经上述松解之后仍不能改善外旋功能,可以切断部分肩胛下肌腱的上部,必要时可以作肩胛下肌腱 Z 字延长术。

6. 仔细止血,反复冲洗肩峰下滑囊与三角肌下滑囊,可以置入皮质醇激素和透明质酸钠。

7. 闭合切口前再次检查肩关节上举、外展及外旋活动是否已达到或接近正常。随后依次缝合三角肌及皮肤,闭合切口。也可依据创面渗出情况留置闭式引流管 1~2 天。

【术后处理】　同手法松解。

（三）　关节镜下松解术

【适应证】

1. 冻结肩的冻结期,外展、前举均小于 70°,外旋功能丧失。

2. 创伤后或手术后的肩关节挛缩症,活动受限程度同冻结肩。

【麻醉】　全身麻醉。

【体位】　半坐卧位(沙滩椅位)。

【操作步骤】　从肩峰下入路及盂肱关节后方入路,分别松解肩峰下滑囊的粘连及盂肱关节腔内的粘连。同时可以切除增厚的肩峰下滑囊的滑膜组织,切断喙肩韧带,如有骨赘或撞击存在可同时做前外侧肩峰部分切除。在盂肱关节腔内除分离切断粘连索带外,也可切断部分肩胛下肌腱及挛缩喙肱韧带,以改善外旋功能。术中可同时加用手法松解提高松解效果。具体操作方法详见肩关节镜技术章节。

【注意事项】　术中宜充分松解,要求达到或接近健侧活动范围,反复冲洗,仔细止血,术后的康复训练等都是松解术成功的关键性操作步骤。

二、盂肱关节成形术

盂肱关节成形术用于肩盂、肱骨头发育不良或韧带、关节囊过度松弛引起的盂肱关节不稳定和复发性肩关节脱位,以及创伤或病变引起的盂肱关节结构破坏,功能丧失的重建。手术方法包括肩盂切骨成形术、肱骨头旋转切骨术、肩盂的骨阻挡术等骨的手术,以及治疗盂肱关节多方向不稳定的关节囊紧缩成形术。对于复发性肩关节前脱位的关节成形手术可以参阅相关章节。

近代肩关节成形术还包括人工肱骨头置换术和盂肱关节全关节置换术。肩关节主要功能是灵活的关节运动,协同手和前臂完成各种日常生活活动和劳动作业,尤其是肩胛水平以上的操作与下肢的髋、膝等负重关节不同,肩关节适宜采取人工关节置换手术的适应证范围较小。当盂肱关节结构因严重创伤(如四部分的粉碎骨折合并脱位)、类风湿关节炎及肿瘤侵蚀破坏使关节功能大部丧失,在其他治疗方法难以重建肩关节功能的情况下,人工关节置换术是一种选择。人工肩关节置换术详见第十五章第四节。

(一)关节囊紧缩成形术

Neer Ⅱ(1980)采用盂肱关节囊紧缩和囊壁加强缝合成形术(inferior capsular shift)治疗盂肱关节下方及多向性不稳定,取得了较好成绩。

【适应证】

1. 盂肱关节下方及多方向不稳定,导致疼痛及关节功能障碍,经至少1年以上非手术治疗,症状持续,不能提持重物和举臂过头,影响日常生活活动。

2. 排除精神因素,确实因肩关节手术治疗后尚存在解剖学方面盂肱关节多方向不稳定因素,本手术可以作为一种补救性的手术措施。

特发性肩关节松弛症或多方向性盂肱关节不稳定,不一定存在疼痛症状,也不一定都需要接受外科治疗,相当一部分病例可以经过严格的肌肉训练,调整工作而使症状缓解,功能改善。对于符合上述两种手术适应证的患者也应详细了解脱位病史、心理状态,仔细作临床及X线检查。在做手术之前,于麻醉状态下应再次检查各个方向的不稳定脱位情况,以便进一步明确诊断,并审核确定手术方案的合理性。应从主要的脱位方向显露关节。

依据关节囊前、后壁的松弛程度及主要脱位方向,手术可采用前方或后方两种入路。大部分病例需采用前方入路。前方入路还适用于复发性肩前方脱位。

1. 前方入路

【麻醉】　气管内插管,吸入静脉复合麻醉。

【体位】　仰卧位,上半部手术台升高,使成头高20°的半坐卧位。患肩下方略垫高,肩部向后下垂。皮肤灭菌后,肘以下前臂用无菌巾包裹,使患肢游离,便于术中采取不同位置进行显露和操作。

【切口】　肩前方Ollier途径(见相关章节)。

【操作步骤】

(1) 切开皮肤,皮下筋膜,显露三角肌、胸大肌及其肌间沟的头静脉。

(2) 沿三角肌纤维方向切开肌膜,分裂三角肌,牵开内、外侧三角肌,显露肩峰下滑囊。

(3) 切开肩峰下滑囊囊壁,显露肩胛下肌,内侧显露喙突、喙肱肌及肱二头肌短头,内旋肱骨即可显露肱骨大、小结节及结节间沟。

(4) 于肩胛下肌在小结节附丽部近侧0.5cm处垂直肌纤维方向纵行切断该肌腱的1/2厚度,并向近侧端游离至超过肩盂颈部,形成肩胛下肌浅层肌瓣(图18-1-1(1))。

(5) 如存在盂肱上、中韧带的松弛或裂隙,应先作对边缝合修补(图18-1-1(2))。

(6) 深部1/2厚度的肩胛下肌连同纤维关节囊一起在肱骨解剖颈的附丽处作前、下、后部关节囊切断。在切断下方及后部关节囊止点时,可使肩关节外旋并屈曲,便于显露和操作。应注意保护关节囊下方的腋神经免受损伤(图18-1-1(3))。

(7) 在盂肱关节前方的中部,沿关节囊纤维的方向,从内上向外下斜形切开,形成上、下两片关节囊瓣。

(8) 用小弯骨凿沿肱骨解剖颈前、下部,作浅槽,使下侧囊瓣向前上提拉收紧,其外缘缝合固定于颈部骨槽内。上侧囊瓣向前下拉紧,交叉重叠加固缝合于下囊瓣前面,从而使肱骨头不至向后、下及前方脱位(图18-1-1(4))。

(9) 于肩关节内旋位,使肩胛下肌肌瓣重新缝合固着于小结节近侧。

(10) 缝合肩峰下滑囊,皮下筋膜层及皮肤。

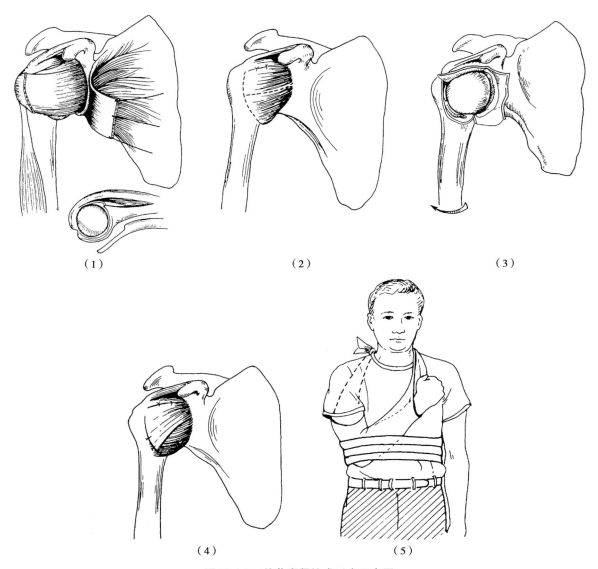

（1）   （2）   （3）

（4）   （5）

图 18-1-1 关节囊紧缩成形术示意图

（1）切制肩胛下肌浅层 1/2 的肌瓣,向内侧翻转;（2）闭合冈上肌与肩胛下肌间裂隙,关节囊作横 T 形切开;（3）肱骨上端外旋,便于显露及切开下方及后侧关节囊;（4）下侧关节囊瓣向上提拉,紧缩,缝合于肱骨外科颈骨沟内,上关节囊瓣向前下拉紧,重叠缝合于下关节囊瓣前方;（5）术后用 Velpeau 绷带法使患臂固定于体侧

【术后处理】 麻醉清醒之前可采用"stockinette velpeau"绷带法固定（图 18-1-1（5））48 小时之后可改用颈腕吊带或三角巾悬吊固定。固定的位置保持肩关节的轻度屈曲和内旋,使关节囊在低张力状态下得到愈合。为防止关节僵硬,两周之后在三角巾保持下,开始作弯腰位上臂摆动运动。6 周之后开始练习患臂的上举和外旋功能。

2. 后方入路

【适应证】 盂肱关节多向性不稳定以后方或后下方不稳定为主,经严格非手术治疗无效,并可排除因精神因素所致的肩关节不稳定者。

【麻醉】 同前方入路。

【体位】 侧卧位,患侧在上,躯体略向腹侧倾斜。皮肤灭菌,肘以下前臂用无菌巾包裹,使患肢游离。

【手术步骤】

（1）沿肩胛冈作一横切口,长 10～15cm,切开皮肤,皮下筋膜层,向下游离皮瓣,显露三角肌后部（图 18-1-2（1））。

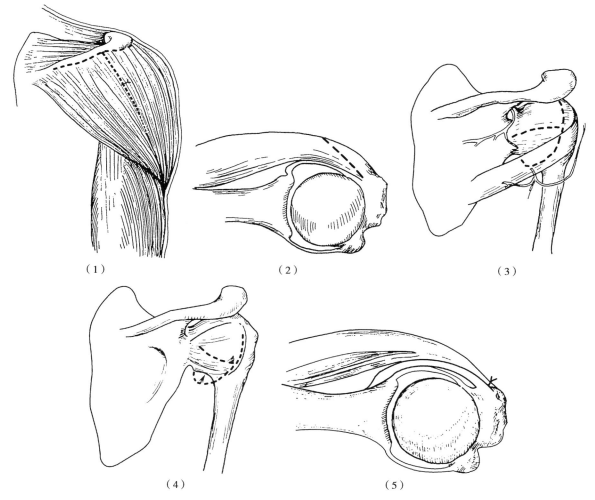

图 18-1-2　Neer Ⅱ 后关节囊紧缩术的后方入路

（1）肩胛冈下 Y 形切口，为避免肌纤维过度分裂，在显露范围下缘缝扎固定一针；（2）冈下肌腱切割成浅层和深层肌瓣；（3）后关节囊 T 形切开应注意避免损伤肩胛颈内侧的肩胛上神经、冈下肌支以及肩盂下方的腋神经；（4）后关节囊上、下囊瓣作交叉紧缩缝合，腋部关节囊皱襞消失；（5）使浅层肩胛下肌覆盖后关节囊表面，缝合于肩盂颈部，深层肩胛下肌覆盖于浅层之上，重新固定于大结节背侧近端

（2）自肩胛冈下缘切开骨膜，剥离三角肌附丽部，在相当于盂肱关节间隙部沿三角肌纤维方向纵行劈裂三角肌，使三角肌呈 T 形切开，分别向内、外侧翻转肌瓣，显露冈下肌和小圆肌（图 18-1-2（2））。

（3）识别并分离冈下肌与小圆肌肌间隙。在盂肱关节间隙部位切断冈下肌腱的浅层，并使该肌腱浅表 1/2 厚度向大结节方向剥离形成浅层肌瓣，使之向外侧翻转。

（4）在大结节背侧的内缘切断冈下肌肌腱的深部 1/2 的肌腱止点。在肌腱深面与后关节囊之间进行分离，抵达肩盂颈内侧 1~2cm 处。分离冈下肌深面，在靠近肩盂颈部应注意避免损伤肩胛上神经的冈下肌支。

（5）使冈下肌深层肌瓣向内侧翻转，向下牵开小圆肌，充分显露背侧盂肱关节囊。在大结节近侧肱骨解剖颈部位切断盂肱关节囊后部与下部的附丽处。切断后上部关节囊时，可使肩关节内旋，略前屈；切断后下部关节囊时，使肩关节外展外旋，略后伸。切断下部关节囊时，应注意避免损伤在关节囊下方通过的腋神经（图 18-1-2（3））。

（6）从切开的后关节囊断端中点，沿囊壁纤维方向，向肩盂颈部横向切开，T 形切开的后关节囊形成了上、下两片囊瓣（图 18-1-2（4））。

（7）使上关节囊瓣向后下拉紧,其外缘被缝合固定于大结节后方关节囊外侧残端上,或缝合固定于解剖颈部预制的骨槽内。

（8）使下侧关节囊瓣向后上提拉收紧,此时腋部关节囊皱襞消失。关节囊瓣的外缘缝合固定于远侧关节囊残端上或者直接于解剖颈部预制的骨沟内。上缘则重叠缝合于上侧关节囊瓣的表面。

（9）使浅层冈下肌肌瓣由外侧向内翻转,覆盖于紧缩的后关节囊表面,其内缘缝合于肩胛盂颈的背侧,加强后侧关节囊囊壁。

（10）把深层冈下肌肌瓣由内侧向外翻转,覆盖于浅层冈下肌肌瓣表面,使其断端重新缝合固定于大结节的近侧（图18-1-2（5））。

（11）缝合三角肌上缘于肩胛冈骨膜上,并对边缝合三角肌的纵行劈裂。依次缝合皮下筋膜层及皮肤。

【术后处理】　术毕,麻醉清醒后,采取坐位用肩人字石膏或外展架固定患臂,使肩关节呈20°～40°外旋位,并使肱骨头保持上提位置,以减轻盂肱关节后下方的张力。石膏固定4周后去除,拆线。开始作肩关节的功能康复训练。

（二）骨阻挡术

本方法类似髋关节发育不良的髋臼造盖术。肩盂后下方骨阻挡术可以与后关节囊紧缩术联合使用,本手术一般不作为首选手术方法,而是作为后关节囊紧缩修复术的附加手术,或用于关节囊紧缩缝合术的失败病例。

【适应证】

1. 复发性肩关节后方脱位或肩关节后方或后下方不稳定,伴有疼痛和不适及关节不稳定感。经严格的非手术治疗无效。

2. 伴有肩盂后缘或后下缘骨缺损造成的肩后方或后下方不稳定病例。

3. 作为盂肱关节后关节囊紧缩术的附加手术。

4. 作为盂肱关节后关节囊紧缩术失败病例的补救性手术。

【麻醉】　气管内插管,吸入及静脉内复合麻醉。

【体位】　侧卧位,患侧在上,躯体略向前倾。皮肤灭菌后,患侧前臂肘以下用无菌巾包裹,使患肢游离。

【操作步骤】

1. 切口　后侧肩胛冈横向切口（参阅肩关节囊紧缩缝合术,后方入路）。

2. 自肩胛冈剥离三角肌,显露肩胛冈,于肩胛冈中部或中、内1/3交界部,以骨刀切取3.0～3.5cm长的肩胛骨块,肩胛冈松质骨创面用骨蜡封闭止血。植骨块也可自髂后上棘部切取（图18-1-3）。

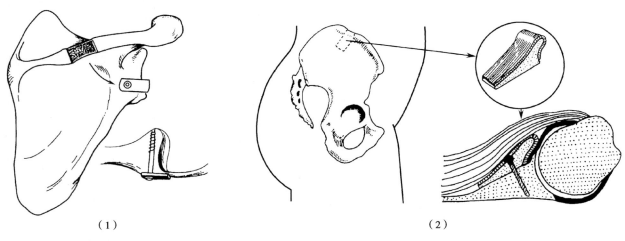

（1）　　　　　　　　　　　　　　　　　　　　　　　　　　　　　　　　　　　（2）

图18-1-3　骨阻挡术

（1）取肩胛冈骨块作肩盂后下方造盖术;（2）取髂骨骨块作肩盂后方骨膜下、关节囊外造盖术,治疗复发性肩后方脱位

3. 向下牵开三角肌,显露冈下肌。在冈下肌、小圆肌间隙分离,抵于盂肱关节后方关节间隙,确定肩盂缺损部位。于关节囊外,肩盂颈部作骨膜下剥离,向内侧剥离骨膜应避免损伤肩胛上神经的冈下肌支。显露肩盂颈后面的皮质骨,在肩盂缺损部位内侧相应的皮质骨处制成骨粗糙面。修整植骨块,使之适应植骨床及缺损肩盂部分的修复。

4. 用一枚松质骨螺丝钉贯穿固定植骨块于肩盂颈后方。使骨块的边缘突出肩盂后缘外 0.5～1.0cm。

5. 缝合三角肌于肩胛冈骨膜上。依次缝合皮下筋膜层及皮肤。

若作为盂肱关节后关节囊紧缩术的附加手术,可在完成关节囊交叉紧缩缝合术后,在囊外附加上述的肩盂颈后方植骨术。随后再依次覆盖加固冈下肌瓣。

【术后处理】　同盂肱关节后关节囊紧缩合术。4 周后去除肩人字石膏,开始肩关节功能康复训练,但在术后 3 个月内应避免肩关节过度运动和负重。

（三）肩盂切骨成形术

肩盂切骨成形术是在肩盂颈的背侧和下缘与肩盂关节面平行作切骨术,同时行植骨术。本手术的原理是:①增大肩盂下方的面积,改善肩盂对肱骨头的支持作用;②减少肩盂的后倾角,对盂肱关节后张角过大的病例起矫正作用,增加盂肱关节后方的稳定性;③术后肩盂关节面向前、向外上方的倾斜角增大,当上臂在体侧悬挂位时增加了冈上肌、冈下肌及肩胛下肌的张力,改善盂肱关节的稳定性,使肩袖在肩的运动中发挥正常功能,恢复正常的盂肱运动节律。

对于肩盂发育正常,盂肱间解剖关系正常,适应性良好的病例,肩盂切骨成形术后反而会导致盂肱间适应不良,不宜采用。

1. Scott 肩盂切骨成形术

【适应证】

（1）肩盂下缘发育不良。肩盂纵径过短;肩盂下缘缺损;肩盂关节面平直,外上倾斜角过小。

（2）盂肱关节后下方或下方不稳定,伴有疼痛、关节不稳症状,非手术治疗无效,宜排除精神因素患者。

【麻醉】　气管内插管,吸入或与静脉复合麻醉。

【体位】　俯卧位,前胸下垫软枕。皮肤灭菌之后,肘以下前臂用无菌巾包裹,使患侧上肢游离。

【操作步骤】

（1）肩后方入路:沿肩胛冈向外侧至肩峰作横切口。

（2）显露冈下肌及小圆肌:从肩胛冈上切断三角肌附丽,剥离骨膜,向下翻转三角肌,显露冈下肌及小圆肌。

（3）显露后关节囊:在冈下肌与小圆肌间隙分离,分别向上、下牵开肌肉,显露盂肱关节后关节囊,在显露后关节囊时,应注意保护肩盂颈内侧的肩胛上神经冈下肌支及在肩盂下方通过的腋神经。

（4）囊内肩盂切骨:横 T 形切开盂肱后关节囊,显露肩盂颈,于肩盂颈下方放置一骨撬或牵开器,牵开关节囊并保护囊下通过的腋神经。在距肩盂关节面 0.5～0.7cm 处的肩盂颈后下方,与肩盂关节面平行由后向前行切骨术,切骨长度为肩盂纵径长度的 1/2～2/3。用 2cm 宽的薄型骨刀,切透前、后方的皮质骨,然后以宽骨刀插入切骨间隙向外上方徐徐撑开,加大肩盂关节面向外上方的倾斜角。

（5）肩峰部取骨:于肩胛冈部取 3cm×2cm 的骨块,制成 3cm 长,1.5cm 宽,外侧厚度为 0.7～1.0cm 的楔形骨块。供骨部松质骨创面用骨蜡封闭止血。植骨块也可取自髋骨(图 18-1-4)。

（6）植骨:使制备的楔形骨块插入肩盂颈部切骨间隙,骨块下缘稍突出于肩盂下缘,但不宜超过 0.5cm,否则缝合关节囊将发生困难。

（7）在肩关节旋后位,重新缝合关节囊。

（8）闭合切口:使三角肌重新缝合固定在肩胛冈上,依次缝合皮下筋膜层及皮肤。

【术后处理】　术后上臂下垂位,肘关节屈曲 90°,肩关节外旋 40°肩人字石膏固定 3 周。3 周后去除石膏,拆线。开始作主动运动,6 周后可随意活动。植骨块一般在 8 周左右获得骨性愈合。

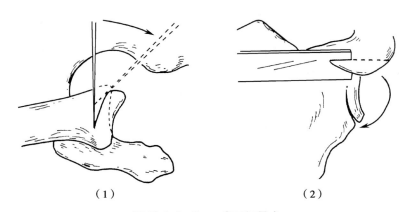

（1）　　　　　　　　　　　（2）

图 18-1-4　Scott 肩盂切骨术
（1）由肩盂后方向前方切骨,加大肩盂前倾角;（2）自肩胛冈后方取骨,
作肩盂切骨部的楔形植骨

2. 信原氏肩盂切骨成形术　信原氏的肩盂切骨成形术用于治疗青壮年特发性肩关节松弛症引起的盂肱关节多向性不稳定,取得了较好的效果。该方法在手术入路、肩盂关节面的矫形方面均与 Scott 手术有所不同（图 18-1-5）。

【适应证】
（1）肩盂后倾角过大,或盂肱关节后张角过大引起的盂肱关节后方或后下方不稳定。
（2）特发性肩关节松弛症的多方向性不稳定。
（3）肩盂发育不良,肩盂后下方缺损。

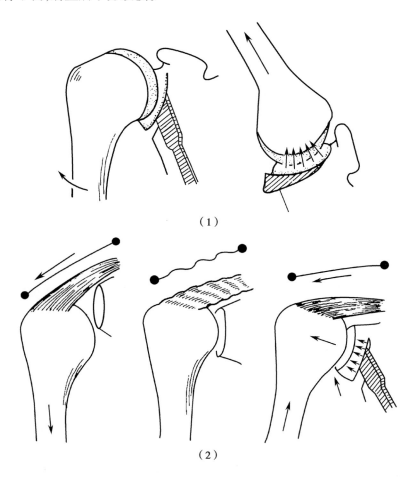

（1）

（2）

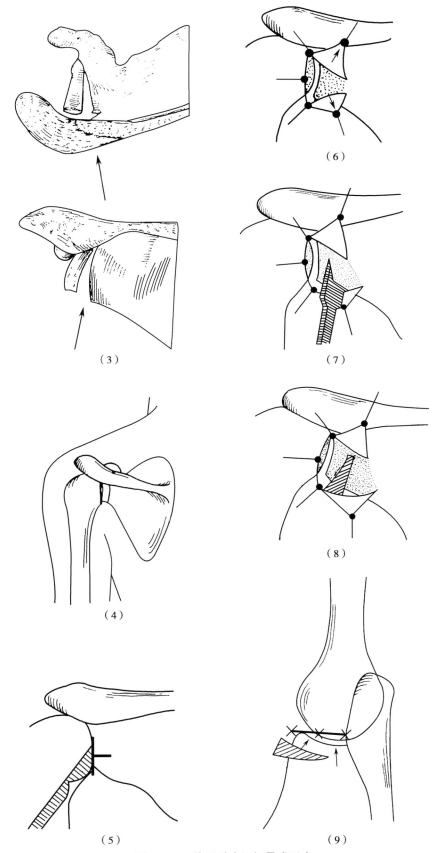

图 18-1-5 信原氏肩盂切骨成形术

(1)肩盂截骨及植骨;(2)肩袖张力的恢复;(3)截骨及撑开方向;(4)~(5)恢复肩盂正常角度;
(6)~(8)肩盂截骨方向的设计及撑开程度;(9)截骨的深度和植骨方向

上述三种适应证的患者,原则上应当首先接受严格的非手术治疗,包括肌力训练、调整工作、避免脱位方向的动作、改变用力方法等,历时 1 年以上。若仍无改善,关节不稳症状依旧,并有乏力及易疲劳感者,方可考虑采用手术治疗。对伴有精神因素的随意性肩关节脱位和肩关节不稳定者更应谨慎,手术治疗很难取得满意效果。

【麻醉】 气管内插管,吸入或联合静脉内复合麻醉。

【体位】 俯卧位,同 Scott 肩盂切骨术。患侧上肢置于体侧与躯干平行。

【操作步骤】

(1) 切口:肩后方入路。在盂肱关节后侧间隙部位作肩胛冈下直切口,长 5~7cm。

(2) 沿三角肌纤维方向,纵行分裂三角肌,显露冈下肌。

(3) 在冈下肌中、下 1/3 处横行切开该肌,分裂该肌分别向上、下牵开,显露后关节囊。

(4) 保护肩盂颈内侧的肩胛上神经冈下肌支,横 T 形切开后关节囊,显露肩盂及肩盂颈部。

(5) 以牵开器或骨撬插入肩盂下方,保护肩盂下、囊外的腋神经。认清肩盂关节面的方向,在距离关节面 0.5cm 处的肩盂颈部作由后向前平行肩盂关节面的切骨,切骨范围宜大于肩盂纵径的 1/2,切透肩盂颈下半部的前、后皮质骨。以宽骨刀插入切骨间隙,使肩盂关节面向前方及外上方徐徐撬起,增大肩盂关节面的前倾和向外上的倾斜角。

(6) 在髂后上嵴部取骨,使植骨块制成长 3.0cm,宽 2.0cm,厚度 1.0cm 的骨块,并以咬骨钳和骨刀切制骨块呈前缘薄,后缘宽,上端薄、下端厚的双向楔形骨块。

(7) 使制备的双向楔形骨块插入肩盂颈切骨间隙,嵌压固定,保持肩盂在冠状面上向外上的倾斜面,在水平面上肩盂的前倾角。植骨块的下缘宜保持在突出于肩盂下缘外 0.5~0.7cm 范围。

(8) 重新缝合关节囊,冈下肌,三角肌,闭合切口。

【术后处理】 术后卧床,患臂取零位(外展、上举各 135°)牵引 7~10 天,之后再用零位肩人字石膏固定 3~4 周,去除石膏后,拆线。开始肩关节的康复训练。

术后也可按 Scott 肩盂切骨术方法处理,患臂固定于体侧,屈肘 90°,肩关节外展 40°,用一轻型肩人字石膏固定 3~4 周。

(四) 肱骨头下旋转截骨术

肱骨头下旋转截骨术用于治疗中型及大型肱骨头后上方缺损(Hill Sachs 畸形)所致的复发性肩前方脱位,该手术于 1964 年由 Weber 首先采用,手术远期效果较好,优良率达 90%,脱位复发率低于 6%,术后肩关节外旋受限范围平均<5°。

本手术的原理是通过肱骨头下截骨术,使肱骨头向内旋转 20°~25°,从而使原肱骨头后上方缺损部位旋至外侧方。术后患肢在外展、外旋位时可避免肱骨头的骨缺损部位再旋至肩盂前缘,因骑跨而造成脱位复发(图 18-1-6)。在截骨术同时使切断的肩胛下肌及前关节囊得到紧缩和重叠缝合,加强了关节囊的前壁。

【适应证】

1. 复发性肩前方脱位,合并肱骨头后上方缺损,该骨缺损范围属中度或重度。Rowe 指出骨缺损长度 2.0cm、深度 0.3cm 为轻度,长 4cm、深 0.5cm 为中度,长 4.0cm、深 1.0cm 为重度。缺损大小的测定可以从术前肱骨头内旋 30°的切线位 X 线片上测得,也可从 CT 三维成像的图像上观测。

2. 对于肱骨干骨折后内旋畸形愈合,盂肱关节外旋小于 40°,影响正常生活活动的患者,也可用肱骨外科颈下旋转截骨术矫正畸形,改善功能。

【麻醉】 气管内插管,吸入和静脉复合麻醉。

【体位】 仰卧位,手术台头端升高 20°~30°,皮肤灭菌,肘以下前臂用无菌巾包裹。患肢游离于手术台上,便于术中改变位置,以利显露和操作。

【操作步骤】

1. 切口 肩前方入路,Ollier 切口。切开皮肤、皮下筋膜,显露胸大肌、三角肌肌间沟。

2. 保护头静脉,连同三角肌内缘一起向外侧牵开,显露深面的肩胛下肌。

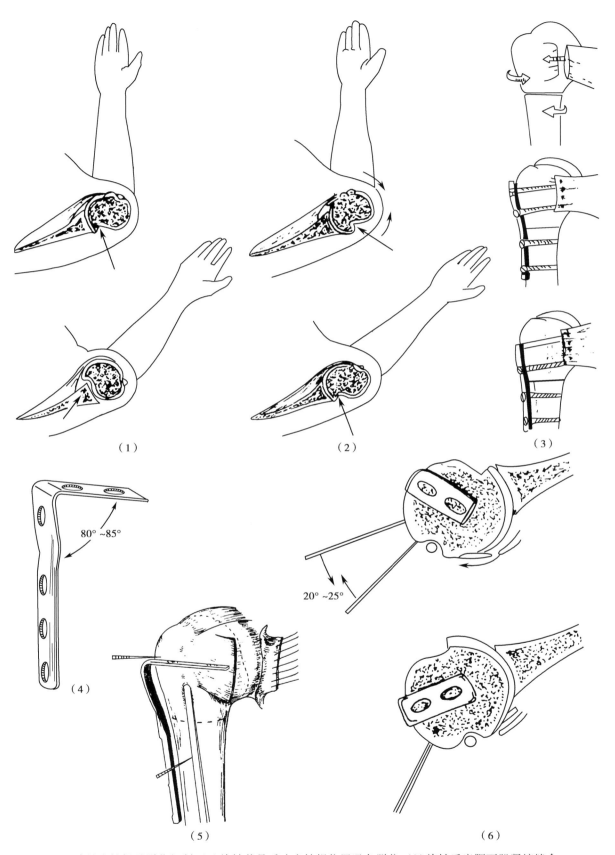

（1）

（2）

（3）

80°～85°

（4）

20°～25°

（5）

（6）

（1）肱骨头缺损及脱位机制；（2）旋转截骨后改变缺损位置避免脱位；（3）旋转后肩胛下肌紧缩缝合；
（4）角度接骨板；（2）～（6）接骨板安放位置；（7）接骨板固定及肩胛下肌紧缩缝合

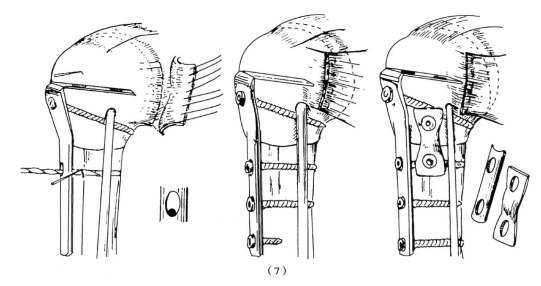

（7）

图 18-1-6　肱骨头下旋转截骨术示意图

3. 充分外旋肩关节,在肱骨小结节内侧 1cm 处,纵行切断肩胛下肌及深面的盂肱关节囊前臂,近侧端用 4 针缝线作标志。以手指探查关节腔,明确肱骨头后上方的缺损程度及范围。直视下作患臂外展、外旋及后伸动作,使脱位再现,可见肱骨头压缩骨折的缺损部位骑跨于肩盂的前缘。同时应探查关节软骨面,肩盂及盂唇,关节内有否游离体。Hill-Sachs 畸形合并盂唇关节囊复合体剥离(Bankart 病变)者较少,如同时存在,则应同时修复盂唇-关节囊复合体的剥离部分。

4. 显露肱骨外科颈。分别向内、外侧牵开喙肱肌、肱二头肌短头和三角肌,注意保护内侧的臂丛神经免受牵拉。内旋上臂在肱二头肌长头肌肌腱外侧,纵行切开肱骨外科颈部骨膜,行骨膜下剥离,显露肱骨外科颈骨皮质。

5. 于截骨平面以下远侧端,在结节间沟外缘垂直于肱骨干钻入 1 枚克氏针作标记。于肱骨头内旋位,在截骨平面的近侧端、大结节后方,与第 1 枚克氏针平面相交呈现 20° 角钻入第 2 枚克氏针。如若肱骨头后上方为大型缺损,则两针的交角以取 25° 为宜。

6. 在第 2 枚克氏针的后方,在肩关节极度内旋位向肱骨头内打入 80° ~ 85° 的 7 字形接骨板的水平部,至接骨板垂直部与肱骨干之间还保持 1.5 ~ 2.0cm 间距为止。

7. 肱骨外科颈部用摆动锯进行截骨,截骨平面的内外前、后应保持同一水平。把 7 字形接骨板水平部剩余的外露部分全部打入肱骨头内,垂直部接骨板将与肱骨干外侧面相贴。肱骨头内旋与肱骨干相对外旋,使近、远侧端 2 枚克氏针达到位于同一平面时即完成了肱骨头 20° 外旋。用持骨钳使 7 字形接骨板垂直部与肱骨干固定,用 3 ~ 4 枚螺钉固定接骨板于肱骨干上,另以 1 枚松质骨螺丝钉使接骨板近端与肱骨头固定。

8. 去除标记克氏针,在 7 字形接骨板与肱二头肌长头腱之间,附加一双孔蝶形接骨板作切骨线上、下的固定,以加强抗扭转应力的功能。

9. 使肩胛下肌内侧端与关节囊内端一起拉紧,一并重叠缝合于肩胛下肌外侧残端表面,达到紧缩、加固盂肱关节前壁的作用。

10. 缝合三角肌、胸大肌间隙、闭合皮下筋膜层及皮肤切口(图 18-1-6)。

肱骨外科颈的旋转截骨术,也可以用锁定型接骨板,T 形接骨板或交锁髓内钉固定术。后者的缺点是进钉入路使冈上肌腱损伤,突出的钉尾部又易顶压,摩擦肩袖肌腱。

一般在骨愈合、肩的功能恢复正常后,可以取除内固定物。

【术后处理】　术后用三角巾悬吊固定 1 周,1 周后开始在三角巾保护下,屈腰作肩关节前、后、内、外及旋转等摆动运动。4 周左右去除三角巾固定,开始肩关节功能康复训练。也可早期即开始使用

CPM,机器进行关节功能练习。依据截骨部位愈合状况,决定恢复运动锻炼的时间,一般在术后 12 ~ 16 周能恢复体育运动。

(黄公怡)

第二节　肘　关　节

肘关节僵硬、强直和畸形是临床常见病,关节内病变常与关节周围软组织病变混合存在,须注意鉴别。其发病多由于下列原因引起:①体育活动的普遍开展,尤其在投掷、抬举运动中,肘关节容易反复受伤;②随着各类工伤事故发生率的增高,肘关节发病率也随之增加;③儿童肘关节外伤,其组成骨骨骺损伤引起的生长发育性畸形;④肘关节结核或化脓性感染;⑤类风湿关节炎或骨关节炎;⑥氟关节病。对于肘关节的僵硬、强直、畸形的手术目的主要是:减轻疼痛、矫正畸形、恢复肘关节的活动功能。手术方法较多,手术方式分为前方入路,后方入路和侧方入路。应根据病因病情、患者的职业需要和患者的意愿来选择。

一、肘关节外挛缩松解术

(一) 肘关节外伸直位挛缩松解术

【适应证】　肘关节外伸直位挛缩松解术多用于肱三头肌挛缩、关节内无病变者。

【麻醉】　臂丛阻滞。

【体位】　仰卧位,患肩垫高,患肢置于胸前。

【操作步骤】

1. 切口、显露　用肘关节后侧显露途径。切口起自上臂中、上 1/3 交界处的后中线,弧形绕过尺骨鹰嘴的内缘,再纵行向下直达尺骨上段(图 18-2-1)。切开皮肤,在内侧尺神经沟内游离尺神经并牵开保护。切开深筋膜,即可显露肱三头肌及其腱膜。

2. 切开腱膜　"∧"形切开肱三头肌腱腱膜,尖端起于鹰嘴突上方 10cm,其基部位于肘关节的两侧。切开腱膜时,刀刃应向中线倾斜,上端仅取腱膜,下端须带薄层肌肉,形成舌状瓣,将瓣下翻,再在中线切开肱三头肌直达骨膜,骨膜下向两侧剥离,显露肘后关节囊。

3. 延长肌腱瓣　慢慢屈曲肘关节,肌腱瓣即随鹰嘴下移,尽可能屈曲肘关节直至可能的屈曲程度,但应避免用力过猛而造成肱骨骨折。肘关节屈曲至少应在 90°以上。

4. 切开关节囊松解　如果松解肱三头肌腱腱膜后,屈肘不能达到满意的程度,须横行切开附着在关节囊和鹰嘴突上的挛缩的肌纤维,然后,切开关节囊(图 18-2-2)。如关节囊增厚,则应予以切除。慢慢屈曲肘关节,同时检查并切开影响肘关节屈曲的残留的挛缩组织,直至肘关节能完全屈曲为

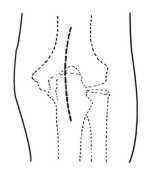

图 18-2-1　肘关节后侧显露切口

止。切开内侧组织时应避免损伤尺神经。此时三头肌腱舌形瓣随之下移,将三头肌腱作人字形缝合延长(图 18-2-3)。继之将尺神经复位或前移。

5. 缝合、外固定　冲洗伤口,彻底止血后分层缝合。伤口加压包扎后用长臂石膏托固定肘关节于屈曲 90°位。

【术后处理】　抬高患肢,注意血运。2 周后拆线。切口愈合良好者开始每天 3 次松开石膏进行理疗和功能锻炼。6 周后,可在日间解除石膏进行功能锻炼,但夜间仍须外固定 6 个月。

【注意事项】

1. 严格掌握手术时机,术前应有 1 个月的理疗和指导性功能锻炼,伸屈肘关节肌群的力量应有明显的恢复,有钙化性改变者,应待钙化灶稳定后方能手术。

2. 术中肱骨和尺骨的骨膜在必要时应完整剥离。

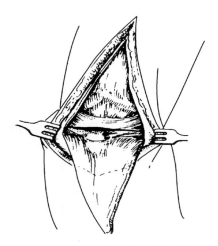

图 18-2-2　形成三头肌腱舌形瓣

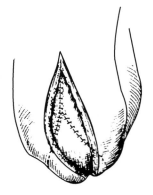

图 18-2-3　人字形缝合三头肌腱膜瓣

3. 肱三头肌的切断和延长应充分,这是满意的暴露、充分的松解、肘关节功能恢复的基础。

【并发症】

1. 尺神经损伤。

2. 术中骨折。

3. 术后再粘连。

4. 异位骨化。

（二）肘关节外屈曲位挛缩松解术

【适应证】　各种原因引起的肘关节屈曲挛缩在 60°以上,非手术疗法治疗无改善,关节内无病变者适合用这种肘关节外屈曲位挛缩松解术。

【麻醉】　臂丛阻滞。

【体位】　仰卧位,患肢外展置于手术台旁小桌上。

【操作步骤】

1. 切口　肘关节前 S 形切口。切口起自关节前外侧上方 6cm 处,沿肱肌、肱桡肌间隔纵行向下,至肘横纹后该横行到肘内侧,再在前臂内侧纵行向下 4～5cm。如果主要病变在内侧,也可以用走行相反的 S 形切口,即从肘关节前内侧向下,至肘横纹改横行,再在前臂外侧纵行向下(图 18-2-4)。

2. 分离肘前组织　切开皮肤、皮下组织并向两侧翻开皮瓣,在肱二头肌下端外缘有前臂外侧皮神经穿出,切开筋膜时注意避免损伤;如正中静脉影响显露时,可以切断、结扎。继之在外侧肱肌、肱桡肌间隙中找到桡神经,分离后外侧牵开并保护。然后在肱二头肌内缘切断其腱膜,分离出肱动、静脉和在其内侧下行的正中神经,将之向内侧牵开并保护。此时可清晰显露肱二头肌及其肌腱(图 18-2-5)。

3. 松解挛缩组织　分离并 Z 形切开肱二头肌腱,将断端向上下牵开。其深面即为肱肌,纵行切开该肌及肌腱,显露肘关节前方关节囊,横行切开关节囊,探查关节腔。然后,边伸直肘关节,边检查,边松解。凡影响伸肘活动的增厚、挛缩的关节囊、瘢痕、关节内纤维束带和骨赘等应全部切除。必要时,可扩大松解到两侧的肱骨髁部,还可以部分切断侧副韧带的前部,但在内髁后方应注意保护尺神经。如有肱肌肌腱挛缩,可将之横断 1～2 处,再慢慢将肘关节伸直到最大限度。在伸直过程中,应随时检查桡动脉搏动的改变情况,如有减弱或消失,则应暂缓伸直和矫正,待桡动脉搏动恢复后再行矫正(图 18-2-6～图 18-2-9)。

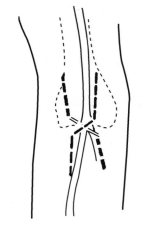

图 18-2-4　肘前 S 形切口

4. 缝合和固定　放松止血带,彻底止血,冲洗伤口。用几丁糖 2ml 涂布润

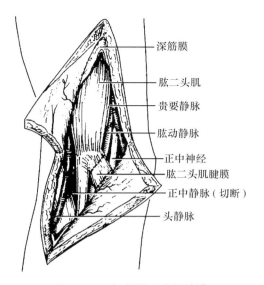

图 18-2-5 切断肱二头肌腱膜

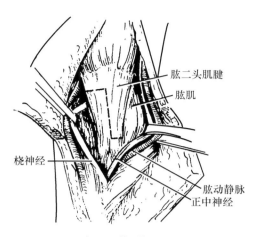

图 18-2-6 牵开血管、神经,分离肱二头肌

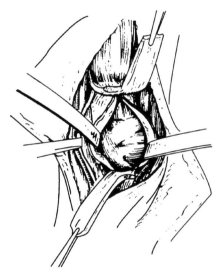

图 18-2-7 Z 形切开肱二头肌腱后,切开
肱肌,切除挛缩组织

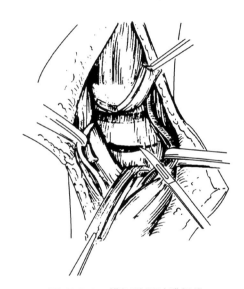

图 18-2-8 横切肱肌腱膜纤维

滑创面及关节腔,逐层关闭切口,加压包扎。几丁糖是一种新的预防组织粘连的生物材料,具有良好的生物学特性,是一种无毒、无刺激性、无抗原性、组织相容性良好及体内可降解吸收的医用生物材料。几丁糖防止组织粘连的作用如预防肌腱粘连、预防关节粘连在实验研究上已得到证实。因此几丁糖具有预防肘关节松解术后再粘连形成的作用。

将肘关节伸直,延长缝合肱二头肌腱。为防止血肿和粘连及瘢痕的形成,应在关节腔置负压引流管自另一小切口引出。术后用石膏托固定患肘于 170°伸直位及前臂旋后位。

【术后处理】 术后 48~72 小时拔除负压引流管,2 周后拆线,定时解开石膏进行理疗和功能锻炼,6 周后,白天解除石膏进行功能锻炼,晚间仍须石膏固定保护。6 个月后完全除去外固定。

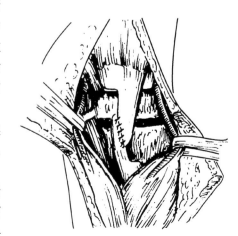

图 18-2-9 延长肱二头肌

（三）侧方入路肘关节松解术

【适应证】 各种原因引起的肘关节屈曲挛缩在 60°以上或由于肱三头肌挛缩引起的伸直位挛缩，非手术疗法治疗无改善，关节内无病变者适合用这种肘关节侧方入路挛缩松解术。

【麻醉】 臂丛阻滞。

【体位】 仰卧位，患肢外展置于手术台旁小桌上。

【操作步骤】

1. 切口 肘关节内、外侧皮肤纵向切口，外侧切口以肱骨外髁为中心，切口长 6～8cm，上端不超过桡神经沟，下缘止于尺骨上段前方。内侧切口以肱骨内髁为中心，切口长约 8cm。

2. 外侧松解 骨膜外、关节囊外剥离肘关节外前、外后软组织，保留外侧副韧带、切开后侧关节囊，清除尺骨鹰嘴外侧和肱骨鹰嘴窝之间的残存骨块和瘢痕组织。

3. 内侧松解 切开皮肤、皮下后，在内侧尺神经沟内游离尺神经并牵开保护，作关节囊外和骨膜外剥离，保留内侧副韧带，清除肱骨内髁与尺骨半月迹之间的骨块和瘢痕组织。对于屈曲性强直，可切断肱二头肌的折返头；对于伸直性强直，如有活动障碍，则应游离桡神经，骨膜外分离肱三头肌外侧头，或切断、延长肱三头肌腱。

4. 缝合和固定 放松止血带，彻底止血，冲洗伤口。为防止血肿和粘连及瘢痕的形成，应在关节腔置负压引流管自另一小切口引出。术后用石膏托固定患肘于 90°屈曲位。

【术后处理】 术后 48～72 小时拔除负压引流管，2 周后拆线，定时解开石膏进行理疗和功能锻炼，6 周后，白天解除石膏进行功能锻炼，晚间仍须石膏固定保护。6 个月后完全除去外固定。

二、肘关节融合术

肘关节融合术后，对患者的日常生活影响较大，随着肘关节成形术的应用越来越广泛，肘关节融合术的适应证在逐渐地减少。肘关节融合术适用于不宜行全肘关节置换或关节成形术的疼痛性关节炎患者；关节面严重破坏，肘关节非功能位僵硬，强直和畸形、必须上肢用力的体力劳动者；持续性的关节感染，包括肘关节结核；肱骨远端严重的、不能修复的粉碎性关节内骨折；全肘关节置换失败后或有严重疼痛、功能障碍者。

一侧肘关节融合的功能位为屈肘 90°位，对于需要双侧肘关节融合者的屈肘角度应注意照顾患者日常生活的需要。一般要求为：一侧肘关节融合角度要大于 90°，约为 110°，以便于处理会阴部卫生。另一侧的融合角度则应小于 90°，约为 70°，以便触及面部，二者相互配合就可生活自理。也可在术前用外固定试用各种不同角度，然后由患者选择最佳角度。

肘关节融合的方法多种多样，在效果上没有显著的区别，根据植骨方法的不同，肘关节融合包括旁靠式植骨融合术（Steindler 法），穿过关节的皮质骨骨钉植骨融合术（Brittain 法），肱、尺骨骨端的嵌入式接合术（Arafiles 法、Müller 法）。内固定多选用不同长度的螺钉通过固定植骨块来维持关节于功能位。

【禁忌证】 近期有明显的关节腔感染者；明显的骨质疏松；合并有同侧肩关节僵硬；神经源性肘关节功能紊乱。

【麻醉】 臂丛阻滞。

【体位】 仰卧位，患肢置于胸前。如肘关节呈伸直位强直，则将患侧躯干稍垫高，也可采用侧卧位，患侧在上，患肢前伸，置于手术台旁小桌上。

【操作步骤】

1. 切口 肘关节后外侧切口，呈 S 形，起自肘关节上 10cm 外侧，从鹰嘴外侧绕过，止于鹰嘴下 3cm（图 18-2-10）。

2. 显露关节 上臂扎气囊止血带。切开皮肤后，首先分离尺神经，用橡皮条牵开保护，然后沿中线切开肱三头肌及其附于鹰嘴上的腱膜直达骨面。对有肱三头肌挛缩者应呈舌状切开肱三头肌及其腱膜（图 18-2-11），以便肱三头肌延长。骨膜下剥离肱骨，向两侧牵开肌肉，显露并切开肘关节和桡尺关节囊后,即可显露肱骨下端和尺桡骨上端的后面。继续剥离肱骨内外上髁的肌起点和肱骨前面的骨膜,即可显露整个肱骨下段。随之剥离显露桡尺骨上段。屈曲肘关节,向后拉开肱骨端,关节内结构即可清晰显露。对肘关节骨性强直者,应先用骨凿在原关节面处凿开,将肘关节脱位,才能显露关节,切忌暴力,以免骨折(图 18-2-12、图 18-2-13)。

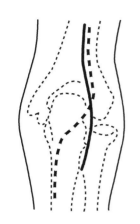

图 18-2-10　肘关节后外侧皮肤切口

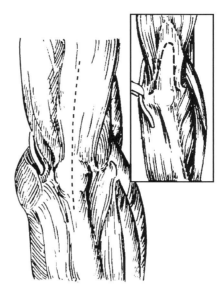

图 18-2-11　切开肱三头肌

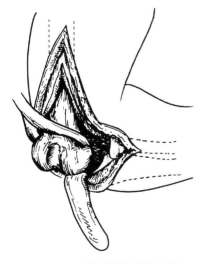

图 18-2-12　显露肘关节前、后方

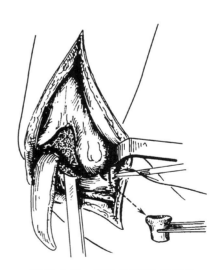

图 18-2-13　切除软骨面、桡骨头

3. 清除病灶、切除桡骨头　先彻底清除肥厚的滑膜,切除关节软骨面,用骨凿凿毛软骨下骨面,继用线锯或小摆锯锯除桡骨头,锉圆残端,再将其周围筋膜缝合覆盖,以保证前臂的旋转功能。

4. 关节融合、内固定　修整关节面使之紧密接触,置关节于设计要求的功能位置上,在肱骨下段后面凿一长 7cm、宽 1.5cm 的纵行浅骨槽,在骨槽延长线上相应的尺骨鹰嘴端部也挖一短骨槽。取大小合适的自体胫骨上端骨片嵌入槽内,用 1~2 枚长度合适的皮质骨螺钉固定骨片于肱、尺骨。在关节内和植骨块下遗留的孔隙内,植入自体松质骨(图 18-2-14~图 18-2-19)。

5. 缝合、外固定　松开止血带,彻底止血,冲洗伤口。缝合肱三头肌腱膜,有肱三头肌挛缩者,V-Y法延长缝合肱三头肌及腱膜。再将尺神经复位或前移,缝合皮肤,伤口加压包扎,长臂石膏托固定患肢于功能位。

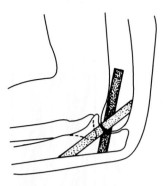

图 18-2-14　Brittain 法

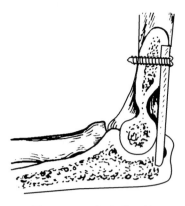

图 18-2-15　Steindler 法

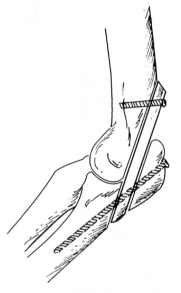

图 18-2-16　Staples 法

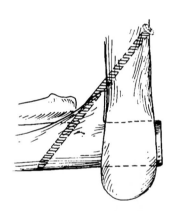

图 18-2-17　Arafiles 法

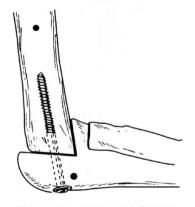

图 18-2-18　Müller 法(内固定)

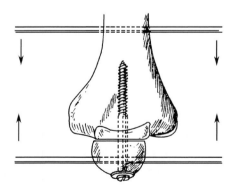

图 18-2-19　Müller 法(外固定)

【注意事项】

1. 术中定时放松止血带,并彻底止血。

2. 螺钉长度应适宜,不能太长而损伤前方的神经和血管。

3. 注意分离保护尺神经,防止损伤。

【术后处理】　术后提高患肢,鼓励早期活动手指。如手部肿胀严重或有血运障碍,应及时放松石膏固定。术后2周拆线,重新换无衬垫长臂管型石膏外固定,保持肘关节于功能位、前臂中立位,直至骨性融合。

AO学派推荐内外固定相结合的肘关节融合技术,在此技术中,外固定加压器械与1枚将鹰嘴固定于肱骨上的松质骨螺钉结合应用(图18-2-20、图18-2-21)。这种方法在治疗严重的肘关节创伤合并感染患者具有非常明显的优势。

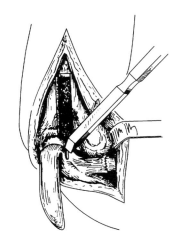

图18-2-20　于肱骨后面、鹰嘴上凿槽

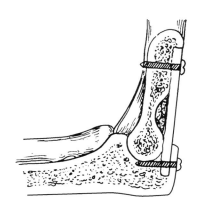

图18-2-21　关节内外融合植骨

【操作步骤】　后方显露肘关节,仔细切除肱骨远端关节面及鹰嘴的所有软骨及滑膜,将尺骨近端修整成方形的平台,并将肱骨远端切割成与之相适应的形状,然后,在肱二头肌粗隆水平切除桡骨头,用1枚斯氏针自鹰嘴打入肱骨髓腔以暂时稳定所需的融合位置。通过尺骨鹰嘴横行穿入1枚方向与肱骨前皮质方向一致的斯氏针,拔出打入肱骨髓腔的纵向斯氏针,代之以加垫的松质骨螺钉。然后在肱骨上打入1枚方向与尺骨鹰嘴斯氏针方向平行的斯氏针,安装外固定架并加压,放置引流,逐层缝合伤口。

三、肘关节成形术

肘关节成形术(arthroplasty of elbow)是用生物膜、非生物膜或人工假体介植于关节骨端,以期使失去正常结构和功能的肘关节恢复活动。在非生物膜的研制中,至今还没有研制出一种完全符合临床要求的材料,故长期以来一直应用生物膜作为关节成形术的介植材料。生物膜以自体筋膜为最佳,即可保存其活性,又可逐渐为纤维软骨而成为永久性的关节面。阔筋膜切取方便,切取后不影响肢体功能,故临床应用最为广泛。文献报道用皮肤或真皮介植也能取得较好的疗效。肘关节成形术的发展经过了四个重要的历史时期,在1885—1947年,主要施行的是肘关节切除成形术或肘关节解剖成形术,结合或不结合植入间隔材料;1947—1970年,出现了限制性的、金属对金属的部分或全铰链型肘关节成形术;1970—1975年产生了以骨水泥固定技术为特点的肘关节成形术;1975年以来,主要是以半限制型金属和聚乙烯铰链假体、咬合匹配型假体和非限制型金属对聚乙烯表面置换假体为主的肘关节成形术。

(一) 生物膜介植肘关节成形术

1. 自体阔筋膜(或骨膜)介植的肘关节成形术　对于生物膜介植肘关节成形术,如果能确保手术操作正确和积极良好的术后处理,多能取得较好的效果,如关节疼痛消失、关节活动明显改善、关节获得较好的稳定性等。但文献报道也有20%的患者疗效不满意或较差。一般来说,术后6个月至6年之内,肘关节的活动功能会继续改善,而肌力的恢复需要1年以上的锻炼才能达到,这就需要患者的全力合作。

【适应证】　适用于肘关节的炎症性、退变性或损伤引起的关节活动障碍,或活动功能完全丧失,伴有严重疼痛者。但关节周围软组织应基本正常,前臂肌力较好。对于肌肉萎缩无力、皮肤纤薄、广泛瘢痕、皮肤与骨紧密粘连者,须先锻炼使肌力恢复或整形治疗后再考虑行肘关节成形术。肘关节化脓性感染虽不是绝对禁忌证,但感染必须被控制至少 12 个月以上。

【禁忌证】

(1) 需要较强肘关节力量与稳定性的重体力劳动者不宜行肘关节成形术。

(2) 单纯关节外原因引起的肘关节僵硬。

(3) 肘关节有严重骨缺损,或明显不稳定。

(4) 同侧肩关节已经强直或僵硬。

(5) 前臂伸、屈肌或肱二头肌无力、不能恢复者。

(6) 神经营养性关节炎。

【麻醉】　臂丛阻滞,取阔筋膜可用局部麻醉。

【体位】　仰卧位,患侧垫高,患肢置于胸前。

【操作步骤】

(1) 切口、显露:用肘关节后侧手术途径切开与显露。切开皮肤后,先游离尺神经予以牵开保护。对没有肘关节伸直挛缩或僵硬者,可纵行切开肱三头肌腱显露;对有肱三头肌挛缩者应将三头肌腱切开形成舌状肌腱膜瓣,向下翻开即可显露下 1/3 段肱骨、桡骨头和尺骨鹰嘴突。

(2) 显露关节、修整骨端:显露肘关节后,切开关节囊,分离关节。如果肘关节已经骨性强直,则先用骨凿将肱尺、肱桡骨之间的原关节面凿开。骨膜下剥离肱骨下端的侧面与前面,尺骨上段及桡骨上段,然后慢慢并轻巧地屈曲肘关节,并使之前脱位,脱出肱骨下端。将肱骨下端修剪成为单髁形状,使肱骨下端的前凸变为向后弧形凸起。用骨圆凿凿除鹰嘴滑车切迹的皮质骨,使切迹加深、加强。于修整后的鹰嘴滑车切迹下缘水平切除桡骨头、颈部,如尺桡骨之间有骨性连接,也要将之凿开并用软组织隔开。将所有的骨棱用骨锉锉钝。此时应伸直肘关节检查,修整后的肘关节间距须保持 1.5~2cm。对间距不足者应再修整满意后,即可松开止血带,彻底止血,冲洗伤口,清除所有零碎骨屑,用热盐水纱布包绕骨端止血、保护,暂时将骨端复位,覆盖敷料,等待介植筋膜。

(3) 取阔筋膜介植关节:在一侧大腿外侧局部麻醉下行纵切口,显露阔筋膜,清除膜外所有脂肪,切下一块长方形阔筋膜,其长、宽应足以覆盖修整后的关节面,一般约为 5cm×7.5cm。这一步骤最好由另一手术组同步进行,可以节省时间。然后将阔筋膜片介植于关节间。先将阔筋膜片的两端对折,光滑面朝内;用 3 根铬肠线(中间一针,两侧各一针)将筋膜的折叠边缝于肘关节前方关节囊的横中线上,分开阔筋膜的折面,用上半片筋膜覆盖肱骨下端,下半片覆盖尺骨的鹰嘴滑车切迹和桡骨上端,并隔开尺、桡骨以保持前臂的旋转功能。将阔筋膜边缘间断缝合于附近的软组织上以防滑移。如果周围无软组织可以缝合,则在筋膜周边骨上钻孔,穿针缝合,固定筋膜于骨上。如切取的筋膜面积过小,不能全部覆盖桡、尺骨修整面或隔离桡、尺骨时,则应另取阔筋膜覆盖之。介植的生物膜材料除阔筋膜外,还可以选用胫骨上端骨膜。

(4) 缝合、外固定:阔筋膜介植完毕,即可将肘关节复位,屈肘 90°,缝合关节囊,延长缝合肱三头肌腱膜舌形瓣,分层缝合皮下组织和皮肤。包长臂石膏托固定上肢于屈肘 90°位。

【术后处理】　术后抬高患肢,早日锻炼肩部和手指活动。2 周后拆除缝线。伤口愈合良好者,即可每日 3~4 次,每次 1~2 小时解除石膏托,主动锻炼肘关节的伸、屈活动,同时可进行理疗。术后 3 周,日间可改用三角巾悬吊支持,并可进行功能锻炼,但晚间仍须石膏托外固定,直至肘关节屈、伸肌力恢复,肘关节能有较大的活动范围为止。一般术后 8 周才弃用石膏托。关节功能的恢复多需坚持至少 6 个月的主动锻炼,肌力恢复常需 2 年时间的刻苦锻炼。

2. **带血管蒂骨间背侧筋膜瓣移位肘关节成形术**　带血管蒂筋膜瓣肘关节成形术,对肘关节正常的骨性结构及周围的软组织破坏很少,关节稳定、无痛,肌肉力量满意,活动度改善良好,且经济、实用。即使手术失败,也可选择其他治疗方法予以弥补。

【适应证】　同前。

【操作步骤】

(1) 切口、显露:先作肘关节后正中切口,轻轻地将尺神经沟内的尺神经游离出来并牵开保护,肘关节强直患者的尺神经沟往往被一骨性管道包绕,解剖时要小心,勿伤及尺神经。倒 V 形切开肱三头肌肌腱,切除后方关节囊及滑膜,显露肘关节骨性连接处。

(2)显露关节、修整骨端:用弧形凿将其凿开,不缩短肱骨远端和尺骨近端,咬除骨性增生部分,用骨锉修整出尺骨鹰嘴、肱骨鹰嘴窝、肱骨滑车等雏形,保留足够的冠状突以防止形成肘关节后脱位,桡骨头可以切除以增加肘关节旋转功能。

(3)切取带蒂骨间背侧筋膜瓣:将原切口沿骨间背血管体表投影方向向远端延长至腕背部,自浅筋膜深层、深筋膜浅层将皮缘向两侧各分离 3~4cm,充分暴露前臂背侧及腕背侧的深筋膜,自筋膜远端将其横行切开,切断并结扎骨间背血管。以骨间背血管走向为轴心,切取筋膜宽度为 6~8cm,将筋膜远端提起,自深筋膜深层、肌膜浅层之间向近端游离前臂背侧深筋膜,游离至骨间背血管的近端穿出点,保护血管蒂不被损伤。筋膜长约 20cm。提起筋膜远端向近端反转 180°,在血管蒂牵拉不过紧的情况下,筋膜浅面贴骨面,筋膜近端 1/2 先包绕修整后的尺骨鹰嘴,然后将筋膜 U 形返折,U 的底边,也就是筋膜的中心部位缝合固定在肘关节的后方关节囊上。返折后筋膜的远侧 1/2 部分包绕修整后的肱骨髁,筋膜的周边缝合固定在肱骨髁周围及尺骨鹰嘴周围残存的软组织上,筋膜深面因为较光滑,面向关节腔。

(4)检查肘关节屈伸及旋转活动度达正常后,充分止血,放置引流管,依次关闭肘关节。

【术后处理】 术后石膏固定肘关节于功能位,术后第 3 天起开始患肢的肱二头肌、肱三头肌主动收缩功能锻炼及手指伸屈活动。1 周后白天去除石膏固定,做主、被动伸屈及旋转肘关节功能锻炼,活动由轻到重,循序渐进逐渐加大幅度,同时可用上肢 CPM 机辅助被动功能锻炼,晚上仍用原石膏托固定。3 周后去除石膏固定,手提沙袋或水桶(由轻至重),锻炼肱二头肌肌力,同时锻炼伸肘功能。术后 2 个半月恢复正常工作、劳动。类风湿患者术后继续抗风湿治疗,结核患者术后仍常规抗结核治疗。

3. 羊膜移植肘关节成形术 羊膜移植肘关节成形术对肘关节功能障碍者可提供一个稳定、无痛、功能满意的关节,是一种经济、实用的治疗方法。羊膜的来源充足,处理、贮藏方便,手术方法简单,不需要特殊器械,在临床上有一定的实用价值。

【适应证】 同前。

【禁忌证】

(1)需要较强肘关节力量与稳定性的重体力劳动者不宜行肘关节成形术。

(2)单纯关节外原因引起的肘关节僵硬。

(3)肘关节有严重骨缺损,或明显不稳定。

(4)同侧肩关节已经强直或僵硬。

(5)前臂伸、屈肌或肱二头肌无力、不能恢复者。

(6)神经营养性关节炎。

【麻醉】 臂丛阻滞,取阔筋膜可用局部麻醉。

【体位】 仰卧位,患侧垫高,患肢置于胸前。

【操作步骤】

(1)羊膜的制备与保存:选用母体无肝炎及其他传染病、羊水澄清的娩出胎盘,剥下羊膜放在盛有生理盐水的无菌容器中,置 4℃ 普通冰箱内,在 24~48 小时内处理。在无菌操作下,用消毒生理盐水冲洗,除去血斑和绒毛膜,保留羊膜层。然后在过氧化氢溶液及 1% 氯氨 T 溶液中各浸泡 15 分钟,再用生理盐水冲洗 5 遍,把消毒处理的羊膜浸泡在 0.5% 氯霉素生理盐水溶液中,置于 4℃ 冰箱中备用。术前行需氧菌及厌氧菌培养,无菌生长即可将其植入关节。

(2)切口、显露:手术均采用肘关节后侧入路,游离牵开尺神经,倒 V 形切开肱三头肌肌腱,切除后方关节囊及滑膜,分别显露肱骨下端、尺骨鹰嘴、桡骨头。

(3)显露关节、修整骨端:显露肘关节后,切开关节囊,分离关节。如果肘关节已经骨性强直,则先用骨凿将肱尺、肱桡骨之间的原关节面凿开。骨膜下剥离肱骨下端的侧面与前面,尺骨上段及桡骨上段,然后慢慢并轻巧地屈曲肘关节,并使之前脱位,脱出肱骨下端。将肱骨下端修剪成为单髁形状,使肱骨下端的前凸变为向后弧形凸起。用骨圆凿凿除鹰嘴滑车切迹的皮质骨,使切迹加深、加强。于修整后的鹰嘴滑车切迹下缘水平切除桡骨头、颈部,如尺桡骨之间有骨性连接,也要将之凿开并用软组织隔开。将所有的骨棱用骨锉锉钝。此时应伸直肘关节检查,修整后的肘关节间距须保持 1.5～2cm。对间距不足者应再修整满意后,即可松开止血带,彻底止血,冲洗伤口,清除所有零碎骨屑,用热盐水纱布包绕骨端止血、保护,暂时将骨端复位。

(4) 羊膜介植关节:用 5 层羊膜包裹肱骨下端,肱骨髁上横行钻孔,穿一羊肠线,环形结扎固定羊膜,尺骨鹰嘴关节面下钻 4 个孔,5 层羊膜覆盖于骨面后,直针穿 1-0 羊肠线经骨洞将羊膜边缘缝合固定。若病变侵及上尺桡关节,旋转功能有障碍者,则在桡骨头上用 5 层羊膜包裹,头下用羊肠线环扎固定。

(5) 缝合、外固定:阔筋膜介植完毕,即可将肘关节复位,屈肘 90°,缝合关节囊,延长缝合肱三头肌腱膜舌形瓣,分层缝合皮下组织和皮肤。包长臂石膏托固定上肢于屈肘 90°位。

【术后处理】　3 周后拆除石膏,开始功能锻炼,先练伸屈再练旋转,先被动后主动,然后主动与被动相结合,使关节达到最佳功能状态。术后 2 个月开始持重物功能锻炼,由轻到重,逐渐增加。术后 3 个月即可恢复正常劳动、工作。

关节结核患者术前、术后仍按常规抗结核治疗。

(二) 肘关节叉状成形术

由于肘关节叉状切除成形术很难保留肘关节的稳定性,术后关节骨质又会被进一步吸收,更进一步加重肘关节的不稳定而不能满足肘关节功能的要求,该术式在目前已越来越少被采用。自从人工肘关节置换问世并广泛应用后,叉形成形术的很多适应证逐渐被人工肘关节置换所代替。然而,人工肘关节置换也有其局限性,对于不适合应用人工肘关节置换而患者又希望获得一个有伸屈功能的肘关节时,肘关节的叉状成形术仍可作为选择方法之一。通过改进手术方法,保留肱骨内、外上髁及附于其上的前臂伸、屈肌群的起点和两侧的副韧带,可以获得较好的关节稳定性,又可以获得较满意的功能活动。

【适应证】

1. 肘关节创伤性关节炎、类风湿关节炎、化脓性感染引起的关节强直。

2. 长期不能治愈的肘化脓性关节炎。

3. 有严重的关节面破坏、功能障碍的肘关节全关节结核。

4. 人工肘关节置换失败或继发感染。

【禁忌证】

1. 肱骨上髁缺损者。

2. 肱二头肌及前臂伸屈肌无力者。

【麻醉】　臂丛阻滞。

【体位】　仰卧位,患侧垫高,患肢置于胸前。

【操作步骤】

1. 切口与显露　用肘关节后侧手术途径显露。作 S 形切口,上臂切口偏尺侧,便于显露尺神经;前臂切口偏桡侧,便于显露处理桡骨头、颈部。先分离出尺神经,穿过橡皮膜牵开保护。在肱三头肌腱下段作舌状腱膜瓣,向下翻开,将肱三头肌在中线切开,直达骨膜,骨膜下分离和显露肱骨后面,不要剥离内外上髁。然后,分离显露后方关节囊、尺骨上段、鹰嘴突和桡骨头、颈部。

2. 叉形切除肱骨下端　切开关节囊,清除关节内病灶。如关节已经骨性融合则先在原关节面处用骨凿凿开。慢慢屈曲肘关节,骨膜下剥离肱骨下端前方,仍然注意保留肱骨上髁及其附着的前臂伸、屈肌起点,此时可使肘关节前脱位,使肱骨远端突出在切口外,将其中部的骨质切除至鹰嘴窝的上缘,然后作弧形修整达内、外髁的下缘形成叉形,将骨棱锉圆,用热盐水纱布敷压止血。切除尺骨鹰嘴和桡骨头,切除大部分鹰嘴和小部分冠状突,保留冠状突上的肱肌止点。切除桡骨头部和颈部,保留肱二头肌止点处的肱二头肌结节,用骨锉锉圆骨棱,用热盐水纱布敷压止血。

3. 保护尺神经　切除肘关节上、下骨端后,关节间隙增宽。当骨端靠拢时,周围软组织和尺神经相对松弛而可能突入关节间隙内,日后反复的屈伸活动可挤压尺神经而造成损伤。所以,应将尺神经用周围软组织包裹,前移固定,免于嵌入骨间而损伤。

4.　内固定　为保持肱骨、尺骨两端的关节间距和位置,可用内固定维持。先保持肘关节 90°屈曲位,前臂旋后,使肱骨与尺骨的中轴线保持一致,预留关节间隙为 2.5cm,从尺骨上端的背侧钻入 2 枚克氏针,越过关节间隙,进入肱骨下端两侧作骨内固定。

5.　缝合、外固定　放松止血带,彻底止血,骨面仍有渗血之处可用骨蜡封闭止血。冲洗伤口,清除所有骨质碎屑,然后缝合关节囊。相对松弛的肱三头肌舌形腱膜瓣可折叠缝合缩短之。分层缝合伤口,包扎后即用长臂石膏托外固定。

【术中注意事项】

1.　在整个手术过程中均须注意保护尺神经以免损伤。宜用橡皮条穿过,牵开保护,但不能过度牵拉。术中注意保持尺神经湿润。术中在剥离内侧副韧带时、在切除肱骨滑车时尤其应该注意,避免损伤。

2.　肱骨下端分叉的两翼修整要适当,叉间夹角不能过宽,也不宜过窄,过宽会使关节稳定性不足,过窄不但影响关节活动,而且容易发生骨间连接。

3.　在将肱骨下端凿成叉状时,要控制用力,避免凿断其两翼而损害关节的稳定性。

4.　始终保留内、外上髁及附着其上的前臂伸屈肌总肌起点和两侧副韧带,此亦为维持关节稳定的关键。

【术后处理】　术后抬高患肢,注意血运。术后 2 周拆线,4～6 周拆除石膏,拔除克氏针,用三角巾维持关节位置,积极功能锻炼,辅以理疗,促进功能恢复和增加肌力。

（三）鹰嘴窝冠状窝贯通成形术

肘关节叉状成形术,都是破坏性手术,对残留的骨关节破坏较多,术后既有发生关节强直、创伤性关节炎的可能,也有发生肘关节不稳的病例。因此有学者主张尽可能少破坏骨质结构,若肘关节大体轮廓尚可,仅关节活动受限,可在关节松解的同时将鹰嘴窝和冠状窝打通,形成滑车上孔使肘关节屈伸时鹰嘴突和冠状突不受阻挡,但操作时要注意圆洞不可过大(半径 1cm),动作要轻柔,否则可造成肱骨髁上骨折。

【手术方法】　臂丛麻醉或全身麻醉下,采用仰卧位,垫高患侧肩部,使身体倾斜 35°,患肢置胸前位,充分暴露术野,切口为肘后正中切口,常规暴露尺神经,在肱三头肌腱内侧头处纵向切开,显露鹰嘴,并松解其附着处近侧 1/4 的肱三头肌内侧部分之后,屈曲肘关节,充分暴露肱关节后腔,进行以下操作:①切除鹰嘴唇部突起或游离的骨质;②选择合适的骨刀或比鹰嘴窝稍大的钻头,凿或钻透鹰嘴窝,打孔时其方向要轻度向前倾斜,并达关节前方,然后用圆骨刀刮平鹰嘴窝周缘,使其比较光滑,以减少骨组织之间的摩擦阻力;③用咬骨钳或 7mm 骨刀,切除冠突、游离骨块及增生的组织,然后用示指探查关节囊前方及其软组织情况;④伸直肘关节,使粘连的周围软组织任其自动松解,但注意伸直角度不要过于勉强达到完全伸直位,以免因过度牵拉造成前方的血管、神经损伤。术后放置引流管。术后抬高患肘,并在 CPM 功能练习器上使肘关节屈伸角度达到所能忍受的最高限度。因疼痛不合作者,可在臂丛麻醉下早做功能练习 3～4 天,术后第 6 天开始要叮嘱患者保持肘关节屈伸角度,坚持功能锻炼,以期获得满意效果。

（四）人工肘关节置换的肘关节成形术

1.　人工全肘关节置换术　肘关节置换的目的是解除疼痛,恢复关节运动及稳定性,进而恢复肘关节的功能。真正意义的肘关节置换术始于 1937 年,而 Virgen 应用金属假体只对尺骨鹰嘴窝进行了置换。到了 1947 年,Mellen 和 Phalen 则用丙烯酸树脂对肱骨下端进行了置换。Cass 于 1951 年应用钴铬合金对桡骨头作了置换。以后,不少学者报告了金属对金属的铰链式人工关节置换,但由于松动率而逐渐放弃。20 世纪 70 年代开始,Dee 和一些作者应用高分子聚氯乙烯的金属式铰链关节,然而,术后 2～3 年关节松动率和并发症仍然不少,最终而告失败。70 年代后期美国 Mayo 医院设计出两种类型的人工肘关节,其一是半限制性的金属对高分子聚氯乙烯假体,特点是内外侧有一定的活动,而且可以旋转;其二是非限制性的表面置换,也属于金属对高分子聚氯乙烯的咬合式关节。这些假体比较符合肘关节的解剖生理,术后松动率明显下降。人工肘关节置换的病例不如人工全髋关节置换术,目前在美国每年全肘关节置换的病例约为 5000 例。

一般认为 60 岁以上的老年人,若骨关节结构破坏严重,不论新鲜和陈旧均可考虑肘关节人工假体置换。由于上肢不负重,肘关节假体松动、折断等并发症较少,患者多能获得满意的活动范围。Jaydeep 等曾用肘关节置换治疗肘关节强直 12 例,认为效果良好,是一种对老年人很适用的手术方法。Lappino 等认为肘关节强直应首先考虑关节松解和关节成形,但假体置换也是一种有效的治疗方法。Moro 等认为关节成形主要用于年轻人,假体置换主要用于 60 岁以上的老年人。

【假体类型】

(1)非限制型人工假体:也称表面置换型人工肘关节。是国际上最常用的人工肘关节。以 Edwald 小头髁假体为代表,可满意重建肘关节正常旋转中心,但前提是保留正常的干骺端和侧副韧带。当骨和软组织损伤严重时效果不好,伴有屈曲挛缩畸形的患者效果也不满意。新近创伤、退行性关节炎以及肿瘤患者不宜使用。

(2)半限制型人工假体:假体通常由两部分或三部分组成,通过金属-塑料构成的轴承或依靠咬合匹配关系连接肱骨和尺骨部件。这类假体具有适度的内、外翻松弛度有利于力的消散。因骨及软组织缺损而不能行表面置换的患者,可考虑选用这类假体。代表性的假体类型有 Coonrad-Morrey 肘假体和 Mayo 假体。

(3)全限制型人工假体:均为早期人工肘关节,起源于欧洲,该类假体安装后,肘关节的应力直接传递到骨-水泥界面,很难避免术后假体松动的发生。据报道,松动率达 8% 左右。目前临床已基本放弃这类假体,但在某些肘部骨组织严重缺损,软组织广泛损伤,肘关节稳定性差的患者仍可选用。

【适应证】

(1)风湿性关节炎:伴有肘关节剧烈的疼痛、肘关节僵硬或强直,以及因此导致的关节失稳;在内科治疗、滑膜切除、桡骨头切除术等治疗方法均不能改善肘部疼痛及功能时,可进行人工肘关节置换。

(2)创伤性关节炎:多由于关节内骨折手术失败所致。由于多次手术,潜在感染的可能性较大;肱骨远端或肱骨髁也可能有骨缺损,假体缺乏足够的骨组织支持,故手术效果不及类风湿关节炎的好。Morrey 认为,有明显疼痛者且年龄大于 55 岁可考虑人工关节置换,小于 55 岁者,则可选择生物膜介植肘关节成形术。

(3)伴有关节内病变的肘关节剧烈疼痛,内科治疗无效者。

(4)由于关节内病变导致的关节僵硬、强直。

(5)特发性肘关节关节炎。

(6)肱骨远端与尺骨近端的肿瘤切除重建。

(7)以上情况导致的尺神经麻痹。

(8)肘关节置换后翻修。

【禁忌证】

(1)伴有活动性的感染或近期有肘关节感染者。

(2)置换关节所在肢体的麻痹或痉挛性瘫痪。

(3)各种原因引起的肘部骨组织大块严重缺损,对假体的稳定性可能有严重影响者。

(4)青少年患者。

(5)因糖尿病、脊髓空洞症及其他疾病引起的周围神经病。

(6)对关节功能要求太高或期望不现实的患者。

【操作步骤】

(1)半限制型人工肘关节置换术

1)入路、显露:肘关节后内侧入路或后正中入路,游离保护尺神经。仔细游离肱三头肌(图 18-2-22),松解肱三头肌在尺骨鹰嘴的止点,不必常规离断,松解尺侧副韧带,显露肱骨远端、尺骨近端和桡骨头(图 18-2-23)。

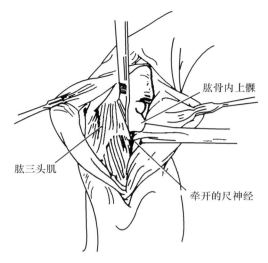

图 18-2-22　游离保护尺神经,分离、松解肱三头肌

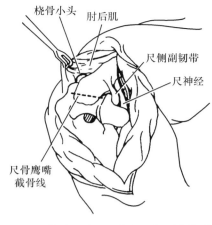

图 18-2-23　将肱三头肌、肘后肌连同骨膜、关节囊
一并翻转,显露桡骨头及关节腔

2）肱骨截骨:锯除肱骨滑车中段(图 18-2-24),用磨钻在鹰嘴窝顶部打开肱骨髓腔。扩大髓腔后(图 18-2-25),插入对线杆,并套上切骨试件。将试件的侧臂放在肱骨小头上,测出切骨深度,切除滑车及肱骨小头,直至假体试件的边缘能嵌至肱骨内、外上髁的切骨断面间隙中。刮除少许内、外上髁及肱骨近端的松质骨,使假体与切骨面相匹配,并预留骨水泥固定的间隙。

3）尺骨截骨:钻开尺骨近端髓腔,扩大髓腔。

4）桡骨截骨:如桡骨头与肱骨假体不发生碰撞,则可不切除桡骨头。多数假体要求于环状韧带近端平面常规切除桡骨头。这时可试行桡骨头假体置换,但要选择合适的厚度,观察肱、桡关节的关系。如肘关节全幅度屈曲活动时,肱桡假体关节面持续接触,则桡骨头假体的厚度是合适的。如不能获得满意的肱桡关节的相互关系,则切除桡骨头后不必强求植入桡骨头假体。

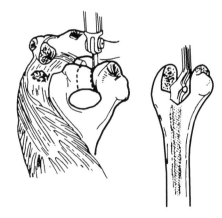

图 18-2-24　肱骨截骨

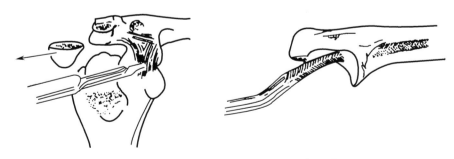

图 18-2-25　充分显露尺骨近端,扩大髓腔

5）取出假体试模:将骨栓塞入肱骨骨髓腔远端,冲洗髓腔并使其干燥后注入骨水泥,将假体打入并将关节复位,清除多余骨水泥。

6）骨水泥凝固后再次检查关节活动功能及稳定性。

7）去除止血带,彻底止血,冲洗伤口,放置引流管。

（2）非限制型人工全肘关节置换术

1）切口、显露:同半限制型人工全肘关节置换术。

2）肱骨准备:于肱骨内、外上髁中间截去宽 1cm 的骨块,用凿及髓腔锉打开肱骨远端髓腔,清理肱骨小头和滑车,使其形状适应假体的肱骨头和滑车,将假体试模完全安放在肱骨远端,检查是否符合要求。

3）尺骨准备:骨凿打开尺骨近端髓腔,找到髓腔后,用髓腔锉进一步扩大髓腔。放入尺骨假体试模,其外侧边缘应与滑车切迹的边缘平齐,假体顶部应与鹰嘴尖对齐。

4）放入塑料试垫及肱骨试模,复位后检查关节活动度。屈肘应大于 135°。假体关节面在屈伸过程中应有良好而稳定的接触。被动完全伸直时,肘外翻角应为 15°。屈肘 90° 前臂完全旋前时,肘关节稳定性好。如轻至中等力量牵拉后,关节间隙大于 1 ~ 2mm,可选用厚一些的聚乙烯垫,如果旋转时有脱位倾向,应检查内侧或外侧是否太紧,可以相应多切一些骨质,使软组织长度相对增长,关节内外软组织张力平衡,有助于防止脱位。

【并发症】　人工肘关节置换术的并发症较多,随着肘关节假体的不断更新,并发症也在逐渐下降。总的来说,摆动、假体折断、聚乙烯磨损、感染及神经麻痹等为常见的并发症。Gschwend 等总结了 1986—1992 年间肘关节置换术的晚期并发症,如假体松动、假体分离、关节脱位或半脱位、骨折、尺神经炎、感染等,其发生率达 43%。

（1）松动:肘关节假体松动的原因多为:①与假体的类型有关。临床及生物力学均提示限制型假体松动率高,约为 8%,而表面型假体松动率只有 2%。②与骨水泥技术有关。第一代骨水泥技术时,骨水泥不能很好充填髓腔,导致术后松动。现在多提倡带真空搅拌泵髓腔内注射的第三代骨水泥技术。

当假体松动,影响肘关节功能时,可作以下处理:①取出假体,使之变成切除成形术;②取出假体,更换另一类型的假体;③取出假体,融合肘关节。肘关节一旦融合,则失去正常活动功能,非万不得已不要采用。

（2）关节不稳定:术后肘关节不稳定多发生于表面置换型人工肘关节,其中半脱位发生率为 1%,约为全脱位发生率的 2 倍。其原因多为:①假体的设计缺陷。早期的表面置换型假体由于缺乏髓腔柄的固定而导致不稳定的发生率较高。②术后软组织的不平衡。③外科操作技术欠佳。

对于术后肘关节不稳定的处理方法有:①术后早期石膏固定,避免肘关节完全伸直;②一旦发生脱位,则需复位后屈肘 90° 固定 3 ~ 6 周。

（3）假体折断:假体折断并不多见,常发生于术后对抗强大外力者,处理原则为更换相应假体,困难之处在于取出折断在髓腔内的假体,术前应仔细计划并选择合适的翻修假体。

（4）磨损:全肘关节置换术后的聚乙烯磨损并非十分严重,而松动和骨水泥块所引起的骨溶解更容易见到。其处理方法为广泛的软组织清除,注意彻底清除髓腔内的假膜和骨水泥碎屑,更换新的骨水泥假体。

（5）感染:全肘关节置换术后感染率高于髋、膝关节置换,国外报道其发生率为 7%,不同类型的假体感染率无明显差别。其主要原因为:①肘关节位置表浅,软组织覆盖少、邻近组织血运差。②与反复多次手术有关。如创伤性关节炎者可能曾因骨折而手术;类风湿关节炎者可能曾经作过滑膜切除术,导致局部瘢痕形成而影响血运。③因原发病长期服用糖皮质激素,导致抗感染能力下降。

处理办法有:①用含有抗生素的骨水泥可降低感染率;②一旦发生感染,则应立即引流,大剂量使用抗生素;③感染不能控制者则取出假体,使之成为切除成形术。

（6）神经麻痹:在人工肘关节置换过程中,尺神经最容易受损伤,特别是当患者合并有肘关节畸形时,尺神经更容易受损。国外报道,尺神经损伤的平均发生率为 4% ~ 9%,但永久性的神经损伤或需手术修复的情况并不多见。其发生的原因多为:①术中过度牵引;②手术创伤;③神经周围或神经外膜血肿压迫;④直接外力压迫或绷带包扎过紧。

处理办法有:①术后 12 ~ 24 小时内如有尺神经支配的肌肉肌力减弱则应考虑行手术减压;②如果只有轻微的感觉减弱或缺失,多数情况下不需重新手术,肢体感觉会随肢体肿胀的消退而逐渐恢复。

（7）肱三头肌力量不足:肱三头肌力量不足发生率较高却较少报道,可能是因为对日常生活影响不大。为了避免术后肱三头肌力量不足,在术中完全离断肱三头肌时,术后一定要重建肱三头肌附着点。术后如果发现肱三头肌附着点完全撕脱,伸肘力量不能满足日常生活需要时,应考虑重建其附着点,必要时可使用筋膜或人工材料来重建肱三头肌附着点。

(8)骨折:与人工全肘关节置换有关的骨折可发生于早期或晚期,早期骨折即术中骨折,多数与手术操作有关,手术操作不当多致肱骨髁部骨折或骨干骨折,特别容易发生于翻修手术。晚期骨折多与肱骨假体术后松动有关。术中骨折发生率约为8%,而晚期骨折发生率为5%。

与假体松动无关的骨折通常可用石膏外固定来治疗,多数可获骨愈合,关节活动功能不会受太大影响;如为假体松动合并骨折,则要求更换长柄假体,假体的柄要求超过骨折端5cm以上。如合并大块骨缺损,还需进行自体或异体骨移植。

2. 人工肘关节翻修术 虽然人工肘关节置换术的并发症较多,但真正需要翻修的却不是很多,肘关节需要翻修大多由于肘关节置换术后脱位、感染和松动引起。翻修手术需依据骨质缺损的轻重程度而定,Morrey将骨质缺损分为4个类型。Ⅰ型:关节面部分缺损、髁完整;Ⅱ型:关节面完全缺损、髁存在;Ⅲ型:只有一个髁及关节面缺损;Ⅳ型:鹰嘴窝或以上的肱骨干缺损。

临床上应根据骨量足够与否决定翻修手术的方式。所谓骨量足够是指远端肱骨和近端尺骨轮廓尚存在,而且仍存在关节活动;骨量不足是指肱骨髁及尺骨近端缺失,只残留骨干。如果骨量足够,翻修时考虑行以下手术:①关节融合;②切除成形术;③筋膜间隔成形术;④使用半限制型人工肘关节重新置换。如果骨量不足,则考虑以下手术:①切除成形术;②异体骨置换;③异体骨移植加半限制型人工肘重新置换。

(刘尚礼)

第三节　髋　关　节

一、髋关节挛缩的松解术

髋关节因关节囊外软组织挛缩而形成的畸形因受累的部分不同而异,一般可分为4类:①单纯屈曲挛缩畸形:主要为屈髋肌挛缩,轻度仅为浅层的缝匠肌和股直肌,重者还累及深层的髂腰肌、关节囊;②屈曲外展挛缩畸形:主要由于屈髋肌、髂胫束、臀中小肌挛缩形成;③屈曲内收内旋挛缩畸形:由于内收肌群挛缩,伸髋外展肌群麻痹所致;④屈曲外展外旋挛缩畸形:由于髂胫束、臀中小肌、髋外旋肌群挛缩所致。

对屈曲挛缩畸形的治疗,轻者可采用Yount手术矫正,重者需行髂嵴松解术或与Yount手术联合应用。已有明显骨骼畸形者仅行软组织手术难以矫正,则需同时施行骨性矫正术。

(一) 髋关节屈曲外展外旋挛缩畸形松解术

1. Yount手术

(1) 切口:在股二头肌肌腱前侧、股骨外髁的近侧,作一纵切口,长10~12cm。

(2) 解除挛缩:显露阔筋膜,分离出髂胫束。齐髌骨上3cm处切除5~7cm长一段髂胫束和相同的一段外侧肌肉间隔。然后再进行触诊,凡遇扯紧(挛缩)的纤维束一概切断之。若膝关节屈曲和膝外翻畸形较显著,则须将股二头肌肌腱延长。

2. 髂嵴松解术

(1) 切口:沿髂嵴前1/2作切口,直至髂前上棘处,再向下延伸至大腿前面约10cm。切开浅筋膜和深筋膜。

(2) 从髂翼外侧面剥离肌肉:用骨膜剥离器将阔筋膜张肌、臀中肌和臀小肌的肌起从髂翼外面剥离下来,直至髋臼处。将缝匠肌肌起从髂前上棘切下,并将其近端与阔筋膜张肌分离。

(3) 剥离髂嵴及髂骨内侧面:再沿髂嵴及其内侧面进行分割,用骨膜下剥离法,将髂肌从髂骨内板上和腹肌从髂嵴上分离下来。

（4）切除髂骨翼的前部：用一阔的骨刀，自前向后，将髂前上棘及髂翼的前部一起切下（图18-3-1）。将上述挛缩的结构解除之后，常可使髋关节过伸而不致增加腰脊柱前凸的程度。若髋关节仍然不能在不增加腰脊柱前凸的情况下过伸，则必须想到还有其他挛缩的结构存在。此时须进一步游离股直肌在髂前下棘的肌肉起点，并切断股直肌返折头附着在髋臼前缘的肌起。必要时可将挛缩的髋关节囊从上到下斜行切开。最后可将髂腰肌在股骨小转子上的肌肉止点切断。在畸形完全矫正后，切除髂前上棘突出部分，以利于皮肤覆盖。

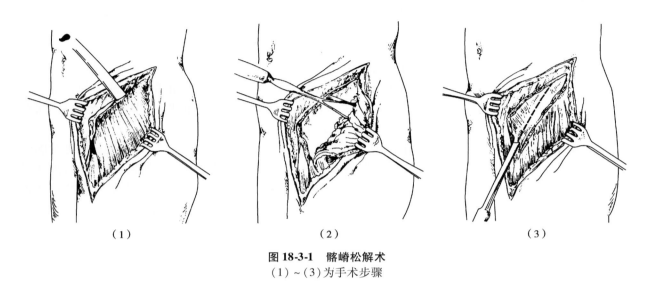

图18-3-1　髂嵴松解术
（1）～（3）为手术步骤

（5）缝合：用间断缝合法将腹肌缝在臀肌和阔筋膜张肌的边缘，如此则剩余的髂翼可以被覆盖。切口内侧的浅筋膜缝合在外侧的深筋膜上。使皮肤的缝合口位于剩余的髂翼边缘的后方2.5cm处。

在小儿因欲保留髂骨骨骺，所以不应切除髂嵴，髂翼内侧的肌肉亦不需剥离。骨膜下剥离髂骨外面的肌肉及松解挛缩的软组织后，在髂骨骺的远侧，从髂翼上取下一楔状块。该块的尖部应在切口的后端，而底部则在前面，约2.5cm长或较大，视矫正畸形需要而定。楔状块切除后，将髂嵴向下移位，使与髂骨本身接触，并缝合软组织使之固定。

（二）髋关节内收内旋挛缩畸形松解术

因软组织挛缩引起的髋关节内收、内旋挛缩畸形，通常可在痉挛性瘫痪时发生。一般可采用皮下部分内收肌腱切断术矫正之。但比较盲目，偶有引起出血较多之危险，最安全的方法是作一小切口，在直视下切断部分内收肌腱。

【麻醉】　连续硬膜外麻醉或全身麻醉。

【体位】　仰卧位，将髋尽量外展外旋位。

【手术】　大腿内侧根部纵切口，长3～4cm，切开皮肤、皮下组织及深筋膜，用血管钳挑起挛缩的内收肌腱，于耻骨附丽处的下方逐一切断，逐渐将髋关节外展，触摸挛缩紧张的肌腱予以切断，有出血时可予以结扎。检查挛缩的肌腱均已切断后，止血，缝合创口（图18-3-2）。

术后将髋关节置于外展位髋人字石膏固定，4周后拆除石膏，开始作髋关节的主动活动锻炼。

痉挛性瘫痪的患儿，病变往往累及双侧髋关节，致使双髋内收内旋挛缩畸形，此时需将双髋挛缩的内收肌腱切断松解，双下肢分别包扎长腿管型石膏，然后将双下肢外展，膝部中间用棍棒撑开固定。

（三）小儿臀肌挛缩症的松解术

小儿臀肌挛缩症，是由于臀肌及其筋膜纤维变性后挛缩，导致髋关节活动障碍的疾病。常引起髋关节外展、外旋挛缩畸形和屈曲障碍，表现出蹲、坐及行走的异常姿势和步态。本症好发于儿童，病因至今不清楚。1969年Valderrama首次报道后，国内外陆续有报道。国内1978年马承宣首次报告。

本病的主要病理变化是臀大肌发生纤维变性，髂胫束因受挛缩组织的牵拉而增厚。重者挛缩可侵及整个臀大肌，有时还可侵及臀中、小肌以及髋关节短外旋肌群甚至侵及后关节囊。病变部位的皮下组织及皮肤亦有挛缩并可与变性的肌纤维广泛粘连。

本病发病缓慢，常因症状少而轻，局部无疼痛而被忽视。偶尔被家长或老师发现患儿步态异常、动作特异、不能快跑，或在体育运动时不能完成某种特定的动作而来就诊。

检查时往往发现患髋并腿下蹲时出现划圈征；坐位交腿试验患儿不能跷二郎腿；下蹲位呈典型的蛙式位。大腿内收试验阳性，有时 Ober 试验亦为阳性。近年来作者发现有少数患儿出现肢体假性不等长，笔者经治的2500 余例臀肌挛缩症患儿中有 150 余例出现骨盆倾斜，造成肢体假性不等长，这类患儿除具有外八字步态外，尚合并有轻度跛行；仰卧位检查并腿伸直时有一侧肢体

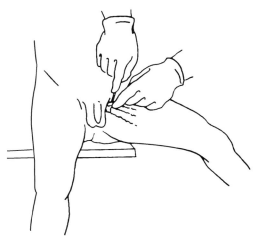

图 18-3-2　内收肌切断术

缩短；并腿屈髋屈膝时双腿等长；拍摄骨盆平片可见骨盆倾斜。出现肢体假性不等长的原因，主要是骨盆倾斜，由于单侧发病或双侧臀肌挛缩的程度不一致的结果，病变严重的一侧，由于挛缩的臀肌及阔筋膜张肌的牵拉而使骨盆降低，造成同侧肢体相对变长，一般长 1～3cm，施行手术彻底松解该侧挛缩组织后，可取得满意疗效。

【适应证】　小儿臀肌挛缩症确诊后，如无其他禁忌证，都是手术的适应证。且应尽早手术，不但有利于恢复两下肢的正常活动功能，而且可避免继发性关节病变而影响疗效。

【麻醉】　较小患儿采用全身麻醉，年龄较大且能合作的患儿可用硬膜外阻滞。

【体位】　一次完成双侧手术。消毒时取仰卧位，巡回护士 2 人，分别提起患儿小腿，使臀部和腰部抬高。助手广泛消毒第 12 肋以下腰部、骶部、臀部以及前面肋弓以下腹部、会阴部、双侧大腿至膝关节以上的皮肤。外阴和肛门部也应严格消毒。消毒完毕后，在腰下铺无菌单，双下肢用无菌单分别包扎，外阴和肛门用无菌巾由前至后遮盖。手术时将患儿放在侧卧位，或将患肢由助手拉向对侧，一侧手术结束后，变换体位，进行另一侧手术。

【操作步骤】

1. 切口　取髋关节后外侧切口，起自髂骨嵴中、后 1/3 交界处向股骨大转子方向作直切口，长6～10cm。

2. 显露变性挛缩组织　切开皮肤皮下组织，将其向两侧锐性分离，显露增厚的臀筋膜，向外超过臀筋膜于髂胫束的附着部，向内直至骶尾部外侧。

3. 切断挛缩组织　在直视下首先将位于浅层的臀大肌臀筋膜挛缩组织作 Z 形切断、松解，然后将髋关节屈曲、内收、内旋，手术者以手指深入创口深部探查，如有深部组织紧张，仍需进一步松解。必要时横断髂胫束。

根据临床实践，笔者认为对于重症患儿，除将浅层臀大肌及筋膜挛缩纤维带切断松解外，还要将深层的一切挛缩组织予以彻底的松解，必要时切断臀中（小）肌的挛缩纤维，近止点处切断髋外旋肌和切开挛缩的后关节囊。务必于手术台上达到满意的松解效果。

此外，目前很多医院已经开展关节镜辅助下微创臀肌挛缩松解术。

松解挛缩组织要求髋关节活动范围达到：在内收和内旋各约 10° 位，髋关节由伸直位（0°）屈曲到120° 以上（图 18-3-3（1）～（4））。

【术中注意问题】

1. 保护坐骨神经　对于重症患儿，需松解深部挛缩组织时要特别慎重，由于软组织的挛缩，股骨的极度外旋，坐骨神经的位置亦有相应改变，根据 11 例严重患儿手术中显露坐骨神经的情况，发现坐骨神经紧贴于股骨大转子的后缘走行，为了避免损伤，可由此找出坐骨神经向上，加以保护。

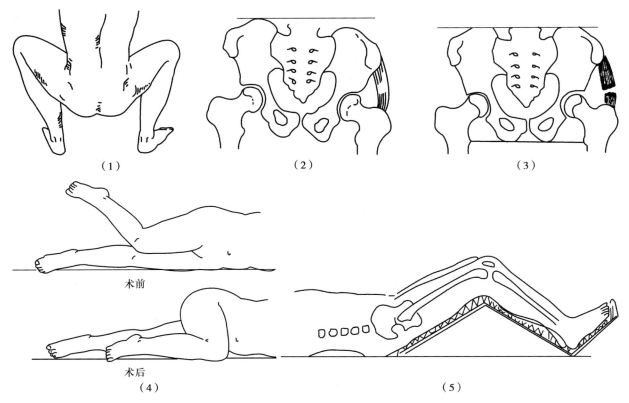

（1）
（2）
（3）

术前

术后
（4）
（5）

图 18-3-3 臀肌挛缩松解术
（1）下蹲后呈典型的蛙式位；（2）病变严重侧骨盆降低；（3）松解术后骨盆恢复正常；（4）松解挛缩组织要求髋关节活动范围达到内收 10°位屈髋 120°以上；（5）松解术后并腿屈髋屈膝位置置于功能架上

2. 术中创口需严密止血,常规放置引流管引流,以防发生血肿和创口感染。

【术后处理】

1. 术后将患儿双下肢并拢,屈髋屈膝位放于功能架上固定,既利于伤口渗液的引流,更有利于矫正术前的畸形。患儿下床行走或进行功能锻炼时可不带功能架,活动后再放于功能架上（图 18-3-3（5））。

2. 术后 24~48 小时拔除橡皮引流管。

3. 术后 3~5 日进行功能锻炼能预防挛缩复发。功能锻炼的顺序是：①术后 3~5 天鼓励患儿坐起；②术后 7 天下床步态训练,床上进行髋关节屈曲、内收活动;开始双膝并拢下蹲和坐位交腿锻炼。

4. 骨盆倾斜双下肢假性不等长的患儿,术后进行双下肢皮肤牵引,健侧重量大于患侧,并进行骨盆提拉锻炼,即将短侧肢体用力向下蹬,同时长侧肢体向上提拉活动,以利骨盆倾斜的矫正。

（杜靖远）

二、髋关节骨性强直与畸形的矫形手术

髋关节骨性强直与畸形,系指髋关节活动功能丧失的关节骨性融合畸形,或虽未骨性强直,尚在纤维僵直状态的畸形髋关节。这种畸形并非一种专有病名。多由于髋关节的各种疾病,如髋臼骨折、股骨头颈骨折出血等外伤,结核、化脓性炎症、类风湿关节炎和强直性脊柱炎髋强直等,引起髋关节在非功能位或功能位骨性强直。临床常见的髋关节非功能位强直,多为屈曲、内收及内旋畸形,易引起同侧膝关节不稳、退变和屈膝挛缩;其次为屈曲、外展和外旋畸形。如因婴幼儿、青少年等某些原因,不宜行关节成形术,可行截骨矫正畸形,使关节处于功能位置,可改善患肢功能。近年来,截骨术应用有所减少,但Werners 等分析 368 例髋关节骨性关节炎截骨存活者,显示术后 10 年 47% 患者不需进一步治疗,术后20 年仍有 23% 患者不需做髋关节置换术,认为截骨术有长期疗效。

（一）楔形截骨术

楔形截骨术（wedge osteotomy）对强直于非功能位如髋内收的患者,在转子下外展截骨,并在截骨部位形成一个向内凸的角度,作为髋关节新的支持点,从而改变下肢力线,消除髋部剪力,增强臀肌张力,使髋关节获得稳定和平衡,有利于改善步态和减轻疼痛。术前先根据下肢全长 X 线片比较设计矫形角度,再算出楔形截骨底边的长度,力求减少两下肢不等长差异。

【适应证】

1. 髋关节强直于内收、屈曲畸形位,影响工作生活,而又不适合做关节成形术者。

2. 除髋关节强直外,同侧膝关节的功能较好,髋关节炎性病变已稳定两年以上。

3. 14 岁以上,一般情况较好,无发热及心、肝、肾功能严重障碍者。

【麻醉】 蛛网膜下腔阻滞、硬脊膜外阻滞或全身麻醉。

【体位】 仰卧位,患髋垫高 30°。

【操作步骤】

1. 切口 在股外侧自大转子顶沿股骨向下作纵切口长 10～12cm,切开皮下组织和阔筋膜,分开肌外侧肌并牵向两侧,行骨膜下剥离显露股骨上段(图 18-3-4)。

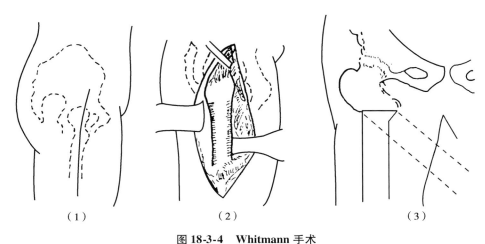

图 18-3-4　Whitmann 手术
(1)皮肤切口;(2)显露股骨上段;(3)股骨转子下楔形截骨矫形

2. 截骨 于股骨大转子下缘下 2cm 处,用骨刀作一楔形骨块切除,按术前设计的楔形底长度截骨,使楔形底在股骨外侧,楔尖在股骨小转子侧。楔形骨块截除后将股骨远段外展,使两截骨面面相互嵌合。将该下肢置于所要矫正的位置。

3. 内收肌切断 若内收畸形重,内收肌挛缩显著,截骨前应做内收肌皮下切断术,否则矫正困难。

切创内置引流管,分层缝合切口。

【术后处理】 用单髋人字石膏固定于矫形位 10～12 周。在固定期间加强患肢肌肉等长舒缩锻炼,也可以扶双拐带石膏下地部分负重,有助于截骨部位的愈合。待截骨达临床愈合后,拆除外固定。2 周拆线,锻炼行走。

【注意事项和经验教训】 本手术截骨后,嵌入对合面大,比较稳定,容易取得愈合,不作内固定亦可以得到成功。如获得早期下地负重,或对不太合作的儿童、青少年患者,亦可采取较坚固的内固定,如角接骨板、鹅头钉或带接骨板三刃钉等。屈曲、内收畸形均严重时,截骨需同时矫正屈曲、内收畸形,照顾两个平面,则不易准确。况且如截骨疗效不佳或失败时,补救措施很复杂。故严重畸形矫正时应严格掌握。术后患髋仍愈着在髋关节伸直位或屈髋 15°位,故患肢会有少许短缩。

（二）杵臼形截骨术（Brackett 手术）

杵臼形截骨术（Brackett cup-and-ball osteotomy）为 Brackett(1911)首先提出,是对股骨颈陈旧骨折不愈合或畸形愈合者,采用切除骨痂、构成杵臼形新鲜骨面,对合后用螺丝钉固定于满意位置。

【适应证】 同 Whitmann 手术。

【麻醉和体位】 同 Whitmann 手术。

【操作步骤】

1. 切口 自髂前上棘外下方向下作一纵切口长 10~12cm,亦可采用 Watson-Jones 入路,从阔筋膜张肌和缝匠肌之间进入,将股直肌拉向内侧,即可显露髋关节囊前面及股骨上段(图 18-3-5)。

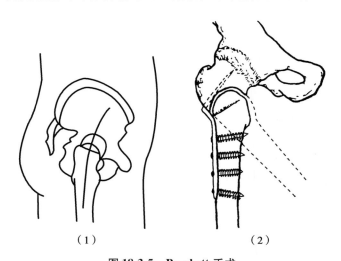

（1） （2）

图 18-3-5 Brackett 手术
(1)皮肤切口;(2)股骨转子下杵臼楔形截骨矫形及接骨板内固定

2. 截骨 在关节囊附丽部下方股骨转子间部,自股骨大转子下至股骨小转子上,用圆凿或摆锯作一球面向上的半球形截骨。要将股骨前后骨皮质均切断。外展远断段,由于远断端在近端凹窝内旋转,使畸形得以矫正。如内收畸形严重,则截骨近段的外侧尖端应短于内侧尖端。反之,如内收畸形轻,则外侧尖端长于内侧尖端。如同时矫正屈曲畸形时,则截骨前面的近侧骨唇应长于后侧骨唇。

3. 内固定 截骨后,将肢体置于矫形位。用 Blunt 接骨板或角接骨板内固定。引流切创,分层缝合切口。

【术后处理】 用单髋人字石膏固定患肢于矫正位。余同 Whitmann 手术。

【注意事项和经验教训】 如能准确截骨,则截骨后对合面大,稳定,易愈合,矫形满意。若经内固定后可较早下地负重,减少长期卧床并发症。但此种截骨不易准确,前后截骨勿伤及坐骨神经。另外,此手术虽失败率低,但失败后的补救措施复杂。成人可行人工全髋关节置换。

（三）股骨头颈切除和转子下截骨术（改良 Batchelor 手术）

Batchelor 手术原法是切除股骨头颈后,把股骨外旋,使小转子对准髋臼,再在小转子下作一水平截骨,外展内旋远侧段,用接骨板螺丝钉固定。因股骨外旋,造成患肢外旋畸形,患者下地行走呈外八字足步态。本手术(modified Batchelor operation)对 Bachelor 手术作了三方面的改进:①纠正外旋:先将小转子对准髋臼,再将截骨之远侧段内旋,使髌骨和足尖朝向正前方,以防术后外旋畸形。②将转子下水平截骨改为转子间斜形截骨,自股骨大转子下斜向内下大小转子下截骨,将远断端外侧尖端插入近断端髓腔,同时外展远侧段30°~45°,用两枚螺丝钉固定两断端,而不需用接骨板。由于皮质骨嵌入松质骨中,骨愈合时间较原法缩短,一般只需 6~8 周,利于患者早期功能运动。③减轻肢体短缩程度,保留部分股骨颈,使其对准髋臼,可争取到 1~2cm 长度。

【适应证】 体重不太重的年轻成人的髋关节骨性强直,无论有无合并髋关节屈曲、内收和内旋,或屈曲、外展和外旋畸形,均可行本手术治疗。

【麻醉】 硬脊膜外阻滞或全身麻醉。

【体位】 侧卧位,患侧在上,或斜俯卧,患侧垫高30°,或仰卧,患侧垫高30°。

【操作步骤】

1. 切口 仰卧位者可用 Smith-Petersen 切口,侧卧者,取髋外侧入路,用 Watson-Jones 切口或 Gibson 切口,长 15cm,沿臀大肌与阔筋膜张肌的肌腱膜纤维会合线切开,并向下切开阔筋膜。斜俯卧者,取髋后外侧入路,用 Kocher 切口长 15cm 进入(图 18-3-6)。

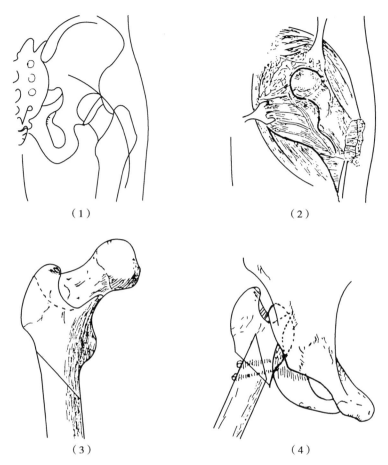

（1） （2）

（3） （4）

图 18-3-6 改良 Batchelor 手术
(1)皮肤切口(Kocher);(2)显露股骨头、颈;(3)股骨颈切除范围;(4)股骨转子下截骨及内固定

2. 显露关节 分别牵开臀大肌和阔筋膜张肌。自大转子外侧面剥离臀中肌和梨状肌止,并将其翻向后上方。自大转子基底部纵行切开股外侧肌及骨膜,向两侧行骨膜下剥离,显露股骨上段。自大转子尖横行切断臀小肌腱并沿髋关节囊向髂骨剥离牵开。自转子间窝处切断外旋肌群肌腱止点,并拉向内侧,显露后关节囊,切除前方关节囊进入髋关节,即可见股骨头、颈和髋臼缘骨性强直关系。

3. 清除关节病灶 对滑膜病变,如结核、类风湿性关节病等需完全切除,并使股骨头脱位。如果髋关节间隙残留病变组织,则用髋臼凿放入关节间隙中切断圆韧带,脱出股骨头颈,清除关节内残留病变。如髋臼与股骨头已骨性融合,则需认准关节盂唇,再从盂唇下沿髋臼的弧度切断骨性连接,使股骨头颈脱出髋臼。在类风湿关节炎患者,要多切除髋臼侧骨质,使解剖臼部位呈凹陷与原髋臼相似,力求新臼无过高、过低或过外异常。

4. 股骨头颈切除 先设计好截骨范围,沿转子间窝,自股骨颈基底部用骨刀将股骨颈切断。但在股骨颈下缘要留一突出的楔形骨质,形成人工骨棘,其底边的宽度为股骨颈周径的 1/5,其顶边宽度约为 0.5cm,其高约为 2cm。如股骨颈残存部分过短,还可向外切除大转子内侧部分,然后将顶尖皮质锐边锉光滑。如此,所形成的楔形骨刺与大转子侧呈叉状。修整髋臼后,将楔形骨刺顶在髋臼内以支持体重。牵拉下肢,观察髋臼和股骨颈基线间的距离是否合适,要留有充分的间隙。

5. 截骨和内固定 截骨线自大转子下斜向小转子下 1cm 处,与股骨干的轴线呈 45°角切断股骨。将近断端切面靠近小转子处挖出一小块松质骨,大小以恰能容纳远断端骨尖为合适。

6. 矫正力线外旋近侧段,使股骨颈人工骨刺和小转子正对髋臼内上方,再将远侧段内旋 15°~25°,使髌骨和足尖朝向正前方,同时外展远侧段 30°~45°,用力将远侧段的尖端插入近侧段预制的空腔中。自远侧段骨尖端基底斜向内上方分别钻孔和钉入两枚螺丝钉,使其穿过小转子的骨皮质。

7. 试验活动度 内收股骨至伸直位,观察股骨近端与骨盆倾斜角是否平行。务使其完全平行,假关节的活动度才能最大。此时可试验外展、后伸、内外旋转动作,如髋臼骨质切除不够,妨碍活动,可再行修整。

8. 缝合切口和牵引 彻底止血,冲洗伤口后,置引流管。将股外侧肌、臀中、小肌及外旋肌群缝回原处,然后分层缝合切口,加压包扎。在胫骨结节处穿针备骨牵引用。

【术后处理】 患肢置 Thomas 架或 Braun 架上外展 25°~30°位牵引,重量 4~6kg。术后 24~48 小时拔除引流,14 天拆线。术后 2 周可练习牵引下坐起。因截骨近侧段很短,杠杆剪力小,只要术中固定可靠,一般不会发生截骨处错位。疼痛消除后,积极锻炼股四头肌、小腿、足及趾活动。术后 4 周可在牵引下 CPM 被动活动髋、膝关节。术后 8 周摄片,如截骨部骨愈合良好,可取除骨牵引,进行髋关节主动伸、屈、收、展及旋转活动,2 周后可扶拐下地练习步行及下蹲,术后 12 周可扶单拐或弃拐步行。

【注意事项】
1. 切断髋关节后面外旋肌群时,注意保护坐骨神经免受损伤。
2. 切除前方关节囊滑膜时,勿伤及股血管和神经。
3. 截骨应预先设计,提高手术操作准确性,使股骨近段与骨盆倾斜畸形完全纠正。
4. 切骨要适度,使假关节有一定的间隙,以防术后再发生骨性融合。术后禁忌作石膏固定,以免术区强直,影响运动。
5. 手术出血较多,创伤较大,术中要注意输血,补充血容量预防休克。

【经验与教训】 关节成形术和改良 Batchelor 手术成功与否的标志:一是髋关节要有近乎正常的或屈髋超过 90°的活动范围,患者能蹲、坐位大小便,穿鞋袜无困难;二是消除疼痛;三是关节稳定;四是保证下肢长度,争取与健侧相近。故任何一种能获得肢体等长、稳定、无痛和活动度好的手术均属满意或成功的手术。由于患者的年龄、职业、病因、关节破坏程度和肌肉情况等不尽相同,实际上常难如愿。改良 Batchelor 手术常可取得满意活动度和无痛,是最大优点。但关节稳定性及负重略差,Trendelenburg 征(+)及下肢短缩 3~4cm 为不足,需垫高患侧鞋底 3~4cm 以减轻短肢跛行和预防腰痛。因此,对于年老、体瘦和非体力劳动者,仅要求关节功能好,而不在乎跛行者,还是一种可行的手术方法。儿童不宜行此手术,因为切除股骨头颈后,除该侧短肢外,还影响股骨和脊柱的发育,随年龄增长,短肢和跛行更显著,况且一旦手术失败,很难用人工关节等方法补救。但绝大多数患者截骨处愈合良好,只要加强锻炼,可获满意疗效。

近年来成人施术者越来越少,多行人工关节置换,但偶然有青少年患者,不适于施行人工关节置换者,可以采用本术。

(四)髋关节金属杯成形术

Smith-Petersen(1938)用钴铬合金杯行髋关节成形术(alloy-cup arthroplasty of hip joint),因合金对组织反应小、关节较稳定、维持时间长、肢体缩短不多等,曾一度很盛行。但随着时间的推移和研究的深入,发现缺点越来越多,无论单杯抑或双杯成形,术后 2~3 年后杯缘骨增生严重,股骨颈切端骨坏死、骨吸收、下肢短缩,为此对这一手术的远期效果生疑。因此,据 Aufranc 3000 例报道,25% 需再次修整。进入 20 世纪 70 年代末,为全髋关节置换所取代。但如掌握好手术适应证,手术操作仔细,加强功能锻炼及高质量的金属杯,亦能取得一定疗效(图 18-3-7)。有采用镍钛记忆合金作成髋帽,但头端坏死仍难以克服。

【适应证】
1. 成年非体力劳动者,髋关节活动明显受限且疼痛严重,或有畸形,邻近膝关节功能好。

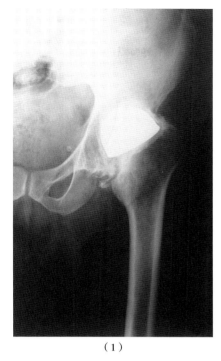
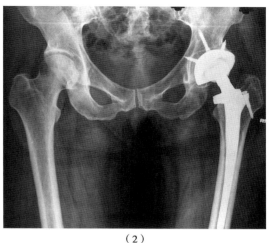

（1）　　　　　　　　　　　　　　（2）

图 18-3-7　金属杯成形术 12 年后的人工全髋置换
（1）左髋单杯使用 12 年与臼骨牢固愈着，股骨颈坏死；（2）人工全髋置换术后

2. 股骨头和髋臼较完整，臀部软组织良好，有肌肉动力，肢体缩短不显著，无潜在炎症。

3. 严重的骨性关节炎、陈旧性髋臼骨折所致的创伤性关节炎、类风湿性髋关节强直、强直性脊柱炎髋强直、破坏不重的陈旧性（静止的）髋关节结核、化脓性髋关节强直、股骨颈骨折愈合后的股骨头缺血坏死、大龄先天性髋关节脱位或半脱位等，在严格控制原发病的前提下，均可行此手术。

先天性髋脱位，假臼位置高，不适合本手术。

Smith-Petersen 金属杯成形术原法是前外侧入路进行。但有学者认为后外侧入路解剖简便，显露更清楚。

后外侧途径（Gibson 切口）成形术：

【麻醉】　全身麻醉或硬脊膜外阻滞。

【体位】　侧卧位，患侧在上。

【操作步骤】

1. 切口　自髂后上棘与股骨大转子连线的外 2/3 开始，切向大转子，再转向股骨外侧纵行切开 10cm，沿切口方向切开臀大肌和阔筋膜之间，切口全长 18～22cm（图 18-3-8）。

2. 截断股骨大转子　将内侧的臀大肌和脂肪内的坐骨神经牵向内侧，再在大转子部横断阔筋膜，到完全显露大转子的前后侧为止。沿股骨转子间窝切断外旋肌群的止点，并将外旋肌群翻向内侧。用宽骨刀从股骨大转子外侧下方的嵴线开始向上内方截骨，截骨线的上方正在转子间窝中，这样就将臀中肌和臀小肌连同截下的骨块一起翻向上方。

3. 显露关节　分开臀中肌和阔筋膜张肌间联系，把整个臀中、小肌翻向内侧。如此髋臼边缘及前、后、侧方关节囊均可显露清楚。切除全部关节囊和滑膜层进入关节。

4. 脱出髋关节　如果股骨头和髋臼无骨性融合，可屈曲、内收、外旋髋关节使之脱位，切断股圆韧带。如果已有骨性融合，就用髋臼凿沿髋臼弧度切断骨质再使之脱位。须保留股骨头的大小和形状，不可过小。

5. 再造髋臼和修整股骨头　髋臼侧既要凿深，比较正常地容纳股骨头，也要切除关节盂唇。用适

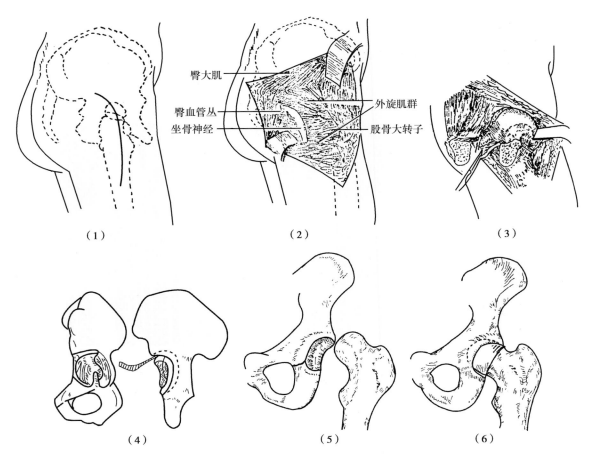

图 18-3-8 髋关节金属杯成形术(后外侧途径)
(1)皮肤切口;(2)显露股骨大转子;(3)截断上翻股骨大转子;(4)切除髋臼的范围;(5)修整股骨头和髋臼;
(6)金属杯安装复位后

当直径髋臼阳锉向前侧方锉深、锉光滑髋臼。用适当直径髋臼阴锉锉圆、锉光滑股骨头。

6. 清洗和止血 除净硬化骨质、松质骨片和病变组织,温盐水冲洗手术野,将碎骨屑清除干净。对骨性关节炎,应将股骨头颈及髋臼的骨棘、软骨面和硬化骨一并清除。如系结核或化脓性炎症,则将一切病变组织清除。再压迫止血。

7. 放置金属杯和试验活动 选一合适的金属杯或镍钛杯,套在股骨头上,一般要稍大于股骨头,其方向使前倾15°、外倾45°为宜,亦可使之适应原髋臼的位置。牵引下肢使之复位纳入髋臼。试验髋关节屈伸、收展、内外旋动作。侧卧位的优点是观察的活动范围大。活动时见髋臼和金属杯之间和金属杯与股骨头之间均有活动才算满意。如活动不佳,应寻找原因,进一步修整。再冲洗创口,清除骨屑。

8. 固定大转子 充分止血后,将大转子骨块回植原处,用一枚螺丝钉或钢丝固定。再将外旋肌群的附着点缝合于大转子后方骨膜上。

缝合臀大肌膜和阔筋膜后,分层缝合切口。牵引患肢于外展位4~6周。

前外侧途径(Smith-Petersen 切口)成形术:

【麻醉】 全身麻醉或硬脊膜外阻滞。

【体位】 仰卧位,患髋垫高30°。

【操作步骤】

1. 切口 Smith-Petersen 切口或改良 Smith-Petersen 切口,不切断股直肌直头和斜头,而将其牵向内侧(图 18-3-9)。

2. 显露关节 游离并保护股外侧皮神经,切开髂骨翼外板骨膜,将外侧肌肉作骨膜下剥离并填充纱布压迫止血。自阔筋膜张肌和缝匠肌之间分离并牵开。从髂前下棘处切断股直肌直头和返折头（保留 1cm 肌腱）并将其翻下；或不切断股直肌而将其向内侧牵开。结扎切断旋股外血管水平支及升支，将髋关节前面一薄层髂肌向内牵开，暴露前方、前外及前内侧髋关节囊。

3. 进入关节清除病灶　十字或工字形切开关节囊，显露关节腔。如系类风湿关节炎、结核或化脓性病变，则将滑膜和关节囊全部切除。将髋臼盂前唇切除后，髋臼凿刮除股圆韧带，屈曲、内收、外旋髋关节使之脱位。如系骨性强直，应先凿开骨性连接部，再使之脱位。切除后关节囊及滑膜，将股骨头牵向前上方。

4. 修整股骨头和髋臼　用髋臼阳锉纳入髋臼向上方锉深、锉光髋臼。用阴锉锉圆、锉光滑股骨

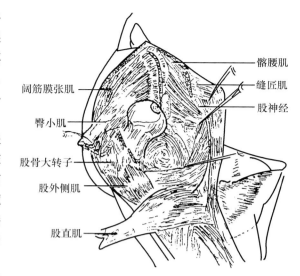

图 18-3-9　髋关节金属杯成形术，前外侧途径

头。盐水冲洗骨屑，压迫止血。如髂腰肌过紧，可将其自小转子处剥离。如股骨颈过短，则从前方作大转子截骨并将之下移。

5. 置入金属杯并试验活动　选择合适金属杯套于股骨头上，使其前倾 15°，外倾 45°，或使之适应原髋臼的位置，再牵引复位。试作各方向活动，以观察金属杯是否合适和稳定，髋关节活动度是否达到要求。金属杯边缘不要露出髋臼边缘太多。如不合适可再更换，如有阻挡再作修整。

充分冲洗手术野，清除骨屑及脱落软组织。彻底止血，置引流后，分层缝合。

【术后处理】　患肢置外展位用骨牵引 6 周后扶双拐下地活动，12 周后改单拐步行。出院后继续锻炼至患肢有力，改用持手杖行走。术后早期开始下肢肌力锻炼，3 周后主动活动髋关节。

【注意事项】

1. 后外侧入路要注意保护坐骨神经。

2. 前外侧入路要注意保护股外侧皮神经；切除内侧关节囊时注意勿伤及股神经及血管；切除后关节囊时注意勿过深，以免伤及坐骨神经。

3. 使髋关节脱位时禁忌用力粗暴，以免引起股骨干骨折。

4. 股骨头要保留一定大小；选择金属杯要大小合适，使杯边缘勿露出髋臼缘太多，以免金属杯脱出，或活动时股骨头脱出，试验活动时要轻柔，见金属杯与髋臼和股骨头间均有活动为佳。

【经验教训】　金属杯成形术后，常在短期内活动尚好，随时间延长活动范围逐渐变小，疼痛加重。有的因为技术问题，如操作粗暴、出血多、形成瘢痕过多；或因骨质切除不够致金属杯周围骨桥形成，或金属杯大小不合适、安放位置不佳等所致。有的是因为功能锻炼不当，怕痛，活动量及范围不够。有的是因为疾病本身的关系，如强直性脊术炎、类风湿关节炎等，术后若干年后，有些患者需二次翻修。

翻修术的目的在于除去瘢痕组织，切除骨刺，修理不平整光滑的股骨头和髋臼的软骨面。

翻修术的主要适应证是：①关节活动度逐渐减小到几乎僵直的状态；②持续性髋关节疼痛，影响活动；③发生畸形和功能障碍；④关节不稳、脱位或半脱位；⑤有慢性感染和窦道形成者。

翻修术的麻醉、体位和操作步骤基本与第一次手术相同。但第二次手术，解剖关系不清，操作复杂，范围亦大，出血较多。有时尚不及人工全髋关节置换更容易成功，故应严格掌握手术适应证。

股骨距保留长度以残颈与假体颈相加较原股骨颈短 2～3mm 为宜，尤其注意保留小转子平面上 12～18mm 的股骨距。保留股骨距太短，易致假体下沉，并形成短肢；太长，则复位困难，勉强复位后头臼间压力增大，易致术后疼痛、功能障碍、假体磨损快，甚至发生中央性脱位。

前倾角大小：一般认为以维持假体于前倾 10°～15° 为宜。前倾角太大，致术后疼痛及前脱位；太小，易致术后功能受限和后脱位。

髋杯的位置:从笔者的经验,髋杯外倾角在45°最佳。外倾角太大,关节假体不稳定,易外上脱位;小于45°则影响髋关节外展等功能。白假体的前后倾问题,以保持中立位后后倾10°最佳。过度后倾易后脱位;过度前倾易前脱位。

骨水泥的应用:据术者习惯而定,多数学者主张应用,这样可使患者术后就能得到稳定的关节,较早练习步行。但进入20世纪80年代后,人们对应用骨水泥的弊端越来越清楚,采用生物固定方法受到广泛重视。不少学者对年轻而无明显骨质疏松病例或对需行翻修术者,主张应用微孔面假体,力图扩大假体柄与股骨之间的接触面,以减少假体下沉、疼痛等并发症。

关于人工关节置换的原则和操作技术细节参阅本篇第十四、十五章。

(五) 股骨转子间截骨股骨头大转子换位术

外伤、劳损、缺血、结核和化脓性感染等原因损坏股骨头,导致髋关节病残。目前对中青年髋关节病残的治疗,还缺少理想的治疗方法。人工关节置换往往需要在期中翻修。

史振满采用髋关节切除成形后骨端能与髋臼相关节的原理,将人工关节的股骨头假体改换成自身带血供骨,即股骨大转子与髋臼相关节的手术方法。经实验研究认为带血供的股骨大转子与髋臼相关节后,不仅骨能成活,手术3个月之后,其承重能力可逐渐演变成近似正常股骨头的承重能力。新股骨头的关节面经过半年到1年时间,又可演变成以纤维软骨为主的软骨关节面。临床手术24例,经3~5年随访,认为能获得一个稳定、无痛、无跛行、活动良好的髋关节。为中青年髋关节病残的治疗提供了又一种手术方法。

股骨大转子的血供:臀上动脉经梨状肌上孔出骨盆,分深浅两支。深支的下支,在臀中、小肌之间向外侧行进,除分支到该二肌和髋关节外,又分转子窝支,与臀下动脉和旋股内侧动脉吻合,即参加十字吻合,形成转子网,供血到大转子。转子窝血管支解剖位置较恒定,一般位于臀中肌转子附着区后1/3深侧,动脉外径1.2~1.8mm,适用于作转移大转子的血管蒂。

【适应证】

1. 年龄 中青年患者。

2. 条件 要求具备一个完整的大转子和适当长度的股骨颈,以便充分替代股骨头和作牢固的内固定。

3. 股骨头粉碎性骨折或股骨头滑脱。

4. 股骨头缺血性坏死或其他原因引起的股骨头塌陷或严重变形丧失功能者。

5. 已稳定的髋关节结核或化脓性感染引起的髋关节强直。

【术前准备】

1. 病史中如感染史和激素治疗史。特别要了解心、肺、肝、肾和患髋功能。

2. 术前1~2周作股骨下端持续骨牵引。

3. 备血800~1200ml,或术中收集自体血回输。

4. 术前1日、当日晨术区备皮、消毒包扎。术前30分钟滴注抗生素一剂,手术日晨清洁灌肠,留置导尿管。

5. 拍摄包括股骨大转子在内的双侧髋关节X线片。将图像描绘在白色透明纸上,依据健侧股骨头的半径,在患侧大转子区划出新股骨头的大小和外形,确定转子间截骨线。然后进行实际剪裁,模拟截骨、旋转、固定和复位全过程,以便术中手摸心会做到头臼匹配相称。

【特殊器械】 电动摆锯和加长的松质骨螺丝钉。

【麻醉】 连续硬脊膜外阻滞或全身麻醉。

【体位】 侧卧位,患侧在上、健侧在下。

【操作步骤】

1. 切口 采用髋关节后外侧切口。作髂嵴中、后1/3交点与大转子之间的连接线,切开该连线的下2/3,到股骨大转子再转向大腿外侧,全长约20cm(图18-3-10)。

2. 髋关节囊外显露 沿切口切开阔筋膜,确认并经臀大肌和臀中肌间隙,钝性分离。部分切断臀大肌在股骨的附着,牵向后侧。显露坐骨神经,向后侧牵开并加以保护。自股骨附着区切断股外旋肌群,向后内侧游离并牵开,进一步向上、下方显露后侧髋关节囊。转而向前,推开髋关节前侧软组织,充分显露前侧髋关节囊。

3. 显露大转子并截骨　切断臀中肌在大转子处附着的前2/3,并向近侧纵向分离5～6cm,用丝线标记。在股外侧肌切取蒂在大转子的转子间区筋膜瓣5cm²×5cm²,向近侧翻起。切断股外侧肌在股骨的附着后,牵向远侧。在靠近股骨颈基底处环形切开关节囊,使股骨头向后侧脱位,进而将股骨头滑向髋臼前方,以便截骨。若脱位困难,可先截骨、后脱位。沿转子间划线后,行弧形截骨。在截骨过程中,要用生理盐水不断冲洗。同时,用持骨钳二把将股骨颈与股骨干分别牢稳夹持,转子间区前后侧面要相互照应,保证截骨准确无误。骨被截断后,将大转子向近侧翻起,直视下切断靠近大转子尖端附着的关节囊和臀小肌肌腱,勿损伤转子窝血管支。至此,唯有臀中肌后1/3和转子窝血管支与大转子连接,作为大转子的供血蒂。

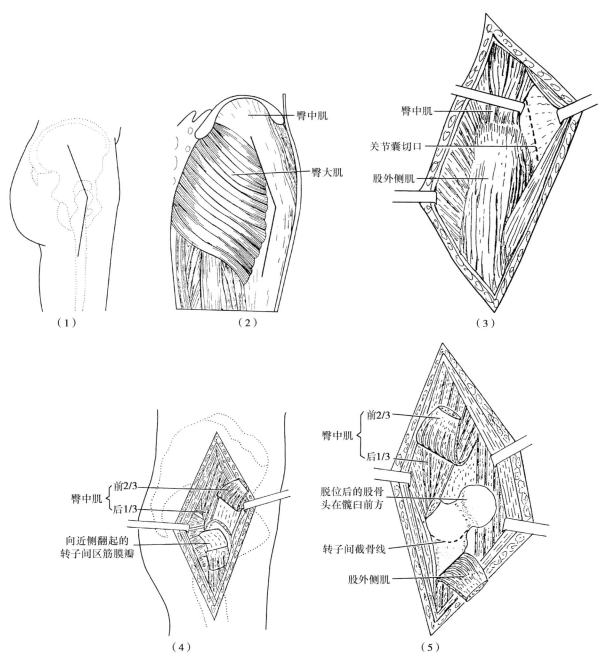

（1）　　　　　　　　（2）　　　　　　　　（3）

（4）　　　　　　　　（5）

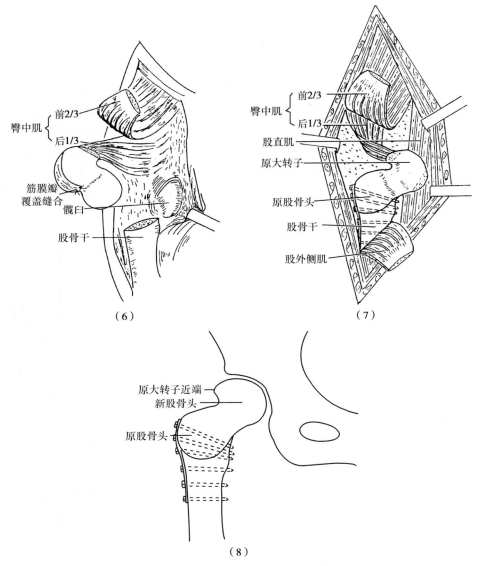

（6）　　　　　　　　　　　　　　　（7）

（8）

图 18-3-10　股骨转子间截骨股骨头大转子换位重建术

（1）切口；（2）切口与臀部肌肉的关系；（3）显露髋关节囊前侧；（4）切断臀中肌前 2/3 和做转子间区筋膜瓣；（5）转子间截骨线，为了清楚显示股骨头、颈与转子间区，向近侧翻起的转子间区筋膜瓣未画出来；（6）用筋膜瓣覆盖截断的大转子骨面。为了显示清楚起见，牵向远侧的股外侧肌未画出来；（7）股骨头与大转子相互交换后接骨板螺丝钉固定；（8）新股骨头复位于髋臼内示意图

　　4. 修整、置换、固定、复位　对截骨后的大转子进行适当修整，使大转子原有弧面与截骨面构成一个完整而圆滑的球面；修整过程中反复试行将该球面向髋臼内复位，直至新股骨头与髋臼匹配相称。继而将备好的筋膜瓣完整覆盖大转子的近侧截骨面，将筋膜瓣边缘与周围软组织缝合。将股骨头软骨面去除后，使股骨头向后下，大转子向前上旋转 180° 后，使股骨头与股骨截骨面连接，核实颈干角和前倾角后；用接骨板螺丝钉固定。若髋臼存在异常，要做适当修整，修整后的骨面，可用自髋臼缘切取的带蒂软组织瓣进行覆盖，并与周缘软组织缝合固定。用生理盐水和抗生素液冲洗后，将新股骨头复位。测试各方向被动活动，要求灵活而稳定。

　　5. 置负压吸引、伤口缝合　冲洗并彻底止血后，缝合关节囊。将股外旋肌群重新附着后缝合。关节后侧放置负压吸引，自伤口近极处穿出皮外，与皮肤缝合固定。切断的前 2/3 臀中肌，重新缝合固定在新的大转子上，缝合臀大肌，伤口逐层缝合。

【术后处理】

1. 返回病房后,将患肢置放在薄枕上,保持外展、内旋位。股骨下端持续骨牵引,重量 5kg,维持 8 周。

2. 手术后 1 周开始,嘱患者手拉拴结于床尾的皮带,在床上练习起坐,活动范围逐渐增大。14 天后拆线。术后 8 周拆除骨牵引,进一步加强关节功能锻炼 1~2 周,而后持双拐离床活动。到 12 周,复查 X 线片,视截骨处愈合情况,确定何时可弃拐行走。

3. 术后静滴抗生素 3~5 天。

4. 负压吸引,保持通畅,严格无菌操作,准确记录引流量。当引流物系少许血浆性渗出时(一般在术后 48~72 小时),拔除引流管,挤压出残留的血性物。

【注意事项】

1. 术中严格核实颈干角和前倾角。

2. 髋臼变形者应作适当处理,保证头、臼匹配相称。

3. 内固定要牢靠,术后下肢持续骨牵引,早期开始髋关节功能锻炼,以便恢复较好的关节功能。

(六) 股骨转子下截骨股骨头大转子换位重建术

幼年时期,髋关节外伤、结核、化脓性感染等不同疾病,不仅损坏股骨头,还可以使股骨头的骨骺遭到破坏,使其早期闭合,停止发育。而大转子骨骺往往未波及,可正常发育,这种骨骺生长不平衡,发展到成年,表现出大转子相对过长现象。对此类髋关节病残患者,史振满采用股骨转子下截骨,股骨头大转子换位重建术。

【病理特点】 股骨头骨骺早闭、髋关节病残的病理特点:

1. 大转子

(1) 相对变长:由于股骨头骨骺早期闭合,大转子骨骺继续生长发育,大转子近端不同程度的高于病残股骨头的位置。

(2) 外倾角:大转子除表现向高处突出外,还往往有向外侧倾斜,与股骨干之间形成开口向上、外、大小不等的夹角,恰似正常股骨的颈干角。

(3) 大转子近端圆滑:大转子近端外形呈圆滑的半球形,与股骨头的外形相近似。

(4) 丰富的衬垫:大转子系肌群附着区,带血供置入关节内后,具有足够的软组织衬垫,可使关节间隙不粘连。

2. 髋臼 幼年生长发育时期的病患,使股骨头严重变形之后,与其相匹配的髋臼也可发生相对应的变形或头与臼相融合为一体强直畸形,失去各自原有的外形。若施行大转子股骨头互换术,重点是重建髋臼,要保证新的股骨头与新的髋臼相匹配。

3. 肢体畸形 除患侧下肢短缩外,有较明显的屈曲、内收、内旋畸形。

4. 肌肉萎缩 早年患病,长期失用,臀部肌群萎缩严重,重建髋关节后,应充分估计肌肉动力有恢复的可能性。

【适应证】

1. 中青年患者。

2. 大转子完整,大转子的近端高度应高于或等于股骨头位置的高度,使术后患肢有不同程度的延长,而不是缩短。

3. 外伤后髋关节病残或强直畸形。

4. 已稳定的结核或化脓性感染所造成的髋关节病残或强直畸形。

【术前准备】 同转子间截骨股骨头大转子换位术。

X 线图像测绘:将包括大转子在内的双侧髋关节 X 线片,描绘在白色透明纸上后,进行实际剪裁,确定新髋臼和转子下截骨线。新髋臼:参照对侧髋臼水平确定患侧髋臼的位置;以患侧大转子近端半球形的大小,确定髋臼的大小。转子下截骨线:保证内固定牢靠的前提下,截骨线尽量靠近转子间区;转子下截骨线与股骨纵轴线的横垂直线的夹角(图 18-3-11)。

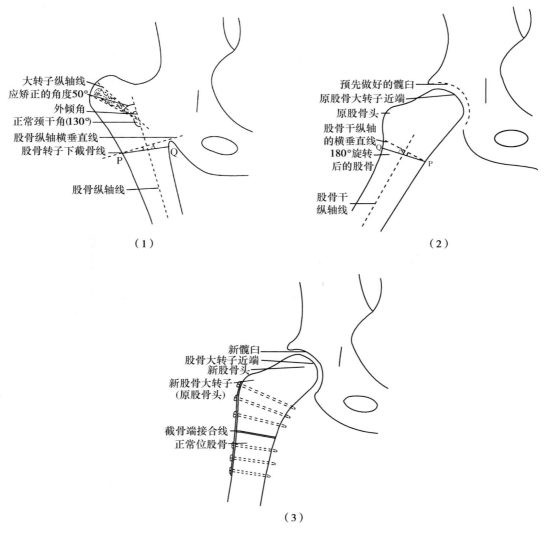

图 18-3-11 X 线片描绘剪裁示意图

（1）角 $A = \dfrac{50°-外倾角}{2}$，系股骨转子下截骨线与股骨纵轴线的横垂直线的交角；（2）股骨内外侧旋转 180°，大转子近端与新髋臼相匹配。沿 PQ 线截断股骨；（3）截断股骨的远侧段内外侧旋转 180°，即归还原位，两截骨端相对合，接骨板螺丝钉固定

$$角\ A = (50°-外倾角)/2$$

股骨纵轴线为平角 180°；正常股骨的颈干角 130°；股骨纵轴线与大转子纵轴线的交角称外倾角。180°-正常颈干角（130°）-外倾角＝50°-外倾角＝应矫正的角度。沿截骨线 PQ 截断股骨后，形成远、近侧两个截骨断面，与股骨的纵轴线的横垂直线比较：远侧断面自 P 向 Q 形成倾斜角 A；而近侧断面，则形成自 Q 向 P 与角 A 相等的倾斜角。截断的股骨近侧段，沿纵轴旋转 180°，即大转子与股骨头换位后，两截骨断面相对合固定，所形成的折角是两个角 A 的和，也就是矫正了应矫正的角度 50°-外倾角＝2 角 A。所以：

$$角\ A = (50°-外倾角)/2$$

循此规律确定截骨线，截骨、旋转固定后，能准确实现预期的颈干角。

【麻醉】 连续硬膜外阻滞或全身麻醉。

【体位】 侧卧位，健侧在下、患侧在上。

【操作步骤】

1. 切口和髋关节囊外显露　见转子间截骨股骨头大转子换位术。

2. 显露大转子、截骨、脱位　将臀中肌在大转子附着区贴近骨质处切断,但不可使骨质裸露,用丝线标记后,向近侧掀开。进而将大转子上已切断的肌腱附着区,顺从大转子近端的半球形弧面修整使之圆滑。将股外侧肌的后 2/3 从股骨附着处切断,骨膜下向远后侧剥离后牵开。再将前 1/3 的股外侧肌连同肌肉周围的筋膜仅作骨膜下剥离,不可切断在转子区的附着,要保留完整连接。在转子下按预定截骨线的平面和角度用线锯将股骨截断。

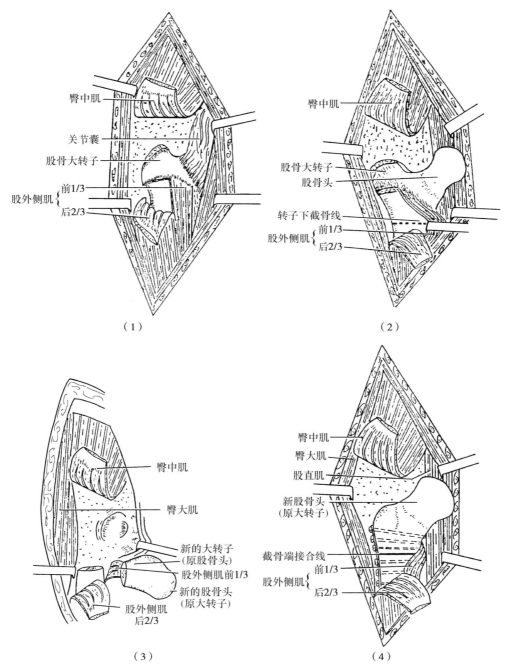

图 18-3-12　股骨转子下截骨股骨头大转子换位术
(1)臀中肌和股外侧肌后 2/3 的股骨附着处被切断,保留股外侧肌前 1/3 的股骨附着处;(2)转子下截骨线;(3)原股骨头和大转子被修整;(4)股骨截骨后的近侧端内外侧互换后用接骨板螺丝钉固定

3. 脱位修头　在股骨颈基底部,环行一周切开关节囊,使股骨头脱位或用骨刀在原股骨头和髋臼间隙处凿开后再脱出。至此,大转子只有前1/3股外侧肌和周围筋膜与其连接。将已破坏和脱位的股骨头修整成大转子形状,作为新的大转子(图18-3-12)。

4. 髋臼重建　按照预定新髋臼的位置和大小,进一步显露髂骨。计划髋臼平面,使该平面与人体水平面呈40°～45°外倾和10°～15°前倾角度,铲除骨赘,尤其在髋臼下缘的骨赘应予铲除。选定髋臼的中心点,用髋臼凿凿除多余骨质,再用阳锉锉平滑,髋臼的深度应容纳一个半球体。在修整髋臼过程中,将新的股骨头反复试行复位,直至头臼相互匹配满意。用蒂在近侧的15cm×8cm阔筋膜瓣覆盖新髋臼的裸露骨面,并与臼缘软组织缝合固定。

5. 旋转、固定、复位　转子下截骨后的近侧段,沿股骨纵轴方向向前旋转180°,即股骨头与大转子相互换位。将截骨后的远侧端和旋转后截骨的近侧端相互对合,用八孔接骨板和螺丝钉固定。固定过程中反复核实颈干角和前倾角。生理盐水和抗生素液冲洗。新的股骨头复位于髋臼内,测试各方向被动活动要求稳定而灵活。

6. 放置负压引流和缝合　彻底冲洗止血后,缝合关节囊。将臀中肌、股外旋肌群等重新附着缝合。关节后侧放置负压吸引,自伤口近侧处穿出皮外,与皮肤缝合固定一针。伤口逐层缝合。

【术后处理】　同转子间截骨股骨头大转子换位术。

（七）人工全髋关节置换术

人工全髋关节置换(total hip replacement,THR)对髋关节强直、僵直,都具有良好适应证,在我国开展此项已有40余年历史,逐年取得满意疗效。笔者在过去30余年经治389例体会,除人工关节能获得较优疗效外,其他手术方法或多或少都于术后出现跛行和疼痛(图18-3-13)。

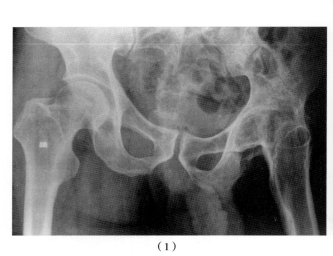
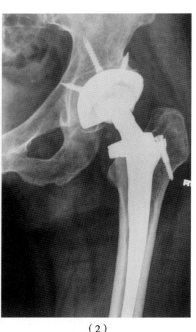

（1）　　　　　　　　　　　　　　　　　（2）

图18-3-13　髋关节强直17年的人工全髋关节置换4年
（1）左髋关节强直17年(术前);(2)人工全髋关节置换后4年

【适应证】

1. 成年患者,年龄于中年以上。若青年期施术,需有期中翻修可能。

2. 髋关节强直或纤维僵直,髋关节内、外无感染灶,可感染后已治愈。髋关节结核治愈4年以上,髋关节化脓性感染治愈2年以上(图18-3-14)。

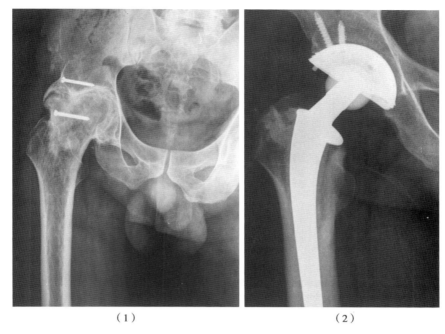

（1）　　　　　　　　　　　　　　　（2）

图18-3-14　髋关节融合术后11年行人工全髋关节置换3年

（1）右髋感染2年余行融合术后11年；（2）人工全髋关节置换后3年

3. 髋部皮肤、皮下组织无感染、窦道和皮疹等损害。

4. 同侧膝关节和小腿应功能良好或基本正常，或该膝关节也可以置换人工关节者（图18-3-15）。

【特殊器械】　需根据患者术前X线片测量其髋臼和股骨的位置和异常解剖，准备特小型髋臼和特小型的假体柄及其相应规格的工具。

年轻的患者选用生物固定型假体柄和臼假体，其次选择混合型假体。

【术前准备】　除一般人工关节置换的术前准备外，若要在术中下移髋关节或加长髋股长度时，应行股骨髁牵引2~4周后再施术，以使髋周肌肉张力降低后再施术。

【施术注意事项】　重要的是应根据患髋的解剖特点选择手术方法：

1. 髋关节融合者，宜以髋臼凿在高起的臼缘水平以下3~5mm处作半弧形球窝样切骨，防止髋臼被凿破凿穿。

2. 新建的臼窝应接近解剖位置，待切骨有皱形时，行X线投照摄影一次，以便改进定位和锉扩程度和方向。

3. 若患髋髋臼发育不良伴强直臼过浅，CE角过小，于截断头臼融合后，宜行髋臼的9~1点的外周行自体植骨术（可利用切除股骨头颈的1/3）。植入以结构性植骨为主和颗粒植骨为辅，后者以弥合植骨缝隙；若带着可利用已融合的股骨头骨骼，则会更便捷。

4. 参照健侧髋臼，新建髋臼务求在解剖臼位置，或接近解剖臼水平，防止新建髋关节的偏心距过大，而使髋关节早期松动。

5. 力求保留股骨距，争取多保留一些股骨颈。

6. 术后有一个渐进而漫长的动力肌训练恢复过程。但不可期望达到正常人肌力水平。术后第3天开始的早期CPM训练是必不可少的重要环节。

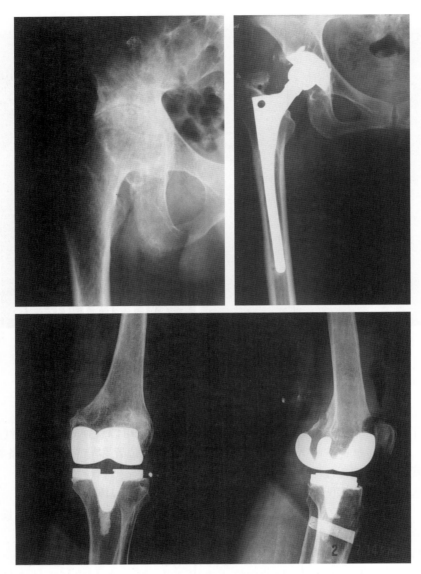

图 18-3-15　类风湿关节炎引起的髋膝强直的人工关节置换

（毛宾尧）

第四节　膝　关　节

　　膝关节畸形主要分为屈膝畸形、膝反屈畸形、膝内外翻畸形、复合畸形和影响关节运动的膝关节僵直畸形等。其发生原因少数是先天性关节挛缩，大多数是患儿生长发育异常、体质性疾病、膝关节骨骺损伤、外伤骨折、膝关节本身的炎症、医源性并发症或其他疾病等。

一、伸直位畸形

　　膝关节伸直位畸形分骨性畸形（膝关节已融合）和纤维性僵直畸形［主要是股四头肌和（或）膝关节囊挛缩］两类。临床上最常见和需要治疗的是膝关节纤维性僵直畸形。

　　膝关节纤维性僵直畸形可以是膝关节外病变或膝关节内病变，或二者同时存在。膝关节是承重关节，其部位又处于下肢的中间，在不影响关节稳定的前提下，恢复膝关节的活动功能，当然是患者的愿望和医生的责任。对无法恢复膝关节良好活动功能的中、老年患者，实施人工膝关节置换术，一般可获得良好效果。个别不适宜实施人工关节置换术时，可以考虑实施膝关节功能位融合，可以保证其主要的承重功能。

膝关节僵直发生的主要原因是股骨、髌骨骨折、大腿前方软组织广泛损伤、关节内滑膜炎症、膝关节或股骨下段实施骨性手术后、膝关节石膏固定时间过长,皆可引起膝关节伸直位僵直畸形。其僵直程度也有很大不同,严重者膝关节僵直于 0 位,几乎丧失被动屈曲运动。轻者可保留一定度数的膝关节屈伸运动。其病理改变随损伤轻重程度、病因和范围大小而不同,常见的病理改变是:①股中间肌纤维化,广泛粘连于股直肌和股骨;②髌骨与股骨髁间窝的粘连;③股四头肌腱扩张部与髁间的粘连;④股直肌瘢痕挛缩。伸直位挛缩久者其膝关节交叉韧带、股四头肌和膝前皮肤皆会有挛缩。

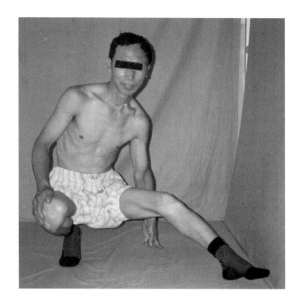

图 18-4-1　左膝关节不完全性僵硬,患者下蹲时,左下肢只能处于伸直位

膝关节伸直位僵直的上述病理改变早期可以单独存在,多数其中 2 个或更多的合并存在。临床根据膝关节僵硬的程度分完全性僵硬:膝关节僵硬在 0°位甚至反屈位;部分僵硬:膝关节有一定活动度(图 18-4-1)。由于膝关节僵硬的性质、程度、患者年龄差别很大,对患者的治疗策略、预期疗效判定,须弄清膝关节僵硬的病因、具体病理改变,病程周期,患者对治疗的要求,医生自我本身的技术能力,预期疗效能否达到患者要求的目标,手术风险如何规避等应通盘考虑。

一个主要病变常合并有未被发现的次要病变。故术中要仔细检查,妥善处理,才能收效。临床最常见的是关节外因素造成的,故常用的是股四头肌成形术。

(一) 股四头肌成形术

股四头肌成形术(quadricepsplasty)的治疗目的是:切除瘢痕,分离粘连,松解挛缩,恢复股四头肌功能,改善或恢复膝关节屈曲功能。手术结果是否满意将决定于:①膝关节骨性结构是否正常以及股直肌的完好程度;②从瘢痕中分离出来的肌肉功能的保存程度;③通过锻炼,股四头肌功能可能恢复程度;④关节内的粘连和髌上囊粘连的程度;⑤股前皮肤挛缩的程度,有无合并膝关节周围皮肤瘢痕。如果伸膝肌和膝关节内的软组织结构已广泛纤维化或瘢痕化,则单用股四头肌成形术收效甚微。术后指导患者及早活动、正确锻炼、医患充分合作极为重要。

【麻醉】　硬脊膜外阻滞。

【体位】　仰卧位,下肢伸直,消毒超过髋关节

【操作步骤】

1. 切口　于大腿前方 S 切口。起自大腿中下 1/3,下至髌骨内缘。尚需根据瘢痕所在的区域和是否需实施关节内松解来调整切口的上下位置和长度。手术全过程应在上股部气囊止血带下进行,并应用电凝器止血。

2. 游离股直肌　切开皮肤、皮下组织,显露股直肌,于其两侧切开深筋膜直达髌骨。将股直肌从股外、内侧肌上分离,下端要切开和松解关节囊及附于其上挛缩的两肌扩张部。然后分离股直肌的后面及其与股中间肌的紧密粘连,直至完全游离股直肌,将其肌腱 Z 形切断延长。

3. 切除股中间肌瘢痕和粘连　显露股中间肌后,仔细检查其纤维化的程度与范围,和该肌与股骨之间的粘连程度和范围。完全切除肌肉已经纤维化、瘢痕化的部分,仅在股骨外留下一薄层。如果股中间肌纤维瘢痕化不明显可仅切断其腱性部分,不需切除。如果股直肌腱已被损毁,则须保留一段纤维瘢痕代替股直肌腱以保持该肌与髌骨的联系。

4. 此时术者被动逐渐屈膝测试,关节内未解除的散在粘连可随之撕开,如果屈膝能达到100°以上,说明膝关节内无明显粘连,就不需要手术打开关节囊(图 18-4-2)。

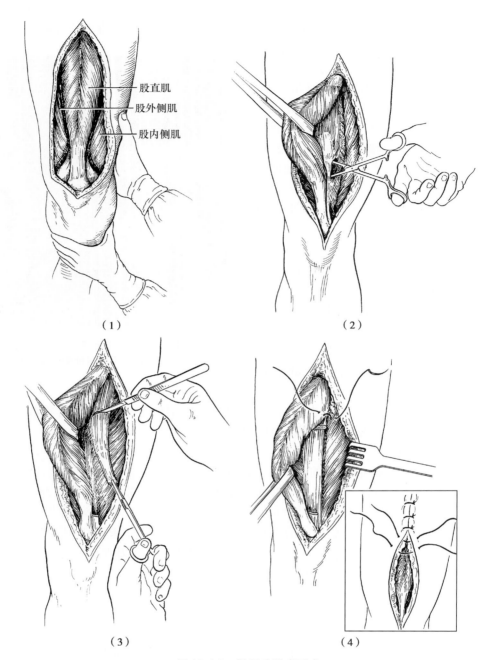

图 18-4-2　股四头肌成形术

（1）分离股直肌和髌骨两侧；（2）分离股直肌后侧；（3）切除股中间肌瘢痕；（4）缝合

5. 瘢痕基本切除，股四头肌挛缩已被松解，膝关节仍不能较好地屈曲，说明髌上滑囊纤维化，关节内有明显粘连，应打开关节囊，分开髌骨与股骨髁之间的粘连，直至屈膝能达到 110° 为止。如果所有屈曲障碍因素虽已解除，但仍不能满意屈膝者，应检查髂胫束、髌韧带、交叉韧带有无挛缩，对挛缩的髂胫束应切断，髌韧带挛缩须作松解或延长术，并仔细检查导致僵硬的其他因素而予以解除。在屈膝过程中，不可施用暴力，以免发生骨折。

6. 缝合、牵引　松开止血带，电刀彻底止血，冲洗伤口。在股骨前面垫一层脂肪组织或防粘连的医用有机薄膜，以隔开股直肌，以免其间再生粘连。股骨股内、外侧肌若肌肉正常，则可直接缝合于股直肌的两侧。肌肉与股骨之间注射透明质酸钠以减少术后粘连，肌层下置硅胶管作术后负压引流，最后分层缝合切口。棉垫加压包扎。

【术后处理】 术后将患肢放在下肢 CPM 机上,第二天即可进行被动持续性膝关节活动。膝关节活动的度数、频率应由小到大。为了减少膝关节早期活动的痛苦,术后应加用自控性镇痛泵,用 CPM 关节活动器直至膝关节恢复最佳活动度,并定期下床锻炼行走,主动锻炼膝关节屈伸运动。

（二） 关节镜下松解治疗膝关节僵直

由于微创手术概念在外科领域的推广,近年关节镜技术逐渐应用到关节腔以外疾病的治疗。

用股四头肌成形术,由于手术创伤大,术中、术后并发症发生率高,再粘连机会多。近年来随着微创外科技术的不断发展,关节镜下松解治疗膝关节僵直为解决这一难题提供了一种有效的方法,已获得成熟的经验和优良的临床治疗效果,尤其适应于关节内粘连病变所导致的膝关节僵直。

【麻醉】 硬膜外麻醉或腰麻。

【体位】 患者仰卧,大腿中上段扎气囊止血带。

【操作步骤】

1. 首先作髌骨外上入口,把进水管及其穿破器插入该入口,用进水管和关节镜钝性穿破器分离髌骨关节间粘连及部分髌上囊粘连,形成髌上囊和髌股间空间,然后进水。

2. 在前内和前外做入口,插入关节镜套管及关节镜,在关节镜监视下用刨削器、髓核钳及篮钳清除髌股间断裂的粘连带残端。

3. 分离松解髌上囊区、髌骨周围及内、外侧沟。用镰状钩刀锐性分离粘连束带、瘢痕组织及紧张挛缩关节囊,交替使用刨削刀、探针及钩刀,清除瘢痕组织及粘连束带。

4. 松解内、外间室及髁间窝。一般内外间室粘连严重,间室前 1/3 可先用钝性穿破器松解分离粘连,产生空间后,再在关节镜下监视松解内、外间室及髁间窝。或先用刨刀清除部分纤维滑膜组织,产生空间后再用钩刀、刨刀松解粘连。

5. 试验屈曲膝关节,术者一手掌置于患膝的腘窝部,另一手掌置于患肢小腿上段,施加适当压力屈膝。如屈膝仍困难,再寻找松解阻碍屈膝的粘连挛缩组织。

6. 实施股四头肌与股骨间粘连松解,选用合适的中小型骨膜剥离子插入外上入口至髌上囊区,向上剥离髌上囊外侧支持带松解术。通过以上处理,一般术中均能屈膝至 120° 左右,大量生理盐水冲洗关节腔后,关节内注入透明质酸钠 2.5ml,置负压引流管 48 小时。

【注意事项】 对严重膝关节粘连患者,由于需要广泛松解关节内粘连及关节外股四头肌与股骨间粘连,镜下止血困难,在放松止血带后可能出现关节内积血及术后关节明显肿胀。应在关节腔内常规放置负压引流器 48 小时,术后常规用厚的无菌棉垫加压包扎,拔引流管后向关节腔内再注入透明质酸钠 2.5ml。

【术后处理】 手术后 3 天就能下床活动,并持续应用 CPM 机活动膝关节,1 周后允许行走。

关节镜下松解手术治疗膝关节僵直,创伤小,术后疼痛轻尤其适合关节内粘连的患者。为术后早期进行有效的主动功能锻炼提供了条件。早期主动锻炼与持续被动活动（CPM）相结合,不仅能防止再粘连,而且对关节软骨的生理代谢有重要意义。如手术后通过 2 周锻炼仍不能达到屈膝 90°,可在麻醉下手法推拿。用关节镜下松解治疗膝关节僵直,史文骥等报告 21 例,平均随访 19 个月,膝关节活动度从术前平均 41°增至 115°,平均提高 74°,但术后 2 例出现关节血肿。

（三） 有限手术松解加 Ilizarov 技术牵伸矫正膝关节伸直位僵硬

1. 适应于成年人膝关节僵硬。

2. 手术中可以适当松解挛缩的股四头肌、髂胫束,使膝关节屈曲活动加大。

3. 穿针安装 Ilizarov 外固定牵伸器,术后缓慢调整牵伸杆,先拉开膝关节间隙,再逐渐增加膝关节屈曲畸形,待屈膝增加到需要的矫形度数时,维持这个角度一段时间。再松开牵伸杆被动活动膝关节。

4. 拆除外固定器后,装配带关节铰链的膝关节支具,主、被动活动关节。

5. 如果患者是瘢痕挛缩性膝关节僵硬,可以不做松解手术,直接穿针安装 Ilizarov 外固定牵伸器,缓慢矫正膝僵硬畸形,增加关节活动度。

秦泗河用 Ilizarov 牵伸术治疗膝关节僵硬患者 8 例,膝关节都获得不同程度功能恢复,疗效满意,且不会发生皮肤坏死等手术并发症。

二、屈曲位畸形

（一）膝后软组织挛缩性屈曲畸形

膝关节屈曲位畸形在骨科临床很多见，发病原因有先天性、后天性多种疾病或外伤等原因导致膝后软组织不同程度的挛缩。部分患者因膝关节骨骺损伤合并膝关节的发育异常，出现屈膝内翻畸形或屈膝外翻畸形。若合并髂胫束和股二头肌挛缩，由于髂胫束的牵拉作用，可造成膝关节半脱位和小腿外旋畸形。

（二）牵引治疗

少年儿童患者或膝关节屈曲畸形程度较轻的成年患者，经跟骨持续牵引治疗一般可以矫正，程度重的也可以减轻，但由于需要长期卧床，患者痛苦大，牵引力的支点在膝关节软骨面，容易导致膝关节软骨面的挤压性损伤，牵引的重量也难以掌握，神经尤以腓总神经更易发生牵拉性损伤。随着 Ilizarov 微创牵拉技术在矫形外科的成功应用，可以不用切口，患者在痛苦较小的情况下通过 Ilizarov 技术矫正屈曲畸形。传统跟骨牵引术治疗屈膝畸形已基本停止使用。

（三）膝后软组织松解术

后路膝后软组织松解术是患者在俯卧位下，在膝后腘窝部作 S 形切口，显露挛缩的髂胫束和膝后腘绳肌群。给予切断或延长术，必要时显露膝后关节囊，可见伸膝时呈紧张状态，将膝后关节纤维囊横行切开，术中屈膝畸形一次矫正尽量控制在 30° 以内，以免发生腓总神经牵拉性麻痹，残余屈膝畸形术后通过牵引或石膏矫正（参见第三十八章第四节）。

（四）Ilizarov 牵拉技术治疗膝关节屈曲畸形

先实施挛缩的髂胫束、屈膝肌腱延长、松解，然后穿针安装带关节铰链的 Ilizarov 膝关节牵伸器，术后逐渐旋转膝后的螺纹牵伸杆，患者会在无明显痛苦的过程中，将膝关节逐渐伸直（图 18-4-3）。这是近年来膝关节屈曲畸形外科治疗的重大进展。此种治疗方法也避免了关节面的挤压性损伤，基本避免了膝后血管、神经牵拉性损伤的并发症，单下肢患者在治疗过程中可以自由的下床行走，尤其适应于用传统骨科技术难以治疗的先天性多发性关节挛缩症、先天性胫骨或腓骨缺如、先天性翼蹼膝关节、先天性髌骨脱位重度屈膝畸形、类风湿关节炎、小儿麻痹后遗症等导致的重度膝关节屈曲复合畸形。

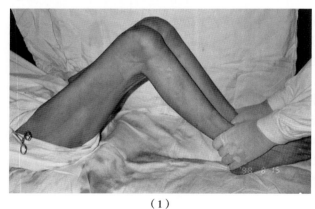

（1）

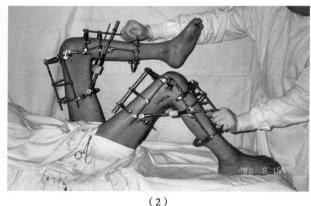

（2）

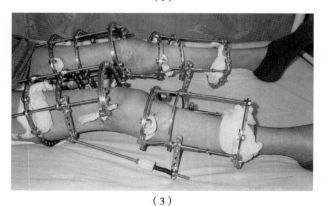

（3）

图 18-4-3　Ilizarov 牵伸技术矫正类风湿关节炎膝关节重度屈曲畸形

（1）患者女性，38 岁，类风湿关节炎致双膝关节屈曲畸形 110°；（2）双侧髂胫束松解后，安装新型 Ilizarov 膝关节牵伸器；（3）术后牵伸 63 天，双膝关节伸直，该患者二期实施了膝关节置换术

　　此项微创牵伸技术亦能够解决后天各种原因导致的屈膝畸形或既往矫形手术治疗失败的患者。对合并膝关节骨性畸形改变的屈曲复合畸形，如屈膝畸形合并膝内翻、下肢短缩、小腿外旋畸形等，可以安装膝关节三维矫形器，在矫正屈膝、外翻畸形的同时通过胫骨上段截骨后的牵拉，同期逐渐矫正内翻、外翻、短缩或小腿外旋畸形（图18-4-4）。其膝关节畸形矫正的预期疗效主要取决于术后管理、控制的过程。

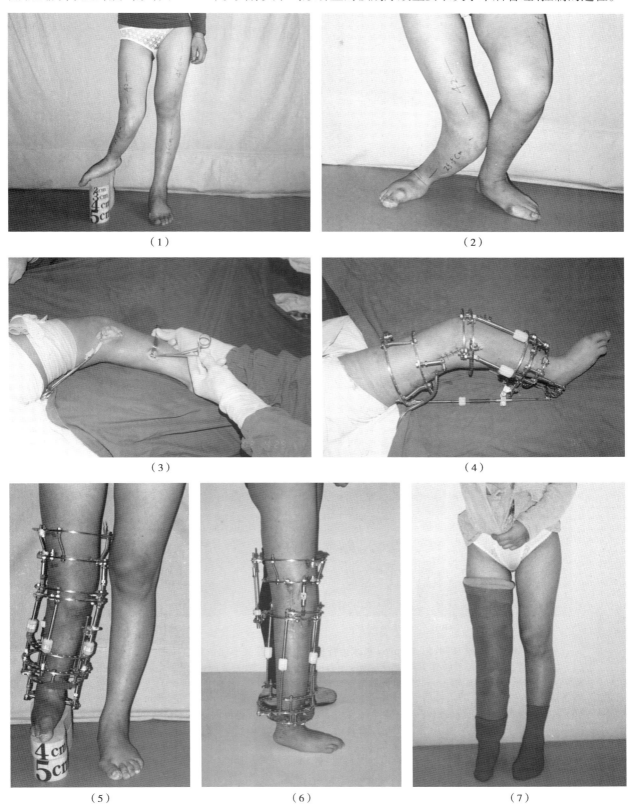

（1）　　　　　　　　　　　　　　　　　　　　（2）

（3）　　　　　　　　　　　　　　　　　　　　（4）

（5）　　　　　　　　　　　（6）　　　　　　　　　　　（7）

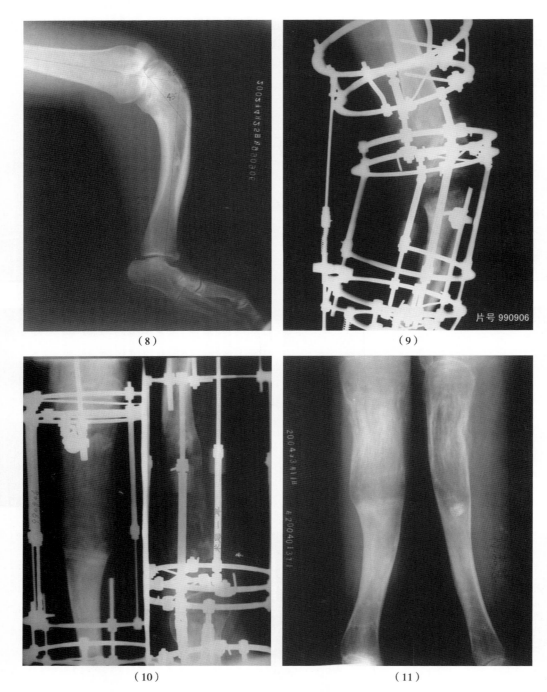

（8）　　　　　　　　　　　　（9）

（10）　　　　　　　　　　　　（11）

图 18-4-4　Ilizarov 技术治疗先天性重度膝关节屈曲复合畸形

（1）患者女性，22 岁，右下肢先天性腓骨缺如，伴右前臂缺如，右膝关节屈曲 80°，伴重度小腿外翻、外旋畸形；（2）术前右下肢短缩 15cm，伴重度膝外翻，健侧下肢屈曲 90°，患肢可落地；（3）手术松解髂胫束，切除腓侧束带，在胫骨结节下截骨，术中部分矫正屈膝和膝外翻畸形；（4）穿针安装 Ilizarov 矫形延长器；（5）术后逐渐调整延长矫形器的各个部件，在矫正膝关节屈曲外翻的同时延长胫骨；（6）患肢经过 1 年多的牵伸治疗，膝关节复合畸形完全矫正，胫骨上段延长 11.5cm，双下肢等长，患肢可以全负重行走；（7）右胫骨延长区域骨愈合后，拆除复合式矫形延长器，再在聚酯绷带固定下锻炼行走；（8）术前 X 线检查，右腓骨缺如，胫骨重度屈曲扭转畸形；（9）胫骨在结节下截骨，安装复合畸形矫形延长器，在矫正膝关节畸形的同期延长胫骨；（10）矫正完成后 X 线片；（11）术后 21 个月随访，胫骨延长区域骨愈合良好

（五）屈曲位骨性僵直畸形的手术矫正策略

膝关节内疾患所致屈曲位骨性僵直畸形,应手术矫正,改善下肢功能。临床多见膝关节屈曲位强直,长期强直于屈曲位必定引起膝关节后方的肌肉、血管、神经以及其他软组织的挛缩,轻度的挛缩不致影响畸形的矫正。但对重度屈曲挛缩如欲强制性一次矫正,将会引起下肢循环障碍和神经损伤;如以过多的切除骨质来适应挛缩,又将会引起下肢短缩而跛行。医患的共同愿望是既能矫正骨性畸形,又能保留肢体的长度,还需避免发生并发症。应用 Ilizarov 技术治疗重度膝关节屈曲位强直,能够满足这一要求。

小于 30°骨性屈膝畸形者可实施股骨髁上截骨或膝关节内截骨术矫正,不会造成膝后血管、神经的牵拉伤。大于 30°屈膝畸形者可在膝关节截骨后安装 Ilizarov 膝关节固定牵伸器,术后旋转膝后的牵伸杆逐渐矫正屈膝畸形。此法既能安全的矫正重度的骨性屈膝畸形,又不减少下肢的长度,在外固定器的牵拉应力下能促进截骨断端愈合。

股骨髁上截骨术矫正股骨下端前弓屈膝畸形:股骨下端前弓引发的屈膝畸形主要是脊髓灰质炎后遗症股骨髁上截骨术是一种间接矫正手术。即在膝关节畸形的邻近股骨端截骨造成另一与原畸形相反方向的等量代偿畸形,以求得患肢恢复一个有符合正常负重力线的肢体。

【适应证】

1. 膝关节骨性强直并有屈曲畸形,不适合在关节内手术矫形者。

2. 儿童骨骺未闭,在关节邻近截骨容易伤及骨骺,宜在稍远处截骨。

【麻醉】 椎管内麻醉或全麻。

【体位】 仰卧位。

【操作步骤】

1. 切口、显露 用股骨下段外侧切口,长约 8cm。切开阔筋膜,分开股外侧肌纤维,纵行切开骨膜,骨膜下剥离股骨下段的前侧,但不需剥离股骨后侧的骨膜,保留其与股骨的联系。

2. 髁上截骨 根据术前设计的截骨部位和术式进行截骨。膝关节屈曲强直不足 30°者可采用线形截骨、V 形截骨术或楔形截骨术。具体操作介绍如下:

（1）线形截骨:适应于合并下肢短缩者,剥离股骨后侧骨膜,先按设计在骨上凿痕,用骨钻沿截骨线钻一排孔,由外穿透内侧皮质骨,然后用锐凿横断后 3/4,再用手法向前扳断,形成青枝骨折,直至畸形矫正。后方遗留的楔形间隙一般不需要处理,前面有部分皮质骨和骨膜相连,尚较稳定。

（2）V 形截骨:在股骨前面将骨皮质凿开成 V 形,两侧将截骨线延伸向后上,后面则横行连接截开(图 18-4-5)。刮除远截骨端前部的松质骨,将近截骨端的 V 形尖端骨嵌入下端骨即可矫正畸形。

（3）楔形截骨:按手术设计在股骨前面作楔形切骨,其角度约为关节强直屈曲畸形角度的 1/2,后侧的皮侧骨与骨膜不要凿断,以保持稳定,手法将楔形切骨面靠拢即可矫正畸形(图 18-4-6)。

3. 内固定 畸形矫正后,患肢足背动脉搏动良好时,即可用两支粗钢针交叉穿过截骨面内固定,但最可靠方便的方法是用骨外固定器加压固定截骨断端。

4. 缝合、外固定 松开止血带,彻底止血,冲洗伤口,逐层缝合。术毕即用长腿石膏托外固定。

【术后处理】 应用骨外固定者,术后 1 周 X 线片显示截骨面骨性愈合后逐渐锻炼行走。

膝关节内截骨术:实施膝关节内截骨术直接矫正屈膝畸形,效果良好(图 18-4-7),若无禁忌证应当首选。但关节炎性病变强直者尤其是化脓性感染或结核性炎症后强直者,在关节部位手术应注意感染有复发之虞。

（六）人工膝关节置换术

用人工膝关节置换术治疗膝关节骨性强直,关节活动范围大,稳定性好,可同时矫正畸形,优点较多。只要有手术适应证应当鼓励患者实施,有专节介绍,此处不详述。

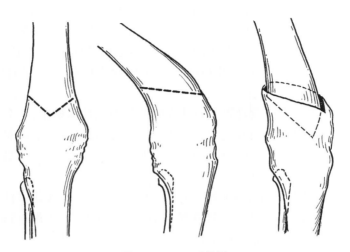

图 18-4-5 V 形截骨

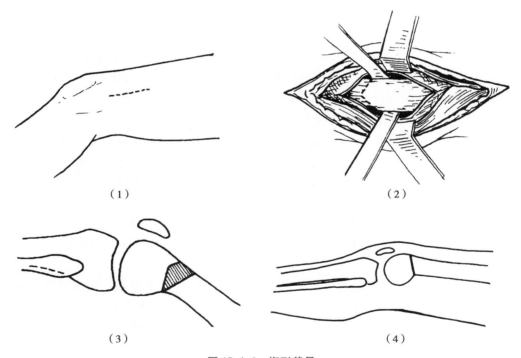

（1） （2）

（3） （4）

图 18-4-6 楔形截骨

（1）切口；（2）冠状面切骨线；（3）矢状面切骨线；（4）闭合截骨端,矫正畸形

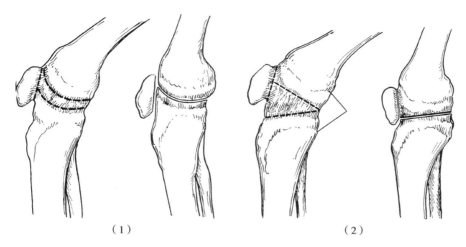

图 18-4-7　膝关节内截骨术
（1）关节内截骨；（2）楔形截骨

三、膝内翻与膝外翻

膝内翻、膝外翻是下肢常见的畸形，其发病原因是多方面的，至今已知有 40 多种疾病可引起膝内、外翻畸形。根据国内王正义对 862 名膝内、外翻患者所进行的病因学分析发现，40% 以上的膝内、外翻发生于婴幼儿时期的佝偻病，30% 左右是由于青春期迟发性佝偻病所引起。由各种佝偻病所致的膝内、外翻约占总患病人数的 70%。秦泗河手术治疗 769 例膝内外畸形，患者也大部分来源于北方省、市。北方地区冬季长，儿童室外活动量少，日光紫外线照射不足，故维生素 D 缺乏。加之北方人平均身材高于南方，在儿童生长过快的情况下，需要维生素 D 多，也就更容易发生维生素 D 缺乏，导致的青春性膝内、外翻畸形。

其他引起膝内、外翻的原因有骨发育紊乱性疾病：软骨发育不全，干骺端软骨发育不良等。膝关节一侧骨骺早闭，非化脓性关节炎，如大骨节病、类风湿、膝关节骨骺损伤等。

（一）膝内、外翻畸形分类

秦泗河手术矫正膝内、外翻畸形 769 例，其中膝内翻 476 例，膝外翻 293 例；男 138 例，女 631 例，男女比例为 1∶4.6，证明膝内外翻畸形女性明显多于男性。这是因为少年女性月经来潮前膝关节有一个快速生长发育期，在应力作用下容易发生膝关节畸形。

双膝内翻俗称罗圈腿，双下肢伸直或站立时两膝之间形成空隙，严重者近似 O 形，所以又叫 O 形腿（图 18-4-8）。单下肢内翻者，站立时形如 D 字形，称为 D 形腿。

膝外翻俗称外八字腿，畸形与膝内翻相反，双下肢伸直时两足内踝分离而不能并拢。单下肢外翻者患者站立时形如 K 字，称为 K 形腿（图 18-4-9）。双下肢外翻者，肢体呈 X 形，故又名 X 形腿。

还有一部分患者一侧下肢膝外翻而另一侧下肢是膝内翻，站立时身体向一边倒，称 CC 腿（图 18-4-10）。

根据笔者手术治疗膝内、外翻畸形 769 例分析，女 631 例，占 82.1%，男 138 例，男女比例为 1∶4.6，女性明显多于男性。其中膝内翻患者 476 例，占 61.9%，发病率高于膝外翻畸形，且膝内翻患者身材矮胖者多，瘦高者少。

膝内翻根据畸形弯曲的中心部位分小腿内翻（上段、中段、下段），大腿内翻或大腿与小腿皆内翻。膝外翻畸形发生的部位绝大多数在股骨下段。少部分合并胫骨上端的外翻外旋畸形。

根据膝内外翻畸形的程度分轻度（畸形在 20° 以内），中度（畸形 20°~40°），重度（畸形>40°）。成年人重度的膝内、外翻畸形多合并膝内、外侧韧带的松弛和踝关节代偿性的畸形改变。

（二）手术适应证

1. 年龄，轻度膝内、外翻畸形于 12 岁以上手术，但严重畸形者不宜限制手术年龄，早期治疗可减少骨骼生长发育的障碍。

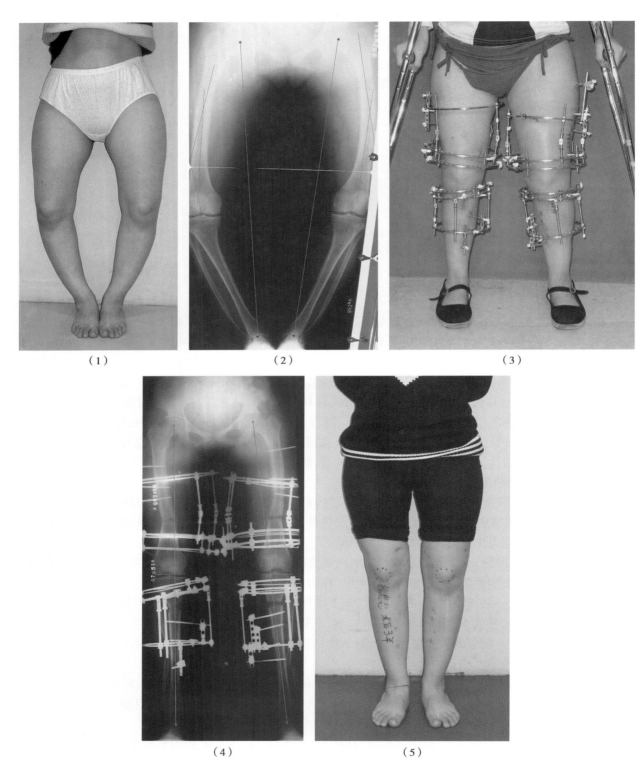

（1）　　　　　　　　　　　　（2）　　　　　　　　　　　　（3）

（4）　　　　　　　　　　　　（5）

图 18-4-8　双下肢多段截骨术矫正重度膝内翻畸形

（1）女,20 岁,双下肢重度膝内翻,双股骨中下段、胫骨上端皆有弯曲畸形;（2）术前双下肢全长 X 线片划线可显示畸形部位;（3）一期实施双侧股骨中下段及胫骨上段截骨,Ilizarov 外固定器固定;（4）术后双下肢全长 X 线片显示机械轴恢复正常;（5）术后 3 年随访

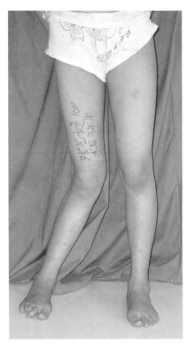

图 18-4-9　单侧膝外翻站立时双下
肢呈 K 形改变

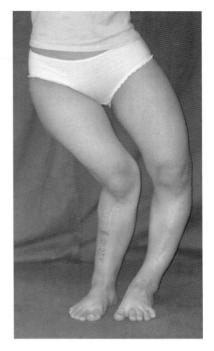

图 18-4-10　女,25 岁,右膝外翻,左膝内翻,
站立时上身向左侧倾斜,下肢呈")"状

2. 单侧膝内、外翻其膝、踝间距>5cm,双侧者>8cm。但随着人们对线条美的追求和微创矫形手术技术的应用,轻于以上标准者也应施行手术矫治,以恢复下肢正常的持重力线。

3. 佝偻病或体质性骨病患者所导致的膝内翻、膝外翻畸形,经系统内科治疗病变静止,X 线片上显示骨质有明显恢复时方可施行手术。成骨不全等体质性疾病形成的膝内、外翻畸形宜在青春期后下肢发育接近停止后再施行矫形手术。但此类患者畸形矫正后必须长期佩戴矫形器至病变稳定。

4. 无影响手术治疗的全身性疾病。

(三) 手术策略

1. 通过必要的检查判明膝内、外翻畸形发生的原因。

2. 术前站立位拍摄包括双侧髋关节、股骨和胫骨全长的 X 线片,画出机械轴和解剖轴,以精确的测量畸形的范围、部位、程度,选择正确的截骨矫形部位。截骨的部位一般在股骨或胫骨的成角旋转中心(the center of rotation of angulation,CORA)(图 18-4-11)。

3. 双下肢多节段畸形者,宜先做一侧肢体,待一侧肢体能够负重行走后再实施对侧下肢的矫形治疗,若医生经验丰富、条件具备时亦可同期手术。

4. 膝内、外翻截骨矫形后的固定方法有接骨板、骨圆针、外固定器、石膏外固定等。笔者常用组合式骨外固定器或 Ilizarov 环形外固定器固定截骨断端,效果可靠,操作简单,且能任意调节截骨端的角度,双下肢多节段截骨亦能顺利完成。

5. 膝内翻畸形应矫枉稍过正,形成生理性膝外翻角,膝外翻畸形矫正至保留 6°左右的膝外翻角。畸形矫正后应达到的理想标准是:术后膝关节面平衡,膝关节 X 线正位检查,股骨髁轴线与胫骨髁轴线应平行(图 18-4-12)。冠状位下肢持重力线——股骨干与胫骨干垂直轴线应通过膝关节中间。

6. 膝内翻矫正截骨方法有线形、楔形、U 形、V 形等。应根据患者的年龄、畸形的部位和手术者的经验而定。笔者认为胫骨结节下 U 形截骨断端稳定,接触面大,畸形矫正容易,肢体不短缩,可适合任何膝内翻畸形,矫正膝内翻畸形时腓骨必须截断。

股骨髁上截骨矫正膝外翻畸形,宜采用楔形或 V 形截骨法。

7. 膝内翻合并身材矮小者,在矫正膝内翻的同时给予作适量下肢延长。

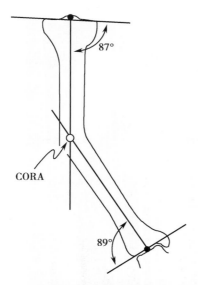

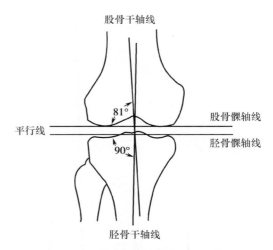

图 18-4-11　胫骨畸形 CORA 测量

图 18-4-12　正常股骨及胫骨解剖轴与膝关节走行
方向线的交角分别为 81°

8. 膝内、外翻合并其他畸形如股骨或胫骨前弓畸形、小腿外旋畸形等，应同期实施股骨髁上截骨加胫骨结节下截骨，截骨断端可用组合式外固定器固定。如此方能恢复双下肢的持重力线（图 18-4-13）。

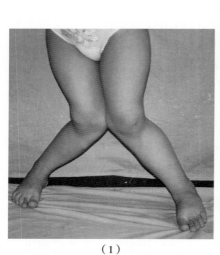

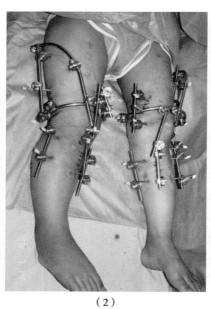

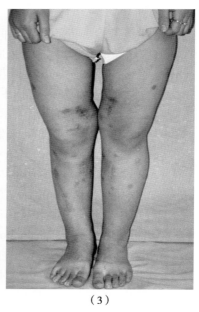

（1）　　　　　　　　　　　　　　　　（2）　　　　　　　　　　　　　　　　（3）

图 18-4-13　双下肢重度膝外翻的截骨矫正

（1）患者女性，15 岁，体质性骨病致双膝关节重度外翻，有家族史，站立时双足代偿性内翻；（2）一期实施双侧股骨髁上、双胫骨上段截骨矫形术，截骨端以组合式外固定器固定；（3）患者于术后 11 个月随访，双下肢持重力线恢复，膝关节屈曲功能无障碍

9. 为减少外固定器的钢针穿过软组织，又能达到对截骨断端的有效固定，笔者设计了膝内翻外固定矫形器。器械的基本结构和固定方法是：截骨近端为双钢环，可穿 2.5mm 全针固定，截骨远端在胫骨前内侧连接钢管，用 4mm 或 5mm 的 3 根螺纹钉固定（图 18-4-14），这样截骨后的骨外固定，避免了钢针穿过胫骨上段的肌肉组织，减少了副损伤。矫形手术后 1~2 周者即可扶助行器锻炼行走，且减少了针道感染。

10. 严重的成年膝内翻患者多合并膝关节外侧韧带松弛，畸形矫正的同期或矫正之后应行外侧副韧带紧缩术。

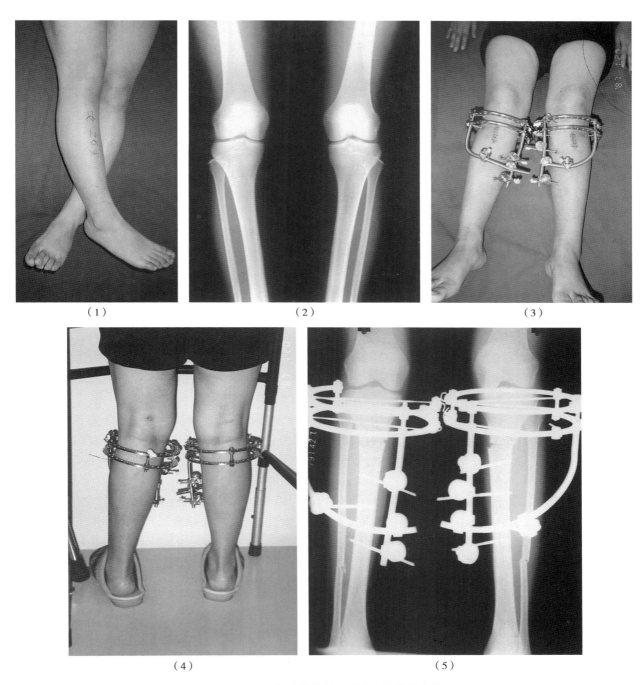

（1）　　　　　　　　　　　（2）　　　　　　　　　　　（3）

（4）　　　　　　　　　　　（5）

图 18-4-14　新设计的矫正膝内翻的外固定器

（1）患者女性,26 岁,双膝内翻,内翻畸形的部位在胫骨上段,伴有双小腿内旋;（2）术前 X 线检查,膝内翻畸形部位主要在胫骨上段;（3）实施双胫骨结节下外翻外旋截骨术,用笔者自行设计的外固定器固定截骨断端;（4）患者于术后 2 周可扶助行器下床行走;（5）术后 X 线片

第五节　踝关节强直与畸形矫形术

　　胫距关节和腓距关节构成踝关节,支持体重和运动。踝关节囊较大而薄,内侧有增厚的三角韧带,自内踝至距骨、跟骨和舟骨,外侧有增厚的腓侧韧带,由距腓前、后韧带和跟腓韧带组成。踝关节为屈戌关节,运动轴横贯距骨体的横轴上,足能在胫前肌群、胫内和外侧肌及胫后肌群的作用下,实现足背伸、

跖屈和侧向运动。踝关节周围无任何肌肉,但有许多肌腱和筋膜,对稳定踝关节十分重要。当踝关节强直时,无疼痛,畸形不明显,仍可以步行和完成各种劳动。由于科学发展,踝关节的成形术已经普遍开展,而踝关节融合术则是解除踝部疼痛、纠正畸形的有效手段。对已经强直在跖屈马蹄畸形位,为改善功能、纠正步态,常需行截骨来达到矫正的目的。本节所涉及的畸形都属于踝关节跖屈位强直的矫正。而背伸位强直的发生机会少,其矫正的方法与跖屈位的相同。

人工踝关节在我国已有 20 年的应用研究历史,疗效日臻满意,累计近千例应用于临床。

一、踝关节跖屈位强直的矫形截骨术

踝关节跖屈位强直的矫形截骨术(osteotomy of ankle stiff in tarso-flexion position)临床应用普遍。当在背伸位踝关节强直时,也具有同样适应证。

【适应证】　因骨关节结核、化脓性踝关节炎或胫距关节炎和创伤性损害,使踝关节呈骨性强直在跖屈马蹄畸形位,旨在改变跖屈位畸形者。背伸位踝关节骨性强直也影响步行、步态,也适于采用同一矫正技术。

【麻醉】　硬脊膜外阻滞、全身麻醉或骨髓内麻醉均可选用。

【体位】　仰卧位。

【操作步骤】　大腿扎气囊止血带。

1. 切口　在踝关节前外侧行纵切口长 12cm,切开皮下组织,在踇长伸肌腱与趾总伸肌腱之间切开小腿支持带及深筋膜,牵开后显露踝关节囊,一般多已粘连、增厚,不易解剖清楚。保护胫前动脉和延续的足背动脉。

2. 显露和截骨　横切踝关节囊,牵开后显露胫距骨融合部或胫骨下端及距骨与部分关节软骨。用中宽骨刀从前向后,根据 X 线侧位片所示特点,作楔形截骨,楔形骨块的底在前方,尖在后面。切除楔形骨块的大小,应符合术前 X 线片上的测量;截骨的宽度不要超过踝关节内、外踝的内缘顶部,以维护踝部的强度和外观。

3. 跟腱延长　如有跟腱挛缩变短,则需在跟腱内缘作纵切口行跟腱额面位斜形或 Z 形延长至适可维持踝足部截骨面对合,置足于跖屈 5°～10°位(男性 5°,女性 10°),缝合跟腱。儿童可作皮下跟腱切断术;若有跖腱膜挛缩,还要作皮下跖筋膜切断术。

4. 插针固定　为防止截骨部移位,使截骨面对合良好,经足跟跖面正中到胫骨内 3～5cm,击入一预先测定相应长度的骨圆针、针尾弯成伞柄状,留置跖底皮外。

止血后缝合切口。

【术后处理】　术后包小腿管型石膏。术后 1 周加上行走铁弓,足底铁蹬段包以橡胶防滑,行走亦有助于截骨面加压愈合。经 12 周可望 X 线片上显示骨性愈合,弃外固定,拆线,拔除骨圆针,练习行走。

踝关节固定在功能位后,失用甚轻,平地步行时,多获得距下、跗骨间、跗横关节等的代偿,故很少有明显的功能影响。但在快步、跑步时,则显示步态僵硬。踝关节强直矫正后仍是强直踝,其步行时的踝部功能由距下、跗间关节等代偿,经 9～16 年后,这些关节外代偿关节发生退变性骨关节炎疼痛,是重要顾虑。

二、踝关节融合术

踝关节融合术(arthodesis of ankle)是疗效稳定、病残较轻的常用手术。踝关节融合于何种位置,应根据性别、职业而定。农村妇女以固定于跖屈 0°～10°位,城市女性宜固定于跖屈 10°～15°位,男性以 0°～5°位为宜。过于跖屈,则使跖骨头承重过大过久,而引起前足诸多关节骨性关节炎和胼胝性疼痛。距下关节、跗间关节和跗跖关节先后发生代偿性退变性骨关节炎是棘手的问题。因此,尽可能少做或不做融合,除非中青年患者。

踝关节融合术的方法有多种,可参见踝关节结核及脊髓灰质炎后遗症有关各节内容。

854

三、人工踝关节置换术

人工踝关节置换术（total ankle replacement，TAR）是近年开展并取得无痛、活动关节的可喜成果。以往对之未能取得满意疗效是由于以下情况：一是对踝关节的生物力学研究认识不足，认为只是横轴向运动，而对踝足的多轴向运动缺乏认识；二是设计生产的假体限于单轴或两轴向运动，不能适应人体踝关节多轴向运动的需要而屡遭失败，三是陷于假体单纯骨水泥固定。当强大压强作用于假体—骨界面时，每致假体松动。随着研究的不断深入，不断改进设计出适应多轴向运动的假体，其中以 Link 的 STAR 三件套人工踝关节假体为成功的代表，在世界十多个国家的多中心临床应用，获得优良疗效。

在认识人体距骨在踝穴中的运动是前后改变的，其轨迹呈椭圆形，距骨内、外侧曲率半径不同，其内侧的前、后曲率半径又有 1cm 的差异。故踝关节活动轴线有一定倾斜度，并经常处在变化中，步行时的瞬时旋转中心均落在距骨体内一个小范围内。因此，STAR 人工踝关节假体，不仅能提供一个矢状面的活动并有一个固定的旋转中心和旋转轴，同时将假体设计成非制约式，伴有些微侧向运动和旋转运动，从而缓冲了可能使假体发生松动的扭矩和侧向剪力而获得稳定。

常人踝关节最大活动幅度为 45°，少数高达 70°。平步踝关节正常活动范围为背伸 10°，跖屈 14°，总共约为 24°。当然，活动范围与年龄、行走速度、鞋跟高低等有密切关系。有测定平地常速行走时最大跖屈度出现于步态周期的 69% 处，平均 18.18°±6.71°；最大背伸出现于步态周期的 46%，平均 10.38°±4.24°，男女无显著差异，故正常平步活动幅度为 29° 左右。在设计人工踝关节的活动度时一般在 35° 左右，基本上可以满足平地行走无跛行的需要。

在 STAR 假体设计中为保留内、外踝和距骨侧壁间的关节面，设计只置换胫骨远端与距骨顶的关节面，故在实用性方面作了许多改进：①同时置换三个关节面，在胫侧假体的上面加上两柱与凿除软骨后的胫骨孔镶嵌固定；②距侧假体也作相应的侧板借助滑动核与胫侧假体相关节。因此，有助于防止术后内、外踝的疼痛，也可以增加假体的侧向稳定性。STAR 假体解决了踝关节滚动问题，以及踝关节的屈伸运动部分被胫骨凸向距骨的前后缘限制；还解决了其他假体对踝关节旋转的限制，上方平面关节下方类似仿生性胫距关节，防止骨-假体界面或骨-骨水泥界面剪应力增加和集中。

该假体的骨（胫、距骨）接触面为微孔＋HA 喷涂面，能诱导骨小梁长入。这种生物固定方式，比骨水泥固定方式能经受起 5 倍以上的冲压，完成日常步行、慢跑更为有利。该假体植入骨内部分为：胫骨内为矢状平行双柱，距骨内为矢状深板（舵板），骨接面均为微孔 HA 处理（图 18-5-1），较易愈着。

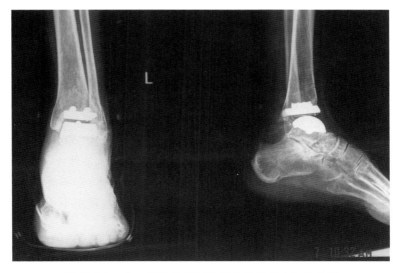

图 18-5-1　人工踝关节 STAR 假体置换后 4 年 3 个月

【适应证】

1. 主要适于踝关节骨关节炎和类风湿关节炎踝关节强直或僵直患者。对关节结核和化脓性关节炎后遗症者应慎重。有报告关节结核痊愈后 30 多年行人工全髋关节置换而出现结核病复发者。

2. 因疾病、外伤等导致关节疼痛，影响其活动与功能，导致日常生活、工作发生困难者。

3. 主要应用于中老年患者，青年慎用。

4. 关节周围应有正常软组织，且神经和血液供应良好者。

5. 踝关节紊乱，原发或继发踝骨性关节炎。

6. 距骨粉碎性骨折，或感染后，距骨部分破坏，而现在已愈合者或 2 年骨缺血坏死无发展。

7. 踝关节融合术后，而术前动力肌尚好，宜于 2~3 年内行置换，逾期，相关肌肉有纤维化之虑。

【禁忌证】

1. 胫、距骨缺血坏死。

2. 距骨大部缺损，或其厚度不足 1.2cm 者，术前应考虑结构性植骨。

3. 青年患者为相对禁忌证，若施用，考虑翻修可能。

4. 踝足皮肤感染、踝关节感染未完全愈合者。

5. 神经源性踝关节病。

6. 老年骨质疏松症非常严重者。

【操作步骤】　参见第十五章人工踝关节置换节。

【并发症】

1. 感染。

2. 关节不稳定。

3. 术后下肢栓塞性静脉炎。

4. 假体松动、破裂、下沉、移位和骨溶解，而出现关节痛。

【经验和教训】　作者采用 STAR 假体经治 78 例人工踝关节，有如下经验和教训：

1. 放置假体时必须对正前足中线即矢状位，以免假体置于非正常位置。

（1）以第 1、2 趾趾间蹼为踝关节正中到该蹼间为足矢状线。

（2）假体横轴与踝关节横轴完全一致。若横轴安置失当，术后每有异常运动，不久可肇致早期假体松动或脱位。

2. 高分子聚乙烯踝关节滑动核（衬垫），应依切骨后装入胫骨基板和距骨假体后的板-板间隙高度选定滑动核厚度，不可选择太厚，亦不可选太薄。太厚引起踝关节活动不滑利，引起关节僵直，并出现过度磨损，导致严重后期并发症，如骨吸收、松动和疼痛关节；太薄会引起假体使用期过短，使人工踝关节松动，有时会导致假体碰撞。

3. 距、胫骨切骨面的假体植入 STAR 假体时，胫骨侧为骨缘侧孔固定，以便水平平行的两柱状体（分节状）由前向后插入和击入。而距骨切骨面的中线上的矢状位切骨槽（舵槽）也是居中矢状位，有中孔深达 1.3cm、宽 3mm，待假体插入后能紧卡，不致随意拔出或前、后倾倒。因此距骨假体插入后，必须锤击至金属板紧贴距骨切骨面，这是防止假体前、后倾的主要环节。假体与骨接面间植入少量骨泥，以便加大骨接触面。

4. 胫、距侧假体的骨接面的微孔化和 HA 喷涂是必不可少的假体条件。

5. 生物固定踝关节假体可以达到几十年的稳定，而骨水泥型假体，常不能与之媲美。

6. 术后患肢过长、过短可有 2~3mm 差异是允许的，力求肢长差异要小于 3mm。因此，无肢体过长过短之虞。

7. 按器械要简捷、快速，尤其切骨导板更换频繁，是距骨假体安装后不能贴紧骨面，影响术后稳定的主要因素。

8. 术后不作关节内外引流。由于在止血带下施术，术中术后出血一般不超过 200ml。术后宜采用厚棉垫包裹踝足和小腿下 1/3 行弹力绷带加压包扎和术后抬高患肢 45°~60° 2~3 小时，待不渗血 24

小时后即可以撤除抬高器具。注意足跟后方不要被常规固定架压迫致皮肤坏死。术后第 2 周扶助行器部分负重,术后 6 周以内应鼓励主动伸屈踝关节,不作外固定。12 周弃拐正常步行。

9. 一旦发现踝周皮肤感染或踝深部感染,采取一切措施进行保守治疗,等待时机伤口清创闭合。实在难以留置时,可行胫距加压融合术,或感染完全控制后行全距骨置换术。

10. 踝关节融合术后,要求进行人工踝关节置换的先决条件是:

（1）融合前踝关节有动力肌为基本要求。

（2）无因动力肌肌力不平衡而有踝和足部内翻、外翻、马蹄足畸形。

（3）足内翻畸形,特别是动力肌失衡或骨性畸形引起者,不可能冀望于人工踝关节置换来矫正。

11. 在人工踝关节 STAR 假体置换时,不必取除腓骨或胫骨骨折愈合欠满意的内固定。

12. 在人工踝关节置换时,同时经腓骨向胫骨插入 1～2 枚螺钉,作为胫腓远侧关节融合,有助于人工踝假体的稳定。

13. 严重踝关节损伤时,不宜在骨折整复固定时一次实施人工踝关节置换,即使是距胫骨骨碎片缺损的开放性骨折时亦然。

（秦泗河）

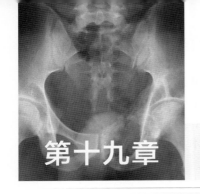

第十九章 其他骨与关节疾病

第一节 股骨头骨骺滑脱

股骨头骨骺滑脱(slipped capital femoral epiphysis,SCFE)是一种病因不清的疾病,最常见于青春期儿童,年龄10~16岁,即骨骺生长发育的最快阶段,男性多见,男女之比约为5:1。双侧患病者占20%~40%,发生时间可以先后不同。约有20%的患者无外伤病史。常好发生在两种不同的体型。第一种是瘦长,个子高,生长快的小孩;第二型是巨大肥胖的小孩。有性发育不全的特点,肥胖儿童更多见。

【分类】 根据发病时间分为急性和慢性滑脱两类。受伤在3周之内的为急性滑脱;伤后超过3周者为慢性滑脱。后者复位困难。

根据股骨头滑脱的程度,Bianco将其分为3度。Ⅰ度:轻微滑脱,包括滑脱前期,此时骺板增宽且不规则,周围骨质疏松。Ⅱ度:中度滑脱,骨骺移位距离超过骺板上下径的1/3~2/3。Ⅲ度:重度滑脱,移位距离超过2/3者(图19-1-1)。

【临床症状和体征】

1. 疼痛 发病早期症状隐匿,患儿诉说髋部不适,继之出现疼痛,逐渐加剧。初期疼痛时发时愈,晚期变为持续性疼痛。疼痛位于髋关节周围,并向大腿前方及同侧膝关节放射。

2. 活动受限 患髋常呈外旋位,内旋活动明显受限。当患髋处于中立位时,髋屈曲明显受限。将髋外展外旋后屈髋活动可大大增加。

3. 患肢短缩 由于骨骺滑移错位后,骨骺与股骨颈有重叠,可以引起患肢稍有短缩。

4. X线改变 X线检查是诊断的主要手段。摄片时两侧下肢置同样位置,常规正侧位片。正位片两髋在同一片上,便于对比。侧位片亦不可省略。因偶尔见正位片无滑脱现象,而侧位片见明显滑脱征象。最好将双侧髋关节置于屈曲同时外旋位,作前后位投照,即使滑脱轻微也易发现。

晚期重度滑脱,诊断较易,X线检查可显示:①股骨头骨骺较健侧薄;②股骨颈变短,有不同程度的髋内翻;③骨骺与颈错位重叠;④Shenton线不连续上移;⑤患肢外旋,小转子较健侧明显变大;⑥晚期患髋有骨关节炎表现。

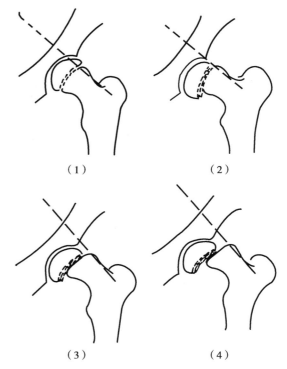

图 19-1-1 滑脱分度法
(1)正常;(2)Ⅰ度;(3)Ⅱ度;(4)Ⅲ度

858

早期 X 线平片不能发现问题时,可作髋关节的三维 CT 成像检查,可早期发现病变,早期诊断。

【治疗】　治疗股骨头滑脱症的主要目的:①使滑脱的骨骺及时得到复位;②任何治疗方法均要轻柔,不得损伤股骨头骺的血运,防止缺血性坏死的发生;③促使骺板融合,以防止再滑脱。据 Cowell 报告,能达到上述目的者仅占 50%,说明此症的治疗效果,尚不尽如人意。急性滑脱早期发现,早期治疗效果好。慢性滑脱的疗效差。

常采用的手术方法:①牵引复位螺钉内固定术;②股骨颈楔形截骨矫形术;③股骨转子下截骨术。

（一）牵引复位螺钉内固定术

【适应证】　适应于较多的轻、中度滑脱和部分严重的急性滑脱或慢性滑脱患者,严重滑脱术前可考虑骨牵引,牵引 1 周即要床边照片,以观察是否复位。复位后方便术中穿针。

【麻醉】　一般采用全身麻醉。

【体位】　患儿仰卧,术前臀部垫高,使身体与手术台呈 30°角。

【操作步骤】

1. 切口　复位满意者可考虑经皮穿针,或作股骨大转子下外侧直切口,长约 6cm,切开阔筋膜,分离股外侧肌,切开骨膜,进行剥离。

2. 手术　操作在 C 形臂机透视观察下进行,经透视或照片证实复位良好后,于股骨大转子外侧下方 3cm 处沿股骨头颈中轴线,打入 1 枚导针,正侧位透视证实导针位于股骨颈中轴线并穿越骺板,并且导针没有弯曲,测量导针进入深度,选择合适长度和直径的空心螺钉沿导针拧入。活动髋关节再次 X 线透视检查。如果认为需要,可以再打入 1 枚导针,拧入第 2 枚空心螺钉,切开者放橡皮管负压引流后缝合创口(图 19-1-2)。

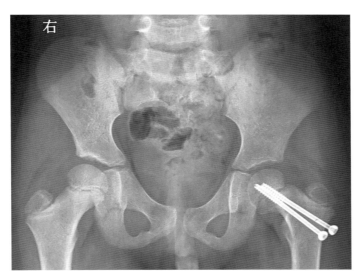

图 19-1-2　牵引复位螺钉内固定
复位良好后,用 2 枚空心螺钉内固定

【术后处理】　术后继续皮肤牵引 3~4 周,然后持拐离床,不稳定者需持拐部分负重 6~8 周,X 线照片证明骨骺板有骨性愈合,方可考虑下地负重行走。

（二）股骨颈楔形截骨矫形术

【适应证】　慢性Ⅱ度或Ⅲ度滑脱,经骨牵引不能获得复位,尚未骨性愈合的患者。

【麻醉】　一般采用全身麻醉。

【体位】　仰卧位,臀部沙袋垫高约 30°。

【操作步骤】

1. 切口　应用 Smith-Petersen 切口,继续向下向后延长至大转子顶端以下 3cm 处。

2. 手术　沿上述切口切开皮肤、皮下组织及深筋膜,将其向两侧拉开,在缝匠肌与阔筋膜张肌之间切开找到股外侧皮神经并将其向内侧牵开,暴露其术野的是股直肌,将股直肌直头及反折头逐一切断,并提起向下游离,翻转缝合固定至切口下端皮肤上。在切口的上段切断臀中肌和阔筋膜张肌在髂嵴的附丽点,并向下游离,充分游离关节囊。沿股骨颈长轴和髋臼缘 T 形切开关节囊。用颈部拉钩牵开,暴露出股骨头骨骺及股骨颈部。透视定位骺板,在滑脱部畸形相反的方向作楔形截骨,截骨块的大小决定于畸形的程度。楔形的基底向上向前。在取出骨块时,一定要轻柔,用小的刮匙或弯骨刀分小块取出。取出足够骨块后,患肢屈曲、外展、内旋,方能使头、颈完全复位。复位后使髋关节后侧关节囊及骨膜处于张力状态,然后用 3 枚螺钉固定(图 19-1-3)。

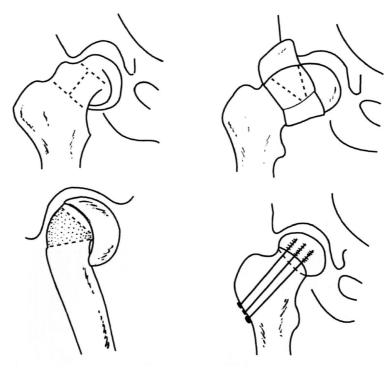

图 19-1-3　股骨颈楔形截骨矫形术

【术后处理】　术后可继续牵引或穿防旋鞋卧床休息 4 周,后持双拐患肢不负重起床活动,3~6 个月 X 线片证实已骨性愈合方可弃拐负重行走。

（三）股骨转子下截骨术

【适应证】　慢性滑脱、Ⅱ度或Ⅲ度滑脱,已骨性愈合者,不适合楔形切骨矫形术者,为矫正负重力线,改善患肢功能。

【麻醉】　一般采用全身麻醉。

【体位】　仰卧位,臀部垫高约 30°。

【操作步骤】

1. 切口　在股外侧自大转子顶沿股骨向下作长 10~12cm 之纵切口,切开皮下组织和阔筋膜,分开股外侧肌并向两侧牵开,骨膜下剥离显露股骨上段。

2. 截骨　于股骨大转子下 2cm 处,用截骨刀或摆锯作楔形骨块切除,楔形底在股骨外侧,尖端在小转子侧。截除楔形骨块后将股骨远段外展、内旋,使两截骨面相互靠拢,将下肢置于所需矫正的位置。

3. 接骨板固定　将锁定接骨板或六孔接骨板预弯成所需的角度后用螺丝钉固定(图 19-1-4)。

4. 分层缝合创口,放引流管引流。

【术后处理】　穿防旋鞋 4~6 周,床上髋、膝关节活动,4~6 周后可持双拐不负重下地行走。X 线示骨折愈合后方可弃拐负重行走。

【并发症】　股骨头骨骺滑脱的并发症,常见者有以下三种:

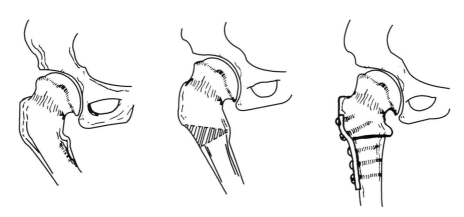

图 19-1-4 股骨转子下截骨矫形术

1. 股骨头缺血性坏死 这是股骨头骨骺滑脱最严重的并发症,是造成失败的主要原因。众多学者认为股骨头缺血性坏死是治疗时手法粗暴、手术剥离破坏股骨头的血运所致。所以手术时手法一定要轻柔。

2. 骨关节炎 股骨头骨骺滑脱,骨骺畸形愈合,关节面不光滑平整,造成骨性关节炎。

3. 软骨溶解 钢针或螺钉穿入关节被认为是软骨溶解最常见的原因。通常表现出患髋关节间隙变窄,关节活动范围受限,甚至关节挛缩。随时间推移症状会有所改善,严重病例可能需要行关节成形术或关节融合术。

（杜靖远 罗先正）

第二节 儿童股骨头缺血性坏死

儿童股骨头缺血性坏死(Legg-Calvé-Perthes 病),又称股骨头无菌性坏死,于 1910 年由 Legg(美国)、Calvé(法国)和 Perthes(德国)分别报道,他们对此病作了详细的描述,故又称 Legg-Calvé-Perthes 综合征,简称为 Perthes 病。本病的病因还不清楚。目前多数学者的研究认为,儿童股骨头缺血性坏死主要是由于某种因素引起的该部缺血所造成的。本病好发于 3～8 岁儿童,男孩比女孩多见,约为 4:1,多为单侧发病,双侧病变占 12% 左右。

【股骨头缺血性坏死的分型】 1971 年 Catterall 根据病理改变及 X 线片所见股骨头受累的范围,将股骨头缺血性坏死分为 4 型。对选择治疗方法以及判断预后具有重要的指导意义。

Ⅰ型:股骨头骨骺前侧部位受侵害,范围<25%,仅可从侧位 X 线片上明确病变范围。因股骨头骨化中心停止生长,故在 X 线片上骨骺较健侧小,无死骨形成,干骺端无反应;愈合后也不遗留明显畸形。

Ⅱ型:股骨头骨骺部分坏死,坏死病变超过骨骺前部,范围 25%～50%,在正位 X 线片上可见坏死部分密度增高,呈一致密的椭圆块状,坏死部分的内外侧有存活的骨组织,能够防止坏死骨的塌陷。特别是侧位片上股骨头的外侧存活的正常骨组织,可以维持骨骺的高度。此型愈合后股骨头高度无明显降低。

Ⅲ型:股骨头骨骺大部分坏死,范围>50%,骨骺外侧正常骨组织亦遭破坏,干骺端受累出现囊性变,骨骺板也遭致坏死改变。X 线片显示股骨头严重塌陷。此型愈合后骨骺高度有不同程度的降低。

Ⅳ型:整个股骨头骨骺均受累坏死,骨骺严重塌陷成一致密线状阴影,其结局形成扁平髋,或更严重的蘑菇样头畸形。此型预后差,然而经过适当的治疗,可以减轻股骨头的畸形程度(图 19-2-1)。

国内外一些学者经过长期观察发现,无论采用何种治疗方法,凡属 Catterall Ⅰ、Ⅱ型者多获良好效果,而Ⅲ、Ⅳ型者则疗效较差,因而认为 Catterall 分型对预后具有重要的参考价值。但另一些学者认为在临床实际应用中对分型的判断比较困难,仍不能完全满足临床需要。

儿童股骨头缺血性坏死是一种自限性疾病,其自然病程需要 2～4 年。发病后,如得不到及时有效

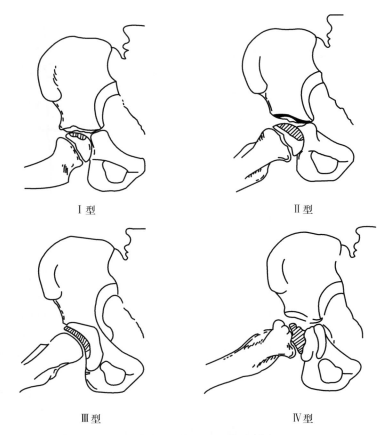

Ⅰ型　　　　　　　　　　　　　　Ⅱ型

Ⅲ型　　　　　　　　　　　　　　Ⅳ型

图 19-2-1　Catterall 分型

的治疗,病变愈合后,往往遗留不同程度的畸形。

目前国内外对儿童股骨头缺血性坏死的治疗归纳起来不外采用下列三种方法:

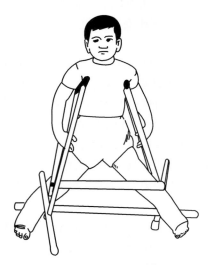

图 19-2-2　Petrie 不负重外展支架治疗

1. 避免负重,防止或减轻坏死股骨头塌陷变形。此法为非手术疗法,包括有卧床休息、皮肤牵引、外展石膏或不负重外展支架治疗等。由于疗程长,患儿及家长往往不易接受。目前多应用不负重但可行走的外展支架(图 19-2-2),这样可使非手术疗法更容易获得患儿及家长的同意。

2. 增加髋臼对股骨头的包容,防止或减轻股骨头、颈发生继发性畸形。通过骨盆截骨或股骨上端截骨手术,截骨后增加髋臼的覆盖面,使股骨头稳定于髋臼中心,从而维持关节软骨的营养,预防股骨头的畸形发育,并通过接近正常的关节活动刺激骨的形成和局部血运,为股骨头的塑形创造有利条件。

3. 增加坏死股骨头的血液供应,方法有滑膜切除、血管束植入、股骨头钻孔、带血管蒂髂骨植骨术等。

现仅就应用最广、最多的手术方式作一介绍。

滑膜切除术(synovectomy)治疗儿童股骨头缺血性坏死,在国内首先由邸建德等报道,治疗 70 例中,有效率达 92%;笔者采用同法报道 50 例(1986),优良率 92.2%,取得满意疗效。此手术主要作用在于减压及暂时阻断其血供不足的血源,促使其侧支循环增多,从而增加股骨头的供血量。使股骨头的修复重建过程明显缩短。

【适应证】

1. X 线表现为Ⅱ、Ⅲ期的病变是本手术治疗最为适宜的时机。

2. 较早的Ⅳ期病变,如股骨头骨骺变扁增宽,或有半脱位者,股骨头、髋臼比例不协调,部分股骨头未被髋臼所覆盖。根据笔者经验,髋关节滑膜切除股骨头钻孔减压后,患者症状及骨骺密度均有明显恢复,但部分患者仍表现出包容性欠佳,故除作滑膜切除术外,还应视情况一期作 Salter、Chiari 骨盆截骨或髋臼造盖术,以重建或恢复髋臼上部的正常弧形结构,增加髋臼对股骨头的包容,以利股骨头塑形,避免二次手术。

3. 手术年龄以 12 岁以下为宜,年龄太大则达不到自然生长过程中矫正畸形的目的。

【麻醉】 一般用全身麻醉。

【体位】 患儿仰卧,术前臀部用沙袋垫高,使身体与手术台呈30°角。

【操作步骤】

1. 常规皮肤消毒,铺无菌巾。将患侧下肢用无菌巾包扎,以便术中结合需要移动患肢。

2. 切口 Smith-Petersen 切口。切口上端起自髂骨嵴的中 1/3 和前 1/3 交界处,沿髂骨嵴外唇走行,到髂前上棘后再转而向下,向着髌骨前进,止于股骨的上、中 1/3 交界处,切口长约 15cm。

3. 分离组织 切开皮肤和皮下组织,在髂前上棘下方约一横指处,相当于缝匠肌和阔筋膜张肌间隙的深筋膜内找出股外侧皮神经,将其游离后向内侧牵开。用刀和骨膜剥离器在切口上部由骨膜下剥离附着在髂骨翼外板的肌肉,用纱布充填止血。从髂前上棘剥离、切断缝匠肌腱,并将其向内侧牵开,再将阔筋膜张肌向外侧牵开。

4. 显露髋关节 游离股直肌直头和反折头后,将其斜形切断,并将股直肌向下翻转,用骨膜剥离器将关节囊外的髂肌和脂肪层剥离后,即露出膨隆的前方关节囊(图 19-2-3)。遂即将其作 T 形切开。

5. 切除滑膜 切开关节囊后应注意其病理变化,大部分病例滑膜增厚,并与关节囊粘连,此时可将关节囊一并切除。颈后滑膜仅作搔刮,股骨头勿需脱位(图 19-2-4),滑膜切除后将下肢放于伸直中立位直视下检查,即可发现关节软骨水肿,股骨头的外侧、前侧关节软骨都裸露于髋臼缘之外,需将患肢外展、内旋、屈髋后才能使股骨头中心对位。必要时可沿头颈交界处向股骨头钻孔减压,术后石膏包扎,维持此位置至关重要。

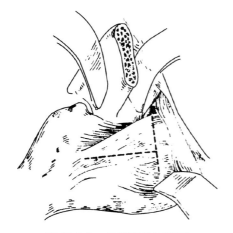

图 19-2-3 关节囊 T 形切开

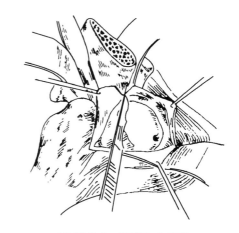

图 19-2-4 滑膜次全切除

6. 必要时同时行髋臼造盖术 常用的造盖术有插入式及贴附式两种。插入式髋臼造盖术可在髋臼上方 0.5~1cm 处,沿关节囊附着点做弧形截骨,骨瓣长 3~4cm,宽 1.5cm,用弧形骨刀顺着髋臼弧度深入截骨,直到髋臼底部 Y 形软骨水平。在截骨中要注意骨刀勿穿通髂骨内板和髋臼软骨。用弧形骨刀将骨瓣向下、向前翻转,向下翻转角度视术前髋臼指数而定,一般情况下,翻转30°左右即可。在骨瓣上方插入自体髂骨块,骨块上方再植入 1~2 块自体或同种异体骨块,以 1~2 枚克氏针内固定(图 19-2-5)。

7. 缝合 彻底止血后,逐层缝合。

【术后处理】 术后用外展、内旋位髋人字位石膏固定,在石膏内维持股骨头的中心对位,3 个月拆

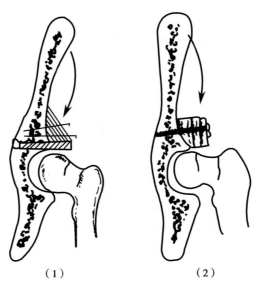

图 19-2-5　髋臼造盖术
（1）插入式造盖术；（2）贴附式造盖术

除石膏，可在床上进行关节功能锻炼，待髋、膝关节活动功能恢复后，练习走路。术后定期 X 线复查，每 3 个月拍骨盆平片 1 次，以观察股骨头恢复情况。目前对此手术效果尚存在不同意见。

近年来有较多的学者采用血管束植入术（vascular bundle implantation）、骨盆截骨术、关节牵伸成形术治疗儿童股骨头缺血性坏死的报道。

（杜靖远）

第三节　成人股骨头坏死

股骨头缺血性坏死（avascular necrosis，AVN），又称股骨头无菌性坏死等。现统称股骨头坏死（osteonecrosis of the femoral head，ONFH），是骨科常见且难治性疾病。股骨头坏死系指供应股骨头的血供受损或中断，引起骨髓成分及骨细胞死亡，随后发生修复而引起股骨头内结构改变，直至股骨头塌陷的整个病理改变及相应的临床表现。股骨头坏死分为创伤性和非创伤性两大类。创伤性 ONFH 以股骨颈骨折并发最常见，其次为髋臼骨折、股骨头骨折，少数也可继发于髋部扭伤后关节内血肿。非创伤性 ONFH 的高危人群为应用糖皮质激素（glucosteroid，GCs）、长期过量饮酒及有镰状细胞贫血、有减压舱工作史等。据研究发现，应用 GCs 超过 2000mg（折合成泼尼松龙），超过 30 天，或静脉滴注冲击疗法的个体发生 ONFH 的可能性明显增加。

非创伤性 ONFH 多发生在中青年。双侧坏死占 63% ~ 75%。据中日友好医院对应用 GCs 的 SARS 患者早期 ONFH 连续随访 11 年的研究发现，约 40% 的坏死股骨头在 3 个月至 6 年内进展到股骨头塌陷。坏死股骨头一旦塌陷，则多数患者最终需作人工髋关节置换（total hip arthroplasty，THA），但中青年 THA 的长期疗效尚不知，个体化选择有效的保存自身关节（joint-preserving，以下简称保髋）的治疗，尽可能延缓最好是避免 THA 是骨科医生最佳选择和努力方向。国内外大量临床研究都证实，如病例选择恰当，应用技术规范，保髋治疗也将获得良好的临床疗效。

取得良好的临床疗效的前提是需重视诊断、分期、分型。根据分期、分型，结合患者年龄、职业、对保髋治疗的依从性等全面衡量，制订个体化的科学治疗方案。

从临床角度，非创伤性 ONFH 分为未塌陷期、塌陷期和骨关节炎三个阶段，虽然整个坏死的过程是连续的，但各期也有其特点。未塌陷期是指坏死局限在股骨头内髓腔和松质骨，软骨下皮质骨保持完整，此期称为亚临床期，也称静止髋（silent hip）。此期无髋部疼痛，关节活动正常。诊断主要依赖对高危人群适时（应用 GCs 起 3 ~ 12 个月内）行双髋 MRI 得出诊断。典型的 ONFH 为 MRI 上 T_1WI 带状低信号、T_2WI 有双线征（double line sign）及 T_2WI 抑脂有坏死区高信号带（图 19-3-1）。Ⅰ期患者 CT 扫描、X 线片常为阴性，但部分Ⅱ期患者可呈现阳性（图 19-3-2）。

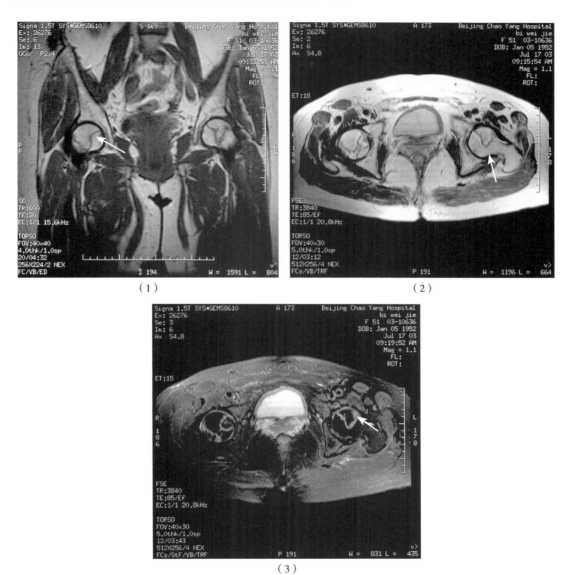

图 19-3-1　患者女性，53 岁，SARS 后激素性骨坏死
（1）MRI T_1WI 显示带状低信号带；（2）T_2WI 显示双线征；（3）T_2 抑脂像显示高信号带，此为Ⅰ期 ONFH

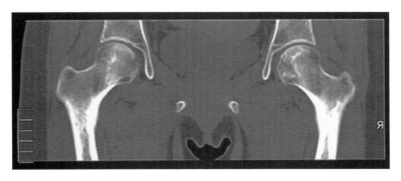

图 19-3-2　CT 扫描可清楚显示坏死病灶，此为Ⅱ期 ONFH

一旦患者主诉突发髋部疼痛（onset of pain），患肢跛行则预示坏死股骨头已进展到即将塌陷或已发生塌陷。髋部疼痛以腹股沟部多见，体检可发现腹股沟部压痛，髋内旋不同程度受限，强力内旋疼痛加重。此时 MRI 的 T_2WI 抑脂像可显示除坏死灶外头颈部骨髓水肿和程度不同的关节积液（图 19-3-3）。此时 X 线片可显示软骨下骨新月征（crescent sign）或股骨头外形轮廓中断（以蛙式位更易显示），CT 扫描可显示软骨下骨折（以轴位重建易显示）（图 19-3-4）。

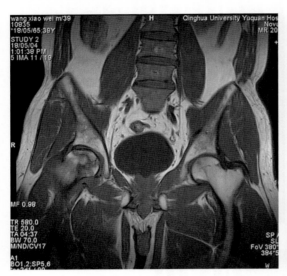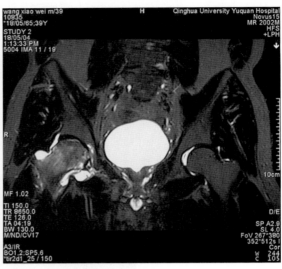

图 19-3-3　患者男性，38 岁，SARS 患者应用 GCs ONFH，MRI 显示骨髓水肿伴关节积液，T_1WI 低信号，T_2WI 抑脂示骨髓水肿

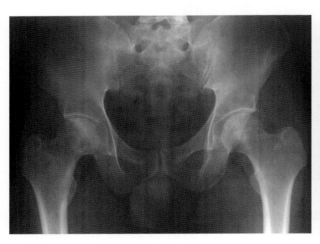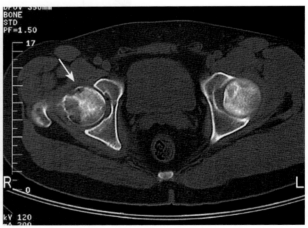

图 19-3-4　同一患者 X 线片未显示软骨下骨折，但 CT 二维重建显示软骨下骨板断裂（↑）

如患髋未得到有效治疗，塌陷的股骨头变形，关节软骨受损，从而进展到骨关节炎，此时 X 线片可清楚显示，就不需要行 MRI 或 CT 检查。

与股骨头坏死诊断最容易混淆的疾病，早期主要与骨髓水肿综合征（bone marrow edemasyndrome，BMES）及特发性青少年骨关节炎容易混淆。应仔细鉴别。

一旦确诊，则应对每一例 ONFH 作出分期。国际上有许多分期系统，均在不同的历史时期制订。2015 年 12 月，中华骨科学会关节外科学组召集国内从事骨坏死临床和研究的专家，根据大量临床实践，综合各种分期，制订出中国分期（表 19-3-1）。此分期重视临床，有明确的影像学改变，易于实施，建议应用。

表 19-3-1　股骨头坏死：中国分期

分期	临床表现	影像学	病理改变
Ⅰ（临床前期，无塌陷） 依坏死面积 Ⅰa 小，<15% Ⅰb 中，15%～30% Ⅰc 大，>30%	无	MRI(+) 核素(+) X 线片(−) CT(−)	骨髓组织坏死 骨细胞坏死
Ⅱ（早期，无塌陷） 依坏死面积 Ⅱa 小，<15% Ⅱb 中，15%～30% Ⅱc 大，>30%	无或轻微	MRI(+) X 线片(±) CT(+)	坏死灶吸收 组织修复
Ⅲ（中期，塌陷前期） 依新月征占关节面长度 Ⅲa 小，<15% Ⅲb 中，15%～30% Ⅲc 大，>30%	急性疼痛发作 轻度跛行 中度疼痛 内旋活动受限 内旋痛	MRI T_2WI 抑脂示骨髓水肿 CT 示软骨下骨折 X 线片股骨头外轮廓中断 新月征阳性	软骨下骨折 或经坏死骨骨折
Ⅳ（中晚期，塌陷期） 依股骨头塌陷程度 Ⅳa 轻，<2mm Ⅳb 中，2～4mm Ⅳc 重，4mm	中重度疼痛 跛行明显 内旋活动受限 内旋痛加重 外展、内收活动稍受限	X 线片示股骨头塌陷，但关 节间隙正常	股骨头塌陷
Ⅴ（晚期，骨关节炎）	重度疼痛 跛行加重 屈曲、外展、内外旋、内收均受限	X 线片示股骨头变扁 关节间隙变窄 髋臼囊性变或硬化	软骨受累 骨关节炎

说明：

坏死面积的估计：Ⅰ、Ⅱ期需作坏死面积估计，方法是选用 MRI 或 CT 冠状位正中层面评估坏死面积，小：<15%；中：15%～30%；大：>30%。通过坏死累及的层面数评估坏死体积。

Ⅲ期需对即将发生塌陷危险度评估，方法是蛙式位或正位 X 线片显示的新月征占关节面长度，轻：<15%；中：15%～30%；重：>30%。

Ⅳ期需对塌陷程度评估，方法是按正位或蛙式位 X 线片，按关节面塌陷深度测量，轻：<2mm；中：2～4mm；重：>4mm。

对 X 线片未显示股骨头塌陷但出现髋部疼痛的患者，需进一步作 MRI 与 CT 检查。出现骨髓水肿或软骨下骨板断裂的改变，提示坏死已进展到将塌陷（Ⅲ期）

已发生塌陷，髋部疼痛已超过 6 个月，提示关节软骨已发生明显退变（Ⅴ期）。

　　非创伤性 ONFH 坏死灶大小各异，可占据股骨头的不同部位。根据自然病史的研究，不同部位的 ONFH 预后不同。因此，对每一例 ONFH 应作出坏死部位的分型。中日友好医院提出以三柱结构为基础的 ONFH 分型（China-Japan Friendship Hospital Cliassification，CJFH 分型，也可简称李分型），经临床应用，显示其在预测股骨头塌陷及评估手术预后等的肯定价值，建议在分期的同时作出分型。

　　CJFH 分型将 ONFH 分为 M 型（内侧型）：坏死灶占据内侧柱；C 型（中央型）：坏死灶占据中央柱或中央加内侧柱；L 型（外侧型）：坏死灶占据外侧柱、外侧柱和中央柱或全股骨头。根据坏死灶占据外侧柱情况，L 型又分为三个亚型。L1 型（次外侧型）：部分外侧柱存留（至少外侧皮质骨存留）；L2 型（极外侧型）：坏死灶占据外侧柱的大部或全部，内侧及中央柱存留；L3 型（全股骨头型）：坏死灶占据股骨头三柱（图 19-3-5）。

　　保髋治疗包括非手术（中西药物、体外冲击波，高压氧等物理治疗），单纯髓心减压仪并用，自体骨髓单个核细胞移植；病灶清除，带或不带血运的骨移植；截骨术。当然，相当部分的 ONFH 患者将要接受人工髋关节置换。

　　【治疗选择原则】　应根据病变分期、分型、年龄、职业及对保髋手术的依从性、医院条件、医生技术

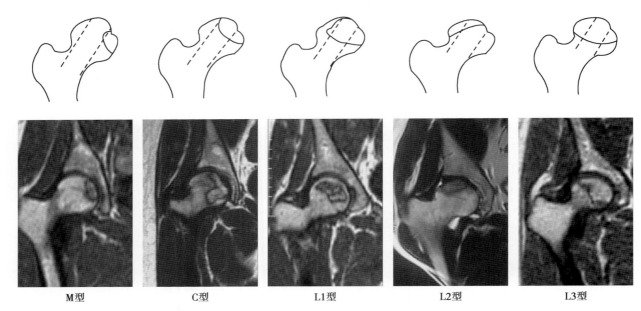

M型　　　　C型　　　　L1型　　　　L2型　　　　L3型

图 19-3-5　股骨头坏死 CJFH 分型

等全面考虑,个体化选择。

对无临床症状的 ONFH(静息髋)也应遵循下述选择原则:

Ⅰ、Ⅱ期,M 型:随访、观察或安慰性治疗。

Ⅰ、Ⅱ期,C 型:体外冲击波,髓心减压或病灶清除,自体骨髓移植或打压植骨术,药物治疗。

Ⅰ、Ⅱ期,L1 型:病灶清除,带血管或带血运植骨术,或打压植骨术,药物治疗。<35 岁,可选择内翻截骨术。

Ⅰ、Ⅱ期,L2、L3 型:病灶清除支撑植骨(带血管或带血运骨移植)或打压植骨,L2 型,<35 岁,可选择经股骨转子旋转截骨。

Ⅲ期:中青年患者,以保髋为主,方法同Ⅰ、Ⅱ期的 L2、L3 型选择。中老年患者,疼痛重,关节功能差,可选择人工关节置换术。

Ⅳa、Ⅱb 期:青少年患者,尝试保髋。中老年患者,疼痛重,关节功能差,可选择人工关节置换术。

Ⅳc、Ⅴ期:如疼痛重,关节功能差,可选择人工关节置换术。

对 ONFH 的治疗结果应根据根据国际通用标准进行包括临床功能及影像学评定。

【预后】　预后预测应在实施治疗前与患者充分沟通。

下述患者可望获得较好的保髋疗效:

1. 塌陷前获得诊断(Ⅰ、Ⅱ期),治疗方案选择恰当,技术应用规范。

2. M 型,C 型。

3. L1 型,治疗选择恰当。

4. 处于塌陷前期患者应及时治疗,预后较好,如塌陷时间较长(>6 个月)再治疗的患者,预后难以预料。

5. 同期同型的 ONFH,青年(<35 岁)患者预后优于中老年患者,故对年轻患者保髋手术的适应证可适当放宽。

一、髓芯减压术

股骨头髓芯减压术(core decompression,CD)是治疗非创伤性 ONFH 最常用的手术。此手术由 Ficat 及 Arlet 首创,随后有许多医生采用。虽有非常多的文献报道,但对疗效及适应证仍无统一观点。CD 治疗 ONFH 的理论基础是坏死的股骨头髓内压增高,骨内静脉造影示造影剂滞留。减压术后将降低骨内压,使血液循环恢复,减轻疼痛。最初的 CD 是应用粗的带齿套筒(直径 0.8 ~ 1.0cm),在 X 线透视引导下,经股骨大转子下钻入股骨头。临床疗效在 33% ~ 90% 之间。后发现粗套筒减压后股骨头塌陷率增加,故近年改用细钻(直径 3.5mm)对病灶多处钻孔。临床发现股骨头塌陷率明显降低而疗效提高。Mont 报告 35 例 45 髋 3 年临床成功率为 71%;Kim 报告塌陷率为 14.3%,而既往粗套筒的塌陷率为 45%。

此技术创伤小,操作方便,并发症低。

【适应证】 中国分期的 Ⅰa、Ⅰb 和 Ⅱa、Ⅱb 期;CJFH 分型的 C 型或 L1 型;对 CT 扫描显示的坏死病灶分界清楚且有硬化边缘的 Ⅱ 期坏死效果更好。有明显髋部疼痛的 Ⅲ 期 M 型和 C 型坏死也可慎用。

【禁忌证】 髋部大转子有感染灶,儿童股骨头骨骺未闭合。

【特殊器械】 骨科手术床;可移动 C 形臂机或 G 形臂机,电钻,直径 3 ~ 3.5mm 空心长钻头。

【术前准备】 影像资料。

【麻醉】 硬膜外阻滞或全麻。

【体位】 仰卧位置骨科床,双下肢牵引,外展稍内旋位。

【操作步骤】 皮肤外标记股骨头外形;髋部无菌铺单。经大转子下 1 ~ 2cm,克氏针定位,3.5mm 钻头(最好空心),在 X 线透视引导下钻入股骨头坏死灶内,钻头尖端达离软骨下骨板 0.5 ~ 1.0cm,注意切勿穿透软骨面。注意股骨头为球形,X 线在正位显示未穿透,但斜位或侧位则已穿透,故在钻孔时多方向透视。对坏死病灶多方向钻孔,穿透硬化带。依据病灶大小可钻孔 2 ~ 3 个。

钻孔完成,拔出钻孔,骨蜡封口。

【术后处理】 术后用拐或拐杖保护;依据病灶大小及钻孔多少,50% ~ 75% 体重负重行走 3 ~ 4 周。双髋同时手术者宜延长至 5 ~ 6 周。12 个月内避免作撞击式运动(如跑、跳)及对抗性运动(如打篮球、踢足球等)。增加髋部外展肌及股四头肌康复。预防深静脉栓塞。术后 3、6、12 个月摄 X 线片(正位、蛙式位),观察病灶进展。

二、髓芯减压加自体骨髓单个核细胞移植

研究已显示,非创伤 ONFH 患者股骨近端包括股骨头内骨髓间充质干细胞(mesenchymal stem cells,MSC)数量减少,增殖能力降低。2002 年,法国的 Hernigou 首先报道用浓集自体骨髓中的单个核细胞移植治疗非创伤性 ONFH,取得较好疗效。随后 10 余年,此技术在欧洲、美国、日本等广泛应用,2005 年,中日友好医院首先在国内开展此技术,至今已积累治疗病例超 500 髋。此手术创伤小,无医学伦理问题(抽取自体骨髓,分离后浓缩立即注入,不加培养基),可在临床开展,结合髓芯减压术,更有可行性。

【适应证】 中国分期的 Ⅰa、Ⅰb 和 Ⅱa、Ⅱb 期;CJFH 分型的 M、C 型;年龄<50 岁;无凝血及出血性疾病;无全身及局部感染;无贫血(血红蛋白 ≥100g/L;白细胞计数 ≥4×10^9/mm^3)。

与其他技术联合应用:病灶清除加打压植骨术;不带血运的骨移植(自体、异体)。

【禁忌证】 血液系统病;局部感染;大面积晚期 ONFH;骨髓增生病。

【必需设备】

1. 细胞密度梯度分离仪(COBE 2991、COBE Specta 等)。

2. 骨髓穿刺针及专用血液收集袋(图 19-3-6)。

3. 可移动 C 形臂机或 G 形臂机。

【麻醉】 连硬外或全麻。

【手术技术】

1. 骨髓血采集 无菌下髂骨穿刺,吸取骨髓血。为使吸取的骨髓血含更多的 MSC,应在髂骨内深浅多点、多部位采集。注入专用血袋(内含抗凝剂),需吸取骨髓血 200 ~ 400ml。

2. 骨髓血分离浓集 将放置在血袋中的血过滤,以除去血块与脂肪。在无菌室(放在手术室中),经全封闭血细胞处理机,利用密度梯度离心原理对过滤后的骨髓血行细胞分层。离心速度控制在

3000r/min,离心 5~10 分钟(图 19-3-6)。

3. 骨髓血依密度梯度分层 由内向外依次为血浆层,单个核细胞层,成熟细胞层。MSC 在离心过程中逐步浓集在单个核细胞层中,通过风流管路,将骨髓的不同成分逐步抽出。

股骨头髓心减压,骨髓单个核细胞植入 髓心减压技术见本节的第一部分。减压后通过空心钻头注入浓集的单个核细胞(浓集成 15~20ml)。骨蜡封闭外口,以防骨髓血流出(图 19-3-7)。

4. 与其他技术联合应用 将浓集的单个核细胞液置 50ml 的注射器内,与植入的人工骨块充分混合,植入股骨头内。

【术后处理】 同髓芯减压术。

【并发症】 应特别注意无菌操作,预防感染。

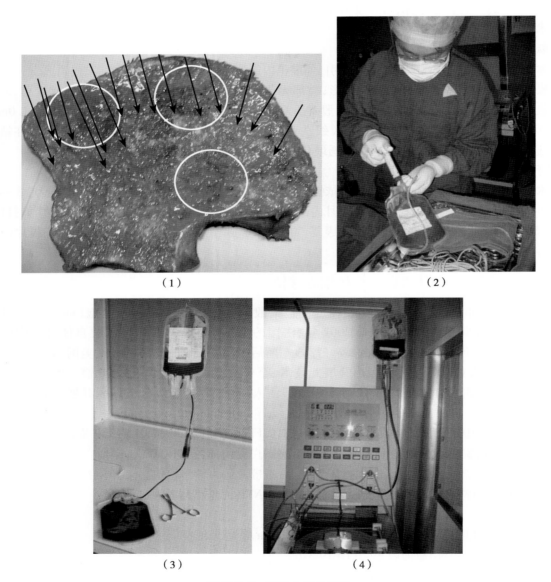

（1）

（2）

（3）

（4）

图 19-3-6 髂骨内多点穿刺

（1）髂骨内多点穿刺,分次吸取骨髓;（2）将抽取的骨髓注入专用袋中;（3）袋中骨髓血过滤,除去脂肪;

（4）全封闭细胞处理仪(COBE2991,瑞士),分离出单个核细胞并浓集

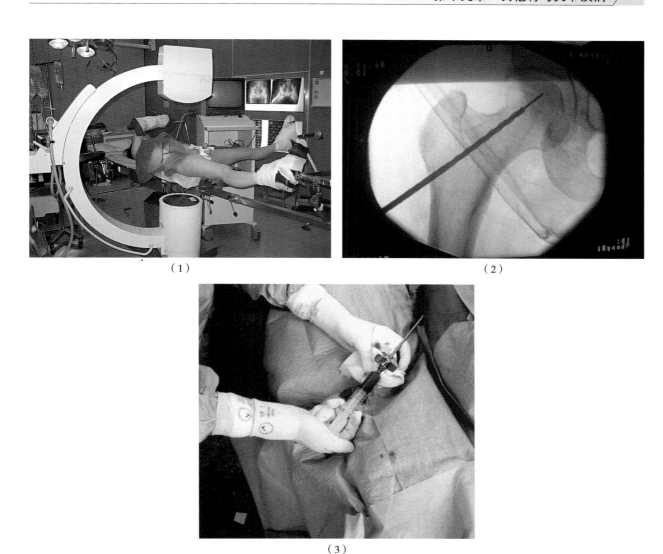

（1）

（2）

（3）

图 19-3-7　经股骨大转子行坏死区减压并注入浓集的单个核细胞
（1）C 形臂机透视定位;（2）正位像显示环钻的深度;（3）注入浓集单个核细胞液

三、病灶清除打压植骨术

对坏死已进展到 II 期及更晚期的 ONFH,坏死灶边界已确定。研究发现,一旦坏死灶周缘硬化带已形成,血管穿入坏死灶自身修复的功能明显减弱。因此,将坏死灶内坏死组织清除,在硬化带处多孔钻孔,植入骨组织或骨替代材料,有助于坏死灶修复。

股骨头内坏死灶清除的手术途径有三条,即股骨大转子下经骨内隧道,经关节前例入路头颈部开窗,股骨头脱位经软骨瓣(trap-door)。三种径路各有优缺点。由于绝大多数非创伤 ONFH 的坏死灶位于股骨头前部,经大转子骨内隧道难以达到此处,故病灶清除难以彻底,而且需切除多量正常骨组织;而经关节入路头颈开窗能直视清除股骨头内坏死骨,但可引起关节内粘连,给日后需作 THA 手术带来一些困难。将股骨头脱出,作软骨瓣掀起,病灶显露清楚,清除完整,但日后软骨瓣塌陷难以预料,且脱位技术困难(Gans 技术),因此也较少应用。临床应用较多的是经股骨头颈开窗,灯泡状(light bulb)减压植骨术。此技术 1994 年由 Rosenwasser 首先介绍,15 例 ONFH,10 ~ 15 年随访,关节保存达 81%。以后世界各国多位医生应用,也取得优良疗效。自 2001 年起中日友好医院引入此技术,现已积累超 800 髋,随访超过 5 年的 209 髋非创伤性 ONFH,保髋率为 72%(Harris 评分>80分)。

【适应证】

1. 中国分期Ⅱb、Ⅱc期,CJFH分型C、L型,不管年龄。

2. 中国分期Ⅲ期,CJFH分型C、L1、L2、L3型,中青年。

3. 中国分期Ⅳa、Ⅳb,CJFH分型L1、L2型,青壮年。

【禁忌证】

1. 中国分期Ⅳc、Ⅴ期,股骨头已变形,关节间隙变窄。

2. 患髋屈曲<70°,外展明显受限,有内收,外旋畸形。

【特殊器械】 电动或气动磨钻,各型磨头。各种弯度、大小的刮匙,打压植骨装置,C形臂机或G形臂机。透X线的手术床。

【麻醉】 全麻或联硬外阻滞。

【体位】 稍侧卧位,患者背部与手术床呈60°斜卧。

【操作步骤】

1. 备皮铺单 患肢无菌巾包裹,以便术中活动髋关节。

2. 切口 改良的Watson-Jone切口,即自髂前上棘下与股骨大转子尖端前沿连线,切口5~7cm。

3. 显露 沿切口方向切开阔筋膜,找到臀中小肌与阔筋膜张肌的间隙,钝性分开,结扎并切断旋股外动、静脉的升支,显露髋关节前外侧关节囊,纵行切开关节囊,注意勿损伤髋臼盂唇,显露股骨头、颈交界,在股骨颈上、下侧放入窄的板状拉钩。

4. 开窗 在股骨颈偏上方(下肢放置在中立或稍内旋位)开窗,上方达股骨头赤道区,下方达股骨颈基底,开窗大小以2cm×2cm左右为宜,深度0.5~1.0cm。

5. 病灶清除及减压 在X线透视引导下,用磨钻及刮匙交替自开窗处指向股骨头上外前侧将坏死骨清除,清除范围应包括负重区的坏死骨以可见硬化骨渗血为清除干净的标记,直达软骨下骨,离关节面0.5~1cm,使病灶清除后呈灯泡状。残存的硬化带用2mm粗的克氏针或钻头多处穿孔,直达有新鲜血液渗出(图19-3-8)。

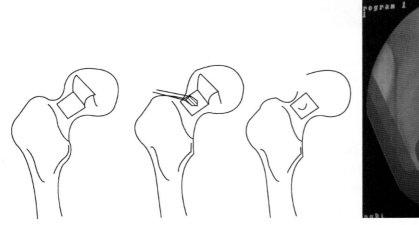
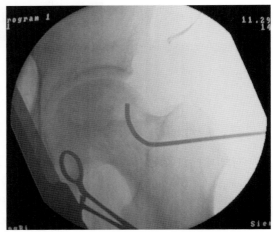

图19-3-8 打压植骨术
股骨头颈部开窗,X线透视证实减压的深度达软骨下骨板

注入水溶性造影剂,观察病灶清除的范围。一般可注入液体8ml左右即合适。

6. 髂骨取骨 同侧髂前外板取松质骨及皮质骨,同时吸取骨髓血70~100ml(加入肝素)。无菌下用细胞分离器将单个核细胞分出,浓缩至5~10ml(见本节第二部分)。

7. 打压植骨 将自体骨咬碎,连同骨替代材料(常用的有生物玻璃、胶原纳米晶羟基磷灰石及外科用硫酸钙等)及骨形成蛋白(BMP),与自体骨髓有核细胞拌匀后逐层打压植骨,此过程费时较长。打压植骨要在X线透视下完成,以免遗留未植骨的空腔,特别是软骨下骨区。

8. 骨窗覆盖　将开窗取下的骨块重新覆盖在头颈处,一枚可吸收螺钉固定。

9. 缝合关节囊及伤口,可不放置引流。

【术后处理】　不需要制动及牵引。单侧股骨头手术者,术后 1 周持单拐离床,第一个 6 周患肢免负重,第二个 6 周患肢负重 50%,第三个 6 周增加至 75%,第四个 6 周用拐杖保护,1 年内免剧烈活动。

【并发症】　此手术并发症低,即使双髋同期手术也不需要输血。股外侧皮神经损伤是可能的并发症之一,避免的方法是髂骨取骨时切口应在棘前上嵴偏后 2 指处。

【注意事项】　此手术最严重的问题是将软骨下骨穿透,使关节软骨受损,一旦软骨面受损面积较大($>2cm^2$),则会影响关节功能和临床疗效,因此应避免此错误。避免的方法是熟悉解剖,用刮匙时凭手感,初期开展时宜在 X 线透视下作病灶刮除。

四、病灶清除,带血管蒂或带肌蒂骨移植术

带血管蒂(如带旋髂血管、带旋股外血管)髂骨移植术及带肌蒂(如带股方肌、带缝匠肌)骨移植术已有多年历史。在 20 世纪 70～90 年代,这类手术较风行,但随着人工髋关节置换术技术进步(包括入路、假体设计及摩擦界面),此类手术开展范围、数量都在下降,原因是这些手术后将在不同程度上影响人工关节置换术的实施和疗效。当然,如技术熟练,严格手术适应证,这类手术还是可以做的,特别是对中青年 ONFH 患者。

【适应证】

1. 中国分期Ⅱc,Ⅲa、Ⅲb、Ⅲc 期,CJFH 分型 L1、L2、L3 型。

2. 中国分期Ⅳa,CJFH 分型 L1、L2 型,中青年。

【禁忌证】

1. 中国分期Ⅳb、Ⅳc,Ⅴ期的 ONFH。

2. 血管硬化明显。

【特殊器械】　同本节中的三;血管分离器械;各种弧度骨刀,锤骨器。

【麻醉】　全麻或连续硬外阻滞。

【体外】　仰卧位(带血管蒂髂骨),俯卧位(带股方肌蒂股骨)。

【手术操作】

1. 带旋髂深血管髂骨移植

(1)髋前方切口(S-P 或改良 W-J),显露髂外 A、V,找到分出的旋髂深分支,顺血管蒂游离至髂骨外板骨膜,保护周围肌肉,连同血管蒂切除髂骨块。

(2)由髋关节前方进入关节,显露股骨头颈部,开窗,作病灶清除。将自体髂骨碎骨植入软骨下区,压紧,将带血管蒂的髂骨修整后打入股骨头病灶内,血管蒂位于上部,防止挤压血管,如嵌合不牢,加一枚螺钉(可用可吸收钉)将植入的髂骨块固定在股骨颈上。

2. 带股方肌蒂股骨移植

(1)经后侧或后外侧切口,显露股方肌,以肌蒂附着骨处为中心,凿取股骨转子处骨块,带三面皮质,取骨可稍大一些,以备修整。

(2)股骨颈开窗,清除股骨头内坏死灶,注意保护软骨面及软骨下骨。

(3)清除坏死组织(见骨面渗血),对硬化骨多处磨孔(3.5mm 钻头),将自体碎骨植入软骨下,压紧,再将带肌蒂的骨块插入股骨头内,顶紧,肌蒂保持在上面,防止周围挤压。

【术后处理】　注意抗凝,保持植骨块血管通畅。保护性负重 6 周,以后逐渐加大负重量。1 年内避免撞击性剧烈运动。

五、吻合血管的游离腓骨移植术

20 世纪 70 年代后期,Judet 和 Brunelli 等率先将吻合血管的游离腓骨移植术(free vascularized fibulargraft,FVFG)用于治疗 ONFH。由于涉及吻合血管,故开展范围有限。此手术在美国的杜克大学、匹兹

堡大学以及韩国、希腊等地开展。代表人物为 Urbaniak 及俞明哲。中国上海的张长青在学习 Urbaniak 技术的基础上,对技术进行了改良。改良系将 Urbaniak 由股骨大转子下外侧隧道入路改为经髋前方入路股骨头经开窗,从而使手术创伤减小,且所用腓骨长度缩短,同时病灶清除更直视。对截取腓骨也进行了改良,即先游离血管蒂,再截断腓骨,从而缩短了取腓骨的时间。此手术如取得成功,有较高保髋率。此节介绍张长青改良的技术。

【适应证】 中国分期的Ⅱc、Ⅲa、Ⅲb、Ⅲc、Ⅳa 期,CJFH 分型的 L1、L2、L3 型,中青年。

【禁忌证】 中国分期的Ⅱa、Ⅱb、Ⅳb、Ⅳc、Ⅴ期。有明显腓骨病变和踝关节疾患。

【体位】 仰卧位,取腓骨时膝关节屈曲,髋关节屈曲并内收;髋部手术时,则下肢伸直。先行取腓骨,再行股骨头手术。

【麻醉】 全麻或连续硬外阻滞。

【手术操作】

1. 游离腓骨切取 取小腿中上 1/3 处外侧切口,切口起自腓骨小头下 3～4cm,沿腓骨轴线向外踝延伸,长 12～15cm。按照先找腓骨后找血管的顺序方法切取腓骨,自腓骨小头下 5cm 处向下切取腓骨长 6～8cm,保留腓骨远端 10～15cm。在游离腓骨远端保留 2～3cm 长的腓骨血管蒂及保留 1cm 左右的肌袖在腓骨上(图 19-3-9)。

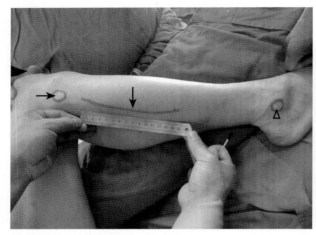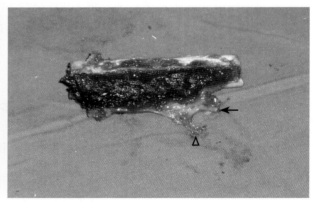

图 19-3-9 游离腓骨切取

小腿切口标线,(→)示腓骨小头,(△)示外踝,(↓)示皮肤切口线。带血管蒂的游离腓骨,(△)示静脉,(←)示动脉

2. 游离腓骨预处理 将截取的带血管蒂的腓骨立即用 0.1% 肝素生理盐水灌洗腓动脉和伴行的两根静脉。然后,用肝素生理盐水分别灌洗手术三条血管,检查有无渗漏。如在主要的血管侧壁发现大的渗漏则需修补,此对保证血管吻合后腓骨充足的血供至关重要。选择动脉和一条静脉,结扎另一条静脉。将近端的血管蒂翻向远端,由近端向远端修剪血管蒂直至显露第一条进入腓骨的滋养血管,线锯在此血管近端将腓骨锯断,弃除此段,注意保护近端的血管蒂。在腓骨远端约 1cm 处,将腓骨滋养血管对侧的骨膜切开后向近侧翻转,以保护腓骨远端的滋养血管。测量腓骨的外径与长度,以此为尺寸作股骨头颈开窗。

3. 髋部手术 改良的髋前侧入路,从前侧显露股直肌,然后显露股中间肌、髂腰肌及髋关节前关节囊。保护位于骨直肌和股中间肌之间的旋股外动、静脉及其分支,此作供体区血管备用。十字切开前关节囊,显露股骨头颈,开槽。再于股骨大转子下约 4cm 处作一辅助切口,长 1～2cm,自转子下股骨外侧沿股骨颈方向向股骨头下钻孔,彻底清除坏死组织,至软骨下 5mm,软骨下区自体松质骨压紧。用修整的腓骨嵌入头颈槽内。血管蒂朝向外侧,与旋股外动、静脉吻合。多普勒证实血管通畅,缝合伤口(图 19-3-10)。

【术后处理】 抗凝:低分子右旋糖酐 500ml/d,2～3 天;口服阿司匹林 300mg/d,6 周;拔除引流管

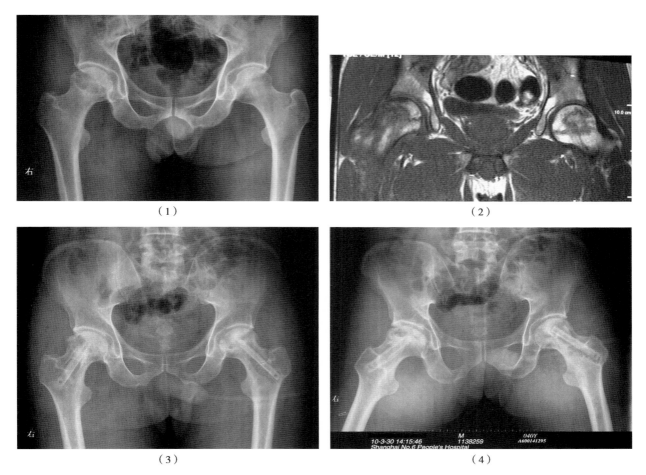

（1）　　　　　　　　　　　　　　　　（2）

（3）　　　　　　　　　　　　　　　　（4）

图 19-3-10　带血管腓骨移植治疗双侧 ONFH
（1）术前 X 线片；（2）术前 MRI 示大面积坏死；（3、4）手术后 1 年

（1～2 天），被动屈髋。单髋手术 2～4 周后保护性负重，3 个月部分负重，6 个月完全负重。双髋同时手术 6 个月内避免负重。

【并发症】　此手术有较陡峭的学习曲线。有较多的并发症可能，主要发生在取腓骨侧。

切除腓骨后踝关节疼痛，特别是儿童。腓浅神经牵拉，足与小腿麻木。屈趾肌挛缩，足趾背伸受限。

六、股骨截骨术治疗股骨头坏死

临床已发现，非创伤性 ONFH 的坏死病灶多数位于股骨头前上部，即股骨头的负重区，而股骨头的后下部常为无坏死灶。通过截骨术（包括成角、旋转等），将股骨头非负重无坏死区移至负重区，而将位于负重区的坏死灶移至非负重区，从而达到防止 ONFH 股骨头塌陷的目的。目前临床上用于治疗 ONFH 的截骨术有两种：一种为日本 Sugioka 设计并实施的经股骨转子间截骨，股骨头颈旋转术（transtrochanteric rotational osteotomy，TRO）；一种为经转子下内翻截骨术。采用 TRO 截骨术治疗 ONFH 在日本、韩国仍用于较多患者，但西方国家开展得很少。中日友好医院 1988 年赴日本学习此技术，随后开展，积攒约 30 例。初步临床实践发现，此手术在治疗 ONFH 中仍有其地位。

【设计原理】

病理学基础：多数非创伤性 ONFH 的坏死病灶位于股骨头的前外侧（负重区），而非负重区的后内侧的股骨头是正常的。因此，将负重区的坏死灶移至非负重区，而将非负重区的正常股骨头部分移至负重区，可防止股骨头塌陷或塌陷进一步加重，并可使关节功能恢复。

解剖学基础：股骨头的血供主要由旋股内动脉分支的上干骺动脉供应。此血管在股骨大转子处位于股方肌下。转子区截骨可保留此血管不受损,因而不影响股骨头主要血供。经股骨转子间截骨,愈合快,股骨头为球形,将股骨头颈连同部分大转子旋转,可将坏死灶从负重区移出。

【适应证】 日本及韩国对 TRO 手术的适应证较宽。笔者认为,由于此截骨术技术难度较大,手术创伤也不小,因此应严格手术适应证。本中心对 TRO 手术的适应证为:

1. 中国分期的Ⅱc、Ⅲ、Ⅳa 期,CJFH 分型中 L1 及 L2 型坏死。

2. 年龄≤35 岁,体力劳动者首先考虑。

3. 坏死灶位于负重区,非负重区正常股骨头占整个股骨头 2/3 及以上。

4. 关节活动度基本正常(屈曲>90°,有适度内外旋),无关节畸形。

【术前准备】 如何判断正常股骨头占整个股骨头的比例?Sugioka 采用正侧位髋关节 X 线片判断,由于多数患者的 X 线片显示坏死区界线不清,故影响判断准确性。随 CT 扫描及 MRI 的应用,笔者认为依赖矢状位重建的 MRI 或 CT,观察连续多个断面,可以更准确判断正常股骨头占据整个股骨头的比例(图 19-3-11)。

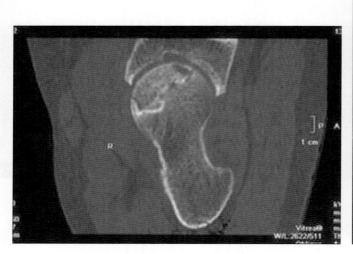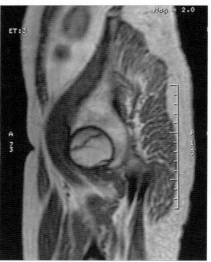

图 19-3-11 采用 MRI 或 CT 矢状位正中断面,估计正常关节面占整个关节面的比例

【操作步骤】

1. 切口。侧卧位,患侧在上,自髂前下棘至坐骨棘弧形切口,越过大转子下约 2cm。

2. 沿切口切断阔筋膜和髂胫束,显露大转子及前后肌间隙。

3. 大转子截骨。截骨块不宜太厚,注意保护梨状肌下血管,截骨块连同臀中、小肌向上翻转,显露前侧和外侧关节囊。

4. 顺转子嵴逐块切断外旋短肌止点,注意保护位于股方肌下脂肪内的上干骺动、静脉,显露后侧关节囊。

5. 沿髋臼缘切开前、外及后侧关节囊,必要时在小转子上切断髂腰肌的附着。

6. 在大转子截骨面上垂直股骨颈钉入两枚短的粗克氏针,自大转子下 1cm,顺股骨颈方向钻入一枚细克氏针。X 线透视确定位置。

7. 沿两枚粗克氏针的远端,大转子截骨,截骨面与股骨颈垂直,达小转子上 1cm(第一截骨面),沿小转子上方,保护血管,与第一截骨面垂直或呈 110°角将股骨颈截断(第二截骨面),两个截骨面相交。在股骨大转子后侧或前侧,与截骨面垂直钻入一短粗克氏针。将截断并已可移动的股骨头颈向前或向后旋转 70°~100°(图 19-3-12 右图)。

8. 旋转后的股骨头颈用两枚克氏针临时固定在大转子上,透视确认位置,两枚 6.5mm 加压螺钉固定(图 19-3-13 右图)。

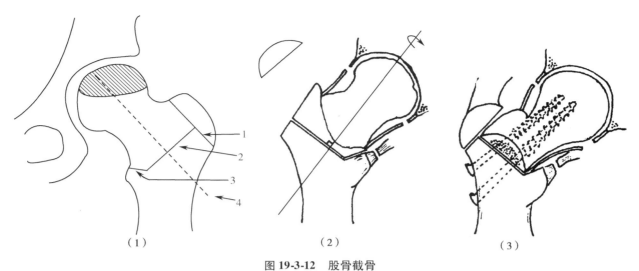

图 19-3-12　股骨截骨

（1）共有三个截骨面：1. 大转子截骨面；2. 经转子截骨面；3. 在小转子上的截骨面；4. 股骨颈方向；（2）截骨后旋转（向前或向后）；（3）螺钉固定

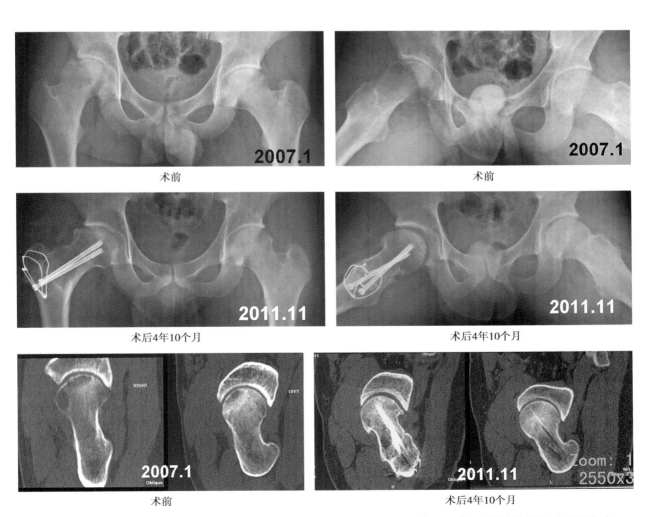

图 19-3-13　患者男性，17 岁，激素性骨坏死，右侧Ⅲ b 期（L2 型），左侧Ⅱ b 期（C 型），右侧旋转截骨，左侧浓集自体骨髓单个核细胞移植。术后 4 年 10 个月，坏死区已移出负重区，并部分修复（右），病灶已完全修复（左）

9. 大转子截骨块用螺钉或张力带钢丝固定。

【改进技术】　近年来有医生采用带钉板的固定替代两枚加压螺钉,固定更牢固,可早期活动,降低了并发症。韩国的尹择林不作大转子截骨,直接作股骨转子间截骨后将股骨头颈旋转。

【手术并发症】　主要并发症为损伤旋股内动脉的分支,一旦此血管损伤,股骨头的大部分血供中断,一旦发生此情况,则宜作全髋关节置换术。此外,尚有股骨大转子截骨块不愈合,采用螺钉或加压钢丝牢固固定可避免此并发症。

【术后处理】　卧床皮牵引2周,待关节囊愈合可在床上活动关节(可用被动练习器辅助),2周后持拐离床,保护下逐渐增加负重,截骨愈合后(8~12周)可弃拐行走。

【手术疗效】　手术疗效取决于适应证的选择和手术技术。

本中心20例23髋获得2~15年的随访,优良率为74.3%(图19-3-13)。

Sugioka本人报告向前旋转的136髋,随访超过10年,按Ficat分期,Ⅱ期为82%,Ⅲ期为72%。日本Sugano报告41髋,随访11年,优良率为56%。

韩国的尹择林改良的TRO,39例43髋,随访2年至4年4个月,40髋(ARCO Ⅱ期16,ARCO Ⅲ期24)无明显塌陷加重。Harris评分92分,仅3髋进展。他的病例中多数同时行坏死区病灶清除并自体松质骨打压植骨。

Sugioka本人报告向后旋转43例51髋。这些病例均为ARCO Ⅲ、Ⅳ期病例,随访12年(1.2~21年),30髋(65%),无进行性塌陷,他认为影响预后的最重要因素为坏死股骨头内保留的正常部分超过34%。

笔者认为,如严格手术适应证,技术熟练,Sugioka截骨术在股骨头坏死的保髋治疗还是有其地位的。如需行人工全髋关节置换术,也不会遇到太多困难,因为股骨髓腔未被过多干扰。作股骨转子下内外截骨术则宜慎重,因为此种截骨术使股骨髓腔移位,将会给日后需作的THA手术带来较多困难。

Sugioka截骨术最主要并发症为术中旋股内A、V损伤,故术前应备THA器械和假体。

七、股骨头坏死的髋关节置换术

无可置疑,坏死体积较大的ONFH发生股骨头塌陷的比例仍较高。股骨头一旦发生塌陷,多数最终将会进展到髋关节骨关节炎而需关节置换。即使部分患者得到及时有效的治疗,阻止了塌陷的发生,但由于保存关节的手术后,股骨头软骨下骨板及股骨头内骨小梁的结构发生改变,使软骨承受不正常应力,最终有部分患者也会发生骨关节炎。因此,人工关节置换术仍是股骨头坏死最常用、最有效的治疗,又是最后挽救关节的手段。

在全髋关节置换术(total hip arthroplasty,THA)的疾病谱中,中国和韩国的情况相似,ONFH占40%~50%,而美国等仅占10%~15%。在我国多数患者ONFH得不到及时有效的诊治,许多患者在年轻时股骨头已严重塌陷,关节功能受损,因而提高人工关节置换的疗效和耐久性对这些年轻患者更显重要。

现代THA技术已很成熟,假体及承重面都有很大改进。大综病例长期随访显示,20年以上的优良率达85%~90%。可以预料,随着技术的进步,假体的改进,使用寿命更长,功能更好的关节置换术一定会显现。关节置换术使许多晚期功能严重受损的ONFH患者获得新生。把人工关节置换与保髋治疗对立是不必要且是有害的。但关节置换术毕竟是股骨头坏死的最后治疗手段,有一定的使用寿命,严格掌握手术适应证也是必需的。

(一)全髋关节置换术

最终需作人工关节置换术的ONFH患者,全髋关节置换术仍是最主要的选择。

【适应证】　按中国分期,结合患髋疼痛及功能状况选择。笔者建议的适应证为:

1. 中国分期Ⅳ期,疼痛重,关节功能障碍,任何年龄。中国分期的Ⅲc期,中年。

2. 中国分期Ⅲ期,疼痛重,关节功能受损,中老年。

年龄是重要的考虑,对非常年轻的患者,即使进展到Ⅲc期,如疼痛不重,患者对保头手术依从性较好,可尝试各种有效的保存自身关节的手段治疗,失败后再行 THA。

3. 髋手术失败的 ONFH。

【禁忌证】　同其他病种的 THA 手术,ONFH 患者无特殊,但应用 GCs 者尽量减量到合适剂量后。

【假体选择】　已达共识,尽量选用生物固定的非骨水泥假体,对少数年龄大(≥65 岁),股骨干髓腔宽且呈烟囱型者可选用混合型(hybrid)假体,即股骨柄用骨水泥型,髋臼用生物型假体。

【关节承重面选择】

1. 陶瓷对陶瓷(ceramic on ceramic,COC)　此或许为我国中青年 ONFH 患者的最好选择。目前可供选择的 COC 有第三代(Biolox-forte)和第四代(Biolox-delta)两种。前者有 28mm 和 32mm 直径的股骨头假体,后者有 28mm、32mm 和 36mm 甚至更大的股骨头假体,可匹配不同大小的髋臼杯。COC 的全髋关节在西方国家报道有较高的异响(squeaking)发生率,因而应用时有顾虑。但近 5 年国内广泛应用,发生异响的主诉很罕见,韩国的经验也是如此,可能与东方人体重较轻,置换后参加高强度活动较少有关。

使用 COC 的另一种顾虑为陶瓷碎裂的并发症。随工艺技术改进,第三、四代陶瓷的股骨头及髋臼内衬假体,罕见发生碎裂者,关键在于杯的位置及陶瓷内衬安放到位。

由于髋臼的陶瓷内衬无加高缘,因此安放髋臼时要合适的前倾,以防脱位。

产生异响和碎裂的原因多数为内衬未能安放到位。充分显露髋臼、清除周围软组织和骨赘的阻挡是便利安放陶瓷内衬的关键。

2. 陶瓷对高交链的聚乙烯(ceramic on highly cross-linked polyethylene,COHCLPE)　此承重面为硬对软,在美国等国选用较普遍。优点是不易发生异响及脱位(髋臼内衬有加高缘),此正是 COC 的短板。此承重面耐磨性能较普通超高分子聚乙烯好得多,但差于 COC,可用于中老年 ONFH 的 THA。

3. 金属对金属(metal on metal,MOM)　在人工关节置换术的历史上曾用,后由于磨损颗粒等问题而废除。近十年,由于金属制造工艺的改进,又重新燃起 MOM 的关节置换术的高潮。MOM 可增加股骨头直径(最大可用 48mm 的股骨头),因而术后关节稳定性明显增加。但近年有关 MOM 作承重面的 THA 及表面置换术的并发症报道越来越多。最主要的是发生无菌性淋巴细胞血管炎相关病变(aseptic lymphocytic-vasculitis-associated lesions,ALVAL)。推测原因系 MOM 承重面磨损颗粒极细,超细的金属颗粒可诱发超敏反应,引起金属病(metallosis)和软组织坏死。国外应用此承重面又跌入低谷。

4. 金属对普通超高分子聚乙烯(metal on UHMWPE)　此类承重面聚乙烯磨损大,由此发生假体周围骨溶解的机会多,不宜用于中青年 ONFH 的全髋关节置换术(图 19-3-14)。

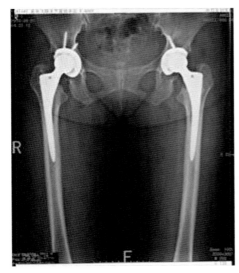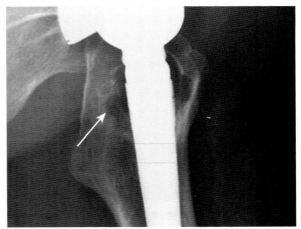

图 19-3-14　患者女性,双侧激素性 ONFH,手术时年龄 32 岁,普通聚乙烯内衬对金属头,
10 年后磨损严重,骨溶解(↑)

【特殊问题】 多数 ONFH 患者行 THA 手术的技术如同其他病种患者。但在某些方面及少部分患者又有些特殊考虑和危险,应予重视。

1. 防止肾上腺皮质危象 在皮质类固醇引起的 ONFH 患者中,部分患者曾长期大量应用 GCs,还有些患者因原发病治疗的需要,围术期及置换术后仍需应用激素。这些患者能否耐受 THA 手术,如何使这些患者安全渡过围手术期,经验证明,首先应请内分泌专业医生协助,评估那些长期大剂量应用 GCs 患者的肾上腺皮质功能,对适合手术者,围术期用激素保护(采用泼尼松龙或地塞米松静脉点滴),对需要长期应用激素治疗的患者建议在安全前提下减量。剂量减到多少才能实施手术目前尚无定论,临床经验证明,减量到 10 ~ 15mg/d(泼尼松龙)是可安全渡过围术期的。

2. 应重视伤口感染的预防 由于非创伤性 ONFH 患者长期应用 GCs 或酗酒,部分患者免疫功能受影响,有伤口感染的潜在危险。因此,术前应仔细询问患者应用 GCs 的情况。有些患者长期应用所谓祖传秘方,这些药中有掺入 GCs 的可能,应在术前停用一段时间才能手术。围术期规范应用预防性抗生素,严格无菌技术是减少伤口感染的重要手段。

3. 可能带来 THA 操作困难的几种情况 毫无疑问,多数 ONFH 患者的 THA 不会有操作困难。但临床上常遇到一些特殊情况,可能会给操作带来困难。主要发生在经关节内行保髋手术后股骨头继续塌陷,关节功能毁损后又长期使用的那些患者(此为中国等发展中国家的特色)。

(1) 关节内植骨术失败:股骨头塌陷后又长时间使用此关节负重,可使股骨头增大,塌陷变形,关节间隙消失,关节周围严重骨化,关节活动完全丧失甚至继发关节畸形。

这类患者手术的主要困难为由于严重瘢痕增生,关节僵硬,难以脱位,因而进入关节困难,进入关节后又不能使股骨头脱出。髋臼周缘增生使解剖标记不清,术中定位困难(图 19-3-15)。

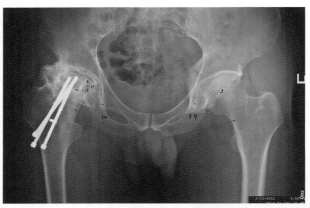

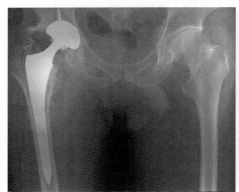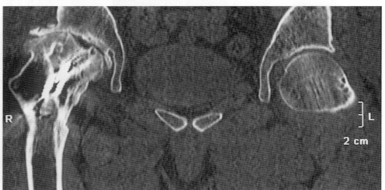

图 19-3-15 患者男性,45 岁,股骨头坏死后行带肌蒂骨移植,失败后又长期负重,关节毁坏僵直

对这类患者应准备足量血液,应用术中自体血回输。准备多种可能用到的假体(骨水泥型或生物型)及股骨干的捆绑工具,应尽量避开原手术入路(前路或后路)。必要时术中应用 C 形臂机透视引导。

(2) 截骨术后失败:对已作内翻或外翻截骨,股骨髓腔被改型的患者,可选用保留股骨颈的短柄

THA 或表面置换术。如行常规 THA,则需再截骨,恢复原髓腔排列,可采用远端固定股骨柄的组装假体如 S-ROM 型假体。对已作经股骨转子旋转截骨(Sugioka 截骨)患者,多数 THA 不会遇到特殊困难,但少数病例可能会发现股骨矩较短。

(3) 行腓骨移植(带血管,游离)手术后失效:因股骨大转子下股骨髓腔的外侧壁有已愈合的植骨坚硬骨块,因此在股骨扩髓前用磨钻将此骨块突入髓腔部分磨平后再扩髓,否则会使股骨柄假体安放在内翻位,或使用的股骨假体型号大小,而影响置换关节的长期疗效。

(4) 钽棒植入失败:多孔钽棒用于治疗 ONFH 的历史不长。此类手术如在 ARCO Ⅰ、Ⅱ期患者应用有一定成功率,但很多钽棒植入的股骨头在术后一至数年会发生塌陷而需 THA。

这类患者 THA 的手术要点是应先进入关节,将股骨头脱出,然后在股骨颈部锯开骨质(保留适当的股骨矩)待到达钽棒深度,用骨刀将钽棒打断(钽棒很脆,打断不困难),将股骨头连同上段钽棒取出。采用环锯自股骨颈残端向大转子方向环绕钽棒锯开骨质,可较容易取出下段钽棒。注意清理钽棒遗留的碎屑。取出下段钽棒后,转子部的缺损用自体股骨头取下的骨柱填塞,然后按常规操作实施 THA 手术(图 19-3-16)。

(二) Ⅰ期双髋置换

相当数量的非创伤性 ONFH 患者累及双髋且同步进展,都需作 THA。是进行双髋同期置换还是分期手术仍存争论。应严格手术适应证。笔者认为,选择双髋同期手术应从严,符合下述条件方可选用。

1. 年龄≤65 岁,体健,始终维持正常体力活动。

2. 心功能正常,肾功能正常或仅轻度受损。

3. 肝功能正常,总蛋白和白蛋白在正常范围。

4. Hb≥100g/dl,无免疫缺陷(细胞、体液)。

5. 技术熟练,具备术后监护条件。

Ⅰ期双髋置换隐性失血量大,对患者打击重,应谨慎选择。

双髋同期手术的主要危险为心血管危象。因此,已行冠状动脉搭桥和安放支架者,即使心功能正常,也不宜施行同期双髋手术。

提倡双髋分期手术,两次手术间隔最短应在 2~3 个月以上,因为术后 3 个月患者免疫功能才能完全复原(图 19-3-17)。

【疗效与影响疗效的因素】

1. 疗效 有报道认为长期随访显示 ONFH 患者的 THA 手术疗效较骨关节炎患者稍差,理由是骨质量较差。但现在多数文献报道,长期疗效无明显差异。

文献报道,应用非骨水泥假体,采用金属对老的聚乙烯承重面(钴铬钼合金对超高分子聚乙烯),279 例 311 髋随访最少 23 年(23~26),假体存留率为 86%。随假体的改进,现代承重面应用,相信长期的优良率会更高。另一篇 301 例 ONFH 用非骨水泥假体,第三代 COC 作承重面的 THA,10 年的假体存留率达 98%。

2. 影响疗效的因素

(1) 年龄:中青年 ONFH 患者(<50 岁)THA 长期疗效仍难预料。最近文献报告 157 例小于 50 岁的 THA,20 年随访髋臼翻修率达 16%。因此,提高中青年患者保髋治疗的疗效,使他们获得更长延缓 THA 的手术时间是需研究的。

(2) 手术时机:如股骨头塌陷重,特别是伴有中度以上疼痛和跛行者,应建议患者尽早接受关节置换手术,否则长期不负重或减少负重,导致股骨骨量下降也会影响 THA 的疗效。

假体与承重面选择已于前述,此处不赘述。

(3) 手术技术:初学者应积累一定手术数量的基础上再独立手术。

(三) 表面置换术

20 世纪 80 年代中期,经改进的第三代表面置换假体问世后,表面置换术(hip resurfacing arthoplasty,HRA)的数量逐年增加。第三代假体为骨水泥固定的带小柄的股骨金属杯与压配合生物型的髋臼组成,承重面为 MOM。原来认为此类假体的优点是能保留股骨头颈的骨质,MOM 的磨损少,大

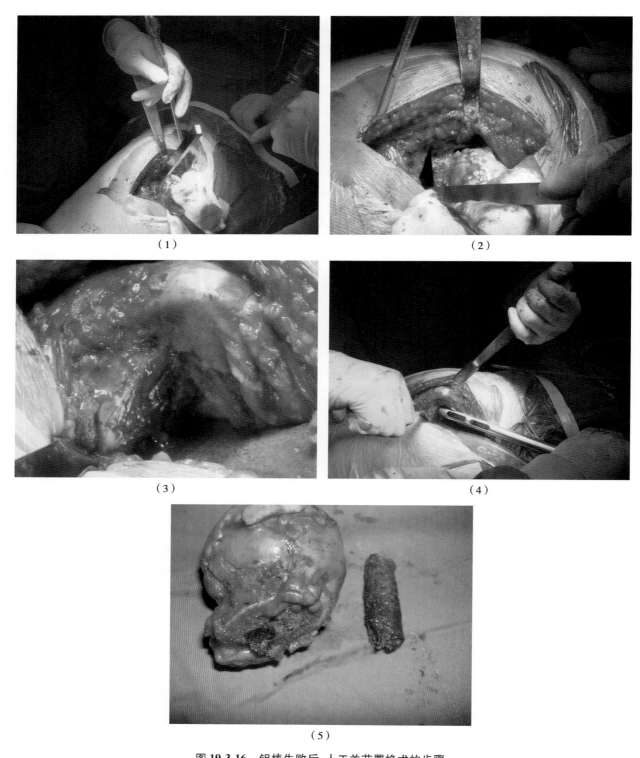

（1）   （2）

（3）   （4）

（5）

图 19-3-16　钽棒失败后，人工关节置换术的步骤

（1）显露股骨头颈，电锯锯断股骨颈；（2）用骨刀将钽棒打断，连股骨头一起取出钽棒近端；（3）显露钽棒远端；（4）用环锯锯断钽棒周围骨质；（5）取出钽棒远端

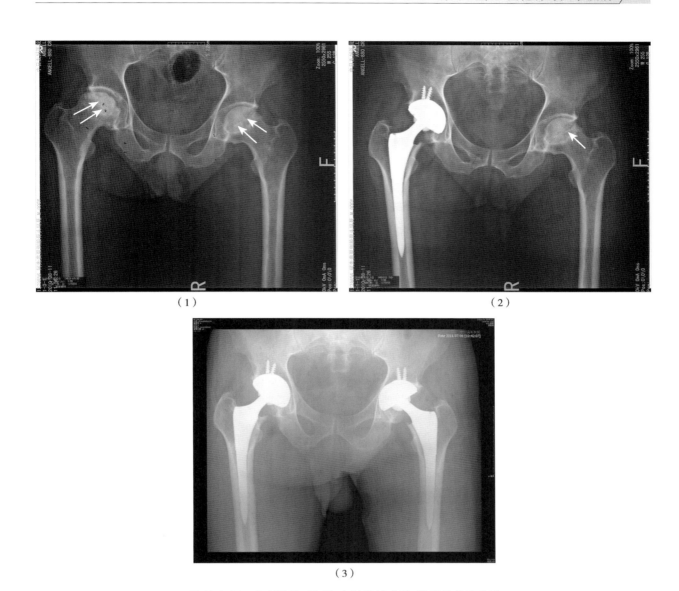

图 19-3-17 患者男性,43 岁,心脏移植术后,激素抗免疫排斥
（1）双侧股骨头坏死Ⅳ期;（2）右侧全髋关节置换;（3）1 年后左侧全髋关节置换,安全渡过围手术期,
随访 1 年,功能恢复

直径的股骨头假体稳定,脱位率降低,但近年对其质疑逐渐增加。

HRA 主要适用于中青年晚期骨性关节炎,用于 ONFH 的适应证有限,报道的文献也不多。Amstutz 报道 50 岁以下 295 例 350 髋 HRA,ONFH 仅占 10.6%。他强调骨的质量对 HRA 疗效的影响。Beaule 和 Amstutz 制定了表面置换术危险指数评分系统(SARIS),即有髋部手术史评 1 分,体重小于 82kg 评 2 分,活跃者评 1 分,股骨头颈囊形变≥1cm 评 2 分。总分为 6 分,如评分>3 分的患者行 HRA,手术早期并发症的危险是评分≤3 分患者的 12 倍。

Revell 对 ONFH 患者行 HRA 手术时作术中评判,确定是否行 HRA 手术。有三项观察要点,将股骨头脱出:①坏死体积小于整个股骨头的 35%;②股骨头颈完整性保留,即在头颈交界处无囊性变;③优良的骨基质存留,此系股骨假体稳定的基石。如果三个条件都满足,则行表面置换术,如不具备上述中的任何一条,则行全髋关节置换。术前髋关节 X 线片,特别是 CT 扫描,对判断骨质状态及有否囊性变和坏死灶的位置与大小特别有用。

【适应证】

1. 年龄≤55 岁,男性,需生育的女性禁用,女性慎用。

2. 体重≥60kg,股骨头直径>46mm,股骨颈直径宽。

3. 坏死区以硬化骨为主,病灶浅(小于股骨头高度的1/3)。

4. 该关节无手术史,预计术中股骨头可脱出(图19-3-18)。

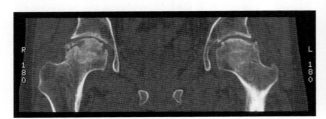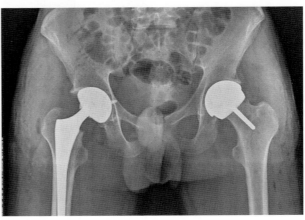

图19-3-18　患者男性,28岁,激素性双侧股骨头坏死Ⅳ期,右侧塌陷重,行全髋关节置换,左侧塌陷较轻,行表面置换术

【手术技术】　手术技术的细节可参阅相关专著。需强调的是,遗留在头颈部坏死病灶的肉芽及纤维组织应清除干净,硬化骨保留,用骨水泥充填。

同时要强调的是HRA手术有一定的技术难度,有较陡峭且较长的学习曲线,初试者应高度重视。

【疗效及影响疗效的因素】

疗效:Revell等对仔细选择的60例73髋ONFH的HRA手术随访6.1年(2～12年),假体存留率为93.2%。Weegen等系统复习文献,统计HRA的假体存留率,总计29篇文献10 621髋的HRA符合纳入标准。随访8.6～10.5年,假体存留率在84%～100%之间。370髋(3.7%)翻修,翻修的主要原因为假体无菌性松动,其次为股骨颈骨折、感染、ALVAL等。这些文献中尚无一篇平均随访10年以上,而英国国家健康委员会(NHS)制定的基准线为连续随访10年且翻修率在10%以下,方符合初期髋关节置换选择假体的条件。

近年来,有关MOM承重面产生的金属碎屑引发假体周围的症状性炎症反应及金属离子潜在的毒性副作用等研究报告明显增多,呼吁对采用MOM承重面的表面置换及组装式的大直径金属头的THA需重新评价。

澳大利亚骨科学会国家关节置换注册处对Depuy公司生产的金属对金属的THA和表面置换两款假体5000余例进行随访,发现5年的翻修率超过10%,推测失败的原因是因对金属过敏而引起假体周围骨溶解和软组织的假性肿瘤,现此两款假体已被召回。

影响HRA手术疗效的主要因素为患者选择、手术技术及假体种类。有关金属对金属的THA已有越来越多的文献,可仔细阅读。

(四) 人工股骨头置换术

随着全髋关节置换术的发展,采用人工股骨头置换治疗中晚期ONFH的报道越来越少。日本部分医生用双动人工股骨头治疗Ficat Ⅲ期ONFH的病例。与THA对照研究,随访8年,股骨头置换患者主诉腹股沟痛及发生股骨头上移均超过20%。因此,对ONFH,选用THA仍是上策。经研究发现,ONFH患者即使X线片显示髋臼软骨正常者(关节间隙正常),但实际上已发生组织学上的退行性变。而研究也发现,即使健康的软骨也不能长期耐受金属股骨头产生的不正常压力。

因此,对符合人工关节置换术适应证的绝大多数ONFH患者都应选择THA。年老(≥80岁)体弱,难以耐受全髋关节置换术或THA高脱位危险的ONFH患者,如偏瘫后遗症或Parkinsons病等髋部肌力减弱等,可选用双动人工股骨头置换。

(李子荣)

第四节 胫骨结节骨骺炎

胫骨结节骨骺炎又称胫骨结节骨软骨病、Osgood-Schlatter 病。好发于青春发育期,特别是 11～16 岁男孩多见。该病常于踢球或弹跳等剧烈运动之后发作。患者可有胫骨结节处的疼痛,肿胀,在屈膝或蹲起等动作时加重。曾有人采取标本作活组织检查,发现在髌下韧带处有新骨形成,故主张该病应归为外伤类。

本病一般不需要手术治疗,保守治疗可采取限制剧烈活动、理疗,严重者可行膝关节制动,即可使症状消失。治疗原则以减少运动量为主,成年多可自然痊愈。

【适应证】

1. 疼痛较严重,且反复发作,压痛及功能障碍者。

2. 经保守治疗无效者。

3. 胫骨结节骨骺未愈合、异常隆起有明显凸出畸形者。

【麻醉】 局部麻醉或椎管内麻醉。

【体位】 仰卧位。

（一）胫骨结节经皮钻孔术

用克氏针经皮在胫骨结节周围向胫骨结节骨骺钻孔,直达髓内(图 19-4-1)。一般一次钻孔后疼痛即可消失,对症状不消失者 1 周后可行第二次钻孔。

【注意事项】 钻孔部位要在胫骨结节周围,不宜在髌韧带胫骨结节中央附着部。

（二）胫骨结节骨钉植入术（Bosworth 手术）

1. 切口 从髌韧带下 1/3 开始经胫骨结节向下延长作一 7cm 长之正中切口。

2. 取骨 在胫骨上端切开骨膜,并在其前方取长约 3cm 之火柴杆样骨钉 2 个,基底略宽。

3. 处理病变 在胫骨结节上钻两个孔。一个接近胫骨近侧骺板,但勿触及,钻时略向近侧及外侧偏斜;另一个则距骺板稍远,向近侧及中间偏斜。将骨钉分别打入所钻的孔中,切除多余的尾端(图 19-4-2)。

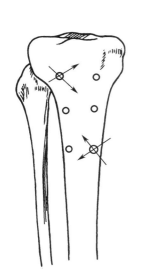

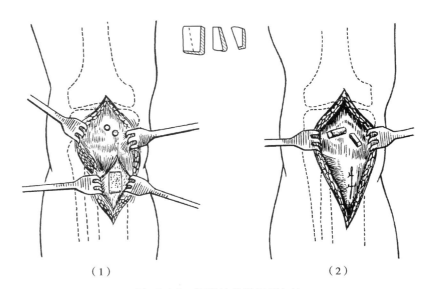

（1）　　　　　　　　　　　（2）

图 19-4-1 胫骨结节钻孔法

图 19-4-2 胫骨结节骨钉插入法
（1）胫骨结节部钻孔,取一小块骨皮质做骨钉;
（2）将骨钉插入骨孔内,剪除尾部

4. 缝合 仔细止血后,切口分层缝合。

【术后处理】 术后用长腿管型石膏固定 2～4 周。

（三）未愈合胫骨结节切除术（Ferciot-Thomson 手术）

以胫骨结节为中心作纵行切口，纵行切开髌韧带并向两侧剥开。切除胫骨结节处多余的骨皮质，松质骨，软骨碎块或松动的骨块。彻底切除骨性突起，但不可影响韧带的止点，缝合切口（图 19-4-3）。

用长腿管型石膏固定 3 周后，练习活动。

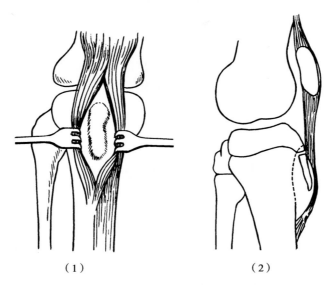

（1）　　　　　　　　　　　　　（2）

图 19-4-3　切除胫骨结节

（1）纵行劈开髌骨下韧带露出胫骨结节；（2）切除多余之骨质

（卫小春）

第五节　髌骨软骨软化症

髌骨软骨软化症又称为髌骨软骨症、髌骨软骨炎，好发于中年女性。其主要病变是髌骨的软骨发生退行性变性，多伴有与髌骨相对应的股骨滑车的软骨的退行性改变。主要的发病原因包括髌骨创伤、髌骨畸形和慢性劳损等。可由于直接暴力打击在屈曲的膝关节上，髌骨与股骨滑车相撞而引起的远期结果。也可由反复较轻的创伤累积后所引起。许多因素可导致软骨软化，包括髌骨异常倾斜、不完全脱位、下肢力线异常及肌力不平衡。

在半蹲位劳动及运动时，髌骨与股骨滑车的关节面相互挤压、摩擦、扭转、错动和撞击，髌骨关节面承受的压力是相当大的。软骨局部被磨损后，软骨细胞被挤压死亡，失去正常代谢功能。病变一般只局限于髌骨或股骨滑车软骨面的某一局部。早期软骨面失去光泽，呈黄白或灰白色，表面有结节状或细条索状隆起，或有游离的薄膜浮于其表面。晚期出现局限性软化、纤维化、龟裂、软骨缺损、软骨床露出，或由于软骨脱落而出现关节游离体。在患病软骨的边缘常有唇样骨质增生（图 19-5-1）。

本病的诊断依据是：患者的主诉包括膝关节前方的疼痛、不稳定感和半蹲位痛，个别人会定位处于髌骨后面深处的疼痛，多在上、下楼梯时加重；部分患者会膝关节活动时有髌下磨擦声或者感到摩擦感；体格检查时髌骨有触痛；股四头肌阻抗试验阳性。髌骨软骨软化症时 MRI 对诊断有很大的帮助。MRI 分级法将骨软骨损伤分为 4 级：

Ⅰ级：软骨肿胀软化，表现为低信号，轻微增厚。

Ⅱ级：软骨轮廓明显增厚和不规则，软骨内的信号强度减低。

Ⅲ级：深度的软骨缺损，可达软骨下骨，表面"蟹肉"样表现。

Ⅳ级：软骨缺损深达软骨下骨，伴软骨下骨反应和囊肿形成，在 T_1 加权成像软骨下骨信号强度显著减低，在相对 T_2 加权成像信号增强。

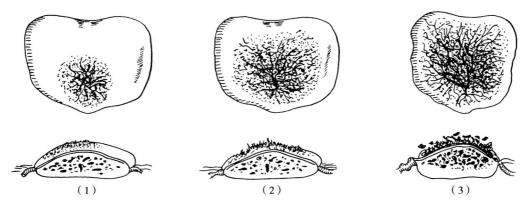

图19-5-1　髌骨软骨软化症的病变过程
（1）浑浊而软化的中央区合并早期裂纹形成；（2）裂纹逐渐深化，软骨逐渐碎裂；（3）关节软骨进一步分裂，形成游离体，滑膜增厚

　　治疗方面大部分病人不需要手术治疗。保守治疗包括醋酸氢化可的松关节内注射、中药外敷、肌肉锻炼及理疗等。部分经上述治疗无效的严重晚期病人可考虑手术治疗。

　　髌骨局限性软骨软化或退行变性时，可在关节镜下切除局部软骨病变区。可摘除游离的软骨碎片和修整软骨缺损的边缘，削去不整齐的软骨。局限性的软骨缺损还可行软骨下骨钻孔、软骨下骨微骨折术或骨软骨移植术。若髌骨关节面的变性比较广泛而涉及整个关节面时，可作髌骨成形术、髌骨切除术或髌股关节置换术。

　　（一）　关节镜下软骨刨削术

　　【麻醉】　可采用蛛网膜下腔阻滞或硬脊膜外阻滞。

　　【体位】　仰卧位。

　　【操作步骤】　一般从前外侧入口插入关节镜，经前内侧入口置入探钩，全面检查膝关节。置入刨削器对退变的髌骨关节软骨面进行清创，将游离的软骨碎片切除。常规进行关节冲洗吸引。患肢加压包扎。

　　【术后处理】

　　1. 术后应抬高患肢，密切观察加压包扎后患肢的血液循环和感觉。

　　2. 术后2周内逐渐过渡到完全负重。

　　（二）　软骨下骨钻孔、软骨下骨微骨折术或骨软骨移植术

　　见剥脱性骨软骨炎。

　　（三）　髌骨成形术

　　【麻醉】　可采用蛛网膜下腔阻滞或硬脊膜外阻滞。

　　【体位】　仰卧位。

　　【操作步骤】

　　1. 切口　用髌骨旁前内侧切口显露膝关节。

　　2. 显露髌骨关节面和切除部分髌骨　充分显露膝关节后，将髌骨翻转，使其关节面朝向前侧。用锐性剥离将滑膜和一部分肌腱从髌骨边缘分离。用湿纱布垫填塞并铺盖关节，仅使髌骨显露于外。用一板锯在额面上将靠近髌骨关节面的1/2厚度切除。

　　3. 作一带蒂脂肪瓣覆盖髌骨粗糙面　按髌骨的大小，在髌骨远端切取一块3mm厚且比髌骨略大的带蒂脂肪垫和滑膜，其蒂在髌骨下极边缘。将刀先切进3mm深，然后按3mm的厚度沿周边向中间剖开，但不包括与髌骨下缘相连处，使成一带蒂脂肪瓣。将此瓣向上翻起，覆盖髌骨的粗糙面（图19-5-2）。用细丝线将这块带蒂脂肪瓣的游离缘与髌骨周边的邻近滑膜和肌腱缝合。逐层缝合切口。

　　【术后处理】　包石膏托或厚棉花垫固定。若关节积血较多，可抽血并注入醋酸氢化可的松50μg。

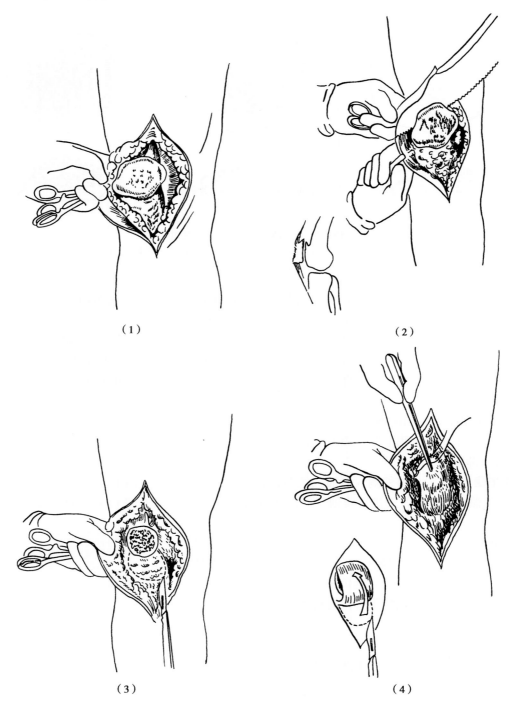

（1）　　　　　　　　　　　　　　　　（2）

（3）　　　　　　　　　　　　　　　　（4）

图 19-5-2　髌骨成形术

（1）髌骨已翻转,充分显露关节面软骨及髌下脂肪垫;(2)切除部分髌骨,保留股四头肌腱;(3)用手术刀自下向上直至髌骨下缘切出一块带蒂的髌下滑膜及脂肪垫瓣;(4)将带蒂脂肪瓣向上翻,缝在髌骨四周的滑膜和肌腱上,覆盖髌骨的粗糙面

当病人能忍受时,即开始积极锻炼股四头肌。术后 8 ~ 10 天即可拆除石膏或长管型棉花垫,逐渐开始作扶拐承重及抗重力的锻炼。两周后拆线。

（四）髌骨切除术

【麻醉和体位】　同上。

【操作步骤】

1. 切口　作超越髌骨上、下缘各 2.5cm 的膝关节正中切口。

2. 显露和切除髌骨　顺切口的方向,直接在髌骨面上,纵行切开股四头肌腱膜和髌腱。用两把巾钳,分别夹住髌骨的内侧和外侧缘,并向上方牵拉。用一小板锯将髌骨厚度的前 3/4 劈开,保留髌骨厚度的后 1/4。如此即可防止骨屑粉进入关节,并防止股骨髌骨面因受创伤而形成瘢痕。然后用手力或用一骨刀将髌骨全厚分成两半。观察有无小碎骨片进入关节内。如发现有小碎骨片,则须清理干净。用湿纱布垫填塞关节腔。然后将巾钳夹住髌骨的劈开面,将髌骨的一半向外拉,用刀作锐性剥离,将髌骨的两半分别从股四头肌腱膜中挖出。股四头肌腱膜上所留下的缺损,可用剥离下来的腱膜的外侧缘重叠于内侧缘上予以修补,并将松弛的腱膜拉紧,横行折叠缝合。

【术后处理】　用小腿皮肤牵引固定 2 周。疼痛消失后即可开始锻炼股四头肌。术前要指导病人作股四头肌原位收缩锻炼,可使术后锻炼更易进行。在切口愈合前,不作膝关节的主动功能锻炼。待股四头肌恢复至足够有力、疼痛消失及关节活动范围适当恢复后,方可去拐杖行走。理疗可缩短康复期。在作髌骨切除后,即使是年轻的病人,要使股四头肌力恢复到接近正常,亦需数月时间的艰苦锻炼,有时需半年以上才能完全恢复。

（五）髌股关节置换术

见膝关节置换。

（卫小春）

第六节　膝关节内游离体

关节内游离体可因关节的活动而改变在关节腔内的位置,故又有关节鼠之名。关节内游离体可以发生在全身各个关节,尤其以发生于膝关节内者最多。关节游离体可以由于外伤等原因造成关节软骨的剥离形成,也可以由于骨软骨骨折后的碎片形成,也有部分由于滑膜化生形成。关节内游离体大多需要手术摘除;否则长期留在关节内,可磨损关节软骨而继发骨性关节炎。关节面在早期尚未受损害,游离体摘除后,症状即可消失。但若已至晚期,关节已合并有骨性关节炎,则手术只能消除一部分症状。

关节内游离体有 5 种不同的来源:①剥脱性软骨炎;②滑膜性骨软骨瘤病;③脱落的增生骨刺,退化软骨的脱落小片;④关节面骨折后脱落的小骨片,关节软骨创伤的小脱落片,半月软骨破裂后脱落的小片等;⑤关节内血肿形成后,或关节内发生感染后产生的渗出液中的纤维素沉积下来,经机化而成的小块。

关节内发生游离体后,病人主诉关节内有钝痛。关节交锁常是一个显著的症状。与半月软骨损伤后所引起的交锁相比,游离体所引起的常比较短暂,可由于游离体脱离关节间隙而使症状消失,此时常发生弹响。有蒂的游离体也可自动地出入于关节间隙内,而不断引起片刻的关节交锁症状。病人常可自己摸索出使游离体脱离关节间隙而消除关节交锁状态的方法。有时病人于关节表浅处可摸到游离体。配合 X 线检查,可予以确诊。若发生症状为时尚短,则关节内可能只有一个游离体;若症状已历时较久,则可能已有多数游离体在关节内。游离体内含有骨质者,可在 X 线片上显影,由此可借以判定其数目和位置。仅由软骨组成的游离体在 X 线片上不显影,有时需作关节造影,方能明确诊断。有时游离体仅部分剥离,另一部分尚未脱落。这种游离体即可出入于关节间隙而引起刺激和反应。游离体也可来自远离关节面处而与关节面粘连,形成一继发的蒂状物。

因游离体可在关节内游动,手术中有时可因寻找不到游离体而遇到困难。故术前必须仔细检查并详细观察正、侧位 X 线片。有时病人自诉可设法将游离体挤至关节浅表处,并能用手摸到。可设法使之重演后将关节固定,使游离体暂不移动,手术可大为简化。只须应用局部麻醉作一小切口,即可将其摘除。但此法仅适用于单个游离体的治疗。

发生于 5 种来源的关节内游离体,以剥脱性骨软骨炎和滑膜性骨软骨瘤病需要分别予以叙述;其余三者的手术治疗原则基本上是相似的,不再赘述。

一、剥脱性骨软骨炎

剥脱性骨软骨炎大都发生于膝关节,发生在肘、踝、肩及髋关节内者较少。一般剥脱性骨软骨炎最多发生于股骨内髁邻近髁间凹处;也可发生于髌骨关节面的内下部;间或也发生于股骨外髁。发生原因可因创伤后在局部形成血肿,由于股骨内髁动脉的分支末梢血管阻塞,使血液供应发生障碍而引起局限性的骨与软骨的病变。

软骨一部分分离后,遗有一裂缝,可与周围组织粘着在一起,不遗留任何形迹。部分分离的软骨,当分离部分揭起时,方才引起症状。软骨分离后,可仍有一蒂相连。此分离的软骨可逐渐长大,若遇再一次创伤,可脱落在关节内成一游离体。由软骨脱落而成之游离体,可成为钙化之核心,而逐渐增大。软骨细胞及骨细胞亦可增生。软骨脱落后,在关节内也可逐渐被吸收而缩小,甚至消失。其机制尚不明确,可能被关节液中的吞噬细胞所含的溶蛋白酶所溶化。软骨剥脱后,因关节软骨的再生力弱,缺损部分可由骨髓及滑膜产生的结缔组织所覆盖,逐渐变为纤维软骨,但难以由透明软骨增生来修复。

儿童的剥脱性骨软骨炎一般不需要手术治疗。覆盖于缺血性坏死区上的软骨可以维持其完整。如加以保护,不使承重,则缺血坏死骨可留于原处,经过爬行替代作用而复活。这与儿童股骨头骺缺血性坏死的过程相似。痊愈过程一般需要 3～7 个月之久。在这一段时间内,可用一长腿行走石膏将膝关节固定于屈曲 30°位。

【适应证】　凡确诊为剥脱性骨软骨炎,经过半年以上的保守治疗(下肢须不承重),未能痊愈而有明显的关节内游离体的症状者。

【麻醉】　可采用硬脊膜外阻滞或蛛网膜下腔阻滞。

【操作步骤】

1. 切口　作一 8～10cm 长的膝关节前内侧切口。在大部病人从这一切口已可进入全部有病区域。偶有个别游离体粘着于膝关节的后部,从前方不能取出,则需要在膝关节后侧作另一切口。若有明显的刺激症状,则切开滑膜后,有淡黄色浆液流出。

2. 处理关节内病变　仔细搜索关节,观察有无游离体及其他机械性扰乱,特别是半月软骨有无异常。刮出一切已剥离的和还疏松附着的软骨碎片。如软骨分离处已有纤维软骨覆盖,就不予触动;如软骨分离不久,则修整软骨破损的边缘;若游离体仍有蒂附着,则切除之。

若病变上方的透明软骨仍完整,此时唯一有病变的证据是在股骨内髁的关节面上有一个小的隆起区,稍偏向主要承重面的外侧。这个小隆起区的边缘,通常是微凹的或呈锯齿状。在这骨质区上的软骨不能生存,通常呈现淡黄色。正常的关节面软骨是白色而有光泽的。可将病变区的组织一并切除至骨床出血处为止。

3. 彻底清理关节,然后结束手术　再将膝关节屈伸,并在各个方向作按压,挤出任何可能残留在其内的游离体。特别要注意髌上滑囊。若有任何可疑时,应用手指详细检查。最后要用生理盐水彻底冲洗,使任何骨屑及小软骨碎片都被冲洗出来。详细观察术前 X 线片,确定是否一切小碎片均已除尽,然后逐层缝合切口。若髌骨的软骨面已全部剥脱,则可行髌骨成形术或髌骨切除术。

【术后处理】　术后用石膏托固定 1 个月。在固定期内,待手术反应消失后即应开始作股四头肌舒缩活动锻炼。石膏托拆除后,开始作膝关节屈伸活动锻炼。半年内禁止剧烈运动和长途步行。

关节软骨缺损软骨移植术:骨软骨移植是一种将非负重及非重要关节的骨或软骨植入软骨缺损表面以达到修复目的的技术,具有保持软骨生物化学和生物机械的优点。小面积的缺损可在关节镜下进行,而面积较大者则需进行开放手术。目前多采用镶嵌式骨软骨移植术,移植物要求包括软骨、松质骨,并且要求软骨与软骨下松质骨结合紧密、完整,目的是在移植后使供体和受区的软骨下松质骨融合,尽快为移植的软骨提供必要的血供。

【适应证】　自体镶嵌式骨软骨移植适用于局灶性软骨病损,通常认为 1.0～4.0cm² ,是较为合适的缺损面积。这主要是因为供区量的限制和其他技术原因造成的。接受治疗的患者年龄要求在 50 岁以下。在移植之前,必须先处理前、后交叉韧带、侧副韧带等关节不稳的问题。术前,患者有明显的症状,如关节肿胀、疼痛、运动障碍等。

【操作步骤】

1. 关节镜检查 首先对患者进行关节镜检查,明确损伤部位及范围;关节软骨边缘非负重关节面可否作为骨软骨移植供体;关节内是否伴有其他病损。

2. 受区准备 显露关节软骨缺损后,对病灶进行清创刨削,获得有活力的软骨下骨,为修复提供良好的基础。用高速微型骨钻切除病损软骨至正常部位,深达松质骨,使病损底部平坦,并与周围软骨壁呈90°。直视下根据病灶,在导标的引导下钻洞,钻洞的直径可根据情况选8.5mm、6.5mm、4.5mm、3.5mm、2.7mm相间使用,每个钻洞之间相隔1mm,软骨损伤钻洞深15mm、骨软化病灶钻洞深20mm。如手术在关节镜下进行,行标准关节镜入路,必要时加作切口以保证能垂直凿取骨软骨块。

3. 供区选择及取材方法 在膝关节非负重区的软骨面上,用专用圆锯在同侧股骨髁滑车边缘关节非负重区,取相应受区大小、数量及长度相等的骨软骨移植骨条块,每条块间隙1~2mm,相互垂直,以免交叉钻空使骨块不成形。取出的骨软骨移植骨块包于湿盐水纱布中。根据缺损区的面积安排合适数量的移植物,使其尽量充满缺损区,并恢复关节面的曲度。手术可在关节镜下或关节切开进行,手术技术基本相同。

4. 移植骨块的植入 将骨软骨移植骨块置入相应大小的骨软骨移植栓推进器,然后均匀地用力将骨块徐徐地向相应大小的受区骨洞推入,待所有的移植骨块植入受区后,用平头棒轻打移植骨块,使受区移植骨块平面与关节平面在一弧面上,移植骨块间较大的间隙用骨松质颗粒填塞。

【注意事项】

1. 手术时患者平卧位,并应当在气囊止血带控制下进行手术,膝关节保持能屈伸120°范围。这样做的目的,是使关节镜下有足够的观察视角。明确损伤部位、大小,同时处理髌骨软化灶,切除漂浮的软骨以及其他病损组织。

2. 受区的清创修整,病损软骨彻底清除,周围直至正常软骨,向下达松质骨。受区的底部(松质骨)清理至平坦,受区的壁(软骨切缘)相垂直。清创后植骨床钻洞时,必须置入导钻器定位,并根据情况,相间用直径2.7mm、3.5mm、4.5mm、6.5mm、8.5mm钻洞。孔洞之间相隔1mm,相互平行,这样可避免孔洞之间相通影响移植骨块植入骨洞。同时该间隙的保留,可使移植区内骨块调整至与股骨髁面同在一弧线上,而不至于骨块在骨面上相互挤压,不平整。外伤引起的软骨缺失,且年龄较轻,骨的质量正常,移植骨孔洞钻深15mm,关节骨病引起的软骨缺损,骨的孔洞钻深20mm,以便有更充足的血供。

3. 根据受区移植骨洞数量大小及深度,在股骨髁边缘非负重区软骨,用圆锯取出相应的移植骨条块,间隔1~2mm,并互相平行,以免在深处发生交叉,使取出的骨块不完整。供区的软骨正常、无软化、增生等病损,方可提供移植骨块。

4. 处理关节的其他损伤,进行关节软骨移植的同时,处理其他方面的关节损伤同样重要。要求同时处理的主要有半月板、前后交叉韧带、侧副韧带的损伤以及关节的力线异常。

【术后处理】 手术后膝关节石膏固定,并向骨软骨移植侧加压,维持4周,后拆除石膏,8周内膝关节非负重下进行功能锻炼。这样在骨软骨早期愈合后即行非负重下磨合,使创面能更好恢复平整,恢复正常功能。

二、滑膜性骨软骨瘤病

此病较少见,好发于男性关节内、滑囊内,偶或腱鞘内。滑膜炎性退行性病变可形成许多滑膜性骨软骨瘤小体。软骨瘤小体可以钙化及骨化并与滑膜粘连,但有的可脱落成游离体。在探查关节时,可见这些小瘤体处于各种不同的发展过程中。它们可以由一宽阔的基底与滑膜相附,也可以由一细长的蒂与滑膜相连。当蒂断而落下时,就成为游离的小体。断蒂后,游离体内的软骨可以存活,而骨质则将坏死。滑膜可以保持完整,部分或全部滑膜可有广泛的病变。在滑膜绒毛上可见有许多小的软骨样乳头状突起,常合并有滑膜增厚。发病与外伤无关,病因尚不清楚。

膝关节的发病率占绝大多数;肘关节次之;髋、肩及踝关节亦有发生。瘤体的大小及数目变化很大,数量常可超过100以上,甚至有报告达到千数的。大多数病人合并有骨关节病。手术摘除这些小的瘤体,合并部分或全部滑膜切除,可以防止关节进一步受损害。手术时虽然十分仔细,常难于将所有的小瘤体摘除干净,特别是当数量较多时。术后摄X线片常可发现还有几个小瘤体遗留于不易到达的部位或埋藏于滑膜内。

（一）　游离体摘除术

【麻醉】　可选用硬脊膜外阻滞或蛛网膜下腔阻滞。

【操作步骤】

1. 后侧切口　以膝关节为例。患者取卧位。可经膝关节后侧作一弯曲的纵行切口。将神经及血管牵开,显露关节的后侧。关节囊被成群的形状不规则的小游离体所膨胀变形。这些游离体主要占据膝关节的整个后部,甚至突入股骨髁间凹的后部。股骨内髁的外侧面也可有一大的圆形区被大堆的游离体群所侵占和腐蚀。

2. 切除骨软骨瘤及滑膜　在彻底切除这些小的瘤体时,几乎需要作完全的后侧滑膜切除,然后逐层缝合切口。

3. 再作前侧切口　然后将患者翻转仰卧,重新铺巾后,作一膝关节前内侧切口,显露膝关节的前部。同样的病变可以存在于膝关节的前部。滑膜及半月软骨可以广泛地被波及。需要作广泛的滑膜切除和半月软骨切除,才能彻底清除为数众多的骨软骨瘤小体。手术完毕,在缝合切口前,必须再摄一次X线片,用以证实清除是否已彻底。

【术后处理】　术后作患侧小腿皮肤牵引。若发生明显的关节内积血,可穿刺抽血,并用加压包扎。术后疼痛消失后,即可作股四头肌舒缩活动锻炼。2~3周后拆除缝线及小腿牵引,开始作膝关节的主动伸屈活动锻炼,并可进行理疗,协助膝关节恢复功能。

（二）　关节镜下游离体摘除术

【适应证】　原则上所有关节游离体均应取出。同时,应对其原发病进行治疗。

【术前准备、麻醉、体位及并发症】　同膝关节镜检。

【特殊器械】　应准备不同大小的异物钳各一把。

【操作步骤】　对游出关节并位于皮下组织内的游离体,可在局麻下直接切开取出。对虽位于关节内,但在体外可触知的游离体,可在镜下确定其位置,然后用针将其固定,再用异物钳夹持取出。对位于内侧或外侧沟内的游离体,可用手压挤、固定或推动游离体,以协助用器械取出。对小的游离体可通过冲洗清除（图19-6-1）。

对于深在和隐蔽的游离体,可按以下方法取出。首先通过关节镜检确定游离体的位置,观察关节软骨有无缺损,探查滑膜破裂处后面、外侧半月板下面以及该部裂孔处。用70°关节镜检查膝后内侧及后外侧间隙的边缘和下角。在此二间隙操作时应特别谨慎,避免损伤腘血管神经。

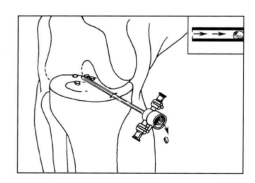

图19-6-1　通过镜下关节冲洗和吸引,可将关节内碎小的游离体吸出

以从后外侧间隙取出游离体为例。屈膝至少90°将关节镜经前内侧入口置入膝关节。于外侧副韧带后方,将探钩插入后外侧间隙。在镜下证实探钩的位置和方向无误后,用尖刀在进探钩处垂直切开皮肤及皮下组织,并扩大切口及进路。试行直接插入异物钳,或通过穿戳器和套管插入。注意应避免向后方穿戳,同时在插入穿戳器过程中应尽量避免造成损伤。退出穿戳器,并通过套管置入异物钳,在镜下紧紧钳夹住游离体一端,并牢牢把持住异物钳,逐步退出,取出游离体（图19-6-2）。如上述操作方法失败,则应适当扩大切口再次夹取,直至成功。

【术后处理】　同膝关节镜检。

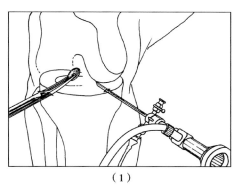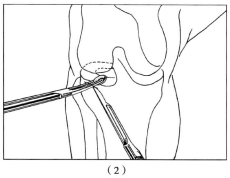

（1） （2）

图 19-6-2　应用手术器械取除关节内游离体

（1）用攫物钳紧紧夹住游离体;（2）按游离体大小和所在部位,适当扩大或另做附加切口,然后,将游离体取出

（卫小春）